U0337280

药物学基础与临床应用

（上）

段红福等◎主编

 吉林科学技术出版社

图书在版编目（CIP）数据

药物学基础与临床应用 / 段红福等主编. -- 长春：
吉林科学技术出版社，2017.9
ISBN 978-7-5578-3308-4

Ⅰ. ①药… Ⅱ. ①段… Ⅲ. ①药物学 Ⅳ. ①R9

中国版本图书馆CIP数据核字(2017)第234097号

药物学基础与临床应用

YAOWUXUE JICHU YU LINCHUANG YINGYONG

主　　编　段红福等
出 版 人　李　梁
责任编辑　许晶刚　陈绘新
封面设计　长春创意广告图文制作有限责任公司
制　　版　长春创意广告图文制作有限责任公司
开　　本　787mm×1092mm　1/16
字　　数　450千字
印　　张　35
印　　数　1—1000册
版　　次　2017年9月第1版
印　　次　2018年3月第1版第2次印刷

出　　版　吉林科学技术出版社
发　　行　吉林科学技术出版社
地　　址　长春市人民大街4646号
邮　　编　130021
发行部电话/传真　0431-85635177　85651759　85651628
　　　　　　　　　　85652585　85635176
储运部电话　0431-86059116
编辑部电话　0431-86037565
网　　址　www.jlstp.net
印　　刷　永清县晔盛亚胶印有限公司

书　　号　ISBN 978-7-5578-3308-4
定　　价　138.00元（全二册）

如有印装质量问题　可寄出版社调换
因本书作者较多，联系未果，如作者看到此声明，请尽快来电或来函与编辑
部联系，以便商洽相应稿酬支付事宜。
版权所有　翻印必究　举报电话：0431-85677817

编 委 会

主　编：段红福　王媛媛　徐　霄
　　　　王兆军　康小龙　王景洋

副主编：李国英　王　方　武静茹
　　　　段立鸣　陈金凤　李艳玲
　　　　魏　强　严明兰　苏颜军

编　委：高娅男　济南市第四人民医院
　　　　徐　霄　山东省新汶矿业集团中心医院
　　　　王景洋　大连医科大学附属第二医院
　　　　王　方　中国人民解放军第一五三中心医院
　　　　段立鸣　中国人民解放军第一五三中心医院
　　　　李艳玲　中国人民解放军第一五三中心医院
　　　　魏　强　中国人民解放军第八十八医院
　　　　严明兰　吉林大学中日联谊医院
　　　　段红福　郑州市中医院
　　　　王媛媛　肥城矿业中心医院
　　　　武静茹　佳木斯大学附属第二医院
　　　　王兆军　济南市第四人民医院
　　　　李　智　济南市第四人民医院
　　　　康小龙　新疆医科大学附属中医医院
　　　　李国英　新疆医科大学第二附属医院
　　　　陈金凤　新疆医科大学第一附属医院
　　　　苏颜军　新疆维吾尔自治区第五人民医院
　　　　　　　　（新疆维吾尔自治区第二济困医院）

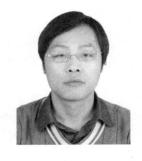

段红福，男，1982 年生，硕士学位，现任郑州市中医院主管中药师，2010 年毕业于河南中医药大学中药学专业，从事中药药性及药理相关研究，完成课题三项，获得省科技进步三等奖 1 项，教育厅二等奖 1 项，并被评为市技术标兵，发表论文 10 余篇，参编著作 1 部。

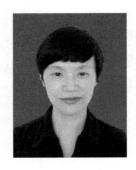

王媛媛，女，1978 年出生，本科学历，主管药师。1997 年山东省卫生学校毕业，进入肥城矿业中心医院药剂科工作，期间在山东大学、济宁医学院学习。工作 20 年间，长期从事临床药学、药事管理等临床和科研工作，熟悉药物的配伍禁忌，掌握临床常见病多发病的常用药物调剂，药物的维护保养。发表论文 2 篇。

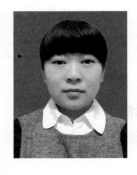

徐霄，女，出生于 1978 年 7 月 14 日，毕业于济宁医学院药学专业，学士学位，现工作于山东省新泰市新汶矿业集团中心医院，从事药学工作 20 年，取得执业药师资格证书，曾多次发表国家级及省级论文。2010 年获得本专业科学技术二等奖。多次被评为先进个人和创业标兵等荣誉称号。

前　言

随着医药科技的迅猛发展，新药品种不断涌现。药品数量急剧增加，用药的复杂性也越来越高，用药引起的社会问题也越来越多。近年来，药害事件和药源性疾病接连发生，对药师而言，要求不再满足于仅仅为患者提供安全有效的药物，而且要求提供安全有效的药物治疗。现代药学已经发展成以患者为中心，强调以改善患者生命质量的药学服务阶段。药学服务要求药师不仅要提供合格药物，更重要的是关注疾病的合理治疗，要对疾病治疗过程进行决策，包括药品的选择、计量的确定、给药方法的优化、治疗效果的评估等。这就要求药学工作者除了具备有很好的药学药理知识外，还必须具有一定医学知识、临床医学知识和药学交叉学科的知识。为了进一步提高药学工作者的水平，本编委会人员在多年经验基础上，参考诸多书籍资料，认真编写了此书，望谨以此书为广大药学工作者提供微薄帮助。

本书共分为十四章，内容涉及药物学基础以及药物临床应用，包括：抗菌药物的药理学、药物不良反应、药物配伍禁忌与互相作用、合理用药、药剂学、中药药剂学、神经系统用药、循环系统用药、呼吸系统药物、消化系统药物、激素及调节内分泌功能药物、泌尿系统药物、血液和造血系统药物以及中药学。

本书在编写过程中，借鉴了诸多药学相关书籍与资料文献，在此表示衷心的感谢。由于本编委会人员均身负一线工作，故编写时间仓促，难免有错误及不足之处，恳请广大读者见谅，并给予批评指正，以更好地总结经验，以起到共同进步、提高药学工作水平的目的。

《药物学基础与临床应用》编委会

2017 年 9 月

目　　录

第一章　抗菌药物的药理学

第一节　药物作用的基本规律

一、药物的基本作用

1. 药物作用和药理效应　药物作用(drug action)是指药物与机体细胞间的初始作用；药理效应(pharmacological effect)是药物作用的结果，是机体反应的表现。如肾上腺素与血管平滑肌上的 α、β 受体结合并激动受体，是药物的作用，由此引起皮肤黏膜及内脏血管收缩、冠状动脉及骨骼肌血管扩张是其药理效应。严格地讲，两者有区别，前者是动因，后者是结果。在一般情况下，两者常通用。

2. 药物的基本作用　药物种类繁多，作用各异，但都是通过影响机体器官固有的生理、生化功能而产生的，是机体器官原有功能水平的改变。兴奋或抑制是药物的基本作用。使器官原有功能增强称为兴奋，如肾上腺素升高血压、呋塞米增多尿量等；使器官原有功能减弱称为抑制，如胰岛素降低血糖、阿司匹林降低体温、苯巴比妥催眠等。

二、药物的作用类型

1. 直接作用(direct action)　是药物对其所接触的器官、细胞产生的作用，如肾上腺素激动心肌 β_1 受体增强心肌收缩力。

2. 间接作用(indirect action)　由药物的某一作用引发的其他作用，是通过神经反射或体液调节引起。如硝酸甘油扩张血管，引起血压下降，通过机体血压反射机制使心率加快，心率加快是硝酸甘油的间接作用。

3. 局部作用(local action)　是指药物尚未吸收入血，在用药部位发生的作用，如局部注射普鲁卡因的局部麻醉作用、口服碳酸氢钠的中和胃酸作用、乙醇的皮肤消毒作用等。

4. 吸收作用(systemic action)　药物吸收入血后，分布到机体器官而产生的作用，如阿托品解除平滑肌痉挛，缓解胃肠绞痛，对乙酰氨基酚退热等。

三、药物作用的选择性

同一药物在适当剂量时只对某一或某几个组织器官发生作用，而对其他组织器官很少或几乎无作用，此称药物作用的选择性(selectivity)。即在一定剂量时，药物对组织器官的作用有差异性。药物作用的选择性决定药物引起机体产生效应的范围，如治疗量强心苷兴奋心肌，而对骨骼肌无影响。选择性高的药物，针对性强，作用范围窄，副作用少；选择性低的药物，针对性不强，作用范围广，副作用多。药物作用的选择性是药物分类的基础，也是临床选药的重要依据。药物作用的选择性是相对的，用药剂量影响药物作用的选择性，随着用药剂量的增大，药物作用的选择性降低，不良反应增多。

药物在体内的分布不均匀、药物与组织亲和力不同、组织器官结构差异及代谢的差异等与药物作用的选择性有关。

四、药物作用的双重性

药物作用与其他事物一样，也具有双重性，药物既可产生治疗作用，用于治疗疾病，也可产生不良反应，甚至引起疾病或致死。

（一）治疗作用

符合用药目的，达到治疗效果的作用称为治疗作用（therapeutic action）。根据治疗作用的效果，分为对因治疗（etiological treatment）和对症治疗（symptomatic treatment）。前者指消除原发致病因素的治疗，也称治本，如抗生素杀灭体内致病微生物。后者指改善症状的治疗，也称治标，如利尿药消除水肿、阿司匹林解热。对症治疗不能根除病因，但在某些危重急症如休克、惊厥、心力衰竭、高热、剧痛时，对维持重要的生命体征，争取时间采取对因治疗措施至关重要。因此，临床用药时，应根据患者的具体情况，遵循"急则治其标，缓则治其本，标本兼治"的原则。

（二）不良反应

凡不符合用药目的，并给患者带来不适或危害的反应称为不良反应（adverse drug reaction）。任何药物都有不良反应，多数不良反应是药物固有效应，可以预知，但不一定可以避免。少数严重的不良反应较难恢复，称为药源性疾病，如庆大霉素引起的耳聋、肼屈嗪引起的红斑狼疮等。

1.副作用 也称副反应，指药物在治疗剂量时引起的与治疗目的无关的作用。副作用大多是可以恢复的功能性变化，是药物本身固有的作用。产生副作用的原因是药物作用选择性低，作用范围广，当其中一种作用被用做治疗目的时，其他作用则成为副作用。随着用药目的不同副作用和治疗作用可互相转化，如阿托品有松弛内脏平滑肌、抑制腺体分泌等作用。当阿托品用于解除胃肠痉挛时，松弛内脏平滑肌是治疗作用，抑制腺体分泌导致的口干是副作用。当阿托品用于麻醉前给药时，抑制腺体分泌是治疗作用，松弛内脏平滑肌导致的腹胀就成了副作用。副作用一般可预知并可设法避免或减轻，如麻黄碱治疗哮喘时，兴奋中枢引起失眠，给予镇静药可对抗其中枢兴奋作用。

2.毒性反应 指药物剂量过大或用药时间过长，药物在体内蓄积过多引起的危害性反应。毒性反应一般比较严重，可引起机体生理、生化功能紊乱或结构的病理变化。如强心苷过量引起心律失常，水杨酸类过量可引起恶心、呕吐、耳鸣等水杨酸反应。多数药物都有一定的毒性。这些毒性是可预知的。剂量过大是首要原因。企图通过增加剂量或延长疗程来达到治疗目的是有限度的，也是危险的。短期用药过量引起的毒性称为急性毒性，多损害循环、呼吸及神经系统功能；长期用药，由于药物在体内蓄积而发生的毒性称为慢性毒性，多损害肝、肾、骨髓、内分泌功能。药物的"三致"，即致畸、致癌、致突变作用亦属于慢性毒性反应。药物作用于 DNA，引起基因变异称为致突变。药物致正常细胞变成肿瘤细胞，称为致癌，如环磷酰胺、己烯雌酚等有致癌作用。药物影响胚胎正常发育，使之畸变，称为致畸，胎儿开始发育的头 3 个月内为器官形成期，胚胎发育迅速，最易受药物的影响，用药要特别谨慎。

3.后遗效应 指停药后血药浓度已降至阈浓度以下时残存的药理效应。后遗效应的时间长短不一。短的如服用催眠药后，次晨出现的乏力、困倦现象，长的如长期应用肾上腺皮质激素，出现的肾上腺皮质功能低下的症状，数月内难以恢复。

4.继发反应 是药物的治疗作用引起的不良后果，又称治疗矛盾。如长期应用广谱抗生素引起菌群失调造成二重感染。

5.停药反应　是指长期用药突然停药使原有疾病加剧,又称反跳现象。如长期应用 β 受体阻断药普萘洛尔抗高血压,突然停药出现血压骤升。

6.变态反应　是药物引起的病理性免疫反应,也称过敏反应。变态反应与药物固有的药理作用及剂量无关,但反应的程度与用药剂量呈正相关。变态反应是不能预知的,多见于过敏体质患者,反应的程度因人而异,各种类型的免疫反应均可发生。停药后变态反应逐渐消失,再次用药可能再发。变态反应的致敏物质可能是药物本身或其代谢物,也可能是制剂中的杂质。

7.特异质反应　某些药物对少数特异体质患者引起的反应与常人不同,如先天性葡萄糖－6－磷酸脱氢酶缺乏的患者服用伯氨喹,发生急性溶血性贫血。特异质反应与药物固有的药理作用基本一致,反应程度与剂量成比例。目前认为,特异质反应大多是由于个体生化机制异常所致,与遗传有关。

8.依赖性　可分为生理依赖性和精神依赖性,是由于反复用药造成机体对药物的一种适应状态。生理依赖性也称为躯体依赖性(addiction),中断用药产生一系列痛苦且难以忍受的戒断症状。精神依赖性是指反复用药使人产生一种愉快满足的感觉,停药后产生主观不适,但无戒断症状,渴望再次用药,以获得满足感或避免不适感。药物滥用(drug abuse)是造成依赖性的原因。药品特别是麻醉药品和精神药品的滥用对用药者和社会的危害性极大,必须严格控制。

五、药物剂量与效应关系

药物剂量大小与药物效应强弱有关,称为量效关系。在一定范围内,药物剂量增加,药物效应增强,药物剂量减少,药物效应减弱。

1.剂量　即药物的用量。剂量不同,药物的效应也不同,按剂量大小与药效的关系,可将剂量分为:①无效量－不能引起药效的剂量。②最小有效量－引起药理效应的最小剂量。③半数有效量(ED_{50})－引起 50% 实验动物有效的剂量。④极量－能引起最大效应而不发生中毒的剂量,也称最大治疗量。极量接近中毒剂量,临床用药一般不用极量。⑤常用量－比最小有效量大,比极量小,也称治疗量,临床用药应使用常用量。⑥最小中毒量－引起中毒反应的最小剂量。⑦最小致死量－可引起死亡的最小剂量。⑧半数致死量(LD_{50})－引起 50% 实验动物死亡的剂量。

2.剂量效应曲线　以药物效应为纵坐标,药物剂量(浓度)为横坐标作图则得剂量效应曲线,简称量效曲线。量效曲线的类型包括:

(1)量反应型量效曲线:药物效应呈连续性量的变化,称量反应,如血压、尿量、心率等。以剂量(浓度)为横坐标,以效应强度为纵坐标,量效曲线呈直方双曲线,若将剂量(浓度)改为对数,则为对称的 S 形曲线图(图 1－1)。

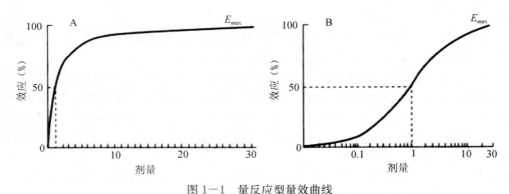

图1-1 量反应型量效曲线

A. 剂量用算数剂量表示;B. 剂量用对数剂量表示

从量效曲线可以看出,斜率大的药物药量微小变化即可引起效应明显改变。随着剂量或浓度增加,效应逐渐加强,当效应增强至最大效应时,再增加剂量或浓度,效应不再增强,此时的效应称为最大效应,又称效能。若继续增加药物剂量,效应不再加强,反而会引起毒性反应。产生一定效应所需的药物剂量称为效价强度。效价强度用于作用性质相同药物之间等效剂量的比较,达到相同效应所用药物剂量与效价强度成反比,即所用药物剂量小,则该药效价强度大。

效能和效价强度反映药物的不同性质,二者具有不同的临床意义。如以利尿药的排钠量为效应指标进行比较,引起等量的排钠量,氢氯噻嗪所需的剂量较呋塞米小,说明氢氯噻嗪的效价强度比呋塞米高,但呋塞米的效能远大于氢氯噻嗪(图1-2),因此,重症水肿患者宜选用高效能的呋塞米。

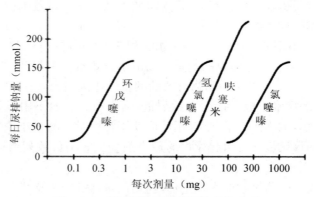

图1-2 利尿药的效价强度及效能比较

(2)质反应型量效曲线:药物效应表现为反应性质的变化,称质反应,用阳性或阴性、全或无表示,如有效或无效、生存或死亡等。若按照药物剂量的区段出现阳性反应的频率作图,得正态分布曲线;若按照随剂量增加的累计阳性反应百分率作图,得到对称S形曲线(图1-3)。

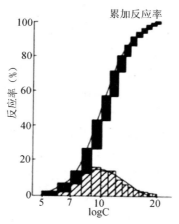

图 1-3 质反应型量效曲线

3. **安全范围** 是指最小有效量与最小中毒量之间的距离。一般来说,此距离越大,药物的安全性越大。

4. **治疗指数** 一般常将药物的 LD_{50} 与 ED_{50} 的比值称为治疗指数,用以评价药物的安全性,比值越大,安全性越大。若某药的 ED 和 LD 两条曲线首尾重叠,用 LD_1/ED_{99} 的比值或 LD_5 与 ED_{95} 之间的距离来衡量药物的安全性。

(严明兰)

第二节　抗菌药常用术语

抗菌药(antibacterial drug)是一类对细菌有抑制或杀灭作用的药物,包括抗生素和人工合成抗菌药物。本类药物在有效预防和治疗感染性疾病中起着巨大的作用,是临床应用最广的一类药物。在应用抗菌药物治疗感染性疾病时,应该注意机体、病原体和抗菌药二者之间的相互关系(图 1-4),即药物对病原体有抑制或杀灭作用,病原体则可能产生耐药性;药物既可产生防治作用,也可产生不良反应;病原体对机体有致病作用,机体对病原体有防御作用。因此,在应用有效抗菌药物的同时,还要注重发挥机体的防御功能;要合理使用药物,防止耐药性的产生。理想的抗菌药物应对细菌具有较高的选择性,对人体无毒或毒性较小,细菌对其不易产生耐药性等特点。

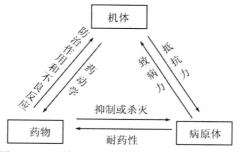

图 1-4 机体、病原体、抗菌药物三者之间关系

1. **抗生素(antibiotics)** 是某些微生物(包括细菌、真菌、放线菌属)产生的具有抑制或杀灭其他微生物的代谢产物。分为天然抗生素和人工半合成抗生素两类,前者由微生物产生,

后者是对天然抗生素进行结构改造获得的半合成产品。

2. 抗菌谱（antibacterial spectrum） 指抗菌药的抗菌范围。抗菌范围小的称为窄谱抗菌药，如异烟肼仅对结核分枝杆菌有效。对多数病原微生物均有效的药物称为广谱抗菌药，如四环素类，第三、四代氟奎诺酮类。抗菌药的抗菌谱是临床选药的基础。

3. 抗菌活性（antibacterial activity） 抗菌药抑制或杀灭细菌的能力称为抗菌活性。可用体外和体内两种试验方法测定。体内试验方法是以人工方法使实验动物感染微生物，然后给药治疗，观察微生物数目改变或动物死亡数量及死亡时间的延长，以判断药物的作用与疗效。体外试验方法是将活的微生物接种于含有培养基的容器内，加入适当浓度的药物，观察其对微生物繁殖的抑制和杀灭作用。凡能抑制细菌生长的最低药物浓度称为最低抑菌浓度（minimum inhibitory concentration，MIC），凡能杀灭细菌的最低药物浓度称为最低杀菌浓度（minimum bactericidal concentration，MBC），均可供临床用药参考。

4. 抑菌药（bacteriostatic drug） 指仅能抑制细菌生长和繁殖，但不能将之杀灭的药物，如四环素类、磺胺类等。

5. 杀菌药（bactericidal drug） 指对细菌具有杀灭作用的药物，如青霉素类、头孢菌素类等抗生素。

6. 化学治疗（chemotherapy） 是指对微生物感染性疾病、寄生虫病及恶性肿瘤的药物治疗，简称化疗。化疗过程中所用药物称化疗药物，包括抗病原微生物药、抗寄生虫药和抗肿瘤药。

7. 化疗指数（chemotherapeutic index，CI） 是评价化疗药物有效性与安全性的重要参数，一般用化疗药物的半数致死量（LD_{50}）与半数有效量（ED_{50}）的比值表示：LD_{50}/ED_{50}，或者用5%致死量（LD_5）与95%有效量（ED_{95}）的比值表示：LD_5/ED_{95}。化疗指数越大，表明药物的毒性越小，临床应用的价值越高。但应注意，有时化疗指数不能作为安全性评价的唯一依据，如青霉素的化疗指数很大，几乎对机体无毒性，但可能引起过敏性休克等严重不良反应。

8. 抗生素后效应（post antibiotic effect，PAE） 是指细菌与抗生素短暂接触，当抗生素低于最低抑菌浓度或被消除后，细菌生长仍受到持续抑制的效应。PAE对于合理制订抗生素的给药方案具有重要意义。

9. 首次接触效应（first expose effect） 抗菌药物首次与细菌接触时有较强的抗菌效应，再次接触或连续接触后抗菌效应有所下降，需间隔相当时间后，才会再起作用，如氨基糖苷类抗生素。

（严明兰）

第三节　抗菌药作用机制

抗菌药物的作用机制相当复杂。主要有抑制细菌细胞壁合成、影响细胞膜通透性、抑制细菌蛋白质合成、抑制细菌核酸代谢及阻碍细菌叶酸代谢等（图1—5）。

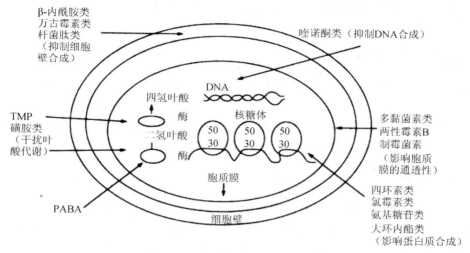

图 1-5　抗菌药物作用机制示意图

1. 抑制细菌细胞壁的生物合成　细菌细胞壁位于细胞膜外,而人体细胞无细胞壁,因此,抑制细菌细胞壁合成的抗菌药对人体细胞几乎无毒。细菌细胞壁不但能维持细菌外形完整的坚韧结构,还能抵御菌体内强大的渗透压差,并能适应多样的环境变化,具有保护和维持细菌正常形态的功能。它的主要成分为肽聚糖,又称为黏肽。青霉素类、头孢菌素类、万古霉素、杆菌肽等抗生素通过抑制细胞壁的生物合成而发挥作用。青霉素类及头孢菌素类通过与青霉素结合蛋白(penicillin binding proteins,PBPs)结合,抑制转肽酶,阻碍肽聚糖的交叉联结,导致细菌细胞壁缺损,丧失屏障功能,由于菌体内的渗透压高,使水分不断渗入细菌体内,加上自溶酶的作用,造成菌体膨胀、变形、最终破裂溶解而死亡。此外,磷霉素、环丝氨酸、杆菌肽、万古霉素等分别作用于细胞壁合成的不同阶段,抑制细菌细胞壁的合成而产生抗菌作用。

2. 影响细胞膜通透性　细菌细胞膜是由类脂质和蛋白质分子构成的一种半透膜,具有渗透屏障和运输物质的功能。多烯类抗生素如制霉菌素、两性霉素 B 能与细胞膜中的麦角固醇类物质结合,使细胞膜通透性增加,菌体内营养物质外漏,而发挥杀菌作用。

3. 抑制菌体蛋白质合成　大环内酯类、四环素类、氯霉素类、氨基糖苷类等抗生素,均通过抑制细菌蛋白质合成而发挥抗菌作用,但不影响人体细胞的功能。它们在不同部位、不同环节、以不同形式抑制细菌蛋白质合成,从而抑制细菌生长繁殖或杀灭细菌。

4. 抑制核酸合成　喹诺酮类、利福平等抗菌药通过抑制细菌的 DNA 或 RNA 的合成,妨碍细菌的生长繁殖。

5. 影响细菌叶酸代谢　磺胺类及甲氧苄啶分别通过抑制细菌二氢叶酸合成酶和二氢叶酸还原酶而阻碍细菌叶酸代谢,阻碍了嘌呤、嘧啶的生物合成,导致核酸代谢障碍而抑制细菌的生长繁殖。

(严明兰)

第四节　细菌耐药性

耐药性(resistance,抗药性)是指细菌与抗菌药多次接触后,细菌对药物的敏感性降低乃至消失。由于抗菌药物的不合理应用,近年来耐药菌株已非常普遍,特别是一些超级耐药菌株的出现,已引起人们的高度关注。

一、细菌耐药性分类

1.天然耐药性(固有耐药性) 是遗传基因 DNA 发生变异的结果,产生率很低,临床意义较小。

2.获得耐药性 细菌与药物多次接触后改变了自身的代谢途径,对药物的敏感性下降或消失,使其不被抗生素杀灭。

二、耐药性产生机制

1.产生灭活酶 指细菌产生破坏抗菌药化学结构的酶,主要有水解酶和钝化酶两种。如β-内酰胺酶可水解青霉素类和头孢菌素类的 β-内酰胺环使其失效。对氨基糖苷类抗生素耐药的革兰氏阴性杆菌能产生钝化酶使其化学结构发生改变,使其不易与菌体的核糖体结合,从而使其抗菌作用下降。

2.细菌改变胞膜通透性及主动流出机制 细菌可通过改变细胞膜通透性而阻碍抗菌药进入菌体,如铜绿假单胞菌对氨苄西林耐药;或者增强主动流出系统,把已进入菌体的药物泵出体外,如金黄色葡萄球菌对大环内酯类耐药。

3.细菌体内靶位结构改变 细菌体内靶位结构发生改变,不利于抗菌药结合而使药物疗效下降。如金黄色葡萄球菌对甲氧西林耐药及多数细菌对磺胺类耐药。

4.细菌改变自身代谢途径 通过改变自身代谢途径而改变对营养物质的需求,如对磺胺耐药的细菌,不再利用对氨苯甲酸及二氢蝶啶合成自身需要的叶酸,而是直接利用叶酸。

(严明兰)

第五节 抗菌药合理应用

1.根据致病菌选药 要尽早查明病原菌。应尽早从患者的感染部位、血液等取样培养分离致病菌,并对其进行药敏试验,根据药敏试验结果选择抗菌药物。如果患者感染症状严重,急需治疗而病原菌无法确定时,可在临床诊断的基础上预测可能的致病菌,并根据病原菌对抗菌药的敏感性,选择适当的药物进行经验性治疗,同时进行药敏试验,根据药敏试验结果调整治疗方案。

2.根据感染部位及抗菌药物的特点选药 应用抗菌药控制感染,必须在感染部位达到有效的抗菌浓度。因此,抗菌药物在感染部位的浓度高低、维持时间长短是选药的重要依据。如流行性脑脊髓膜炎时可选用磺胺嘧啶、青霉素 G;骨髓炎可选用能渗入骨组织的克林霉素、氟喹诺酮类等。

3.根据患者的具体情况选药 应根据患者的性别、年龄、生理、病理及免疫功能等状态制订用药方案。新生儿及老年人其肝、肾功能尚未发育成熟或功能已衰退,造成血药浓度增高、半衰期延长,需调整给药剂量及给药间隔,慎用有肝、肾损害的药物。妊娠期及哺乳期不宜应用致畸药物和影响乳儿生长发育的药物。

4.剂量要适当 剂量过小,不但达不到治疗作用,还易产生耐药性;剂量过大,还可能带来严重的毒副作用。

5.疗程要适宜　疗程过短易引起疾病复发或转为慢性,控制急性感染,用药达体温正常,症状消退后 3~4d 即可。

6.严格控制预防性用药　预防性使用抗菌药的目的是防止细菌可能引起的感染。而不当的预防性使用抗菌药可引起细菌的高度耐药,发生继发性感染而难以控制。所以,预防性应用抗菌药仅限于经临床实践证明确实有效的少数情况,如预防结肠或直肠手术后的多种需氧与厌氧菌感染,预防流行性脑膜炎、结核病、疟疾或破伤风,防止闭塞性脉管炎患者及外伤患者因截肢导致的气性坏疽,预防风湿热复发或风湿病等。对于无菌手术、病毒性感冒等不可预防性使用抗菌药。

7.联合用药要有指征　联合用药的目的在于发挥药物的协同抗菌作用以提高疗效,对混合感染或未作细菌学诊断的病例联合用药可扩大抗菌范围、降低药物的毒副反应、延缓或减少细菌耐药性的发生。联合用药的指征有:①病因未明的严重细菌性感染。当病情危重不宜等待时,可在采取有关标本进行细菌培养后立即给予抗菌药物联合应用,选用药物的抗菌谱宜广,以后根据培养与药敏结果进行调整。②单一抗菌药不能有效控制的严重感染或混合感染。如化脓性脑膜炎、感染性心内膜炎及败血症,宜采用杀菌剂联合治疗,如肠穿孔所致的腹膜炎及胸、腹严重创伤后,致病菌常有需氧菌(大肠杆菌、产气杆菌、肠球菌属等)和厌氧菌(脆弱类杆菌、消化球菌、消化链球菌等),可联合应用 β—内酰胺类与克林霉素或甲硝唑加氨基糖苷类等药。③长期用药易产生耐药的细菌感染,如结核病。④降低药物毒性反应。如两性霉素 B 与氟胞嘧啶合用治疗深部真菌感染,可减少前者的用量,从而减轻毒性反应。⑤细菌感染所致的脑膜炎和骨髓炎。

(严明兰)

第六节　人工合成抗菌药

一、喹诺酮类药

(一)概述

喹诺酮类是含有 4—喹诺酮母核基本结构的一类人工合成抗菌药。根据临床应用先后及抗菌性能分为四代,第一代代表药物萘啶酸(Nalidixic Acid)于 1962 年问世,仅对少数革兰氏阴性杆菌(大肠埃希菌等)有效,因毒性大、抗菌作用弱,现已淘汰。第二代吡哌酸(Pipemidic Acid)于 1974 年问世,抗菌谱较第一代有所扩大,对大部分革兰氏阴性杆菌有效,临床主要用于革兰氏阴性杆菌引起的急、慢性泌尿道和肠道感染。第三代药物是在喹诺酮母核的第六位上引入氟原子的衍生物,自 1979 年合成第一个药物诺氟沙星(Norfloxacin)以来,相继合成多种药物,常用药物有诺氟沙星(Norfloxacin)、环丙沙星(Ciprofloxacin)、氧氟沙星(Ofloxacin)、左氧氟沙星(Levofloxacin)、依诺沙星(Enoxacin)等。20 世纪 90 年代之后的氟喹诺酮类也称第四代,抗菌谱更广,且对厌氧菌有效,有莫西沙星(Moxifloxacin)、吉米沙星(Gemifloxacin)等,第三、四代统称为氟喹诺酮类(Fluoroquinolones)。

1.体内过程　氟喹诺酮类口服吸收良好,大多药物口服生物利用度接近或大于 90%,食物一般不影响药物的吸收,与富含 Fe^{2+}、Ca^{2+}、Mg^{2+} 的食物同服可降低药物的生物利用度。

体内分布广,药物血浆蛋白质结合率均较低,很少超过 40%。因此,药物在组织和体液中分布广泛,肺、肾、前列腺组织、尿液、胆汁、粪便、巨噬细胞和中性粒细胞中的药物浓度均高于血药浓度。对其他多数药物而言,肝、肾消除两种方式均重要,氧氟沙星、左氧氟沙星和洛美沙星70%以上以原型经肾排出。

2. 抗菌作用　氟喹诺酮类为广谱杀菌药,对革兰氏阴性菌,如大肠埃希菌、痢疾志贺菌、铜绿假单胞菌、伤寒沙门菌、流感嗜血杆菌及淋病奈瑟菌等,均有强大的抗菌作用,对革兰氏阳性菌,如金黄色葡萄球菌、肺炎双球菌、链球菌等也有良好的抗菌作用。第四代品种对厌氧菌、结核分枝杆菌、支原体、衣原体及军团菌也有作用。

抗菌机制是通过抑制细菌 DNA 回旋酶,阻碍 DNA 的复制导致细菌死亡。哺乳动物细胞内有与细菌 DNA 回旋酶相似的酶,但一般治疗浓度下对人体细胞无明显影响。

3. 耐药性　由于氟喹诺酮类药物的广泛应用,细菌产生耐药的菌株逐渐增加,细菌对喹诺酮类耐药主要是由于细菌 DNA 回旋酶突变,从而阻止了药物与酶的结合,常见耐药菌有金黄色葡萄球菌、肠球菌、大肠埃希菌和铜绿假单胞菌等。本类药物间有交叉耐药性,但与其他抗菌药无交叉耐药性。

4. 临床应用　氟喹诺酮类药物具有抗菌谱广、抗菌活性强、口服吸收好、体内分布广、组织中药物浓度高、不易产生耐药性、与其他抗菌药无交叉耐药性、不良反应相对较少等特点,广泛应用于临床。

(1)泌尿生殖系统感染:环丙沙星、氧氟沙星与 β-内酰胺类同为首选药,用于治疗单纯性淋病奈瑟菌性尿道炎或宫颈炎,但对非特异性尿道炎或宫颈炎疗效差。环丙沙星是铜绿假单胞菌性尿道炎的首选药。氟喹诺酮类对敏感菌所致的急、慢性前列腺炎以及复杂性前列腺炎均有较好的疗效。

(2)呼吸系统感染:左氧氟沙星、莫西沙星与万古霉素合用,首选治疗对青霉素高度耐药的肺炎链球菌感染。氟喹诺酮类药物(除诺氟沙星)可替代大环内酯类用于支原体肺炎、衣原体肺炎、嗜肺军团菌引起的军团菌病。

(3)肠道感染与伤寒:首选用于治疗志贺菌引起的急、慢性菌痢和中毒性菌痢,以及鼠伤寒沙门菌、猪霍乱沙门菌、肠炎沙门菌引起的胃肠炎(食物中毒)。对沙门菌引起的伤寒或副伤寒,应首选氟喹诺酮类药物或头孢曲松。本类药也可以用于旅行性腹泻。

氟喹诺酮类药物对脑膜炎奈瑟菌具有强大的杀菌作用,且其在鼻咽分泌物中浓度高,可用于鼻咽部带菌者的根除治疗。其他抗菌药无效的儿童重症感染可选用氟喹诺酮类药物。患肺囊性纤维化的儿童感染铜绿假单胞菌时应选用环丙沙星。

5. 不良反应　随着氟喹诺酮类的广泛应用,不良反应也相继发生,常见的有:

(1)消化道反应:可表现为恶心、呕吐、食欲缺乏等。有胃溃疡史者慎用。避免与抗酸药(如碱性药、抗胆碱药、H_2 受体阻断药等)及含金属离子的药物同服,必须同服时,应间隔 2～3h 服用。

(2)中枢神经系统反应:表现为焦虑、头痛、失眠、眩晕等,并可致精神症状。不宜用于有精神病或癫痫病史者。避免与茶碱或非甾体抗炎药合用,以免加重中枢兴奋作用。

(3)软骨损伤:可引起关节痛、关节肿胀等症状,也可影响软骨发育,故孕妇、12 岁以下的儿童禁用。用药 4 周以上者,应注意观察是否出现关节病样症状,如关节肿胀等。

(4)其他:有些患者出现皮疹、瘙痒、血管神经性水肿、红斑及光敏反应等,故喹诺酮类药用药期间应嘱患者避免日照,过敏者禁用;大剂量或长期应用易致肝损害;静脉注射给药可引起局部刺激性脉管炎等。因可经乳汁排泄,哺乳期妇女禁用。因主要经肾排泄,肾功能不全者应适当减少用量。

(二)常用氟喹诺酮类药物

1.诺氟沙星　诺氟沙星(Norfloxacin,氟哌酸)口服吸收迅速但不完全,生物利用度约35%～45%,食物影响其吸收,空腹服药比饭后服药的血药浓度高2～3倍,体内分布广。抗菌谱较宽,抗菌活性较强,对革兰氏阴性菌(如铜绿假单胞菌、大肠埃希菌、肺炎克雷伯菌、奇异变形菌、沙门菌属、淋病奈瑟菌等)和革兰氏阳性菌(如金黄色葡萄球菌)均有较强的杀灭作用。主要用于敏感菌所致的泌尿道、肠道感染及淋病等。对支原体、衣原体及军团菌感染无效。

2.依诺沙星　依诺沙星(Enoxacin,氟啶酸)体内抗菌活性较诺氟沙星略强。主要用于治疗淋病、呼吸道、泌尿道、皮肤软组织感染等。

3.环丙沙星　环丙沙星(Ciprofloxacin,环丙氟哌酸)口服吸收不完全,生物利用度略高于诺氟沙星,约为50%。广泛分布于各种组织和体液中,血药浓度较低,必要时可采用静脉滴注给药以提高血药浓度。该药抗菌谱广,对革兰氏阳性和阴性菌均有作用,对产酶的金黄色葡萄球菌、铜绿假单胞菌、流感嗜血杆菌、淋病奈瑟菌、肺炎军团菌、弯曲杆菌、支原体、衣原体的抗菌活性高于其他多数氟喹诺酮类药物,但对多数厌氧菌无效。主要用于对其他抗菌药耐药的革兰氏阳性和阴性菌所致的呼吸道、泌尿道、肠道、胆道、盆腔、皮肤组织、骨与关节以及眼、耳鼻咽喉等部位感染。静脉滴注时局部有血管刺激反应。可诱发跟腱炎和跟腱撕裂,老年人和运动员慎用。

4.氧氟沙星　氧氟沙星(Ofloxacin,氟嗪酸)口服吸收快而完全,血药浓度高,约80%以原型由尿液排泄。抗菌谱进一步扩大,抗菌活性增强,对革兰氏阳性菌和阴性菌如铜绿假单胞菌、耐药金黄色葡萄球菌、厌氧菌、奈瑟菌属有效,尚对结核分枝杆菌、沙眼衣原体和部分厌氧菌有较强的抗菌作用。主要用于敏感菌所致的泌尿生殖道、呼吸道、肠道、胆道、皮肤软组织、盆腔和耳鼻咽喉等部位的感染,也可与异烟肼、利福平合用于结核病。静脉滴注部位有血管刺激反应,可诱发跟腱炎和跟腱断裂。肾功能减退或老年患者应减量。

5.左氧氟沙星　左氧氟沙星(Levofloxacin)口服生物利用度接近100%,消除半衰期为4～6h,85%的药物以原型由尿液排泄。其抗菌活性是氧氟沙星的2倍,抗菌谱广。对葡萄球菌属、链球菌和肠球菌的抗菌活性强于环丙沙星;对厌氧菌、支原体、衣原体及军团菌也有较强的杀灭作用。临床上对敏感菌引起的各种急、慢性感染以及难治性感染均有良好效果。不良反应发生率低于多数氟喹诺酮类药物(在第四代以外的氟喹诺酮类中最低),主要不良反应是胃肠道反应。

6.莫西沙星　莫西沙星(Moxifloxacin)是第四代氟喹诺酮类药物。抗菌谱广,对多数革兰氏阳性和阴性菌、厌氧菌、结核分枝杆菌、衣原体及支原体均具有较强的抗菌活性。临床主要用于上述敏感菌引起的急、慢性支气管炎和上呼吸道感染,也可用于泌尿生殖系统和皮肤软组织感染。其不良反应发生率低。至今未见光敏反应。

二、磺胺类药

磺胺类药(sulfonamides)是最早用于治疗感染性疾病的人工合成抗菌药。本类药虽然存在抗菌作用弱、易产生耐药性、不良反应较多等缺点,但因其有独特的优点对某些感染性疾病(如流脑、鼠疫)具有良好的疗效、使用方便、性质稳定、价格低廉等,以及磺胺增效剂甲氧苄啶的出现,使磺胺类药的抗菌作用增强,降低了细菌的耐药性,故磺胺类药在临床上仍有一定地位。

(一)药物分类

根据临床应用,将磺胺类药物分为三类:

1.用于全身感染的磺胺类药 如磺胺异噁唑(Sulfafurazole,SIZ),磺胺嘧啶(Sulfadiazine,SD)、磺胺甲噁唑(Sulfamethoxazole,SMZ,新诺明)。

2.用于肠道感染的磺胺类药 如柳氮磺吡啶(Sulfasalazine,SASP)。

3.外用磺胺药 如磺胺嘧啶银(Sulfadiazine Silver,SD—Ag)。

(二)体内过程

用于全身感染的磺胺药口服吸收快而完全,体内分布广泛,血浆蛋白结合率为25%～95%,血浆蛋白质结合率低的药物(如SD)易透过血—脑屏障。磺胺类药主要经肝乙酰化代谢或与葡糖醛酸结合后失活。主要从肾排泄,原型药、乙酰化代谢物及葡糖醛酸结合物在酸性或中性尿液中溶解度低,易析出结晶,对肾造成损害。肠道难吸收类药物必须在肠腔内水解后发挥作用。

(三)抗菌作用

抗菌谱较广,对大多数革兰氏阳性球菌和革兰氏阴性菌均有抑制作用,其中对溶血性链球菌、肺炎链球菌、脑膜炎奈瑟菌、鼠疫耶尔森菌最为敏感;对葡萄球菌、大肠埃希菌、痢疾志贺菌、流感嗜血杆菌、沙眼衣原体及放线菌也有效。对病毒、支原体、螺旋体、立克次体无效。

(四)抗菌机制

磺胺类药是抑菌药,通过抑制二氢叶酸合成酶,干扰细菌的叶酸代谢而抑制细菌的生长繁殖。对磺胺类药敏感的细菌在生长繁殖时需要叶酸,但细菌不能直接利用外源性叶酸,必须以对氨苯甲酸(PABA)和二氢蝶啶为原料,在二氢叶酸合成酶的催化下合成二氢叶酸。在二氢叶酸还原酶催化下,二氢叶酸被还原为四氢叶酸。四氢叶酸活化后,可作为一碳基团载体的辅酶参与嘧啶核苷酸和嘌呤的合成。磺胺药的结构与PABA相似,能与PABA竞争二氢叶酸合成酶,妨碍二氢叶酸的合成,最终导致细菌核酸合成障碍,从而抑制细菌的生长繁殖(图1—6)。人和哺乳动物能直接利用外源性叶酸,故不受影响。

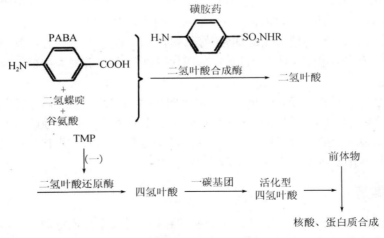

图1—6 磺胺药和TMP抗菌作用示意图

（五）临床应用

全身用磺胺类药能治疗各种细菌感染,如流行性脑膜炎、尿路感染、呼吸道感染等。与甲氧苄啶合用可增强疗效,也可治疗伤寒、鼠疫、疟疾和布氏菌病等。肠道用磺胺药仅用于肠道感染或作为肠道手术前的消毒用药。外用类药物用于烧伤或创伤感染。

（六）不良反应

1.肾损害　用于全身感染的磺胺药及其代谢产物,在尿中溶解度较低(尤其在偏酸性尿中),易析出结晶,损伤肾,可出现结晶尿、血尿、尿痛、尿路阻塞和尿闭等。对此可采取以下防治措施:①同服等量碳酸氢钠以碱化尿液,增加磺胺药及其代谢产物在尿中的溶解度,并多饮水稀释尿液。②用药期间定期检查尿常规,避免长期用药。③老年人及肝、肾功能不全者慎用或禁用。

2.过敏反应　较多见,可出现药热、皮疹等,严重者可出现剥脱性皮炎。用药前应询问有无药物过敏史,用药期间若发现过敏反应须立即停药,并给予抗过敏治疗。

3.对血液和造血系统的影响　可引起白细胞减少,偶见粒细胞缺乏、再生障碍性贫血及血小板减少症,用药期间应定期检查血常规,对葡萄糖—6—磷酸脱氢酶缺乏的患者可致溶血反应,应禁用。

4.中枢反应　少数人可见头晕、头痛、乏力、精神不振等,服药期间不宜驾驶或高空作业。

5.其他　尚可引起恶心、呕吐等消化道反应,餐后服或同服碳酸氢钠可减轻。可致肝损害,甚至肝坏死,肝功能受损者避免使用。新生儿可引起胆红素脑病和溶血,药物可透入乳汁中,故新生儿、临产妇及哺乳期妇女禁用。

三、其他合成抗菌药

（一）甲氧苄啶

甲氧苄啶(Trimethoprim,TMP)也称磺胺增效剂,对某些抗生素也有增效作用,如四环素和庆大霉素,故又称抗菌增效剂。

1.药理作用及临床应用　抗菌谱与磺胺药相似,抗菌作用强,抗菌机制是抑制二氢叶酸还原酶,使二氢叶酸不能被还原为四氢叶酸,从而阻止细菌核酸的合成。单独使用易产生耐药性,与磺胺药合用,可使细菌叶酸代谢受到双重阻断,使磺胺药的抗菌作用增强数倍至数十倍,甚至呈现杀菌作用,且可延缓细菌耐药性的产生。

2.不良反应　毒性较小。长期大剂量应用,可影响人体叶酸代谢,导致巨幼红细胞贫血、白细胞减少及血小板减少等,故用药期间应注意检查血常规,必要时可用四氢叶酸钙治疗。可能致畸,故孕妇禁用,早产儿、新生儿、哺乳期妇女、骨髓造血功能不全及严重肝、肾功能不全者禁用。

（二）硝基呋喃类

1.呋喃妥因　呋喃妥因(Nitrofurantoin,呋喃坦啶)口服吸收迅速,但在血液中被迅速破坏,血药浓度低,尿药浓度高,适用于泌尿道感染,尤其在酸性尿中(pH值为5.5时)抗菌活性增强。主要不良反应有恶心、呕吐、皮修、药热等。也可出现周围神经炎。长期服药者可发生间质性肺炎和肺纤维化。先天性葡萄糖6—磷酸脱氢酶缺乏者可发生溶血性贫血。

2.呋喃唑酮　呋喃唑酮(Furazolidone,痢特灵)口服吸收少,肠腔浓度高,主要用于肠炎、痢疾。近年来应用本药治疗幽门螺杆菌所致的胃窦炎和溃疡病有较好疗效。不良反应与呋喃妥因相似,但较轻。

3.呋喃西林 呋喃西林(Furacilin)因毒性大,仅局部用于治疗创面、烧伤、皮肤等感染,也可用于膀胱冲洗。一般用 $0.02\% \sim 0.2\%$ 溶液或 $0.2\% \sim 1\%$ 软膏。

(三)硝基咪唑类

1.甲硝唑 甲硝唑(Metronidazole,灭滴灵)对革兰氏阴性和阳性厌氧菌有较强的杀灭作用,包括脆弱类杆菌、难辨梭状芽孢杆菌等,临床广泛用于敏感厌氧菌引起的口腔、腹腔、女性生殖器、下呼吸道、骨和关节等部位的感染。尚可治疗肠内外阿米巴病、阴道滴虫病、贾第鞭毛虫病。对幽门螺杆菌感染的消化性溃疡以及四环素耐药艰难梭状芽孢杆菌所致的假膜性肠炎有特殊疗效。

不良反应少而轻,主要有恶心、食欲下降、腹痛、腹泻和口腔金属味等,偶表现为头痛、眩晕、肢体麻木。少数患者可出现皮疹、白细胞暂时性减少。甲硝唑干扰乙醛代谢,服药期间应禁酒。动物实验证明,长期大剂量口服甲硝唑有致畸作用,因此,孕妇及哺乳期妇女禁用。

2.替硝唑 替硝唑(Tinidazole)为甲硝唑的衍生物,作用、用途、不良反应均与甲硝唑相似。抗厌氧菌作用较强,口服易吸收,血浆半衰期较长(12~24h)。

(严明兰)

第七节　抗真菌药

真菌感染一般分为浅部感染和深部感染两类。浅部感染常由各种癣菌引起,主要侵犯皮肤、毛发、指(趾)甲等,引起手足癣、体癣、甲癣、头癣等,深部感染多由白念珠菌和新型隐球菌引起,主要侵犯内脏器官和深部组织,发病率虽低,但病情严重,病死率高。

抗真菌药(antifungal agents)是指具有杀灭或抑制真菌生长、繁殖的药物。治疗浅部真菌感染的药物主要为灰黄霉素(Griseofulvin)、克霉唑(Clotrimazole),咪康唑(Miconazole)等;治疗深部真菌感染的药物主要有两性霉素 B(Amphotericin B),氟康唑(Fluconazole)、氟胞嘧啶(Flucytosine)等;广谱抗真菌药有酮康唑(Ketoconazole)、伊曲康唑(Itraconazole)等。

一、灰黄霉素

灰黄霉素(Griseofulvin)为抗浅部真菌抗生素。口服易吸收,该药为脂溶性,油脂食物可促进其吸收,分布以皮肤、脂肪、毛发等组织含量高,能渗入并贮存在皮肤角质层、毛发及指(趾)甲角质内,从而抵御真菌继续入侵。

1.药理作用及临床应用 对各种皮肤癣菌有较强抑制作用,但对深部真菌和细菌无效。口服主要用于治疗头癣、体癣、股癣、甲癣等癣病,其中以头癣疗效最好,对指(趾)甲癣疗效较差。因本药不直接杀菌,必须服用数月直至被感染的皮肤、毛发或指(趾)甲脱落方可治愈。本品不宜透过表皮角质层,故外用无效。

2.不良反应 不良反应较多,常见恶心、腹泻、皮疹、头痛等。偶见白细胞减少、黄疸等。孕妇、哺乳妇女禁用。

二、两性霉素 B

两性霉素 B(Amphotericin B,庐山霉素)因口服和肌内注射均难吸收,一般采用缓慢静脉滴注。不易透过血－脑屏障,脑膜炎时需配合鞘内注射。

1. 药理作用及临床应用　本药对多种深部真菌如新型隐球菌、荚膜组织胞浆菌、球孢子菌及白念珠菌等均有强大抗菌作用,对浅部真菌无效。是治疗深部真菌感染的首选药,可治疗各种真菌性肺炎、心内膜炎、脑膜炎、败血症及尿道感染等;局部应用治疗眼科、皮肤科及妇科真菌病。

2. 不良反应　毒性较大。滴注时可出现寒战、高热、头痛、恶心和呕吐,有时可出现血压下降、眩晕等,滴注过快可出现心室颤动和心搏骤停。尚有肾损害、低钾血症,偶见过敏反应。用药期间应定期作血钾、血常规、尿常规、肾功能和心电图检查。两性霉素 B 禁用生理盐水配制,应用 5% 葡萄糖注射液稀释,宜临用时配制。滴注前加用解热镇痛药和抗组胺药,滴注液中加一定量的氢化可的松或地塞米松,并加强监护,以防严重不良反应的发生。

三、制霉菌素

制霉菌素(Nystatin)的体内过程和抗真菌作用与两性霉素 B 基本相同,但毒性更大,不能注射。口服吸收少,可用于防治消化道念珠菌病,局部用药可治疗口腔、皮肤及阴道念珠菌感染。大剂量口服可有恶心、呕吐、腹泻等胃肠反应,阴道用药可致白带增多。

四、克霉唑

克霉唑(Clotrimazole,三苯甲咪唑)对皮肤真菌作用较强,但对头癣无效,对深部真菌作用不及两性霉素 B。主要供外用治疗体癣、手足癣和耳道、阴道真菌感染。因毒性较大,仅局部用药。

五、咪康唑

咪康唑(Miconazole,双氯苯咪唑)具有广谱抗菌活性,对隐球菌属、念珠菌属、球孢子菌属均敏感。口服难吸收,静脉注射给药不良反应多。目前临床主要局部用于治疗阴道、皮肤或指甲的真菌感染。本品可引起血栓性静脉炎、恶心、呕吐及过敏反应等。

六、酮康唑

酮康唑(Ketoconazole)为第一个口服广谱抗真菌药,对多种深部真菌和浅部真菌均有强大抗菌活性,疗效相当于或优于两性霉素 B。主要用于白念珠菌病,也可治疗皮肤癣菌感染。口服酮康唑不良反应较多,常见恶心、呕吐等胃肠反应,以及皮疹、头晕、嗜睡、畏光等。偶见肝毒性,表现为氨基转移酶升高、肝炎等,应慎用。酮康唑不宜与抗酸药、胆碱受体阻断药及 H_2 受体阻断药同服,必要时至少相隔 2h。老年人胃酸缺乏,应将药片溶于 4mL 的稀盐酸中服下。

七、氟康唑

氟康唑(Fluconazole)口服易吸收,体内分布较广,可通过血－脑屏障,主要以原型经肾排泄,肾功能减退者需调整剂量。本药具有广谱抗真菌作用,对浅部、深部真菌均有抗菌作用,尤其对白念珠菌、新型隐球菌具有较高的抗菌活性。主要用于:①白念珠菌感染、球孢子菌感染和新型隐球菌性脑膜炎。②各种皮肤癣及甲癣的治疗。③预防器官移植、白血病、白细胞减少患者发生真菌感染。不良反应在本类药物中最低,可见轻度消化道反应、皮疹及无症状的氨基转移酶升高。过敏者禁用,孕妇慎用,肾功能不全者减量。

八、伊曲康唑

伊曲康唑(Itraconazole)抗菌谱及作用与氟康唑相似,主要用于隐球菌病、全身性念珠菌病、急性或复发性阴道念珠菌病及免疫功能低下者预防真菌感染。不良反应可出现消化道反应,少见头痛、头晕、红斑、瘙痒、血管神经性水肿等,偶有一过性氨基转移酶升高。肝炎及心肾功能不全者、孕妇禁用。

九、氟胞嘧啶

氟胞嘧啶(Flucytosine)为人工合成的广谱抗真菌药。主要产生抑菌作用,高浓度有杀菌作用。主要用于隐球菌感染、念珠菌感染和着色真菌感染,疗效不如两性霉素 B。由于易透过血—脑屏障,对隐球菌性脑膜炎有较好疗效;因易产生耐药性,故不主张单独使用,常与两性霉素 B 合用。不良反应较少,剂量过大时可致肝损害及骨髓抑制,并引起脱发。孕妇慎用。

(严明兰)

第八节　抗病毒药

抗病毒药(antiviral agents)可通过干扰病毒吸附、阻止病毒穿入和脱壳、阻碍病毒在细胞内复制、抑制病毒释放或增强宿主抗病毒能力等方式呈现作用。

一、阿昔洛韦

阿昔洛韦(Aciclovir,ACV,无环鸟苷)具有广谱抗疱疹病毒作用,对单纯疱疹病毒、水痘带状疱疹病毒和 EB 病毒等其他疱疹病毒均有效。为治疗单纯疱疹病毒感染的首选药。局部应用可治疗疱疹性角膜炎、单纯疱疹和带状疱疹。口服或静脉注射可治疗单纯疱疹脑炎、生殖器疱疹、免疫缺陷患者单纯疱疹感染等。

不良反应较少,可见皮疹、恶心、厌食等。静脉给药可见静脉炎,阿昔洛韦静脉滴注用粉针剂,先用注射用水配制成 2% 溶液,再用生理盐水或 5% 葡萄糖液加至 60mL,于 1h 内恒速滴完。静脉给药时,须选择较粗的血管,定期更换给药部位,以防因刺激性强而引起的静脉炎。不宜与氨基糖苷类等有肾毒性的药物配伍。应用时嘱患者大量饮水,并注意口腔卫生。肾功能不全、小儿及哺乳期妇女慎用,孕妇禁用。

二、利巴韦林

利巴韦林(Ribavirin,病毒唑、三氮唑核苷)为广谱抗病毒药,对流感病毒、呼吸道合胞病毒、腺病毒、疱疹病毒和肝炎病毒等均有抑制作用。临床用于甲型流感、乙型流感、呼吸道合胞病毒性肺炎、支气管炎、疱疹、腺病毒肺炎及甲型、丙型肝炎等,有一定疗效。口服可引起食欲缺乏、呕吐、腹泻等,用量过大致白细胞减少以及心肌损害。有较强的致畸作用,孕妇禁用。

三、阿糖腺苷

阿糖腺苷（Vidarabine）对多种病毒均有抑制作用。主要用于单纯疱疹病毒引起的感染、免疫缺陷合并带状疱疹感染及慢性乙型病毒性肝炎。不良反应有恶心、呕吐、腹泻、眩晕和体重减轻，也可致白细胞减少、血小板减少等，肝、肾功能不全及孕妇禁用。

四、干扰素

干扰素（Interferon，IFN）是机体细胞在病毒感染或其他诱导剂刺激下产生的一类生物活性糖蛋白质，临床常用的是重组干扰素。干扰素具有广谱抗病毒及免疫调节作用。干扰素本身无抗病毒作用，通过使未受感染的细胞产生抗病毒蛋白质而干扰病毒的复制和增殖，对RNA和DNA病毒均有效。此外，还有免疫调节和抗恶性肿瘤作用。主要用于治疗急性病毒感染性疾病，如流感及其他呼吸道病毒感染、病毒性心肌炎、流行性腮腺炎、乙型脑炎以及慢性病毒感染，如慢性活动性肝炎、巨细胞性感染等。

不良反应少，常见倦怠、头痛、肌痛、全身不适，少见白细胞和血小板减少，停药可恢复。大剂量可出现共济失调、精神失常等。

五、聚乙二醇干扰素

聚乙二醇干扰素（PEG－IFN）的研制成功进一步提高了干扰素的抗病毒效果和减少了副作用，是病毒性肝炎治疗史上的一次重要突破。PEG－IFN 不仅疗效比 IFNα 提高了 10% 左右，而且毒副反应没有增加。PEG－IFN 与利巴韦林合用，对丙型肝炎病毒感染的持久疗效接近 70%，这是一个突破性的数据。此外，PEG－IFN 还有如下特点：①半衰期长，所以又称其为"长效干扰素"，只需一周给药一次，减少痛苦，方便用药，提高了患者的依从性。②PEG－IFN 还可以降低干扰素抗体的产生，减少治疗失败的可能。③PEG－IFN 降低白细胞的副作用比传统干扰素明显且发生率高。

六、聚胞苷酸

聚胞苷酸（Polycytidylic Acid）为干扰素诱导剂，在体内诱导产生内源性干扰素而发挥抗病毒和免疫调节作用。局部用于治疗疱疹性角膜炎、带状疱疹和扁平苔藓；滴鼻给药用于预防流感；肌内注射用于流行性出血热、乙型脑炎、病毒性肝炎。此外，聚胞苷酸对鼻咽癌及妇科肿瘤等也有一定的疗效。因具有抗原性，可致过敏反应。孕妇禁用。

七、碘苷

碘苷（Idoxuridine，疱疹净）可竞争性抑制 DNA 合成酶，从而抑制病毒生长，对 RNA 病毒无效。全身用药毒性大，临床仅局部用药，治疗单纯疱疹病毒引起的急性角膜炎及其他疱疹性眼病；对慢性溃疡性实质层疱疹性角膜炎疗效较差，对疱疹性角膜虹膜炎无效。

八、齐多夫定

齐多夫定（Zidovudine，叠氮胸苷）为脱氧胸苷衍生物，1987 年被美国 FDA 批准为第一个抗人类免疫缺陷病毒（HIV）感染药。可抑制 HIV 的反转录过程，从而抑制 HIV 复制，产生抗病毒作用。该药为治疗艾滋病的首选药,可减轻或缓解艾滋病和艾滋病相关综合征。不良反应主要为骨髓抑制,发生率与剂量和疗程有关,齐多夫定用药时注意定期测定凝血功能指标、血常规。也可出现喉痛、无力、发热、恶心、头痛、皮疹、失眠、肝功能异常及味觉改变等。

九、司他夫定

司他夫定(Stavudine)为脱氧胸苷衍生物,对 HIV－1 和 HIV－2 均有对抗作用,常用于不能耐受齐多夫定或齐多夫定治疗无效的患者,但不能与齐多夫定合用。主要不良反应为外周神经炎。也可见胰腺炎、关节痛和氨基转移酶升高等。

抗抗人免疫缺陷病毒药的核苷类逆转录酶抑制剂还有:扎西他滨(Zalcitabine,DDC)、拉米夫定(Lamivudine,3TC)。

抗抗人免疫缺陷病毒药的另一类是蛋白酶抑制剂,常用药物有印地那韦(Indinavir,IDV)、利托那韦(Ritonavir,RTV)、奈非那韦(Nelfinavir,NFV)。

(严明兰)

第二章　药物不良反应

第一节　概述

一、药物不良反应相关概念

药物既可治病,也可致病,这就是药物所具有的两面性。药物可以产生治疗作用,也可以产生有害反应导致疾病,这是人们从社会实践中早已获得的共识。但现实生活中人们往往只注意药物的治疗作用而忽视它的有害或不良反应。

按照 WHO 国际药物监测合作中心的规定,药物不良反应(adverse drug reactions,简称 ADR)通常是指正常剂量的药物用于预防、诊断、治疗疾病或调节生理功能时出现的有害的和与用药目的无关的、不相符的反应。该定义排除有意的或意外的用药过量及用药不当引起的反应。一般是可预知的,有的是不可避免的,有的是难以恢复的。药品不良反应相关概念如下。

1. 药品不良反应(adverse drug reaction,ADR)　是指在正常用法、剂量下出现的与用药目的无关的或意外的有害反应。包括副作用、毒性作用、后遗效应、过敏反应、继发反应、特异性遗传素质等。

2. 药源性疾病(drug－induced diseases,DID)　是指因药品不良反应致使机体某个或某些器官或局部组织产生功能性或器质性损害而出现的一组临床症状和体征,即程度严重的不良反应导致机体器官、功能发生障碍则称为药源性疾病。它不仅包括药物正常用法用量情况下所发生的 ADR,而且包括超量、误服、错用及不正常使用药物所引起的疾病。

3. 不良事件/不良经历(adverse event/adverse experience,AE)　是指药物治疗期间所发生的任何不利的医疗事件,该事件并非一定与该药有因果关系。

二、药物不良反应分类

通常根据药品不良反应与药理作用的关系,ADR 分为 A 型反应和 B 型反应两大类,但有些 ADR 难以简单地归于 A 型或 B 型,有学者提出为 C 型不良反应。

1. A 型不良反应　A 型反应为药品本身药理作用的加强或延长,一般发生率较高(＞1％),可以预测,死亡率也低,如阿托品引起的口干等。与常规的药理作用有关,反应的发生与剂量有关,停药或减量后症状很快减轻或消失。主要表现包括:

(1)过度作用(over offect):是指药物作用于机体产生过强的效应。通常是治疗效应,即适度地调节机体功能趋向正常。但也会因效应过强,出现不应有的反应。

(2)副作用(side effect):即药物治疗作用之外的其他作用都可认为是副作用。通常是一过性的,随药物的治疗作用而消失或消退,但有时也会造成较严重的后果。

(3)毒性反应(toxic reaction;toxic response):是指药物引起机体发生生理生化功能异常或组织结构病理变化的反应。药物的毒性反应一般是药理作用的延伸,可在各个系统、器官、组织出现,并可造成这些器官、组织的损害。大多数药物都或多或少地有一些毒性,其反应程度往往和剂量有关,剂量加大,则毒性反应增强。药物毒性反应所造成的持续性功能障碍或器质性病变恢复较慢,有的甚至终身不愈。如链霉素、庆大霉素的耳毒性反应可导致第八对颅神经损害,造成听力减退或永久性耳聋。

(4)首剂效应(first-dose response):某些药物在首次应用时,由于机体对药物的作用尚未适应,因而可出现的一些反应。对这类药物,宜从小剂量开始,逐渐至常用量,使机体逐步适应。

(5)继发反应(secondary reaction):不是药物本身的直接效应,而是药物作用诱发机体产生的反应。如抗生素可引起菌群失调二重感染(superinfection)等。

(6)停药反应(withdrawal syndrome):又称停药综合征,由于长时间应用某些药物,致使机体对这些药物作用已经适应,而一旦停用该药,就会使机体处于不适应状态。主要的表现是症状反跳,即由于骤然停药而引起的与原来药物本身作用相反的效应。

(7)后遗效应(residual effect):是指停药后血药浓度已降至阈浓度以下时残存的药理效应。如长期应用皮质激素停药后肾上腺皮质功能低下,数月内难以恢复。

2.B型不良反应　B型反应主要为特异质或特应性反应,属于过敏或特异性。是与药品本身药理作用无关的一种异常反应。一般发生率较低(<1%),但可造成死亡,发生很难预测,有时皮肤试验阴性也会发生,如变态反应、致癌、致畸、致突变等。B型反应进一步分为:

(1)特异质反应(idiosyncratic reaction):因先天性遗传异常,少数患者用药后发生与药物本身的药理作用无关的有害反应。该反应和遗传有关,与药理作用无关。大多是由于机体缺乏某种酶,药物在体内代谢受阻所致。

(2)遗传药理学不良反应(genetic pharmacology adverse reactions):专指由于基因遗传因素造成的药物不良代谢反应。具有"三致"(致癌、致畸、致突变)作用。

①致畸(teratogenesis):是指药物影响胚胎发育而形成畸胎的作用。畸胎有一定的自然发生率,因果判断困难,只能估计危险度。

②致突变(mutagenesis):是指引起遗传物质的损伤性变化。为实验室结论,可能是致畸、致癌作用,只有参考价值。

③致癌(carcinogenesis):化学物质有诱发恶性肿瘤的作用,人类恶性肿瘤为化学物质所致。

(3)变态反应(allergic reaction):又称药物过敏反应。是外来抗原性物质与体内抗体间所发生的非正常免疫反应。当外来抗原进入机体,使淋巴细胞或体液免疫系统致敏,机体处于致敏状态中,而当机体再次接触同样的变态反应原时,抗原与抗体产生反应,造成程度不同的组织损伤或功能障碍。过敏反应的临床表现有:

①皮肤反应:表现为各种药疹,以荨麻疹型、麻疹型、湿疹型为多见,某些药物则形成固定性药疹。

②系统反应:过敏反应也可造成各系统损害,如产生血液病样反应、血清病样反应、红斑狼疮样反应、肝炎样反应和心血管、神经系统、肾脏、呼吸道等部位损害,以及过敏性休克。

3.C型不良反应　近年来,国外一些专家将一些发生率高、用药史复杂或不全,非特异性(药品),潜伏期较长、用药与反应出现时间关系尚不清楚的药品不良反应如致癌反应,或者药品提高常见病发病率的反应列为C型反应,这种分类方法的应用还不普遍。有些发生机制尚在探讨中。

三、药物不良反应分级

1. 按程度分级

(1)轻度不良反应:轻度反应,有症状出现,但很轻微;不需要治疗。

(2)中度不良反应:症状明显或稍重,重要器官或系统功能有损害,但能耐受,不影响正常生活;需要治疗。

(3)重度不良反应:症状明显,影响正常生活,重要器官或系统功能有严重损害,患者难以忍受,导致残疾或危及生命,需要停药或对症处理;但可恢复。

(4)严重不良反应

①症状严重,直接致死或促进死亡。

②对生命构成威胁。

③需住院治疗或延长康复时间。

④致癌、致畸、致出生缺陷。

⑤对器官功能产生永久损伤或失能。

⑥须立即停药或紧急处理。

2. 按时间分类　按从最后一次给药至首次出现不良反应的时间,分为:

(1)急性(瞬间)反应:一般为 0~60 分钟,约占 4.3%。

(2)亚急性反应:多数为 1~24 小时,约占 86.5%。

(3)潜伏期:通常 1 天~数周,约占 3.5%。

(段立鸣)

第二节　药物不良反应原因及特点

一、药物不良反应常见原因

顾名思义,药物不良反应是指药物在临床应用中引起的不良反应。药物进入人体后,与机体的组织器官相互作用,干扰破坏机体正常的生理功能,使机体呈现病理状态。其诊断主要取决于药物使用或接触史、临床表现及必要时的实验室检查。通常药物不良反应常见有以下原因。

(一)患者因素

1. 生活意外　生活意外发生药物不良反应所占比例很大,多数因使用不当、过量或误服、纠纷怄气、自杀、投毒等原因引起。值得注意的是近些年来安定类抗精神病药物及某些兴奋剂过量患者有增加的趋势。但在儿童及未成年人,仍以误服药物、清洁剂等发生中毒或不良反应为主;此外还有因无知错用药物,不按适应证、说明书中的剂量、方法服用药物(抗生素、激素),超量用药或与酒类同服导致中毒或不良反应的发生。

在自杀和他杀的案例中,多数使用易于得到的作用于中枢神经系统的药物,如催眠、安定药,以及农药。若系有意致死,药物用量往往较大或几种药物混合用药,因此在诊断中应注意:

(1)患者的精神状态、生活状况及习惯、有无慢性病、经常服用什么药物。

（2）患者是否为首次接触某些药物（食物、饮料、酒类）。

（3）患者居室、厨房、庭院等生活环境有无相关因素。

（4）首发症状和主要表现，发病过程、症状体征、重要的特征性临床表现及特点。

（5）患者服用药物种类及数量，单一种类药物还是多种药物（酒类）同服。

2. 不良习惯　不良习惯是造成药物不良反应的主要原因之一，比如有人习惯药物和白酒同服，其往往加重药物毒副作用对人体的伤害。更有人嗜烟酒如命，甚至偷服吗啡、海洛因、大麻等。急性乙醇中毒常引起精神症状和行为障碍，不仅可造成交通事故，还可暴力伤人或甚至自伤，成为社会一害。

3. 性别、年龄、体质、种族差异　有文献报道，女性发生药物不良反应比男性多。老年人、婴儿和青壮年对于药物的反应也各有差异，由于婴儿及老年人药物代谢速度较成人慢，肾脏排泄较差，对药物作用的感受性较高，因此幼儿和老年人比成人易于发生不良反应。

不同个体存在着正常的生物学差异。每个人体质强弱不同，对药物的耐受程度也各异，因此，同一药物，同一剂量，绝大多数能够耐受，但有的病例就会出现不良反应。

在中药急性毒性试验时，可因动物种属不同而出现显著差异，在不同种族的人群中同样会出现不同反应。因此要求医生用药"因人而异"，或实施"个体化"，斟酌选择药物和用量。

（二）药物因素

1. 药理作用　由于其药理作用，可导致一些不良反应，如长期大量使用糖皮质激素能使毛细血管变性出血，以致皮肤、黏膜出现瘀点、瘀斑，同时出现类肾上腺皮质功能亢进症。

2. 药物杂质　药物生产中可能混入微量高分子杂质，亦常渗入赋形剂等，如胶囊的染料常会引起固定型皮疹。青霉素因制品中含微量青霉素烯酸、青霉素噻唑酸及青霉素聚合物等物质，可引起过敏反应。

3. 药物污染　由于生产或保管不当，使药物污染，常可引起严重反应。

4. 药物剂量　用药量过大，可发生中毒反应，甚至死亡。

5. 剂型影响　药物剂型不同，其生物利用度亦有所不同，往往影响药物的吸收与血药浓度，如不注意掌握，即会引起不良反应。

6. 药物质量　同一药物，可因厂家不同，制剂技术差别、杂质除去率的不同，而影响其不良反应的发生率。如氯贝丁酯中的不纯物对氯苯酚则是发生皮炎的原因。

（三）临床应用

1. 辨证不清施治不当　辨证施治是中西医治疗的基本原则，良好的治疗效果源于正确的辨证。若诊断辨证失误，用药就会适得其反。如果药不对症、诊断不清、病情不辨，轻则不会取得良好效果，重则适得其反，使病情更趋严重，甚至产生新的疾病。

2. 不恰当的联合用药　中药的化学成分比较复杂，特别是中西药注射液在配伍上仍处于无章可循的状态，如果配伍不当就会导致药效降低，甚至产生严重的不良反应。如含有机酸的中药与磺胺类药物合用可以增加磺胺类药物对肾脏的毒性；甘草及其制剂和鹿茸、首乌及其制剂不能与阿司匹林及降血糖药物合用；夏枯草、白茅根配服保钾利尿西药，则容易产生高钾血症；穿心莲的抗菌作用主要是通过促进白细胞的吞噬来实现的，所以红霉素、庆大霉素与穿心莲合用能降低它的疗效。

有资料显示，丹参注射液中加入环丙沙星可出现浑浊和小片状沉淀物；刺五加注射液、参麦注射液与5%葡萄糖注射液混合后，混合液中微粒数明显增加。因此，对于中西药的配伍，尤其是针剂配伍时,还需谨慎仔细观察。

3.剂量过大或长期使用　治疗用药在临床上不是盲目的,而是对症或是辨证用药的。剂量的大小要根据人的体重或病情病程的严重程度,因病而定、因药而别、因人而异、因地因时(如中药的产地、季节)制宜,并根据病情的变化而随时调整剂量。若用量过大或时间过长,就会出现不良反应,甚至严重反应。如过量使用强心苷类常引起心律失常,严重者可致死亡,查尼丁可致心力衰竭;肾上腺素、去甲肾上腺素、异丙肾上腺素、麻黄碱可引起心律失常;静脉注射大剂量钙剂可引起室性期前收缩、心室颤动以致停搏。

4.误服误用　某些新开发的药材或制剂,人们对其药性不详,或未详细看使用说明书,对其宜、忌、注意事项等不了解,也是造成不良反应的人为因素之一。特别是某些药物别名、商品名繁多,如二甲双胍别名不少于20个;中药情况更加混乱,同一药物南方北方就有很多不同叫法。对于患者来说,有病乱投医,迷信偏方、秘方,以及未经批准使用的验方、单方,盲目服药,稍有不慎便会造成不良后果,甚而致残、致死。由此可见,临床用药时准确地选用药物,对于防止不良反应发生有着重要意义。

5.医疗意外　虽然WHO将药物不良反应(ADR)定义排除有意的或意外的过量用药及用药不当引起的反应。但在临床医疗包括护理治疗工作中,由于种种客观原因开错处方、发错药、用错药的最终结果还是导致不良反应或中毒意外事件的发生,其中包括缺乏对药物的认知熟悉,盲目的剂量过大、用药速度过快、间隔时间过短、未按具体用药要求用药、或单凭经验的想当然,均可成为药物不良反应的主要原因。

二、药物不良反应临床特点

现代临床医学在用药物治愈疾病的同时,要求尽可能地防止或避免发生ADR,因此合理安全、有效地用药,必须对ADR有明确的认识。任何一种药物从先期研究到临床应用,均会受到各种因素的制约,而对其不良反应的了解具有一定的局限性,只有通过上市后的监测、评价、Ⅳ期临床试验才能比较全面地掌握药物的不良反应;此外,还必须对药物不良反应的范围特点有所了解,才能在临床上得到把握性的应用。近些年来人们普遍关注ADR的同时发现以下问题。

（一）发生趋势增高

据WHO评估,在发展中国家,住院患者不良反应发生率为10%～20%,有0.3%～5%的患者是因ADR住院的,住院患者因ADR死亡者为0.24%～2.9%。我国每年因ADR而住院治疗的患者超过500万人次。我国现有的1000万聋哑人中近80%与药物不良反应有关。"全球有1/7的人不是死于自然衰老或疾病,而是死于不合理用药,此外,在患者中约1/3的人是死于不合理用药"。

美国食品和药品管理局(Food and Drug Administration,FDA)网站的一份统计显示,美国1994年因ADR致死76000例,居住院患者死因的第六位,前五位分别为心脏病、肺部疾病、脑卒中、肺部感染、意外;到2002年时因ADR致死率跃居第四位,住院天数延长两倍,每年损失1360亿美金。

《英国医学杂志》一份报告显示,1990—2000年间ADR而致死的人数,由过去10年的210例增至1100多例,增加了5倍多。初步统计,在住院患者中,11%的人曾有一次不良反应事件,为此平均延长住院8.5天,每年因ADR而多花费11亿英镑(15亿美元)。专家认为近

1/2 的 ADR 是可以预防的(BMJ2002,324：6)。

（二）药物淘汰更换率高

在过去的 40 年中,FDA 撤出市场药物的时间分别是 60 年代 15 个,70 年代 20 个,80 年代 48 个,90 年代 38 个,其中约 70%是近 20 年撤出的。药物淘汰更换率比过去高,药品的 ADR 已成为公众关注的焦点,并使包括临床医师在内的医药人员和患者大有无所适从的恐惧心理。某些药物的淘汰更换太快,如抗生素类、激素类、抗糖尿病药、镇痛镇静药等,多有来不及使用的感觉,还未品出"滋味"来,新的品种又上来了,不仅造成市场混乱临床乱用现象,更不利于基层和低年资医务人员的学习和掌握。

（三）发生机制复杂

近年来,由于人类基因技术的广泛应用,促使遗传因素与药物 ADR 的研究深入开展,过去不被认识的、因合并用药而致死的原因,现在大多被认为根源就是基因变异引起人类药物代谢的个体差异。

合并用药中的药酶抑制作用或药酶诱导作用,使 ADR 的发生几率大大增加,其中所涉及的不仅是药物与药物之间的相互作用,还涉及食物、饮料、酒类与药物、中药与西药之间的相互作用。其中一些不良反应非常严重,致死病例屡见不鲜,如特非拉定、阿司咪唑、西立伐他汀等,就是因存在这类反应而被淘汰。头孢类抗生素(头孢曲松钠、头孢哌酮、头孢美唑)临床应用广泛,但其著名的双硫仑样反应,又称醉酒硫样反应也时有发生,其发生机制在于头孢类抗生素与乙醇同用时抑制乙醛脱氢酶的活性,使乙醇在体内氧化为乙醛后,不能再继续分解氧化,导致体内乙醛蓄积而呈双硫仑样反应,表现为面部潮红、恶心、呕吐、出汗和烦躁不安,严重者出现呼吸困难、心律失常、血压下降,甚至危及生命。

（四）临床表现相互混淆

ADR 临床可有各种各样的表现,常涉及全身各系统器官组织,并具有药物的倾向性或全身性。既可造成皮肤黏膜的损害,还常涉及消化、泌尿、心血管、血液、神经和呼吸等多个系统和器官,临床表现或多或少,程度可轻可重,持续时间或长或短,病情的转归缓解还是加重,常与原发病的临床表现和症状互相混淆,导致诊断上的困难,甚至误诊误治。

（五）老药新反应

所谓"老药"是指临床应用时间较长的药物,如阿司匹林临床应用已有 100 多年的历史,它是"著名"的解热镇痛药,却在预防心脑血管疾病方面有着无法替代的作用。2009 年《美国医学会杂志》报道一项历时近 20 年的研究认为,服用阿司匹林可以有效降低结肠癌患者的死亡率。但服用阿司匹林有可能导致严重的胃出血,因此需要进一步临床研究才能确认结肠癌患者是否应经常服用阿司匹林。美国食品与药物管理局(FDA)发出警告,阿司匹林导致的胃出血,虽然只会发生在一小部分人群身上,但一旦发生都是致命的。

又如 β 受体阻断药引发抑郁综合征、疲劳、性功能紊乱的情况,并不像人们过去所认为的那么严重;补钙不但不增加肾结石的发生率,需者尽早补充钙剂还可防止肾结石的发生等。老药发生新的 ADR 的情况时有发生,仍需要引起我们的重视,以使患者能够更加安全合理地用药。

（六）新药新反应

最值得注意的是新药的不良反应,由于药物新,刚刚投放市场,人们普遍不很认识、没有经历,没有更多的临床经验,对一种新药的了解仅限于说明书或产品介绍,缺乏实践,这种认识不足茫然使用的现象,临床并不乏见,因此发生一些不良事件也就不足为怪了。

如国家食品药品监督管理局(SFDA)药品不良反应监测中心对米托蒽醌、依非韦伦、奥卡西平、二膦酸盐等药品不良反应提出的警示:抗病毒药依非韦伦(施多宁)即便是在妇女孕期前3个月服用,也可能会伤害到胎儿;奥卡西平片剂和口服混悬剂可引起包括表皮松解症等严重皮肤反应;静脉注射二膦酸盐治疗的癌症患者出现颚骨坏死症状。如不了解药品的这些特性,则很难取得良好的治疗效果。为此 SFDA 提请临床医生和消费者引起注意。

(七)药品名称重叠混乱

药品名称的重叠混乱现象不仅给药品销售、市场管理、临床应用造成极大的困惑。如二甲双胍,抗糖尿病药进口的叫做"格华止",国产的多达 27 种之多(山姆士、唐坦、欣唐屏、维尔唐、瑞久、圣邦杰、清旷、都乐宁、立乐尔、唐格、弘飞康、名诺、悦达宁、仁欣、齐估、德艾欣、津真型、降力舒、卜可、众氏得、瑞诺舒、唐必呋、亿恒、麦特没、麦克罗辛、泰白、倍顺等),重要的是这种视觉上的混乱势必会出现应用上的错觉或失误,也是发生不良反应的重要原因之一。

(八)临床用药争论增多

临床用药的争论应该讲是"自古就有"的一种正常现象,正是这种品头论足的评论争论,才能选优淘劣,才能使知识共享,促进医学的发展。如抗精神病药物奥氮平在日本被发现可引发糖尿病,但美国的研究则认为它不会增加患糖尿病的风险。又如抗癫痫药物的临床实践,对"依据发作类型来作为选药标准"的合理性也产生了动摇。丙戊酸是治疗全身性发作的首选药物,但过去 40 多年的实践发现其对部分性癫痫的发作仍然有效,且疗效不低于经典标准推荐的卡马西平;传统用于治疗全身性发作的苯巴比妥、苯妥英钠也从未被发现其治疗部分性发作的有效性比卡马西平差,并且由于它们价格低廉,仍在世界许多地方被广泛使用;一些新药,如拉莫三嗪对部分性发作的疗效与卡马西平也无明显差异。这种喋喋不休的争论,估计将来亦不会停止,可能更加有益于临床医生的经验交流和总结。

(九)容易被忽略

某些药物的不良反应与原发病的临床表现和症状相似,相互混淆难以区别,很容易被忽略。传统观念认为,中药源于天然,故被认为安全、无毒或不良反应很少,甚至有人因认为中药可"有病治病,无病健身"而盲目选用或加大剂量应用,这些现象在现实生活和临床上司空见惯。随着医药科学的发展,药物(中药)不良反应的监测已成为医务人员、患者、大众媒体关注的热点之一。迄今为止,世界卫生组织 ADR 监测中心(UMC)已收到 8986 份疑为植物药导致不良反应的报告。

(十)辅助检查的必要性

辅助检查为明确诊断和有效抢救提供可靠的依据,包括实验室检查(毒理生理学)、核医学、影像学等辅助检查方法。其目的首先是寻找和明确致病药物所产生的不良反应对人体有无造成实质性伤害,以及伤害程度。其次是通过辅助检查明确药物种类,便于抢救有的放矢。如通过血液、胃内容物、排泄物可以检查出致病药物或毒物,通过血液学及血液生化监测可以判定器官组织损伤程度。

(段立鸣)

第三节　诊断中的注意事项及药代动力学指导

一、诊断中的注意事项

(一)要充分认识药物的双重作用

药物对机体所呈现的作用是多方面的。长期的临床实践使人们对药物的一般规律(预防与治疗作用)以及药物毒性作用机制都有了比较深入的认识。临床用药中,常因药物自身的调节作用、用药时机与剂量大小、机体的病理状态或病种不同等因素,出现正反两个方面的效果,因此临床用药须全面认识。

1. 药物本身有双重调节作用　如影响免疫功能的药物,对机体免疫功能的影响可分为两个方面:一方面是诱导兴奋,出现超出寻常的免疫反应,如变态反应、自身免疫反应。这些过强的免疫反应可对机体产生程度不同的损害,甚至危及生命。另一方面则是引起抑制反应,使免疫功能低下,导致机体对感染或其他疾病抵抗能力下降。

2. 用药剂量不同所致的双重作用　如地西泮小剂量($<10mg$)时对呼吸几乎没有影响,但剂量$>30mg$时,则可抑制呼吸,使呼吸减慢。

3. 用药不同时期的双重作用　如哌甲酯是治疗轻度脑功能失调首选药物,在儿童多动症的治疗中却能控制多动而显示其镇静作用。通过中枢兴奋作用,对巴比妥类及其他镇静催眠药等过量所致的昏睡和呼吸抑制具有良好的疗效。

4. 在不同疾病治疗中的双重作用　如普萘洛尔对心脏 β_1 受体阻断作用较强,可使心率减慢,心肌收缩力减弱;能降低心肌自律性,延长有效不应期,减慢传导,使心输出量减少,心肌耗氧降低,血压稍降低。普萘洛尔亦可阻断 β_2 受体,使支气管平滑肌收缩,对支气管哮喘患者可诱发或加重急性发作。

5. 药理作用广泛的双重作用　三七皂苷具有止血化瘀、活血生肌、理血补气的作用,既用于内外伤出血、瘀血证及产后、术后创伤愈合,又用于中风麻痹偏瘫。

(二)收集病史简捷快速

药物不良反应的病史多数较明确,收集尽可能简要快捷,对病因暂时不明者应根据具体情况适当启发回顾(发病前服用了什么药物? 时间长短? 剂量大小? 有无采取相关的救治措施? 效果如何?),尽量不要遗漏,但也不要因此而延误必要的排毒解毒救治措施的实施。

(三)确定主要受损器官病变部位

须立即确定哪些重要脏器受到了损害,产生什么病变。如心、脑、肝、肾等器官组织是否损害,及其损害严重程度,为诊断作出准确评估,才能及时采取有效措施,挽救患者生命。

(四)全面分析综合判断

1. 接触史和实验室检查　具有药物接触史以及血尿中发现的毒物仅提示身内有某一药物毒物的可能性,是否引起中毒,是哪种毒物中毒,还必须密切结合临床表现进行分析。如尿中硝基酚含量增加可能是有机磷农药中毒,也可能是二硝基苯酚中毒。

2. 临床表现　许多药物可出现相同的临床表现,一些非中毒性疾病也可引起同样的临床征象,如果只依赖临床表现确定,常易造成失误。如痉挛性杀鼠剂(毒鼠强)中毒可引起全身性痉挛;内科疾病癫痫发作、外科严重颅脑损伤均可引起全身性痉挛;苯二氮䓬类药物可引起瞳孔缩小,而脑干损伤也可引起瞳孔缩小。因此,临床必须结合病史和必要的实验室检查综合判断,做好与非中毒疾病的鉴别诊断。

(五)急性不良反应的临床特点

发病急,进展快,具有特征性变化。另外,①同一种药物进入人体途径不同,其临床表现也不相同。②同一器官损害其临床表现往往与内科疾病不尽相同。

如不了解这些特点,就可能贻误诊断和治疗,造成严重后果。

(六)严密病情观察

1.急性反应病情变化迅速,早期症状多不典型,常与原发病相互混淆,诊断较困难,此时应严密观察病情变化,及时发现与原发病不相符的临床表现和症状。随着病情进展,症状体征逐渐清晰,诊断即可逐渐明确。因此,在药物不良反应早期或对药物药性不了解的情况下,均应严密观察病情,不可轻易排除诊断或肯定诊断。

2.急性反应病情发展迅速,高峰期病情多异常凶险,甚至危险期较长(毒蕈肝损害),需随时注意生命体征变化,及时处理对生命威胁较大的危险因素。

二、药代动力学指导临床

药物代谢动力学(pharmacokinetic)在临床上的实用意义不仅仅是单纯的判断一个药物的疗效高低、起效快慢、毒性强弱、使用方法及应用前景如何。还在于药物在体内的吸收、分布、代谢和排泄规律,药物对机体的作用,以及运用数学原理和方法阐明血药浓度随时间变化,包括药物消除动力学的规律。熟练掌握和运用必要的药代动力学参数与知识,可在药物不良反应的诊断救治过程中有的放矢。

(一)生物利用度

生物利用度(bioavailability)是指药物被机体吸收进入体循环的相对分量和速率,与药物作用的强度与速度有关,一般是以口服吸收百分率(%)或分数表示。

F(生物利用度)=(A/D)×100%。A为进入体循环药物量,D为服药剂量。

影响生物利用度的因素较多,包括药物颗粒的大小、晶型、填充剂的紧密度、赋型剂及生产工艺等。生物利用度是用来评价制剂吸收程度的指标。

生物利用度与药物疗效密切相关,特别是治疗指数窄、剂量小、溶解度小和急救用的药物,其生物利用度的改变对临床疗效的影响尤为严重。生物利用度由低变高时,可导致中毒,甚至危及生命;反之则达不到应有疗效而贻误治疗。

生物利用度具有较大的差异,临床效果亦不相同。因此,对生物利用度变化较大的药物,以及一些难溶性药物、治疗量与中毒量接近的药物,在应用过程中需要换用不同厂家或不同批号的同一药物时,都要考虑生物利用度的影响,注意观察疗效和不良反应的变化,防止无效、效差、中毒现象的发生。必要时应进行生物利用度的测定。

(二)血药稳态浓度

药物在连续恒速给药(如静脉输注)或分次恒量给药的过程中,血药浓度会逐渐增高,当给药速度大于消除速度时称为药物蓄积；当给药速度等于消除速度时，血药浓度维持在一个基本稳定的水平，称血药稳态浓度（steady state concentration，C_{ss}），又称坪浓度或坪值。

临床意义：①作为调整给药剂量的依据：当治疗效果不满意时或发生不良反应时，可通过测定稳态血药浓度对给药剂量加以调整。②作为确定负荷剂量的依据：病情危重需要立即达到有效血药浓度时应给负荷量，即首次剂量就能达到稳态血药浓度的剂量。③作为制订理想的给药方案依据：理想的维持剂量应使稳态浓度维持在最小中毒浓度与最小有效浓度之间。因此，除恒速消除药物、治疗指数太小及半衰期特长或特短的药物外，快速、有效、安全的给药方法是每隔 1 个半衰期给半个有效剂量，并把首次剂量加倍。

（三）最大血药浓度

即血药峰值浓度（C_{max}）。用药后药物进入血液所达到的最大血液浓度与给药剂量、给药途径、给药次数以及获得最大的血液浓度所需时间有关。

（四）达峰时间

达峰时间（t_{max}）是指给药后血药浓度达到峰浓度所需的时间，这个时间点血药浓度最高。既可用来分析合理的服药时间，同样也可判断产生不良反应的药物达到峰浓度的时间，用以指导药物不良反应的临床救治。

每种药物或个体的达峰时间不是定值，是随不同因素而变化的，其影响因素主要有药物性质、药物的制剂类型、给药途径、药物的相互作用、组织器官功能状况，如胃肠道蠕动、黏膜的吸收能力、首过消除等。

（五）隔室模型概念

隔室模型是为了定量地研究药物体内过程的变化而建立的数学模型，即药动学最常用的动力学模型。

1. 单隔室模型 单隔室模型是把机体视为由一个单元组成，即药物进入体循环后迅速地分布于可分布到的机体的组织、器官和体液中，并立即达到分布上的动态平衡，成为动力学的均一状态。

2. 双隔室模型 双隔室模型把机体看成是由药物分布速度不同的两个单元组成的体系，其中一个称为中央室，由血液和血流丰富的组织、器官（心、肺、肝、肾、内分泌腺等）组成，药物在中央室迅速达到分布平衡；另一室为周边室（二室），由血液供应不丰富的组织、器官（骨髓、肌肉、皮肤、脂肪等）组成，药物在周边室分布较慢。大多数药物在体内的转运和分布符合双室模型，其消除与临床意义较大，此时的 $t_{1/2}$ 称为 $t_{1/2\beta}$。

（六）表观分布容积

表观分布容积（apparent volume of distribution，V_d）是指药物吸收达到平衡或稳定时，按照血药浓度（C）推算体内药物总体量（A）在理论上应占有的体液容积。即表观分布容积 $V_d=A/C$，V_d 可用（L/kg）表示。V_d 的大小与药物的脂溶性、血浆蛋白结合率等因素有关。不同的药物 V_d 不同，但对某一药物而言，在较广剂量范围内它是恒定的，因此 V_d 是判断药物分布特征的一个指标，可以反映药物分布的广泛程度或与组织中大分子的结合程度。

正常成人最小 V_d 为 3L，约等于血浆容积；

$V_d \approx 5L$ 表示药物大部分分布于血浆；

$V_d \approx 10 \sim 20L$ 表示药物分布于细胞外液；

$V_d \approx 25 \sim 30L$ 表示药物分布细胞内液；

$V_d > 40L$ 表示药物分布于细胞内外液中；

$V_d > 100L$ 表示药物在深部组织储存。

V_d 大的药物,其血药浓度低,V_d 小的药物,其血药浓度高。利用这一数值可以用血浆容量算出机体内药物总量,或算出要求达到某一血浆有效浓度所需要的药物剂量。

（七）半衰期

药物半衰期是指血浆中药物下降一半所需要的时间。通常以 $t_{1/2}$ 表示,包括分布半衰期（$t_{1/2\alpha}$）、消除半衰期（$t_{1/2\beta}$）。反映药物代谢物排出体外的速度,是重要的药代动力学参数。半衰期不因为血药浓度高低而变化,也不受给药途径的影响,是制订给药方案的重要依据,具有一定的实用价值。

药物半衰期反映了药物在体内消除（排泄、生物转化及储存等）的速度,表示了药物在体内的时间与血浓度间的关系,它是决定给药剂量、次数的主要依据。半衰期长的药物在体内消除慢,给药的间隔时间就长;如用药过于频繁,易在体内蓄积引起中毒。相反消除快的药物,如给药间隔时间太长,血药浓度太低,达不到治疗效果。

药物的半衰期各不一样,即使是同一种药物对于不同的个体其半衰期也不完全一样;成人与儿童、老人、孕妇,健康人与患者药物半衰期也有明显的差异。肝、肾功能不全的患者,药物消除速度慢,半衰期便会相对延长。如仍按原规定给药,势必会引起中毒,这点必须特别注意。

（段立鸣）

第四节　药物不良反应救治原则

一、救治处理原则及方法

（一）处理原则

1.四个步骤

（1）立即终止引起不良反应的药物。

（2）迅速除去未被吸收的毒物。

（3）尽早、尽快使用解毒药物。

（4）及时对症治疗。

2.抢救顺序　根据情况灵活掌握,一般处理的原则是：

（1）迅速排出毒物,以防毒物的继续吸收。

（2）对症治疗应列为首位,如止痛、解痉、镇静、抗休克、CPR。

（3）迅速解毒治疗,以减轻中毒的危害。

（4）必要时及时进行血液净化治疗。

（二）处理方法

1. 排除毒物

（1）清洗染毒皮肤

①皮肤接触或用药者，应迅速用微温清水（忌热水）充分冲洗被污染的皮肤。

②黏膜创面的毒物，应先将其吸出，用化学解毒剂反复冲洗，最后再用清水冲洗。

③对不溶于水的药物，可用适当的溶剂冲洗，或将化学解毒剂加入水中冲洗。

④酸类药物毒物，可用肥皂水、石灰水上清液、3％碳酸氢钠及其他碱性溶液等洗涤后，再用清水冲洗。

⑤碱类药物毒物，可用食用醋液或 3％醋酸、3％硼酸液冲洗、然后再用清水冲洗。

（2）清除眼内污染

①立即用清水冲洗，不少于 20 分钟。

②碱性药物毒物用 3％硼酸液，酸性毒物用 2％碳酸氢钠冲洗。

③然后滴入 0.25％的氯霉素眼药水，再涂 0.5％红霉素眼膏，防止继发感染。

（3）清理口腔

①对于神志意识清醒者可嘱患者吐出口腔内污物，并给予清水漱口即可。

②对于意识模糊或昏迷的患者，则应使患者的头部偏向一侧，用手取出义齿，或抠出口腔内污物；亦可用吸引器将口腔内黏液血污吸出，再用清水边冲洗，边吸出，保持口腔清洁，防止窒息的发生。

（4）催吐：催吐是清除口服药物毒物的重要措施之一。对神志清醒的患者，估计胃内尚有药物毒物存在，都应做催吐处理，这是排出胃内毒物的最好办法，并可加强洗胃效果。常用的催吐方法与注意事项如下：

①物理刺激咽弓、咽后壁：用硬羽毛、压舌板、勺柄、筷子或手指等撩触咽弓和咽后壁催吐。本法简单易行、奏效迅速，可在院前使用。如因胃内容物过稠，不易吐出、吐净，应嘱患者先喝适量凉开水、盐水或选用其他液体，然后再促使呕吐。

②口服催吐溶液：可根据情况选用下述溶液：2％～4％盐水（食盐 8g 溶于 200ml 温开水中）或淡肥皂水口服；1：2000 高锰酸钾液 100～300ml 口服；0.5％～1％硫酸铜 25～50ml 或 0.3％硫酸铜或硫酸锌液 150～250ml 口服或灌服；碘酊 0.5ml 加水 500ml 口服（每次＜300ml）；白矾 5～10g 溶于 500ml 温开水中口服（每次＜300ml）。

③阿扑吗啡：成人皮下注射 3～5mg，可引起呕吐，只在特殊情况下使用，如不能灌服催吐液者，但体弱、休克、昏迷、吗啡中毒者禁用。

④催吐禁忌：腐蚀性毒物及惊厥尚未控制者不宜催吐；严重心脏病、动脉瘤、食管静脉曲张、溃疡病患者不宜催吐。

（5）洗胃：适应证、作用和注意事项见表 2—1。

表2-1 洗胃适应证、洗胃液、作用及注意事项

毒物	洗胃液	作用及注意事项
毒物不明、砷化物	微温清水、生理盐水	洗胃液温度应微温,以免血管扩张,促进毒物吸收;过低易引起胃肠痉挛,诱发腹痛
硝酸银	微温开水、盐水	使之生成不溶性氯化银
毒物不明	药用炭、鞣酸	吸收、中和、沉淀毒物,多用于洗胃后,对硫、磷不用
巴比妥类、阿片类、士的宁、氰化物	高锰酸钾溶液(1:2000~1:5000)	可氧化破坏毒物;但1605、1059、3911、乐果氧化后毒性增强,不能用该溶液
无机磷、阿片类、士的宁、氰化物	过氧化氢溶液(双氧水)10ml加水至100ml	同上,但可产生气体,腐蚀性药物中毒忌用
生物碱、汞、铁、有机磷	2%碳酸氢钠溶液	为碱性溶液,沉淀多数生物碱中和胃酸、某些金属,敌百虫忌用
重金属盐、生物碱、吗啡、阿托品、士的宁、毒蕈、草酸	微温浓茶、蛋清、牛奶1%~4%鞣酸液、鞣酸蛋白	体内易产生气体,腐蚀性毒物中毒忌用;产生沉淀作用
生物碱、奎宁、士的宁、铅、汞、银	稀碘溶液(碘酊15滴溶于500ml水中)	沉淀作用
无机磷	0.2%~0.5%硫酸铜溶液	沉淀作用,生成磷化铜
钡盐	2%~5%硫酸钠或硫酸镁溶液	生成硫酸钡沉淀。镁盐量大时,亦可中毒,应选用钠盐为妥
氟化物、草酸盐	10%葡萄糖酸钙	沉淀作用,生成氟化钙、不溶性草酸钙
	10%氯化钙、石灰水上清液	
碘、砷、汞、氰化物	5%硫代硫酸钠溶液	生成无毒的硫化物
汞	5%甲醛次硫酸钠	沉淀作用
碘	米汤、面粥、1%~10%淀粉	阻止碘吸收,洗胃至洗胃液清澈
多数有毒物质	10%~20%活性炭(药用炭)混悬液	为强力吸附剂,可阻止毒物吸收(氰化物除外)

1)口服法:患者清醒可自行口服洗胃液100~300ml后(一次量不宜过大,防止张力过大促进药物进入肠道),用压舌板、手指等刺激咽喉部,促其呕吐。如此反复进行,直至呕吐水清,无特殊气味为止。

2)胃管法:患者取坐位或平卧位,头倾向一侧,经口腔或鼻腔插入涂有润滑油的洗胃管(条件允许时胸前放置防水围单)。沿洗胃管注入洗胃液,然后放低胃管,使胃内液顺胃管流出。如此反复进行,直至洗胃液清澈无味为止。

3)自动洗胃机灌流式洗胃法:其方法在上机前基本相同。上机后,"人不离机",随时观察注意仪器工作状态,保障洗胃液供给,防止胃管堵塞。

4)注意事项:①插入后应首先确定管子是否在胃内。②每次灌入洗胃液为100~300ml,过多则易将中毒药物注入肠内。③洗胃时应先将胃内容物抽出,并留样行毒物鉴定。④洗胃完毕、胃管拔出前,应将相应的吸附剂、导泻剂溶液由胃管灌入。⑤拔出胃管时,须将胃管上端捏紧,以免管内的液体流入气管。⑥操作过程中,如发生惊厥、呼吸停止等,应立即停止洗胃,进行救治,然后酌情再行洗胃。⑦腐蚀性药物毒物严禁洗胃。⑧非强烈的腐蚀剂洗胃前

宜先灌入牛奶或蛋清,洗胃时间不宜长,应酌情谨慎洗胃(选用柔软而细的胃管,外涂润滑剂,缓慢插入,每次注入量不得超过 60ml,注入压力宜小,以防穿孔)。洗胃后留置胃管用于减压及观察消化道情况。⑨洗胃过程中,如患者感到疼痛,回流液中有血,应立即停止操作查明原因。⑩口服药物毒物超过 4 小时仍可酌情洗胃[三氧化二砷(砒霜)呈颗粒状,易进入胃黏膜的皱襞,4 小时后可能还有残留;镇静剂、麻醉药中毒可减低胃肠蠕动,4 小时胃内仍有毒物]。⑪洗胃液灌入和抽吸应严格掌握:插管成功后先出后入;然后再先入后出,快入快出,出入量基本相等的原则。直至胃液清澈无味为止,一般洗胃总量为 1 万~2 万毫升,必要时可酌情重复洗胃或手术造瘘洗胃。⑫胃管适当柔软,因人选择合适的型号。⑬胃管插入手法要轻柔,动作迅速,禁止粗暴操作。⑭插入有困难或有堵塞时,可考虑胃造瘘洗胃。⑮随时观察防止导管被食物残渣堵塞。

(6)导泻:在催吐或彻底洗胃后,可由胃管注入或口服泻剂,促使已进入肠腔的毒物迅速排出。

1)硫酸钠 15~30g,加水约 200ml 顿服。

2)50%硫酸镁 50ml 顿服,由于镁离子有抑制呼吸中枢作用,呼吸不好的患者忌用硫酸镁。此外,肾功能不良患者镁离子排泄减少,可在体内蓄积引起中毒,也不宜用硫酸镁导泻。

3)甘露醇:口服后甘露醇在肠道很少吸收(17%),在肠内形成高渗溶液,使肠内水分增加,引起机械性刺激,促进肠蠕动,产生泻下作用,促进某些药物毒物的排泄。通常 10%溶液 1000ml 于 30 分钟内口服完毕,或 50g 以 20%溶液静脉滴注,按体重 2g/kg 或按体表面积 60g/m² 以 5%~10%溶液静脉滴注。调整剂量使尿量维持在每小时 100~500ml。

4)中药:大黄粉 20g,元明粉(含水硫酸钠)15~20g/次开水冲服或番泻叶 30g 泡水灌肠。

5)注意事项:①油剂泻药有溶解某些毒物(如酸类、山道年、麝香草脑、磷、碘等)的作用,反可促进毒物的吸收。②药物毒物已引起严重腹泻者,不必再用泻药。③强腐蚀性毒物中毒、体质极度衰弱者、已有严重脱水者、孕妇禁止导泻和灌肠。

(7)洗肠

①适用于中毒较长,导泻尚未发生作用时,抑制肠蠕动的毒物中毒(巴比妥类、阿片类、重金属),洗肠尤为重要。

②一般用 1%的微温盐水、1%肥皂水或药用炭加入灌肠液中,使与毒物吸附后排出。

(8)皮下、肌肉的毒物排出:由于皮下或肌内注射发生中毒者,如注射不久,可于原处注射 1∶000 肾上腺素 1.5ml,以延缓吸收。如注射部位在四肢,则可在近心端扎止血带,每 15 分钟放松 1 分钟,也可延缓毒物吸收。

(9)利尿排毒:大多数毒物进入机体后由肾脏排泄,因此加强利尿是加速毒物排泄的重要措施。常用的药物有:

①给予大量含糖液体,如 10%葡萄糖液、含糖盐水静脉滴注。

②利尿剂:呋塞米 20~40mg 静脉滴注。

③甘露醇、山梨醇可促进利尿,冲淡毒物,保护肝、肾,增加解毒和排毒作用,又可解救某些毒物引起的肺水肿、脑水肿等;但需注意 24 小时总量不超过 150g。

④大量饮水(清水、浓茶、饮料),尤其甚至清醒着,促进利尿,以排出药物毒物。

2.血液净化

(1)指征如下

①严重中毒生命体征异常者。

②摄入并已吸收致死量的毒物。

③肝、肾功能障碍。

④毒物在血液循环中可代谢更强的毒物。

⑤经支持疗法病情继续恶化者。

(2)换血疗法

1)其方法如下:①深静脉置管,将导管插入大隐静脉10~12cm,直至下腔静脉。②插入导管见回血后即测静脉压,以后每换血100ml测静脉压1次。静脉压如超过0.785kPa(8cmH$_2$O)时,表明有血量过多,有心力衰竭的可能,宜多抽少注,以降低静脉压。如静脉压低,宜少抽多注。③换血速度与顺序:先抽血,后注入换血,每次10~20ml,换血速度约10ml/min。反复进行等量换血。在换血过程中,如推注遇阻力较大,可用少量含肝素的生理盐水注入导管或更换输血针头。④心力衰竭、静脉压高者,开始换血时即应多抽少注,总亏血量可达30~70ml。⑤成人选择两侧肢体对称静脉,一侧放血,一侧输血。⑥放血速度与输血必须严格保持一致,以每20~30分钟输入或放出500ml为宜。

2)换血反应:同一般输血反应处置相同,如发生手足抽搐症,可静脉缓慢注射10%葡萄糖酸钙注射液。

(3)血液透析:根据透析膜两侧溶质浓度梯度和渗透压梯度以及膜两侧的流体压力差,以达到清除血液内毒物。用于小分子量、脂溶性低、蛋白结合低的毒物,如乙醇、溴化物中毒等。

(4)血液灌流:使血液通过含有药用炭或交换树脂的滤毒罐,将毒物吸收后再把血输回体内。此法可将部分正常血液成分吸附,故需要监测血液并予以补充。

(5)血浆置换:通过滤过或离心装置,把患者血浆除掉,补充置换液(林格液、白蛋白、冻干血浆),以清除血液中已结合的毒物。

(6)腹膜透析:利用腹膜良好的渗透扩散作用和吸收分泌功能作为透析膜。在体表面积为1.73m^{2}的成年人,其腹膜面积平均为2~2.2m^2,比双肾的肾小球滤过总面积1.5m^{2}还要大。多用于分子量<68000的各种药物中毒。应注意透析液的成分(电解质浓度)应尽量与正常人的血浆接近。

(7)结肠透析:可加速毒物的排泄,方法简便易行,但效果不如腹膜透析。注意:麻痹性肠梗阻、肠道有溃疡者禁用。

处方:氯化钠6.0g,氯化钾0.1g,硫酸镁0.31g,葡萄糖15g,乳酸钙0.77g,碳酸氢钠2.0g,蒸馏水加至1000ml。

3.减少毒物吸收

(1)中和

①酸性毒物可用碱性药物,如氧化镁、石灰水的上清液、肥皂水等,与毒物发生中和作用而解毒。碳酸氢钠或碳酸钙等与酸作用可产生二氧化碳气体,使胃膨胀,有导致胃破裂的危险,故不宜用。

②碱性毒物可用弱酸,如淡醋、5%醋酸、柠檬汁、橘子水、5%~10%枸橼酸等中和。

(2)氧化:高锰酸钾为强氧化剂,遇有机物即放出新生态氧而且有杀灭细菌的作用,杀菌力极强,但极易为有机物所减弱,故作用表浅而不持久。可除臭消毒,用于杀菌、消毒,且有收敛作用。高锰酸钾在发生氧化作用的同时,还原生成二氧化锰,后者与蛋白质结合而形成蛋白盐类复合物,此复合物和高锰离子都具有收敛作用。通常配制成1:2000~1:5000溶液洗胃,或2.5%~3.5%过氧化氢溶液氧化解毒。常用于生物碱类、氰化物及无机磷等中毒者。

(3)吸附

1)药用炭(Charcoal):主要成分为碳,并含少量氧、氢、硫、氮、氯等元素。是一种具有高比表面积的化学物质,普通药用炭的比表面积在500~1700m²/g之间。具有很强的吸附性能力,能吸附维生素、抗生素、磺胺类、生物碱、激素、乳酶生等多种药物,对蛋白酶、胰酶的活性亦有影响,均不宜合用。

药用炭可以与毒物结合形成稳定的复合物而被广泛应用于中毒患者的治疗。目前被常用做血液灌流器(碳棒或碳柱)用于血液灌流技术。活性炭的吸附效能远不仅于此,大量临床实践证明药用炭还能有效地从胃肠道中吸附肌酐、尿酸及其他残存的有毒物质,使这些毒性物质不再进入体内循环,而在胃肠道内形成"碳一毒物复合物"从肠道中排出体外,使体内毒物毒素积存量降低,减轻对机体的损害。

常用药用炭及其制剂,如爱西特;思密达(蒙脱石散)亦具有胃肠道吸附作用。

通常药用炭为干粉剂,难以口服或咽下,可配制成10%~20%溶液,每次口服100~200ml,2~3次/天,空腹服用。或在洗胃后随即给予本品,然后再服硫酸钠、硫酸镁,以促进有毒物质排出。

本品服用后可引起便秘,因此应在服药后给予导泻剂,以利于排便。

2)交换树脂:是一类带有功能基的网状结构高分子化合物,能同溶液里的离子起交换反应。在医药卫生事业中被大量用于药剂脱盐、吸附分离、提纯、脱色、中和及中草药有效成分的提取等。其本身可作为药剂内服,具有解毒、缓泻、去酸等功效,可用于治疗胃溃疡、促进食欲、去除肠道放射物质等。对于外敷药剂,用离子交换树脂粉末可配制软膏、粉剂及婴儿护肤用品,用以吸除伤口毒物和作为解毒药剂。

3)白陶土:又称高岭土、瓷土。系天然含水硅酸铝,用水淘洗去砂,经稀酸处理并用水反复冲洗,除去杂质制成。用于医药可作为吸附剂及赋形剂,防止毒物在胃肠道的吸收,并对发炎黏膜有保护作用,用于治疗痢疾和食物中毒。口服每次15~30g,3次/天。外用为撒布剂,有保护皮肤的作用,能吸收创面渗出物,防止细菌侵入。除此之外,白陶土为天然黏土,能有效吸收油脂;油脂溶解剂能溶解脸部油脂,彻底清洁肌肤。

4)用药特点:①中毒后短时间内使用效果较好。②可在催吐洗胃后使用。③药用炭、交换树脂、白陶土可配制为10%~20%的浓度,由胃管注入胃内进行吸附。

(4)凝固:某些物质具有黏滑性(花生油、菜籽油、蛋清、面糊、米汤、牛奶),可使毒物不与胃肠壁接触,保护胃肠道黏膜,并减少刺激或延缓吸收。蛋清可使铅、铜、汞、苯酚等凝固,形成不易溶解的物质,以减低其毒性。可在催吐或洗胃后应用,并可防止黏膜发炎。

(5)沉淀:用沉淀剂使毒物沉淀,减少其毒性,并延缓吸收。

常用沉淀剂有鞣酸、浓茶、稀碘酒、钙剂、蛋清等。常用方法如下:

①鞣酸(单宁酸):可与生物碱或重金属盐形成不溶性沉淀,而阻止其吸收。茶叶内含鞣质甚多,在无鞣酸时,可用浓茶代替。

②鞣酸蛋白(单那尔宾,albuminate):口服后在胃内不分解,在小肠缓慢释放出鞣酸,使肠黏膜表层内的蛋白质沉淀凝固,形成一层保护膜减少炎性渗出、减轻刺激及肠蠕动,起收敛止泻作用。临床适用于急性胃肠炎及各种非细菌性腹泻、小儿消化不良等;也可外用于湿疹、溃

疡处。使用方法为口服,每次 1~2g,3 次/天,空腹服,但用量过大可致便秘。并可影响胃蛋白酶、胰酶、乳酶生等消化酶类的活性,故不宜同服。用于治疗细菌性肠炎时应首先控制感染。

③牛奶、蛋清均可与重金属如汞、砷等形成沉淀。

④稀碘酊(15 滴+500ml 水)可与生物碱如奎宁、士的宁等,某些重金属如铅、汞、银等形成沉淀。

⑤25%硫酸钠口服,可与钡生成不溶性硫酸钡沉淀。

⑥10%硫代硫酸钠静脉注射可与氰酸或氰化物生成无毒的硫氰化物。

⑦硝酸银中毒可大量口服盐水,使之生成不溶性氯化银。

⑧草酸中毒可用钙剂、石灰水等使生成不溶性草酸钙。

(6)拮抗:有些药品可与某些毒物产生拮抗作用,常用来对抗毒物。如氟马西尼为苯二氮䓬类受体拮抗剂,可迅速逆转苯二氮䓬类的催眠镇静作用。

(7)解毒:当毒物已被吸收,必须针对病因,尽早尽快使用解毒剂,使其体内发挥解毒作用,并促使药物迅速从体内排出。常供可临床选择使用的解毒药物如:

1)氰化物解毒剂:亚硝酸异戊酯、亚硝酸钠、亚甲蓝、硫代硫酸钠,使氰化物形成高铁血红蛋白及硫氰化物而失去毒性作用。

2)有机磷解毒剂:阿托品、戊乙奎醚,竞争性对抗乙酰胆碱对 M 胆碱受体的兴奋作用;肟类复能剂,促使胆碱酯酶恢复活性。

3)高铁血红蛋白还原剂:亚甲蓝、维生素 C,恢复血红蛋白携氧能力,改善缺氧。

4)重金属络合剂:二巯丙醇、二巯丙磺钠、依地酸钙钠,与金属离子配位结合成络合物,改变金属毒物原有的性质,成为无毒或低毒的可溶性物质,从体内排出。

5)中药:许多中草药具有解毒功效,长期临床实践中发挥其独特作用。①甘草 50g、绿豆 100g(碎)煎服,适用于苦杏仁、病畜肉类、腐败饭菜等中毒。②北防风 25~50g,煎服,适用于苍耳子、蓖麻子、曼陀罗等中毒。

4.对症处理 是缓解或消除疾病某些症状的方法,但不能消除病因,称为对症处理。应当说,许多疾病在病因未被认识时,所采取的治疗措施都属于对症处理的范围,如古代医学所采用的导泻、止痛药物以及拔火罐、按摩治疗等。在现代医学中,虽然有时病因不明或虽已知,但无法消除,或症状本身构成对生命的威胁时,对症处理就是必要的甚至是唯一的选择。前者如肿瘤的切除,后者如休克的纠正,以及药物不良反应或中毒患者的减少吸收、促进排泄、解毒的治疗,虽为抢救治疗的首要措施,但是由于药物毒物已经造成某些器官损害,使其正常的生理活动受到影响,出现各种症状,如不进行积极对症处理,将会失去有限的挽救机会,因此针对症状采取有效措施是抢救药物不良反应和中毒的重要环节。在抢救时排毒、解毒、对症处理应同时进行,以免坐失良机。如忽视对症处理即使是最好的解毒剂,有时也难以获得理想的效果。

(二)支持治疗

即治疗的目的既不是消除病因,也不针对某些症状,而是为了改善患者的一般情况,如营养、精神状态等。严格地说,一切治疗都必须以支持治疗为基础,这点容易被医务人员所忽略,特别是在精神上对患者的支持。

当患者的一般情况不允许接受其他治疗时,支持疗法尤具特殊的意义。有时改善患者的一般情况本身就具有治疗意义,如营养不良患者的一些并发症,在改善营养状况后,往往可以自愈。

在实际工作中病因、对症、支持这三种治疗需要结合具体情况灵活选用或联合运用,因病、因人、因时、因地制宜,才能使患者获得最大的利益。当然,这是一个复杂的思维过程,也是一个衡量医生水平和能力的主要标志。

二、常用解毒急救药物

(一)有机磷酸酯解毒剂

1. 抗胆碱药　临床使用比较普遍,效果比较可靠,药品来源容易获得的仍属阿托品及近年来用于临床的新药长托宁(盐酸戊乙奎醚注射液),临床应用见表2-2。

表2-2　阿托品、戊乙奎醚用量参考表

中毒程度	阿托品			戊乙奎醚		
	首次量	重复间隔	维持量	首次量	重复间隔	维持量
轻度	1～3	15～30	0.5～1	1～2	8～12	0.5～1
中度	5～10	15～20	1～4	2～4	8～12	1～2
重度	15～20	10～15	2～5	4～6	8～12	1～2

剂量(mg);重复间隔:阿托品(分钟),戊乙奎醚(小时);戊乙奎醚仍需配伍氯解磷定500～750mg

其他抗胆碱药种类很多,临床常规使用有限,故不详述(东莨菪碱、山莨菪碱、樟柳碱、苯扎托品、开马君)。

2. 胆碱酯酶复能剂　本类药品种也很多,在化学上同属肟类,能使被有机磷抑制的胆碱酯酶重新恢复活性,解除烟碱样毒作用。临床使用最多者为碘解磷定和氯解磷定,双复磷使用较少,双解磷因毒性反应大,国内已停止生产和使用。肟类复能剂临床应用见表2-3。

表2-3　肟类复能剂首次用量参考

品种	中毒程度		
	轻度	中度	重度
氯解磷定(PAMCI)	0.25～0.5 肌内注射	0.75～1.0 肌内注射/静脉注射	1.5～2.0 静脉注射
碘解磷定(PAMI)	0.4 静脉注射	0.8～1.2 肌内注射/静脉注射	1.0～1.2 静脉注射
双复磷(DOM_1)	0.125～0.375 肌内注射	0.5～0.75 肌内注射/静脉注射	0.75～1.0 静脉注射

剂量单位(g)

本类药物大剂量静脉注射(高浓度、快速度)可直接抑制呼吸中枢,甚至导致呼吸中枢麻痹,可伴有血压升高、肌颤、胆碱酯酶活性下降等严重复能剂过量或中毒表现。除无肺水肿外,颇难与有机磷中毒区别,如不及时停药,可因此导致意外发生。

3. 复合解毒剂　解磷注射液是一类将抗胆碱药和胆碱酯酶复能剂混合在一起使用的有机磷中毒解毒药剂,一般由一个复能剂和两个抗胆碱药(至少有一个中枢作用较强)组成。具有标本兼治、兼顾中枢和周围的抗胆碱作用,使用方便,便于现场急救等优点。其缺点是药物配比固定溶解于同一安瓿中,不便于临床侧重调整用药。

解磷注射液每支 2ml,首次用药轻度中毒 0.5~1 支,中度 1~2 支,重度 2~3 支,一般作肌内注射,必要时稀释后缓慢静脉注射,其后则根据病情重复及调整用药。

(二)金属与类金属解毒剂

是一类络合剂,能与金属或类金属离子配位结合成环状络合物(又称螯合物),从而使被络合的金属变为无毒或低毒的化合物,然后随尿排出体外。故它们有解毒和促排两个方面的作用,通常以促排作用为主。

1. 使用注意事项

(1)络合剂所形成的络合物仍然有重新离解的可能,它们的稳定性取决于络合物的稳定常数(K,亦称络合常数),稳定常数较低的化合物较易离解,能被稳定常数较高的金属所代替。

(2)在络合与排出过程中,血中金属络合物浓度可能一度升高,排出器官的负担也相应增大。治疗中要权衡利弊,采取相应的对策。

①使用络合剂不宜操之过急,以免血中金属类毒物浓度骤然升高,加重中毒症状和对内脏器官管的损伤,如急性汞中毒对肾脏的损害。

②使用前应先采取其他措施,如换血、大剂量糖皮质激素等抢救,待病情稳定时,再用络合剂,如急性铜盐中毒发生严重溶血时。

③络合剂所形成的脂溶性络合物有可能促使更多毒物进入脑组织,加重脑损伤。如急性铊中毒,故必须十分慎重。

2. 临床常用络合剂

(1)氨羧络合剂:见表 2—4。

表 2—4　络合剂临床应用参考表

品种	制剂	适应证	用法	副作用
依地酸钙钠(解铅乐)乙二胺四乙酸二钠钙(CaNa₂EDTA)	针剂,1g/5ml 20%溶液	与多种金属络合成碱土重金属离子络合成可溶性金属络合物主要用于铅中毒	0.5~1g/d+5% GS 200ml,静脉滴注 0.5g+普鲁卡因肌内注射,bid;一疗程 3~4 天,用 4~5 个疗程	头晕、恶心、呕吐、腹痛、疲乏、畏食腹泻、肾脏损害
依地酸二钠	针剂,每支 1g	同依地酸钙钠,与钙离子结合形成可溶性络合物排出,从而降低血钙,用于洋地黄中毒	1~3g+50% GS 20~40ml 静脉注射;4~6g+5%GS500ml 1~3 小时内静脉滴注	同依地酸钙钠
喷替酸钙钠(促排灵,二乙烯三胺五乙酸 DTPA)	针剂,每支 1.0g,0.5g,0.25g	优于依地酸钙钠,主要用于铅、铁、锌、铬、镍、钴等中毒	0.5~1.0g/d+NS 250ml 静脉滴注,qd,3 天/疗程,隔日 1 次,3 次为 1 个疗程	同依地酸钙钠,肾脏病者慎用,孕妇易致畸胎,改用 Zn-Na₃DTPA
羟乙胺三乙酸(HEDTA,vensarol)	片剂,每片 0.5g	可由胃肠吸收,口服效果和静脉给药相似,排铜、排铁	剂量不超过 3g/d,tid	同依地酸钙钠

（2）巯基络合剂：见表 2—5。

表 2—5　巯基络合剂临床应用参考表

品种	制剂	适应证	用法	副作用
二巯丙醇（BAL）	针剂，0.1g/1ml，0.2g/2ml	适用于砷、汞、锑、金、铋、铬、镍、镉中毒，忌用于铁中毒	2.5～5mg/(kg·次)最初 2 日，1 次/4h，第 3 日 1 次/6h，其后 1 次/12h	头痛、恶心、咽喉烧灼感、流涎、出汗、不安、腹痛、肌肉痉挛、心率加快及血压升高，肝、肾也有损害
二巯丁二钠（Na—DMS）	粉针剂，每次 0.5g，1.0g	对酒石酸锑钾最强，用于锑、汞、铅、砷、锌、镉、钴、镍、银中毒，对铁增加毒性酌情减量或停药	2g＋NS 20ml 静脉注射（>15 分钟），后 1g/h，共 4～5 次，连续 3～5 日	口内有臭味、头昏、恶心、乏力、畏食、关节酸痛、蛋白尿、管型尿和 ALT 升高
二巯丙磺钠	0.25g/5ml	作用较 BAL 强，对砷和汞、铋、铬、锑（酒石酸锑钾、硫酸铜）锌、镉、钴、镍、铂等中毒有解毒作用	每次 5% 溶液 5ml［5mg/(kg·次)］，日 1～2 次，7 日/疗程	面部发烧、头痛头晕、恶心、唇麻、心悸，偶有皮肤全身过敏反应、过敏性休克、剥脱性皮炎
β—巯乙胺（半胱胺）	水针剂，每支 0.2g；片剂，每片 0.2g，0.3g	对抗铊、四乙铅中毒	每次 0.2g，1～2 次/天，静脉注射	一般无不良反应，偶于注射期间出现呼吸抑制
青霉胺（二甲基半胱氨酸）	片剂，每片 0.1g	用于汞、镍、铜、锌、镉、铅、锑、铋、铬、钴、金、铁、银中毒	1g/d，分 4 次，口服，5～7 天/疗程	毒副作用较轻，可有畏食、恶心、白细胞或 PC 减少、青霉素过敏交叉反应

若于注射前半小时给服苯海拉明或麻黄碱 25mg，可防止或减轻毒副作用

注射速度不宜过快，尽可能采取卧位，以免发生不良反应

（3）其他络合剂：见表 2—6。

表 2—6　其他络合剂临床应用参考表

品种	制剂	适应证	用法	副作用
去铁胺	粉针剂，每次 5ml	对三价铁的络合作用很强，络合物稳定，适用于铁中毒	初始肌内注射 0.5～1g，视病情 4～12 小时肌内注射 0.5g。可静脉滴注	肌内注射局部疼痛、头痛、恶心、皮肤发红、荨麻疹，偶有低血压、心悸、晕厥
二乙基二硫代氨基甲酸钠（DDC）	针剂，每支 0.5g；1.0g；片剂，每片 0.5g	对羰基镍中毒有效	0.5g，3 次/天；25mg/(kg·d)静脉滴注；>100mg/(kg·d)；3～7 天/疗程	与碳酸氢钠同服以减轻胃部反应

（三）高铁血红蛋白解毒剂

见表 2—7。

表 2—7　高铁血红蛋白解毒剂临床应用参考表

品种	制剂	适应证	用法	副作用
亚甲蓝（美蓝）	针剂，20mg/2ml	本药为氧化还原剂，用于亚硝酸盐中毒	1mg/(kg·次)（1% 溶液 5～10ml）＋5% GS 20～40ml 静脉注射。每次不超过 0.2g，24 小时不超过 0.6g	注射过快可引起恶心、呕吐、腹痛。剂量过大引起亚甲蓝中毒，可出现尿路刺激征、血尿、全身发蓝、兴奋、谵妄、抽搐、溶血黄疸、休克等严重反应
甲苯胺蓝（醋酸白）		作用同亚甲蓝，起效快	5mg/kg，4% 甲苯胺蓝 10～20ml 静脉注射，3～4 小时可重复给药	不良反应较少，偶见恶心、尿痛、尿蓝绿色

(四)氰化物解毒剂

见表2-8。

表2-8 氰化物解毒剂临床应用参考表

品种	制剂	用法	副作用
高铁血红蛋白还原剂			
亚硝酸异戊酯	每支0.2ml	1～2支/次,置于手帕中压碎后置鼻腔前吸入,15秒/次,每隔2～3分钟吸1支,一般不超过5～6支	面、胸、颈皮肤潮红、短暂头痛、头晕、血压降低、青光眼慎用;颅脑创伤、脑出血者忌用
亚硝酸钠	0.3g/10ml	6～12mg/(kg·次),缓慢静脉注射,2～3ml/min;注完后用同一针头注入供硫剂硫代硫酸钠,两药不能混合在一起注射。必要时1小时后重复注入半量或全量	同亚硝酸异戊酯,注射速度过快或过量可引起头晕、头痛、眼花、耳鸣、心悸、出冷汗、血压下降,严重者可昏厥,甚至抽搐
亚甲蓝(美蓝)	20mg/2ml	1～2mg/(kg·次)(1%溶液5～10ml)+5%GS 20～40ml静脉注射。每次不超过0.2g,24小时不超过0.6g	注射过快可引起恶心、呕吐、腹痛。剂量过大可引起中毒,尿路灼痛,蓝尿,全身发蓝,心肌损害
4-二甲氨基苯酚(4-DMAP)	0.2g/2ml	立即予2ml肌内注射,并同时给予50%硫代硫酸钠20ml静脉注射,必要时可于1小时后重复用半量	不良反应较轻微,用药后除面、唇、指甲略青紫外,无其他不适感
硫代硫酸钠	0.5g/10ml,1.0g/20ml;每支0.32g,0.64g	粉针剂0.32g相当于水溶剂硫代硫酸钠0.5g,生理盐水稀释后使用。注射亚硝酸钠/亚甲蓝后用同一针头将本药25～50ml缓慢静脉注射	不良反应轻微,偶有头昏、恶心、乏力,静脉注射过快可引起血压下降
钴化合物解毒剂			
羟基钴维生素		本药于体内能与CN^-结合形成氰钴胺即维生素B_{12}从尿中排出;临床疗效尚不肯定;100μg/kg,肌内注射,1～2次/天,必要时可增加注射次数	依地酸二钴及羟钴胺均不易生成钴离子,故毒性均较小
依地酸二钴(Co₂EDTA)		钴与CN^-的亲和力大于细胞色素氧化酶,可从氰化高铁型细胞色素氧化酶中夺取CN^-,最后转化为性质稳定的氰高钴酸盐[$CO_2(CN)_6$],其毒性不大,疗效并未超过亚硝酸钠-硫代硫酸钠联用疗法;5～15mg/kg,3%溶液溶于50%GS中缓慢静脉注射	血压下降、呼吸频数、痉挛、呕吐、腹泻;剂量过大出现钴毒性时,可用依地酸钙钠对抗

(五)其他特殊解毒剂

急性中毒的其他特殊解毒剂如表2-9。

表2-9 其他特殊解毒剂临床应用参考表(成年人剂量)

品种	毒物	剂量及用法	注意事项
烯丙吗啡(纳络芬)	阿片类	成人每次5～10mg,肌内注射或静脉注射	首次用药后酌情15～30分钟后重复用药1次
纳洛酮	阿片类	每次0.4～0.8mg,肌内注射或静脉注射	本药为吗啡受体阻断药,毒性低,可反复使用
鱼精蛋白	肝素	剂量同肝素用量,1%溶液缓慢静脉注射	可有过敏反应
维生素K$_1$	凝血药、抗凝血杀鼠药	每次30～60mg,缓慢静脉注射	注射速度不能超过10mg/min,继续用药可按凝血酶原时间调节
烟酰胺	敌枯双,叶毒双,灭鼠优	首剂,每次500mg,静脉注射,其后100～200mg维持好转后减量	
洋地黄特异抗体	洋地黄	用地高辛抗体静脉滴注,剂量随病情而定	可引起过敏反应
多价肉毒抗血清(A、B及E型)	肉毒杆菌外毒素	每次5万～10万U,静脉注射及肌内注射各半	必须及早应用,必要时6小时可重复1次,需先做皮试
抗蝮蛇毒血清	蝮蛇、烙铁头蛇毒	每次精制品10ml,稀释于20ml NS中缓慢静脉注射	及早使用
抗五步蛇毒血清	五步蛇毒	精制品每次20～30ml,稀释于20～30ml NS中缓慢静脉注射	及早使用
维生素B$_6$	异烟肼、杀鼠嘧啶	20mg/(kg·d),分次静脉滴注;异烟肼中毒时使用总量可与所服异烟肼量相当	
葡醛内酯(肝泰乐)	结合毒物	每次肌内注射或静脉注射0.1～0.2g,1～2次/天	早期用于食物药物中毒解毒
氟马西尼(安易醒)	麻醉后苯二氮草类药物过量或中毒	首剂0.2～0.3mg静脉注射,其后根据病情重复使用,直至有反应或总量达2mg后用0.1～0.3mg/h维持,一般1～2.5mg可见效,明显好转后减量或停药	不良反应有暂时性头晕、焦虑、面部红斑等,有促发癫痫作用
N-乙酰半胱氨酸(痰易净)	适用于乙酰氨基酚、百草枯中毒	首剂150mg/kg,静脉注射(20分钟),其后4小时给50mg/(kg·次)维持,然后用10mg/(kg·h)维持用药,好转后减量	吸收后易转变为半胱氨酸,可刺激肝脏合成谷胱甘肽
无水乙醇	甲醇中毒	无水乙醇亦可提供乙基。5ml＋10%GS 100ml,每12小时1次,静脉注射,共5～7日	也可服白酒代替作急救用,乙醇本身也有毒性,须注意掌握剂量和个体差异
还原型谷胱甘肽(GSH)	药物乙醇中毒	1.8～2.4g加入液体中,静脉注射,一疗程30天	可见突发性皮疹
孟鲁司特钠	二氧化硫、花粉毛屑	10mg,qd,睡前服用	不用于哮喘急性发作,不应突然取代皮质类固醇

(六)急救药物

急救药物如表2-10。

表 2-10　常用急救药物（成年人剂量）

药名	别名	剂型	用途	用法
尼可刹米	可拉明	针剂,0.375g/(1.5ml·支)	兴奋延脑呼吸中枢	0.25～0.5g/次,静脉注射、静脉滴注、肌内注射、皮下注射
洛贝林	山梗菜碱	针剂,3mg/(1ml·支)	反射性呼吸兴奋药	3mg/次,极量 6mg/次,20mg/d,静脉注射、静脉滴注、肌内注射、皮下注射
二甲弗林	回苏灵	针/片剂,8mg/支或片	直接兴奋呼吸中枢	肌内注射、静脉注射、静脉滴注,8～32mg/次;口服,8～16mg/次,2～3 次/天
美解眠	贝美格	针剂,50mg/(10ml·支)	直接兴奋延髓呼吸、血管运动中枢	静脉滴注 50mg 加入液体中;静脉注射 50mg/次,3～5min/次
多沙普仑	多普兰	针剂,20mg/(1ml·支);100mg/(5ml·支)	新型呼吸兴奋剂,小剂量反射兴奋呼吸中枢,大剂量兴奋延髓呼吸中枢	静脉注射 0.5～1.0mg/kg 直至苏醒,不超过 300mg/h
去甲肾上腺素	正肾素	针剂,1mg/(1ml·支)	α受体为主,β₁ 受体作用弱,收缩血管,升高血压	1mg 加液体 20ml 缓慢静脉注射,1～2mg 加液体 500ml 静脉滴注
间羟胺	阿拉明	针剂,10mg/(1ml·支)	α受体为主,β₁ 受体作用弱,收缩血管,升高血压	0.5～5mg/次,缓慢静脉注射 10～100ml 加入液体 250～500ml 中静脉滴注
脱氧肾上腺素	新福林	针剂,10mg/(1ml·支)	α受体为主,β₁ 受体作用弱,收缩心肌,提高心输出	5～10mg 缓慢静脉注射,10～20mg 加入液体中静脉滴注
肾上腺素	副肾素	针剂,1mg/(1ml·支)	α、β 双重兴奋,收缩心肌,提高心输出	皮下注射 0.5～1mg/次,或 10μg/min 静脉滴注
多巴胺	β-羟酪胺	针剂,20mg/(2ml·支)	同上	20mg 液体 20ml 缓慢静脉注射。抗休克 2～5μg/(kg·min)
异丙肾上腺素	喘息定	针剂,1mg/(2ml·支);片剂,10mg/片;气雾剂,0.25%/10ml	β受体兴奋,α无作用	含化 10mg/次,3 次/天;0.5～1mg 加入液体 250～500ml 中静脉滴注
多巴酚丁胺	杜丁胺	针剂,20mg/(2ml·支)	β₁ 受体兴奋,多巴胺受体无效,增加心肌收缩力和心输出量	40mg/次,加入 GS 250ml 中以 2～5～10μg/(kg·min)剂量滴入

（段立鸣）

第三章　药物配伍禁忌与互相作用

第一节　概述

一、联合用药

联合用药（drug combination）是指为了达到治疗目的而采用的两种或两种以上药物同时或先后应用于患者。临床上联合用药普遍存在，其意义主要表现在以下几方面：①可治疗多种疾病。②提高药物的疗效，减少单一药物的用量。③减少药物部分不良反应。④延缓机体耐受性或病原微生物耐药性的产生，延长治疗疗程，提高药物治疗效果。

当今，国内外已知化学结构的药品超过 5000 种，各种各样的制剂数量更多，而我国还有中药制剂 5100 多种，这些繁多的药物之间，在使用过程中很可能发生药物配伍禁忌和药物相互作用，而且不良反应发生率可随药种类的增加而增加。据报告两种以上药物合用，毒副反应发生率为 3.5%，6 种以上药物合用，毒副反应发生率为 10%，15 种以上药物合用，毒副反应发生率为 80%，因此如何联合用药，重视联合用药间的相互作用，减少不良反应的发生尤为重要。不合理的联合用药不仅能增加不良反应的发生，而且浪费药物，给人一种虚伪的安全感，延误正确治疗。两种或两种以上药物联合应用时，相互之间的作用结果无论发生在那个方面最终的变化只有两种：一是使原来的效应增强称为协同作用（synergism），二是使原有的效应减弱，称为拮抗作用（antagonism）。

（一）协同作用

在协同作用中又分为相加作用（addition）、增强作用（potentiation）和增敏作用（sensitization）。

1. 相加作用（additive effect）　指两种药物合用时，引起的效应等于它们各自单独使用时效应的代数和，称为相加作用。可发生相加作用的两种药物多作用于同一部位或受体，且能表现出相同的内在活性。两种吸入麻醉药或两种苯二氮䓬类药物合用都表现为相加作用。作用于不同部位或受体的两种药物有时也能发生相加作用。例如，作用于 NMDA 受体的氯胺酮和作用于 GABA 受体的咪达唑仑合用时，在催眠方面就表现为相加作用。

相加作用的实质并非一种药物使另一种药物效能增强，而只是两种药物同一效应的相互叠加。从某种意义上讲，两种药物间这种简单的相加作用并非是真正的药物相互作用。凡合用能发生相加作用的两种药物，都应适当减少各药的用药剂量，否则就有发生药物中毒的危险。例如，抗胆碱药与氯丙嗪等具有抗胆碱效应的药物合用时，可引起胆碱能神经功能低下的中毒症状；氨基糖苷类抗生素可抑制神经肌肉接头处的神经冲动传递，合用时可增强硫酸镁引起的呼吸肌麻痹。

2. 增强作用（potentiation）　指两种药物合用时，引起的效应大于它们各自单独使用时效应的总和，称为增强作用（synergism）。这种类型的药物相互作用一般只见于作用部位或受体完全不同的两类药物之间；此外，作用于同一受体不同部位的两种药物也可能发生协同反应。例如，阿司匹林和阿片类镇痛药是作用机制完全不同的两类药物，在合用时，前者可增强后者的镇痛效能,这是临床上非常经典的一种协同性质的相互作用;苯二氮䓬类药物和巴比妥类药物的催眠功效都与脑内 GABA$_A$ 受体－氯离子通道复合物有关,伍用时它们可结合于该受体的不同位置,使其立体结构发生改变,从而相互增加对方与受体的亲和力,表现出催眠效应的协同作用。

3.增敏作用(sensitization)　指两种药物合用时,一种药物虽不具有某种特殊的效应,但却能使相关组织或受体对其他药物的反应性增强,称为增敏作用(Sensitization)。例如,氟烷可使心肌对儿茶酚胺的敏感性增加,降低肾上腺素引起心律失常的阈值;应用排钾利尿药可降低机体的血钾水平,提高心脏对强心苷作用的反应性,从而增加发生洋地黄中毒的危险。此外,利舍平或胍乙啶则能导致肾上腺素能受体发生类似去神经性的超敏现象,从而使具有直接作用的拟肾上腺素药(如去甲肾上腺素或肾上腺素等)的升压作用明显增强。

协同作用是最为重要的药物相互作用之一。临床上可利用它来减少药物的毒性反应,并能用小剂量的药物实现所需的效应,同时亦需要注意预防其引起严重不良反应。

(二)拮抗作用

拮抗作用指两药联合应用时所产生的效应小于单独应用其中一种药物的效应。按其机制不同可分为。

1.生理性拮抗作用(physiological antagonism)　或称功能性拮抗作用(function antagonism),这种作用是基于两药具有相反作用,因此合并用药后可以相互抵消作用。如吗啡中毒时产生的呼吸中枢严重抑制,可被呼吸中枢兴奋药尼可刹米所对抗;氯丙嗪与肾上腺素合用,氯丙嗪具有 α 受体阻断作用,可以逆转肾上腺素的升压作用为降压作用。

2.药理性拮抗作用(pharmacological antagonism)　主要是指受体上的阻断作用。药物合用后甲药能阻断乙药与受体形成复合物,从而对抗了乙药的药理作用,如阿托品拮抗 M 胆碱受体激动剂毛果芸香碱的作用,苯海拉明阻断组胺的作用。

3.生化性拮抗作用(biochemical antagonism)　是由于甲药对乙药的药物代谢动力学的影响,使之血浆蛋白结合减少、生物转化或排泄加速;或使之作用部位的浓度降低。苯巴比妥诱导肝微粒体酶活性,增加其他药物的代谢,使之作用减弱,也是一种生化性拮抗。

4.化学性拮抗作用(chemical antagonism)　是指两种药物通过化学反应而形成一种新的复合物,但该复合物已不再具有对组织或受体的激动作用。如肝素是一种黏多糖硫酸酯,带有高度阴电荷,鱼精蛋白带有正电荷,能中和肝素的负电荷,从而对抗其抗凝作用。药物的拮抗作用可用于中毒的治疗,也可用以纠正药物的某些副作用。

二、药物配伍禁忌和相互作用概念

(一)药物配伍禁忌和相互作用定义

1.配伍禁忌(incompatibility)　配伍禁忌是指两种或多种药物在体外同一容器中配伍时发生可见或不可见的物理或化学方面的变化,如出现沉淀或变色,或产生新的成分,导致药物疗效降低、消失或产生新的毒性。

药物相互作用和配伍禁忌的区别在于药物相互作用的发生要借助于机体的因素,包括药物的吸收、分布、代谢和排泄相关的酶、转运蛋白(如 P－糖蛋白、有机阴离子转运多肽等),也包括药效学相互作用中受体等因素。简单地说,如果离开了机体因素就不会出现这种交互作用。而配伍禁忌的发生不需要机体因素的参与,可借助环境因素,发生的是理化性质的改变。

因此配伍禁忌的内容不属于药物相互作用的范畴,但是两种存在理化反应的药物通过不同的静脉通路共存于机体体液中时,也会产生沉淀或者失活,这种体内的理化改变也是药物相互作用内容,因为有体液的因素参与,如体液的 pH。

2. 药物相互作用(drug interactions,DIs)　药物相互作用是指同时或在一定时间内先后应用两种或两种以上药物后,药物在机体内因彼此之间的交互作用产生的复合效应,可表现为药效加强或副作用减轻,也可表现为药效减弱或毒副作用增强,甚至出现一些新的不良反应。

发生相互作用的药物可以通过相同或不同的途径给药,比如一种药物口服给药后,可以对静脉滴注或皮下注射的另一种药物产生交互作用;如果一种药物对代谢酶或转运蛋白的抑制是不可逆的(如红霉素不可逆地抑制 CYP3A4),即使停用此种药物后也需经过一定的时间,机体才能恢复该酶的活性,如果在恢复期内给予此种酶的底物药物,这种情况下,尽管两种药物没有同时共存于体内,同样可以产生药物相互作用。

广义的药物相互作用除了包括药物-药物间的相互作用之外,还应包括药物-食物相互作用(drug-food interactions)、药物-饮料相互作用(drug-beverage interactions)、化学药-中药相互作用(drug-herb interactions)以及药物对临床检验化验的影响(drug-lab test interactions)。

在相互作用研究中,通常将促使其他药物作用改变的药物称为促变药(precipitating drug)或作用药(interacting drug),而药物作用被改变的药物称为受变药(object drug)或者指示药(index drug)。

3. 不良反应与药物相互作用　不良药物相互作用(adverse drug interaction)的某些后果通常是以药物不良反应(ADR)的形式表现出来,即增加了 ADR 发生的频率或强度,或者出现了罕见的反应。但有些不良药物相互作用的表现形式与疗效的降低有关,特别是涉及药动学方面的不良相互作用,会导致药物生物利用度降低,伴有疗效的降低或消失。与 ADR 相比,DIs 通常是可以避免或者可以控制的。

(二)药物相互作用的重要历史事件

20 世纪 70 年代之前,由于当时药物数量相对较少,发生具有临床意义的药物相互作用比较少见,人们对药物在体内所引起的相互作用后果没有足够重视,对药物代谢性相互作用知之甚少。随着现代医药的发展及治疗的需要,绝大多数患者几乎都存在多药并用状况,从而药物相互作用所致的不良反应也日趋严重。在 20 世纪 90 年代非镇静抗组胺药物与某些药物合用后,产生了严重的药物相互作用,导致了致死性的室性心律失常事件发生,使临床上在药物治疗中越来越高度关注药物相互作用和其潜在的危害。西立伐他汀(拜斯汀)和米贝地尔等因上市后出现严重的药物相互作用而被迫撤市,此后,药物研发机构和制药公司也接受了惨痛教训,加强了药物在研发阶段和临床前阶段有关药物相互作用内容的研究,以降低药物的研发风险。

1. 特非那定(terfenadine)和阿司咪唑(astemizole)　特非那定为第二代非镇静抗组胺药物,1985 年获 FDA 批准上市,和同期的阿司咪唑(息斯敏)迅速成为受临床欢迎的抗过敏药物。但在 1986—1996 年期间,WHO 国际药物不良反应监测合作中心共收到 17 个国家 976 例抗组胺药的不良事件报道,几乎全部为第二代非镇静抗组胺药物所致。其中报道最多的是特非那定的心脏毒性,因严重心律失常而致死者达 98 例;阿司咪唑为 25 例,氯雷他定(克敏能)13 例,西替利嗪 2 例。在 1992 年 1 月至 1996 年 9 月,英国学者对无镇静作用的抗组胺药是否会导致室性心律不齐这一课题进行研究,结果表明,无镇静作用的抗组胺药能关闭心肌钾离子通道并延长其动作电位,使 QTc 延长,最终发生尖端扭转型室性心动过速而致死。特非那定为前药,在体内由 CYP3A4 代谢为非索非那定发挥抗组胺作用。当合用 CYP3A4 抑制药物如大环内酯类抗生素和唑类抗真菌药物时,特非那定经 CYP3A4 的代谢受阻,血药浓度明显升高而影响心肌细胞的钾通道和静息电位的稳定性,发生室性心动过速而致死。FDA于 1998 年 2 月将特非那定停用并建议撤市。在其他无镇静作用的抗组胺药中,阿司咪唑诱发心律失常的相对危险率较高,主要是由于其代谢物对心脏仍有不良影响,1999 年美国强生公司主动在全球停止生产阿司咪唑。

2. 氟尿嘧啶和索立夫定(sorivudine)　1993 年日本发生了 5－氟尿嘧啶(5－FU)和索立夫定药物相互作用的事件,导致 15 名合并带状疱疹病毒感染的癌症患者死于中毒,其中 3 例死于 5－FU 的前体药物替加氟。后来研究证实,索立夫定在肠道菌群作用下代谢为溴乙烯基尿嘧啶[(E)－5－(2－bromovinyl)uracil,BVU],BVU 在体内被二氢嘧啶脱氢酶(dihydro-pyrimidine dehydrogenase,DPD)代谢为二氢－BVU,二氢－BVU 能与 DPD 不可逆的结合而失活。DPD 是尿嘧啶、胸腺嘧啶和 5－FU 分解代谢的限速酶,它将 85% 的 5－FU 不可逆的转换为无生物活性的代谢产物二氢氟尿嘧啶(5－FUH2),DPD 的抑制失活导致 5－FU 蓄积中毒,表现为严重的骨髓抑制、肠黏膜萎缩、白细胞和血小板减少、血性腹泻等中毒症状。

3. 米贝地尔(mibefradil)　米贝地尔是一个典型的因广泛而严重的药物相互作用撤市的药物。米贝地尔于 1997 年 8 月批准上市。与以往钙通道(L 通道)阻滞剂不同,它是一个 T 通道阻滞剂,因其疗效显著而迅速在 34 个国家广泛应用,在不到一年时间内使用的患者多达60 万人。但随后却因为严重药物相互作用于 1998 年 7 月被罗氏药厂撤出市场,上市时间仅11 个月。现在证实,米贝地尔是一个强效 CYP450 抑制剂,主要抑制 CYP3A4 和 CYP2D6,导致许多心血管药物经此酶的代谢受阻而产生毒性作用。如有报道,32 例美托洛尔合用米贝地尔患者的美托洛尔血药浓度升高 4～5 倍,导致严重的心动过缓。也有报道 4 例米贝地尔与 β 受体阻断剂合用导致严重心源性休克,其中 1 例死亡,这些 β 受体阻断剂包括普萘洛尔、纳多洛尔和缓释美托洛尔。此外,米贝地尔能使环孢素血药浓度升高 2～3 倍,使奎尼丁的AUC 增加 50%,也能明显抑制特非那定、阿司咪唑、西沙必利的代谢,增加这些药物的心脏毒性;也抑制辛伐他汀、洛伐他汀和阿托伐他汀的代谢,显著增加他汀类药物的肌肉毒性等。

4. 西立伐他汀钠(拜斯亭)与吉非贝齐事件　拜斯亭是拜耳公司于 1997 年在德国和美国等国家推出的降低胆固醇和低密度脂蛋白的新药,它是一种脂溶性较强的 HMG－COA 还原酶抑制剂,但是药物本身能导致罕见的横纹肌溶解症,当与降甘油三酯的药物吉非贝齐合用时,可以明显加重肌肉溶解毒性。美国报道的 31 宗与拜斯亭有关的命案中,有 12 宗是拜斯亭同时合用了吉非贝齐。吉非贝齐为有机阴离子转运肽 1B1(OATP1B1)、CYP2C8 和CYP2C9 的抑制剂,也是 CYP3A4 的弱抑制剂。西立伐他汀主要由 OATP1B1 摄取入人肝并主要经 CYP2C8 代谢。西立伐他汀与吉非贝齐同时服用,使西立伐他汀血药浓度增加 1.4～10倍,可导致严重横纹肌溶解症,这可能是拜斯亭事件中联合用药致死的重要原因。拜耳制药公司于 2001 年 8 月将该药全面撤出市场。

三、药物相互作用的分类

(一)按发生机制分类

1. 药动学相互作用(pharmacokinetic interaction) 药物在其吸收、分布、代谢和排泄过程的任一环节发生相互作用,均可影响药物在血浆或其作用靶位的浓度,最终使其药效或不良反应发生相应改变。

2. 药效学相互作用(pharmacodynamic drug interaction) 两种或两种以上的药物作用于同一受体或不同受体,产生疗效的协同、相加或拮抗作用,对药物的血浆或作用靶位的浓度可无明显影响。

应当注意的是,有时药物相互作用的产生可以是几种机制并存。

(二)按严重程度分类

1. 轻度药物相互作用 造成的影响临床意义不大,无须改变治疗方案。如对乙酰氨基酚能减弱呋塞米的利尿作用,但并不会显著影响临床疗效,也无须改变剂量。

2. 中度药物相互作用 药物联用虽会造成确切的不良后果,但临床上仍会在密切观察下使用。如异烟肼与利福平合用,利福平是肝药酶诱导剂,会促进异烟肼转化为具有肝毒性的代谢物乙酰异烟肼,而利福平本身也有肝损害作用,两者合用会增强肝毒性作用,但两药联用对结核杆菌有协同抗菌作用,所以这一联合用药对肝功能正常的结核病患者仍是首选用药方案之一,但在治疗过程中应定期检查肝功能。

3. 重度药物相互作用 药物联用会造成严重的毒性反应,需要重新选择药物,或须改变用药剂量及给药方案。如抗过敏药特非那定、阿司咪唑与咪唑类抗真菌药、大环内酯类抗生素合用可引起严重心脏毒性,需要停用其中的一个联用药物。骨骼肌松弛药与氨基糖苷类抗生素庆大霉素等合用,可能增强及延长骨骼肌松弛作用甚至引起呼吸肌麻痹,因此麻醉前后禁用庆大霉素等抗生素。

(三)按相互作用的来源分类

可以分为药物—药物相互作用、药物—食物相互作用、中药—化学药物相互作用,还包括药物—检验值相互作用等。

此外,按药物相互作用发生的概率大小可分为:肯定、很可能、可能、可疑、不可能等几个等级。这主要是根据已发表的临床研究或体外研究、病例报告、临床前研究等文献结果进行判断。按发生的时间过程,有的药物相互作用可立即发生,如四环素类抗生素与含钙、铝、镁的抗酸药发生络合反应,可使四环素的吸收立即下降。另一些药物相互作用的影响可能需要数小时或几天才表现出来。如华法林的抗凝作用可被合用的维生素 K 逐渐减弱。

(陈金凤)

第二节 药物配伍禁忌

一、概述

临床上常常根据治疗的需要将多种药物和其制剂配伍在一起使用,期望增加治疗效果和给临床使用带来方便。但有的药物伍用,却可产生与治疗目的相反效果。药物这种不利的配伍变化会给患者带来痛苦,甚至危害。

药物配伍是指药物在药剂制造或用药过程中将两种或两种以上药物混合在一起称为配伍。药物配伍后在理化性质或药理效应方面所产生的变化称为配伍变化,如出现沉淀或变色,或产生新的成分,导致药物疗效降低、消失或产生新的毒性称之为配伍禁忌。

药物间物理化学的配伍变化是药物配伍后产生的物理化学改变,如物理状态、溶解性能、物理稳定性及化学稳定性的变化,这必然影响其作用和疗效。

二、药物间物理化学的配伍变化

(一)固体药物的物理化学配伍变化

固体状态下配伍的物理变化主要是配伍时出现润湿、液化、硬结、变色、分解及产生气体等现象。

1.润湿与液化　制造固体型时为了有利于成型,大多数成分保持固态,但有时二种或二种以上的固体药物配伍时在制造或贮存过程中发生润温和液化,给制造上带来困难和影响产品质量。造成润湿与液化的原因主要有四个:①药物间反应。②含结晶水多的盐。③混合物的临界相对湿度下降而吸湿。④形成低共熔混合物。

2.结块　散剂、颗粒剂由于药物吸湿而后又逐渐干燥会引起结块。结块会使这类剂型的质量变坏,有时会导致药物分解失效。

3.变色　药物间引起氧化还原、聚合、分解等反应时,有时产生带色化合物或发生颜色上变化,如含酚基化合物与铁盐间相互作用使混合物颜色有变化。有些药物容易氧化变色,而与另一药物配伍时则反应加速,如水杨酸盐与碱性药物配伍。有些药物在光线照射,高温及湿度下反应更快。

4.产生气体　产生气体也是药物发生化学反应的结果。如碳酸盐、碳酸氢盐与酸类药物,铵盐及乌洛托品与碱类药物混合时也可能产生气体。

固体剂型中药物配伍变化特别是化学变化比在液体剂型中慢。药物分散程度越细则越容易引起反应。在空气干燥的情况下反应可能变得更慢些。

(二)液体剂型中药物间物理化学配伍变化

目前临床上药物治疗广泛采用注射液给药,而且常常多种注射液配伍在一起注射,因此注射液间配伍变化更值得关注。注射液的物理化学配伍变化主要出现混浊、沉淀、结晶、变色、水解、效价下降等现象。

1.溶剂性质变化引起不溶　某些药物因难溶于水,制剂中含有有机溶剂,配液时必须特别注意,否则药物因溶解度改变析出沉淀。例如:尼莫地平难溶于水,其注射液中加有25%的乙醇和17%的聚乙二醇,因此应缓慢加入足量的输液中,且室温不能太低,不能与乙醇不相溶的药物配伍,配好后应仔细检查有无沉淀析出。氢化可的松在水中溶解度小,其注射液的溶剂为乙醇—水等容混合液,也必须在稀释时加以注意。

2.溶剂选择不当而引起不溶　例如红霉素乳糖酸盐,可溶于水,在0.9%氯化钠溶液中相当稳定,如果用0.9%氯化钠直接溶解药物,则可生成胶状物而不溶。如果将粉针溶于注射用水中,再加入至氯化钠液中,则可顺利溶解。同样阿奇霉素的配制要求为:将本药用适量注射用水充分溶解后,配制成100mg/ml的溶液,再加入250ml或500ml 0.9%氯化钠注射液或5%葡萄糖注射液中,最终配制成1~2mg/ml的静脉滴注液。

3. 盐析 例如氟罗沙星、培氟沙星、依诺沙星等第三代氟喹诺酮类药物,遇强电解质如氯化钠、氯化钾会发生同离子效应析出沉淀,因而禁与含氯离子的溶液配伍。甘露醇注射液为过饱和溶液,应单独滴注,这种溶液加入某些药物如氯化钾,氯化钠等的溶液能引起甘露醇结晶析出。

4. 酸碱度改变而引起药物破坏、沉淀或变色 每种输液都有规定的 pH 值范围,对所加入的药物的稳定性都有一定影响。常用的溶媒有 5% 或 10% 葡萄糖注射液、0.9% 氯化钠注射液、葡萄糖氯化钠注射液等,其 pH 值依次为 3.2~5.5,3.5~5.5,4.5~7.0。例如:葡萄糖注射液的 pH 为 3.2~5.5,青霉素水溶液稳定的 pH 值为 6.0~6.5,用葡萄糖注射液配伍青霉素可加速青霉素的 β—内酰胺环开环水解而使效价降低。青霉素类及其酶抑制剂中除苯唑西林等异噁唑青霉素有耐酸性质,在葡萄糖注射液中稳定外,其余药物不耐酸,在葡萄糖注射液中可有一定程度的分解。氨苄西林、阿莫西林在葡萄糖注射液中不仅被葡萄糖催化水解,还能产生聚合物,增加过敏反应。因此此类药物宜选用 0.9% 氯化钠等中性注射液做溶媒。

再如奥美拉唑为弱碱性药物,在酸性环境下不稳定,易分解变色,仅能与 0.9% 氯化钠或 5% 的葡萄糖注射液配伍,且在 0.9% 的氯化钠溶液中较 5% 葡萄糖稳定。配制应注意 0.9% 氯化钠及 5% 的葡萄糖的量应为 100ml,用 500ml 及 250ml 配制易发生变色,其原因不明确,有可能为奥美拉唑对光不稳定。

例如三磷酸腺苷二钠注射液在 pH 值 8~11 时稳定,遇酸性物质则会产生沉淀,维生素 B_6 为水溶性盐酸吡多辛,其 pH 值为 3~4,两药混合后可能会因酸碱反应产生沉淀,影响滴注。

5. 药物之间氧化还原反应 有些药物本身是氧化剂,能和另外一些具有还原性的药物发生作用,产生氧化还原反应使药物化学结构改变。维生素 K 类为一种弱氧化剂,若与还原剂维生素 C 配伍,则结构可被还原,从而失去止血作用。

6. 钙离子的沉淀反应 钙离子可与磷酸盐、碳酸盐生成钙沉淀,钙离子除常用钙盐外,还存在于林格溶液、乳酸钠林格液、肝素钙等药物中。磷酸盐存在于地塞米松、克林霉素磷酸酯、三磷酸腺苷、二磷酸果糖及磷酸氢二钠、磷酸二氢钠(作为药液中的缓冲成分)等药物中,碳酸盐存在于部分药物的辅料中。例如头孢他啶、头孢孟多注射剂中含有碳酸钠,与氯化钙、葡萄糖酸钙不能配伍,否则会生成沉淀。再如头孢哌酮、舒巴坦与林格液配伍时,必须先用灭菌注射用水溶解后再缓缓加入至林格液中,否则会产生乳白色沉淀。头孢曲松不稳定与钙离子生成头孢曲松钙沉淀,因而不宜与葡萄糖酸钙、林格液、乳酸林格等含钙溶液配伍。头孢曲松与多种药物存在配伍禁忌,宜单独使用。

7. 中药注射剂配伍问题 临床上中西药配伍治疗的情况日益增多,但中西药配伍仍无章可循,配伍不当时有发生。中药注射剂成分复杂,容易受 pH 等因素影响,而使溶解度下降或产生聚合物出现沉淀,甚至可能与其他成分发生化学反应,使药效降低。

例如双黄连注射剂与丁胺卡那、诺氟沙星、氧氟沙星、环丙沙星、妥布霉素配伍会有沉淀生成,与复方葡萄糖配伍会使含量降低,与维生素 C 配伍会发生化学变化,与青霉素配伍会增加青霉素过敏危险。丹参注射液与维生素 C 注射液配伍后颜色加深、药效降低、增加输液反应;与维生素 B_6、洛美沙星、会生成沉淀;与川芎嗪配伍会出现白色浑浊;与培氟沙星、氧氟沙星会生成淡黄色沉淀;与低分子右旋糖酐配伍会引起过敏反应。

中药注射剂中成分复杂,与其他药物配伍,可能发生难以预测的反应,合并用药愈多发生不良反应的几率也愈高,中药注射液宜单独使用,缓慢静滴,注意观察有无头晕、心慌、发热、皮疹等过敏反应。

8.输液管的配伍禁忌　对于药物配伍禁忌,我们往往只注意到输液瓶中的配伍禁忌,而忽略了换药时输液管中的配伍禁忌,一旦发生此种不良反应会造成严重后果。

例如在静滴头孢哌酮舒巴坦时,通过输液管加入氨溴索,输液管中的药物全部变为乳白色。氨溴索不仅与头孢哌酮舒巴坦存在配伍禁忌还与头孢曲松、头孢哌酮钠、头孢唑林钠、清开灵存在配伍禁忌,建议氨溴索注射液应单独使用,若由输液管加入,则应在加入前后用生理盐水冲洗输液管道。

再例如使用复方丹参注射液静滴,续用乳酸环丙沙星注射液、氧氟沙星注射液时,两者会在输液管中发生反应生成沉淀,在换瓶时应生理盐水冲洗输液管道。

三、配伍变化的处理方法

(一)处理原则

一般的处理原则是:首先了解用药的意图,分析用药对象的总体情况,了解病情程度后,再结合每种药物的理化性质、体内过程及可能出现的因素,对成分、剂量、给药途径、方法加以全面审查,制定安全有效合理的个体化给药方案。在新药使用前,应认真阅读使用说明书,全面了解新药的特性,避免盲目配伍。

(二)处理方法

1.调整调配顺序　根据所需配伍的药物的不同,安排好调配的顺序,可以克服一些不应产生的配伍禁忌。

2.改变溶媒或增加助溶剂　改变溶媒容量、浓度或用混合溶媒都可不同程度地避免配伍禁忌发生,延缓溶液析出沉淀或分层。

3.改变溶液的pH值　液体中的H^+浓度对微溶性、难溶药物有一定影响,特别是注射药,控制H^+浓度尤为重要。

4.在不了解其他药液对某药的影响时,可将该药单独使用。

5.两种浓度不同的药物配伍时,应先加浓度高的药物至输液瓶中后加浓度低的药物,以减少发生反应的速度。两种药物混合时,一次只加一种药物到输液瓶,待混合均匀后液体外观无异常变化再加另一种药物。

6.有色药液应最后加入输液瓶中,以避免瓶中有细小沉淀不易被发现。

7.改变有效成分或改变剂型　对不能配伍的几种药物,可在征得医师同意的情况下,用另一种疗效近似的药物取而代之。注射液可分别给药,或不同部位给药。

8.在更换输液时如发现输液管内出现配伍反应时,应立即夹管,重新更换输液器,再次检查输液瓶及输液管内有无异常,在输入液体时勤加巡视,观察患者的反应,有无不适表现。

(王方)

第三节　药物相互作用的机制

一、药动学方面的相互作用

（一）影响药物吸收的相互作用

药物相互作用对药物吸收的影响可以表现在两个方面：吸收速率和吸收程度。吸收速率的改变可引起药物达到峰浓度的时间发生变化，但是对一个消除速率很快的药物，吸收速率延缓也有可能使体内药物浓度达不到阈浓度而导致治疗失败。对吸收程度的影响，则可能使体内药物的浓度或吸收量发生变化，进而影响治疗效果。

口服给药是最常用的给药途径，药物在胃肠道吸收这一过程受多种因素的影响，包括胃肠道 pH 值、药物的 pKa 和脂溶性、剂型、消化道运动状态、菌群和血流量等。

1. 胃肠道 pH 值的影响　胃肠道的 pH 值可通过影响药物的溶解度和解离度进而影响它们的吸收。固体药物必须首先溶解于体液中，才能进行跨膜转运。某些抗真菌药如伊曲康唑需要在酸性环境中充分溶解才能吸收，因而不宜与抗酸药、H_2 受体阻断剂或质子泵抑制剂合用。如患者应用伊曲康唑治疗播散性组织胞浆菌病时，同时合用质子泵抑制剂奥美拉唑，由于胃酸显著降低，伊曲康唑吸收减少，血药浓度未达治疗水平，可使原已得到控制的组织胞浆菌病出现反复。

大多数溶解在体液中的药物都是以解离型和非解离型混合存在的。药物的非解离部分脂溶性较高，易借助简单扩散通过细胞膜被吸收，而解离型药物脂溶性较低，难以通过细胞膜。因此能改变胃肠道 pH 值的药物，会影响目标药的解离度进而影响其吸收。如抗酸药可升高胃肠道 pH 值，导致弱酸性药物磺胺类、氨苄西林、水杨酸类、巴比妥类等解离增加，从而吸收减少。这类相互作用应尽可能避免，一般须分开给药，至少间隔 2～3 小时。质子泵抑制剂的影响时间则更长。

2. 结合与吸附的影响　钙、镁、铝等二、三价离子能与四环素类抗生素、异烟肼、左旋多巴等形成不溶性的络合物而影响吸收。喹诺酮类抗菌药也可与这些金属离子络合，如碳酸钙抗酸药可使环丙沙星的吸收平均下降 40%。间隔 2 小时以上先后给药可避免这类相互作用。

双膦酸盐类（bisphosphonates）如依替膦酸钠（etidronate）、氯屈膦酸钠（clodronate）及阿仑膦酸钠（alendronate）在治疗骨质疏松症时常与钙剂同时使用。有研究显示，当这两种药物同时服用时，两者的生物利用度均显著降低，可导致治疗失败。这种影响可通过适当调整给药方案来加以避免。比如可在 12 周的疗程中先服用 2 周的依替膦酸钠，再服 10 周钙剂。

降脂药考来烯胺（cholestyramine）、考来替泊（colestipol）等是阴离子交换树脂，对酸性分子如阿司匹林、地高辛、华法林、环孢素、甲状腺素等有很强的亲和力，妨碍了这些药物的吸收。药用炭、白陶土等吸附剂也可使一些与其一同服用的药物吸收减少，如林可霉素与白陶土同服，其血药浓度只有单独服用时的 1/10。这些相互作用同样可采用增加给药间隔时间的方法来加以避免。

3. 胃肠运动的影响　大多数口服药物主要在小肠上部吸收，因此改变胃排空和肠蠕动速度的药物能影响目标药物到达小肠吸收部位的时间和在小肠的滞留时间，从而影响目标药物吸收程度和起效时间。胃排空速度加快，使药物很快到达小肠吸收部位，起效快。甲氧氯普胺、西沙必利、多潘立酮可加速胃的排空,从而使目标药的血中药峰浓度出现得更早更高。如甲氧氯普胺与对乙酰氨基酚合用,可使后者吸收加快,药效出现提前;抗胆碱药、抗酸药和镇静催眠药等则可减慢胃排空,导致目标药起效延迟。如溴丙胺太林与对乙酰氨基酚合用,则使对乙酰氨基酚的吸收速率减慢。

一般而言,胃肠蠕动加快,药物起效快,但在小肠滞留时间短,可能吸收不完全;胃肠蠕动减慢,药物起效慢,吸收可能完全。这在溶解度低和难吸收的药物中表现得比较明显。例如地高辛片剂在肠道内溶解度较低,与促进肠蠕动的甲氧氯普胺等合用,地高辛的血药浓度可降低约30%,有可能导致临床治疗失败;而与抑制肠蠕动的溴丙胺太林合用,地高辛血药浓度可提高30%左右,如不调整地高辛剂量,就可能中毒;如口服快速溶解的地高辛溶液或胶囊,则溴丙胺太林对其吸收影响相对较小。但是,对那些在胃的酸性环境中会被灭活的药物如左旋多巴,抑制胃肠蠕动的药物可增加其在胃黏膜脱羧酶的作用下转化为多巴胺,从而降低其口服生物利用度。

4. 对肠吸收功能的影响　细胞毒类抗肿瘤药物如环磷酰胺、长春碱以及对氨基水杨酸、新霉素等能破坏肠壁黏膜上皮细胞,引起吸收不良。如环磷酰胺可使合用的地高辛吸收减少,血药浓度降低,疗效下降。接受这些化疗药物的患者,其合用的苯妥英或维拉帕米的吸收可减少20%~35%,并导致这两种药的疗效下降。

5. 肠道菌群的改变　消化道的菌群主要位于大肠内,胃和小肠内数量极少。因此主要在小肠内吸收的药物较少受到肠道菌群的影响。口服地高辛后,在部分患者的肠道中,地高辛能被肠道菌群大量代谢灭活,如同时服用红霉素等能抑制这些肠道菌群的抗生素,可使地高辛血浆浓度增加一倍。

部分药物结合物经胆汁分泌,在肠道细菌的作用下可水解为有活性的原药而重吸收,形成肠肝循环。抗菌药物通过抑制细菌可抑制这些药物的肠肝循环。例如,抗生素可抑制口服避孕药中炔雌醇的肠肝循环,导致循环血中雌激素水平下降。

药物相互作用多表现为妨碍吸收,促进吸收的例子较少,如维生素E可促进灰黄霉素的吸收,使灰黄霉素的疗效增加2倍。另外,口服以外的给药途径也有可能相互作用而影响吸收。如临床上应用局麻药时,常加入微量肾上腺素以收缩血管,延缓局麻药的吸收,达到延长局麻药作用时间、减少不良反应的效果。

(二)影响药物分布的相互作用

影响药物分布的方式可表现为相互竞争血浆蛋白结合部位,改变游离药物的比例,或改变药物在某些组织的分布量,从而影响它在靶部位的浓度。

1. 竞争血浆蛋白结合部位　药物经吸收进入血液循环后,大部分药物或其代谢产物均不同程度地与血浆蛋白发生可逆性结合。当药物合用时,它们可在蛋白结合部位发生竞争,结果是与蛋白亲和力较强的药物可将另一种亲和力较弱的药物从血浆蛋白结合部位上置换出来,使后一种药物的游离型增多。由于只有游离型的药物分子才能跨膜转运,产生生物活性,并能被分布、代谢与排泄,因此这种药物蛋白结合的置换可对被置换药的药动学与药效学产生一定的影响。

通过体外试验很容易证明,许多药物间均存在这种蛋白结合的置换现象。因此,过去一度认为它是临床上许多药物相互作用的一个重要机制。但近年来更仔细的研究得出结论:大多数置换性相互作用并不产生严重的临床后果,因为置换使游离型药物增多的同时,相应的分布、消除的比例也增加,仅引起血药浓度的短暂波动。

　　保泰松与华法林的相互作用研究是对蛋白结合置换现象的临床意义进行重新认识的典型例子。保泰松可以增强华法林的抗凝作用而致出血不止。过去一直认为保泰松将华法林从其血浆蛋白结合部位置换出来,游离型华法林浓度升高导致出血。并据此认为任何非甾体抗炎药(NSAID)均以这种方式增强华法林的抗凝作用。现在的研究认识到,华法林是 R 和 S 两种异构体的混合物,S 构型的活性较 R 构型强 5 倍;保泰松除了竞争置换出华法林外,还可抑制 S－华法林的代谢(由 CYP2C9/18 催化)而促进 R－华法林代谢(由 CYP1A2、CYP3A4 催化),这样,表面上药物总的半衰期不变,但血浆中活性高的 S－华法林的比例增大,因而抗凝作用增强。

　　药物在蛋白结合部位的置换反应能否产生明显的临床后果,取决于目标药的药理学特性,那些蛋白结合率高、分布容积小、半衰期长和安全范围小的药物被置换下来后,往往发生药物作用的显著增强而容易导致不良的临床后果。表 3－1 列出了一些常见的通过血浆蛋白置换而发生药物相互作用的实例。

表 3－1　血浆蛋白置换引起的药物相互作用

目标药(被置换药物)	相互作用药	临床后果
甲苯磺丁脲	水杨酸类、保泰松、磺胺药	低血糖
华法林	水杨酸类、水合氯醛	出血倾向
甲氨蝶呤	水杨酸类、呋塞米、磺胺药	粒细胞缺乏症
硫喷妥钠	磺胺药	麻醉时间延长
卡马西平、苯妥英钠	维拉帕米	两药毒性增强

　　2.改变组织分布量

　　(1)改变组织血流量:某些作用于心血管系统的药物可通过改变组织血流量而影响与其合用药物的组织分布。例如去甲肾上腺素减少肝脏血流量,使得利多卡因在肝脏的分布量减少,导致代谢减慢、血药浓度增高。而异丙肾上腺素增加肝脏血流量,可降低利多卡因血浓度。

　　(2)组织结合位点上的竞争置换:与药物在血浆蛋白上的置换一样,类似的反应也可发生于组织结合位点上。由于组织结合位点的容量一般都很大,通常对游离血药浓度影响不大,但有时也能产生有临床意义的药效变化。例如奎尼丁能将地高辛从骨骼肌的结合位点上置换下来,可使 90%患者地高辛的血药浓度升高约 1 倍,两药合用时,应减少地高辛用量的 30%～50%。

　　(三)影响药物代谢的相互作用

　　影响药物代谢的相互作用的发生率约占药动学相互作用的 40%,具有重要的临床意义。药物代谢的主要场所是肝脏,肝脏进行生物转化主要依赖于微粒体中的多种酶系,其中最重要的是细胞色素 P450 混合功能氧化酶系(cytochrome P450,CYP),目前已知约有 25000 个化合物受其催化氧化,而在 CYP 中最重要的是 CYP3A4 亚族,不仅酶蛋白含量占组成的 25%～30%,而且功能上也占被 CYP 代谢药物总量的 50%～60%。CYP 活性可受多种因素的影响,尤其是药物能显著影响它们的活性。表 3－2 列出了常见的各种 CYP 的底物、抑制剂和诱导剂。通过表 3－2 有助于推测涉及 CYP 的药物相互作用。当一个 CYP 的底物与 CYP 诱导剂合用时,底物代谢加快,作用减弱;如与抑制剂合用时则相反。当一个药物是某个

CYP 的底物时,同时也可认为它是这种 CYP 的抑制剂,虽然抑制强度不等。CYP 的抑制剂不一定是其底物,例如奎尼丁是目前已知的 CYP2D6 最强的抑制剂,但它本身却通过 CYP3A4 代谢。另外,西咪替丁是多种 CYP 的抑制剂,苯巴比妥则可诱导多种 CYP。

表 3－2　主要 CYP 的常见底物、抑制剂、诱导剂

CYP	底物	抑制剂	诱导剂
1A2	氯氮平	氟喹诺酮类	吸烟
	丙米嗪	西咪替丁	烟熏食物
	萘普生	氟伏沙明	多氯联苯类
2C9	布洛芬	胺碘酮	利福平
	格列吡嗪	氟康唑	苯巴比妥
	S－华法林	异烟肼	
2C19	奥美拉唑	氟西汀	利福平
	地西泮	氟伏沙明	
	阿米替林	奥美拉唑	
2D6	普罗帕酮	奎尼丁	不受一般诱导剂影响
	氯丙米嗪	西咪替丁	
	可待因	胺碘酮	乙醇（长期）
2E1	对乙酰氨基酚	双硫仑	异烟肼
	乙醇		卡马西平
3A4	克拉霉素	利托那韦	利福平
	环孢素	酮康唑	糖皮质素类
	奎尼丁	红霉素	苯妥英
	利托那韦	维拉帕米	苯巴比妥
	硝苯地平	西咪替丁	
	特非那定	胺碘酮	

1.酶的抑制　临床上因 CYP 的抑制而引起的药物相互作用远较 CYP 诱导所引起的常见。多数 CYP 抑制的机制相对简单,抑制作用主要发生在酶蛋白水平上,由抑制剂(inhibitor)占据相应酶的一定部位,从而使酶代谢其他药物的活性减弱,可不伴有酶蛋白含量的减少。

有时酶的抑制也由基因转录、酶蛋白合成等水平的降低引起,此时酶活性降低,可伴有酶蛋白含量的减少。酶抑制的过程通常要比酶诱导快得多,只要肝脏中的抑制剂达到足够的浓度即可发生。根据抑制剂与酶结合的情况,分为竞争性抑制和非竞争性抑制。

竞争性抑制指的是抑制剂和底物竞争游离酶的结合部位,其结合是可逆的。抑制程度取决于抑制剂与底物的相对浓度和对酶的相对亲和力。理论上受相同 CYP 催化的药物彼此可互为竞争性抑制剂(competitive antagonist)。如奥美拉唑通过细胞色素 CYP2C19 代谢,会延长其他酶解底物如地西泮、苯妥英的清除。

非竞争性抑制剂(noncompetitive antagonist)与酶的结合多是不可逆的,或能引起酶构型的改变,从而干扰底物与酶的结合。如克拉霉素经 CYP3A4 催化生成的代谢物,能与

CYP3A4 分子中血红蛋白的亚铁形成亚硝基烷羟复合物而使药酶失去活性,如与同为 CYP3A4 底物的阿司咪唑、环孢素、HMG－CoA 还原酶抑制剂等合用,可使后者的代谢显著减慢,不良反应增加。

除 CYP 的抑制,其他代谢酶的抑制在药物相互作用中也有出现。如硫唑嘌呤与别嘌醇合用,可导致硫唑嘌呤作用增强,骨髓抑制明显。因别嘌醇抑制黄嘌呤氧化酶,而该酶是主要参与硫唑嘌呤代谢的限速酶之一,能将 6－疏嘌呤(硫唑嘌呤的活性代谢物)转化成硫尿酸盐而灭活。当两者必须同时服用时,硫唑嘌呤的用量应该大大降低。

虽然酶抑制可导致相应目标药自机体的清除减慢,体内药物浓度升高。但酶抑制能否引起有临床意义的药物相互作用取决于多种因素。

(1)目标药的毒性及治疗窗的大小:药物相互作用能产生临床意义的药物,通常其治疗窗很窄,即治疗剂量和中毒剂量之间的范围很小;或其剂量一反应曲线陡峭,药物浓度虽然只有轻微改变,但是其效应差异变化显著。如主要由 CYP3A4 代谢的抗过敏药阿司咪唑具有心脏毒性,与酮康唑、红霉素等 CYP3A4 抑制剂合用时,由于代谢受阻,血药浓度显著上升,可出现致死性的心脏毒性。而酮康唑抑制舍曲林的代谢则不会引起严重的心血管不良反应。

(2)是否存在其他代谢途径:如果目标药可由多种 CYP 催化代谢,当其中一种酶受到抑制时,药物可代偿性经由其他途径代谢消除,药物代谢速率所受影响可不大。但对主要由某一种 CYP 代谢的药物,如果代谢酶受到抑制,则容易产生明显的药物浓度和效应的变化。例如:研究发现唑吡坦(zolpidem)可分别由 CYP3A4(61%)、CYP2C9(22%)、CYP1A2(14%),CYP2D6(<3%)和 CYP2C19(<3%)代谢,而三唑仑(triazolam)几乎仅靠 CYP3A4 代谢。当合用 CYP3A4 抑制剂酮康唑时,唑吡旦的血药浓度一时间曲线下面积(AUC)增加 67%,而三唑仑的 AUC 增加可达 12 倍之多。

(3)与能抑制多种 CYP 的药物合用:有些药物能抑制多种 CYP,在临床上容易发生与其他药物的相互作用。例如 H_2 受体阻断剂西咪替丁,其结构中的咪唑环可与 CYP 中的血红素部分紧密结合,因此能抑制多种 CYP 而影响许多药物在体内的代谢。目前已报道有 70 多种药物的肝清除率在与西咪替丁合用后出现不同程度的下降。临床上当药物与西咪替丁合用时,应注意调整剂量,必要时可用雷尼替丁代替西咪替丁。

药酶抑制引起的药物相互作用常常导致药物作用的增强及不良反应的发生,但也有例外,如奎尼丁是 CYP2D6 的抑制剂,而可待因须经 CYP2D6 代谢生成吗啡产生镇痛作用,两者合用可使可待因的镇痛作用明显减弱,药效降低。另一方面,如能掌握其规律并合理地加以利用,也能产生有利的影响。例如,用于治疗 HIV 感染的蛋白酶抑制剂沙奎那韦生物利用度较低,需 3600mg/d 才能达到有效血药浓度。同类药利托那韦是 CYP3A4 抑制剂,如用小剂量的利托那韦与沙奎那韦合用,则可使沙奎那韦的日用量从 3600mg 减至 800mg,在保持疗效的同时减少该药剂量,降低治疗成本。

2.酶的诱导 药物在体内经生物转化后药理活性发生改变,其中大多数药物活性下降或消失,少数药物可被活化。酶诱导使目标药的代谢加快,一般是导致作用减弱或作用时间缩短。器官移植患者应用免疫抑制剂环孢素和糖皮质激素,如合并结核病应用利福平,由于利福平的酶诱导作用,可导致上述两种药的代谢加快,药效下降,出现移植排斥。CYP 的诱导在多数情况下可表现为 DNA 转录和(或)酶蛋白合成的增加,这一过程一般需要数天或数周,取决于诱导剂(inductor)的剂量、消除半衰期和被诱导酶的动力学特性。诱导剂的剂量越大,消除半衰期越短(达到稳态浓度快),被诱导酶的合成与降解周期越短,则诱导作用出现越快。在少数情况下无酶量的改变但酶的活性增加。

在某些情况下,应对合用和停用酶诱导剂时原治疗药物的给药方案进行相应调整,以避免酶诱导引起的不利的药物相互作用。例如:苯巴比妥、利福平、苯妥英等药物可诱导CYP2C9,使CYP2C9的底物高活性的S—华法林在体内的血浆半衰期显著缩短,抗凝作用减弱,需增加华法林剂量至原剂量的2～10倍,才能维持原来对凝血酶原时间的延长效果。此时如果停用酶诱导剂,可使血浆中华法林浓度显著上升,除非相应降低华法林的剂量,否则可引起致命性大出血。

需要指出的是,酶诱导促使药物代谢增加,但不一定均导致药物疗效下降。因为有些药物的代谢产物与原药的药理活性相同,有些代谢产物活性甚至大于原药的药理活性,这种情况下酶促反应反而使药效增强。如环磷酰胺在体外无活性,只有经CYP2C9代谢活化生成磷酰胺氮芥,才能与DNA烷化进而发挥其药理作用,抑制肿瘤细胞的生长增殖。与CYP2C9诱导剂利福平合用,则起效加快,药效与毒性都增强。另外,如果药物经代谢生成毒性代谢产物,与酶诱导剂合用就可能会导致不良反应增加。如嗜酒者应用治疗剂量的对乙酰氨基酚,可引起严重的肝损害。这是由于长期饮酒诱导了CYP2E1,对乙酰氨基酚被代谢为有肝毒性的羟化物的量增加,加之嗜酒者一般都有营养不良,谷胱甘肽缺乏,不足以解除代谢物的毒性,易引起肝功能的损害。异烟肼与利福平合用使患者药物性肝炎的发生率增高也与利福平的酶诱导作用有关:利福平诱导异烟肼代谢生成具肝毒性的乙酰异烟肼加快。

3. 肠道CYP和P—糖蛋白的影响　CYP不仅存在于肝脏,在肠道上皮中也有高表达,占肝脏中酶含量的20%～50%,其中含量最丰富的同样是CYP3A4。空肠上皮细胞和肝细胞中CYP3A4的cDNA的序列相同,活性相似,其功能主要是参与药物在肠道的首过消除。尽管小肠绒毛的血流量低于肝脏,但肠腔上的绒毛表面积大,有利于CYP与药物的接触,因此近年来肠道CYP,尤其肠道CYP3A4备受关注。已知能抑制肠道CYP3A4的药物可显著提高CYP3A4底物的生物利用度。

P糖蛋白(P—glycoprotein,P—gp)是一种跨膜转运蛋白,在体内广泛存在,如胃肠上皮、肝、肾和构成血脑屏障的内皮细胞。研究发现P—gp的正常生理功能主要是通过在ATP酶供能下外排进入细胞的异源性物质,从而防止异物或有害物质对细胞的侵害。P—gp在肿瘤细胞的过量表达被认为与许多化疗药物的耐药性形成有关。已知现有的90%以上的药物都可能是P—gp的底物,肠道上皮细胞上的P—gp通过外排作用将药物转运回肠腔,限制药物的吸收,从而降低药物的生物利用度。利用基因敲除动物进行的研究发现,给mdrla(－/－)小鼠(mdrla为啮齿类动物P—gp编码基因之一)紫杉醇灌胃后的血浆AUC比野生型小鼠高6倍。临床药动学研究也有类似结果。在14例实体肿瘤的患者中,5例口服60mg/kg紫杉醇,其口服生物利用度小于5%,另9例口服同样剂量的紫杉醇并联用P—gp抑制剂环孢素15mg/kg,紫杉醇的口服生物利用度提高到50%。

目前认为,口服药物在小肠上段进入吸收细胞后,有三种去向:①被P—gp泵出后再次回到肠道。②被吸收细胞中的肠道CYP代谢。③进一步吸收进入门静脉。因此肠壁的肠道CYP与P—gp在限制药物吸收上有共同作用,而且两者的底物与抑制剂也有很大的重叠性。如钙通道阻滞剂包括硝苯地平、维拉帕米等是肠壁CYP3A4和P—gp的共同底物;抗真菌药包括伊曲康唑和酮康唑及HIV蛋白酶抑制剂如利托那韦是两者的共同抑制剂。在大鼠肠道原位渗透模型(rat in situ model of intestinal permeation)中发现,应用 CYP3A4 的特异性抑制剂咪达唑仑和 CYP3A4 与 P—gp 共同的抑制剂酮康唑,可使 P—gp 和 CYP3A4 的共同底物维拉帕米进入血中的原型药分别增加 84％和 160％。因此,与 P—gp 和肠道 CYP3A4 的抑制剂合用常可使一些肠道首过消除明显的药物的生物利用度提高。而利福平和苯巴比妥等则是 P—gp 和 CYP3A4 的共同诱导物,各种抑制物或诱导物对 P—gp 和 CYP3A4 抑制或诱导的水平不同,其间并无相关性。

西柚汁(grapefruit juice)是近年来研究较多的食物—药物相互作用的例子。它仅对肠道 CYP3A4 有抑制作用,能减少多种药物在肠壁的首过消除,使它们的 AUC 或 C_{max} 成倍增加,但对肝脏的 CYP3A4 活性、结肠的 CYP3A4,CYP2D6 及 CYP1AA 则几乎无影响。当在肠壁首过消除量大的药物与西柚汁同服,其生物利用度可明显增加。如沙奎那韦与西柚汁合用时,AUC 可增大 50％～200％。类似的药物还包括 β 受体阻断剂、钙通道阻滞剂、苯二氮䓬类和羟甲基戊二酰基辅酶 A 还原酶抑制剂(HMG—CoA reductase inhibitor)等。西柚汁对 P—gp 介导的肠细胞转运过程也有抑制作用,例如环孢素与西柚汁合用时,其生物利用度大大增加被认为主要由 P—gp 的抑制引起。由于西柚汁是一种天然产品,患者的饮用量、频度、与给药的间隔时间、不同品牌的成分含量等因素都不尽相同,因此,它与药物相互作用的程度在不同患者中存在较大的差异。

(四)影响药物排泄的相互作用

大多数影响药物排泄的相互作用发生在肾脏。当一个药物改变了肾小管液的 pH 值、干扰了肾小管的主动转运过程或重吸收过程或影响到肾脏的血流量时,就能影响一些其他药物的排泄,尤其对以原型排出的药物影响较大。

1.改变尿液 pH 值　肾小管的重吸收方式是脂溶扩散,重吸收能力可因尿液 pH 值的改变而改变。这主要是因为大多数药物为有机弱电解质,在酸性尿液中,弱酸药大部分以非解离型存在,脂溶性高,易通过肾小管上皮细胞重吸收;而弱碱药的情况相反,大部分以解离型存在,随尿液排出多。临床上可通过碱化尿液增加弱酸性药物的肾清除率,如苯巴比妥多以原型自肾脏排泄,当过量中毒时,可用碳酸氢钠碱化尿液,减少重吸收,促进苯巴比妥的排泄而解毒。同理,酸化尿液可促进弱碱性药物的排泄。但在药物相互作用中,尿液 pH 值改变的临床意义甚小,因为除小部分药物直接以原型排出,大多数药物经代谢失活后最终从肾脏消除。另外,能大幅度改变尿液 pH 值的药物在临床上也很少使用。奎尼丁与氢氯噻嗪合用,可使奎尼丁的重吸收增加,血药浓度升高而出现心脏毒性,这是由于氢氯噻嗪对碳酸酐酶有一定的抑制作用,使尿液碱化,奎尼丁为弱碱性药物,在碱性环境中解离少,重吸收增多。

2.干扰肾小管分泌　肾小管的分泌是一个主动转运过程,要通过肾小管的特殊转运载体,包括酸性药物载体和碱性药物载体。当两种酸性药物合用时(或两种碱性药物合用),可相互竞争酸性(或碱性)载体,竞争力弱的药物,其经由肾小管分泌的量减少,经肾脏排泄减慢。如痛风患者合用丙磺舒和吲哚美辛,两者竞争酸性载体,可使吲哚美辛的分泌减少,排泄减慢,不良反应发生率明显增加。西咪替丁抑制普鲁卡因的排泄,是在碱性载体转运系统发生的相互作用。有些药物间的这种竞争可被利用产生有益的治疗目的。例如丙磺舒和青霉素竞争肾小管上的酸性转运系统,可延缓青霉素的经肾排泄过程,使其发挥持久的治疗作用。

3.改变肾脏血流量　减少肾脏血流量的药物可妨碍药物的经肾排泄。但这种情况在临床上并不多见。肾脏的血流量部分受到肾组织中扩血管的前列腺素生成量的调控,有报道指出,如果这些前列腺素的合成被吲哚美辛等药物抑制,则锂的肾排泄量会降低并伴有血清锂水平的升高。这提示服用锂盐的患者又要合用某种非甾体抗炎药时,应密切监测血清锂水平。

二、药效学方面的相互作用

药物效应是药物与机体的效应器官、特定的组织、细胞受体、某种生理活性物质(如酶等)等相互作用的结果。两种药物作用于同一"受体"或同一生化过程,即可能发生相互作用,产生效应上的变化,可能产生相加、协同或拮抗作用,从而对治疗效果产生有益或不利的影响。这类相互作用对药物的血浆浓度和药物代谢动力学无明显影响。

(一)影响药物对靶位的作用

1.受体部位的相互作用 在细胞水平,一种药物可增强或减弱另一药物与受体的结合,从而改变其效能。其中一种药物比另一种药对某种受体可能有更高的亲和力,如果它没有或仅有很弱的内在活性,那么它就能拮抗其他作用于同一受体药物,这是常见的药物相互作用机制。例如阿托品和筒箭毒碱都能可逆性地与受体结合,从而阻滞正常的生理递质乙酰胆碱发挥作用。因为药物与受体的结合是可逆的,所以只要增加受体激动剂的浓度就能逆转药物的拮抗作用。受体水平上药物相互作用的例子很多。例如纳洛酮与阿片类镇痛药;组胺与抗组胺药(包括 H_2 受体阻断药);阿托品与胆碱受体激动药;异丙肾上腺素与 β 受体阻断药等。

有些药物还能通过影响受体后的细胞内信号传导过程,改变其他药物的效能。例如,吸入麻醉药可增强心肌细胞内腺苷酸环化酶的活性,从而增强 β 受体激动药的致心律失常作用;甲状腺素促进抗凝剂与受体亲和力,使抗凝作用增强。对长期使用抗凝剂治疗动脉粥样硬化患者,甲状腺素有重要的临床意义,但要防止出血;长期嗜酒可提高脑内 GABA 受体的耐受性,增加吸入麻醉药的最小肺泡浓度(minimal alveolar concentration MAC)值。

2.影响神经递质功能 一种药物可因影响体内某种神经递质的合成、释放或摄取等过程,而与另一药物发生相互作用。例如,麻黄碱促进神经末梢 NE 释放,升高血压。利舍平抑制神经末梢对 NE 的重摄取,使 NE 被单胺氧化酶(MAO)分解,耗竭神经末梢 NE,血压下降。两药合用早期,NE 释放增加而摄取受抑,使外周 NE 增加,血压出现升高;长期使用利舍平后再给予麻黄碱,由于 NE 耗竭,麻黄碱不能促进 NE 释放,其升压作用减轻或消失。新斯的明可抑制体内胆碱酯酶的活性,减少乙酰胆碱的水解,拮抗非去极化肌肉松弛药的效应。三环类抗抑郁药(丙咪嗪、阿米替林、去甲阿米替林)能抑制囊泡对 NE 的再摄取,而胍乙啶、倍他尼酸等靠重摄取进入神经末梢而发挥作用,当这两类药合用时,三环类抗抑郁药可抑制囊泡对胍乙啶的摄取,两类药发生拮抗作用。

(二)影响同一生理系统或生化代谢系统

联合使用作用于相同生理或生化代谢系统的药物能减弱或增强原药的效应。利尿药、β受体阻断剂、单胺氧化酶抑制剂、麻醉药和 CNS 抑制药等都能增强抗高血压药的降血压作用,在麻醉过程中极有可能影响到心血管系统和中枢及外周神经系统的稳定性。氯丙嗪加强多种中枢抑制药作用。依地尼酸或呋塞米(速尿)都有耳毒性,与氨基糖苷类抗生素合用,可加快耳聋出现。钙拮抗剂(维拉帕米、硫氮草酮)与 β 受体阻断剂普萘洛尔或与地高辛合用,能引起心动过缓、房室传导阻滞。氨基糖苷类抗生素和钙拮抗剂能增加神经肌肉阻滞剂的作用等。血管紧张素转换酶抑制剂能使某些全麻诱导患者产生低血压反应。噻嗪类利尿药的致高血糖作用可对抗胰岛素或口服降血糖药的作用,合用时需要调整给药剂量。

有些时候,虽然两种药物作用于不同受体或部位,但只要在细胞水平或亚细胞水平有相同的作用路径,就有可能影响同一生理系统或生化代谢系统,在伍用时发生相互作用。麻醉期间发生的药物相互作用多与此有关。例如,咪达唑仑可通过 BZ 受体影响 GABA 受体-氯离子通道复合物的功能,增强硫喷妥钠、丙泊酚等直接作用于 GABA 受体的静脉麻醉药的催眠效能;而阿托品则可通过阻断 M 受体的功能而减弱 β 受体阻滞剂减慢心率的作用。

(三)改变药物作用部位的内稳态

有些药物可因改变体内水-电解质代谢和酸碱平衡等内稳态,而影响其他一些药物的药理作用。如噻嗪类利尿药、依他尼酸、呋塞米等常常引起低血钾,并用洋地黄治疗心力衰竭时,缺钾则增加心脏对洋地黄的敏感性,易引起洋地黄中毒;利尿药引起的低血钾,也能增强非去极化肌松药的肌松作用,严重时会引起呼吸停止。

服用留钾利尿药物的患者应该禁用氯化钾,因为两者合用对那些有肾功能损害的患者极易引发致命性的高血钾。血管紧张素转换酶抑制剂能升高血钾浓度,如果在使用该药的同时补钾,也有引发高血钾的危险,特别对那些有肾功能不全和(或)糖尿病的患者更是如此。非甾体抗炎药(NSAIDs)如果与 ACE 抑制剂合用则更易引起水钠潴留、高血钾、肾功能损害和血压失控,这是因为 NSAIDs 能抑制前列腺素 G 和 H 合成酶,从而减少肾脏产生具有扩血管作用的前列腺素。阿司匹林在低剂量时对肾脏产生前列腺素仅有弱的抑制作用,但仍能轻微地升高血压。对有严重心衰的患者服用中到大剂量的阿司匹林能削弱依那普利对心血管系统的有益作用(降低系统血管阻力、左心室舒张压和总肺血管阻力)。

(四)药物间的理化结合

有些药物可因理化反应与另一种药物发生结合,从而改变其效能。如强碱性的鱼精蛋白能通过离子键与强酸性的肝素结合,形成无活性的复合物,所以在体内肝素过量或体外循环结束后常用鱼精蛋白来逆转肝素的抗凝作用。去铁胺可与三价铁离子络合为无毒的、稳定的络合物质,并排出体外,当使用铁剂治疗贫血时,因补铁过量引起的急性铁中毒,可用去铁胺进行治疗。

(陈金凤)

第四节　药物相互作用引起的严重不良反应

药物相互作用引起的严重不良反应,应引起我们的足够重视,不加注意,可导致严重危及生命的恶果,具体见表3-3。

表3-3　药物相互作用引起的严重不良反应

严重不良反应	相互作用药物	不良反应机制
高血压危象	单胺氧化酶抑制剂+拟肾上腺素药、去甲肾上腺素合成前体物、三环类抗抑郁症药、胍乙啶及其同类抗高血压药	可使去甲肾上腺素自贮存部位大量释放而不被单胺氧化酶破坏,引起去甲肾上腺素的大量堆积,出现高血压危象
严重低血压反应	①氯丙嗪+氢氯噻嗪、呋塞米、依他尼酸 ②普萘洛尔+氯丙嗪或哌唑嗪	①利尿药均具有降压作用,明显增强氯丙嗪的降压反应,引起严重的低血压 ②普萘洛尔阻滞 β 受体,氯丙嗪与哌唑嗪阻滞 α 受体,两药合用降压效果明显增强

（续表）

严重不良反应	相互作用药物	不良反应机制
心律失常	①强心苷＋排钾利尿药或糖皮质激素 ②强心苷＋利舍平 ③强心苷＋钙盐 ④奎尼丁＋氯丙嗪 ⑤奎尼丁＋氢氯噻嗪等碱化尿液的利尿药 ⑥维拉帕米＋β受体阻滞药	①后两类药可致血钾降低，使心脏对强心苷的作用更为敏感，易发生心律失常 ②因两药均可使心动过缓，易诱发异位心律 ③因血钙升高可使心脏对强心苷敏感性增强，易发生心律失常 ④氯丙嗪对心脏具有奎尼丁样作用，两药合用可致室性心动过速 ⑤由于尿液碱化，可促进奎尼丁由肾小管重吸收，提高血浓度，引起心脏毒性反应 ⑥两药对心脏均有抑制作用，易引起心动过缓、低血压、房室传导阻滞、心力衰竭、甚至心脏停搏
出血	①香豆素类＋消胆胺、液体石蜡 ②香豆素类＋氨基糖苷类抗生素、四环素类、红霉素、头孢菌素、磺胺类 ③香豆素类＋乙酰水杨酸、吲哚美辛、布洛芬、萘普生、甲苯磺丁脲、苯妥英钠等 ④香豆素类＋甲氰咪胍、利他林、氯霉素 ⑤香豆素类＋乙酰水杨酸、潘生丁 ⑥肝素乙酰水杨酸、潘生丁 ⑦肝素＋利尿酸	①抑制胃肠道对维生素K的吸收 ②抑制肠道细菌，使维生素K合成减少 ③乙酰水杨酸等药可将与血浆结合的香豆素类置换出来，使血浆中游离型香豆素类浓度增高 ④后三者抑制肝微粒体酶活性，减慢香豆素类的生物转化 ⑤后两药抑制血小板聚集，与香豆素类发生协同作用 ⑥后两者能抑制血小板聚集，合用后，抗凝作用大大增强，有出血的危险 ⑦胃肠道出血是利尿酸的不良反应，合用肝素更易引起胃肠道出血
呼吸麻痹	①氨基糖苷类抗生素＋全身麻醉药、普鲁卡因、琥珀胆碱、硫酸镁 ②琥珀胆碱＋利多卡因 ③琥珀胆碱＋环磷酰胺	①因与后者这些药合用可加强神经肌肉接点阻滞作用，引起肌无力和呼吸麻痹 ②利多卡因可加强琥珀胆碱的骨骼肌松弛作用，引起呼吸麻痹 ③环磷酰胺抑制伪胆碱酯酶的活性，使琥珀胆碱不易灭活，致呼吸麻痹
低血糖反应	①甲苯磺丁脲＋长效磺胺类、水杨酸类、保泰松、呋塞米等 ②甲苯磺丁脲＋氯霉素、保泰松 ③降血糖药＋普萘洛尔	①后者这些药可将甲苯磺丁脲置换，降血糖作用增强，引起低血糖反应 ②氯霉素、保泰松能抑制肝药酶对甲苯磺丁脲的代谢，引起低血糖反应 ③普萘洛尔可加重低血糖反应外，并掩盖低血糖先兆征象
严重骨髓抑制	①甲氨蝶呤＋水杨酸类、磺胺类、呋塞米 ②别嘌呤醇＋硫唑嘌呤、巯嘌呤 ③别嘌呤醇＋环磷酰胺	①水杨酸类等药可置换甲氨蝶呤，使其对骨髓的抑制明显增强 ②别嘌呤醇抑制黄嘌呤氧化酶，使后两药代谢减慢，血浓度提高，对骨髓抑制加强 ③别嘌呤醇亦能加强环磷酰胺对骨髓的抑制作用，原因不明
听力反应	①氨基糖苷类抗生素＋依他尼酸、呋塞米 ②氨基糖苷类抗生素＋抗组胺药	①这两类药合用在听神经损害方面有相加作用 ②因抗组胺药可掩盖这类抗生素的听神经毒性症状，不易及时发觉，后果严重

（王方）

第五节　有害药物相互作用的预测与临床对策

药物相互作用是引起药物不良反应的主要原因。国外一项研究显示,临床上联合用药的种数与不良反应发生率呈正相关(表3－4)。

表3－4　联用药物种数与药物不良反应发生率的关系

联合用药数(种)	不良反应发生率(%)
2～5	4
6～10	10
11～15	28
16～20	54

2006年FDA发布了新药研发阶段和临床前研究中关于药物相互作用研究的指导原则(草稿),成为药物相互作用临床与基础领域的标志性事件。我国国家食品药品监督管理局也于2012年5月也颁布了《药物相互作用研究指导原则》。而对于临床来说,如何规避联合用药的风险,获得收益/风险比最大化是目前研究的热点。由于伦理方面的限制,目前临床药学工作者主要通过各种模型,利用体外数据定量预测体内药物相互作用风险。而体外的研究方法又多种多样多层次,如重组人CYP同工酶体外反应体系、Caco－2细胞筛选体系、肝细胞或活性肝组织代谢体系、动物试验等等。另外,计算机辅助药物相互作用研究系统也在开发、应用和不断完善之中。

但在许多临床情况下,联合用药又是必要的。因此要求药物研究人员在新药研究阶段即对可能的药物相互作用进行筛查,以期尽早发现,降低临床用药风险。但即便如此,面对日益增加的药品数量,不可能对各种药物组合均作详细的研究,因此每年仍不断有新的临床药物相互作用被报道。需要指出的是,这些个案报道的质量差异很大,对所观察到的现象要排除其他原因并合理解释,往往还需要有另外的对照研究,从而确定其临床意义。因此在很多情况下,临床医药工作者应该在充分掌握药品信息的基础上,根据疾病情况合理制定治疗方案,有效规避有害的药物相互作用。

一、药物相互作用的预测

(一)体外筛查方法

近年来,多种批准上市的新药由于严重的药物相互作用而被撤出市场,因此药物相互作用的临床前研究越来越受到重视。

药物相互作用的临床前研究以前多采用哺乳动物整体筛查的方法,但由于动物与人类在药物代谢途径、药酶表达和调节等方面的差异,降低了这些实验结果的临床价值。因此,近年来建立了一些体外试验方法,用以对CYP介导的药物相互作用进行筛查和评估。微粒体、肝细胞、肝组织薄片、纯化的CYP和重组人CYP均已用于评估候选药物能否影响合用的另一些药物的代谢。通过体外评估方法预测药物在体内的药物相互作用情况,已成为决定候选药开发前途的一种有效方法,例如用体外筛查方法预测药物是否能与紫杉醇在体内发生相互作用。

但要正确运用这种实验的结论,需要了解这种体外筛查系统的局限性。通常这些方法只能评价药物对酶的抑制而不能评价酶诱导。对有多种代谢途径的药物,体外试验的结果与临床研究的相关性将会降低。例如体外试验曾预测合用利托那韦可显著升高美沙酮的体内浓度,但在健康志愿者中的试验结果证明,合用利托那韦时美沙酮的体内浓度其实是下降的。造成这种差异的原因之一,就是有多种 CYP 参与了美沙酮的代谢过程。

(二)患者个体的药物相互作用预测

掌握基本的药物相互作用机制对确定和处理临床药物相互作用十分重要。由于影响代谢的药物相互作用在临床上最为重要,临床工作者要熟悉影响 CYP 的主要药物类别,并全面了解患者的用药情况,就可能有效避免或减少严重相互作用的发生。药物相互作用是否会导致有临床意义的效应,与药物的特性及患者的个体差异有关。

1. 药物的特性　临床上发生相互作用最明显的几乎都是药效强、量效曲线陡的药物,如细胞毒药物、地高辛、华法林、降血糖药等,这些药物的安全范围小,药物相互作用的影响易使其血药浓度处于治疗窗之外,导致疗效下降或出现毒性。

临床工作者应熟悉影响 CYP 的主要药物类别,包括各亚族的主要底物、抑制剂、诱导剂。药物的相互作用有些立即发生,有些则需治疗数日或数周才逐渐显现。例如,氯霉素(CYP2C9)、西咪替丁单剂量即可在 24 小时内抑制目标药物的代谢,而胺碘酮(CYP2C9)由于半衰期长,对酶抑制的相互作用需要数周才明显,且在患者停药后数月内,如接受主要经CYP2C9 代谢的药物治疗,仍可能由于明显的酶抑相互作用而导致临床不良后果。

因此,临床医师应全面了解患者的用药情况,熟悉药物的特性,有效预测甚至避免严重相互作用的发生。

2. 患者个体间的差异　大量研究证实,对同一种药物治疗方案的反应在不同患者有很大差异。造成这种个体差异的原因是多方面的,如遗传、年龄、营养、烟酒、伴随疾病、重要脏器功能等。有研究表明,老年人的 CYP 受诱导影响较小,肝硬化或肝炎患者也不易发生酶诱导作用。长期吸烟、嗜酒分别对肝 CYP1A2、CYP2E1 有诱导作用。肝肾等重要脏器的功能状况对药物的体内代谢、排泄有影响。在这些因素中,遗传基因的差异是构成药物反应差异的决定因素。基因的多态性使药物代谢酶、转运体、药物作用靶点呈现多态性,影响了药物反应。未来随着人类基因组计划的实施,以及控制药物代谢和处置的功能性基因组的阐明,将可方便地测定患者的基因型(genotype),使得根据每一名患者对特定药物的代谢、排泄、反应的遗传特性来选择药物和决定其应用剂量成为可能。

目前应用各种 CYP 的探针药(probe drug)来测定患者的相应代谢酶的活性正在研究中(表 3-5)。咖啡因是广泛用作测定体内 CYP1A2 活性的探针药物,受试者服用一定剂量的以放射性核素 ^{13}C 或 ^{14}C 标记的咖啡因后,由于咖啡因经 CYP1A2 代谢可生成 CO_2,因此测定服药后 0~2 小时内呼出气体中标记 CO_2 总量即能反映个体 CYP1A2 的活性,也可以高效液相色谱法测定受试者 0~8 小时尿中咖啡因的代谢比率,反映个体 CYP1A2 的活性。

表 3-5　常用的各种 CYP 的探针药

CYP	探针药	CYP	探针药
CYP1A2	咖啡因、茶碱	CYP2D6	异喹胍、丁呋洛尔、右美沙芬
CYP2C9	甲苯磺丁脲、磺胺苯吡唑	CYP2E1	二去氧胞苷、氯唑沙宗
CYP2C19	S-美芬妥英、奥美拉唑	GYP3A4	酮康唑、红霉素、咪达唑仑

随着体外研究技术的进步,对药物特性,特别是药物代谢过程的认识加深,对患者个体差

异的了解和评估常规化,将使成功预测多数药物的体内相互作用成为可能。

二、药物相互作用的临床对策

药物相互作用有利有弊,临床上可通过药物相互作用增加疗效,减少不良反应。医务工作者应尽量避免不合理的合并用药导致药效降低或毒性增加。

1.建立有害的药物相互作用数据库　将已明确的有害的药物相互作用纳入国家药品不良反应信息资料库,同时利用现有的权威药品信息数据库,查阅药品相互作用的详细信息,对患者治疗方案做出药物相互作用的预测和评价,指导合理治疗方案的制定。

2.对高风险人群应提高警惕　正如前面所述,大多数药物不易发生有临床意义的药物间相互作用,但是对发生药物相互作用的高风险人群应提高警惕:大剂量用药的患者、患各种慢性疾病的老年人、需长期应用药物维持治疗的患者、多脏器功能障碍者、接受多个医疗单位或多名医师治疗的患者等。

3.对高风险的药物严加防范　患者如使用易发生相互作用的药物或安全范围小的药物也应密切观察。据文献报道,发生药物相互作用频率最高的药物有以下几类:抗癫痫药物(苯妥英钠)、心血管病药物(奎尼丁、普萘洛尔、地高辛)、口服抗凝药(华法林、双香豆素)、口服降糖药(格列本脲)、抗艾滋病病毒蛋白酶抑制剂(利托那韦)、抗生素(红霉素)及抗真菌药(酮康唑)、消化道用药(西咪替丁、西沙必利)。有可能的话,应当使用那些剂量范围允许有相当波动的药物。

4.尽量减少合并用药　在保证疗效情况下,尽量减少合用药物数量,尽量选择药物相互作用可能性小的药物。如阿奇霉素不被 CYP 代谢,也不具有其他大环内酯类抗生素的酶抑制作用。氟康唑也较酮康唑或伊曲康唑的药物相互作用少。

5.详细记录药物治疗史　应详细了解、记录患者的用药史,包括中药、非处方药、诊断用药。由于患者常从多位医生处寻求治疗,详细的用药史记录可帮助医生在处方时掌握患者目前正在接受的药物治疗情况。

6.适时调整用药方案　多数药物相互作用通常只需对给药时间、剂量稍作调整即可解决。有时可进行血药浓度监测,根据药动学原理调整给药方案。了解药物相互作用的发生机制,对确定和处理临床药物相互作用十分重要。

(王方)

第四章　合理用药

第一节　概述

合理使用药物一直是全世界都关注的问题,因为药物的不合理使用,不但是惊人的药物资源的浪费,而且更为关键的是还会引发因药物不良反应而带来的严重危害。

为此,世界卫生组织建议将合理使用药物作为国家药物政策的组成部分之一:"患者能得到适合于他们的临床需要和符合他们个体需要的药品以及正确的用药方法(剂量、给药间隔时间和疗程);这些药物必须质量可靠,可获得,而且可负担得起,对患者和社会的费用最低。"

因此,合理使用药物不仅需要以药理学的基本理论,对患者选择最佳的药品及其制剂,以及制定和调整适当的治疗方案,还需要遵照国家的有关规定(例如国家基本药物目录、国家处方集、标准治疗指南和临床路径等)。

那么医师在防治疾病处方用药时,既要考虑治疗效果,又要注意保证患者的用药安全、有效、经济,一定不能乱用。那么标准是什么呢? 那就是合理用药。

为什么提合理用药,而不提理想用药或者最佳用药? 怎样才算合理用药呢?

合理用药的含义是综合的,目前主要强调4个方面:有效性、安全性、适当性、经济性。合理用药的每一方面都包含深刻的含义,从理论上讲,真正意义上的合理用药,必须兼顾这4个方面,单一考虑其中一两个因素的用药,不算合理用药。

一、药物治疗的有效性

药物治疗的有效性的基础是药物的药效学特征。药效的发挥是通过药物进入人体后,与受体、酶、离子通道、基因等靶点相互作用,影响机体生理生化功能而实现的。在选择合适药物、制定适合治疗方案的前提下,要达到最优的药物有效性,还要考虑药物方面及患者方面的因素。

1. 药物方面的因素　药物的生物学特性、理化性质、剂型、剂量、给药途径、给药时间和次数,都会影响药物的作用。两种或两种以上的药物或者有些食品与药物同时应用时,它们之间的相互影响及干扰,可改变药物的药理作用及毒性,也会影响药物治疗的效果。如抗凝血药与抗血小板聚集药合用可产生协同作用,而浓茶或咖啡与镇静催眠药合用互相拮抗。因而应根据患者情况选择生物利用度高、又能维持血药浓度的剂型和给药途径,确定给药时间,避免合用可能产生不良相互作用的药物,以期取得最好的治疗效果。

2. 患者方面的因素　不同年龄的患者,由于其许多生理功能存在相当的差异,对药物的药动学和药效学均有明显的影响;不同的个体之间,也会由于体重、性别、精神状态、病理状态、遗传特征、生物节律等各不相同.对药物作用存在高敏感性或耐受性。

二、药物治疗的安全性

药物的安全性是药物防治疾病的基本要求之一。众所周知,药物治疗疾病的同时,可能对机体产生一些副作用或毒性反应。按照世界卫生组织(WHO)国际药物监测中心的规定,药物不良反应是指正常剂量的药物用于预防、诊断、治疗疾病或调节生理功能时出现的有害的和与用药目的无关的反应。有些药物，如果服用剂量或使用途径等不正确，也会造成患者机体器官功能和组织结构损害，甚至产生药源性疾病。

根据国际卫生组织的统计资料，全球因疾病死亡患者中有 1/3 并不是死于疾病自然发展过程，而是死于用药的不合理。据披露，我国每年 5000 多万住院人次中与药物不良反应有关的可达 250 万人，其中死于药物不良反应的近 20 万人。因此，安全用药是全社会普遍关注的热点问题。在临床药物治疗过程中，应密切注意选择和使用合适的药物，注意患者的个体差异和药物相互作用等因素，使药物对患者的损害降至最低限度。

三、药物治疗的适当性

在药物治疗疾病的过程中，除了权衡利弊选择适当的药物外，同时必须确定适当的给药方式、剂量及疗程等方案，才能使药物的作用发挥到最大。把握药物的适当性也是体现药物治疗的必要性所必需的。药物适当治疗是指在明确疾病诊断的基础上，从病情的实际需要出发，以循证医学为基础，选择适当的药物治疗方案。具体做到如下几点。

1.适当的药物　系指药物选择正确，在众多的同类药物中，根据患者病情，全面考虑药物的有效性、安全性和经济性。不能只求治好病而不顾可能给患者造成的不良反应，也不能只图省医药费而延误疾病治疗。

2.适当的剂量　凡是能产生药物治疗作用所需的用量，称为剂量。如果少于这个用量，一般不能产生治疗效果，用量增加过多，可能引起中毒。适当的剂量主要指用药量应当把握得当，不能过多，也不能太少。对于确实需要药物治疗的疾病，应尽可能选择不良反应较轻微而疗效显著的药物。对于危及生命的严重疾病，以能产生足够的疗效、挽救患者生命为主要出发点，有时需要患者承受较大的药物不良反应风险，在这种情况下，必须与患者或家属签署知情同意书。

近 20 余年来，科学研究赋予适当的剂量以新的含义，就是给药剂量个体化，大量药学研究证实，即使是普通的成年人，给药剂量也不应完全一样。其原因是人与人之间存在着个体差异。至于形成个体差异的原因，则非常复杂，由种族、年龄、性别、生活环境、生活习惯、体质、疾病状况、个体对药物的耐受程度等各方面因素综合而成。如同样用地西泮治疗失眠，有的人仅服用 1 片，便可安然熟睡，第 2 天起来还会感到头脑不清醒，而有的人每晚服 4～5 片才能入睡。

3.适当的时间　掌握时间药动学，有助于调整给药时间，使之与疾病规律适应。传统的量－效观点认为，药物作用强度在一定范围内与剂量大小成正比关系。但是，现代时间药理学研究表明，即使相同剂量，给药时间不同，机体对药物的反应会有差别，药效也有差别。如洋地黄夜间给药，机体敏感性明显高于白昼给药。现已证实，几乎各类药物的作用都有不同程度的昼夜节律性差异。所以在防治疾病用药时，应把握适当的给药时间。

4.适当的途径　主要指给药方法，同一药物不同给药途径，会引起不同的药物效应。一般地说，注射药物比口服吸收快，作用往往较为显著。在注射剂中，水溶性制剂比油溶液或混悬液吸收快；在口服剂中，溶液剂比片剂、胶囊剂容易吸收。

有的药物给药途径不同，可出现不同的作用，如硫酸镁内服导泻、肌内注射或静脉注射则有镇痉、镇静及降低颅内压等作用。

5.适当的疗程 疗程系指药物治疗的持续时间。有的疾病或症状用药1次便可药到病除,但多数病症必须坚持用药数日、数周才能治愈。像糖尿病、原发性高血压、癫痫、冠心病等慢性疾病,则可能需持续用药维持治疗若干年,有的甚至终身用药。疗程适当不适当,以疾病有没有治好、慢性病有无控制不发展为衡量标准。疗程太短,仅仅缓解了症状,没有根除病因,一来容易复发,有时还会转成慢性病。疗程过长也是利少弊多,不但白白浪费药品,药物在体内积蓄过多还会产生各种不良的后果。

四、药物治疗的经济性

药物治疗的经济性,是指用药花的钱与治疗效果相比而言。治疗费用在经济学上用治疗成本来表示,而疗效用治疗效果来表示。对于同样的疾病、同样消耗100元钱的药品,有的可以治愈疾病,有的只能减轻症状,前者取得效果大,用药的经济性也值得。所以合理用药就是力求使患者在取得良好的治疗效果的同时,让患者承担最小的经济负担。

(王方)

第二节 药物与机体的相互作用

药物与机体之间相互产生影响,它包括两方面的内容:药物对机体(含病原体)的作用和机体对药物的作用;前者在药理学上属于药效学范围,后者属于药动学的范围。

一、药物的作用及药效学

药物对机体的作用主要是对生理功能的兴奋或抑制。有些药物可使人体原有的生理功能加强,称为兴奋,如戊四氮可兴奋被抑制的呼吸中枢;有些则使生理活动减弱,称为抑制,如阿托品可使痉挛的胃肠平滑肌松弛。在人体内,同一药物对不同的器官可以产生不同的作用,例如肾上腺素对心脏呈兴奋作用,而对支气管平滑肌呈抑制作用(使其松弛)。由于药物剂量的增减,兴奋和抑制也可互相转化,例如戊四氮在治疗剂量适当时兴奋呼吸中枢,剂量过大时则引起阵挛性惊厥,并进一步转化为中枢抑制。

药物对病原体的作用,则主要是通过干扰病原体的代谢而抑制其生长繁殖,例如青霉素抑制细菌细胞壁的合成;氯霉素抑制细菌核糖体的合成;氯喹同疟原虫的核蛋白结合(主要是与脱氧核糖核酸即DNA相结合),抑制DNA的复制,使核酸合成减少,从而影响其生长繁殖。

一种药物对于机体各器官组织的作用并不是一样的,往往是对某一个或几个器官组织的某些功能影响特别明显,而对其他器官组织则不明显或没有影响,这就是药物的选择性作用。例如洋地黄对心脏的作用、苯巴比妥对于中枢神经系统的作用,都具有选择作用。但选择作用一般说来是相对的,而非绝对的,也就是说,一种药物往往同时对几个组织和器官的功能都产生影响,只不过其作用强度有量的区别而已。一种药物只有一种作用的情况是很少见的。选择性高的药物,往往不良反应较少、疗效较好,临床应用可以有针对性地治疗某种疾病。有些药物小剂量时只选择作用于个别器官,大剂量时则引起全身性毒性反应,故应注意剂量的掌握。

药物应用于机体时,根据其作用部位的不同,可以分为局部作用和吸收作用。前者系指药物在用药部位所呈现的作用(如普鲁卡因的局部麻醉作用),后者则指药物被机体吸收以后所呈现的作用(如服氯喹后出现的抗疟作用)。

药物之所以能够发生作用,是由于它与机体效应器的某一部位的结合,这一部位被称为受体,受体是位于细胞膜或细胞内的一种蛋白质,与某些药物相结合,从而引起一系列生化反应,表现为细胞或组织器官功能的兴奋或抑制。受体有高度的特异性。如和乙酰胆碱结合的受体称为胆碱受体。受体还可有其亚型,如胆碱受体分成毒蕈碱型(M)和烟碱型(N)两类。前者可以分为 M_1、M_2、M_3、M_4、M_5 等;后者又可分为 N_1、N_2 两类。

已知的受体有胆碱受体、肾上腺素受体、多巴胺受体、5-羟色胺受体、吗啡受体(阿片受体)、组胺受体(包括组胺 H_1 受体和 H_2 受体)以及各种激素的(如肾上腺皮质激素、性激素、胰岛素等)的受体等。

当然并不是所有的药物都是通过与受体结合而产生作用的,例如氯仿、乙醚,它们产生麻醉作用,据研究认为,其就不是通过与特殊受体的结合,而可能是由于它们易溶于类脂质,能浓集于富含脂质的神经组织,使神经细胞膜的通透性发生变化,从而引起神经冲动传导障碍。

具有与受体结合的亲和力,又具有内在活性的药物,可以与相应的受体结合,并激动受体,继而产生一定的生物效应(如心脏收缩、腺体分泌等),这类药物称为受体激动药,如乙酰胆碱,可与胆碱受体结合并激动之。只具有与受体结合的亲和力,但不具有内在活性的药物,可以与相应的受体结合,但不能激动受体,甚至可以阻滞激动药与之结合而发生效应,这类药物称为受体拮抗药或阻滞药,如阿托品,可以与胆碱受体结合而阻断乙酰胆碱与之结合从而拮抗乙酰胆碱的效应。

药物与受体结合后,通过信号传导系统引起细胞的反应,这是一种重要的药物作用机制。

细胞膜上受体的数目或反应性可受其周围的生物活性物质或药物(激动药或拮抗药)的作用或浓度的影响而发生改变。上述药物或药物浓度高,作用过强或长期激动受体,可使受体数目减少,称为衰减性或向下性调节。反之,可使受体数目增多,称为上增性或向上调节。向下调节与机体对长期应用激动药或产生耐受性有关,如哮喘患者久用异丙肾上腺素治疗可以产生疗效降低;而向上调节则与长期应用拮抗药后敏感性增加或撤药症状有关,如高血压患者应用普萘洛尔时突然停药可引起反跳现象。

二、药物的体内过程及药动学

药物进入机体后,作用于机体而影响某些器官组织的功能;另一方面药物在机体的影响下,可以发生一系列的运动和体内过程;自用药部位被吸收进入(静脉注射则直接进入)血液循环;然后分布于各器官组织,组织间隙或细胞内;有些药物则在血浆组织中与蛋白质结合,或在各组织(主要是肝)发生化学反应而被代谢;最后,药物可通过各种途径离开机体(排泄);即吸收、分布、代谢和排泄过程。它们可归纳为两大方面:一是药物在体内位置的变化,即药物的转运,如吸收、分布、排泄;二是药物的化学结构的改变,即药物的转化又称生物转化,亦即狭义的代谢。由于转运和转化以致引起药物在体内量或浓度(血浆内、组织内)的变化,而且这一变化可随用药后的时间移行而发生动态变化。众所周知,药物对机体的作用或效应是依赖于药物的体内浓度,因而上述各过程对于药物的作用也就具有重要的意义。

1.药物的吸收　药物的吸收是它从用药部位转运至血液的过程。其吸收快、慢及难、易可受多种因素的影响。

（1）药物本身的理化性质:脂溶性药物因可溶于生物膜的类脂质中而扩散,故较易吸收;小分子的水溶性药物可自由通过生物膜的膜孔而扩散而被吸收;如硫酸钡,它既不溶于水又不溶于脂肪,虽大量口服也不致引起吸收中毒,故可用于胃肠造影。非解离型药物可被转运,故酸性有机药物如水杨酸类、巴比妥类,在酸性的胃液中不离解,呈脂溶性故在胃中易于吸收。而碱性有机药物如生物碱类,在胃液大部分离解,故难以吸收,到肠内碱性环境中才被吸收。改变吸收部位环境的 pH,使脂溶性药物不解离部分的浓度提高时,吸收就会增加,例如用碳酸氢钠使胃液 pH 升高时,可使碱性药物在胃中的吸收增加,而酸性药物的吸收则减少。

（2）给药的途径:在组织不破坏不发炎的情况下,除静脉给药(直接进入血液)外,吸收的快慢顺序如下:肺泡(气雾吸入)、肌内或皮下注射、黏膜(包括口服、舌下给药)、皮肤给药。

（3）药物浓度、吸收面积及局部血流速度等:一般地说,药物浓度大,吸收面积广,局部血流快,可使吸收加快。胃肠道淤血时,药物吸收就会减慢。

2.药物的分布　药物吸收入血后随血液循环向全身分布,有的分布均匀,有的分布并不均匀。有些药物对某些组织有特殊的亲和力,例如碘浓集于甲状腺中;氯喹在肝中浓度比血浆中浓度高约数百倍;汞、锑、砷以及类金属在肝、肾中沉积较多,故在中毒时这些器官常首先受害。

药物分布至作用部位,必须透过不同的屏障,如毛细血管壁、血—脑脊液屏障、胎盘等。对于毛细血管壁,脂溶性或水溶性小分子易于透过;非脂溶性药物透过的速度与其分子大小成反比(大分子药物如右旋糖酐,通过毛细血管很慢,停留在血液中时间较长,故可作为血浆代用品解离型药物较难通过。对于血—脑脊液屏障,水溶性化合物难以通过,脂溶性药物如乙醚、氯仿等则易于通过。青霉素不易通过血—脑脊液屏障,进入脑脊髓液的比率很小,故用它治疗流行性脑脊髓膜炎时,必须加大剂量,才能保证脑脊液中有足够的浓度。对于胎盘,非解离型的高脂溶性药物,例如某些全身麻醉药、巴比妥类易于通过,而高度解离或脂溶性低的药物,如季铵类、右旋糖酐,透过率则很低。孕妇用药时,必须考虑药物会不会通过胎盘进入胎儿体内而造成不良后果。

影响药物分布的另一个因素是药物与血浆蛋白质结合的能力。有一些药物在血浆中有一部分与血浆蛋白结合,有一部分则保持自由状态。保持自由状态的药物可以通过生物膜。例如磺胺嘧啶与血浆蛋白结合率低,可分布到脑脊液中去的量较多,故在治疗流脑时是首选药物。

3.药物的代谢　多数药物(并不是所有药物)在体内都要经过不同程度的结构变化—主要通过氧化、还原、分解、结合等方式进行。多数药物经过代谢,其药理作用可被减弱或完全丧失。也有少数药物只有经过体内代谢才能发挥有效作用(如环磷酰胺本身并无活性,在体内经水解释出氮芥后才发挥抗肿瘤作用)。

药物代谢有赖于酶的催化,体内有两类催化酶,专一性的和非专一性的,前者如单胺氧化酶(氧化单胺类药物),后者主要为肝微粒体混合功能酶系统,又称肝药酶或简称为 P_{450},P_{450}酶系是一个超家族,其成员依次分为家族、亚家族和酶个体 3 级,常以缩写来表示:P_{450} 的缩写为 CYP;家族以阿拉伯数字表示;亚族以大写英文字母表示。大部分药物是被 CYP_3A_4 所代谢。此酶系统个体差异很大。此外,某些药物(酶促剂)可增强 P_{450} 的活性;也有些药物(酶抑制)可减弱 P_{450} 的活性,它们在药物相互作用方面很重要(见药物相互作用)。

体内的主要代谢场所在肝,肝功能不良时,药物代谢必然受到影响,容易引起中毒,因此,对肝病患者用药须特别注意选择药物并掌握适当剂量。

4.药物的排泄 药物最后都要从机体排出,肾是药物排泄的主要途径。当肾功能不良、尿少或无尿时,肾排泄药物的能力大大减弱,因此,必须酌减药物用量与给药次数。在给予具有显著毒副作用的药物时,特别要注意患者的肾、肝功能是否健全。

一般酸性药物在碱性尿中排泄较多,碱性药物在酸性尿中易于排出。这一规律可利用于某些药物中毒的治疗。例如苯巴比妥是弱酸,给予碳酸氢钠使尿碱化,即可使其排泄增加。水杨酸类若与碳酸氢钠同服,其排泄亦可增加,血浓度则随之减低。故在治疗水杨酸类中毒时可给予碳酸氢钠,但在治疗风湿性关节炎需要保持一定的血药浓度时,则不宜与碳酸氢钠同服。氯化铵可使尿液酸性化,因而使碱性药物排泄增加。

各种药物排泄的快慢很不一致。一般说来,水溶性药物比非水溶性药物排泄快,挥发性药物比不挥发性药物排泄快。血浆中的青霉素排泄其一半量的时间不过 30min;水杨酸钠、碘化钾等排泄则较慢;溴化物以及某些重金属、类金属等排泄更慢,其血浆一半量的排泄约需 1 周以上时间。

某些药物可根据其排泄速度,如按其半衰期(又称半寿期,系指药物血浆浓度从最高值下降一半所需的时间),确定给药间隔时间。

药物排泄除经肾外,也通过其他途径排泄。如挥发性药物主要通过呼吸道排泄,其中有一些药物(如副醛)在排泄时对呼吸道有刺激作用,呼吸道有炎症等病变时应避免使用。口服后未被吸收的药物多随粪便排泄。被吸收的药物有的也从粪便排泄;有的经肝排入胆汁,再从胆汁进入肠中。进入肠中的药物可部分地被重新吸收(如洋地黄毒苷),形成肠肝循环,使药物排泄缓慢,作用延长,因此,在此类药物中毒时,可采用阻断肝肠循环等措施以减少吸收,达到解毒的目的。乳腺、汗腺的分泌物中也有部分药物排泄。有的药物如吗啡,通过乳腺排出,可能引起乳儿中毒,哺乳妇女用药时须注意。

5.药动学 药动学是近年迅速发展的一门学科,它研究药物在体内量的变化规律,并且从速度论的观点出发,寻找数学公式来阐明药物在体内的位置(隔室)、数量(或浓度)与时间的关系。因此,它对于药理学、临床药理学、药效学、药物设计、生物药剂学等都具有指导意义。如根据药物的药动学可以设计新药、改进药物剂型以及提高药效或延长其作用持续时间,优选给药方案以发挥其最大疗效或减少不良反应等。下面介绍药动学中的一些基本概念及其应用。

(1)体内过程:药物自进入体内到排出体外,可分为 4 个过程,与药效及药物不良反应密切相关。

1)吸收(absorption):系指药物由机体用药部位进入体内大循环的过程。口服与肌内注射的吸收基本符合一级药动学过程;静脉滴注给药,多采用恒速输入,即零级动力学过程,大多数药物在体内均通过被动转运吸收入血。而药物吸收的速度程度则决定药理效应起始的快慢和强度。如某些药物吸收迅速而完全,一般会产生快速而明显的药理作用;反之则缓慢,作用较弱。药物的吸收受药物理化性质、给药途径、剂型与机体状态等诸因素影响。一般情况下给药途径不同吸收速度亦不同,其顺序是:静脉>吸入>肌内>皮下>直肠>黏膜>皮肤。常用给药途径的特点见表 4—1。

表4-1　常用给药途径的某些特点

途径	吸收方式	特殊用途	局限性与注意点
静脉注射	不需经过吸收可产生即刻效应	适用于急救,可随时调整剂量适于给予大量液体和刺激性药物(经稀释)	产生不良反应的可能性大,一般须缓慢注射,不适用于油溶液或不溶性物质
皮下注射	水溶液吸收迅速,储存型制剂吸收缓慢持久	适用于某些不溶性物质的混悬剂与植入固体小片	不适于给予大剂量药液,有刺激性物质可引起疼痛或坏死
肌内注射	水溶液吸收迅速,储存型制剂吸收缓慢持久	适用于中等量药液、油溶液和某些刺激性药物	抗凝治疗过程中不宜采用。可能干扰某些诊断试验的结果判断(如肌酸磷酸激酶)
口服	吸收不恒定,取决于多种因素	最方便、经济,一般比较安全	需要患者合作,难溶性、吸收缓慢或不稳定,药物的吸收可能不恒定、不完全

2)分布(distribution):系指药物吸收并进入体循环后向机体分布的组织、器官或体液转运的过程。药物的药理作用取决于其分布到作用部位(靶组织)的浓度,而药物分布的部位、速度和程度则决定了药物作用性质、作用起始时间和作用强度。

药物由于其化学结构与机体条件的影响,在体内分布情况可分为两种类型。一类在吸收后能立即较均匀地分布到各有关部位,即似乎瞬间完成分布,整个机体各部位的药物转运均处于动态平衡的均一状态,可以把整个机体看成为一个隔室,这种药物称为单室模型的药物;另一类在吸收后,只能很快进入机体的某些部位(主要是血液丰富的组织),但较难进入另一些部位(特别是脂肪、骨骼等血流匮乏的组织),药物需要时间完成向这些部位分布,这时机体可分为两个隔室,具有这种特征的药物称为双室模型药物。还有些药物在体内的分布可分为三室等多种隔室。这种划分隔室的方法是依据药物的分布速度与完成分布所需的时间。大分子和极性高的药物不能通过血-脑脊液屏障分布到脑组织中,胎儿和新生儿的血-脑脊液屏障发育尚不完善,药物较易通过血-脑脊液屏障进入脑组织,中枢神经系统易受某些药物影响,故应慎用药物。

药物穿透胎盘的能力与穿透一般细胞膜类同,应注意某些药物通过胎盘引起胎儿中毒及致畸作用,故妊娠妇女应尽量不用药或少用药,特别是妊娠3个月内更应注意。

3)代谢(metabolism):系指药物用于机体后,在机体内酶系统、体液的pH或肠道菌群的作用下,发生结构转化或称生物转化的过程。药物经代谢后一般都去活性,称为灭活,此乃药物自体内消除的重要途径之一。但有时代谢物也有较强的生理活性,如解热镇痛药非那西丁,在体内代谢后生成对乙酰氨基酚(醋氨酚)仍具有明显的解热镇痛作用,且其毒性小于原药,故临床已弃用非那西丁而广泛应用醋氨酚。还有所谓前体药物(prodrugs),本身在体外无生理活性,仅在体内被代谢为活性物质后发挥药效,此过程称赋活。但有些药物经代谢后的产物却能导致毒性反应,如抗肿瘤药物环磷酰胺,只有在体内代谢后生成具有毒性作用的代谢物导致各种毒性反应,如抗结核药异烟肼经代谢后,生成乙酰化代谢物对肝和泌尿系统产生不良反应-中毒性肝炎和结石。药物代谢主要在肝进行。有赖于药物代谢酶的催化,在不同药酶的催化下,药物可进行氧化、还原、水解和结合的分子反应,产生各种不同的代谢产物。人体内存在着各种不同的药物代谢酶,如血浆中的乙酰胆碱酯酶、神经末梢中的单胺氧化酶等,其中最重要的是存在于肝中的肝微粒体细胞色素 P_{450} 混合功能酶系统,大多数药物在此酶系的催化下进行代谢。此酶系受遗传、年龄、机体状态、营养、吸烟等因素影响,某些药物亦可显著地影响药酶活性。诱导药酶活性增强,使药物代谢加速的药物,称药酶诱导剂,如苯巴比妥、保泰松、螺内酯、利福平、水合氯醛等;抑制或减弱药酶活性,减慢药物代谢的药物称为药酶抑制药,如氯霉素、异烟肼、别嘌醇、奎尼丁、西咪替丁等。故在联合用药时,必须充分考虑某药是否会增强药酶活性,促进相应药物代谢使血药浓度降低,药理作用减弱,作用时间缩短而达不到预期治疗效果;或其中某些药抑制药酶活性,使相应药物代谢减慢,血药浓度增高,药理作用加强和延长,导致不良反应出现。如药酶诱导药苯巴比妥与双香豆素合用,可加速后者代谢,使抗凝作用减弱,往往需增加药量方能保证疗效,一旦停用苯巴比妥,患者对双香豆素反应明显增强,出现流血不止的严重后果。须强调指出的是:肝功能不良患者应用通过肝代谢消除的药物时,应适当调整给药剂量和给药间隔,或选用其他药,以免发生药物蓄积中毒。

4)排泄(elimination):系指吸收进入体内的药物或经代谢后的产物排出体外的过程。对人体而言,药物是异物,最终必将被机体清除。药物的消除主要有 3 种形式,即暂时储存、生物转化和排泄,其中排泄是最重要的,亦是药物作用的最终消除方式。一般排泄快的药物须反复给药以维持其疗效;反之排泄慢的药物,给药时间就应延长,如果给药量过大,次数过多,易造成蓄积中毒。

药物排泄的主要途径为肾—尿排泄,其次为胆汁—肠—粪便排泄,另外还经肺呼气排泄、皮肤汗腺分泌排泄及涎腺、乳汁分泌排泄等。

肾功能不全的患者,药物排泄量明显减少,易引起蓄积中毒。有的药本身可引起肾损害,如磺胺类、氨基糖苷类抗生素,故应选择用药。

胆汁排泄的药物,如果是脂溶性的,可再经肠道吸收,此过程谓之肝—肠循环,参与肝—肠循环的药物,使用时应注意减量。

乳汁排泄的药物多为弱碱性药物,如吗啡、阿托品等,这些药物易被乳儿自乳汁中吸收中毒,哺乳期妇女尤应注意。

苯妥英钠可以从唾液腺分泌排泄,长期应用可以引起牙龈炎。

(2)房室模型:药动学中用隔室模型模拟机体系统,根据药物的体内过程和速率差异,将机体划分为若干隔室或称房室,最简单的模型是单室模型,稍复杂的有双室模型,以及其他多室模型。其中单室模型和双室模型较为常用。

单室模型(亦称一室模型):药物进入体内后,能够迅速均匀分布到全身各组织、器官和体液中,即药物一旦进入体内,能够立即完成转运间的动态平衡,然后药物通过排泄或结构转化而消除掉。少数药物的体内过程符合这种情况,称为单室模型药物,这些药物的血液浓度基本能够反映出各组织、器官的药物浓度。

双室模型(亦称二室模型):系假设身体分为两个部分,药物主要进入中央室(代表血液、细胞外液及肝、肾、心、肺、脾等血供丰富的组织),然后进入周边室或称外周室(代表脂肪、皮肤、骨骼、肌肉等血液供应较少或血流动缓慢的组织)。该模型符合大多数药物进入体内后的情况,见图 4—1。

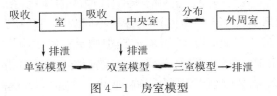

图 4—1　房室模型

三室模型：是双室模型之后又一次再分布过程。

房室一般不具有解剖学的实体意义，是一个抽象化了的概念。但却具有客观物质基础，是根据药物在体内的吸收、分布、代谢、消除（ADME）过程科学分析划分的。一个具体药物的体内过程究竟属于单室模型还是双室模型，可以通过分析证明。

药物通过静脉输注进入体内，然后在不同时间取样测定血药浓度（c），以血药浓度的对数值为纵坐标，时间（t）为横坐标，作 lgc－t 图。若以 lgc－t 作图为一直线，则为单室模型；若为两段斜率不同的直线衔接而成者为双室模型。在双室模型中，前面一段直线斜率负值大，表示分布相，亦称 α 时相；后者直线比较平稳，表示消除相，亦称 β 时相（图 4－2）。

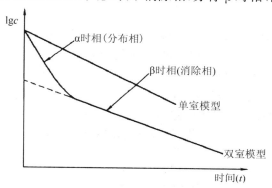

图 4－2　lgc 对 t 作图

（3）药物转运的速率与过程：药物通过各种不同途径进入体内，在不同时间内发生量的变化。必然涉及速度过程，或称速率过程（rate process）。在药动学研究中，通常将药物体内转运的速率过程分为 3 种类型。

1）一级速率过程（first processes）：系指药物在体内某部位的转运速率与该部位的药量或血药浓度的一次方成正比，即一级转运速率或称一级动力学过程。通常药物在常用剂量时，其体内 ADME 过程多具有或近似一级动力学过程。

一级动力学过程有以下特点：①生物半衰期与剂量无关。②在一次给药情况下，血药浓度－时间曲线下面积（AUC）与剂量成正比。③在一次给药情况下，尿排泄量与剂量范围内，平均稳态血药浓度与剂量成正比。④一次给药后，时间从 0→∞，尿排泄量随 AUC 的变化而变化。⑤在剂量较宽范围内，平均稳态血药浓度与剂量成正比。⑥按一定剂量，一定给药间隔多次给药后，达到稳态血药浓度时，在稳态血药浓度范围内的任何两次剂量间隔内尿中原型药物随剂量和平均稳态血药浓度改变而改变。⑦若按相同剂量、相同间隔给药，则达到稳态浓度的某一百分数所需的给药次数，取决于药物半衰期以及吸收和排泄速率。⑧用相同的间隔给药，未用负荷剂量的给药方案与使用负荷剂量加维持量的给药方案，所达到的稳态血药浓度相同，但后一方案可缩短达稳态血药浓度的时间。

2）零级速率过程（zero order processes）：系指药物的转运速率在任何时间都是恒定的，与浓度无关。通常临床恒速静脉滴注给药，以及长效制剂中缓释部分的释放速率均为零级速率过程，亦称零级动力学过程，其药物的生物半衰期随剂量的增加而增加；药物在体内的消除速率取决于剂量的大小，而在一定范围内，分布容积与剂量无关。

3）受酶活力限制的速率过程（capacity processes）：即当药物浓度较高而出现饱和时的速率过程，或称作 Micnaelis Menten 型速率过程，亦称米氏动力学过程。

某些药物的生物学转化,肾小管排泄和胆汁分泌均涉及酶和载体的影响。通常药物在高浓度时是一个零级速度过程。其原因在于:一是药物降解的酶被饱和;二是与主动转运有关的药物通过选择膜(即肾小管排泄以及间或在肠吸收)的载体被饱和。

受酶活力限制的速率过程具有以下特点:①体内药物浓度下降不是指数关系。②消除半衰期随剂量的增加而增加。③AUC与药物吸收的量不成正比关系。④药物的排泄受到量和剂型的影响。⑤可能存在着其他药物对酶活力限制的速率过程的竞争性抑制。⑥在维持治疗时,维持剂量稍有增加就能引起血药浓度很大变化,有时可增加几倍。

(4)有关药动学参数

1)血药浓度—时间曲线(plasma concentration time curve):药物进入体内后,血液是药物在体内转运的枢纽,以血药浓度为纵轴,时间为横轴的血药浓度—时间曲线(简称药—时曲线),是描述药物经过吸收、分布、生物转化、排泄等过程反映在血药浓度上的动态变化过程。

服用单剂量药物后,开始吸收率大于清除率,血药浓度逐渐升高,当吸收与清除大致相等时,血药浓度达最高值,称为峰浓度(peak concentration)。之后,清除率大于吸收率,血药浓度逐渐下降,至下次给药前达最低值,称为谷浓度(trough concentration)。血药浓度上升阶段称为吸收相(absorption phase),下降阶段称为消除相(elimination phase)。见图4—3。

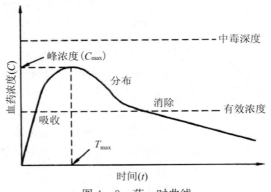

图4—3 药—时曲线

2)血药浓度—时间曲线下面积(area under curve,AUC):系指血药浓度数据对时间作图,所得曲线下的面积,可用积分法或梯形规则法求出。单位是浓度乘时间,如 $\mu g/(ml \cdot h)$。

3)生物利用度(bioavailability):系指摄入的药物到达血液循环的量和速度,一般用 F 表示,它反映了药物在体内可被利用的程度,受药物的剂型、患者对药物的吸收和肝首关效应的影响。生物利用度低的药物,如庆大霉素,只能采用口服以外的其他途径给药。

4)表观分布容积(apparent volume of distribution,V_d):是假定药物在体内均匀分布的情况下,药物分布的容积。而实际上药物进入机体后并不是均匀分布在体内的。V_d是给药剂量或体内药量与血药浓度间相互关系的一个比例常数。单位通常以 L/kg 或 L 表示。它不具有直接的生理意义,在多数情况下不涉及真正的容积。其数值的大小能够反映出该药的特性。一般水溶性或极性较大的药物,不易进入细胞内或脂肪组织中,血药浓度较高,较小;而亲脂性药物,通常在血液中浓度较低,V_d通常较大,往往超过体液总量。换言之,V_d大的药物分布在组织中的量就大。利用可以求出体内的药量和达到某些预期浓度所需的负荷剂量。

5)负荷剂量(loading dose):为缩短药物达到治疗浓度的时间,在最初给药时即给予一略高剂量,使药物在血中浓度立即达到有效浓度范围,此剂量称为负荷剂量。

6)药物与血架蛋白结合率(protein binding rate):许多药物与血浆蛋白有不同程度的结合,只有未与血浆蛋白结合部分才能通过组织的各种膜分布到作用部位,与细胞受体结合发挥药效,并且被机体代谢或排泄。因此,蛋白结合率的改变可能导致药物分布上的改变,并影响药效,但实际上只有那些与蛋白结合高(>90%),并在组织中分布少的药物,其血浆蛋白质结合率的改变才具有临床意义。

影响药物与血浆蛋白结合的因素主要有:①肾功能不全。②血浆蛋白低,低于20~25g/L。③晚期妊娠。④被其他药物在蛋白结合点上取代。⑤在有效血药浓度范围内,由于药物浓度增加,使药物与蛋白质的结合达到饱和。

7)峰浓度(C_{max})与达峰时间(T_{max}):药物吸收后,血药浓度的最大值称为峰浓度(C_{max}),到达峰值所需时间称达峰时间(T_{max})。

8)稳态和稳态药浓度(steady state and steady state concentration):静脉恒速给药或按一定时间间隔口服或肌内注射一定剂量的药物,血药浓度均会随时间的推移逐渐升高,经过所给药物的5~6个半衰期后,血药浓度就基本维持在一个相对稳定的水平,此时,在单位时间内摄入的药量与被清除的药量大致相等,称为稳态。达稳态后的血清(浆)药浓度称为稳态药浓度又称坪浓度,用C_{ss}表示。恒速静脉滴注的稳态药浓度应没有波动,口服或肌内注射药物后的稳态血药浓度随着每次给药后的ADME等过程会有一定的波动,波动的大小取决于药物半衰期和给药间隔,半衰期短或给药间隔长,血药浓度的波动大,反之波动小。

9)清除率(clearance,CL):是单位时间内被机体清除的药量,用相当于多大体积血浆中所含的药量表示。总清除率反映排泄器官(主要是肾)和代谢器官(主要是肝)除去药物能力的总和。清除率受器官的血流、药物与蛋白结合及器官功能状态的影响。总清除率=肾清除率+肝清除率+其他清除率。

10)生物半衰期(biological half-life,$t_{1/2}$):指体内的药量或血药浓度通过各种途径清除一半所需的时间,也就是药物在体内清除速度的尺度,是一个重要的药物学参数。若为双室模型,其$t_{1/2}$可分为两段,前段为分布相半衰期,以$t_{1/2\alpha}$表示;后段为清除相半衰期,以$t_{1/2\beta}$表示。

代谢快、排泄快的药物,其生物半衰期短;代谢慢、排泄慢的药物,其生物半衰期长。生物半衰期在临床给药方案设计中具有重要意义。可用于药物从体内清除速率和达稳态时间,还可用于计算药物负荷剂量和维持剂量的关系,以及帮助确定适宜的给药时隔。若按半衰期给药,相当于5~6个半衰期的时间,体内即可达平均稳态血药浓度,此时不会发生蓄积,但给药时间短于半衰期时,就很容易产生蓄积作用;同理,在一次给药后,经过5~6个半衰期,亦可基本完成药物在体内的消除。

11)首关效应:经胃肠吸收的药物在到达体循环前,要经过门静脉进入肝,在首次通过肝的过程中,有相当大的一部分在肝组织代谢或与肝组织结合,药效降低,这种现象称为首关效应。或称为首次通过效应(first effect),也称第一次关卡效应。

(5)治疗药物监测与给药方案设计:治疗药物监测(therapeutic drug monitoring,TDM)是近十多年来在医学领域内起的一门新的边缘学科,其目的通过测定血药浓度并利用药动学原理和公式使给药方案个体化,以提高疗效,避免或减少毒性反应。同时可为药物过量中毒的诊断和处理提供有价值的实验室依据。

治疗药物监测包括对药剂过程、药物动力学过程、药效学过程和治疗作用过程4个过程进行全面监测。

1)治疗药物监测在个体化给药中的意义：在药物浓度－效应关系已经确立的前提下，下列情况需要血药浓度监测。①安全范围较窄的药物，其有效浓度与中毒浓度比较接近，如地高辛、锂盐、茶碱等。②米氏动力学过程的药物，在治疗剂量范围内已呈零级过程，机体对药物的消除功能已达饱和状态，随剂量增大，血药浓度不成比例地猛增，伴以消除半衰期延长，如阿司匹林、苯妥英钠、普萘洛尔等。③为了确定新药的群体给药方案，进行临床药动学研究。④药动学的个体差异很大，特别是由于遗传因素造成药物代谢速率明显差异的情况，如普鲁卡因胺的乙酰化代谢。⑤中毒症状和疾病本身症状易混淆的药物，如苯妥英钠中毒症状与癫痫本身难以区分，地高辛控制心律失常时，过量也引起心律失常。⑥常规剂量疗效不确切，测定血药浓度有助于分析疗效不佳的原因。⑦常规剂量出现毒性反应。⑧药物清除器官功能受损，如肾功能较差的患者用氨基糖苷类抗生素，肝功能损害的患者用利多卡因或茶碱等。⑨怀疑合并用药而出现的异常反应。⑩诊断和处理过量中毒。

2)药动学参数的临床价值：在临床药动学的研究中，药物的体内过程特征是以药动学参数来表示的，如生物半衰期、表观分布容积、稳态血药浓度、峰浓度、生物利用度等参数，对临床用药可起到监护作用。通过临床药动学特征的研究，可以更好地了解药物作用，为确定给药方案、预测药物的疗效和毒性，给合理用药奠定了理论基础，特别是通过血药浓度监测，求得个体药动学参数，为给药方案个体化提供了可靠的科学数据。

给药方案设计的基本要求是使血药浓度保持在有效治疗水平上而不引起毒性反应。一般将能获得治疗效果的最低血药浓度称最低有效血药浓度（MEC）；将能产生毒性反应的最低血药浓度称最低中毒血药浓度（MTC）。MEC 与 MTC 之间的血药浓度范围通常称为有效治疗浓度范围。设计给药方案的目的在于力求使患者的血药浓度保持在药物的有效治疗浓度范围之内。

(6)生物药剂学(biopharmaceutics)：生物药剂学是一门药剂学新分支，是研究药物及其制剂在体内的 ADME 过程，阐明药物剂型因素和人体生物因素与药效关系的一门科学。其目的主要是正确评价药剂质量，设计合理的剂型及制剂工艺，并为临床合理用药提供科学依据。

生物药剂学与药理学、生物化学等有密切联系，互相渗透、互相补充，共同研究药物及其他生理有效物质与机体的关系。其特点为主要研究药理学已证明有效的药物，当制成某种制剂，以某种途径给药后的吸收情况，能否及时分布到靶器官、靶组织，在这个部位上是否达到一定浓度，并且在一定时间内维持该浓度，从而有效的发挥药理作用。

影响药效的因素除药物本身的化学结构外，还包括剂型因素与生物因素，后两者属生物药剂学的研究范畴。

剂型因素：系指药物的剂型及其相关的药物各种理化性质，如所用辅料、添加剂等的性质及用量，制剂的工艺过程、操作及储存条件等；药物的物理性质如粒径、晶型、溶解度等，药物的某些化学性质如稳定性、配伍及相互作用等。

生物因素：主要包括种族、体重、性别、年龄、遗传及生理病理条件等。根据生物药剂学所提供的资料，从而提高药物的生物利用度和疗效，延长药物的持续有效时间，以达到科学、合理、安全、有效的用药目的。

(7)药效学(pharmacodynamics)：药效学是研究药物对机体的作用原理、量效关系及其一系列影响因素的科学。药物作用于机体,其基本作用表现为兴奋和抑制。使机体器官组织原有生理生化功能水平提高称为兴奋作用,反之,使机体器官组织原有功能减弱则为抑制作用。兴奋和抑制在一定条件下可互相转化。

1)受体学说:据近代分子生物化学的研究,大多数药物是通过与细胞上某些大分子蛋白质受体(receptors)相结合而产生作用,故以受体学说阐明药物作用原理占有重要地位。受体在体内有特定的分布点,而体内也存在与受体相结合的内源性物质,称为配体,如自主神经末梢释放递质乙酰胆碱和去甲肾上腺素等,它们都能与相应的受体结合产生作用。药物与相应受体结合后先形成复合物,然后通过复合物的作用激活细胞其他成分而产生效应。药物因与受体相互作用直接改变受体功能性质而后引起效应的称为激动药(agonists)。药物本身无内在药理活性,通过抑制特异激动药的作用(如竞争激动药的结合部位)而引起效应的化合物称为拮抗药(antagonists)。

2)构效关系:药物对细胞特异性大分子组分的亲和力及其内在活性与它们的化学结构有密切关系。此种关系通常非常严格,药物分子稍加改变,特别是像立体异构这样的细微改变,就可导致药理性质上的重大改变。构效关系的探索曾多次导致有价值的治疗药物的产生,如合成激素类药物、抗生素等。既然分子构型的变化不至于使药物所有的作用与效应都发生同等程度的改变,这样就可能发现一种比母体药物的治疗指数更大而不良反应较小的同类物,如以天然皮质激素为母体,经过结构改造,得到一些化合物—如地塞米松(氟美松)、倍他米松等,具有很强的抗炎作用,而不引起电解质代谢的紊乱。通过发展一些在化学结构上与之有关的其他药物的竞争性拮抗药,或者已知在生化或生理功能上很重要的内源性物质的竞争性拮抗药,已研制出许多有效的治疗药物。

3)药物作用:防治疾病作用与不良反应是药物作用两重性表现。凡能达到防治疾病作用的称为药物的防治作用或治疗作用,又分为对因治疗(治本)和对症治疗(治标)。用药后与治疗目的无关的其他作用统称为不良反应。

药物产生毒性作用与治疗作用所需剂量之间的关系称为它的治疗指数,安全范围或选择性。

药物作用的选择性是指,在治疗剂量时,药物常常只选择性地对某一或几个器官或组织产生明显作用,而对其他器官、组织不发生作用。这是由于药物对某些组织细胞具有较大的亲和力,或是机体的不同器官组织对药物敏感性有差异所致。选择性有高、低之分,选择性高的药物,特异性强;选择性低的药物影响器官多,作用广泛,不良反应较多,如阿托品具有散瞳、口干、心搏加快等多方面作用,若选用其一,其他作用则为副作用。选择性往往是相对的,常与剂量有关,如咖啡因对大脑皮质有兴奋作用,然而大剂量应用也会兴奋延脑及脊髓,甚至引起惊厥。

个体差异:个体之间对同一药物的反应有明显差异,因人而异的药物反应称为药物作用的个体差异。如对同一药物,有的个体特别敏感,只需很小剂量就可达到应有的效应,常规剂量则产生强烈效应或中毒反应称为高反应性或高敏性;有的个体不敏感,需要很大的剂量才能达到同等药效,称该个体为低反应性或称耐受性。而当病原体对抗菌药物产生抗药性,使药效降低时,需要加大抗菌药物剂量或更换用药品种才能达到预期的抑菌或杀菌作用,称之为病原体对某药产生抗药性或耐药性。

4)量效关系:药物剂量大小与效应强弱之间的关系称为量效关系。是从剂量角度阐明药物作用的规律。在一定范围内,药物剂量增加,其效应相应增强,剂量减少,效应减弱;当剂量超过一定限度时能引起质的变化,产生中毒反应。

剂量就是药物的用量,按剂量大小与药效的关系,可将剂量分为:①最小有效量,即出现疗效的最小剂量。②治疗量,指大于最小有效量,并能对机体产生明显效应,又不引起中毒反应的剂量,也是适合多数人选用的常用量。③极量,是由药典明确规定允许使用的最大剂量,比治疗量大,但比最小中毒量小,也是医师用药选量的最大限度。超过极量用药则可能产生毒性反应。④中毒量指可引起毒性反应的剂量。⑤致死量,即可导致死亡的剂量。最小有效量与最小中毒量之间的剂量称为药物的安全范围。安全范围小易中毒。此外,还须注意单位时间内进入机体的药量,特别是静脉注射或静脉滴注时的速度,过快也会造成单位时间进入体内药量过大,引起毒性反应。

(8)时间药理学:时间药理学系指药物的时效性。时效性一方面研究药物对机体的作用,即时间药效和时间毒性,另一方面研究机体对药物的作用,即时间药动学。用时间治疗指数评价药物的时间安全性。

时间药理学的另一个重要方面,是对药效学和药动学时间节律的机制研究。

1)时间药动学:主要研究重要药动学参数的昼夜节律变化,由于与药物转运有关的多数生理功能如心输出量及肝、肾血流量,各种体液的分泌速度及 pH,胃肠运动等都有昼夜节律,使得许多药物的一种或几种药动学参数因而呈现昼夜变化。

时间药动学的研究有助于调整给药时间,使之与疾病节律适应,如哮喘患者夜间比白天病情重,服用茶碱后的代谢节律表明,血药浓度白天较夜间高,与疾病的昼夜节律吻合,通过调整给药剂量,即晚间服药量适当增加,白天服药量适当减少,全天服药总量不变,既可控制症状,又提高疗效。该计量调整方案已在实践中得到证实。氨基糖苷类抗生素通常每 12 小时用药 1 次,每次用量相同,该类药主要从肾排泄,对肾和听神经有毒性。实验证明,该类药物血药浓度白天低、夜间高,其毒性也是白天低,夜间高,且与血药浓度密切相关。将夜间用药量减少,白天用药量增加,既不影响其抗菌效果,同时又减弱了该药的毒性反应。

2)时间药效与时间毒性:药物作用强度在一定范围内与剂量大小成正比关系。但是,越来越多的时间药理学研究资料表明,即使相同剂量,给药时间不同,机体对药物的反应会有差别,药效也有差别。如洋地黄夜间给药,机体敏感性明显高于白昼给药。现已证实,几乎各类药物的作用都有不同程度的昼夜节律性差异。

时间毒性:许多常用药物的毒性都有昼夜节律性差异,不仅药物的急性毒性有昼夜节律性差异,而且药物的亚急性毒性及慢性毒性也有昼夜节律性差异。实验结果证实,氨基糖苷类抗生素对大鼠的肾毒性以 20:00 给药最大;许多抗肿瘤药物对造血系统损伤及消化道毒性也有昼夜节律性差异。

机体对药物产生的变态反应以及抗过敏药和抑制变态反应药的作用,也有昼夜节律性变化。许多抗组胺及变态反应抑制药也有昼夜节律性差异。如赛庚啶早 7:00 给药,其疗效持续时间可长达 15h 以上,而晚 19:00 给药,仅维持 6~8h,可见本品在清晨给药,作用更持久,疗效更好;机体对吗啡类药物的成瘾性也存在时间节律性差异。

药物的毒性反应有昼夜节律性变化,与其相对应,某些药物的解毒作用也有昼夜节律性差异。

(王方)

第三节　影响药物作用的因素

药物应用后在体内产生的作用(效应),常常受到多种因素的影响,例如药物的剂量、制剂、给药途径、联合应用,患者的生理因素、病理状态等,都可影响药物的作用,不仅影响药物作用的强度,有时还可以改变药物作用的性质。

临床应用药物时,除应了解各种药物的作用、用途外,还有必要了解影响药物作用的一些因素,以便更好地掌握药物使用的规律,充分发挥药物的治疗作用,避免引起不良反应。

一、剂量

药物不同剂量产生的药物作用是不同的。一般地说,在一定范围内剂量愈大,药物在体内的浓度愈高,作用也就愈强。临床上应用的既可获得良好疗效而又较安全的剂量称为治疗量或常用量。药典对某些药物作用强烈、毒性较大的药物规定了它的极量,即达到了最大的治疗作用但尚未引起毒性反应的剂量,超过了即可引起中毒。一般用药应在这个范围以内,不宜超过极量。

有的药物还可在不同剂量下有时产生不同性质的作用。例如,阿托品在逐渐增加剂量时,可依次出现心悸、散瞳、腹胀、面部潮红、兴奋躁动、神经错乱等效应。

不同个体对同一剂量药物的反应存在着差异。不过,大多数药物的常用量对一般患者还是可以达到治疗效果的,只有少数患者需要加大或减少剂量,增减的量一般不会大,但也有少数药物在不同患者所需剂量可以相差较大,如普萘洛尔和胍乙啶等。

二、制剂及给药途径

同一药物的不同制剂和不同给药途径,会引起不同的药物效应。一般地说,注射药物比口服吸收快,作用往往较为显著。在注射剂中,水溶性制剂比油溶性溶液或混悬剂吸收快;在口服制剂中,溶液剂比片剂、胶囊剂易吸收。此外,由于制剂的制备工艺及原辅料等的不同,也能影响制剂的生物利用度等。例如,不同药厂生产的相同剂量的地高辛片,服用后其血药浓度可相差7倍;微晶螺内酯20mg胶囊的疗效,可与普通晶型的螺内酯100mg胶囊相仿。

有的药物给药途径不同,可出现不同的作用,如硫酸镁内服导泻,肌内注射或静脉滴注则有镇痉、镇静及降低颅内压等作用。

三、联合用药

两种或两种以上药物同时应用或先后应用,有时会产生一定的相互影响,如使药物作用加强或减弱,使毒副作用减少或者出现新的毒副作用。假使联合用药的结果使药物的效应加强,为协同作用;若使药物效应减弱或抵消,则为拮抗作用。前者如磺胺甲噁唑与甲氧苄啶的合用,后者如甲氧氯普胺与阿托品的合用。

两种或两种以上药物配伍在一起,引起在药理上或物理化学上的变化,影响治疗效果甚至影响患者用药安全,这种情况称为"配伍禁忌"。无论药物相互作用或配伍禁忌,都会影响药物的疗效及其安全性,必须注意分析,加以妥善处理。

四、患者的因素

1.年龄 年龄是影响药物作用的一个重要因素。小儿与老年人对某些药物的反应与成年人不同。小儿的肝肾功能、中枢神经系统、内分泌系统等尚未发育完善,因此应用某些在肝内代谢的药物易引起中毒。例如氯霉素主要在肝内代谢,早产儿及新生儿的肝功能发育未完善,对氯霉素代谢缓慢,服用后极易引起中毒(灰婴综合征)。新生儿的肾功能尚未完善,一些经肾排泄的药物如巴比妥类、氨苄西林、地高辛等排泄缓慢,应用时剂量必须减少。肾上腺素皮质激素可影响蛋白质和钙磷的代谢,小儿处于生长发育阶段,如长期应用可能影响其生长发育。

老年人的生理功能和代谢适应能力都逐渐衰退,对药物的代谢和排泄功能降低。因此,对药物的耐受能力也较差,故用药剂量一般应比成年人减小。

2.性别 性别的不同也会影响药物的作用,如妇女有月经、妊娠、分娩、哺乳等特点,用药时应适当注意。妇女在月经期和妊娠期,子宫对药物或其他强刺激性药比较敏感,用药不慎,就有引起月经过多、流产、早产的危险。在妊娠期和哺乳期,由于某些药物能通过胎盘进入胎体或经乳汁被乳儿吸入体内,有引起中毒的可能,例如临产前不可用吗啡,因吗啡可通过胎盘,故有可能导致胎儿娩出后呼吸受到抑制。此外,还有一些药物如激素、抗代谢药物等,可致畸胎或影响胎儿发育。故在妊娠期间,切不可滥用药物。影响性功能的药物如性激素或同化激素(尤其是长期应用),可能引起女孩男性化,如长出胡须、多毛症、声音变粗、阴蒂肥大、月经紊乱等。

3.精神状态 患者的精神状态与药物的治疗效果有密切关系。患者如果能以乐观的态度正确对待疾病,不但可以减轻对疾病痛苦的主观感受,而且还能增强患者对疾病的抗御能力,有利于疾病的治愈。相反的,如果患者对疾病有很重的思想包袱,悲观失望,往往会降低治疗效果。

4.感应性 不同患者对同一药物的感应性可以有不同,有的患者对于某些药物特别敏感,例如普通患者服0.6～1.2g甚或以上的奎宁,才有耳鸣、头痛等症状,但敏感者虽只服0.3g以下的剂量即可出现此症状,这称为高敏性。相反的,有的患者对某种药物特别能耐受,必须用较大剂量才能产生应有的药物作用,这称为耐受性。

有些"特异质"患者对某些药物的作用,与一般的人有质的不同。例如,遗传性缺乏葡萄糖-6-磷酸脱氢酶的患者,在服用伯氨喹、磺胺类、呋喃妥因等或在吃蚕豆之后,可引起急性溶血性贫血。又如吗啡是中枢神经抑制性药物,但在特异质患者身上可引起兴奋作用。

还有一种变态反应,是指少数经过致敏的患者对某种药物产生由免疫反应异常所引起的特殊反应,如有人在应用青霉素时引起的过敏性休克即属变态反应,亦称过敏反应。

5.营养状况 患者的营养状况也能影响药物的作用。营养不良的患者,对药物作用较敏感,对药物毒性反应的耐受性也较差。

患者饮食对药物作用有一定的影响。食物能延缓胃排空,因而能延缓口服药物的吸收,推迟药效的出现,并可能影响药物作用的强度和持续时间。食物可增加某些药物的生物利用度如呋喃妥因、普萘洛尔、吲哚洛尔、苯妥英钠、螺内酯、氢氯噻嗪、肼屈嗪、地西泮、双香豆素等药物,这些药物以饭后服用为好。灰黄霉素与高脂肪食物同服也可增加其生物利用度,故宜在进食时服用。还有一些药物例如异烟肼、利福平、氨苄西林(口服)等的生物利用度可因食物的影响而降低,最好在饭前 1h 服用。

6.患者的病理状态 病理状态对药物有一定影响。例如解热药对发热患者有效,但对正常人并无降低体温的作用。结肠溃疡患者服用磺胺脒后往往引起中毒,即由于此药可以从肠溃疡面大量吸收之故。肝功能严重不足时,在肝内代谢的药物如泼尼松,其作用将减弱。肾功能不足时,药物排泄减慢,例如庆大霉素,用于肾功能严重不足的患者时,半衰期可长达 24h(正常肾功能为 2.3h),故必须延长给药间隔,以避免蓄积中毒。

(王方)

第四节 药物相互作用

一、药物相互作用的发生

各种药物单独作用于人体,可产生各自的药理效应。当多种药物联合应用时,由于它们的相互作用可使药效加强或不良反应减轻,可使药效减弱或出现不应有的不良反应,甚至可出现一些奇特的不良反应,危害用药者。因此,必须重视药物的相互作用问题。

药物相互作用主要是探讨两种或多种药物,不论通过什么途径给予(相同或不同途径,同时或先后)在体内所起的联合效应。但从目前水平来看,多数情况下只能探讨两种药物间的相互作用。超过两种以上的药物所发生的相互作用比较复杂,目前研究工作尚不多,此处主要探讨两种药物间的相互作用。

临床上常将一些药物合并给予,如在输液中添加多种注射药物。此时,除发生药物相互作用外,还可能发生理化配伍变化(即配伍禁忌)。

二、药物相互作用对治疗的影响

药物相互作用,根据对治疗的影响,可分有益的和有害的,尚有一些有争议性的。

1.有益的相互作用 联合用药时若得到治疗作用适度增强或不良反应减轻的效果,则此种相互作用是有益的。例如多巴脱羧酶抑制药(卡比多巴或苄丝肼)可抑制左旋多巴在外周的脱羧。两者合用可增加药物进入中枢而提高疗效,并减少外周部位的不良反应;甲氧苄啶可使磺胺类药物增效;阿托品和吗啡联用,可减轻后者所引起的平滑肌痉挛而加强镇痛作用等。

2.不良的药物相互作用类型 一是药物治疗作用减弱,可导致治疗失败。二是不良反应或毒性增强,如果超出了机体的耐受能力,也可引起不良反应,乃至危害患者。

3.有争议的相互作用 有一些相互作用在一定条件下是有益的,可为医疗所利用,但在其他时候也可以是有害的,常引起争议。如钙盐可增强洋地黄类的作用,一般认为应禁止联用。在很少数的特殊情况下,却需要联用,但必须在严密监护条件下进行。类似的情况不很多,此时,应根据实际情况进行判断。

4.重点注意的问题 实际上对于药物相互作用中,有益的相互作用是很少的,而不良的相互作用和有争议性的相互作用是较普遍的,即大多数药物相互作用中包含了不安全因素,可能引起不良反应和意外。

三、药物相互作用的分类

药物相互作用,按照发生的原理,可分为药效学相互作用和药动学相互作用两大类。这两类相互作用都可引起药物作用性质和强度的变化,此外,还有掩盖不良反应的相互作用,它不涉及药物正常的治疗作用,只涉及某些药物不良反应或毒性,掩盖不良反应的表现。

四、药效学相互作用

药物作用的发挥,可视为它和机体的效应器官、特定的组织、细胞受体或某种生理活性物质(如酶等)相互作用的结果。如不同性质的药物对受体可起激动(兴奋)或阻滞(指拮抗、抑制)作用。两种药物作用于同一受体或同一生化过程中,就可发生相互作用,产生效应的变化。

一般地说,作用性质相同药物的联合应用,可产生效应增强(相加、协同),作用性质相反药物的联合,其结果是药效减弱(拮抗)。因此,可将药效学相互作用分成"相加""协同"和"拮抗"3种情况。

1. 相加 相加是指两种性质相同的药物联合应用所产生的效应相等或接近两药分别应用所产生的效应之和。可用下式来表示(设 A 药和 B 药的效应各为1)。

$$A(1)+B(1)=2$$

2. 协同 又称增效,即两药联合应用显示的效应明显地超过两者之和,则可用下式表示(设 A 药和 B 药的效应各为1)。

$$A(1)+B(1)>2$$

3. 拮抗 即降效,即两药联合应用所产生的效应小于单独应用一种药物的效应,可用下式表示(设 A 药和 B 药的效应各为1)。

$$A(1)+B(1)<1$$

4. 药效学不良反应示例

(1)丙吡胺加 β 受体拮抗药:这是一个药效增强的例子。两药均有负性肌力作用,均可减慢心率和传导,合用时效应过强,可致窦性心动过缓和传导阻滞及心脏停搏。只有严密监护下方可联合应用,以保安全。

(2)红霉素加阿司匹林:两者均有一定的耳毒性,各自单独应用毒性不显著(阿司匹林可偶致耳鸣)。联合应用则毒性增强,易致耳鸣、听觉减弱等。具有耳毒性的药物尚有氨基苷类抗生素、呋塞米等。

(3)氯丙嗪与肾上腺素:氯丙嗪具有 α 受体拮抗作用,可改变肾上腺素的升压作用。使用氯丙嗪过量而致血压过低的患者,若误用肾上腺素以升压,则反导致血压剧降。

(4)氯丙嗪与苯海索:较大剂量的氯丙嗪用于精神病治疗常可引起锥体外系反应(不良反应)。苯海索具有中枢抗胆碱作用,可减轻锥体外系反应。但氯丙嗪也具一定的抗胆碱作用。联合应用时可显示较强的外周抗胆碱作用,不利于治疗。本例既是拮抗某一不良反应,又是另一不良反应加强的一个例子。

(5)降糖药与普萘洛尔:应用降糖药常因引起低血糖而产生心悸、出汗反应,使用普萘洛尔可掩盖这些反应,但由于 β 受体拮抗药可阻抑肝糖的代偿性分解,而使血糖更加降低,增加了发生虚脱反应的危险性。心脏选择型 β 受体拮抗药(阿替洛尔、美托洛尔等)抑制肝糖分解的作用较轻,但仍有掩盖低血糖反应的作用,均应避免联合应用。这是一个使不良反应加剧并掩盖不良反应的相互作用的例子。

五、药动学相互作用

一种药物的吸收、分布、代谢、排泄、清除速率等常可受联合应用的其他药物的影响而有所改变,因而使体内或血药浓度增减而致药效增强或减少,这就是药动学的相互作用。

这种相互作用可以是单向的,也可以是双向的。药物 A 与药物 B 联合应用,A 使 B 的吸收、分布、代谢或消除起变化,而 B 则对 A 无作用,这是单项的。而当 A 作用于 B 的同时,B 也对 A 有作用,这就是双向的。

药动学相互作用,根据发生机制的不同,可进一步分为:①影响药物吸收的相互作用。②影响药物血浆蛋白结合的相互作用。③药物诱导作用。④药酶抑制作用。⑤竞争排泄。⑥影响药物的重吸收等。

1.影响药物吸收的相互作用　本类相互作用发生于消化道中,经口给予的药物,其吸收可受到种种因素的影响。此类相互作用尚可进一步分为如下情况。

(1)加速或延缓胃排空:加强胃肠蠕动的药物(如西沙必利等)可使胃中的其他药物迅速入肠,使其在肠道的吸收提前。反之,抗胆碱药则抑制胃肠蠕动,使同服药物在胃内滞留而延迟肠中的吸收。

(2)影响药物与吸收部位的接触:某些药物在消化道内有固定的吸收部位,如维生素 B_2 和地高辛只能在十二指肠和小肠的某一部位吸收,甲氧氯普胺等能增强胃肠蠕动,使肠内容物加速移行,由于药物迅速离开吸收部位而降低疗效。相反,抗组胺药减弱胃肠蠕动,使这些药物在吸收部位潴留的时间延长,由于增加吸收而增效,而左旋多巴则可因并用抗胆碱药延迟而入肠减缓吸收,因之降效。

(3)消化液分泌及其 pH 改变:消化液是某些药物吸收的重要条件。如硝酸甘油片(舌下含服)需要充分的唾液帮助其崩解和吸收。若使用抗胆碱药,由于唾液减少而使之降效。

许多药物在 pH 较低的条件下吸收较好,并用制酸药则妨碍吸收。抗胆碱药、H_2 阻滞药及奥美拉唑等均减少胃酸分泌,也起阻滞吸收作用;大环内酯类抗生素在 pH 较高的肠液中吸收差;麦迪霉素肠溶片,虽然可减少在胃中被胃液破坏的量,但实际上进入肠道崩解后,在 pH≥6.5 时吸收极差,故现已不再生产肠溶片而改成胃溶片。

2.影响药物与血浆蛋白结合的相互作用

(1)药物与血浆蛋白的结合:许多药物在血浆内可与血浆蛋白结合。通常,药物(D)是有活性的,与蛋白(P)形成的结合物(D—P)为大分子不能透膜进入作用部位,就成为无活性的。但这种结合是可逆的,D—P 可逐渐分解,重新释出有活性的药物。

各种药物与蛋白结合有其特定的比率,如氨基比林为 15%,保泰松为 98%,苯巴比妥为 20%,吲哚美辛为 90%,磺胺二甲嘧啶为 30%,华法林为 95%,磺胺多辛为 95%,甲苯磺丁脲为 95%。

如果由于某些原因(如白蛋白低下,药物不能充分与之结合或由于药物相互作用)使结合率降低,则体内未结合型药物的比率相应增多,而药物的组织分布也随之增多,因之药物效应增强,药物的消除也往往加快。

(2)竞争血浆蛋白的药物相互作用:不同的药物分子与血浆蛋白的结合能力有差别。两种药物联合应用时,结合力强的药物分子(以 D_1 表示)占据了血浆蛋白分子,使结合力较弱的药物分子(以 D_2 表示)失去(或减少)了与血浆蛋白结合的机会或者结合力强者使弱者自结合物中置换出来,致使结合力较弱的药物未结合型的在体内浓度升高而显示较强的效应。

竞争血浆蛋白发生在那些蛋白结合率较高的药物分子间才有临床意义。如甲苯磺丁脲的正常结合率为 95%,未结合型者为 5%;如若结合率降为 90%,未结合型者即为 10%,即血中未结合型者浓度增加 1 倍,药效可明显增强。又如磺胺二甲嘧啶,其正常结合率为 30%,未结合型者为 70%,其结合率即使由 30% 降为 15%,则未结合型者增至 85%,即只增高约 20%,药效变化不如前者显著。

在实际工作中,水合氯醛、氯贝丁酯、依他尼酸、萘啶酸、甲芬那酸、吲哚美辛、二氮嗪、阿司匹林、保泰松、长效磺胺等均有较强的蛋白结合能力。它们与口服降糖药、口服抗凝药、抗肿瘤药(MTX)等联合应用,可使后面一些药物的未结合型者血浓度升高,如不注意,可致意外。

3.影响药物代谢的相互作用　药物在体内代谢的一般是经酶的催化,使药物由有活性者转化为无活性的代谢物(或低活性物)。也有少数药物(前体药物)在体内转化为有活性的药物而起作用。体内酶活性的变化必然会对药物代谢产生影响,而使其疗效相应变化。

(1)酶:有些药物具有抑制药物代谢酶活性的作用,可使其他药物的代谢受阻,消除减慢,血药浓度高于正常,药效增强,同时也有引起中毒的危险,见表 4－2。

表4－2　某些药物的酶抑相互作用

酶抑药物(A)	联用药物(B)	相互作用及后果
氯霉素	双香豆素类	B 代谢受阻,可引起出血
环丙沙星	茶碱	B 代谢受阻,血药浓度升高,出现不良反应甚至可致死
红霉素	茶碱	B 代谢受阻,血药浓度升高,出现不良反应甚至可致死
呋喃唑酮	麻黄碱、间羟胺	B 血药浓度上升、血压异常升高
别嘌醇	巯嘌呤、硫唑嘌呤	A 抑制黄嘌呤氧化酶,使 B 的代谢受阻、效应增强,有危险性

以下是一些具有较强酶抑作用的常见药物:别嘌醇、乙胺碘呋酮、氯霉素、氯丙嗪、西咪替丁、环丙沙星、右丙氧芬、地尔硫草、乙醇(急性中毒时)、红霉素、丙米嗪、异烟肼、酮康唑、美托洛尔、甲硝唑、咪康唑、去甲替林、口服避孕药、羟布宗(羟保泰松)、奋乃静、保泰松、伯氨喹、普萘洛尔、奎尼丁、丙戊酸钠、磺吡酮、磺胺药、硫利达嗪、甲氧苄啶、维拉帕米等。遇有这些药物时应警惕酶抑相互作用的发生。

(2)酶促剂:和酶的作用相反,某些药物具有诱导药物代谢、促使酶活性加强,可使其他药物代谢加速,而失效亦加快。对于前体药物,则酶促药物可使其加速转化为活性物而加强作用,见表 4－3。

表4－3　某些酶促药物相互作用

酶促作用(A)	联用药物(B)	相互作用及后果
苯巴比妥	口服抗凝药	B 加速失效
苯巴比妥	多西环素	B 的抗菌作用减效
苯巴比妥	维生素 K	B 减效可引起出血
利福平	口服避孕药	B 加速代谢失效,可引起意外怀孕或突破性出血
苯巴比妥	环磷酰胺	B 为前体药物,在体内代谢为醛磷酰胺而作用;加速代谢可加强细胞毒性

具有酶诱导作用的药物有巴比妥类(巴比妥为最)、卡马西平、乙醇(嗜酒慢性中毒者)、氨鲁米特、灰黄霉素、氨甲丙酯、苯妥英、格鲁米特、利福平、磺吡酮(某些情况下起酶抑制作用)等。

4.影响药物排泄的相互作用

(1)竞争排泄:许多药物(或其代谢产物)通过肾随尿排泄,其中有些是通过肾小球滤过而进入原尿的,也有的则通过肾小管分泌而排入原尿(排泌),在某些情况下也可兼而有之。进入原尿的药物,有一部分可由肾小管重新吸收进入血液,有相当多的部分则随尿液排出体外。

两种或两种以上通过相同机制排泌的药物联合应用,就可以在排泌部位上发生竞争。易于排泌的药物占据了孔道,使那些相对较不易排泌的药物的排出量减少而潴留,使之效应加强。例如丙磺舒减少青霉素、头孢菌素类的排泄而使之增效;丙磺舒减少甲氨蝶呤(MTX)的排泄而加剧其毒性反应,保泰松使氯磺丙脲潴留而作用加强等。

(2)药物的重吸收:药物进入原尿后,随尿液的浓缩,相当多的水分、溶质(包括部分药物)能透膜重新进入血流。多数药物是以被动转运方式透膜重吸收的,被动透膜与药物分子的电离状态有关。离子态的药物因其脂溶性差且易为细胞膜所吸附而不能以被动转动方式透膜,只有分子态的药物才能透膜重吸收。

人体血浆的 pH 为 7.4,此值相对稳定。当有外来的酸或碱进入血液,血浆缓冲系统即加以调节。多余的酸或碱可排泌进入尿液而影响其 pH,某些食物也可影响尿的 pH。

(王方)

第五节　药物的选择及用药注意事项

一、药物的选择

治疗一种疾病,常有数种药物可以采用,究竟应选用哪种,主要根据两方面考虑决定。

1.从疗效方面考虑　首先要看药物对这种病的疗效怎样,为了很快治愈患者,应选用疗效最好的药物。

2.从不良反应方面考虑　对药物要一分为二,既要看到它有治疗疾病的一方面,又要看到它有引起不良反应的一面。大多数药物都或多或少的有一些副作用或其他不良反应(如过敏反应、耐药性、成瘾性等)。有的药物疗效虽好,就因为能引起不良反应,在选药时不得不放弃,而改用疗效可能稍差但不良反应较少的药物,如止咳时除非必要,多不用可待因(略有成瘾性)而采用氯哌斯汀(咳平)或喷托维林(维静宁);镇痛时非必要,一般不用吗啡(易成瘾),而用哌替啶;治菌痢多不用氯霉素(毒性较大)用呋喃唑酮(痢特灵)、小檗碱等。同时也应考虑药物是否价廉易得。

二、用药注意事项

1.注意避免滥用,防止不良反应　处方用药,一定不能滥用。滥用药物,不仅造成物资上的浪费,更严重的是会给患者带来种种痛苦,造成药害。

2.注意患者病史　例如对胃肠道痉挛合并青光眼的患者,若忽视其青光眼病史而应用阿托品,将导致不良后果。

3.注意选择最适宜的给药方法 给药方法系根据病情缓急、用药目的以及药物本身的性质等决定,如对危重病例,宜用静脉注射或静脉滴注;对阴道滴虫病,多用阴道塞入;治疗肠道感染、胃炎、胃溃疡以及用驱虫药时,宜口服;治气管炎、哮喘,如同时采用气雾吸入,疗效往往较好;治疗痢疾可在口服之外加灌肠;治疗某些肿瘤,有时采用瘤体注射。抗生素及磺胺药类,除主要供局部应用(如新霉素、杆菌肽、磺胺醋酰钠、磺胺米隆)外,许多抗菌药物特别是青霉素应尽量避免局部应用,以免引起过敏反应,并导致耐药菌株的产生。当要求药物发挥吸收作用时,在口服后能被吸收的药物,最好采用口服。但遇患者昏迷或呕吐,病情危急,药物口服不能被吸收(如链霉素),刺激性大(如酒石酸锑钾)或容易被胃肠破坏(如青霉素、肾上腺素)时,就应该采用注射。皮下或肌内注射比较常用,因为安全(但也有一些药物不宜肌内注射或皮下注射,如金霉素酸性太强,不宜肌内注射,哌替啶刺激性强,不宜皮下注射)。在病情危急或药物局部刺激性很强(如酒石酸锑钾)时,可采用静脉注射。静脉注射一般要缓慢进行以保证安全,药液不得漏出血管之外(如酒石酸锑钾、金霉素、去甲肾上腺素、氯化锑等),如漏出血管可引起局部组织坏死。同一血管不可反复注射,以免药液刺激引起静脉炎。油溶液及油(或水)、混悬液禁用于静脉注射,因有引起血管栓塞的危险。

4.注意防止蓄积中毒 有一些药物排泄较慢而毒性较大的药物(如洋地黄、士的宁、依米丁),为防止蓄积中毒,用到一定量以后即应停药或给予较小剂量(维持量)。这类药物,由于容易引起蓄积中毒,故尽量避免用于肝、肾功能不全的患者,并规定一定的连续给药次数或一定时间作为1个疗程。1个疗程完毕以后,如需要重复给药,则应停药一定时间以后再开始下一个疗程。

5.注意年龄、性别和个体的差异 小儿由于机体发育尚未成熟,对药物的反应与成年人有所不同。例如:①对于镇静催眠药,洋地黄类、阿托品、磺胺类、激素等的耐受性较大,而对吗啡和中枢兴奋药则比较敏感。②应用酸碱类药物较易发生酸血症或碱血症,应用利尿药较易引起低钾、低钠现象。③应用大量或多种抗生素(尤其是口服广谱抗生素时),比较容易引起消化功能紊乱。在用药时必须注意上述这些特点。对幼婴和新生儿尤应注意有些药一般应禁用,如氯霉素、吗啡等。老年人对某些药物也有特异性,例如对麻醉药、肾上腺素等比较敏感,使用巴比妥类、阿托品后容易出现兴奋现象,须加留意。妇女由于生理情况不同,用药须慎重。例如在月经或怀孕期间,不可用剧烈的泻药(如硫酸镁、蓖麻油等),以免引起出血或流产。具有收缩子宫作用的药物如奎宁、麦角等,不宜用于孕妇,以免导致流产。有的药物(如丙米嗪、沙利度胺等)能引起胎儿畸形,亦禁用于孕妇。四环素可能影响婴儿骨骼的生长及乳齿的发育,因此,孕妇及婴儿禁用。有的患者服用某种药物后,常常出现一般患者不会出现的反应,如荨麻疹、血管神经性水肿等,此即过敏反应。如果患者对某一种药物过敏,以后就应该避免再给予这种药物。青霉素、白喉抗毒素(抗毒血清),破伤风抗毒素等易引起严重的过敏性休克,在注射以前,先做过敏试验。青霉素皮试阳性者,应避免使用青霉素而代之以其他药物,如病情必须使用青霉素者,以前认为必要时可考虑对患者进行脱敏注射,但由于具有危险性,现多不主张采用。对白喉抗毒素、破伤风抗毒素皮试阳性,而又必须使用者,可进行脱敏注射。

6.注意避免药物相互作用及配伍 禁忌配伍禁忌要注意以下两方面。

(1)注意药理性配伍禁忌(即配伍药物的疗效互相抵消或降低,或增加其毒性):除药理作用相互对抗的药物如中枢兴奋药与中枢抑制药、升压药与降压药、扩瞳药与缩瞳药、泻药与止泻药、止血药与抗血凝药等一般不宜配伍外,还需注意可能遇到的一些其他药理性配伍禁忌。

（2）理化性配伍禁忌:主要须注意酸碱性药物的配伍问题,例如阿司匹林与碱性药物配成散剂,在潮湿时易引起分解;生物碱盐（如盐酸吗啡）溶液,遇碱性药物可使生物碱析出;甘草流浸膏遇酸性药物时,所含的甘草苷水解生成不溶于水的甘草酸,故有沉淀产生;维生素 C 溶液与苯巴比妥钠配伍,能使苯巴比妥析出,同时维生素 C 部分分解。在混合静脉滴注的配伍禁忌上,主要问题也是酸碱的配伍,例如四环素类（盐酸盐）与青霉素钠（钾）配伍,可使后者分解,生成青霉素析出;青霉素与普鲁卡因、异丙嗪、氯丙嗪等配伍,可产生沉淀;等等。

7. 注意应用新药时必须慎重　在未应用以前,应先参阅有关资料,做到心中有数。在应用当中应注意观察疗效及远近期毒副反应。对某些新药,还须注意观察是否有致癌、致畸胎,有无成瘾性、过敏反应等。用量一般应从资料介绍的剂量的小剂量开始,然后根据临床经验调整剂量,但不可超过规定的极量,以确保患者的安全。

（王方）

第六节　药物治疗方案的合理制订

世界卫生组织在 1997 年制订了合理用药标准:①药物正确无误。②用药指征适宜。③疗效、安全性、使用、价格对患者适宜。④剂量、用法、疗程妥当。⑤用药对象适宜,无禁忌证、不良反应小。⑥调配无误。⑦患者依赖性良好。合理的药物治疗方案首先应遵循合理用药标准,并从以下几个方面综合考虑,使患者获得适度、有效、安全、经济、规范的药物治疗。

一、保证药物治疗的条件

有些疾病在实施药物治疗前需要采取一些非药物措施,为药物治疗创造条件,提高药物治疗效果或减少药物治疗的不良反应。如让职业性哮喘患者首先改变工作环境,再进行药物治疗;很多恶性肿瘤患者首先切除肿瘤,然后采用化学药物治疗（化疗）;高血压患者应首先限制摄盐量、规律作息并进行有规律的体育锻炼。

二、根据治疗目的选择治疗药物

药物治疗的目标可以是祛除病因,也可以是缓解症状或治疗并发症。在疾病发展的不同阶段,应抓住其主要矛盾制定相应的阶段性治疗目标,解决主要的临床问题。例如,大叶性肺炎是细菌引起的肺部感染,用抗菌药可祛除病因,控制感染;如肿瘤患者疼痛时应给予镇痛药,化疗副作用出现时给予对症处理;慢性阻塞性肺疾病急性发作时可出现呼吸衰竭、心力衰竭等,应分别做相应处置。还有一些药物使用,是为其他治疗创造条件或增加其他疗法的疗效,如肿瘤患者先进行化疗使肿瘤缩小后,再接受手术治疗,手术后再进行化疗以期进一步消除残留的肿瘤细胞。

三、选择合适的用药时机

合适的用药时机对于多种疾病都非常重要,在临床选择用药的时候应特别注意。例如缺血性脑卒中患者,及时抓住血栓溶解的机会,可以显著地改善预后;在糖尿病的治疗中,及早使用胰岛素才能保护胰岛细胞,减缓糖尿病的发展进程,延长患者生存期;据报道选择在心绞痛发作当时或在预期时间内,提前静脉滴注甘露醇注射液,可提高治疗的总有效率。

四、选择合适的剂型、剂量和给药方法

剂量调节应依据患者的年龄、体重、病情轻重、肝肾功能、药物反应的遗传多态性以及不良反应敏感性等做适当调整,希望以最低的剂量和最小的不良反应达到理想的治疗效果,并且随着病情的好转或进展,应相应调整剂量。剂量使用和调节不合理可能出现适得其反的后果。例如,急性心肌梗死溶栓和抗血小板治疗可引起大出血;糖尿病治疗过程中可出现低血糖昏迷等。药物剂型不同,其吸收和分布也不相同,应根据患者的具体情况,选择合适的剂型和给药方式等。例如对新生儿患者几乎所有的药物都静脉给药,因为新生儿胃肠道功能不完善且肌肉组织非常少,不能采用肌内注射;夜间哮喘应当用控释制剂,控制夜间发作;哮喘用药经液化吸入有起效快、用药量少和不良反应小等优点。

五、合理安排治疗方案和配伍用药

许多疾病的治疗都需要综合方案,包括药物治疗、手术治疗、康复治疗等联合使用,应合理安排顺序和时间。如需配伍用药,应遵循如下原则:用药的风险与费用不增加;使用方便,患者的依从性好。合用其他的相关药物时,应严密观察两药的作用是否可能叠加或拮抗,各药的剂量是否需要调整;合用时药物疗效应该协同(1+1>2)或相加(1+1=2)、药物不良反应最好相互抵消或减弱。

(王方)

第七节　特殊人群的用药特点

一、老年人合理用药

由于老年人(指 65 岁以上)机体各系统退行性变化,导致体弱多病;老年人因病多,治疗时应用药物的品种也较多,约有 1/4 老年患者同时服药 4～6 种。因此,老年人用药问题值得特别注意。

据美国药物不良反应监测系统的研究显示,随着年龄增长药物不良反应的发生率显著升高。研究表明,年龄 20～30 岁时,毒副反应发生率为 3%;30～50 岁时为 7%;50～70 岁时为 13%;70～80 岁时为 21%。可见随着年龄的增长,不良反应的发生率明显升高。又据报道,在 2000 多例地高辛中毒的患者中,80% 以上的人是 60 岁以上。老年人用药与成年人比,不仅存在量的差异也有质的变化。老年人的用药量除按老幼剂量折算表和体重折算相应减少剂量外,还需考虑老年人机体的生理、生化和病理的特异情况,如老年人的肝体积和血液量减少,血流量只有青年人的 40%～50%,代谢能力降低,首点效应减弱,生物利用增加;老年人的肾体积亦缩小,肾血流也仅是年轻人的 40%～50%,从而延缓药物的排泄,半衰期延长,但药浓度升高,亦造成蓄积中毒;老年人的靶器官有时表现出对药物的敏感性增加,使药物作用增强或延长,故对老年人而言,个体化给药尤为重要。

(一)老年人生理变化与用药关系

1.老年人生理特点　老年人随着年龄增高,在形态和功能上都不断发生变化。如细胞数

和细胞内液减少,小肠绒毛和上皮变性。由于肝重量减轻且在组织学上出现变性细胞,细胞内染色体和线粒体亦发生变化,故其中司理药物代谢的酶系统亦发生了相应变化,以致药物在血液中的半衰期延长。以肾为中心的排泄系统,功能上有不同程度的减退,肾重量减轻,组织学表现为肾皮质变等,继而波及肾髓质、肾血流量减少,肾小管滤过率及重吸收率皆减退,心脏排出低下。

总之,老年人从药动学观点来看,可归纳为吸收功能低下、排泄功能低下、代谢功能低下、药物反应性增高,即称为老年人的"三低一高"。

就老年人本身的生理特点而言,可总结为智能减退、活力减退、稳定性减退、张力减退、细胞内液变少,即所谓"四减一少"。

2.老年人药物代谢的特点　由于老年人在吸收、代谢和排泄等药学上发生了变化,使诸如氨基比林、安替比林、保泰松、对乙酰氨基酚(扑热息痛)、地西泮和普萘洛尔等药物在血中半衰期延长。

由于以肾为中心的排泄系统发生变化,致使诸如经肾排泄的地高辛、氨基糖苷类的抗生素、四环素、氯磺丙脲的血中浓度上升,以致发生蓄积中毒。

3.老年人生理与药物作用　老年人往往同时发生多器官疾病,即使一种疾病也往往应用多种药物,一个患者用药数达10种者已不鲜见。药物间的相互作用问题亦较复杂,不良反应时有发生。老年患者易于发生药物相互作用的药物有氨基糖苷类抗生素、利尿药、降压药、镇痛药、抗凝药、镇静药、抗震颤性麻痹药、抗抑郁药等。

(二)老年人疾病的十大特点

人的机体随着年龄的增长不断发生退行性改变,如细胞减少、外形衰老、器官萎缩、功能减退等。通常这些变化与年龄相符,这是生物界的自然规律,不能称作是老年病,倘若机体退行性改变超过了其年龄变化,就称作是老年病态了。

老年病与青壮年疾病不同,有其自身的特点,主要有如下十大特点。

1.易患多种疾病　老年人疾病与青年人非常不同之处,是多种疾病共存病例多。老年人基本上都患有动脉硬化性疾病、变态反应性疾病等,因此,慢性化趋势比较突出,且随着年龄的增长,发病率亦随之增高。

老年人易出现多系统疾病,一方面可出现数种脏器疾病,另一方面机体的某一脏器又可同时有几种疾病。以心脏病为例,可能有冠状动脉粥样硬化、心肌肥厚、心肌硬化、瓣膜疾病、传导系统退行性变化、肺性心脏病、心包炎等多种疾病同时存在;也有可能还患有循环系统及泌尿系统的疾病;甚至青光眼与白内障同时存在。

由于多种疾病互相交错,互相影响,从而导致自觉症状和临床表现的多样化和复杂化。

2.症状多样但不典型　老年人伴有机体老化,脏器功能减退,因而敏感性降低;虽病情严重,但自觉症状轻微;有时不出现疾病固有的症状,而出现其他非特异症状。老年人无论患何种疾病,都有症状和体征不典型这一特征。例如有些老人患心肌梗死,但心绞痛症状却不甚明显,甚至不感到疼痛。因此,老年人患者的自觉症状和临床表现是多种多样的,而且又常常是不典型的。

3.病史描述不清　人的机体进入衰老期以后,除机体的形态学发生改变以外,突出的表现是精神反应性发生变化。通常呈现反应迟钝,记忆力减退,对疾病的痛苦反应不明显。因此,老年人患者对病史的描述不够清楚,给诊断用药带来困难。

4. 易发生神志障碍 老年人易发生神志障碍,甚至昏迷。主要来源于脑血管疾病,其次为神经系统疾病、感染性疾病与代谢性疾病。老年人糖尿病酮中毒、低血糖、胃肠道出血、高度贫血、急性或慢性肾衰竭、老年人肺炎、肺水肿、心肌梗死性低血压、肺栓塞、感染性休克、电解质紊乱与脱水等疾病较青壮年易于导致意识障碍,甚至对年轻人不成问题的一般发热、腹泻等也可能引起意识障碍。有时因用药不当而导致药源性意识障碍等。

5. 易发生脱水 老年人由于渴中枢敏感性降低,平时饮水不足,加之发热、呕吐、腹泻、胃肠引流、止血、创伤等多种因素造成大量体液丢失,故易引起脱水。如果老年人患有失盐性肾炎、慢性肾上腺皮质功能减退症或滥用利尿药等原因,则易发生缺钠性脱水。再则,当老年人大量体液丢失时,若仅补给缺钠性水分(生理盐水),亦会造成药源性缺钠性脱水。缺钠性脱水的发生,可导致周围循环功能不全,血压下降,头痛以及食欲缺乏等。若进一步恶化,则易发生直立性低血压,嗜睡甚至昏迷。

6. 易发生电解质异常 老年人的电解质异常的发生率相当高。较常见的有低钠血症、高钠血症、低钾血症、低钙血症以及高钙血症等。

引起低钠血症的原因有肾衰竭、心力衰竭、肝硬化、抗利尿激素分泌异常综合征、甲状腺功能低下以及给予利尿、限制食盐、腹泻、呕吐等。

引起高钠血症的原因有脑肿瘤、脑出血等。

引起低钾血症的原因有呕吐、腹泻、饮水不足、长期使用泻药和利尿药等。一旦血钾显著降低,很容易发生心律失常,甚至引起室颤、传导阻滞等,尤需注意。

引起高钾血症的原因有尿毒症、肾上腺皮质功能减退、糖尿病酸中毒以及大量给钾和醛固酮缺乏等。高钾血症会引起心电图改变,有时危险性很大。

引起低钙血症的原因有肾衰竭,维生素 D 缺乏及重症腹泻等。如果低钙血症并发高钾血症,则心电图改变,可引起心律失常,且易发生心室纤颤,应加注意。

引起高钙血症的原因有乳腺癌、肺癌、肾癌、骨髓瘤和恶性淋巴瘤等恶性肿瘤。高钙血症易导致精神异常与意识障碍。

7. 易发生血栓栓塞性疾病 老年人常因恶性肿瘤和败血症,使全身小动脉产生多数血栓,即发生弥散性血管内凝血。导致这一疾病的病因还有肺炎、感染疾病、休克、急性白血病、重症肺炎、一过性心脏停搏、高渗性非酮症糖尿病、溶血性贫血和血栓性血小板减少性紫癜等。因血凝增加,往往容易发生血栓栓塞性疾病。同时,由于形成血栓而消耗了凝血因子,出血倾向增加,因而会引起身体脏器出血。

8. 易发生药源反应 老年人药物不良反应的发生率高,据报道 65 岁以上的老年人应用药物而发生并发症,为青壮年的 2.5 倍,80 岁以上老年人则用药并发症呈直线上升。这是由于:

(1)老年人机体对药物感受性增强,即使给予较小量的药物亦能出现超反应。如老年人用氯氮䓬(利眠宁)60～70mg,往往可能引起小脑共济失调;而青年出现上述反应,则要应用 600mg。

(2)老年人易发生中枢神经系统变异反应,某些药物可影响中枢神经系统而引起急性精神错乱。如老年人用巴比妥类药物的耐受性就比较差。

（3）老年人的生理平衡不稳定，在无应激状态时，体温能保持正常，一旦处于应激状态（内外环境中一切有害的刺激，如惊吓、创伤、手术、中毒、出血及休克等）或受感染或药物作用，均能影响体温调节。

（4）老年人随着衰老，由于肾血流量减少、肾小球滤过率降低，肾小管浓缩功能低下，肾的排泄率降低或由于肝实质细胞数量减少，肝血流量减少，肝代谢受损，可使体内血药浓度增高。进而可能由于患急性或慢性肾盂肾炎或患充血性心力衰竭、脱水以及高血压等症，导致肾功能受损加重，药物的耐受性因此亦大大降低。肝的解毒能力亦因肝组织退化、肝功能低下而被削弱。

9. 易出现屈曲性挛缩　老年人关节如手、腕、肘、肩、膝及髋骨等均易发生屈曲性挛缩。患脑血管病的老年人，若治疗护理不当，极易发生屈曲性截瘫，故应密切观察，以防发生挛缩。

10. 易发生体温调节障碍　老年人可能因环境稳定受损，不能维持正常的体温调节以及基础代谢障碍等原因，易于发生低体温或高体温等体温调节障碍。

据报道，老年人的低体温，常于甲状腺功能减退、脑血管意外、肺炎、肺栓塞、心肌梗死等严重疾病的过程中发生；亦可由给予含乙醇制剂、镇静药、安定药及抗抑郁药等药物而诱发。低体温的并发症为肝炎、胰腺炎以及包括心脏在内的多发性梗死，偶尔发生末梢性坏疽。低体温的老年人可突然死亡。

高体温，通常认为是由于体温调节中枢循环障碍所致。在炎热的夏季或在比较热的环境中，老年人出汗能力降低，体温调节能力受损，应注意高体温发生的可能性，这也是老年人在酷热时死亡率增加的一个因素。据报道，患有脑动脉硬化或糖尿病的老年人，易于发生体温高。

（三）老年人用药十四忌

1. 忌滥用解热镇痛药　引起老年人发热或疼痛的原因非常复杂，亦有可能是重病初起，因此，在病因尚未查清前，用解热镇痛药，只能暂时缓解症状，并不能从根本上治病；相反，还会掩盖了疾病的主要矛盾，会影响医师及时准确地诊断，从而耽误治疗。老年人容易患慢性腰、背、肩酸痛和四肢关节痛等症。如果长期服用吲哚美辛（消炎痛）、保泰松等止痛药，则多害无益。这是因为吲哚美辛有时会引起老年人眩晕，精神障碍或腹泻，胃肠道出血以及胃溃疡等。保泰松能引起水肿及再生障碍性贫血。

滥用止痛片会使一些老年患者形成药物依赖性成瘾。据医药研究证实，止痛片是产生肾损害的主要药物之一，索米痛片（去痛片）中含有氨基比林、非那西丁、苯巴比妥等药物。从临床实践发现，长期服用含有非那西丁药物，可引起肾乳头坏死、间质性肾炎，甚至可能进而诱发肾盂癌和膀胱尿道肿瘤。索米痛片中的氨基比林在储存过程中也可能自然形成亚硝胺化合物而成为致癌物质。

如果非选用解热镇痛药不可，最好不要选用含有非那西丁复方制剂的止痛片，而宜用单方的对乙酰氨基酚（扑热息痛）片、布洛芬片。布洛芬片是止痛药物中毒性较小的药物。

2. 忌滥用泻药　习惯性便秘，是老年人的常见病。如果靠泻药导泻，非但不能治好习惯性便秘，反而使患者对药物产生依赖和"成瘾"，使便秘成为习惯性顽症，要大便，就要服导泻药。同时，靠导泻药导泻，易发生结肠痉挛，使排便更加困难。长期服用泻药还可因钙、磷和维生素的丢失，造成体内钙、磷及维生素缺乏。有些泻药（如一轻松）长期服用易引起急性或慢性中毒性肝炎。由此看来,老年人习惯性便秘不宜使用泻药。

如确实需使用泻药,对年老体弱的高血压又兼痔疮或疝气的患者,可适当选用液状石蜡。但此药不能长期服用,它妨碍胡萝卜素、维生素 D、维生素 K 及钙、磷的吸收。因而需补充这些物质。亦可选用甘油栓剂,比较安全。

对于痉挛性便秘,有的口服阿托品等抗痉挛药物后即可纠正,不必非服泻药不可。

下列两种便秘,通常不需要服用泻药。一是饮食量少,食物过于精细而引起便秘。对此,只需多吃含纤维素的食物,如蔬菜、水果、海带、粗食物等即可调整过来;二是身体过胖、腹肌、肠肌收缩无力,肠蠕动减弱所致的功能性蠕动缺乏性便秘。只要多运动,并养成定时排便的习惯,便可逐渐调整正常。

3.忌滥用止泻药　引起老年人腹泻的原因是多种多样的。有的因腹部受凉引起的肠功能紊乱而造成;有的因暴饮暴食引起消化不良而造成;有的因吃不洁食物,细菌感染而造成;有的则因肝、胆、胰内分泌系统功能障碍而造成。同是腹泻但病因与病情不同,治疗原则亦不一样,不能一概止泻。尤其对细菌感染或细菌毒素引起的腹泻,其腹泻本身就可以排出毒物和细菌,如果使用止泻药,反而会阻止细菌和毒素的排出,造成毒素的重吸收,而加重或贻误病情。对细菌性腹泻首先应给予抗菌药物,杀灭或抑制致病菌,腹泻便渐停止。对老年人腹泻,在尚未明确诊断前,不应随意应用止泻药,慎重为宜。

4.忌滥用氟轻松　氟轻松是一种激素类外用药物,目前药用制剂为乳膏剂。它具有抗过敏、抗炎及止痒作用,对湿疹、神经性皮炎、皮肤瘙痒症、接触性皮炎、盘状红斑狼疮、扁平苔藓及日光性皮炎等均有一定疗效,与其他外用皮质激素药(如氢化可的松乳膏)相比,不良反应较小,因而被广泛应用。

氟轻松无杀菌作用,对于皮肤真菌病,由于真菌得不到抑制,使用氟轻松反而促使快速生长、蔓延,有的还出现水疱或脓疱。当用氟轻松治疗银屑病时,能使寻常性银屑病转脓疱性银屑病,成为难以辨认的皮肤真菌病。

老年人应尽量少用或不用氟轻松,即使是适应证必须用,一般不应连续使用,宜采用间断疗法。

5.忌滥用甘珀酸钠　甘珀酸钠(生胃酮钠)是近年来临床上用来治疗胃溃疡病的新药。它能增强胃黏膜的分泌,延长胃上皮细胞寿命;抑制胃蛋白酶活力,减少胆汁反流,改善前列腺素代谢,具有加速溃疡病愈合,改善胃黏膜抵抗力以及具有消炎等多种作用。通常,对治疗胃及十二指肠溃疡病疗效较佳。

老年人慎用甘珀酸钠,如必须服用,亦应减少剂量。每日服用量可控制在一般成年人剂量的 3/4,同时,应注意低血钾的早期出现,如四肢无力、腹胀等症状。服药期间,最好 1～2 周检查 1 次血钾,发现低钾,及时补钾。原无心脏病和心律失常的老人,在服药期间一旦出现心律失常,应停服该药,及时就医。原有心脏疾病和肝、肾功能不良的老年人,要禁用该药。

6.忌酒后服用甲喹酮　据文献报道,酒后服用甲喹酮(安眠酮),容易发生精神错乱,老年人更应注意,尤其对嗜好饮酒的老年人,因为甲喹酮和乙醇都可以作用于神经系统,而乙醇可以增加甲喹酮的毒性。

再则,甲喹酮是易产生依赖性的药品,连续服用 2～4 周,即可成瘾,一旦突然停药,可能发生惊厥致死。该药已列入麻醉性药品管理。

7.忌滥用吲哚美辛　吲哚美辛(消炎痛),临床主要用于抗风湿、消炎止痛,有较强的消炎、解热和镇痛作用。

吲哚美辛也有一定的毒性反应。尤其对患有高血压、冠心病的老年人,如果伴有类风湿关节炎,而应用此药,往往会招致严重后果。因为有一类前列腺素对周围全身血管及冠状动脉具有扩张作用,吲哚美辛能抑制前列腺素的合成,可导致血管痉挛,使外周血管阻力升高,引起高血压;并可导致冠状动脉痉挛,从而加重心肌缺血、缺氧、容易诱发心绞痛或导致心肌梗死。

8.忌滥用镇静催眠药　失眠虽是老年人常见的症状,但不一定都需用药。老年人应从生活规律上加以调节,对神经性失眠,主要应从精神疗法以及生活上给予指导,而以药物疗法为辅。如严重失眠确需用药时,偶尔服一点镇静催眠药是可以的,要注意不要养成习惯。不少镇静催眠药,如苯巴比妥、甲喹酮、甲丙氨酯等,即使开始用量很小,若长期服用,势必增加用量才能奏效,而一旦养成习惯,再想撤药就困难了。久服后停药,会产生头晕、恶心、肌肉跳动或失眠等停药反应。因此,必须正确使用镇静催眠药。失眠如系不能入睡造成的,可服用作用较快的司可巴比妥(速可眠)或用丙氨酯,通常服用 15～20min 后即可入睡;如为夜间易醒,可服长效格鲁米特(导眠能)、苯巴比妥或地西泮。

同时还要注意,镇静催眠药不能常服一种,以免产生药物依赖性,在确需用药的情况下,最好交替或轮换使用,且用量一定要小。

9.忌滥用肾上腺皮质激素　哮喘是老年人的常见病,多发病。不少人喜欢用肾上腺皮质激素(简称为皮质激素)治疗老年性哮喘。要知道皮质激素并不是治疗哮喘的特效药。皮质激素和其他平喘药一样,只能暂时缓解症状而不能根治;相反,如长期或反复使用,往往会造成对皮质激素的依赖,还会降低其他平喘药的疗效,以至稍一停药即可导致哮喘发作。同时,皮质激素还有降低机体抵抗力,造成代谢紊乱的不良反应。除非是出现重度的哮喘持续状态,而对一般平喘药已产生耐药性,治疗效果很差的情况,或是经常反复发作或慢性发作的哮喘病患者,虽经各方防治,仍收效不大,因而严重影响其工作及生活等,方可使用。但使用时,要应用最小的有效量,以维持其不发作即可。

患有肠道疾病或处于慢性营养不良的老年患者,不宜使用皮质激素。因皮质激素能抑制蛋白质合成,增加凝血酶原,促进血栓形成。同时,降低肠壁细胞的抵抗力而导致胃及十二指肠溃疡以及引起空、回、盲肠和结肠出血或穿孔。国内有资料报道,全身或局部长期使用皮质激素,均有可能发生青光眼或白内障。

10.忌滥用维生素 E　维生素 E 很多人对它有浓厚的兴趣,是当今保健药的主要药物之一,它的应用范围不断扩大。如治疗心血管系统疾病,调整性功能,保肝解毒及防治营养性生理疾病等方面已被广泛应用。最受老年人欢迎的是它具有抗衰老功能。不过,值得注意的是,维生素 E 的用量越来越大,疗程越来越长,甚至剂量往往超过数十倍,这样便对机体产生了危害。据国内外有关文献报道,长期、过量服用维生素 E,会造成下列危害:一是能引起药源性疾病,如高血压、血栓性静脉炎、乳腺癌及形成危症的肺栓塞;二是使原患心血管疾病,如心绞痛、糖尿病患者的病情加重,以及延迟伤口愈合,造成久而不愈;三是造成患者额外痛苦,轻者可出现唇裂、头晕、恶心、生殖功能障碍,重者可致低血糖、阴道出血等;四是可改变一些生化数值,从而干扰诊断的准确性,如出现甲状腺激素减少、三酰甘油和胆固醇增高等;五是使机体的抵抗力降低及免疫系统功能改变等。综上所述,可见老年人应用维生素 E 应引起重视,不是多多益善。

11.忌滥用抗生素　　自 20 世纪 40 年代以来,相继发现青霉素和链霉素等抗生素之后,人类的化学治疗方法便产生了飞跃。抗生素对控制细菌感染性疾病及降低病死率,确实起到了重大的作用,成为疾病防治的常用药物,是患者信赖的有效药物。

目前,临床常用的抗生素已发展到 40 种以上,每日应用抗生素处方约占全部处方总数的 30％,可见抗生素在用药中所占的比重之大。

然而,抗生素与其他的化学药物一样,均具有毒性反应和副作用。所以,老年人由于肝、肾功能的自然减退,抗生素在肝、肾的代谢与排泄速度因此而减慢,血液中的抗生素浓度必然增加,故老年人使用抗生素时,应选择那些对肝、肾功能损害小的,而又对症的药物。

对肝损害较重的药物有四环素、依托红霉素、氯霉素等。

对肾损害较重的有四环素、新生霉素、庆大霉素、头孢噻啶、头孢唑林钠、两性霉素、多黏菌素、杆菌肽、万古霉素等。

抗生素对肝、肾的影响,除了药物种类以外,使用剂量与用药时间亦有关系。老年人使用抗生素宜剂量小、时间短。对过敏体质的老人,更应谨慎使用。

12.青光眼患者忌服地西泮及糖皮质激素　　青光眼是老年人常见病。闭角型青光眼及部分开角型青光眼患者,其早期症状,常有头昏、头痛、眼胀以及看灯光周围有彩虹光圈等。出现这些青光眼的早期信号,亦正是治疗青光眼的好时机。此时,如能及时按青光眼治疗,酌情给予降低眼压的药,如毛果芸香碱、可乐定以及噻吗洛尔眼药水等,必要时口服乙酰唑胺等,视力会很快恢复,不致影响正常生活。但若将疾病早期症状误认为是感冒头痛等,服用地西泮或索米痛片,虽可改善症状,却掩盖了病情,从而失去早期治疗的良机,致使病情继续恶化,眼压继续升高,继而产生剧烈头痛、眼胀、视力减退,最后由视神经萎缩导致失明。所以,如果老年人出现原因不明的头痛、头晕时,在未确诊前,不可滥用地西泮或止痛片。

老年人青光眼患者应禁用糖皮质激素,这是因为糖皮质激素能阻止溶酶体中水解酶的释放,使眼前房角中未解聚的黏多糖无法解聚;而未解聚的黏多糖可发生水化,使前房角的巩膜小梁产生水肿而导致房水流通不畅,从而使眼内压升高。据临床资料报道,局部应用或口服糖皮质激素 2~4 周,约有 1/3 以上的青光眼患者发生眼压升高。

13.忌滥用补药　　补药是用来治疗虚弱症的,对一些慢性、消耗性疾病以及某些重病初愈的恢复期或营养不良,长期体虚的人,适当用些补药确实能达到较为理想的治疗作用。对一些急性休克、虚脱、失血以及外伤等症,有时确能收到起死回生的效果。

补药的种类很多,西药中有维生素、葡萄糖、血浆、蛋白质等。人体内补充这些成分,只有当某些疾病造成某些营养物质缺乏或者抢救危重患者时,由医师根据病情酌情给药。中药则有补气药,如人参、党参、太子参、黄芪、茯苓、白术等;补血药,如当归、大枣、熟地黄、桑椹、白芍、山茱萸;补阴药,如枸杞子、龟甲、鳖甲、龙眼肉、北沙参、黄精;补阳药,如人参、鹿茸、鹿肾、狗肾、肉苁蓉、海马、海龙等。

老年患者虚证较多,有些慢性病的恢复期适当服用些补药,对康复有益。如消化系统疾病,病后常服用香砂六君子丸;糖尿病、肾炎恢复期,常服用六味地黄丸;久病虚弱者常服些蜂乳、四君子汤等,可起到扶正祛邪作用,是必要的。倘若不根据患者体征,认为只要是补药都是有益无害,有时会误补伤身,带来危害。

以人参为例,人参是人们所熟知的珍贵滋补强壮药,也是老年人常用补药之一。中医常用它治疗虚脱、心力衰竭、气短、喘促、自汗肢冷、心悸怔忡、久病体虚、神经衰弱等。对身体虚弱或老年人不愧为一味强身健体、延年益寿的良药。人参的一般用量为3~9g,煎服、蒸煮均可。若磨成粉末或压成片吞服,每次用量1~1.5g,每天1~2次,空腹时服用最好。只有在抢救虚脱时,才能用较大剂量(9~30g)。

人参虽好,切不可多用、滥用。连续或过量服用人参,可引起失眠,体重减轻,甚至可能发生晨泻、水肿、高血压以及神经过敏等一系列人参滥用综合征。曾有文献报道,严重者可导致精神错乱或心肌抑制症状。

国外有文献报道,在老年人连续应用人参近2年中,进行调查结果表明,60%以上的人,出现中枢神经系统兴奋症状,表现为失眠,易惊醒、震颤等;14%的人出现腹泻、高血压等;20%的人易于激怒;10%的人性情抑郁。因此,年纪越大,越要慎用。

前人认为,人参长于补虚,短于攻疾。临床上认为,凡属气盛身热、脉滑实有力、大小便不通等实热证,如肝阳上亢的高血压,湿热壅滞的水肿及实证失眠、烦躁、感冒发热等均不宜服用。一般气虚者,亦不宜长期服用;阴虚者,宜选用西洋参,否则会发生便秘或鼻出血。抢救亦多用西洋参。有头痛、头胀、发热、恶心、呕吐症状的老年人,治疗期间最好不要服用人参。而长期服用人参后,切不可突然停药,应逐渐减少服用量和次数,以免引起低血压反应。

14.忌滥用静脉输液与静脉给药　静脉输液及给药,在老年人药物治疗中,占有重要的地位。老年人由于脑神经系统病变,如神志不清乃至昏迷,以及吞咽困难,胃肠道吸收不良或肾功能障碍等,往往经口服给药受到限制,有时完全不可能。因此,静脉给药便成为主要的给药途径。再则,静脉给药对于不少药物的吸收、疗效及在争取治疗时间上,都为口服给药所不及。但是,老年人静脉给药也有一系列问题,如除老年人皮肤及血管发生变化,给技术操作带来困难外,老年人往往配合困难,输液或静脉给药又易发生局部或全身反应,加之药物相互间作用,输液量及输液速度等问题,都会给老年人带来不利,甚至是致命的危害。因此,对老年人进行药物治疗前,尤应权衡利弊,全面分析。一般对老年人的给药原则,是按口服、肌内注射、静脉注射的顺序进行的。凡病情稳定,可以口服给药时,则应尽量少用静脉注射,不要轻易给老年人挂吊针。

不少药物在老年人比在青年人(指30岁以下)更易引起不良反应。经临床研究表明,其不良反应的发生大多属于药动学方面的原因,只有少数药物的不良反应,属于药效学方面的原因。因此,给老年人用药时,需了解老年人的药动学特点(药动学参数见表4—4),就能合理用药以避免发生不良反应。

表 4—4　老年人常用药药动学参数

类别	药物名称	年龄	半衰期 $t_{1/2}$(h)	肾清除率[ml/(min·kg)]
抗生素类药物	青霉素(静脉注射)	77	0.55	
	普鲁卡因西林(肌内注射)	77	18	
	双氯西林	65	3.97	
	丙匹西林	65~80	0.57	
	羟氨苄西林(静脉注射)	89	1~1.5	
	头孢唑林	70~88	2.67	1.11
	头孢拉定	70~88	3.15	0.57
	双氢链霉素	75	5.2	
	卡那霉素	70~90	2.48~7.40	
	四环素	75	4.5	
镇静催眠药	地西泮	65	32	
	硝西泮(不活动者)	66~89	28.9	
	氯氮䓬	69	10.1	0.61
	氯甲噻唑	70	6.34	35
心血管系统药物	普萘洛尔(口服)	80	3.61	
	普萘洛尔(静脉注射)	80	3.53	13.2
	普拉洛尔	80	8.6	
	美托洛尔	67	5.0	
	地高辛	72	73	0.83
	奎尼丁	69	7.7	2.64
	利多卡因	65	2.33	8.1
镇痛解热药	吗啡(静脉注射)	65~80	4.5	12.4
	阿司匹林	>65		0.28
	氨基比林	65~85	8.25	
	对乙酰氨基酚	81	3.03	5.05
	吲哚美辛	71~83	1.73	
	保泰松	81	110	
其他	苯巴比妥	>70	107	
	异戊巴比妥	>65	86.6	
	甘珀酸钠	>65	22.9	0.055
	异烟肼	>65	1.5	
	华法林	76	44	0.054
	维生素 K(单独应用)	>65	3.51	
	维生素 K 与华法林合用	>65	7.8	
	奎宁	>65		6.22
	丙米嗪	>65	23.8	

二、孕妇与小儿合理用药

(一)妊娠期生理改变

妊娠是一特殊时期,母体与胎儿系同一环境中的两个紧密联系的独立个体,其生理反应和对药物的敏感性有很大差异。因胎儿很多器官还没有功能,主要靠胎盘而不是依靠自己的器官去获得必需的营养物质和排泄代谢产物。当药物在母体血液中出现时,由于胎儿对母体的这种依赖关系,势必对胎儿的生长、发育带来影响。

妊娠对母体各系统均有明显的生理改变,对某些药物的代谢,如氧化、还原、水解、结合等过程有一定影响,药物不易解毒或不易排泄,可能有蓄积中毒。如妊娠时体内孕激素水平增高,可抑制某些药物与葡萄糖醛酸结合,尤其在妊娠早期有妊娠剧吐而营养缺乏时,更为明显,因而可使有些药物作用时间延长,容易蓄积过量而中毒。

妊娠期体液及血容量均增加,对药物的体内分布有很大影响。单位体积血清蛋白含量降低,而其中白蛋白下降更为明显。可造成低血清低蛋白血症。妊娠期药物与白蛋白结合能力明显降低,与白蛋白结合减少,血中游离药物浓度增加,分布到组织和通过胎盘的药物增多。

动物和体外实验表明,妊娠期对药物的氧化、还原代谢减慢,但氧化作用可能较非妊娠期增加。值得注意的是:有的药物本身毒性不大,而其代谢产物可能对胎儿毒性较大。

(二)妊娠期用药原则

妊娠前 3 个月内是胚胎组织的发育期,肢体和器官系统正在形成,对一些致畸药物特别敏感。沙利度胺(反应停)事件的调查结果表明,孕妇在妊娠第 5~7 周给予沙利度胺,引起胎儿肢体畸形率特别高,故妊娠早期应尽量避免用药,尤其是未经充分研究的药物。妊娠 4~9 个月,此期胎儿发育已渐成熟,但许多脏器功能仍不成熟,尚无代谢和排泄药物的能力,极易受到药物的损害。除非绝对需要时方可用药。具体参考以下几项原则。

1.经母体充分对照试验证明,对整个妊娠期的胎儿影响极微的药物,才能确定需要时用这些药物。

2.在动物繁殖性研究中,未见到对胎儿的影响,但未进行对孕妇的对照研究,这类药物不得应用。

3.在动物研究中有对胎儿的不良反应(致畸或杀死胚胎),但未在对照组的孕妇中进行研究,本类药物只有在权衡了对孕妇的好处大于对胎儿的危害之后,方可应用。

4.试验证明可产生分娩缺陷,由于本类药物对某些疾病有特效,可允许在危及生命或严重疾病而无其他安全有效药物时使用,但应事先向患者讲明。

5.妊娠期常因一些合并症而必须用药物治疗时,只要做到合理用药,就能够防止胎儿对母体疾病的影响。如有人观察患重症结核的孕妇,用异烟肼、链霉素和对氨水杨酸钠治疗后,可使新生儿营养不良的发生率比对照组下降一半,死产也有减少;患缺铁性贫血或糖尿病的孕妇,分别应用铁剂和胰岛素治疗,能减少胎儿和新生儿的死亡率;奎宁虽可引起流产、早产,但是当孕妇患疟疾经用此药时,用药后有时还可减少因疟疾引起的流产死胎。

(三)孕期用药

鉴于很多药物可以自由地通过胎盘,所以在孕期用药要特别慎重,方能合理、有效地用药,在孕期中慎用或禁用药品介绍见表 4—5。

表 4—5　孕期慎用或禁用药物

类别	药名	危险时期 (每3个月一期)	不良反应
抗酸药	碳酸氢钠	1、2、3	大剂量应用时可导致代谢性碱中毒。在动物实验中未发现有致畸或胎儿毒性作用,但尚未用于人类,故应避免应用
	米索前列醇 奥美拉唑	1、2、3	应避免应用,可诱发子宫收缩及出血,胚胎物质部分或全部被排出。在繁殖实验中发现,本药可减轻胎儿体重,故应避免应用此药
止泻药	地芬诺酯	3	哌替啶类麻醉药,避免在分娩或接近分娩期应用
导泻药	液状石蜡	1、2、3	阻止脂溶性维生素(维生素 A、维生素 D、维生素 E、维生素 K)的吸收
	刺激性泻药	1、2、3	对敏感的患者可增加子宫收缩
利胆排石药和保肝药	鹅胆酸		可能对胎儿代谢有不良影响
心脏用药	胺碘酮	2、3	可能导致新生儿甲状腺肿及心动过缓
	丙吡胺	3	曾有1例提早分娩的报道
	氟卡尼		对有些动物有致畸作用
	奎尼丁	1、2、3	在大剂量使用时,偶可导致早产
	氨酰甲苯胺	1、2、3	在动物繁殖实验中显示对母亲或胎儿有毒性作用
抗高血压药	ACE抑制药(巯甲丙脯氨酸、西拉普利、依那普利、赖诺普利、培哚普利)	1、2、3	禁用
	苄二甲胍	3	直立性低血压、减少子宫胎盘的灌注
	异喹胍	2、3	长期使用可引起新生儿脱发并损害
	二氮嗪		抑制胰岛素分泌,致血糖升高,明显松弛子宫平滑肌
	利舍平	3	分娩时用药可抑制子宫收缩。新生儿嗜睡、拒奶等
β受体阻断药	醋丁洛尔 阿替洛尔 倍他洛尔 拉贝洛尔 纳多洛尔 氧烯洛尔 普萘洛尔 噻吗洛尔	3	可引起胎儿子宫内发育迟缓,新生儿低血糖及心动过缓,胎儿低血压
钙拮抗药	氨氯地平 尼卡地平 尼莫地平 硝苯地平 维拉帕米	3	可抑制分娩。有胎儿缺氧的可能,与母亲低血压有关

（续表）

类别	药名	危险时期 （每3个月一期）	不良反应
利尿药	呋塞米	3	减少血容量及胎盘灌注。在动物实验中有毒性
	螺内酯		
	噻嗪类	1、2、3	可引起新生儿血小板减少症及电解质紊乱
血管收缩药	间羟胺	1、2、3	禁用。可减少胎盘灌注量
	去甲肾上腺素	1、2、3	禁用。可减少胎盘灌注量
	麦角及麦角胺衍生物	1、2、3	禁用。诱发子宫收缩，可引起早产和急产
抗凝血药	抗血栓形成药及纤维蛋白溶解药：链激酶、尿激酶		产后禁用。可引起产后出血
	肝素	1、2、3	孕期长期使用可致母亲骨质疏松
哮喘用药	氨茶碱/茶碱	3	新生儿易激怒、心动过速、呼吸暂停
	β受体兴奋药	3	大剂量肠道外用药，如沙丁胺醇，可使分娩延迟，抑制子宫收缩
解热镇痛药	阿司匹林		使胎儿的动脉导管于宫内关闭，并可能造成新生儿持续肺动脉高压
	水杨酸类		婴儿有出血的危险。推迟或延长分娩
	金诺芬	1、2、3	在某些动物种类可出现致畸作用。尽量避免使用
镇痛药	可待因		
	右美沙芬		
	右旋吗酰胺		
	右旋丙氧吩		
	二醋吗啡	3	新生儿呼吸抑制。母亲有药物依赖性的新生儿可能出现戒断症状
	二氢可待因		
	芬太尼		
	美沙酮		
	吗啡、环丁甲羟氢吗啡、喷他佐辛		
	罂粟碱	1	禁用
抗抑郁药、精神病药、抗焦虑药及镇静安眠药	巴比妥类	1、2、3	禁用。新生儿出现戒断反应，出血或出血性疾病，低血压，呼吸功能减退
	苯二氮草类	1、3	新生儿萎靡及戒断症状。避免长期应用
	锂盐	1、2、3	禁用。可出现先天性畸形、新生儿甲状腺肿、心脏病、肌张力低下等
	吩噻嗪	3	偶见新生儿锥体外系反应
	三环类（阿米替林、布替林、氯丙帕明、去郁敏、度硫平、多塞平、丙米嗪、马普替林、米安色林、去甲替林、普罗替林、曲米帕明、曲唑酮）	3	偶出现心动过速、易激惹、肌肉痉挛、惊厥、尿急、新生儿戒断反应

（续表）

类别	药名	危险时期 （每3个月一期）	不良反应
抗帕金 森病药	左旋多巴 苄丝肼 卡比多巴		在动物研究中有毒性反应，对人类影响尚不明确
抗癫痫药	卡马西平	1	可能有很小的致畸危险，包括新生儿神经管缺陷的发病率增加
	乙琥胺	1	可能致畸
	苯巴比妥、巴比妥	1、3	先天性畸形
	丙戊酸钠	1、3	新生儿神经管缺陷（尤其是脊椎裂）
拟胆碱药	新斯的明	3	大剂量应用时致新生儿肌无力
	溴吡斯的明	3	大剂量应用时致新生儿肌无力
激素类药物	雄激素（美睾酮、 苯丙酸诺龙、羟甲 烯龙、睾酮）	1、2、3	禁用。致女胎男性化
	氯米芬	1	禁用
	皮质类固醇激素 （布地奈德、氯氟 美松酮、氯氟美 松、氟氢缩松、去 羟米松、地塞米 松、二氟可龙、氟 轻松、氟新诺龙 酯、氯氟松、氢化 可的松、甲泼尼 龙、泼尼松龙、泼 尼松、曲安西龙）	2、3	长期使用可能抑制新生儿肾上腺皮质的功能
	达那唑	1、2、3	有轻微的雄激素作用，有致女胎男性化
激素类药物	孕三烯酮	1、2、3	禁用
	生长素/奥曲肽	1、2、3	理论上禁用
	孕激素（烯丙雌烯 醇、脱氢孕酮、羟 孕酮）	1	禁用。可能影响胎儿生长。大剂量可致畸
	己烯雌酚	1	禁用。可致阴道癌、泌尿生殖系统异常
避孕药	口服避孕药		流行病学研究显示对胎儿有不良影响
	宫内避孕器	1、2、3	禁用。可致妊娠早、中期自然流产

（续表）

类别	药名	危险时期（每3个月一期）	不良反应
抗消炎药物	氨基糖苷类（阿米卡星、庆大霉素、卡那霉素、奈替米星、链霉素、妥布霉素）	2、3	禁用。第Ⅷ对脑神经损害，对胎儿有潜在神经毒性和耳毒性
	氯霉素	3	灰婴综合征
	喹诺酮类（环丙沙星、萘啶酸、诺氟沙星、氧氟沙星）	1、2、3	导致未成熟动物出现关节病
	四环素类（金霉素、地美环素、多西环素、赖氨甲四环素）	2、3	大剂量肠道外给药时造成母亲肝损害、骨生长异常等
	甲氧苄啶	1	可能有致畸的危险
	氟康唑	1、2、3	大剂量应用时对动物胚胎有不良影响
	氟胞嘧啶		
	灰黄霉素		
	依曲康唑		
	酮康唑	1、2、3	对动物胚胎有毒性和致畸作用
磺胺类药	磺胺类药（长效磺胺、磺胺嘧啶、磺胺二甲嘧啶）	3	对新生儿有毒性作用，如黄疸、溶血性贫血等
抗阿米巴药	甲硝唑	1	禁用妊娠前3个月
驱虫药	阿苯达唑	1	在动物研究中有致畸作用
	甲苯达唑		
	噻苯达唑		
抗病毒药	碘苷		禁用。在动物研究中有致畸作用只在非用不可时使用
	干扰素		
	利巴韦林		
抗癌药	放线菌素D	1	禁用。大部分有致畸作用
	他莫昔芬	1、2、3	对胎儿发育有不良影响
抗疟药	氯喹、羟氯喹	1、2、3	大剂量可引起胎儿神经系统异常
	甲氟喹	1	早期应用可能有致畸作用
	伯氨喹	3	可引起G-6-PD缺乏症，新生儿溶血等
	氯胍		血红蛋白症
	乙胺嘧啶		叶酸拮抗药，可能有致畸
	磺胺多辛		可能有黄疸
	奎宁		大剂量可以致畸

（续表）

类别	药名	危险时期（每3个月一期）	不良反应
抗尿路感染药	呋喃妥因	3	G—6—PD缺乏症,新生儿可能发生溶血
子宫收缩药	麦角新碱		诱发子宫收缩,可能引起早产和急产
降糖药	双胍类	3	禁用。可导致胎儿出现乳酸性酸中毒,致新生儿低血糖
	磺酰脲类(氯磺丙脲、格列本脲、格列齐特、格列吡嗪、甲苯磺丁脲)		
甲状腺用药	碘及碘化物	2、3	能抑制胎儿甲状腺,引起甲状腺功能低下
	放射性碘	1、2、3	禁用。可致永久性甲状腺功能低下
抗甲状腺素药	卡比马唑	2、3	使新生儿甲状腺肿及甲状腺功能低下
	丙硫氧嘧啶	2、3	
抗高血脂药	氯贝丁酯	1、2、3	禁用。由于降低胆固醇可能干扰胚胎的生长和发育
	普鲁布考		
	苯扎贝特		
	环丙贝特		
	吉非贝齐		
	普伐他汀		禁用。其活性代谢产物可使孕鼠的胚胎出现畸形
	辛伐他汀		
抗溃疡药	甘珀酸钠	3	禁用。可引起钠潴留性水肿
维生素	维生素A		大剂量有致畸作用
	维生素K衍生物	2、3	可引起新生儿溶血
减肥药	安非拉酮		禁用。有先天性畸形报道
皮肤病用药	异维A酸	1、2、3	有致畸作用
	维A酸		
麻醉药	全麻药	3	抑制新生儿呼吸功能
	局麻药	3	大剂量使用时出现新生儿呼吸抑制,肌张力低下
过敏及免疫用药	疫苗		可能有致先天性畸形的危险
	活疫苗		
	免疫抑制药、抗血清	1	
其他	丙体六六六、米诺地尔	3	极高剂量对胎儿有毒性作用
	聚维酮碘	2、3	禁用。有新生儿死亡及对胚胎有毒性
	乙醇	1、3	经常饮酒者,对胎儿有不良反应

注:表中1为孕期第1个3个月;2为孕期第2个3个月;3为孕期第3个3个月

（四）哺乳期合理用药

哺乳妇女用药后,许多药物可出现于乳汁中,乳儿无意中成为间接用药者或受害者,因此,乳母用药时必须考虑可能进入乳汁中的药物对乳儿的影响。

1.药物对乳儿的影响 进入乳汁的药物浓度与用药剂量、药物的蛋白结合率、分子量、pH和脂溶性、解离度以及乳母的肝、肾功能有关。药物蛋白结合率越低,乳汁中的药物浓度越高;分子量<200的药物易进入乳汁;>500的药物难进入乳汁;碱性药物易进入乳汁;非离子型的脂溶性药物易进入乳汁;乳母肾功能损害时,可致血浆和乳汁中药物浓度升高。而乳汁中的药物能否对乳儿产生不良影响,则取决于药物在乳汁中的浓度、乳儿的饮乳量、乳儿对药物的消除能力。

2.哺乳期用药可分为3类 一是避免使用的药物,这类药物多具有内在的高毒性或较严重的不良反应。如含碘制剂、抗肿瘤药物、氯霉素、四环素、锂盐、雌激素等。二是慎用药物,此类药物在应用时须认真监护。如解热镇痛药、抗组胺药、抗结核药、抗精神病药、抗甲状腺功能亢进药。三是允许使用的药物,这类药物经证实比较安全。

(五)哺乳期用药原则

1.用药前应充分估计其对母婴双方的影响,可用可不用的药物最好不用。

2.对成年人可产生严重不良反应的药物,乳母应避免应用,如病情需要,则应终止哺乳。

3.允许婴儿单独使用的药物,乳母可使用,这类药物一般不会对婴儿造成大的危害,但不能排除特异质个体。

4.使用单剂或短期治疗的药物(如用于诊断的放射性核素),若对乳儿造成大的危害,则乳儿可采用乳制品喂养。

5.尽可能使乳儿从乳汁中摄取的药量减至最低。其措施有:一是对乳汁中浓度高的药物在其吸收高峰期应避免哺乳;二是尽可能使用半衰期短的药物;三是避免使用长效制剂;四是采用最佳给药途径;五是婴儿出生1个月内,乳母应尽量避免使用药物。

哺乳期用药应考虑药物对母、婴双方面的影响及治疗需要,权衡利弊、合理应用,同时还应开展血药浓度监测,保证用药安全、有效。

(六)哺乳期慎用或禁用药物

几乎所有给哺乳母亲的用药都有一部分从乳汁中排出。所以我们为进行母乳喂养的母亲提出一些基本用药的建议供参考,见表4－6。

表4－6 哺乳期慎用或禁用药物

类别	药名	不良反应
消化系统用药	蒽醌类(波赤鼠李皮、1,8－二羟蒽醌、番泻叶)	禁用。大剂量可引起胃蠕动增加及腹泻
	阿托品	
	酚酞	可能引起婴儿的抗胆碱能反应
	柳氮磺吡啶	可引起G－6－PD缺乏症,婴儿出现溶血性贫血
心血管及造血系统药	胺碘酮	禁用。从乳汁中排出的量较多,可因高碘诱发新生儿甲状腺功能低下
	抗凝血药	有婴儿出血症的危险
	β受体拮抗药	婴儿可能出现低血压、心动过缓等症状
	麦角碱及其衍生物	麦角中毒,可抑制乳汁分泌
呼吸系统药	麻黄碱	可使婴儿易激惹及扰乱睡眠
	碘化钾	可能影响婴儿甲状腺功能
	茶碱	易使婴儿激惹的报道

类别	药名	不良反应
神经、肌肉系统用药	苯丙胺	禁用。排入乳汁的量较大
	巴比妥类	禁用。大剂量可致萎靡
	苯二氮䓬类	禁用。长期大剂量可致萎靡
	水合氯醛	可引起婴儿间歇性肌张力低下
	锂盐	
	甲丙氨酯	禁用。乳汁中药物浓度为母血药浓度 2～4 倍,可致萎靡
	吩噻嗪类	婴儿生长发育迟缓
抗惊厥药	苯巴比妥	尽量避免使用,可出现萎靡
	扑米酮	
解热镇痛药	阿司匹林	禁用。可能发生瑞氏综合征
	吲哚美辛	血酶原血症
	金诺芬	有潜在毒性
	麻醉镇痛药	可出现戒断反应
抗帕金森病药	溴隐亭	抑制泌乳,影响婴儿生长
治痛风药	秋水仙碱	警惕细胞毒性作用
激素类	雄激素	禁用。可引起女婴男性化及男婴性早熟。抑制乳汁分泌
	皮质类固醇	影响婴儿肾上腺功能
	环丙氯地孕酮酯	乳汁中含量较高,婴儿可能出现抗雄激素反应
	达那唑	禁用。婴儿可出现雄激素效应
	雌激素	禁用。对泌乳有不良影响
避孕药	避孕药	禁用至断奶或产后 6 个月。仅含孕激素的避孕药,无不良影响
抗生素	氯霉素	可能对骨髓有抑制作用
	克林霉素	有乳汁排泄
	甲硝唑	乳汁中含量较高,可使母乳带苦味
	磺胺类	可致 G-6-PD 缺乏症,婴儿出现溶血性贫血
	四环素	抑制骨骼生长
抗结核药	异烟肼	可引起惊厥及神经系统病变
抗肿瘤药	抗肿瘤药	禁用。多数抗肿瘤药有毒性
抗疟药	甲氟喹	禁用
降糖药	口服降糖药磺酰脲类	有引起婴儿低血糖的危险
泌尿系用药	萘啶酸	有出现溶血性贫血的报道
	呋喃妥因	警惕 G-6-PD 缺乏症

（续表）

类别	药名	不良反应
甲状腺素及抗甲状腺药	碘剂	禁用。乳汁中含量高,可抑制甲状腺功能
	碘赛罗宁	可能干扰甲状腺素分泌
	放射性碘	可能干扰甲状腺素分泌
	甲状腺素	
	卡比马唑	易造成婴儿甲状腺功能低下
	丙硫氧嘧啶	大剂量可能影响婴儿甲状腺功能
过敏或免疫用药	抗组胺药	有乳汁排泄、婴儿易出现萎靡和易激惹
	免疫制剂	
	环孢素类	禁用。有潜在毒性
维生素类	维生素 A	大量摄入时,易造成婴儿毒性反应
	维生素 D	易造成婴儿高钙血症
	维生素 B_6	有抑制泌乳作用
	维生素 B_1	不宜久用
皮肤病用药	异维 A 酸	禁用
	聚维酮碘	影响婴儿的甲状腺
其他药	降钙素	可抑制泌乳
	溴化物	禁用。易出皮疹及较强的镇静作用
	咖啡因	易造成婴儿睡眠不安
	尼古丁	可减少乳汁分泌

三、肝肾功能不全合理用药

药物进入人体后,其作用强度和作用持续时间,在很大程度上取决于药物由体内消除的速度。药物的消除,一部分是原型药物排泄,另一部分则需代谢成活性或非活性的代谢产物而后排出,药物的代谢主要在肝进行,原型药物及代谢产物的排泄主要是经过肾,另一些经过肝进入胆汁排泄。因此,肝和肾功能与用药有密切相关,有些药物对肝、肾有一定的影响,在用药时应根据肝、肾功能状态选择药物品种,同时也要依据肝、肾功能调整给药剂量。所以,肝肾功能不良患者的合理用药有其特殊之处。

（一）肝功能不全时的合理用药

1. 药物的肝内代谢　大多数药物在肝内进行氧化、还原、水解、羟化、脱羧等代谢过程,然后排出体外。肝承担的代谢任务是繁重的,故肝也容易受到药物的损害。药物经肝代谢作用而降解、转化或灭活的过程,统称药物的生物转化。

药物经生物转化后,其药理活性常发生明显的变化、多数药物被肝代谢为活性降低或消失的代谢产物,如异戊巴比妥的侧链被肝微粒体酶氧化而失效;也有少数药物本身无明显活性、经生物转化后才成为具有活性的物质而发挥作用,如环磷酰胺原型药物并无抗癌作用,生物转化后成为醛磷酰胺,到组织后再转化为磷酰胺氮芥才能发挥抗癌作用。多数药物生物转化后毒性降低,虽有少数药物生物转化后成为毒性更大的代谢产物,如异烟肼乙酰化后成为乙酰肼和异烟酸而具有更大的肝毒性。

药物经肝由胆汁排泄时有一定分子量阈值，小分子药物一般不能由胆汁排泄。如相对分子量为 500 左右的药物，约有 10% 由胆汁排泄，相对分子量＞500 时，则由胆汁的排出率也相应增加。

由胆汁排出较多的药物有利福平、红霉素、四环素等。还有些药物相对分子量不大，如吗啡、吲哚美辛等，在肝中与葡萄糖醛酸或谷胱甘肽结合而使分子量增大，并转化为极性强、水溶性较大的药物，亦有利于由胆汁排泄。还有些药物虽然分子量相近，但因极性不同，脂溶性与水溶性的不同，其排泄途径也不同。

2. 药物对肝的损害　许多药物经肝代谢，进行生物转化，这样，肝中的药物浓度高则易产生对肝的损害，无论是高浓度的原药，还是大量的代谢产物，对肝均可能造成损害。药物损害肝的机制有：①直接毒害肝细胞，通过其毒性代谢产物与肝细胞的分子蛋白等价结合，致肝细胞坏死。②干扰肝胆红质代谢。③通过免疫复合体产生反应性病变。④抑制肝细胞的蛋白质合成。⑤药酶被诱导，加速药物的代谢。⑥特定的年龄和发育情况，以及机体特异性而发生的药物对肝的损害。

因此，影响药物肝毒性的主要因素有用药剂量、长期用药及机体的特异性。

3. 肝功能不全时的合理用药　健康的肝细胞对药物在人体内的代谢过程是至关重要的。肝功能不良者对药物的分解有重要影响，此时的药物代谢速度变慢。如肝炎患者的肝细胞结构发生病理改变，形成点状坏死、局部坏死、细胞素排列紊乱，造成线粒体病变，微粒体酶减少，即使应用常用药量，也可能造成体内药物蓄积。

(1) 肝功能不良时对药物体内过程的影响：肝硬化等严重肝损害疾病使肝药酶明显下降，主要由肝代谢灭活的药物消除缓慢，尤其是首关效应强的药物，如普萘洛尔、利多卡因、哌甲酯、吗啡等，因其首关效应受阻，消除减慢，生物利用度增高，半衰期延长。这些药物应注意防止血药浓度过高而引起不良反应。

需要肝内转化成有效物质的药物，可降低疗效。如泼尼松需经过肝转化成泼尼松龙后方能有效，肝病患者因肝药酶活性降低，口服泼尼松后，代谢物泼尼松的血中浓度明显低于正常人。

肝病变可使血浆蛋白降低，药物与蛋白结合减少，影响药物的体内分布。血浆蛋白结合率在 80% 以上的药物，其药效易受血浆蛋白高与低的影响。血浆蛋白低时，游离型药物增多，使药效增强，易出现毒性反应。临床对血药浓度高的药物使用时应注意调整剂量，并应注意联合用药时药物间发生蛋白结合部位竞争而导致的毒性反应。肝性脑病患者在使用吗啡或巴比妥类药物时表现出特殊的敏感，可能是因游离型药物浓度增高，到达神经中枢部位的药物增多所致。

肝疾病还可能影响药物的排泄。有些药物可从胆汁排泄，肝功能不全时从胆汁排泄变慢。据报道，^3H—地高辛在肝功能正常者从胆汁排泄 30%，但在肝功能不全患者，7d 内自胆汁排出量仅为给药量的 8%。胆汁郁积患者螺内酯的胆排量低于正常人。胆道梗阻或其他胆囊疾病，药物从胆汁排出发生障碍，影响肠—肝循环，使某些肠—肝循环的药物其作用时间缩短。

(2) 肝功能不全时药物剂量的调整：肝功能不全时常因代谢或排泄障碍而延长药物从体内消除的时间，如按常规剂量给药可能发生药物蓄积中毒。所以，必须对给药剂量或给药间隔时间进行调整，减少剂量或延长给药时间。

（二）肾功能不全时的合理用药

1. **药物的肾排泄**　药物的肾排泄是通过肾小球滤过和肾小管排泄而进行的，肾小管的重吸收作用对药物的排泄也有重要影响。

（1）肾小球滤过：血液流经肾小球毛细血管网时，其中的水和小分子溶质可滤入囊腔而形成原尿。滤过膜物质的分子量等具有选择性，单位时间内肾生成的超滤液量称为肾小球滤过率（GFR），临床上以内源性肌酐清除率作为测量 GFR 的代表，其正常值一般为 125ml/min。

药物的肾排泄率主要决定因素是以 GFR 为单位的肾功能。较为实用的是以血清肌酐计算肌酐清除率（Ccr）来表示 GFR。

$$男性：Ccr \cdot \frac{ml}{min} \cdot = \frac{(140-年龄) \times 体重(kg)}{72 \times 血清肌酐(\frac{mg}{dl})}$$

$$女性：Ccr(\frac{ml}{min}) = \frac{0.85(140-年龄) \times 体重(kg)}{72 \times 血清肌酐(\frac{mg}{dl})}$$

（2）肾小管排泄：此过程有两个转运系统，一个是排泄有机酸类，另一个是排泄有机碱类。肾小管分泌药物是主动运转过程，需有载体参与，有饱和现象。分泌机制相同的两类药物合用时可以产生竞争性抑制。

（3）肾小管重吸收：原尿中 99％ 的水分被肾小管重吸收，只有 1％ 被排出。脂溶性药物重吸收多，水溶性药物重吸收少而且从尿中排出多。药物的重吸收依赖于 pH 的改变，当肾小管尿液偏碱时弱酸性药物排泄较快，因解离型药物较多，减少了重吸收。例如，酸性的水杨酸类药物，在尿液 pH 从 6.4 变为 8 时，排泄量增加 4～6 倍，非解离型药物的排泄则下降。pH 下降时情况则相反。

2. **肾功能不全时的合理用药**

（1）肾病对药物体内过程的影响：肾功能不全时主要是对药物的排泄有较大的影响，其次是对体内分布和蛋白结合率也有些影响；对药物的吸收和代谢一般无明显影响。

肾衰竭时有些药物的体内分布容积增加，如苯妥英钠、多西环素、青霉素、磺胺等，但地高辛的分布容积则比正常人减少 25％～30％。以苯妥英钠为例，它既受分布容积的影响，又有蛋白结合率的改变，其体内过程情况比较复杂，如肾病综合征及尿毒症时，由于分布容积的增加，可使血药浓度下降，但因蛋白结合率降低，其游离药物浓度又无明显改变，这样，其血浆总浓度与疗效之间就发生了改变，因此，血药浓度监测时应考虑到这种情况。关于肾病影响药物的生物转化仅是个别药物的问题，只是在尿毒症时有些药物的还原、水解反应有些减慢，但苯妥英钠还受到氧化代谢加快的影响，故此情况下常规剂量控制癫痫发作比较困难。

某些肾病由于血浆蛋白减少可降低蛋白与药物的亲和力，因此，有些药物的蛋白结合率降低，如华法林、苯妥英钠、保泰松、呋塞米及水杨酸类等。由于游离型药物增多，有的药物效应会增强，应注意适当调整剂量。肾衰竭时无活性的葡萄糖醛酸结合物堆积时可由胆汁排出，其后由于细菌的作用使结合物释放有活性的药物，如奥沙西泮、劳拉西泮就有这种重新循环现象，使用过程中应加以注意。

肾功能不全时对主要由肾排泄的药物影响较大，使药物消除减慢，血浆半衰期延长，体内药物蓄积，致使药物效应增强，甚至发生毒性反应，此时应当减少给药量，由肾脏排泄的药物甚多，不必举例。肾功能不全时，不仅原药的排泄减慢，药物代谢产物也同样减慢，蓄积于体内。药物代谢产物如有活性则会产生效应,或发生中毒反应。如应用普鲁卡因胺时,因为其代谢物 N－乙酰卡尼的蓄积,使原药的作用增强;去甲哌替啶的代谢有致惊厥作用,肾衰时由于体内蓄积而引起激动、震颤、抽搐、惊厥等不良反应;氯贝丁酯的代谢产物苯氧异丁氯酸,在肾功能不全时排泄减慢,此物对骨骼肌的毒性较大,在肾衰竭时可致严重肌无力与肌触痛。上述情况在临床用药过程中必须加以注意,适时调整给药量,防止毒性反应。

(2)肾功能不全对合理用药的影响:影响较大的有抗生素类和心血管系统用药。

抗生素类药物:肾衰竭时其作用无明显改变的药物,如红霉素、克林霉素、琥乙红霉素等只有少量从尿排泄,绝大部分由胆汁排出,仅在患者无尿时半衰期有较明显的改变,故一般情况下其药理效应变化不大;异烟肼、利福平主要由胆汁排出,肾功能不全时一般不需调整给药剂量。

肾衰竭时需慎用的药物,如青霉素,半衰期为 30～40min,无尿患者可延长到 7～10h,但因其治疗指数很大,一般剂量时尚可,大剂量给药时可引起脑病,如抽搐和自身免疫性溶血性贫血,要注意避免。氨苄西林的半衰期是 1h,在肾衰竭时可延长到 18h,如肾小球滤过率超过 20ml/min 时小剂量尚可,大剂量可引起抽搐,造血功能紊乱及皮疹等,应慎用。

肾衰竭时四环素类药物多数因蓄积而产生肾毒性;只有米诺环素和多西环素由尿中排泄较少,可小剂量的谨慎使用。

氨基糖苷类抗生素的肾毒性及耳毒性最为严重。此类药物绝大部分由尿排出,如卡那霉素、阿米卡星、小诺米星、核糖霉素、庆大霉素和妥布霉素等,其中以阿米卡星尿中排出最高,达到 94%～98%,庆大霉素和妥布霉素较少,但也达到 50% 以上。因此,肾功能不良时均应禁用或小剂量慎用。其他抗生素如去甲万古霉素、多黏菌素等也与此相似。

头孢菌素类中多数由肾消除,严重肾衰竭时期可延长 20～30 倍。尽管此类药物治疗指数大,但对肾仍有毒性,其中头孢曲松钠和头孢哌酮虽经胆汁排出一部分,但从尿中排出仍占多数。因此,肾功能不全者应减少剂量,肾衰竭时应考虑不用或减量慎用。

其他抗菌药物如磺胺类、喹诺酮类药物等对肾均可产生一定的损害。肾功能不全时磺胺类药应慎用或不用。喹诺酮类如氧氟沙星、依诺沙星、诺氟沙星、洛美沙星等均应减量慎用,防止损害肾或引起其他反应。

心血管系统药物:地高辛主要由肾排泄,肾功能不正常者半衰期为 26～45h,无尿患者可延长至 87～110h。肾功能不全患者应调整给药方案,最好进行血药浓度监测,按实际情况给药个体化。肾衰竭时普鲁卡因胺的原型药及其活性代谢物可在体内蓄积,发生恶心、呕吐,减少心输出量,传导阻滞及心律失常等毒性反应。因此,必须减量,并监测普鲁卡胺及其代谢物的血药浓度,然后确定具体给药方案。亲水性 β 受体拮抗药阿替洛尔、纳多洛尔、索他洛尔等主要由肾排泄。肾功能不全时半衰期明显延长,需调整剂量。在肾衰竭时醋丁洛尔及其活性代谢物可在体内蓄积,需减少药量。肾功能不全患者需用此类药物时,以选择亲脂性 β 受体阻滞药妥拉洛尔为宜,而不宜用亲水性的阿替洛尔等,因后者需根据肾小球滤过率调解剂量。

其他药物:肾功能不全时不宜使用保钾利尿药,如螺内酯、氨苯蝶啶、阿米洛利、严重肾衰竭者噻嗪类利尿药无效,且易发生蓄积中毒,不宜使用。对肾衰者使用呋塞米、依他尼酸、布美他尼时易发生耳毒性,宜从较小剂量开始,慎重使用。

(王兆军)

第八节 药物监测与个体化给药

一、治疗药物监测的意义

治疗药物监测(TDM)是治疗医学领域内一门新的边缘学科,是以测定血液或其他体液中的药物浓度,利用药动学原理和公式使给药方案个体化。其目的是为了提高药物的疗效,避免或减少药物不良反应,提高用药的安全系数,使合理用药的水平达到更高的层次。同时也为药物中毒的诊断和处理提供准确的实验检查依据。

二、治疗药物监测的内容与方法

1. 监测内容 治疗药物监测,就是在药物进入人体后,在特定的时间,取血液或其他体液为标本,测定其中的药物浓度,以取得药动学参数,如峰浓度、谷浓度、达峰时间、半衰期等一系列的数据。并以药动学参数来评价药物的疗效及药物的毒性,以有关参数为依据确定给药量和给药间隔时间,制定个体化给药方案。

但是,不是所有的药物都需要监测,而是在病情需要的情况下对某些药物需进行监测,目前看来,需要监测的药物品种约占临床常用药物的10%,在下列情况下可考虑监测。

(1)治疗指数窄:治疗指数窄和毒性强的药物其安全系数低,在用药过程中应随时掌握患者体内药物浓度,如强心苷、锂盐等。

(2)个体差异大:有些药物在相同剂量对不同的个体有较大的药动学差异,如三环抗抑郁药。

(3)非线性药物:对非线性药物的血药浓度进行监测,才能准确地掌握药物的疗效及毒性情况。尤其是非线性发生在有效血药浓度范围内,或小于最低有效浓度,如苯妥英钠、氨茶碱等。

(4)肾功能不全:肾功能减退时,如所用药物或其活性代谢产物主要是由肾排出,此时需进行血药浓度监测。如氨基糖苷类抗生素。

(5)肝功能不全:肝病时,如所用药物或其活性代谢产物主要由肝代谢灭活,如利多卡因、氨茶碱等。

(6)长期用药:某些长期使用的药物可产生耐药性,或影响肝药酶活性,使药效明显降低或升高,以及原因不明的药效变化。

(7)怀疑药物中毒:有些药物的中毒症状与用药剂量不足的症状相似,致使临床难以辨别,如地高辛过量引起心律失常;苯妥英钠中毒引起的抽搐与癫痫发作相似。

(8)合并用药:一般合并用药不需要监测,但是,如因相互作用而影响疗效,或者发生了不良反应时应进行监测。

另外在诊断与处理药物过量中毒事件,药物在常用量时发生严重中毒反应及为医疗事故提供法律依据时,需通过血药浓度测定而提供科学的数据。

2. 监测方法

(1)仪器测定:体内微量的药物测定,难以用操作繁杂、精密度低的化学分析法完成。因此,目前均以高精度的仪器进行体内药物浓度的监测,常用的方法有:荧光偏振免疫测定仪

(TDx)分析法、毛细管电泳法、高压液相法,或与质谱分析联用;有些基层单位利用紫外分光光度及放免分析法也发挥了较好的作用。当前最为简便、快捷、结果准确的是 TDx 分析仪。

目前常规监测的药物达 10 余种,如地高辛、苯妥英钠、氨茶碱、卡马西平、苯巴比妥、环孢素、胺碘酮、甲氨蝶呤、硫酸镁等。

(2)标本的采集:欲使药物监测确有实际意义,也就是说能准确地反映出个体药动学特征,必须正确掌握采集血液或体液标本的时间和方法。一般要坚持多次给药后,经过 3～5 个半衰期以上,达到稳态血药浓度时取血。口服给药后,药时曲线呈现吸收、分布、消除相,要注意在能反映效应组织、靶器官药物浓度时取样,即在消除相取样。如评价药物疗效,应在两次给药之间的最低血浓度时,即谷浓度时取样,具体可掌握在下一次给药前的时间。如评价药物的毒性,还需测定峰浓度,一般药物口服给药 1～2h 达峰值。

三、给药方案个体化

1. 个体化给药的重要性　药物的常用剂量多为平均剂量。能按平均剂量给药,既能获得满意疗效,又不担风险的药物,是安全、低毒的药物。而有的药物并非如此。由于个体差异,同样的给药途径、剂量,其疗效可有明显的差异。况且常用量均有一定的范围,如某药的常用量为每 12 小时 0.5～1g,在此范围内应该是安全有效的,但究竟在哪一点上以安全有效来讲是最佳剂量呢,这就难以衡量了,其中还包含有患者的个体差异,就更难以确定了。例如,苯妥英钠治疗癫痫病,有效浓度为 $10～20\mu g/ml$ 时就可能发生毒性反应。但是,由于个体差异,有的患者低于 $10\mu g/ml$ 即可控制发作,也有的患者虽超过了 $25\mu g/ml$,也未见明显的中毒症状。又如用地高辛治疗心力衰竭时,给药剂量不足或量偏高,患者的临床表现竟很相似。鉴于上述情况,如果不能个体化给药,确实难以把握准确的治疗。因此,给药方案个体化对合理用药具有重要意义,也是安全、有效用药的确切保证。

2. 做好治疗药物监测,保证个体化给药方案的实施　实施给药方案个体化,包括设计初始给药方案和其后的调整方案。初始给药方案是以平均剂量为依据,结合患者的生理、病理特征,按经验公式估算剂量,如对地高辛维持剂量的估算,可将患者的性别、年龄、体重、血清肌酐清除率代入公式计算剂量。如此计算,虽然包含了相当的个体化意义,但以平均剂量为基础,并以公式计算,所以,其血药浓度亦不一定恰到好处,最佳疗效仍无保证。因此,在其后进行血药浓度监测,以实验数据,结合患者的全面情况,对初始方案进行调整,最终达到精密、准确的个体化方案。可以这样讲,血药浓度监测是完整的给药个体化方案关键组成部分,同样是合理用药的保证措施之一。

TDM 是通过测定血液或其体液中药物浓度,在药动学和临床药理学以及生物药剂学理论的指导下,拟合数学模型,并求出药动学参数。再结合患者的临床具体情况,制定合理的个体给药方案,达到最佳效果,减少不良反应,这是做到合理用药的基本保证措施。此项工作是临床药物治疗学中重要组成部分,所以,做治疗药物监测工作必须深入临床,认真收集患者的生理、病理有关数据,参加必要的查房和会诊,与临床医师密切配合,才能制定出最佳的个体化给药方案,与临床共同搞好合理用药。

(王方)

第九节　抗菌药物的合理应用

一、抗菌药物的概述

抗菌药物(antibacterial)是治疗由细菌、真菌等所致的感染性疾病的一大类药物,临床应用范围广、品种繁多。在临床上抗菌药物和抗生素的概念经常被混淆,实际上抗生素是指能够抑制或杀灭细菌、病毒、寄生虫、肿瘤细胞等的化学物质,抗生素是比较广义的,而抗菌药物是比较专一的。完全来源于微生物的称为天然抗菌药;在天然抗生素母核上加入不同侧链或通过母核结构而获得的称为半合成抗菌药;完全由化学方法得到的抗菌药物称为化学合成抗菌药,如磺胺类、喹诺酮类、硝基咪唑类等。

（一）抗菌药物的发展史

1928 年,随着英国微生物学家弗莱明对青霉素的偶然发现,揭开了抗菌药时代的序幕。1932 年,第一种磺胺药物"百浪多息"的发现和临床上成功应用使得现代医学进入化学医疗的新时代。1944 年,第二种应用于临床的抗菌药—链霉素问世。1947 年—1958 年,氯霉素、多黏霉素、金霉菌、新霉素以及化学合成药甲硝唑等相继被发现。1952 年抗结核药物异烟肼问世。1961 年头孢菌素母核的提纯获得成功,为 β—内酰胺类药物的开发奠定了基础。1976 年硫霉素被发现,同时第一个胺霉素抑制剂—克拉维酸问世。20 世纪 70 年代,头孢菌素迅速发展,半合成青霉素推出酰脲类青霉素。80 年代,第三代头孢菌素类、单环类、内酰胺酶抑制剂、喹诺酮类抗菌药崛起。90 年代到现在,针对细菌耐药性开发了许多新品种,主要是 β—内酰胺类和喹诺酮类抗菌药,大环内酯类抗菌药从 80 年代中后期到现在取得了引人注目的进展。抗菌药物的迅速发展及其陆续投入临床使用,治愈并挽救了无数患者的生命,在人类与感染性疾病的斗争中发挥了举足轻重的作用。

（二）抗菌药物的分类

抗菌药物是临床上应用非常广泛的一类药物。在结构、来源、作用效果、作用机制、药代/药效及临床应用方面各有其不同特征,据此可将其归于不同的类别:①根据药物的化学结构可分为 β—内酰胺类、氨基糖苷类、大环内酯类、喹诺酮类等抗菌药物。②根据来源可分为天然抗菌药物与化学合成抗菌药物。③根据抗菌效果分为抑菌药与杀菌药。④根据作用机制可分为作用于细胞壁、蛋白质合成、核酸等的抗菌药物。⑤根据药效/药动学参数可分为浓度依赖性与时间依赖性抗菌药物。⑥根据临床应用管理分类可分为非限制使用、限制使用与特殊使用的抗菌药物。⑦根据致病菌可分为抗细菌、抗真菌和抗结核的抗菌药物。对于不同的分类方法,每一类别的药物既具有其共性又具有各自的特性。系统掌握其共性,有利于快速掌握抗菌药物的整体品种分布,而详细掌握各自的药物特性,则有利于在同类药物中择优选择,合理用药。

二、细菌耐药现象及预防

（一）耐药性的发生与发展

1.细菌耐药性的分类　抗菌药物的发展史也就是细菌对其耐药性的发展史。随着抗菌药物的不断更新换代,抗菌谱的范围不断扩大及抗菌能力的加强,细菌对抗菌药物耐药性的问题日渐明显。耐药性(resistance)又称抗药性,一般指细菌对药物反应降低的一种状态,可导致药物疗效降低或治疗失败。耐药性分为固有耐药性、获得性耐药性和多重耐药性。

(1)固有耐药性:也称天然耐药性或内源性耐药性,由染色体遗传基因介导。其特点包括:由细菌染色体基因决定,发生率较低,代代相传。

(2)获得性耐药性:指细菌在多次接触抗菌药物后,改变代谢途径,使自身具有抵抗抗菌药物而不被杀灭的能力。其特点是可由质粒将耐药基因转移给染色体而代代相传,成为固有耐药。

(3)多重耐药性:指同时对多种常用抗菌药物发生的耐药性。主要机制是外排膜泵基因突变,其次是外膜渗透性的改变和产生超广谱酶。多重耐药性的出现决定了联合用药的必然性。

2.细菌耐药性的产生机制

(1)产生灭活酶或钝化酶钝化酶(又称合成酶),如乙酰转移酶等,可催化某些基团结合到抗菌药物的—OH 或—NH_2 上,使药物失活。目前产生的灭活酶或钝化酶主要是 β—内酰胺酶、氨基糖苷类抗菌药物钝化酶、氯霉素乙酰转移酶类钝化酶及 MLS(大环内酯类—克林霉素类—链阳菌素)类抗菌药物钝化酶。

(2)药物渗透障碍:细菌的细胞壁和细胞膜对阻碍药物进入菌体有着重要作用。革兰阴性杆菌的最外层为外膜,膜上有亲水性药物通道蛋白,即外膜蛋白,药物通过外膜可以直接扩散进入菌体,与相应的部位结合,阻断细菌的繁殖,外膜蛋白的缺失可导致耐药性的发生。

(3)药物作用靶位的改变:菌体内有很多抗菌药结合的靶位,细菌可通过靶位的改变使抗菌药不易结合。如链霉素耐药菌株的核蛋白体 30S 亚基上,链霉素作用靶位 P10 蛋白质发生改变;利福平是由于细菌 RNA 多聚酶的 β 亚基发生改变,使其与药物的结合力降低而产生耐药。

(4)代谢途径的改变:细菌在生长过程中,需要某种物质才能繁殖,抗菌药与这类物质结合影响细菌的生长繁殖,细菌变异后改变代谢途径从而免受抗菌药物的抑制作用。如耐磺胺类药物的细菌能利用自身代谢产物对氨基苯甲酸合成叶酸。

(二)耐药性的预防措施

为了克服细菌对药物产生耐药性,临床医生要严格掌握抗菌药物的应用指征,给予足够的剂量与疗程,进行必要的联合用药和有计划的轮换给药。目前采取的措施有:①制定抗菌药物应用指南,并强制实施。②根据药效/药动学特征制定治疗方案,并尽早根据药敏试验选药。③原则上尽量选用窄谱抗菌药,一般疗程 7~10 天。④联合用药应有明确指征。

三、抗菌药物的不良反应及防治

抗菌药物在抗感染治疗中起到了重要的作用,特别是在减少重症感染致死率方面。但抗菌药物的不良反应(adverse drug reaction,ADR)对患者造成的危害,已成为当代医疗工作必须正视的问题。

(一)抗菌药物常见不良反应

抗菌药物的不良反应包括:毒性反应、变态反应、二重感染和细菌对药物耐药性产生或增强等。

1.毒性反应 药物的毒性反应是指药物引起的生理、生化等功能异常和(或)组织、器官等的病理改变,其严重程度随剂量增大或疗程延长而增加。毒性反应是抗菌药物最常见的不良反应之一,主要表现在胃肠道、肝、肾、神经系统、血液、局部给药部位等方面。

(1)胃肠道反应:大多数抗菌药物口服或注射后胆汁中浓度较高均可引起一些胃肠道副作用,如恶心、上腹不适、胀气、腹泻等,偶伴呕吐。四环素类(多西环素、金霉素)引起的胃肠道反应最为常见。大环内酯类中以红霉素口服后的副作用最为多见,罗他霉素、阿奇霉素、克拉霉素的胃肠道反应较少而轻微。氯霉素、氨基糖苷类(链霉素、新霉素、庆大霉素等)、磺胺类药物等口服后也易发生胃肠道反应,但程度较四环素类轻。

(2)肝毒性:肝为体内主要的代谢器官。抗菌药物中如四环素类、酯化红霉素类、磺胺类、抗结核药(异烟肼、利福平等)、呋喃唑酮、两性霉素 B、β 内酰胺类(青霉素类、头孢菌素等)等都可致肝脏毒性,主要是由直接中毒,过敏或药物对代谢酶产生影响所致。临床表现主要有黄疸、上腹痛、肝大、转氨酶升高,重者可有全身出血倾向,甚至死亡。

(3)肾毒性:药物经肠道吸收后,以原型或代谢物经肾脏排泄,易导致肾脏损害。轻者呈单纯尿常规和(或)血生化异常,重者可有不同程度肾脏功能减退甚至尿毒症等。发生肾毒性的抗菌药物主要有氨基糖苷类、多黏菌素类、两性霉素 B、万古霉素、头孢菌素类、青霉素类、四环素类、磺胺类、利福平等。大多为可逆性,停药后可恢复。

(4)神经精神系统损害

1)中枢神经系统:青霉素类、头孢菌素类全身用药剂量过大和(或)静脉注射速度过快时,可对大脑皮质产生直接刺激作用,出现肌痉挛、惊厥、癫痫、昏迷等神经系统反应。鞘内或脑室内注射青霉素类、氨基糖苷类、多黏菌素 B、两性霉素 B 等,常用剂量时即可引起一些脑膜刺激征如头痛、颈项轻度强直、呕吐、感觉过敏、背和下肢疼痛、尿频、发热等,用量较大时可发生高热、惊厥、昏迷、尿潴留、呼吸和循环衰竭,甚至导致死亡。第八对脑神经损害或耳毒性是氨基糖苷类的重要毒性反应之一,与其他耳毒性药物如呋塞米、依地尼酸、万古霉素、多黏菌素合用可加重耳毒性,噪音、脱水、肾功能减退均为诱发因素,老人和婴儿尤易发生。同时在较大剂量或长期应用抗菌药物时,对视神经偶可产生一定毒性,如氯霉素、乙胺丁醇、链霉素、异烟肼、磺胺类、卡那霉素、新霉素、四环素等。

2)骨骼肌的神经肌肉接头(neuromuscular junction)部位:乙酰胆碱为神经冲动的传递介质,而氨基糖苷类可与 Ca^{2+} 竞争而抑制乙酰胆碱释放,并使神经末梢运动终板难以对乙酰胆碱起反应,从而促发神经肌肉接头阻断作用。可表现为四肢软弱、周围血管性血压下降,以及心肌抑制症状等,严重者可因呼吸麻痹而危及生命。除氨基糖苷类较常见外,多黏菌素类、林可霉素类、四环素类等也偶见。近年来,临床上加强了合理用药及临床药师对用药的指导,神经肌肉接头阻滞发生率明显减少,但重症肌无力及营养不良者应用氨基糖苷类等药物时仍需注意这一现象的发生。

3)周围神经系统氨基糖苷类(如链霉素、庆大霉素等)、氯霉素、异烟肼、乙硫异烟胺、乙胺丁醇、甲硝唑、呋喃唑酮等都可引发周围神经炎(peripheral neuritis)。抗结核药一般由于维生素 B_6 缺乏而导致周围神经炎。硝基咪唑类和硝基呋喃类的毒性反应与用量和疗程有关。临床表现为口唇及手足麻木,严重者伴有头昏、面部和头皮麻木、舌颤等。

(5)血液系统损害

1)贫血(anemia):氯霉素是最易引起再生障碍性贫血的抗菌药物,与剂量大小无关,发生率虽低,但病死率高于 50%。可能是由于氯霉素阻碍了骨髓干细胞线粒体的蛋白质合成所致。一般在用药期间发生,停药后大多恢复。除周围血象呈贫血外,骨髓象可显示红细胞成熟受阻,早期红细胞内出现空泡,实验室检查可出现血清铁和血浆饱和铁升高。磺胺类也偶可发生再障,因此在全身应用磺胺类药物时,应定期检测血常规,以便及早发现并及时处理。

磺胺甲噁唑、磺胺吡啶、对氨苯磺胺、酚磺醋胺、呋喃妥因、萘啶酸、硝基咪唑类药物可诱导红细胞葡萄糖-6-磷酸脱氢酶(G-6-PD)缺陷的患者出现溶血性贫血。青霉素类、头孢菌素类、链霉素、利福平、异烟肼、对氨基水杨酸等可偶尔引起免疫性溶血性贫血。而甲氧苄啶-磺胺甲噁唑则可伴发叶酸缺乏,进而导致巨幼红细胞贫血。

2)白细胞(white blood cell)和血小板(thrombocyte)减少:氯霉素、磺胺类、半合成青霉素类和青霉素等均可引起白细胞和(或)血小板减少,尤其氯霉素多见,可能与干扰 DNA 或蛋白质合成有关,或由于免疫反应机制引起。此外四环素、庆大霉素、头孢菌素类、氧氟沙星、多黏菌素、甲硝唑等亦可发生。氯霉素、灰黄霉素还可引起粒细胞缺乏症,出现高热、咽痛、口腔糜烂等。

3)凝血功能障碍(dysfunction of blood coagulation):维生素 K 是参与肝脏凝血因子Ⅱ、Ⅶ、Ⅸ和Ⅹ合成的要素,维生素 K 缺乏时,肝脏合成以上凝血因子减少,以致产生凝血障碍。β-内酰胺类可抑制肠道内产生维生素 K 的菌群,减少维生素 K 的生成。另一方面β-内酰胺类还能阻断二磷酸腺苷(ADP)与特异受体的结合,使血小板的凝聚功能发生障碍。此外多数头孢菌素类如头孢哌酮、头孢孟多、头孢噻吩、头孢唑林、头孢匹胺等,青霉素类中的哌拉西林、阿洛西林、羧苄西林、替卡西林等都可导致出血倾向。

(6)局部刺激:很多抗菌药物肌注时可以产生局部疼痛,长时间应用可致硬结。例如青霉素钾盐、头孢唑林、氨曲南、磷霉素、头孢西丁等,尤其万古霉素可致组织坏死。静滴红霉素乳糖酸盐时,浓度过高或速度过快可导致血栓性静脉炎,并伴有不同程度的疼痛和静脉变硬。气溶吸入氨基糖苷类、两性霉素 B 等的浓度过高,易出现咽痛、呛咳等上呼吸道刺激症状。

(7)其他:其他毒性反应有乳齿黄染及牙釉质发育不全、灰婴综合征、颅内压升高、心脏损害、不纯制剂的发热反应、内毒素导致的治疗性休克等。另外,抗菌药物的相互作用也有可能出现一些毒性反应。

2.变态反应　变态反应是应用抗菌药物后除毒性反应外最常见的不良反应。其发病机制为外来的抗原物质与体内抗体间所发生的一种非正常的免疫反应。药物变态反应可波及全身各器官、组织,多见皮疹。其他尚有过敏性休克、血清病型反应、药物热、血管神经性水肿、嗜酸性粒细胞增多症、溶血性贫血、再生障碍性贫血、接触性皮炎等。按其发病机制分为以下四种类型。

(1)Ⅰ型变态反应(type Ⅰ allergy):又称速发型(immediate type hypersensitivity)。包括过敏性休克、支气管哮喘、喉头水肿、即刻型荨麻疹等。

过敏原(抗菌药物)可刺激人体 B 细胞产生 IgE,再次接触后过敏原可与吸附在肥大细胞和嗜碱性粒细胞表面的 IgE 结合,致使肥大细胞和嗜碱性粒细胞颗粒内组胺的释放增多。同时在嗜酸性粒细胞趋化因子、血清素、慢反应物质等的共同作用下导致有效血循环量减少、微循环障碍、组织缺血、血压下降等,造成过敏性休克。

青霉素发生过敏性休克最多见。链霉素、庆大霉素等氨基糖苷类和头孢菌素类次之,磺胺类、四环素类、林可霉素类、大环内酯类、氯霉素、利福平等偶可发生过敏性休克。另外青霉素所致荨麻疹及麻疹样皮疹最为常见,链霉素所致多表现为广泛的斑丘疹,氨苄西林所致多为斑丘疹或荨麻疹,磺胺类药物所致以麻疹样皮疹较多见。

（2）Ⅱ型变态反应（type Ⅱ allergy）:又称细胞毒性型（cytotoxic type hypersensitivity）。临床表现有溶血性贫血、白细胞减少和血小板减少等。

吸附于细胞表面的过敏原（抗菌药物）与相应抗体 IgG、IgM 或 IgA 结合后,在补体的参与下引起细胞表面的溶解破坏。溶血性贫血临床较为少见,且很少伴有其他过敏反应,持续时间可达数周,停药后溶血即可停止。青霉素类与某些头孢菌素类可引起此类变态反应。

（3）Ⅲ类变态反应（type Ⅲ allergy）:又称免疫复合型（immune complex type hypersensitivity）。包括血清样反应（serum sickness like response）和药物热（drug fever）。

血清病是由于注射动物免疫血清引起的一种免疫性疾病。血清样反应 90% 的病例见于应用青霉素的患者,有发热、关节痛、荨麻疹、淋巴结肿大、腹痛、蛋白尿等表现。另外某些药物如头孢菌素类、林可霉素类、磺胺类都可能引起血清病样的反应,一般较轻,无需特殊处理,停药即可恢复。

药物热反应在抗菌药物中以 β－内酰胺类最常见,尤其氨苄西林,其他如链霉素、新生霉素、多黏菌素、庆大霉素、四环素等也均有所见,多伴有皮疹。热型大多数为弛张热或稽留热,停药 2～3 天内多可退热,周围血象中嗜酸性粒细胞没有增多。

（4）Ⅳ型变态反应（type Ⅳ allergy）:又称迟发型（delayed type）或细胞介导型（cell mediated type）。

主要为经常接触抗菌药物（如青霉素、链霉素等）的患者发生的接触性皮炎。一般于接触后 3～12 个月之间发生。皮炎多出现于两手、手臂、脸颊、颈部等处,表现为皮肤瘙痒、发红、丘疹、脸颊水肿、湿疹等,停止接触后皮炎逐渐消退。

3. 二重感染　二重感染（superinfection）又称重复感染或者菌群失调症,是指长期使用广谱抗菌药,可使敏感菌群受到抑制,而一些不敏感菌（如真菌等）乘机生长繁殖,产生新的感染的现象。二重感染的致病菌主要有 G⁻ 杆菌、真菌、葡萄球菌属等,所引起的感染有口腔及消化道感染、肺部感染、尿路感染、败血症等。

（1）消化道感染

1）口腔感染:相当多见,主要为白色念珠菌引起,常伴有 B 族维生素缺乏症。临床表现为鹅口疮,乳白色斑块可遍及口腔黏膜、舌面、硬腭及咽部,严重者可蔓延至气管、食管和下消化道。

2）肠道及肛门感染:几乎所有抗菌药物口服均可引起腹泻,乃菌群交替所致,故称"菌群交替性肠炎"或"抗菌药相关腹泻"（antibiotic－associated diarrhea,AAD）。其发病机制为抗菌药物应用后,原寄生于肠道的少数菌如金葡菌、难辨梭菌、变形杆菌属、白念珠菌等因肠道内细菌共生环境失去平衡而得以大量繁殖,并产生毒素或侵入肠黏膜而引起肠炎。大多表现为每日数次的水样腹泻,偶有痢疾样症状。

（2）肺部感染:肺部感染是指细菌、真菌、病毒及其他病原微生物引起的肺部感染性疾病。肺部感染以 G⁻ 杆菌占优势,如大肠杆菌、肺炎杆菌、绿脓杆菌、流感杆菌等多见;阴沟杆菌、产气肠杆菌、变形杆菌属、枸橼酸杆菌属、不动杆菌等也在日益增多;G⁺ 球菌所占比例较小,主要有金葡菌、表葡菌、肺炎球菌、粪肠球菌等。真菌性肺炎的临床症状不明显,发热不高或不发热,可有咳嗽、咳痰、咯血等,肺部可闻及少许啰音,X 线检查可见形态不一的阴影。

（3）尿路感染:主要由绿脓杆菌、变形杆菌、大肠埃希菌等引起,金葡菌、肠球菌属等较少见。患者大多有发热、尿频、尿急等症状,尿中含较多的脓细胞,尿培养的菌落计数大多在 10 万 CFU/ml 以上。

(4)二重感染败血症:致病菌最多见为金葡菌和表葡菌,其次为杆菌,如大肠杆菌、肺炎杆菌、绿脓杆菌、不动杆菌和真菌,有时可为两种或以上细菌引起的多菌败血症。临床表现为迁徙性病灶,脑、脑膜、肺、肾、肝、脾、脊柱等处均可被累及。真菌性败血症一般有肺、肠道或尿路真菌感染原病史。

(二)抗菌药物不良反应的防治原则

药物治疗在取得疗效的同时也伴随着药物不良反应的发生。理想的药物治疗是以最小的药物不良反应来取得最佳的治疗效果。

1.抗菌药物不良反应的预防原则

(1)要严格选用药品的适应证,不要滥用药物,因为每一种抗菌药物应用后均可发生毒性反应或过敏反应。

(2)要熟悉药物使用说明书,对新上市的药品尤为重要,用药前要充分了解其可能发生的不良反应及其防治对策。对生理上特殊的人群(儿童、老年人、妊娠与哺乳期妇女)和病理状况(肝、肾功能异常)要注意选择药物的合理性和用药剂量。

(3)要常规询问病史、家族史、当前存在的慢性病及用药情况。

(4)要注意药物相互作用存在的可能性,并应重点向患者指出该药应特殊注意的事项。在必须联合用药时,要兼顾增加疗效和减少药物不良反应并重的原则。

(5)毒性较强的抗菌药如氨基糖苷类、万古霉素类、氯霉素类等,应严格选用,剂量及疗程必须适当,在疗程中要密切观察一切不良反应及其先兆症状,并做相应的实验室检查(如血常规、尿常规、肝肾功能等)。有条件者应定期检测血药浓度。

(6)氨基糖苷类、氟喹诺酮类、亚胺培南、西司他丁、林可霉素、克林霉素等静脉注射速度不宜过快,避免发生中枢神经系统损害。

(7)对抗菌药的过敏反应要着重预防,特别是防止过敏性休克的发生,在用药前必须详细询问其既往史,包括:①以往是否应用过青霉素或氨基糖苷类药物。②用药后有无过敏反应,皮疹、发热等。③对其他食物和药物有无过敏史。④个人有无变态反应性疾病。⑤家族中有无过敏反应史等。

2.抗菌药物不良反应的治疗原则 当发生药物不良反应甚至药源性疾病时,必须迅速采取有效措施,积极进行治疗。

抗菌药物发生轻度毒性反应时,一般可对症处理,发生中度或重度毒性反应时应及时减量或停药,并根据病情需要改用其他抗菌药。

多数药物不良反应在经过上述处理后可逐渐消失,恢复正常。对严重的不良反应和药源性疾病则需采取进一步措施。

(1)减少药物吸收:如药物是经皮下或皮内注射于四肢者,可将止血带缚于注射处近心端,以延缓吸收;如药物为口服,可用 1∶1000∼1∶5000 的高锰酸钾溶液反复洗胃,或通过机械刺激咽喉促使呕吐,也可皮下注射阿扑吗啡 5mg 或口服 1%硫酸铜溶液 100∼200ml 催吐。

(2)加快药物代谢:通过改变体液的 pH,加速药物排泄。如弱酸性药物阿司匹林、巴比妥类引起的严重不良反应,可静注碳酸氢钠碱化血液和尿液,促进药物排除。有必要时,可通过人工透析排除体内滞留的过量药物。

（3）使用解救药物：主要通过利用药物间的相互拮抗作用降低药物的药理活性，从而达到减轻或消除药物不良反应的目的。如地高辛抗体 Fab 片断解救地高辛中毒、阿托品对抗毛果芸香碱的毒性反应、鱼精蛋白中和肝素等。然而当缺少特异性解救药物时，可采取对症支持疗法，为药物的不良反应效应的衰减争取时间。需强调的一点是，并非所有的药物不良反应都需要其他药物的治疗，尤其一些轻度的不良反应，机体自身的消除和代偿机制可减弱或消除所产生的不良反应。

（4）过敏反应的治疗：凡出现过敏反应的患者，应先去除病因，停用一切可疑的致敏药物，做到分秒必争，就地抢救，积极处理，不可远途转运。最常用的急救药物是肾上腺素，还可加用糖皮质激素，并保持呼吸道畅通、给予吸氧等。如出现皮肤黏膜等过敏反应，可口服氯苯那敏、氯雷他定、西替利嗪等抗过敏药物，还可视病情需要加用糖皮质激素、皮肤局部治疗等。应注意用药种类不宜过多，且不可随便增加或调换药物，以免出现新的不良反应导致病情的恶化。

（三）合理应用治疗药物监测

治疗药物监测（therapeutic drug monitoring，TDM）是临床药理学的重要组成部分。TDM 通过测定患者治疗用药的血液或其他体液药物浓度，以药动学原理和计算方法拟订最佳的适用于不同患者的个体化给药方案，包括药物剂量、给药间隔和给药途径，以提高疗效和降低不良反应，从而达到有效而安全的治疗目的。抗菌药物广泛用于临床各种不同感染性疾病的治疗，对于某些毒性大的抗菌药物进行 TDM 并予以个体化给药是提高感染性疾病治愈率和降低毒性反应的重要措施。常用的 TDM 的测定方法有：微生物测定法、高效液相色谱法、核素免疫测定法、荧光免疫检测法及酶联免疫吸附测定法。各方法优缺点不等，可根据具体的监测指标选择合适的测定方法。

治疗药物监测中注意事项如下。

1.对血药浓度监测结果应结合临床情况予以分析。如患者的疾病诊断、原发病、肝肾功能检验资料、联合用药情况、取血标本时间以及过去史等综合考虑，制定个体化给药方案。

2.掌握好取血时间。口服或肌注药物的峰浓度，取血时间在给药后约 0.5～1 小时；静脉滴注（或推注）的药物峰浓度，取血时间在给药结束后 0.5～1 小时。谷浓度的取血时间均在下一次给药前。

3.某些药物的血清蛋白结合率高，在一些疾病状态下，如尿毒症、肝硬化、严重烧伤时，由于血浆蛋白含量下降，结合型药物减少，游离型增多，可致毒性反应发生。血药浓度测定结果为结合及游离部分之和，遇上述病情时需考虑游离血药浓度增高的影响，在调整给药方案时综合考虑。

四、抗菌药物应用的基本原则

抗菌药物的应用涉及临床各科，正确合理应用抗菌药物是提高疗效、降低不良反应发生率以及减少或减缓细菌耐药发生的关键。抗菌药物临床应用是否正确、合理，基于以下两方面：①有无抗菌药物应用指征。②选用的品种及给药方案是否正确、合理。

1.抗菌药物治疗性应用的基本原则

（1）根据患者的症状、体征、实验室检查或 X 线、超声等影像学结果，诊断为细菌性感染者方可应用抗菌药物。

（2）抗菌药物品种的选用原则上应根据病原菌种类及病原菌对抗菌药物敏感性，即细菌药物敏感试验（以下简称药敏试验）的结果而定。

（3）对于临床诊断为细菌性感染患者，在未获知病原菌药敏结果前，或无法获取培养标本时，可根据患者的感染部位、基础疾病、发病情况等推测可能的病原体，并结合当地细菌耐药性监测数据，先给予抗菌药物经验治疗。

（4）按照药物的抗菌作用及其体内过程特点选择用药。

（5）综合患者病情、病原菌种类及抗菌药物特点制订抗菌治疗方案，包括抗菌药物的选用品种、剂量、给药间隔、给药途径、疗程及联合用药等。

2.抗菌药物预防性应用的基本原则

（1）用于尚无细菌感染征象但暴露于致病菌感染的高危人群。

（2）预防用药适应证和抗菌药物选择应基于循证医学证据。

（3）应针对一种或二种最可能细菌的感染进行预防用药，不宜盲目地选用广谱抗菌药或多药联合预防多种细菌多部位感染。

（4）应限于针对某一段特定时间内可能发生的感染，而非任何时间可能发生的感染。

（5）应积极纠正导致感染风险增加的原发疾病或基础状况。可以治愈或纠正者，预防用药价值较大；原发疾病不能治愈或纠正者，药物预防效果有限，应权衡利弊决定是否预防用药。

（6）以下情况原则上不应预防使用抗菌药物：普通感冒、麻疹、水痘等病毒性疾病；昏迷、休克、中毒、心力衰竭、肿瘤、应用肾上腺皮质激素等患者；留置导尿管、留置深静脉导管以及建立人工气道（包括气管插管或气管切口）患者。

3.抗菌药物在特殊病理、生理状况患者中应用的基本原则

（1）根据患者的肝肾功能情况选择药物，对肝肾功能损害者应选择无肝肾毒性的药物。

（2）老年人肾功能呈生理性减退，应选用毒性低并具有杀菌作用的抗菌药物。接受主要自肾排出的抗菌药时，应按轻度肾功能减退情况减量给药，可用正常治疗量的 $1/2 \sim 2/3$。

（3）新生儿和小儿的肝、肾器官均未发育成熟，此类患者感染时应避免应用对组织、器官毒性大的抗菌药物。

五、抗菌药物的联合应用

抗菌药物的联合应用一直是医务人员关注的问题，但联合用药往往偏于泛滥，导致不必要的浪费和不良反应，同时增加了细菌的耐药性。临床上多数感染用一种抗菌药物即可获得控制，无需联合用药。以下对联合应用的效果，包括相互作用、作用机制、适应证等作较全面的介绍。

（一）抗菌药物联合应用的目的和意义

联合应用抗菌药物时可出现累加、协同、无关和拮抗等作用，累加作用代表两种药物作用的总和；协同作用是指用后取得抗菌效果较累加所得的效果更好；无关作用是指总作用不超过联合中较强的作用；拮抗作用则表示两药合用时其作用互有抵消而减弱。联合应用抗菌药物的目的主要在于获得协同作用，应取得累加作用，其意义在于扩大抗菌谱，增强疗效，减弱毒性反应和延缓或减少耐药菌株的产生。

（二）抗菌药物联合应用的效应

抗菌药物分为四大类：第一类为繁殖期杀菌药，如青霉素类、头孢菌素类、氟喹诺酮等；第

二类为静止期杀菌药,如氨基糖苷类、多黏菌素 B 和 E 等;第三类为快速抑菌药,如四环素类、氯霉素类、大环内酯类等;第四类为慢速抑菌药,如磺胺类、环丝氨酸等。

第一类和第二类合用常可获得协同作用;第三类对第一类的作用有明显的减弱作用;第三类与第二类合用可获得累加或协同作用;第三类和第四类合用常可获得累加作用。此外,同一类的抗菌药物也可考虑合用,如四环素和氯霉素的合用,链霉素和多黏菌素的合用等。

（三）抗菌药物联合应用的机制

联合应用抗菌药物的目的主要在于获得协同作用,至少也应取得累加作用,其产生的机制有下列几种

1.两者的作用机制相同,但作用于不同环节

（1）磺胺药与甲氧苄啶（TMP）联合应用时,磺胺药抑制二氢叶酸合成酶,使二氢叶酸的合成受阻,TMP 抑制二氢叶酸还原酶,使二氢叶酸不能还原成四氢叶酸。两者合用使细菌的叶酸代谢过程受到双重阻断,因而增强抗菌活性,扩大抗菌谱,并具有杀菌作用。

（2）美西林与其他 β—内酰胺类联合应用时,美西林作用于青霉素结合蛋白 2,使细菌形成大而圆的细胞;而许多其他 β—内酰胺类主要作用于青霉素结合蛋白 3,使细菌形成丝状体,因此两者联合应用常可获协同作用,使细菌迅速死亡。

2.两者的作用机制不同,联合后发生协同作用

（1）细胞壁渗透性改变:青霉素类主要作用于细菌细胞壁,使其形成受阻,与氨基糖苷类合用时使后者易通过受损的细菌细胞壁,进入菌体内靶位而发生抗菌作用。同样,头孢菌素类与氨基糖苷类联合应用时,对多种 G^- 菌具协同作用。

（2）细胞膜渗透性改变:多烯类如两性霉素 B 可损及真菌的细胞膜,多黏菌素类可损及敏感 G^- 杆菌的同一组织,从而有利于其他抗菌药物渗入细菌细胞内而发挥抗菌活性。

3.联合应用酶抑制剂　很多青霉素类如青霉素和大多数第一代头孢菌素如头孢噻吩易被 β—内酰胺酶破坏而失去活性,与酶抑制剂如克拉维酸合用后,由于一些相应的 β—内酰胺酶被抑制,使许多因产生 β—内酰胺酶而使抗菌药水解失去抗菌活性的细菌对之恢复敏感,并扩大抗菌谱。

4.抑制不同的耐药菌群　两种或两种以上抗结核药合用后抑制或杀灭另一耐药变异株,能抑制耐药菌的产生,或使其延迟出现。

（四）抗菌药物联合应用的适应证

联合应用抗菌药物的适应证应较单独用药更为严格,其明确适应证如下。

1.病原菌尚未查明的严重感染,包括免疫缺陷者的严重感染。

2.单一抗菌药物不能控制的严重感染,需氧菌及厌氧菌混合感染,两种或两种以上复数菌感染,以及多重耐药菌或泛耐药菌感染。

3.单一抗菌药物不能有效控制的感染性心内膜炎或血流感染等重症感染。

4.需长程治疗,但病原菌易对某些抗菌药物产生耐药性的感染,如结核病、某些侵袭性真菌病。

5.毒性较大的抗菌药物,联合用药时剂量可适当减少,但需有临床资料证明其同样有效。如两性霉素 B 与氟胞嘧啶联合治疗隐球菌脑膜炎时,前者的剂量可适当减少,以降低其毒性反应。

（五）抗菌药物联合应用的配伍禁忌

1.疗效配伍禁忌　又称药理性配伍禁忌,是指处方中某些成分的药理作用存在着显著的

对抗,从而降低了疗效或产生严重的副作用甚至毒性。如,青霉素与氯霉素合用,因氯霉素为抑菌剂,使细菌处于静止期,致使青霉素类药物干扰细菌细胞壁合成的作用不能充分发挥,合用降低了青霉素的疗效。

2.物理性配伍禁忌　是指两种或两种以上的药物配合在一起时,产生分层、沉淀、潮解与液化等物理性状的改变。如12.5%氯霉素注射液以5%葡萄糖稀释浓度达0.25%以上时就会析出沉淀。

3.化学性配伍禁忌　是指将两种以上的药物配合在一起,产生化学反应,很多药物因此药效降低、消失,甚至产生毒性物质,并常出现沉淀、变色、产气、燃烧等现象。如青霉素钠与维生素C合用,可产生絮状物或沉淀。

(六)抗菌药物联合应用的注意事项

临床上抗菌药物联合应用,可能使耐药菌株增多,毒性反应、过敏性反应等不良反应增加,患者发生二重感染的机会增多。此外,联合应用中药物的个别剂量并未减少,浪费药物,增加国家和患者负担。联合应用时需要注意以下几点。

1.联合用药必须明确指征,权衡利弊,严加控制。

2.联合用药时宜选用具有协同或累加作用的抗菌药物,避免选用具有拮抗作用的药物。

3.联合用药通常采用两种药物联合,三种或三种以上药物联合仅用于个别情况,如结核病的治疗。

4.联合用药时应将毒性大的药物剂量减少,降低其毒性反应。

5.联合用药时注意配伍禁忌。

六、抗菌药物的预防应用

自抗菌药物发现以来,预防性抗菌药物广泛应用于临床。目前,预防用药占抗菌药物临床应用比例较大,据国内、外报道约占30%～40%,有的甚至达50%以上。本节就抗菌药物在非手术感染、围手术期以及特殊诊疗操作中的预防应用进行简单的介绍。

(一)非手术感染抗菌药物的预防应用

尚未感染的非手术患者预防使用抗菌药物,用于预防特定病原菌所致的或特定人群可能发生的感染。常见非手术感染的预防指征、预防对象及推荐预防方案(表4-7)。

表4-7　非手术感染的预防用药

预防感染的类型	预防用药对象	抗菌药物选择
中性粒细胞减少	中性粒细胞<$1×10^9$/L的患者	喹诺酮类 大环内酯类
感染性心内膜炎	在接受牙科或口腔操作前的心内膜炎高危患者	阿莫西林或氨苄西林 青霉素过敏者用克林霉素
流行性脑脊髓膜炎(流脑)	流脑流行时:①托儿所、部队、学校中的密切接触者。②患者家庭中的儿童	磺胺嘧啶 利福平(孕妇禁用) 环丙沙星(限成人) 头孢曲松钠

（续表）

预防感染的类型	预防用药对象	抗菌药物选择
流感嗜血杆菌脑膜炎	①患者家庭中未经免疫接种的≤4岁儿童 ②有发病者的幼托机构中≤2岁未经免疫的儿童 ③幼托机构在60天内发生2例以上患者，且入托对象未接种疫苗时，应对入托对象和全部工作人员预防用药	利福平（孕妇禁用）
脾切除后菌血症	①脾切除后儿童 ②患镰状细胞贫血和地中海贫血的无脾儿童	定期接种肺炎链球菌、B型流感嗜血杆菌疫苗和四价脑膜炎奈瑟菌疫苗 5岁以下儿童：每日阿莫西林或青霉素V口服，直到满5岁 5岁以上儿童：每日青霉素口服，至少1年根据年龄定期接种上述疫苗 5岁以下儿童：每日青霉素V口服，直到满5岁 5岁以上儿童：每日青霉素口服，有人建议至少用药至18岁 出现发热时可予阿莫西林/克拉维酸或头孢呋辛 青霉素过敏者可予TMP/SMZ或克拉霉素
结核病	①新发现排菌患者密切接触的儿童 ②结核菌素试验新近转阳的年轻人 ③糖尿病、矽肺患者中结核菌素试验阳性者	异烟肼
新生儿淋病奈瑟菌或衣原体眼炎	每例新生儿	四环素或红霉素眼药水滴眼
肺孢子菌病	①艾滋病患 CD_4 细胞计数<200/mm³ 者 ②造血干细胞移植及实体器官移植受者	TMP/SMZ
百日咳	主要为与百日咳患者密切接触的幼儿和年老体弱者	红霉素 克拉霉素
新生儿B群溶血性链球菌（GBS）感染	①孕妇有GBS菌尿症 ②妊娠35～37周阴道和肛拭培养筛查有GBS寄殖 ③孕妇有以下情况之一者：<37周早产；羊膜早破≥18h；围产期发热，体温38℃以上者；以往出生的新生儿有该菌感染史者	青霉素G 氨苄西林 青霉素过敏但发生过敏性休克危险性小者：头孢唑啉 青霉素过敏，有发生过敏性休克危险性：克林霉素或红霉素
实验室相关感染	实验室工作者不慎暴露于布鲁氏杆菌高危者（接触量多） 低危者（接触量少） 妊娠妇女 实验室工作者暴露于鼠疫耶尔森菌	多西环素＋利福平 每周2次血清试验，转阳时开始用多西环素＋利福平 TMP/SMZ±利福平 多西环素或TMP/SMZ

（二）围手术期抗菌药物的预防应用

围手术期抗菌药物的预防用药，主要是预防手术部位感染，包括浅表切口感染、深部切口感染和手术所涉及的器官/腔隙感染，但不包括与手术无直接关系的、术后可能发生的其他部位感染。根据各种手术切口类别、手术创伤程度、手术部位细菌污染机会和程度、可能的污染细菌种类、手术持续时间、感染发生机会和后果严重程度、抗菌药物预防效果的循证医学证据、对细菌耐药性的影响和经济学评估等因素,选择抗菌药物。原则上应选择相对广谱、杀菌、价廉、安全性高的药物,尽可能避免多药联合使用。常见围手术期预防用药(表4-8)。

表4-8 围手术期的预防用药

手术名称	切口类别	可能的污染菌	抗菌药物选择
脑外科手术(清洁,无植入物)	I	金黄色葡萄球菌,凝固酶阴性葡萄球菌	第一、二代头孢菌素,耐甲氧西林金黄色葡萄球菌(MHSA)感染高发医疗机构的高危患者可用万古霉素
脑外科手术(经鼻窦、鼻腔、口咽部手术)	II、III	金黄色葡萄球菌,链球菌属,口咽部厌氧菌(如消化链球菌)	第一、二代头孢菌素单用或加甲硝唑或克林霉素+庆大霉素
脑脊液分流术	I	金黄色葡萄球菌,凝固酶阴性葡萄球菌	第一、二代头孢菌素,MRSA感染高发医疗机构的高危患者可用万古霉素
脊髓手术	I	金黄色葡萄球菌,凝固酶阴性葡萄球菌	第一、二代头孢菌素
眼科手术(如白内障、青光眼或角膜移植、泪囊手术、眼穿通伤)	I、II	金黄色葡萄球菌,凝固酶阴性葡萄球菌	局部应用妥布霉素或左氧氟沙星等
头颈部手术(恶性肿瘤,不经口咽部黏膜)	I	金黄色葡萄球菌,凝固酶阴性葡萄球菌	第一、二代头孢菌素
头颈部手术(经口咽部黏膜)	II、III	金黄色葡萄球菌,链球菌属,口咽部厌氧菌(如消化链球菌)	第一、二代头孢菌素单用或加甲硝唑或克林霉素+庆大霉素
颌面外科(下颌骨折切开复位或内固定,面部整形术有移植物手术,正颌手术)	I	金黄色葡萄球菌,凝固酶阴性葡萄球菌	第一、二代头孢菌素
耳鼻喉科(复杂性鼻中隔成形术,包括移植)	II	金黄色葡萄球菌,凝固酶阴性葡萄球菌	第一、二代头孢菌素
乳腺手术(乳腺癌、乳房成形术,有植入物如乳房重建术)	I	金黄色葡萄球菌,凝固酶阴性葡萄球菌,链球菌属	第一、二代头孢菌素
胸外科手术(食管、肺)	II	金黄色葡萄球菌,凝固酶阴性葡萄球菌,肺炎链球菌,杆菌	第一、二代头孢菌素
心血管手术(腹主动脉重建、下肢手术切口涉及腹股沟、任何血管手术植入人工假体或异物,因缺血行下肢截肢术、心脏手术、安装永久性心脏起搏器)	II	金黄色葡萄球菌,凝固酶阴性葡萄球菌	第二代头孢菌素,MRSA感染高发医疗机构的高危患者可用万古霉素
肝、胆系统及胰腺手术	II、III	G⁻杆菌,厌氧菌(如脆弱类杆菌)	第一、二代头孢菌素或头霉素类

（续表）

手术名称	切口类别	可能的污染菌	抗菌药物选择
胃、十二指肠、小肠手术	Ⅱ、Ⅲ	杆菌,链球菌属,口咽部厌氧菌(如消化链球菌)	第一、二代头孢菌素或头霉素类
结肠、直肠、阑尾手术	Ⅱ、Ⅲ	杆菌,厌氧菌(如脆弱类杆菌)	第一、二代头孢菌素+甲硝唑
经直肠前列腺活检	Ⅱ	G⁻杆菌	氟喹诺酮类
泌尿外科手术:进入泌尿道或经阴道的手术(经尿道膀胱肿瘤或前列腺切除术、异体植入及取出,切开造口、支架的植入及取出)及经皮肾镜手术	Ⅱ	G⁻杆菌	第一、二代头孢菌素或氟喹诺酮类
泌尿外科手术、涉及肠道的手术	Ⅱ	G⁻杆菌,厌氧菌	第一、二代头孢菌素或氨基糖苷类+甲硝唑
有假体植入的泌尿系统手术	Ⅱ	葡萄球菌属,G⁻杆菌	第一、二代头孢菌素+氨基糖苷类或万古霉素
经阴道或经腹腔子宫切除术	Ⅱ	G⁻杆菌,肠球菌属,B组链球菌,厌氧菌	第一、二代头孢菌素(经阴道加用甲硝唑)或头霉素类
羊膜早破或剖宫产术	Ⅱ	G⁻杆菌,肠球菌属,B组链球菌,厌氧菌	第一、二代头孢菌素+甲硝唑
人工流产—刮宫术、引产术	Ⅱ	G⁻杆菌,肠球菌属,链球菌,厌氧菌(如脆弱类杆菌)	第一、二代头孢菌素+甲硝唑
会阴撕裂修补术	Ⅱ、Ⅲ	G⁻杆菌,肠球菌属,链球菌属,厌氧菌(如脆弱类杆菌)	第一、二代头孢菌素+甲硝唑
皮瓣转移术(游离或带蒂)或植皮术	Ⅱ	金黄色葡萄球菌,凝固酶阴性葡萄球菌,链球菌属,G⁻菌	第一、二代头孢菌素
关节置换成形术、截骨、骨内固定术、腔隙植骨术、脊柱术(应用或不用植入物、内固定物)	Ⅰ	金黄色葡萄球菌,凝固酶阴性葡萄球菌,链球菌属	第一、二代头孢菌素,MRSA感染高发医疗机构的高危患者可用万古霉素
外固定架植入术	Ⅱ	金黄色葡萄球菌,凝固酶阴性葡萄球菌,链球菌属	第一、二代头孢菌素
截肢术	Ⅰ、Ⅱ	金黄色葡萄球菌,凝固酶阴性葡萄球菌,链球菌属,G⁻菌,厌氧菌	第一、二代头孢菌素或加用甲硝唑
开放骨折内固定术	Ⅱ	金黄色葡萄球菌,凝固酶阴性葡萄球菌,链球菌属,G⁻菌,厌氧菌	第一、二代头孢菌素或加用甲硝唑

（三）特殊诊疗操作患者的抗菌药物的预防应用

随着放射介入和内镜诊疗等微创技术的快速发展和普及,抗菌药物常用于特殊诊疗操作患者的预防应用中。部分常见的特殊诊疗操作预防用药的建议（表4—9）。

表4-9　特殊诊疗操作的预防应用

诊疗操作名称	预防用药建议	推荐药物
血管(包括冠状动脉)造影术、成形术、支架植入术及导管内溶栓术	不推荐常规预防用药。对于7天内再次行血管介入手术者、需要留置导管或导管鞘超过24h者,则应预防用药	第一代头孢菌素
主动脉内支架植入术	建议使用1次	第一代头孢菌素
先天性心脏病封堵术	建议使用1次	第一代头孢菌素
心脏射频消融术	建议使用1次	第一代头孢菌素
血管畸形、动脉瘤、血管栓塞术	通常不推荐,除非存在皮肤坏死	第一代头孢菌素
脾动脉、肾动脉栓塞术	建议使用,用药时间不超过24h	第一代头孢菌素
肝动脉化疗栓塞(TACE)	建议使用,用药时间不超过24h	第一、二代头孢菌素+甲硝唑
食管静脉曲张硬化治疗	建议使用,用药时间不超过24h	第一、二代头孢菌素过敏患者可考虑氟喹诺酮类
经颈静脉肝内门腔静脉分流术(TIPS)	建议使用,用药时间不超过24h	氨苄西林或舒巴坦
经皮椎间盘摘除术及臭氧、激光消融术	建议使用	第一、二代头孢菌素
经内镜逆行胰胆管造影(ERCP)	建议使用1次	第二代头孢菌素或头孢曲松钠
经皮肝穿刺胆道引流或支架植入术	建议使用	第一、二代头孢菌素或头霉素类
内镜黏膜下剥离术(ESD)	一般不推荐预防用药;如为高危切除(大面积切除、术中穿孔等)可以使用	第一、二代头孢菌素
经皮内镜胃造瘘置管	建议使用,用药时间不超过24h	第一、二代头孢菌素
输尿管镜和膀胱镜检查,尿动力学检查;震波碎石术	术前尿液检查无菌者,通常不需预防用药。但对于高龄、免疫缺陷状态、存在解剖异常等高危因素者,可予预防用药	氟喹诺酮类;TMP/SMX;第一、二代头孢菌素;氨基糖苷类
腹腔镜子宫肌瘤剔除术	如使用举宫器建议使用	第二代头孢菌素+甲硝唑;头霉素
腹膜透析管植入术	建议使用1次	第一代头孢菌素
淋巴管造影术	建议使用1次	第一代头孢菌素

七、抗菌药物的给药方法

抗菌药物的给药方法如给药途径、给药间隔时间、剂量和疗程等均会影响治疗效果。因此在采用任何抗菌药物前必须充分了解其临床药理特性,尤其是药代动力学特性(如吸收、分布、排泄、消除半衰期、生物利用度等)和药物可能产生的一些不良反应。

(一)抗菌药物的给药途径

抗菌药物的给药途径分全身应用和局部应用。

1.全身应用　常用的给药方法是口服、肌注、静脉推注(静注)和静脉滴注(静滴)。在不影响治疗效果的前提下,尽量采用方法简便、痛苦少、疗效好的途径。能口服者不肌注,能肌注者不静注。

(1)口服:对于轻、中度感染的大多数患者,应予口服治疗,选取口服吸收良好的抗菌药物,不必采用静脉或肌内注射给药。

（2）肌注：适用于不能口服给药的轻、中度感染者，不宜用于重症感染者。

（3）静注和静滴：下列情况可先予以注射给药。

①不能口服或不能耐受口服给药的患者。②患者存在可能明显影响口服药物吸收的情况。③所选药物有合适抗菌谱，但无口服剂型。④需在感染组织或体液中迅速达到高药物浓度以达杀菌作用者。⑤感染严重、病情进展迅速，需给予紧急治疗的情况。⑥患者对治疗的依从性差。⑦接受注射用药的感染患者经初始注射治疗病情好转并能口服时，应及早转为口服给药。

2.局部应用　局部应用包括气溶吸入（也称气雾吸入）、鞘内和脑室内注射、滴鼻、滴耳、滴眼、皮肤和黏膜应用、胸、腹腔和关节腔内应用等。抗菌药物的局部应用只限于少数情况：①全身给药后在感染部位难以达到有效治疗浓度时加用局部给药作为辅助治疗。②眼科及耳部感染的局部用药等。③某些皮肤表层及口腔、阴道等黏膜表面的感染可采用抗菌药物局部应用或外用，但应避免将主要供全身应用的品种作局部用药。局部用药宜采用刺激性小、不易吸收、不易导致耐药性和过敏反应的杀菌药。

（二）抗菌药物的给药间隔时间

给药间隔时间（口服、肌注或静注），大多数以每6～12小时给药1次为宜，即抗菌药物的1日量可平分2～3次给予，2次者8时及20时各给1次，3次者6时、14时及22时各给药1次。24小时持续静滴，一般无必要说明。

以头孢曲松钠治疗各种感染（除每日量为4g或大于4g外），以利福平、异烟肼等治疗结核时，可每日给药1次。氟罗沙星、罗红霉素、阿奇霉素等的半衰期较长，均可每日用药1次。第三代头孢菌素如头孢哌酮、头孢他啶等由于血药浓度高和抗菌活性强，大环内酯类和氟喹诺酮类如氧氟沙星、环丙沙星等由于半衰期较长和较明显的PAE，故给药间隔时间均可适当延长。

1.口服制剂　抗菌药物的口服制剂以空腹（饭前1小时或饭后2小时）服用为宜，以求血药峰浓度及早到达和获得较高的生物利用度。进食后服用酯化物可能增加其生物利用度。

2.静脉滴注　抗菌药物的静滴速度过快常可引起静脉炎和某些严重反应，从而影响治疗效果。氨基糖苷类和多黏菌素类等药物的每次静滴时间不宜少于1小时，以免产生对神经肌肉接头的阻滞作用。氟喹诺酮类和亚胺培南－西司他丁注射液的每次静滴时间宜为1～2h，否则可因脑内药物浓度过高而导致癫痫等中枢神经系统症状。红霉素乳糖酸盐对静脉的刺激性强，每次静滴时间一般为5小时左右。四环素盐酸盐和万古霉素的每次静滴时间也需在1小时以上。两性霉素B的每次静滴时间为6小时以上，滴注过快可引起心室颤动或心搏骤停。大多数β－内酰胺类可于静脉内快速滴注，宜在30～60分钟内滴入。

（三）抗菌药物的剂量和疗程

1.给药剂量　抗菌药物的剂量可按体重或体表面积计算，成人患者大多以体重为基础，以50～60kg（除去过多脂肪的标准体重）为准，同一抗菌药物的剂量因不同感染、不同病变部位、不同病原菌和不同给药途径等有差别。

抗菌药物治疗某种病原菌所需的药物剂量，应依据药效/药动学参数来考虑给药后药时曲线下面积与抗菌药物的最低抑菌浓度的比值（AUC/MIC）、血药峰浓度与最低抑菌浓度的比值（C_{max}/MIC）以及血药浓度超过最低抑菌浓度的时间。浓度依赖性抗菌药的杀菌作用主要取决于C_{max}/MIC、AUC/MIC的比值，一般治疗轻、中度感染时C_{max}/MIC比值需达到4～

8,严重感染时以 8 以上为宜。时间依赖性抗菌药的杀菌作用主要取决于血药浓度超过最低抑菌浓度持续的时间,一般认为血药浓度超过 MIC 持续的时间应至少≥40％～50％的两次给药间隔时间,才能达到较满意的疗效。

各种抗菌药物需在治疗剂量范围给药。治疗重症感染和抗菌药物不易达到的部位的感染,抗菌药物剂量宜较大(治疗剂量范围高限);而治疗单纯性下尿路感染时,由于多数药物尿药浓度远高于血药浓度,则可应用较小剂量(治疗剂量范围低限)。早产儿和新生儿的肝、肾功能尚未发育健全,抗菌药物的每日用量需适当减少,儿童的每日用量较成人量相应略增,老年人则应相应减少。

2.给药疗程　抗菌药物疗程因感染不同而异,一般宜用至体温正常、症状消退后 72～96 小时,有局部病灶者需用药至感染灶控制或完全消散。但血流感染、感染性心内膜炎、化脓性脑膜炎、伤寒、布鲁菌病、骨髓炎、溶血性链球菌咽炎和扁桃体炎、侵袭性真菌病、结核病等需较长的疗程方能彻底治愈。

(王兆军)

第五章　药剂学

第一节　散剂

一、概述

（一）散剂的含义

散剂（Powders）系指药物与适宜的辅料经粉碎、均匀混合制成的干燥粉末状制剂。古人曰"散者散也，去急病用之"，指出了散剂容易分散和奏效快的特点。散剂是古老而传统的常用固体剂型，在中药制剂中的应用比西药更为广泛。

（二）散剂的特点

1. 优点

（1）散剂中药物的粒径小，比表面积大，起效快。

（2）外用散剂的覆盖面积大，可同时发挥保护和收敛等作用。

（3）贮存、运输、携带比较方便。

（4）制备工艺简单，剂量易于控制，便于婴幼儿服用。

2. 缺点　散剂由于分散度大，故其刺激性、吸湿性、化学活性等相应增加，且挥发性成分容易散失，不能很好地掩盖某些药物的不良气味，剂量较大的散剂还会造成服用困难。

（三）散剂的分类

按应用方法与用途，散剂可分为口服散剂和局部用散剂。

1. 口服散剂　一般溶于或分散于水或其他液体中服用，也可直接用水送服。如川芎茶调散。

2. 局部用散剂　可供皮肤、口腔、咽喉、腔道等处应用；专供治疗、预防和润滑皮肤的散剂也称为撒布剂或撒粉，如冰硼散。

散剂的其他分类方法见表5-1。

表5-1　散剂的其他分类方法

分类依据	种类	例子
药物组成	单味散剂	蛇床子散、川贝散
	复方散剂	乌贝散、安宫牛黄散
药物剂量	分剂量散剂	小儿惊风散、局方至宝散
	不分剂量散剂	通关散、五苓散
药物性质	普通散剂	疳积散、八味沉香散
	特殊散剂	
	含毒性药物散剂	九分散、马钱子散
	含共熔成分散剂	避温散、桂林西瓜霜
	含液体药物散剂	紫雪、蛇胆川贝散
	眼用散剂	八宝拨云散、保眼散

二、散剂的制备

散剂的制备工艺流程见图 5—1。

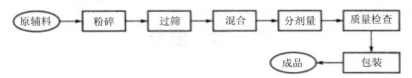

图 5—1 散剂制备工艺流程

一般情况下,粉碎固体物料前应对物料进行前处理,即把物料加工成符合粉碎所要求的粒度和干燥程度等。制备散剂的粉碎、过筛、混合等单元操作也适合其他固体制剂。

(一)物料的粉碎

1.粉碎的含义 粉碎系指借助机械力将大块物料破碎成适宜大小的颗粒或粉末的操作。

粉碎操作对药品制备的意义主要有:①有利于提高难溶性药物的溶出速度和生物利用度。②有利于各成分的混合均匀。③有利于提高固体药物在液体、半固体、气体中的分散度。④有利于从药材中提取有效成分。由此看来,粉碎对药品质量的影响很大,但必须注意粉碎过程可能带来的不良影响,如晶型转变、热分解、黏附与团聚性的增大、堆密度的减小、粉末表面吸附的空气对润湿性的影响、粉尘飞扬甚至爆炸等。

影响粉碎效果的因素主要有:①物料性质。极性晶型药物(如生石膏)脆性较大,易于从晶体结合面碎裂而被粉碎;非极性晶型药物脆性较差(如樟脑),粉碎时易变形,因此可加少量挥发性液体研磨,提高粉碎效果;非晶型药物(如乳香)弹性较大,粉碎时易变形,因此可进行低温粉碎。植物药材种类不同,粉碎效果也不同,含水分较高或韧性较大的则难以粉碎。因此一般将药材干燥后粉碎,或脱脂或采用其他方法粉碎。②细粉量。如细粉过多,不但在粗粒中起缓冲作用且耗能大,同时产生大量过细粉,影响粉碎效率。因此粉碎时可在粉碎机内安装药筛随时分离细粉,或利用空气将细粉吹出,使粗粒能充分粉碎。此外,粉碎机的类型和粉碎方法均会影响粉碎的效果。

2.粉碎方法 根据药物的性质和使用要求,可采用干法粉碎、湿法粉碎、低温粉碎等方法。

(1)干法粉碎系指通过干燥处理使药物中的含水量降至一定程度后再进行粉碎的方法。该法适用于大多数药物。

(2)湿法粉碎系指在药物中加入适量液体(如水、乙醇)进行研磨粉碎的方法。该法不产生粉尘、粉碎度高,可用于刺激性较强或有毒药物的粉碎。此外,将朱砂等矿物药粉碎成极细粉的操作亦称为"水分法"。

(3)低温粉碎系指利用药物在低温下脆性较大的特点进行粉碎的方法。对于常温下粉碎有困难(如软化点和熔点较低)的药物(如乳香、没药等)、热敏性药物或含挥发性成分的药物等,均可采用该法粉碎。

(4)超微粉碎系指采用超微技术对药物进行粉碎的方法。该法常用于贵重药如人参等的粉碎,一般可得到 $5\sim10\mu m$ 的粉末,而普通粉碎方法最多只能得到 $75\mu m$ 左右(200 目)的粉末。

不管采用哪种方法粉碎物料,均应注意:①应根据使用目的和药物剂型选择适当的粉碎程度。②粉碎过程中应及时过筛,以免部分物料被过度粉碎,同时可提高效率。③物料须全部粉碎后使用,不应随意丢弃较难粉碎部分。④粉碎后的物料仍应保持性质和药理作用不变。

3.粉碎设备　根据药物的性质和使用要求,可采用不同的粉碎设备。

(1)以研磨作用为主的设备—研钵与铁研船:研钵一般用瓷、玻璃、玛瑙、铁或铜制成,但以瓷研钵和玻璃研体最为常用。研钵与铁研船主要用于小剂量药物的粉碎或实验室规模散剂的制备。

(2)以研磨作用与撞击作用为主的设备—球磨机:球磨机系指内装一定数量不同大小的钢球或瓷球制成的不锈钢圆柱筒。使用时,将药物装入圆筒内,密闭,启动电机,圆筒的转动带动了钢球(或瓷球),由于离心力作用,球上升到一定高度,然后在重力作用下抛落下来,物料受到球的反复上下运动所产生强烈的撞击和研磨作用而被粉碎。

球磨机的结构简单,操作密闭,适用范围广,可采用干法粉碎、湿法粉碎等方法,也可进行无菌粉碎,特别适合于贵重物料的粉碎,必要时可充入惰性气体粉碎易燃易爆或易氧化的药物。但转速对粉碎效果影响较大:转速过快,离心力作用使球附在筒壁上而不落下,球与物料不产生撞击;转速过慢,球未能达到一定高度而落下,只产生研磨作用,从而使粉碎效果不佳,因此应选择合适的转速。

(3)以撞击作用为主的设备——万能粉碎机、流能磨

1)万能粉碎机:万能粉碎机应用广泛,但粉碎过程中会发热,不适用于遇热发黏或含挥发性成分的物料。主要包括冲击式、锤击式两种类型的粉碎机。

①冲击式粉碎机:在高速旋转的转盘上固定有若干圈冲击柱,另一与转盘相对应的固定盖上也固定有若干圈冲击柱。使用时,先开动机器空转,转速稳定后从加料斗加入物料,并由固定板中心轴向进入粉碎室,由于两盘冲击柱的高速旋转,产生的离心作用使物料从中心部位甩向外壁而受到冲击柱的冲击,而且冲击力越来越大(因转盘外圈线速大于内圈线速),最后物料达到转盘外壁环状空间,细粒由底部的筛孔出料,粗粒在机内重复粉碎。粉碎程度与盘上固定的冲击柱的排列方式有关。

②锤击式粉碎机:结构有高速旋转的旋转轴,轴上安装有数个锤头,机壳上装有衬板,下部装有筛板。物料从加料斗进入到粉碎室后,被高速旋转的锤头的冲击和剪切作用以及被抛向衬板的撞击等作用而被粉碎,细粒通过筛板出料,粗粒继续在机内被粉碎。粉碎粒度可由锤头的形状、大小、转速以及筛网的目数来调节。

2)流能磨:流能磨亦称气流粉碎机,其粉碎机理完全不同于其他粉碎机,7~10个气压的压缩空气通过喷嘴沿切线进入粉碎室时产生超音速气流,物料被气流带入粉碎室并被气流分散、加速,使物料之间、物料与器壁之间发生强烈的撞击、冲击、研磨而得到粉碎。压缩空气夹带的细粉由出料口进入旋风分离器或袋滤器进行分离,较大颗粒由于离心力的作用沿器壁外侧重新被带入粉碎室,再重复粉碎过程。粉碎程度与喷嘴的个数和角度、粉碎室的几何形状、气流的压缩压力以及进料量等有关。一般进料量越多,所获得粉碎物的粒度越大。

流能磨有以下特点:①粉碎可得到 $3\sim20\mu m$ 的超微粉,这是因为气流速度很快。②适用于热敏性或低熔点物料的粉碎,这是因为高压空气从喷嘴喷出时产生焦耳—汤姆逊冷却效应。③可用于无菌粉末的粉碎,这时应对机器和压缩空气进行无菌处理。④粉碎费用较高。

不管使用哪种粉碎设备,操作时均应注意以下几点:①开动粉碎机后,应待其转速稳定后

才可加料,且物料不应夹有硬物和杂质。②机器使用后应清洁内外部,避免物料交叉污染。③设备使用后应检查是否完好,能否正常运转,电动机及传动机等还应用防护罩以防尘。

（二）物料的筛分

1.筛分的含义　物料的筛分系指利用一定孔径大小的筛网将物料进行分级的方法。

对物料进行筛分,可以获得较均匀的粒子群,如筛除粗粉取细粉,或筛除细粉取粗粉,或筛除粗、细粉取中粉等。因此筛分对药品质量以及制剂生产的顺利进行有着重要的意义:如《中国药典》对颗粒剂、散剂等均有粒度要求;物料的大小影响压片的效果,如粒子的流动性和充填性、片重差异、片剂的硬度等。

2.筛分设备

（1）冲眼筛与编织筛:冲眼筛系在金属板上冲出圆形筛孔而制成。其筛孔坚固,耐磨损,不易变形,多用于高速旋转粉碎机的筛板及药丸等粗颗粒的筛分。

编织筛系由金属丝（如不锈钢丝、铜丝、铁丝等）或其他非金属丝（如尼龙丝、绢丝等）编织而成。非金属丝制筛具有的一定弹性,比金属丝制筛耐用,但容易移位造成筛孔变形。编织筛单位面积上的筛孔多,因此筛分效率高,可用于细粉的筛选,但容易受潮堵塞。

（2）药筛与工业筛:《中国药典》2010年版规定的药筛,选用的是国家标准的 R40/3 系列,规格从一至九号,筛网内径从大到小,见表 5-2。大生产中,有时会使用工业筛。工业筛用"目"表示筛号,即 2.54cm 长度上的筛孔数目,如 2.54cm 长度上有 100 个筛孔为 100 目筛。

表 5-2 《中国药典》药筛分等

筛号	筛孔内径（平均值/μm）	目号
一号筛	2000±70	10
二号筛	850±29	24
三号筛	355±13	50
四号筛	250±9.9	65
五号筛	180±7.6	80
六号筛	150±6.6	100
七号筛	125±5.8	120
八号筛	90±4.6	150
九号筛	75±4.1	200

（3）振动筛:振动筛是大生产中常用的筛分设备。根据运动方式,振动筛可分为摇动筛和振荡筛等。

1）摇动筛:常用于粒度分布的测定或少量剧毒药物、刺激性药物的筛分。操作时,按孔径大小从上到下排列药筛,最上为筛盖,最下为接收器。把物料放入最上部的筛上,盖上盖,固定在摇台上,启动电动机进行摇动和振荡数分钟,即可完成对物料的分级。摇动筛可用马达带动,水平旋转的同时定时地在上部锤子的敲打下进行上下振荡运动。物料量少时也可用手摇动。

2）振荡筛:在电机的上轴及下轴各装有不平衡重锤,上轴穿过筛网与其相连,筛框以弹簧支撑于底座上,上部重锤使筛网产生水平圆周运动,下部重锤使筛网发生垂直方向运动,故筛网的振荡方向具有三维性。振荡筛具有分离效率高、单位筛面处理能力大、维修费用低、占地面积小、重量轻等优点,故应用广泛。

（4）旋风分离器与袋滤器:粉碎、过筛、干燥等操作会产生很多细粉,因此常与离析设备串联将气体和粉末分离。

1)旋风分离器:系指利用离心力来分离气体和粉末的离析设备。其结构简单,分离效率高,可用于高温含尘气体的分离。操作时,含有粉末的气体从圆筒上部长方形切线进口进入,并沿圆筒内壁作旋转流动。由于粉末的离心力较大,被甩向外层,气流在内层,从而使气-固得以分离。在圆锥部分,旋转半径缩小而切向速度增大,气流与粉末向下螺旋。在圆锥的底部附近,气流转为上升旋转运动,最后由上部出口管排出;固相沿内壁落入灰斗。

2)袋滤器:操作时,含粉末气体进入袋滤器。操作时,含粉末气体进入袋滤器;气体通过滤袋,经顶部排出;而粉末被截留,当聚集到一定厚度后,通入压缩空气或手工振动滤袋,使粉末落下。该设备结构简单,截留气流中微粒的效率高,一般达94%~97%,并能截留直径小于1μm的细粉,但滤布易磨损、被堵塞较快,不适用于高温潮湿的气流。

3.粉末的等级　《中国药典》将粉末分为六个等级,见表5-3。

表5-3　《中国药典》粉末等级

粉末等级	分级标准
最粗粉	指能全部通过一号筛,但混有能通过三号筛不超过20%的粉末
粗粉	指能全部通过二号筛,但混有能通过四号筛不超过40%的粉末
中粉	指能全部通过四号筛,但混有能通过五号筛不超过60%的粉末
细粉	指能全部通过五号筛,并含能通过六号筛不少于95%的粉末
最细粉	指能全部通过六号筛,并含能通过七号筛不少于95%的粉末
极细粉	指能全部通过八号筛,并含能通过九号筛不少于95%的粉末

为了提高过筛效率,应注意以下几点:①物料要充分干燥,操作环境应控制湿度,以免粉末吸潮,影响过筛。②加料量要适当,不宜过厚,以免减慢过筛速度。③过筛时要不断振动,以免粉末结团而影响通过筛孔。④过筛时应防止粉尘飞扬,注意通风,尤其是毒性药或刺激性药。

(三)物料的混合

1.混合含义　混合系指把两种或两种以上的组分均匀混合的操作。混合以含量的均匀一致为目的,是保证制剂质量的重要措施之一。不同于互溶液体的混合,固体的混合是以固体粒子为分散单元,要达到完全混合是不可能的。因此,应尽量减小各组分的粒度,以满足各组分均匀分布的要求。

2.混合原则

(1)影响混合的主要因素:多种固体物料在混合机内进行混合时往往伴随着离析现象。离析是与粒子混合相反的过程,会妨碍良好的混合,也可使已混好的物料重新分层,降低混合度。在实际的混合操作中影响混合速度及混合度的因素很多,归纳起来主要有物料因素、设备因素、操作因素等。

1)物料性质:物料的粒度分布、形态及表面状态、密度,含水量,流动性(休止角、内部摩擦系数等),黏附性,团聚性等性质均会影响混合效果。一般来说,粒径的影响最大。如各组分的粒径、粒子形态、密度等存在较大差异时,混合过程中或混合后容易发生离析现象;小粒径、大密度的颗粒易于在大颗粒的缝隙中往下流动而影响均匀混合;球形颗粒容易流动而易产生离析;当混合物料中含有少量水分可有效防止离析。

2)操作条件:物料的充填量、装料方式、混合比例,混合设备的转速及混合时间等,均会影响混合效果。

3)设备类型:混合设备的形状及尺寸,内部插入物(挡板、强制搅拌等),材质及表面情况等,均会影响。

(2)混合原则:为了达到混合均匀的效果,应遵循以下原则。

1)各组分的混合比例:各组分的比例相差很大时,如直接混合是难以混合均匀的,此时应采用等体积递加法(亦称配研法)进行混合,即取量小的药粉与等体积其他药粉混匀,然后加入与混合物等体积的其他药粉混匀,如此倍量增加直至全部混匀,再过筛即得。如方中含毒性药物,则应用配研法制成倍散。

2)各组分的密度:各组分密度差异较大时,应避免密度小者浮于上面,密度大者沉于底部,否则不易混匀。但一般粒径小于 $30\mu m$ 时,粒子的密度大小不会导致分离。

3)各组分的黏附性与带电性:有些药粉会黏附混合器械,从而影响混合并造成损失。因此,一般将量大或不易黏附的药粉或辅料垫底,量少或易黏附者后加入。同时,对混合时易摩擦起电的药粉,通常可加适量的表面活性剂或润滑剂加以克服,如硬脂酸镁、十二烷基硫酸钠等具有抗静电作用。

4)含液体或易吸湿成分:如方中含有易吸湿组分,应针对吸湿原因加以解决。如结晶水在研磨时释放而引起湿润,可用等摩尔无水物代替;如某组分的吸湿性很强(如胃蛋白酶等),应在低于其临界相对湿度条件下迅速混合并密封防潮;如混合后吸湿性增强,则不宜混合,应分别包装。如方中含有液体组分时,应采取一定的措施进行处理。

3.混合方法与设备

(1)混合方法:常用的混合方法有搅拌混合、研磨混合和过筛混合。在生产时多采用搅拌或容器旋转的方式,以产生物料的整体和局部的移动而实现均匀混合的目的。

(2)混合设备:根据运行时容器是否转动,固体的混合设备一般分为固定型、旋转型和复合型,其中固定型混合机运行时容器是固定的,旋转型混合机运行时容器可转动,而复合型混合机兼有固定型和旋转型的特点,见表5—4。

表5—4　混合设备的类型

操作方式	混合型式	设备种类
连续混合	固定型	螺旋桨型(水平/垂直),重力流动无搅拌型
	旋转型	连续 V 型,水平圆筒型,水平圆锥型
	复合型	旋转容器吹入气流型
间歇混合	固定型	螺旋桨型(水平/垂直),搅拌釜型,喷流型
	旋转型	V 型,S 型,圆筒型,立方型,双圆锥型,圆锥型(水平/倾斜)
	复合型	旋转容器内装搅拌器型

1)固定型混合机:固定型混合机系指容器内的物料是靠叶片、搅拌桨或气流的搅拌作用来进行混合的设备。

①搅拌槽型混合机:由断面为类似 U 型的混合槽和内装搅拌桨组成。运行前先将混合槽固定,启动后,物料在搅拌桨的作用下不停地上下、左右、内外地反复运动,直至混匀为止,绕水平轴转动混合槽即可卸料。该混合机以剪切混合为主,混合时间较长,混合度与 V 型混合机类似。此外,这种混合机也常用于制粒前的"制软材"操作。

②锥形垂直螺旋混合机:由锥形容器和内装的一至两个螺旋推进器组成。螺旋推进器的

轴线与容器锥体的母线平行,螺旋推进器在容器内既有自转又有公转,自转的速度约为60rpm,公转速度约为 2rpm,容器的圆锥角约 35％充填量约 30％。混合时,物料在螺旋推进器的作用下从底部上升,又在公转的作用下在容器内产生涡旋和上下循环运动。该混合机的进料口固定便于安装,可密闭操作防止污染,可从底部卸料方便操作,能耗较小,混合度较高,混合速度快,混合效率比槽型混合机好。

③流动型混合机:由混合室、搅拌叶、排出阀、电机传动系统等构成。操作时,物料从顶部加入,在搅拌叶的剪切和分离作用下对流混合,混合后打开排出阀卸料。该混合机的混合时间较短,混合量较大。

2)旋转型混合机:旋转型混合机系指容器内的物料靠容器的旋转作用带动而进行物料混合的设备,由于混合时不容易出现死角,因此混合效果比固定型混合机的要好,混合时间也相对短,特别适合于密度相近的物料混合。

①水平圆筒型混合机:物料在混合筒轴向旋转时被带动而向上运动,并在重力作用下向下滑落,如此反复运动而混合。该混合机结构简单、成本较低,但混合度较低。操作时最适宜转速为临界转速的 70％～90％,最适宜充填量或容积比(物料体积/混合机全容积)约为 30％。

②V 型混合机:由两个不等长的圆筒成 V 型交叉结合而成。其中交叉角为 80°～81°,直径与长度之比为 0.8～0.9。物料在圆筒内旋转时被分成两部分,由于圆筒的不等长而再使这两部分物料重新汇合在一起,如此反复,在较短时间内即能混合均匀。该混合机以对流混合为主,混合速度快,在旋转型混合设备中效果最好,应用广泛,V 型筒翻滚角度大。操作时最适宜转速为临界转速的 30％～40％,最适宜充填量为 30％。

③双锥型混合机:系在短圆筒两端各与一个锥型圆筒结合而成,旋转轴与容器中心线垂直。混合机内的物料运动状态与混合效果类似于 V 型混合机。

④二维混合机:混合筒为内无搅拌装置的圆柱形料筒,在绕其对称轴作自转的同时,又绕水平轴作“可倒置”摇摆运动,从而使物料进行扩散和对流混合。该机混合量较大,混合时间较短,混和均匀,因此应用较广泛。

⑤三维混合机:结构组成与二维混合机类似但体积偏小,且装料的筒体在主动轴的带动下进行平移、转动和翻滚,使物料作环向、径向和轴向的三维复合运动,从而实现多种物料的相互流动、扩散、积聚、掺杂,以达到混合均匀的目的。

(四)分剂量

分剂量系指将混合均匀的物料,按剂量要求进行分装的过程。常用方法有目测法、重量法和容量法三种,其中目测法因误差大而少用;重量法效率较低但剂量准确,多用于贵重药、毒性药散剂;容量法效率高,因此大生产中常用于分剂量。为了保证剂量的准确性,应对药粉的流动性、吸湿性、密度差等理化性质进行必要的考查。

目前,生产上多使用散剂自动包装机进行分剂量和包装操作,即以螺旋杆转动进行定量分装药粉,并通过矢轮、凸轮、杠杆等机械传动完成各项包装工序,有的设备还能采用光电控制集成电路自动数包。

(五)举例

1.冰硼散

(1)处方:冰片 50g 硼砂(煅)500g 朱砂 60g 玄明粉 500g。

（2）制法：以上四味，朱砂水飞成极细粉，硼砂粉碎成细粉，将冰片研细，与上述粉末及玄明粉配研，过筛，混合，即得。

（3）性状：本品为粉红色的粉末；气芳香，味辛凉。

（4）功能与主治：清热解毒，消肿止痛。用于热毒蕴结所致的咽喉疼痛、牙龈肿痛、口舌生疮。

（5）用法与用量：吹敷患处，每次少量，一日数次。

（6）贮藏：密封。

2.牛磺酸散　本品含牛磺酸（$C_2H_7NO_3S$）应为标示量的$90.0\%\sim110.0\%$。

（1）性状：本品为白色或类白色结晶或结晶性粉末。

（2）类别：解热镇痛药。

（3）规格：0.4g。

（4）贮藏：遮光，密闭，在干燥处保存。

（六）特殊散剂的制备

1.含毒性药物散剂　由于毒性药物的剂量小，不易准确称取或分剂量，极易造成中毒现象。因此，含毒性药物散剂的制备，可将毒性药物单独粉碎，再以配研法与其他药粉混匀。如制备九分散时，麻黄、乳香（制）、没药（制）粉碎成细粉，再与马钱子粉（制）配研，过筛，混匀，即得。

含毒性药物散剂，还可添加一定量的稀释剂制成稀释散或倍散。稀释的倍数根据毒性药物的剂量而定：如剂量在$0.01\sim0.1g$，可配成$1:10$倍散（药物：辅料$=1:9$）。如剂量在0.01g以下，应配成$1:100$倍散（药物：辅料$=1:99$）或$1:1000$倍散（药物：辅料$=1:999$）。稀释剂应选择无明显药理作用且与主药不发生作用的惰性物质，常用的有乳糖、淀粉、糊精、蔗糖、葡萄糖、硫酸钙等，其中以乳糖为最佳。有时为了确保倍散在制备中混合均匀，常加胭脂红、靛蓝等着色剂。

2.含共熔成分散剂　共熔现象系指两种或更多种药物混合后，出现润湿或液化的现象。一些低分子化合物混合且比例适宜时（尤其采用研磨混合），容易发生此现象，如薄荷脑与樟脑、薄荷脑与冰片等。当共熔后药理作用增强或无变化时，可先形成共熔物，再与其他固体粉末混匀；如共熔后药理作用减弱，应分别用其他成分（或辅料）稀释共熔组分，再混合均匀。

3.含液体药物散剂　当散剂处方中含有挥发油、非挥发性液体药物、酊剂、流浸膏、药物煎汁等液体组分时，应根据液体组分的性质、剂量及方中其他固体粉末的多少，采用不同的处理方法：①液体组分量较少：可用方中其他固体组分吸收，然后再混匀。如制备蛇胆川贝散时，川贝母粉碎成细粉，再与蛇胆汁混匀，干燥，粉碎，过筛，即得。②液体组分量较大：处方中固体组分不能完全吸收液体组分时，可另加适量的辅料（如磷酸钙、淀粉、蔗糖等）吸收，然后再与其他组分混合。③液体组分量很大：如有效成分为非挥发性，可加热除去大部分水分，用其他固体粉末吸收，然后再混匀。

4.眼用散剂　眼用散剂要求药物为极细粉，无菌。因此制备时，用具应灭菌，并在清洁、避菌环境下操作，必要时成品要灭菌，遮光密闭，置阴凉干燥处贮存。

三、散剂的质量控制

（一）散剂的质量要求

根据《中国药典》2010年版二部附录ⅠP要求，散剂在生产与贮藏期间应符合有关规定：

①供制散剂的成分均应粉碎成细粉。除另有规定外,口服散剂应为细粉,局部用散剂应为最细粉。

②散剂应干燥、疏松、混合均匀、色泽一致。制备含有毒性药物或药物剂量小的散剂时,应采用配研法混匀并过筛。

③散剂中可含有或不含辅料,根据需要可加入矫味剂、芳香剂和着色剂等。

④散剂可单剂量包装也可多剂量包(分)装,多剂量包装者应附分剂量的用具。

⑤除另有规定外,散剂应密闭贮存,含挥发性药物或易吸潮药物的散剂应密封贮存。除另有规定外,散剂应进行以下相应检查。

1. 粒度　除另有规定外,局部用散剂照下述方法检查,粒度应符合规定。

检查法:取供试品 10g,精密称定,置七号筛。照粒度和粒度分布测定法(附录Ⅸ E 第二法 单筛分法)检查,精密称定通过筛网的粉末重量,应不低于 95%。

2. 外观均匀度　取供试品适量,置光滑纸上,平铺约 5cm²,将其表面压平,在亮处观察,应色泽均匀,无花纹与色斑。

3. 干燥失重　除另有规定外,取供试品,照干燥失重测定法(附录Ⅷ L)测定,在 105℃ 干燥至恒重,减失重量不得过 2.0%。

4. 装量差异　单剂量包装的散剂照下述方法检查,应符合规定。

取散剂 10 包(瓶),除去包装,分别精密称定每包(瓶)内容物的重量,求出内容物的装量与平均装量。每包装量与平均装量(凡无含量测定的散剂,每包装量应与标示装量比较)相比应符合规定,超出装量差异限度的散剂不得多于 2 包(瓶),并不得有 1 包(瓶)超出装量差异限度 1 倍(表 5—5)。

表 5—5　散剂装量差异限度

平均装量或标示装量	装量差异限度
0.1g 及 0.1g 以下	±15%
0.1g 以上至 0.5g	±10%
0.5g 以上至 1.5g	±8%
1.5g 以上至 6.0g	±7%
6.0g 以上	±5%

凡规定检查含量均匀度的散剂,一般不再进行装量差异的检查。

5. 装量　多剂量包装的散剂,照最低装量检查法(附录Ⅹ F)检查,应符合规定。

6. 无菌　用于烧伤或创伤的局部用散剂,照无菌检查法(附录Ⅺ H)检查,应符合规定。

(二)散剂的包装与贮藏

由于散剂的比表面积大,吸湿性强,如包装或贮存不当,容易出现潮解、结块、变色、分解、霉变等不稳定现象,从而影响散剂的质量与用药安全。显然,防止吸潮是控制散剂质量的重要内容之一。

临界相对湿度(Critical Relative Humidity,CRH)系指物料吸湿量急剧增大时的相对湿度,当物料的相对湿度大于空气的临界相对湿度时则极易吸潮。CRH 是水溶性药物的特征参数,多种水溶性药物混合后的 CRH 约等于各组分 CRH 的乘积,与各组分的比例无关。而非水溶性药物无特定的 CRH 值,其混合后的吸湿量具有加和性。因此,必须了解散剂的 CRH,以便采取相应的措施来防潮。

1.散剂的包装　散剂一般采用透湿系数(P)较小的材料进行包装。透湿系数可评价包装材料的防湿性,P 越小防湿性越好,见表 5—6。

表 5—6　一些包装材料的透湿系数

名称	P 值	名称	P 值
聚乙烯	2	硝酸纤维素	35
蜡纸 A	3	醋酸乙烯	50
聚苯乙烯	6	亚麻仁油纸	160
蜡纸 B	12	桐油纸	190
蜡纸 C	22	滤纸	1230
聚乙烯丁醛	30	玻璃纸	222

散剂的包装常用玻璃瓶、塑料瓶(袋)或复合膜袋。其中,玻璃瓶性质较稳定,透气透湿性较小,密闭性好,不易与药物或空气中的氧发生反应,但质重易碎,能释放碱性物质,无色玻璃的透光性较大,一般适宜包装大多数散剂,但光敏性药物应选用棕色玻璃瓶;塑料袋(瓶)不易破碎,比玻璃轻,携带方便,但透气透湿性、化学稳定性、耐热性等不如玻璃,容易泄漏物质或吸附药物,也容易老化。常见的塑料有聚丙烯、聚乙烯、聚氯乙烯等高分子聚合物,一般适宜包装易吸湿变质的散剂,不宜包装含挥发性药物或易吸湿风化、被气体分解的散剂;复合膜袋系指各种塑料与纸、金属或其他塑料通过黏合剂组合而成的膜经热合后制成的,具有塑料的优点,同时其透过性较弱,密封性好,防潮性较好,适宜包装大多数散剂,为目前散剂常用的包装形式。

2.散剂的贮藏　除另有规定外,散剂应密闭贮存。含挥发性药物或易吸潮药物的散剂应密封贮存。

(王媛媛)

第二节　颗粒剂

一、概述

(一)颗粒剂的含义

颗粒剂(Granules)系指药物与适宜的辅料制成具有一定粒度的干燥颗粒状制剂。供口服用。

颗粒剂是在汤剂等剂型基础上发展起来的,是目前最常用的剂型之一。《中国药典》1977年版开始收载冲剂,1995 年版开始称为颗粒剂。

(二)颗粒剂的特点

1.优点

(1)与汤剂相比,颗粒剂既保留了汤剂的特色,又克服了汤剂需临时煎煮、服用量大、携带和贮藏不方便、质量不稳定等缺点。

(2)与散剂相比,颗粒剂不易附着、团聚、飞扬,吸湿性相对小,而且通过包衣或加入矫味剂,可以掩盖某些药物的不良臭味。

(3)与片剂、胶囊剂相比,颗粒剂的载药量大,药物溶出通常较快。

(4)采用不同的包衣材料,可制成缓控释颗粒或肠溶颗粒,同时还可以提高药物的稳定性。

(5)中药颗粒剂由于方中大多数药材经过提取纯化后,体积变小,服用量相对减少

2.缺点　由于颗粒大小不一或密度相差较大,有时会造成颗粒剂分剂量不准确的现象。此外,与片剂、胶囊剂等剂型相比,颗粒剂吸湿性较大,特别是中药颗粒剂,因含有较多的吸湿成分而更易吸潮。

(三)颗粒剂的分类

颗粒剂可分为可溶颗粒、混悬颗粒、泡腾颗粒、肠溶颗粒、缓释颗粒和控释颗粒等。

1.可溶颗粒　可溶颗粒,通称颗粒,可分为水溶颗粒和酒溶颗粒,其中大多数属于水溶颗粒,用水冲服即可;酒溶颗粒用一定量的饮用酒溶解后服用。目前最常用的是水溶性颗粒,如盐酸左旋咪唑颗粒、小柴胡颗粒。

2.混悬颗粒　混悬颗粒系指难溶性固体药物与适宜辅料制成一定粒度的干燥颗粒剂。临用前加水或其他适宜的液体振摇即可分散成混悬液供口服,如乙红霉素颗粒、珀橘红颗粒。

3.泡腾颗粒　泡腾颗粒系指含有碳酸氢钠和有机酸,遇水可放出大量气体而呈泡腾状的颗粒。它是利用有机酸(一般用枸橼酸、酒石酸等)和弱碱(如碳酸氢钠)遇水后产生二氧化碳,使颗粒快速崩解、药液呈泡腾状态,而且二氧化碳溶于水后呈酸性,能刺激味蕾,达到一定的矫味作用。泡腾颗粒中的药物应是易溶性的,加水产生气泡后应能溶解。泡腾颗粒应溶解或分散于水中然后服用,如维生素C泡腾颗粒。

4.肠溶颗粒　肠溶颗粒系指采用肠溶材料包裹颗粒或其他适宜方法制成的颗粒剂。该颗粒耐胃酸而在肠液中释放活性成分,可防止药物在胃内分散失效,避免对胃的刺激或控制药物在肠道内定位释放。如阿司匹林颗粒。

5.缓释颗粒　缓释颗粒系指在规定的释放介质中缓慢地非恒速释放药物的颗粒剂。该颗粒应符合缓释制剂的有关要求并应进行释放度检查。

6.控释颗粒　控释颗粒系指在规定的释放介质中缓慢地恒速释放药物的颗粒剂。该颗粒应符合控释制剂的有关要求并应进行释放度检查。

二、制粒

(一)制粒的方法

制颗粒时,一般在原辅料粉末中加入适宜的润湿剂或黏合剂制成软材,经加工后制成具有一定形状和大小的颗粒状物。制备颗粒的方法主要有湿法制粒法和干法制粒法,应用较多的是湿法制粒法。湿法制粒法是在原辅料粉末中加入润湿剂或液态黏合剂,靠润湿剂或液态黏合剂的架桥或粘结作用使粉末聚结在一起而制成颗粒,适用于对湿热稳定的药物。干法制粒法是在原辅料粉末中(不)加入固态黏合剂,靠压力作用使粒子间距离接近而产生黏合力,从而制成颗粒,或将粉末压成片状物,经粉碎后成颗粒,适用于对湿热不稳定的药物。因此与干法制粒法相比,采用湿法制粒法则颗粒更容易成型,颗粒圆整度也较好,但需干燥步骤,工序相对较多。

(二)湿法制粒法

1.制粒常用辅料　当药物剂量较小或中药浸膏黏性较大时,需适当加入填充剂以利于制

粒。目前,颗粒剂最常用的填充剂为糊精。当药物本身没有黏性或黏性很小时,可加入适量的黏合剂以利于制粒,目前最常用的黏合剂为淀粉浆。当药物本身黏性较大时(如中药浸膏),不需另加其他的黏合剂。对于中药浸膏粉末,可加入适量的水或不同浓度的乙醇溶液润湿,诱发药物自身的黏性制成颗粒。颗粒剂常加入蔗糖粉作为矫味剂,掩盖药物的不良气味,如果制备无糖型颗粒,则无需加入蔗糖。

2.制粒方法　制粒是制备颗粒剂的关键工艺,目前生产中常用的有挤出制粒、快速搅拌制粒、流化制粒、喷雾制粒等方法。

(1)挤出制粒:挤出制粒系指将药物和辅料混合后,加入黏合剂或润湿剂制成软材,然后软材通过一定大小孔径的筛网或筛板经挤压制成颗粒。

1)工艺流程:见图5—2。

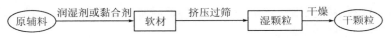

图5—2　挤出制粒法工艺流程

2)常用设备摇摆式制粒机(图5—3)是目前最常用的制粒设备,既适用于湿法制粒,也适用于干法制粒,亦可用于整粒。该设备结构简单,操作、拆装和清理方便,但对筛网的摩擦力较大,筛网容易破损。

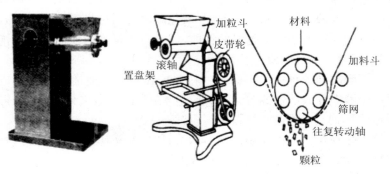

图5—3　摇摆式制粒机

摇摆式制粒机由加料斗、滚筒、刮刀、筛网管夹、动力系统等组成。制粒前,先将筛网两端插入筛网管夹中间开有一条长槽的钢管中,然后转动手轮将筛网绷紧安装在滚筒的两侧。制粒时,启动机械转动系统,软材由加料斗加入,滚筒内的刮刀沿正反方向作摇摆式转动,将软材挤过筛网制成颗粒。

(2)高速搅拌制粒:高速搅拌制粒系指将药物、辅料、润湿剂或黏合剂等置于密闭的制粒容器内,通过搅拌桨和制粒刀的高速旋转,使物料混匀、制软材、切割制粒、滚圆而制成颗粒

1)工艺流程:见图5—4。

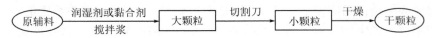

图5—4　高速搅拌制粒法工艺流程

2)常用设备:高速搅拌制粒机。该设备集混合、制粒于一体,操作处于密闭状态,可避免粉尘飞扬,与挤压制粒相比,所用黏合剂量减少,混合制粒时间缩短,且颗粒相对较结实、细粉少,但一次加工的颗粒量相对较少,且软材如果黏性过大会增加电机的负荷,甚至使电机烧毁。

高速搅拌制粒机主要由混合筒、搅拌桨、切割刀和动力系统等组成。制粒时,先将药料加入混合筒中,盖上盖子后开动搅拌桨将干粉混匀,加入润湿剂或黏合剂,使物料混合、翻动、分散甩向器壁后向上运动形成大颗粒,然后开动切割刀,将大颗粒绞碎、切割成颗粒。

（3）流化喷雾制粒:流化喷雾制粒系指将药物粉末和(或)辅料置于密闭的流化床内,通入自下而上的热空气,使药料保持悬浮沸腾状态,然后喷入液态黏合剂或中药浓缩液,将药料凝结成颗粒。

1）工艺流程:见图5—5。

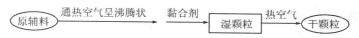

图5—5　流化喷雾制粒法工艺流程

2）常用设备:流化床制粒机(图5—6),因集混合、制粒、干燥于一体,故又称一步制粒机。该设备工序简化,生产效率高;操作处于密闭状态,可避免粉尘飞扬;辅料用量少,制得颗粒均匀、疏松、流动性好。但能耗大,而且处方中如果含有密度相差较大的组分时,容易造成含量不均匀的现象。

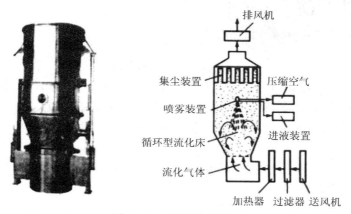

图5—6　流化床制粒机

流化床制粒机主要由加热器、原料容器、喷雾室(流化室、流化床)、捕集室、分布板和动力系统等组成。制粒时,先将药料置于原料容器内,然后用风机将压缩空气吸入,经过空气过滤器和加热器后,通过床层下的分布板以均匀的流量进入原料容器和喷雾室中,使药料受热并在沸腾状态下混合均匀。喷雾室的喷嘴向下均匀喷洒经遇热处理的润湿剂或黏合剂或中药浓缩液,使药料被润湿或黏合而凝结成颗粒,经过反复的喷雾和干燥,当颗粒大小符合要求则停止喷雾。形成的颗粒继续留在床层内被热风干燥。同时,设备上部的捕集室装有袋滤器,能收集制粒中产生的细粉,并可将其振落到流化床内继续和药料、黏合剂接触成粒。

（三）干法制粒法

干法制粒法系指将药物和辅料混匀后,用干法制粒机压成块状或大片状,然后再将其粉碎成颗粒的方法。该法适用于对湿热不稳定、遇水易分解或容易压缩成型的药物。与湿法制粒法相比,该法没有使用液态黏合剂,省去了制软材、干燥湿颗粒的工序,缩短了工时,减少了生产设备,而且避免了药物受湿热的影响。但需要特殊重压设备将药料压成大片或块状物,粉碎成颗粒时产生较多的细粉、颗粒不够圆整等,因此不如湿法制粒法使用广泛。

干法制粒法的工艺流程见图5—7。

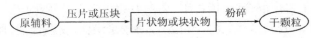

图 5－7　干法制粒法工艺流程

干法制粒法一般有滚压法和重压法两种。

1.滚压法　滚压法系指将药物和辅料混匀后,通过转速相同但转向相反的两个滚动圆筒间的缝隙压成所需硬度的薄片,然后通过颗粒机破碎制成一定大小的颗粒的方法(图 5－8)。

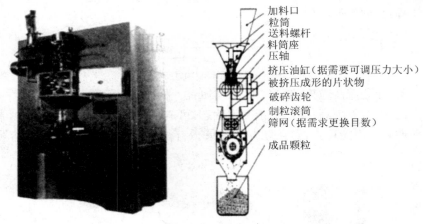

加料口
粒筒
送料螺杆
料筒座
压轴
挤压油缸(据需要可调压力大小)
被挤压成形的片状物
破碎齿轮
制粒滚筒
筛网(据需求更换目数)

成品颗粒

图 5－8　干法制粒机

2.重压法　重压法系指将药物和辅料混匀后,用较大压力的压片机压成大片(直径一般在 20～25cm),然后再破碎成所需大小颗粒的方法。该法因压片机需用较大的压力压片,所以零部件容易损坏、细粉更多,故不如滚压法常用。

三、颗粒剂的制备

(一)化学药物颗粒剂

化学药物颗粒剂的制备工艺流程见图 5－9。

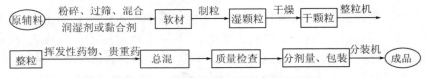

图 5－9　化学药物颗粒剂制备工艺流程

1.粉碎、过筛和混合　一般将药料粉碎成 80～100 目粉末,备用。

2.制软材、制湿颗粒。

3.湿颗粒干燥　除流化床制粒法制得的湿颗粒已被干燥外,其他方法所制的湿颗粒需选用适宜的方法和设备干燥来除去水分。湿颗粒制成后应及时干燥,放置过久易结块或变形。干燥温度可根据药料的性质选择,一般以 60～80℃为宜,且逐渐升温,否则干燥过快则使颗粒表面结成硬壳而影响内部水分的蒸发,特别是含有糖粉的颗粒骤遇高温容易熔化,使颗粒变硬或结块。

4.整粒　湿颗粒在干燥后常常会结块、粘连,因此需通过整粒机将其分散,以获得均匀的颗粒。整粒一般用一号和五号筛分别筛去粗粉和细粉,这些粉末可重新制粒或并入下次同一批号药物中制粒。

5.总混　如果处方中含有挥发油,可用干颗粒中筛出的部分细粉吸收;如果含有挥发性固体药物,可用适量乙醇溶解喷入干颗粒中。密闭一定时间后,再和其他干颗粒置于混合筒中混合,再分装颗粒。

6.分剂量与包装　总混后的颗粒应进行相关的质量检查,合格后及时分剂量包装。生产上一般选用质地较厚的塑料薄膜袋或铝塑复合膜作为包装材料,采用自动颗粒分装机进行分装。

(二)中药颗粒剂

中药颗粒剂系指提取物与适宜的辅料或饮片细粉制成具有一定粒度的颗粒状制剂,分为可溶颗粒、混悬颗粒和泡腾颗粒。

中药颗粒剂的制备工艺流程见图5－10。

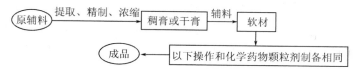

图5－10　中药颗粒剂制备工艺流程图

与化学颗粒剂比较,中药颗粒剂的制备首先要对中药材进行提取、精制、浓缩,其他操作和化学药物颗粒剂相同。

除另有规定外,饮片应根据成分的性质,采用适宜的方法进行提取、纯化、浓缩成一定相对密度(一般为1.3～1.35,50～60℃测定)的清膏,再采用适宜的方法干燥并制成细粉,加入适量辅料(一般不超过干膏量的2倍)或饮片细粉混匀并制成颗粒。也可将清膏加适量辅料(一般不超过清膏量的5倍)或饮片细粉,混匀并制成颗粒。

除另有规定外,挥发油应均匀喷入干燥颗粒中,密闭至规定时间或用环糊精包合后加入。制备颗粒剂时可加入矫味剂和芳香剂,也可包薄膜衣以防潮或掩盖药物的不良气味,必要时包衣颗粒剂应检查残留溶剂。

(三)泡腾颗粒剂

泡腾颗粒剂的制备工艺见图5－11。

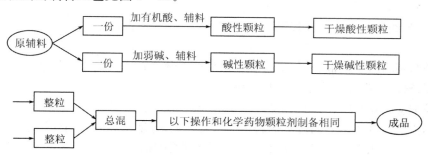

图5－11　泡腾颗粒剂制备工艺流程图

由于泡腾颗粒剂是利用弱碱和有机酸遇水后产生的二氧化碳使颗粒崩解,因此要分别制备酸性颗粒和碱性颗粒,同时还应控制水分以及生产环境的相对湿度,以免服用前就发生了酸碱反应。

(四)举例

1.复方磺胺甲噁唑颗粒　本品含磺胺甲噁唑($C_{10}H_{11}N_4O_3$)与甲氧苄啶($C_{14}H_{18}N_4O_3$)均

应为标示量的 90.0%～110.0%。

（1）处方

①磺胺甲噁唑 400g 甲氧苄啶 80g 辅料适量 制成 1000 袋。

②磺胺甲噁唑 800g 甲氧苄啶 160g 辅料适量 制成 1000 袋。

（2）性状：本品为白色或类白色颗粒。

（3）类别：磺胺类抗菌药。

（4）贮藏：遮光，密封保存。

2. 小柴胡颗粒

（1）处方：柴胡 150g 黄芩 56g 姜半夏 56g 党参 56g 生姜 56g 甘草 56g 大枣 56g。

（2）制法：以上七味，柴胡、黄芩、党参、甘草及大枣加水煎煮 2 每次 1.5h，合并煎液，滤过，滤液浓缩至适量。姜半夏、生姜用 70% 乙醇作溶剂，浸渍 24h 后进行渗漉，收集渗漉液约 600mL，回收乙醇，与上述浓缩液合并，浓缩至适量，加入适量的蔗糖，制成颗粒，干燥，制成 1000g。或与适量的糊精、甘露醇等辅料制成颗粒 400g。或与适量的乳糖制成颗粒 250g，即得。

（3）性状：本品为黄色至棕褐色的颗粒；味甜。或为棕黄色的颗粒；味淡、微辛。

（4）功能与主治：解表散热，疏肝和胃。用于外感病，邪犯少阳证，症见寒热往来、胸胁苦满、食欲不振、心烦喜呕、口苦咽干。

（5）用法与用量：开水冲服。一次 1～2 袋，一日 3 次。

（6）规格

1）每袋装 10g。

2）每袋装 4g（无蔗糖）。

3）每袋装 2.5g（无蔗糖）。

（7）贮藏：密封。

四、颗粒剂的质量控制

（一）颗粒剂的质量要求

根据《中国药典》2010 年版二部附录 Ⅰ N 要求，颗粒剂在生产与贮藏期间应符合有关规定。

①药物与辅料应均匀混合；凡属挥发性药物或遇热不稳定的药物在制备过程应注意控制适宜的温度条件，凡遇光不稳定的药物应遮光操作。

②颗粒剂应干燥，颗粒均匀，色泽一致，无吸潮、结块、潮解等现象。

③根据需要可加入适宜的矫味剂、芳香剂、着色剂、分散剂和防腐剂等添加剂。

④颗粒剂的溶出度、释放度、含量均匀度、微生物限度等应符合要求。必要时，包衣颗粒剂应检查残留溶剂。

⑤除另有规定外，颗粒剂应密封，置干燥器贮存，防止受潮。

⑥单剂量包装的颗粒剂在标签上要标明每个袋（瓶）中活性成分的名称和含量。多剂量包装的颗粒剂除应有确切的分剂量方法外，在标签上要标明颗粒中活性成分的名称和重量。

除另有规定外，颗粒剂应进行以下相应检查。

1. 粒度　除另有规定外，照粒度和粒度分布测定法（附录Ⅸ E 第二法 双筛分法）检查，不能通过一号筛与能通过五号筛的总和不得超过供试量的 15%。

2.干燥失重　除另有规定外,照干燥失重测定法(附录Ⅷ L)测定,于 105℃干燥至恒重,含糖颗粒应在 80℃减压干燥,减失重量不得过 2.0%。

3.溶化性　除另有规定外,可溶颗粒和泡腾颗粒照下述方法检查,溶化性应符合规定。

可溶颗粒检查法:取供试品 10g,加热水 200mL,搅拌 5min,可溶颗粒应全部溶化或轻微浑浊,但不得有异物。

泡腾颗粒检查法:取单剂量包装的泡腾颗粒 3 袋,分别置盛有 200mL 水的烧杯中,水温为 15~25℃,应迅速产生气体而成泡腾状,5min 内颗粒均应完全分散或溶解在水中。

混悬颗粒或已规定检查溶出度或释放度的颗粒剂,可不进行溶化性检查。

4.装量差异　单剂量包装的颗粒剂按下述方法检查,应符合规定。

检查法:取供试品 10 袋(瓶),除去包装,分别精密称定每袋(瓶)内容物的重量,求出每袋(瓶)内容物的装量与平均装量,每袋(瓶)装量与平均装量相比较[凡无含量测定的颗粒剂,每袋(瓶)装量与标示装量比较],超出装量差异限度的颗粒剂不得多于 2 袋(瓶),并不得有 1 袋(瓶)超出装量差异限度 1 倍(表 5-7)。

表 5-7　颗粒剂装量差异限度

平均装量或标示装量	装量差异限度
1.0g 及 1.0g 以下	±10%
1.0g 以上至 1.5g	±8%
1.5g 以上至 6.0g	±7%
6.0g 以上	±5%

凡规定检查含量均匀度的颗粒剂,一般不再进行装量差异限度的检查。

5.装量　多剂量包装的颗粒剂,照最低装量检查法(附录Ⅹ F)检查,应符合规定。

(二)颗粒剂的包装与贮藏

颗粒剂关键是要防潮,尤其是中药颗粒剂极易吸潮结块甚至溶化。目前,颗粒剂常用复合铝塑袋,因为这类材料不易透气、透湿。也可用塑料袋包装。

除另有规定外,颗粒剂应密封,置干燥处贮存,防止受潮。

(王媛媛)

第三节　片剂

一、概述

(一)片剂的含义

片剂(Tablets)系指药物与适宜的辅料混匀压制而成的圆片状或异形片状的固体制剂。它是现代药物制剂中应用最广泛的剂型之一。片剂始创于 19 世纪 40 年代,随着制备理论、生产技术、机械设备、质量控制和新辅料地不断发展,片剂在各个方面都取得了很大的发展,如品种增多、质量提高、机械化和自动化程度加大。此外,许多汤剂、散剂、丸剂、浸膏剂等剂型也纷纷改制成片剂,世界各国药典收载的制剂中也以片剂最多。

（二）片剂的特点

1.优点

（1）生产的机械化、自动化程度较高，产量大，成本较低。

（2）剂量准确，含量均匀，稳定性较好。

（3）运输、携带、服用方便，贮存期较长。

（4）可以制成不同类型的各种片剂，如普通片、泡腾片、分散片、缓控释片、肠溶衣片、咀嚼片和含片等，以满足不同临床医疗的需要。

2.缺点

（1）因加入黏合剂等辅料，且需压制成型，故片剂中药物的溶出比散剂等差。

（2）如含挥发性成分，久贮后含量容易下降。

（3）婴幼儿及昏迷患者不易吞服。

（三）片剂的分类

片剂以口服普通片为主，另有含片、舌下片、口腔贴片、咀嚼片、分散片、可溶片、泡腾片、阴道片、阴道泡腾片、缓释片、控释片及肠溶片等。

1.口服普通片　口服普通片分素片和包衣片。

素片系指药物与辅料混合、压制而成的未包衣片剂，如甲硝唑片。

包衣片系指在普通片（常称片心）外包上衣膜的片剂。按照包衣物料的不同，可分为糖衣片、薄膜衣片和肠溶衣片。外包糖衣的为糖衣片，如穿心莲片；外包薄膜衣的为薄膜衣片，如万通炎康片；外包肠溶衣的为肠溶衣片，如阿司匹林肠溶片。肠溶片系指用肠溶性包衣材料进行包衣的片剂。为防止药物在胃内分解失效、对胃的刺激或控制药物在肠道内释放，可对片剂包肠溶衣；为治疗结肠部位疾病等，可对片剂包结肠定位肠溶衣。肠溶片除另有规定外，应进行释放度检查。

2.含片　含片系指含于口腔中缓慢溶化产生局部或全身作用的片剂，如复方草珊瑚含片、利巴韦林含片。含片中的药物应是易溶性的，主要起局部消炎、杀菌、收敛、止痛或局部麻醉作用，常用于口腔及咽喉疾病的治疗。

3.舌下片　舌下片系指置于舌下能迅速溶化，药物经舌下黏膜吸收发挥全身作用的片剂。舌下片中的药物与辅料应是易溶性的，主要用于急症的治疗，如硝酸甘油舌下片。

4.口腔贴片　口腔贴片系指粘贴于口腔，经黏膜吸收后起局部或全身作用的片剂，如甲硝唑口腔溃疡贴片。口腔贴片应进行溶出度或释放度检查。

5.咀嚼片　咀嚼片系指于口腔中咀嚼后吞服的片剂，如富马酸亚铁咀嚼片。咀嚼片一般应选用甘露醇、山梨醇、蔗糖等水溶性辅料作填充剂和黏合剂，其硬度应适宜，适合于儿童服用。对于崩解困难的药物制成咀嚼片可利于吸收。

6.分散片　分散片系指在水中能迅速崩解并均匀分散的片剂。分散片的药物应是难溶性的，可加水分散后口服，也可将其含于口中吮服或吞服。分散片应进行溶出度和分散均匀性检查。如独一味分散片、阿奇霉素分散片。

7.可溶片　可溶片系指临用前能溶解于水的非包衣片或薄膜包衣片剂。可溶片应溶解于水中，溶液可呈轻微乳光，可供口服、外用、含漱等用，如复方硼砂漱口片。

8.泡腾片　泡腾片系指含有碳酸氢钠和有机酸，遇水可产生气体而成泡腾状的片剂。泡腾片中的药物是易溶性的，加水产生气泡后应能溶解。有机酸一般用枸橼酸、酒石酸、富马酸等。应用时将片剂放入水中迅速崩解后饮用,非常适用于儿童、老人及吞服药片有困难的患者,如阿司匹林泡腾片。

9.阴道片与阴道泡腾片　阴道片与阴道泡腾片系指置于阴道内应用的片剂,如壬苯醇醚阴道片、甲硝唑阴道泡腾片。阴道片和阴道泡腾片的形状应易置于阴道内,可借助器具将阴道片送入阴道。阴道片为普通片,在阴道内应易溶化、溶散或融化、崩解并释放药物,主要起局部消炎杀菌作用,也可给予性激素类药物。具有局部刺激性的药物,不得制成阴道片。

10.缓释片与控释片　缓释片系指在规定的释放介质中缓慢地非恒速释放药物的片剂,如碳酸锂缓释片。控释片系指在规定的释放介质中缓慢地恒速释放药物的片剂,如硫酸吗啡控释片。与普通片相比,缓、控释片能控制药物释放速度,延长药物作用时间,具有血药浓度平稳、服药次数少、毒副作用小等优点。缓释片、控释片应符合缓释制剂的有关规定(《中国药典》2010 年版附录 XI X D)并应进行释放度检查。

二、片剂的常用辅料

片剂的制备需添加适宜的辅料,起填充、吸附、黏合、崩解或润滑作用,必要时还可加入着色剂、矫味剂等。片剂所用的辅料应性质稳定,不与药物发生反应,不影响疗效和主药的含量测定,安全无毒。

根据辅料所起的作用不同,一般将辅料分为填充剂、润湿剂或黏合剂、崩解剂和润滑剂四类。

(一)填充剂

填充剂主要用来增加片剂的重量或体积,便于片剂分剂量和成型。当片剂的直径小于 6mm 或片重在 0.1g 以下,一般需添加填充剂,以减少药物的剂量偏差、改善药物的压缩成形性等。当药物(如安定)剂量小、中药浸膏量较大或黏性较强时,如不加入适量的稀释剂,则难以制成颗粒和压片;当处方中含有较多挥发油或液体成分时,应加入适宜的吸收剂进行吸收,然后再进行压片。

1.淀粉　本品为白色粉末,无臭,在冷水或乙醇中均不溶解,性质稳定,可与大多数药物配伍,吸湿但不潮解,外观色泽好,来源广泛,价格便宜。淀粉为最常用的填充剂,常用的品种有玉米淀粉、木薯淀粉,但因可压性较差,常与糖粉、糊精混合使用。淀粉也可作崩解剂。

2.糊精　本品系由淀粉或部分水解的淀粉,在干燥状态下经加热改性而制成的聚合物,为白色或类白色的无定形粉末,无臭,味微甜,在沸水中易溶,在乙醇或乙醚中不溶,黏结性较强,但使用不当易使片面出现麻点、水印及造成片剂崩解或溶出迟缓。糊精亦可作黏合剂。

3.蔗糖　本品为无色结晶或白色结晶性的松散粉末,无臭,味甜,在水中极易溶解,在乙醇中微溶,在无水乙醇中几乎不溶,黏合力强而使片不易松散,可增加片剂的硬度,使片面光滑美观,但吸湿性强,久贮易使片剂的硬度增大而延缓崩解或溶出。除含片或可溶性片剂外,蔗糖一般不单独使用,常与糊精、淀粉配合使用。蔗糖亦可作矫味剂、黏合剂等。

4.乳糖　本品为白色的结晶性颗粒或粉末,无臭,味微甜,在水中易溶,在乙醇、三氯甲烷或乙醚中不溶,性质稳定,可与大多数药物配伍,可压性和流动性好,常用于粉末直接压片,压成的药片光洁美观,但价格较贵,可用淀粉、糊精、糖粉的混合物代替,但效果不如乳糖。乳糖亦可作矫味剂。

5.预胶化淀粉　本品亦称可压性淀粉,为白色粉末,无臭,无味,有良好的流动性、可压性、崩解性、润滑性和干黏合性,常用于粉末直接压片,亦可作崩解剂。

6.微晶纤维素(MCC)　本品系纯棉纤维经水解制得的白色或类白色粉末,无臭,无味,在水、乙醇、丙酮或甲苯中不溶,黏合性和可压性良好,可用于粉末直接压片,亦可作崩解剂和干黏合剂。

7.无机盐类　硫酸钙较常用,为白色粉末,无臭,无味,在水中微溶,在乙醇中不溶,性质稳定,可与多数药物配伍,对油类有较强的吸收作用。此外,还有轻质氧化镁等品种。

8.糖醇类　甘露醇即 D-甘露糖醇,山梨醇即 D-山梨糖醇,均为白色结晶或结晶性粉末,在水中易溶,在乙醇中略溶,在乙醚中几乎不溶,无臭味甜,因在口中溶解时吸热而具凉爽感,较适用于咀嚼片、含片等,但价格稍贵,常与蔗糖配合使用。

(二)润湿剂和黏合剂

1.润湿剂　润湿剂系指本身没有黏性但能诱发物料黏性的辅料。

(1)水:一般用纯化水或蒸馏水。不适合对水敏感的药物,也不宜单独使用。如处方中水溶性成分较多,用水润湿后容易出现发黏、结块、湿润不匀、干燥后颗粒发硬等现象。

(2)乙醇:随着乙醇浓度的增大,润湿后所产生的黏性降低,因此应根据物料性质,选用不同浓度的乙醇溶液。使用时应迅速搅拌,立即制粒,以减少挥发。

2.黏合剂　黏合剂系指本身具有黏性,能使物料聚结的辅料。

(1)淀粉浆:本品为最常用的黏合剂,适用于对湿热较稳定又不太松散的药物。常用其10%的水溶液。

(2)糖浆:本品黏性比淀粉浆大,适用于质地疏松或纤维性大的中药材,不宜用于强酸或强碱性药物,以免引起蔗糖转化而产生引湿性。常用其 50%～70%的水溶液。

(3)纤维素衍生物:纤维素衍生物系指天然的纤维素经处理后制成的各种衍生物。

1)甲基纤维素(MC):本品为白色或类白色纤维状或颗粒状粉末,无臭,无味,在水中溶胀成澄清或微浑浊的胶体溶液,在无水乙醇、三氯甲烷或乙醚中不溶。适用于水溶性及水不溶性物料的制粒,颗粒的压缩成形性好且不随时间变硬。常用其 1%～5%的水溶液。

2)羟丙甲纤维素(HPMC):本品为白色或类白色纤维状或颗粒状粉末,无臭,在无水乙醇、乙醚、丙酮中几乎不溶,在冷水中溶胀成澄清或微浑浊的胶体溶液。既可作湿法制粒的黏合剂、粉末直接压片的干黏合剂,也可作释放阻滞剂和包衣材料。常用其 2%～10%的水溶液或乙醇溶液。

3)羧甲基纤维素钠(CMC-Na):本品为白色或微黄色纤维状或颗粒状粉末,无臭,有引湿性,在水中溶胀成胶体溶液,在乙醇、乙醚或三氯甲烷中不溶。适用于水溶性与水不溶性物料的制粒中以及可压性较差的药物,但片剂易变硬使崩解时间延长。常用其 1%～6%的水溶液。

4)乙基纤维素(EC):本品为白色颗粒或粉末,无臭,无味,在甲苯或乙醚中易溶,在水、消化液中不溶,对片剂的崩解及药物的释放能产生阻滞作用。适用于对水敏感的药物,也常用作释放阻滞剂或缓、控释制剂的包衣材料。常用其 1%～3%的乙醇溶液。

(4)聚维酮 K30(PVP K30):本品为白色或乳白色粉末,无臭或稍有特臭,无味,有引湿性,在水、乙醇、异丙醇或三氯甲烷中溶解,在丙酮或乙醚中不溶,适用于水溶性或水不溶性物料的制粒,可作粉末直接压片的干黏合剂,亦可作助溶剂。常用其 3%～15%的水溶液或乙醇溶液。

(5)中药稠膏:在中药片剂制备中,中药稠膏既是处方组成起治疗作用,又有黏合作用。

（三）崩解剂

崩解剂系指能使片剂在胃肠液中崩解溶散或成碎粒的辅料。由于片剂常需加入黏合剂或润湿剂等辅料压制而成,所以崩解是药物溶出的第一步。为使片剂尽快释放出有效成分,除缓控释片、含片、咀嚼片等片剂外,一般需加入崩解剂。

1. 干淀粉　本品为经典的崩解剂,其吸水性较强,吸水膨胀率约为186%,适用于水不溶性或微溶性药物的片剂,但对易溶性药物的崩解作用较差。使用前,淀粉应在$100\sim105℃$下干燥1h,使含水量<8%。湿法制粒时应注意干燥温度,以免淀粉糊化影响崩解。

2. 羧甲基淀粉钠（CMS−Na）　本品为白色或类白色粉末,无臭,有引湿性,在水中分散成黏稠状胶体溶液,在乙醇或乙醚中不溶,吸水膨胀率约为原体积的300倍,崩解性能优良。其亦可作填充剂等。

3. 交联羧甲基纤维素钠（CCMC−Na）　本品是交联、部分羧甲基化的纤维素钠盐,为白色或类白色粉末,有引湿性,在水中溶胀并形成混悬液,吸水膨胀体积为原来的$4\sim8$倍,在无水乙醇、乙醚、丙酮或甲苯中不溶。CCMC−Na与CMS−Na合用崩解作用增强,而与干淀粉合用则下降。其亦可作填充剂等。

4. 羟丙基纤维素（HPC）　本品为白色或类白色粉末,无臭,无味,在水中溶胀成胶体溶液,在乙醇、丙酮或乙醚中不溶,吸水膨胀率为$500\%\sim700\%$。其亦可作填充剂。

5. 交联聚维酮（PVPP）　本品为白色或类白色粉末,几乎无臭,有引湿性,在水、乙醇、三氯甲烷或乙醚中不溶,无黏性,流动性好,吸水膨胀能力强,溶胀系数为$2.25\sim2.30$,被称为"超级崩解剂",尤其适用于难溶性药物片剂如分散片。其亦可作填充剂等。

6. 泡腾崩解剂　泡腾崩解剂专用于泡腾片,一般由碳酸氢钠与枸橼酸或酒石酸组成,遇水后发生化学反应而产生二氧化碳,使片剂在几分钟内迅速崩解。但该崩解剂应严格防水、妥善包装,以免受潮使其失效。

7. 表面活性剂　表面活性剂能改善疏水性药物片剂的润湿性,使水易于渗入片剂而利于崩解。十二烷基硫酸钠为常用的表面活性剂,为白色至淡黄色结晶或粉末,有特征性微臭,在水中易溶,在乙醚中几乎不溶。本品亦可做润滑剂。

崩解剂的加入方法不用,对片剂崩解效果的影响也不一样。崩解剂的加入方法有三种:①外加法:系指将崩解剂加入整粒后、压片前的干颗粒中。片剂的崩解发生在颗粒之间,故崩解迅速,但颗粒内无崩解剂,所以溶出较慢。②内加法:系指将崩解剂加入制粒过程中。片剂的崩解发生在颗粒内部,故崩解较慢但溶出快。③内外加法:系指将崩解剂一部分内加(内加量约占崩解剂总量的$50\%\sim75\%$)、另一部分外加(外加量约占崩解剂总量的$25\%\sim50\%$),片剂的崩解既发生在颗粒内部又发生在颗粒之间,从而达到良好的崩解、溶出效果。一般而言,在崩解剂用量相同时,外加法>内外加法>内加法(崩解速度),内外加法>内加法>外加法(溶出速度)。

（四）润滑剂

润滑剂系指在压片时,能减少物料之间、物料与设备之间、药片与模孔等之间的摩擦力和黏附性,增加物料流动性,有助于加料和出片的辅料。

润滑剂可分为助流剂、抗黏剂和润滑剂。助流剂主要是改善物料的流动性和填充性,从而减少片剂的重量差异;抗黏剂主要是防止物料黏附冲头与冲模,保证压片操作的顺利进行;

润滑剂主要是降低物料与设备之间的摩擦力,改善压力的传递和分布,保证压片和出片的顺利进行等。

1. 硬脂酸盐

(1)硬脂酸镁:最常用。本品为白色轻松无砂性的细粉,微有特臭,与皮肤接触有滑腻感,在水、乙醇或乙醚中不溶。

(2)硬脂酸钙:本品为白色粉末,在水、乙醇或乙醚中不溶。

硬脂酸盐的抗黏润滑性能较好,但因其疏水性能,过量易使片剂崩解迟缓,故用量一般不超过1%。

2. 硬脂酸 本品为白色或类白色有滑腻感的粉末或结晶性硬块,其剖面有微带光泽的细针状结晶,有类似油脂的微臭,在三氯甲烷、乙醚中易溶,在乙醇中溶解,在水中几乎不溶。其润滑性能较好,用量一般为1%~2%。

3. 滑石粉 本品为白色或类白色、微细、无砂性的粉末,手摸有滑腻感,气微,味淡,在水、稀盐酸或稀氢氧化钠溶液中均不溶解。其抗黏助流性能较好,但质重易分层,用量一般为0.1%~3%,常与硬脂酸盐合用。

4. 轻质液状石蜡 本品为无色透明的油状液体,无臭无味,在日光下不显荧光,可与三氯甲烷或乙醚任意混溶,与多数脂肪油均能任意混合,微溶于乙醇,不溶于水。单独使用时不易分布均匀,常与滑石粉合用,用量一般为0.5%~1%。

5. 氢化大豆油 本品为白色至淡黄色块状物或粉末,加热熔融后呈透明、淡黄色液体,在二氯甲烷或甲苯中易溶,在水或乙醇中不溶。用量一般为1%~6%。

6. 聚乙二醇(PEG) 常用的有 PEG 1000,PEG 1500,PEG 4000 和 PEG 6000,为白色蜡状固体薄片或颗粒状粉末,略有特臭,在水或乙醇中易溶,在乙醚中不溶。

7. 微粉硅胶 本品为白色粉末,无臭无味,助流效果优良,常用于粉末直接压片。用量一般为0.1%~0.3%。

润滑剂的用量一般不超过1%,其粒度要求一般在200目以上。润滑剂的加入方法通常有三种:

(1)从待压物料中筛出部分细粉(60目筛),用配研法与润滑剂混匀后,再加至物料中混匀。

(2)用适宜溶剂溶解润滑剂或直接将液体润滑剂喷洒到待压物料中混匀,至溶剂挥发为止。

(3)直接加入待压物料中(此法很难保证混匀)。

(五)其他辅料

必要时,片剂可加入着色剂(如黄氧化铁、红氧化铁或复方色素等)、矫味剂(如蔗糖、甜菊苷、阿司帕坦等)等辅料以改善口味和外观。口服片剂所用色素必须为药用级或食用级,特别要注意色素与药物的反应以及干燥过程中颜色的迁移等,操作时可把色素先吸附于硫酸钙、淀粉等辅料中,以有效防止颜色的迁移。香精的常用加入方法是将香精溶解于乙醇中,然后均匀喷洒在已干燥的颗粒上。近年来,将香精微囊化后直接混合于已干燥的颗粒中压片,也收到了较好的效果。

三、片剂的制备

片剂的制备方法一般分为以下几种：

制粒压片法 { 湿法制粒压片法 / 干法制粒压片法

直接压片法 { 粉末(结晶)压片法 / 空白颗粒压片法

(一)湿法制粒压片法

湿法制粒压片法系指将以湿法制粒法制得的颗粒干燥,然后再进行压片的方法。由于使用润湿剂或液体黏合剂,能防止因密度、粒度等差异引起的原辅料分层情况,有利于成分混合均匀并容易黏结成型,因此所制得的颗粒圆整,能较好地避免粉尘飞扬或黏附器壁等现象,提高物料的耐磨性、流动性和可压性,同时可减少压片所需的压力,降低设备的损耗。因此,湿法制粒压片法是目前使用最广泛的压片方法,适用于不能直接压片且遇湿热不起变化的药物。

湿法制粒压片法的工艺流程见图5-12。

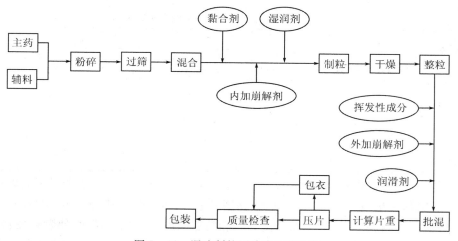

图5-12　湿法制粒压片法工艺流程

1.原辅料处理

(1)化学药:一般将药物粉碎成细粉,然后过筛、混合即得。

(2)中药:一般选用适宜的溶剂和方法提取处方中所有饮片的有效成分或有效部位,然后进行分离、纯化,并浓缩至一定相对密度的稠膏。也可以只提取处方中大部分饮片,小部分饮片粉碎成细粉,或将全部饮片打粉。若为贵重药(如麝香)、毒性药(如雄黄)、芳香挥发性药(如冰片)或矿物药(如石膏),一般粉碎成细粉使用而不进行提取。

与化学药相比,中药本身兼起一些辅料作用,如浸膏可作黏合剂、饮片细粉可作稀释剂,因此能减少辅料的用量。

2.制软材、颗粒　将原辅料混合均匀后,加入适宜的黏合剂或润湿剂制备软材。软材的质量直接影响颗粒的质量,如软材太黏,过筛制粒时易得长条形,颗粒不够圆整且太硬;如软材太松、黏性不够,过筛制粒时颗粒不易成型、易松散,造成粉末过多。软材的质量受黏合剂或润湿剂的种类及其用量、混合时间等因素影响,一般黏合剂或润湿剂的用量越多、混合时间越长,软材的黏性就越大,制得的颗粒越紧、越硬。生产中多凭经验掌握,以"手握成团,轻压则散"为度,即用手握紧能成团且不黏手、轻压能散开。

对中药片而言,有几种制粒的方法:①全浸膏制粒:系将饮片提取所得的稠膏干燥,然后粉碎成细粉,加入润湿剂制成软材,再过筛制粒。或者将饮片提取所得的稠膏干燥,直接粉碎成 40 目左右的颗粒。②半浸膏制粒:系指将大部分饮片提取所得的稠膏和小部分饮片细粉混匀后制粒。如果两者混合后黏性不足,可另加适宜的润湿剂或黏合剂再制粒;如果黏性太大,先将稠膏和细粉混匀后烘干,然后粉碎成细粉,再加润湿剂制粒。③全粉制粒:系指将全部饮片打粉,然后加入适宜的润湿剂或黏合剂混匀制粒。该法一般适用于剂量小的贵重药、毒性药的处方。

制得的湿颗粒应密实,无长条或块状物,少细粉。通常把颗粒放在手掌上,簸动几下,观察颗粒是否有粉碎的现象。一般软材过筛一次即可制成颗粒,但对黏性较强或有色物料,一次过筛不能得到粗细松紧适宜或色泽均匀的颗粒时,可多次制粒,即先用较粗筛网(8~10 目)过筛 1~2 次、再用较细筛网(12~14 目)过筛 1 次。

筛网的孔径应根据片剂大小来选用(表 5-8),一般中药片比化学药片的颗粒要小,小片比大片的颗粒要小。

表 5-8 片剂的重量、直径与筛网大小的关系

片重/g	片径/mm	筛网目数	
		湿颗粒	干颗粒
0.5	12	10	10~12
0.4	9~10.5	12	10~16
0.3	8~8.5	14	12~16
0.15	7~8	16	14~20
0.1	6~6.5	16	14~20

3.湿颗粒干燥 湿颗粒制成后应及时干燥,以免放置过久结块或变形。干燥温度应根据药料的性质选择,一般以 60~80℃为宜,且逐渐升温,否则干燥过快颗粒表面易结成硬壳而影响内部水分的蒸发,特别是含有糖粉或淀粉的颗粒遇高温易熔化或糊化,使颗粒变得坚硬。

干颗粒的质量会影响压片的质量:①干颗粒的含水量应适宜。颗粒的干燥程度应视药物性质而定,含水量一般为 3%,过高则压片时易黏冲、过低则压片时易出现裂片等现象。生产中多采用快速水分测定仪测定含水量。②干颗粒的粒度、松紧度应适宜。一般含过二号筛者占 20%~40%,如细粉过多,压片时容易松片、出现边角毛缺甚至裂片、片重差异不合格等情况。干颗粒过松易产生松片、过紧易出现麻点等现象,所以松紧度一般以手捻能粉碎成有粗糙感的细粉为宜。③干颗粒中主药的含量。应符合该品种的要求。

4.压片

(1)压片前的准备

1)整粒:颗粒在干燥过程中,部分颗粒可能互相黏结成块,干燥后需经过整粒使结块或黏连的颗粒分散,成为适宜压片的均匀颗粒。一般采用过筛的方法进行整粒,未能通过筛网的块状物或粗粒,可加以研碎,使成适宜的颗粒并过筛。由于颗粒干燥时体积缩小,所以筛网的孔径一般较制湿粒时所用的小,但在选用筛网孔径时应考虑干颗粒的松紧情况。如颗粒较疏松,宜选用较粗的筛网以免破坏颗粒和增加细粉;若颗粒较粗硬,应选用较细的筛网,以免过

筛后的颗粒过于粗硬。过筛时一般选用 12～20 目筛,中药颗粒要求细些,一般选用 14～24 目筛(表 5—8)。

2)加挥发油或挥发性药物:如处方中有挥发油类物质(如薄荷油等),可先从干颗粒中筛出适量细粉来吸收挥发油,然后再与全部干颗粒混匀,以免混合不均匀或产生花斑,在有色片或素片中尤应注意;如所加的挥发性药物为固体(如薄荷脑)时,可先用乙醇溶解,或与其他成分混合研磨共熔后喷入颗粒中混匀;然后置于容器内密闭数小时,使挥发性药物在颗粒中渗透均匀,以免由于挥发油吸附于颗粒表面,在压片时产生裂片等情况。

3)加入润滑剂与崩解剂:整粒完成后,在颗粒中加入润滑剂、崩解剂(外加的崩解剂在此时加入),然后进行"批混"使充分混匀,移置物料桶内密闭,抽样检查,合格后方可压片。

(2)片重的计算

1)按主药含量计算:由于药物在压片前经过了一系列的操作,其含量会有所变化,所以应对颗粒中主药的实际含量进行测定,然后按照式 5—1 计算片重。

$$片重 = \frac{每片含主药量(标示量)}{颗粒中主药的百分含量} \times 主药含量允许误差范围\% + 压片前每片加入的平衡敷料量(式 5—1)$$

例:某片剂含主药量 0.2g/片,测得颗粒中主药的百分含量为 60%,压片前每片加入的平均辅料量为 0.003g,本品含主药为标示量的 95.0%～105.0%,求该片剂的片重?

$$片重 = \frac{0.2}{60\%} \times (95.0\%～105.0\%) + 0.003 = 0.32～0.353(g)$$

2)按干颗粒总重计算:中药片剂一般根据实际投料量与理论应压片数,按式 5—2 计算片重。

$$片重 = \frac{干颗粒重 + 压片前加入的敷料量}{应压片数}(式 5—2)$$

例:某批药片的干颗粒重为 30kg,加入干颗粒的 14% 干淀粉及 1% 硬脂酸镁,制成片剂 10 万片,求该片剂的片重?

$$片重 = \frac{30 \times 10^3 + 30 \times 10^3 \times (14\% + 1\%)}{10 \times 10^4} = 0.345(g)$$

(3)压片:压片机按其结构可分为单冲压片机、旋转压片机,按片形可分为圆形片压片机、异形片压片机,按压制次数可分为一次压制压片机、二次压制压片机,按片层可分为单层压片机、双层压片机、包芯压片机等。不同的压片机,其压片过程相似:填料→压片→出片。应选择适宜的压片机进行压片。

1)单冲压片机:主要组成有:①加料器:加料斗、饲粉器。②压缩部件:一副上、下冲和模圈。③各种调节器:压力调节器、片重调节器、推片调节器。压力调节器连在上冲杆上,用以调节上冲下降的深度,下降越深,上、下冲间的距离越近,压力越大,反之则小;片重调节器连在下冲杆上,用以调节下冲下降的深度,从而调节模孔的容积而控制片重;推片调节器连在下冲,用以调节下冲推片时抬起的高度,使恰与模圈的上缘相平,由饲粉器推开。

单冲压片机的压片过程(图 5—13)依次为:①上冲抬起,饲粉器移到模孔上方。②上冲不动,下冲下降至适宜深度(容纳的药料重＝片重),饲粉器在模孔上摆动使药料填满模孔。③词粉器从模孔上移开,模内的药料与模孔的上缘相平。④下冲不动,上冲下降并将药料压制成片。⑤上冲抬起,下冲随之抬起并与模孔上缘相平,药片被下冲由模孔中顶出。⑥饲粉器再次移至模孔上方,推出片剂,同时进行第二次饲粉,如此反复进行操作。

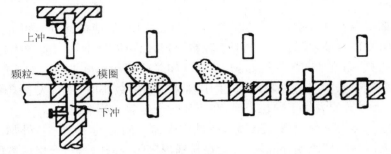

图5—13 单冲压片机的压缩过程示意图

单冲压片机的产量大约在 80～100 片/min,一般最大压片直径为 12mm、最大填充深度为 11mm、最大压片厚度为 6mm、最大压力为 15kN,多用于新产品的研发试制。

2)旋转压片机:旋转压片机的主要工作部分有:机台、压轮、片重调节器、压力调节器、加料斗、饲粉器、吸尘器、保护装置等。机台分为三层,机台的上层装有若干上冲,在中层的对应位置上装着模圈,在下层的对应位置装着下冲。上冲与下冲各自随机台转动并沿着固定的轨道有规律地上、下运动,当上冲与下冲随机台转动,分别经过上、下压轮时,上冲向下、下冲向上运动,并对模孔中的物料加压;机台中层的固定位置上装有刮粉器,片重调节器装于下冲轨道的刮粉器所对应的位置,用以调节下冲经过刮粉器时的高度,以调节模孔的容积;用上下压轮的上下移动位置调节压片压力。

旋转压片机的压片过程:①填充:当下冲转到饲粉器之下时,其位置最低,颗粒填入模孔中;当下冲行至片重调节器之上时略有上升,经刮粉器将多余的颗粒刮去。②压片:当上冲和下冲行至上、下压轮之间时,两个冲之间的距离最近,将颗粒压制成片。③推片:上冲和下冲抬起,下冲将片剂抬到恰与模孔上缘相平,药片被刮粉器推开,如此反复进行。

旋转压片机按冲数分有 16 冲、19 冲、27 冲、33 冲、37 冲等,按流程分为单流程和双流程两种。单流程仅有一套上、下压轮,旋转一周每个模孔仅压出一个药片;双流程有两套压轮、饲粉器、刮粉器、片重调节器和压力调节器等,均装在对称位置,中盘转动一周,每副冲可压制两个药片。

旋转压片机具有饲粉方式合理、片重差异小;由上、下冲同时加压,压力分布均匀;生产效率高等优点。如 55 冲的双流程压片机的生产能力高达 50 万片/h,目前压片机的最大产量可达 80 万片/h。全自动旋转压片机,除能将片重差异控制在一定范围外,对缺角、松裂片等不良片剂也能自动鉴别并剔除。

值得注意的是,在压片时应每隔一定时间抽样检查一次。不同重量片剂抽取的片数和误差限度规定见表5—9。

表5—9 片剂抽查的片数和误差限度规定

片重/g	抽取片数/片	误差限度/mg
0.1 以下	40	±40
0.1～0.29	20	±60
0.3～0.49	10	±50
0.5	10	±100

5.片剂成形的主要影响因素

(1)物料的压缩成形性:压缩成形性系指物料被压缩后形成一定形状的能力。制备片剂的过程就是将药物和辅料的混合物压缩成具有一定形状和大小的坚固聚集体的过程。多数药物受到外加压力时会产生塑性变形和弹性变形,其中塑性变形能产生结合力,使药料易于成形;而弹性变形不产生结合力,使药料趋向于恢复到原来的形状,从而减弱或瓦解片剂的结合力,甚至发生裂片或松片等现象。

(2)药物的熔点和结晶形态:若药物的熔点低,则有利于"固体桥"的形成,但熔点过低会使压片时易黏冲。若药物为立方晶系的结晶,则对称性好、表面积大,压缩时易于成形;鳞片状或针状的结晶可形成层状排列,所以压缩后的药片容易裂开;树枝状的结晶易发生变形且相互嵌接,可压性较好,易于成形,但流动性差。

(3)黏合剂和润滑剂:黏合剂能增强颗粒间的结合力,易于压缩成形,但用量过多时易黏冲,使片剂的崩解、药物的溶出受到影响。常用的润滑剂为疏水性物质(如硬脂酸镁),能减弱颗粒间的结合力,但在其常用的浓度范围内,对片剂的成形影响不大。

(4)水分:适量的水分在压缩时被挤到颗粒的表面形成薄膜,使颗粒相互靠近,易于成形,但过量的水分易造成黏冲。此外,水分能使颗粒表面的可溶性成分溶解,当药片失水时发生重结晶而在相邻颗粒间架起"固体桥",从而使片剂的硬度增大。

(5)压力:一般情况下,压力越大,颗粒间的距离越近,结合力就越强,压成的片剂硬度也越大。但压力超过一定范围后,对片剂硬度的影响会减小,甚至出现裂片。

6.片剂在制备过程中容易出现的问题

(1)松片:松片系指虽用较大的压力,但片剂的硬度小而松散易碎,或初压成片时有一定硬度,但放置不久即会松散。松片是比较常见的问题,其主要原因有:

1)原辅料:如原辅料的脆性大、可塑性差、弹性大等。例如中药材的粉末中有纤维素及酵母粉等,在较大压力下虽可成形,但放置不久便会松散。遇此情况,应在处方中增加塑性较强的辅料如可压性淀粉、微晶纤维素、乳糖等。此外,原辅料的粒度或熔点、其他辅料的选用,也会对片剂的硬度有影响。

2)含水量:压片的颗粒中应含适宜的水分,因过分干燥的颗粒往往不易压制成合格的片剂。原辅料在完全干燥状态时的弹性较大,含适量水可增强其塑性,压缩时能降低颗粒间的摩擦力,改善力的传递和分布。例如用氯化钠压片时,其含水量大,推片力小,反之则大。另外,含适量水利于形成"固体桥",可增大片剂的硬度。

3)润滑剂:硬脂酸镁为最常用的润滑剂,但其对某些片剂的硬度有不良影响。例如磺胺甲噁唑片中加入硬脂酸镁等润滑剂,对其硬度的不良影响更为明显。

4)压缩条件:系指压力大小、压缩时间等。塑性变形需要一定的时间,若压缩速度太快,塑性很强的材料其弹性变形的趋势也将增大,易于产生松片。压片机中如果有预压装置,或两次压缩,对压片有利;增大旋转压片机冲头顶部的面积等,能增加压缩时间。

(2)裂片:裂片系指片剂由模孔中推出后,因振动或经放置等而使面向上冲的一薄层裂开并脱落的现象。从腰间裂开的称为腰裂,从顶部裂开的称为顶裂,腰裂和顶裂均属裂片。发生裂片的原因主要有:

1)颗粒中细粉多,压缩前颗粒孔隙中有空气,由于压缩速度较快,又因冲头和模孔壁间的间隙很小,压缩过程中空气不能顺利排出而被封闭于片内的空隙内,当压力解除后,由于空气膨胀而发生裂片。

2）压力分布不均匀以及颗粒的较强弹性，压成的药片弹性复原率高而造成裂片。出现这种情况，可调整处方，增加塑性强的辅料，以改善颗粒的压缩成形性；适当降低压力或增加压缩时间，使塑性变形的趋势增大而防止裂片；颗粒中含有适量水分，可增强颗粒的塑性并有润滑作用，因而改善压力分布以防止裂片。加入优质的润滑剂和助流剂以改变压力分布，也是克服裂片问题的有效手段之一。

3）其他：如模孔变形或磨损、压片机的冲头受损以及推片时下冲未抬到与模孔上缘相平的高度等，可致片剂的表面有缺损，不能继续压片。

（3）黏冲：黏冲系指压片时，冲头或冲模黏附有细粉，致使片面不光、不平（有凹痕）等现象，刻字冲头更容易发生黏冲。产生的主要原因有：

1）冲头表面损坏或表面光洁度降低，也可能由于防锈油或润滑油，新冲模表面粗糙或刻字太深有棱角：可将冲头擦净、调换不合规格的冲模或用微量液状石蜡擦在刻字冲头表面使字面润滑。如因机械发热而造成黏冲时，应检查原因，并检修设备。

2）刻、冲字符设计不合理：应更换冲头或更改字符设计。

3）颗粒的含水量过多或颗粒干湿不匀：应控制颗粒水分在 2%～3% 左右。

4）润滑剂用量不足或种类不当：应适当增加润滑剂用量或更换润滑剂。

5）原辅料细度差异大而造成混合不均匀或混合时间不当：对原辅料进行粉碎、过筛，使其细度达到该品种的质量要求，同时控制好混合时间。

6）黏合剂的浓度低或质量有问题使细粉太多（10%以上）：用 40 目筛出细粉，重新制粒、干燥、整粒后，整批混合均匀再压片。

7）原料本身的原因（如具有引湿性）：加入一定量的吸收剂，如加入 3% 的磷酸氢钙。

8）环境的温、湿度过高：应降低环境温、湿度。

（4）花斑与印斑：花斑与印斑系指片剂表面有色泽深浅不同的斑点，造成外观不合格。产生的主要原因有：

1）压片时油污从上冲落入颗粒中产生油斑：应清除油污，并在上冲套上橡皮圈以防止油污落下。

2）黏合剂用量过多、颗粒过于坚硬、含糖品种中糖粉熔化或有色片剂的颗粒着色不匀、干湿不匀、松紧不匀或润滑剂未充分混匀：应改进制粒工艺使颗粒较松，有色片剂可采用适当方法而使均匀着色后制粒，润滑剂应按要求先过细筛再与颗粒充分混匀。

3）复方片剂中原辅料深浅不一，而原辅料未经磨细或充分混匀：制粒前应先将原料磨细，颗粒应混匀才能压片，若压片时发现花斑应返工处理。

4）压过有色品种后清场不彻底：应清场。

（5）片重差异超限：片重差异超限系指片剂的重量超出《中国药典》2010 年版规定的片重差异允许范围。产生的主要原因有：

1）颗粒流动性不好，致使流入模孔的颗粒量时多时少：应重新制粒或加入较好的助流剂如微粉硅胶等，改善颗粒流动性。

2）颗粒中的细粉过多或颗粒的大小相差悬殊，致使流入模孔内的物料时重时轻：应除去过多的细粉或重新制粒。

3）加料斗内的颗粒时多时少，造成加料的重量波动：应保持加料斗内始终有 1/3 量以上的颗粒。

4)冲头与模孔吻合性不好,如下冲外周与模孔壁之间漏下较多药粉,致使下冲发生"涩冲"现象,从而造成物料填充不足:应更换冲头、模圈。

(6)崩解迟缓:崩解迟缓系指片剂的崩解时限超出《中国药典》2010 年版规定的范围。产生的主要原因有:

1)黏合剂的黏性太强或用量过多,使颗粒的硬度过大、过粗:应选用适宜与适量的黏合剂,粗颗粒可用制粒机碎成适当细度的颗粒来解决。

2)崩解剂选择不当、用量不足或干燥不够,或疏水性强的润滑剂用量过多:应重新选择适当崩解剂并增加用量,或适当减少润滑剂用量或选用亲水性强的润滑剂。

3)压力时的压力过大,使片剂过硬而难以崩解:应在不引起松片的情况下减小压力。

(7)溶出度不合格:溶出度不合格系指片剂在规定的时间内不能溶出规定量的药物。因为片剂口服后,必须经过崩解、溶出、吸收等过程,任何一个环节发生问题都将影响药物的疗效。未崩解的片剂,其表面积十分有限,溶出量很小,溶出速度也很慢;崩解后,形成了众多的小颗粒,所以总表面积急剧增加,药物的溶出量和溶出速度一般也会大大加快。但是,对于难溶性药物而言,虽然崩解度合格却并不一定能保证药物快速而完全地溶出,故可采取一些方法来改善药物的溶出速度(能促使崩解加快的因素,一般也能加快溶出,但对于许多难溶性药物来说,这种溶出加快的幅度不会很大):

1)药物微粉化:可增加药物的比表面积,从而加快其溶出速度。

2)研磨制备混合物:疏水性药物单独粉碎时,随着粒径的减小,表面自由能增大,粒子易发生重新聚集的现象,粉碎的实际效率不高,与此同时,这种疏水性药物粒径减小、比表面积增大,会使片剂的疏水性增强,不利于片剂的崩解和溶出。如果将这种疏水性的药物与大量的水溶性辅料共同研磨粉碎制成混合物,则药物与辅料的粒径都可以降低到很小,又由于辅料的量多,因此在细小的药物粒子周围吸附着大量水溶性辅料的粒子,这样就可以防止细小药物粒子的相互聚集,使其稳定地存在于混合物中;当水溶性辅料溶解时,细小的药物粒子便直接暴露于溶剂中,所以溶出速度大大加快。例如,将疏水性的地高辛、氢化可的松等药物与数倍的乳糖球磨混合后干法制粒压片,溶出速度大大加快。

3)制成固体分散物:将难溶性药物制成固体分散物,使药物以分子或离子形式分散在易溶性的高分子载体中是改善溶出速度的有效方法。例如,用吲哚美辛与 PEG 6000(1∶9)制成固体分散物后,再加入适宜辅料压片,其溶出度可得到很大的改善。

4)吸附于"载体"后压片:将难溶性药物溶于能与水混溶的无毒溶剂(如 PEG 4000)中,然后用硅胶等多孔性的载体将其吸附,然后制成片剂。由于药物以分子的状态吸附于硅胶中,在接触到溶出介质或胃肠液时,很容易溶解,从而大大加快了药物的溶出速度。

(8)片剂含量不均匀:所有造成片重差异过大的因素,皆可造成片剂中药物含量的不均匀。此外,对于小剂量的药物来说,混合不均匀和可溶性成分的迁移是片剂含量均匀度不合格的两个主要原因。

1)混合不均匀:①主药量与辅料量相差悬殊时,一般不易混匀,此时应采用等量递加法进行混合或将小量的药物先溶于适宜的溶剂中再均匀地喷洒到大量的辅料或颗粒中(一般称为溶剂分散法),以确保混合均匀。②主药粒子大小与辅料相差悬殊,极易造成混合不匀,所以应将主药和辅料进行粉碎,使各成分的粒子都比较小并力求一致,以确保混合均匀。③粒子的形态如果比较复杂或表面粗糙,则粒子间的摩擦力较大,一旦混匀后不易再分离;而粒子的表面光滑,易在混合后的加工过程中相互分离,难以保持其均匀的状态。④当采用溶剂分散法将小剂量药物分散至空白颗粒时,由于大颗粒的孔隙率较高、小颗粒的孔隙率较低,因此吸收的药物溶液量有较大差异。在随后的加工过程中由于振动等原因,大小颗粒分层,小颗粒沉于底部,造成片重差异过大以及含量均匀度不合格。

2)可溶性成分在颗粒之间的迁移:在干燥前,水分均匀地分布于湿粒中。在干燥过程中,颗粒表面的水分发生气化,使颗粒内外形成湿度差,因而颗粒内部的水分不断地扩散到外表面;水溶性成分在颗粒内部是以溶液的形式存在,当内部的水分向外表面扩散时,这种水溶性成分也被转移到颗粒的外表面,这就是所谓的迁移过程。在干燥结束时,水溶性成分就遗留在颗粒的外表面,造成颗粒内外含量不均匀,外表面可溶性成分含量较高、内部可溶性成分含量较低。尤其是采用箱式干燥时,这种颗粒之间的可溶性成分迁移现象更为明显:颗粒在盘中铺成薄层,底部颗粒中的水分将向上扩散到上层部位的表面进行气化,这就将底层颗粒中的可溶性成分迁移到上层颗粒中,使上层颗粒中的可溶性成分含量增大。当使用这种上层含药量大、下层含药量小的颗粒压片时,必然造成片剂的含量不均匀。因此采用箱式干燥时,应经常翻动物料层,以减少可溶性成分在颗粒间的迁移。采用流化(床)干燥法时,由于湿颗粒处于流化运动状态,相互之间并不紧密接触,所以一般不会发生颗粒间的可溶性成分迁移,有利于提高片剂的含量均匀度。

(9)其他

1)叠片:系指两片叠成一片。由于黏冲或上冲卷边等原因致使片剂黏在上冲,此时颗粒填入模孔中又重复压一次即成叠片;或由于下冲上升位置太低,不能及时将片剂顶出,而此时新的颗粒又加入模孔内重复加压即成叠片。因此,应处理好黏冲与冲头配套问题,改进装冲模的精确性,排除压片机故障。

2)爆冲:系指冲头爆裂缺角,金属屑可能嵌入片剂中。造成爆冲的原因有:冲头热处理不当;冲模本身有损伤裂痕未经仔细检查,经不起加压或压片机压力过大;压制结晶性药物时等。因此,应改进冲头热处理方法,加强检查冲模质量,调整压力,注意片剂外观检查。如发现爆冲,应立即查找碎片并找出原因加以克服。

3)断冲:系指冲头断裂或者冲尾细脖处断裂。造成断冲的原因有:冲模热处理不当;本身有损伤裂痕未经仔细检查,经不起加压或压片机压力过大;超过冲模本身疲劳极限等。因此,应改进冲头热处理方法,加强检查冲模质量,调整压力,注意片剂外观检查。同时,模具使用寿命不能无限制,一般在 3000~5000 万片时就应报废。上冲断容易打加料器、下冲断容易打下冲轨道,所以出现断冲将损坏加料器或下冲轨道,应经常检查模具并及时更换老模具。

7.举例

(1)复方磺胺甲噁唑片:本品每片含磺胺甲噁唑($C_{10}H_{11}N_3O_3S$)应为 0.360~0.440g,含甲氧苄啶($C_{14}H_{18}N_4O_3$)应为 72.0~88.0mg。

1)处方:磺胺甲噁唑 400g 甲氧苄啶 80g 淀粉 40g 10%淀粉浆 24g 干淀粉 23g 硬脂酸镁 3g 制成 1000 片。

2)制备:将磺胺甲噁唑、甲氧苄啶过 80 目筛,与淀粉混匀,加淀粉浆制成软材,以 14 目筛制粒后,置 70~80℃干燥后于 12 目筛整粒,加入干淀粉及硬脂酸镁混匀后,压片,即得。

3)性状:本品为白色片。

4)类别:磺胺类抗菌药。

5)贮藏:遮光,密封保存。

（2）复方鱼腥草片

1)处方:鱼腥草583g 黄芩150g 板蓝根150g 连翘58g 金银花58g。

2)制法:以上五味,取鱼腥草200g,与连翘、金银花粉碎成细粉,剩余的鱼腥草与黄芩、板蓝根加水煎煮2次,每次2h,合并煎液,滤过,滤液浓缩成稠膏,加入上述细粉,混匀,干燥,粉碎成细粉,制成颗粒,干燥,压制成1000片,包糖衣即得。

3)性状:本品为糖衣片,除去糖衣后显棕褐色;味微涩。

4)功能与主治:清热解毒。用于外感风热所致的急喉痹、急乳蛾,症见咽部红肿、咽痛;急性咽炎、急性扁桃体炎见上述证候者。

5)用法与用量:口服。一次4~6片,一日3次。

6)贮藏:密封。

（二）干法制粒压片法

干法制粒压片法系指将干法制粒的颗粒进行压片的方法。其工艺流程见图5—14。

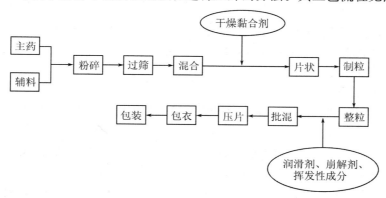

图5—14　干法制粒压片法工艺流程

干法制粒压片法常用于热敏性物料、遇水易分解的药物,方法简单、省工省时。但采用干法制粒时,应注意由于高压引起的晶型转变及活性降低等问题。

（三）粉末直接压片法

粉末直接压片法系指不经过制粒过程,直接把药物和辅料的混合物进行压片的方法。其工艺流程见图5—15。

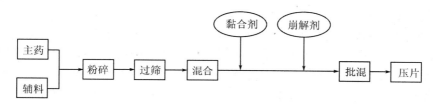

图5—15　粉末直接压片法工艺流程

粉末直接压片法避开了制粒过程,因而具有省时节能、工艺简便、工序少、适用于湿热不稳定的药物等突出优点,但也存在粉末的流动性差、片重差异大、容易造成裂片等不足,致使该工艺的应用受到了一定限制。可用于粉末直接压片的优良辅料有:微晶纤维素、可压性淀粉、喷雾干燥乳糖、磷酸氢钙二水合物、微粉硅胶等。这些辅料的特点是流动性、压缩成形性好。

四、片剂的包衣

（一）包衣的目的

包衣系指在片剂（常称其为片心或素片）的外表面均匀地包裹上一定厚度衣层的单元操作，有时也用于颗粒或微丸的包衣。通过包衣，可达到以下三方面目的：

1. 控制药物的释放部位和释放速度　将一些易被胃酸或胃酶破坏以及对胃有刺激性，甚至引起呕吐的药物包上肠溶衣，使其在胃中不溶而在肠中溶解。近年来用包衣法可实现定位给药，如结肠给药。

半衰期较短的药物制成片心后，可用适宜的高分子成膜材料包衣，通过调整包衣膜的厚度和通透性来控制药物的释放速度，达到缓释、控释、长效的目的。

2. 改善片剂的外观和掩盖药物的不良气味　有些药物制成片剂后，外观不好（尤其是中药材的片剂），包衣后可使片剂的外观显著改善。有些药物如黄连素，包上糖衣后可掩盖其苦味、方便服用。

3. 增加药物的稳定性　有些药物易吸潮，可用羟丙基甲基纤维素等高分子材料包薄膜衣，能有效防止片剂的吸潮变质。此外，将有配伍禁忌的药物分别制粒、包衣，再进行压片，能有效防止药物的不良配伍。

（二）包衣片的类型与要求

1. 包衣片的类型　根据包衣材料的不同，片剂的包衣可分为包糖衣、包薄膜衣和包肠溶衣三类。

2. 包衣片的要求　包衣片心的质量要求有：①片心应有适当的硬度，既能承受包衣过程的滚动、碰撞和摩擦，同时又对包衣过程中所用溶剂的吸收量最低。②片心比一般片剂的脆性要小，以免在包衣过程中破碎或缺损。③片心应有适宜的厚度与弧度，以免片剂互相粘连或衣层在边缘部断裂。

片剂包衣后应达到以下要求：①衣层应均匀、牢固，并与片心不起任何作用。②崩解时限应符合规定。③经长时间储存能保持光洁、美观、色泽一致并无裂片现象，且不影响药物的溶解和吸收。

（三）包衣的方法与设备

1. 锅包衣法　包衣过程在包衣锅内完成的包衣法称为锅包衣法，是一种最经典、最常用的包衣方法。其包括普通锅包衣法（普通滚转包衣法）和改进的埋管包衣法及高效包衣锅法。

（1）普通包衣锅：普通包衣锅一般用不锈钢或紫铜衬锡等性质稳定的材料制成，有莲蓬形和荸荠形等形状。包衣锅的轴与水平的夹角为 $30°\sim40°$，使片剂在包衣过程中既能随锅的转动方向滚动、又有沿轴向的运动，因此混合作用更好。包衣锅的转动速度应适宜，以能使片剂在锅中随锅的转动而上升至一定高度、随后作弧线运动而落下为度，从而使包衣材料在片剂表面能均匀分布，片与片之间又有适宜的摩擦力。

采用普通包衣锅包衣，劳动强度大、生产周期长，包衣效果与包衣设备、包衣方法、操作人员的经验有关。同时在干燥时，热风仅吹在片心层表面，热交换仅限于表面，有部分热量从吸风口直接被吸出，因此热源利用率不够高。近年来多采用可无级调速的包衣锅。包衣锅应有加热装置以快速蒸发溶剂,如可用电热丝等由包衣锅下部加热、吹入干热空气等。

(2)高效包衣锅:高效包衣锅与普通包衣锅的结构、原理类似。其壁上装有带动片剂向上运动的挡板,锅内片剂随转筒的运动被带动上升至一定高度后由于重力作用在物料层斜面上边旋转边滑下,安装在片剂层斜面上部的喷雾器向物料层表面喷洒包衣液,干燥空气从转锅前面的空气入口进入,透过片剂层从锅的夹层排出。

高效包衣锅的锅壁上有数千个小孔(孔径为1.5mm),热空气通过小孔吹入锅内,可大大提高包衣效率。高效包衣锅适用于片剂包衣,是较为理想的薄膜包衣设备。混合能通过包衣锅的旋转达到。干燥则是通过热空气穿过打孔的锅壁至片床,然后直接进入吸风装置来完成。溶剂的蒸发(包括粉尘及外加空气)同样通过打孔的锅壁进入排风系统,由于空气的流向一致,整个包衣锅的干燥效率达到最佳。因此,与普通包衣锅相比,高效包衣锅在干燥时,热风能穿过片心间隙,并与表面的水分或有机溶剂进行热交换,热源利用率较高,干燥效果好。

(3)埋管包衣锅:埋管包衣锅在普通包衣锅的底部,装有通入包衣液、压缩空气和热空气的埋管,见图5-16。包衣时,埋管插入包衣锅的片床中,包衣液由泵打出经气流雾化,直接喷洒在片剂上;干热空气也随雾化过程同时从埋管中喷出,穿透整个片床进行干燥;湿空气从排出口排出,经集尘滤过器滤过后排出。该法既可包薄膜衣又可包糖衣,既可用有机溶剂材料又可用水性混悬浆液的衣料。由于雾化过程是连续的,该法可实现连续包衣,大大节省了包衣时间,同时避免了粉尘飞扬,适合于大生产。

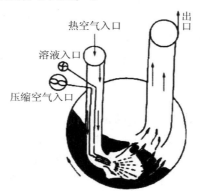

图5-16　埋管包衣锅示意图

用包衣锅包糖衣时,将适量的片剂置锅内,且包衣锅应始终按适宜速度转动,根据包糖衣的顺序依次加入隔离层溶液、黏合剂溶液及撒粉、蔗糖溶液等,每次加入溶液均应充分转动,必要时辅以搅拌,使其均匀分散于全部片剂的表面,随后加温通风使干燥;如需撒粉,则在黏合剂均匀分布后撒入,包衣锅转动(辅以搅拌)使均匀黏附于片面,然后通风干燥。在包衣过程中应注意:每次加入液体或撒粉均应使其分布均匀,待充分干燥后才能重复操作,但溶液黏度不宜太大,否则不易分布均匀等。生产中包粉衣层等经常采用混浆法,即将撒粉混悬于黏合剂溶液,然后再加至转动的片剂中,此法可减少粉尘和简化工序。

用包衣锅包薄膜衣时,应注意:①将成膜材料溶液均匀分布在全部片剂的表面,并适当调节包衣锅的转速或加挡板等,以防止片剂在锅中滑动。②包衣锅应有良好的排气设备,以利于有机溶剂的排出或回收。③包衣溶液一般用喷雾方法喷于片剂表面效果较好,也有将包衣溶液形成细流后加入。④包衣过程中应通入热风,以加快溶剂的蒸发。如用水分散体包衣,应注意加速水分的蒸发,可用埋管包衣锅等。带夹层的包衣锅,热空气可经内壁上的很多小孔进入包衣锅内。

2.流化包衣法　流化包衣法的基本原理与流化制粒法类似,即将片心置于流化床中,通入气流,借急速上升的空气流使片心悬浮于包衣室中使处于流化状态,另将包衣液喷入流化室并雾化,使片剂的表面黏附一层包衣液,继续通热空气使其干燥,如法包若干层,至所需厚度后,片心继续沸腾数分钟干燥,即可(图5—17),全过程一般只需1～2h。

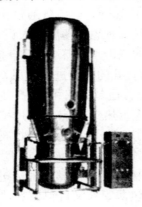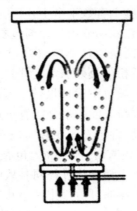

图5—17　流化包衣机

根据包衣液的喷入方式不同,可分为底喷式、顶喷式和侧喷式三种。用流化床包衣时,影响包衣膜性质的关键因素除包衣材料的用量和性质外,主要是包衣温度和喷枪的压力(喷入包衣液的速率)。流化包衣的优点有:①自动化程度高。②包衣速度快、时间短、工序少。③整个包衣过程在密闭的容器中进行,无粉尘,环境污染小,且节约原辅料,生产成本较低。但大片因重力而运动较难,小片则易粘连。

(三)压制包衣法

一般将两台压片机联合起来进行压制包衣,两台压片机以特制的传动器连接配套使用,即一台压片机专门用于压制片心,然后由传动器将压成的片心输送至包衣转台的模孔中(此模孔内已填入包衣材料作为底层),随着转台的转动,片心的上面又被加入约等量的包衣材料,然后加压,使片心压入包衣材料中间而形成压制的包衣片剂。

压制包衣法可避免水分、高温对药物的不良影响,生产流程短、自动化程度高,但对压片设备的精度要求较高,目前国内尚未广泛使用。

(四)包衣的材料与工艺

1.包衣材料的要求　包衣材料应符合以下要求:①无毒,化学惰性,在热、光线、水分、空气中稳定,不与药物发生反应。②能溶解或均匀分散在分散介质中,不易受pH值的影响或只在特定的pH值范围内溶解。③能形成连续、牢固、光滑的衣层,有抗裂性,隔水、隔湿、遮光、不透气作用良好。

2.包糖衣　包糖衣系指包上以蔗糖为主的包衣材料,可掩盖药物的不良气味,改善片剂的外观和口感,有一定防潮、隔绝空气作用。但包衣后,片重一般增加50%～100%,且包衣过程的影响因素较多,使操作人员之间的差异、批与批之间的差异经常发生。随着包衣装置的不断改善和发展,包衣操作由人工控制逐渐发展到自动化控制,使包衣过程更可靠、重现性更好。

包糖衣的工艺流程见图5—18。

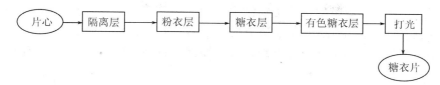

图 5－18　包糖衣工艺流程

（1）隔离层：包隔离层系指将不透水的材料包在片心上，以防止在后面的包衣过程中水分浸入片心中，同时可增加片剂的硬度。

隔离层材料：常用的有 10％的玉米朊乙醇溶液、15％～20％的虫胶乙醇溶液、10％的邻苯二甲酸醋酸纤维素（CAP）乙醇溶液以及 10％～15％的明胶浆等。这类胶浆具有黏性和可塑性，能提高衣层的固着力和防潮能力。此外，大多还加入适量的滑石粉。

具体操作：将片心置包衣锅中滚动，加入隔离层包衣材料的溶液并使其均匀黏附在片心上，吹热风，再加入适量的滑石粉至恰好不粘连，重复数次至所需规定为止（一般包 3～5 层）。操作时要注意干燥温度应适当，一般采用低温干燥（30～50℃），且每层充分干燥后再包下一层（每层干燥时间约 30min）。干燥与否主要凭经验，听锅内药片运动的响声及用指甲在片剂表面刮，以有硬感和不易刮下为宜。

（2）粉衣层：粉衣层包在隔离层的外面，一般较厚，主要是为了消除片剂原有的棱角，包平片面，为包好糖衣打基础。

粉衣层材料：常用的黏合剂有糖浆、明胶浆、阿拉伯胶浆或糖浆与其他胶浆的混合浆。常用的撒粉有滑石粉、蔗糖粉、白陶土、糊精、淀粉等。大多采用浓度为 65％或 85％（g/mL）的糖浆和滑石粉（100 目）包衣。

操作方法：片剂在包衣锅中继续滚动，加入黏合剂使片剂表面均匀润湿后，再加入适量撒粉使之黏着于片剂表面，不断滚动并吹风干燥（40～55℃），如此洒一次浆、撒一次粉，然后热风干燥 20～30min/层，重复操作至片剂的棱角消失至圆整平滑为止（一般包 15～18 层）。

（3）糖衣层：包糖衣层系指粉衣层用糖浆润湿并干燥，使片剂外包一层蔗糖结晶形成的衣层。由于粉衣层的表面比较粗糙、疏松，包上糖衣层后可使其表面光滑细腻、坚实美观。

糖衣层材料：与粉衣层的相似，只加糖浆、不加滑石粉。

具体操作：与包粉衣层类似，一般包 10～15 层。但应注意的是，加入的糖浆应稍稀，并逐次减少用量（湿润片面即可）；每次加入糖浆后先停止吹风，待片剂表面略干后再低温（约 40℃）缓缓加热吹风干燥。

（4）有色糖衣层：包有色糖衣层，主要是增加片剂的美观、便于识别或起遮光作用。

有色糖衣层材料：与糖衣层的相似，但增加了食用色素，必要时还加入二氧化钛以遮光。

具体操作：与包糖衣层类似，一般包 8～15 层。在包完糖衣层的片剂上继续加不同浓度的有色热糖浆，色素的浓度应由浅到深，以免产生花斑，直到有色糖浆加完为止。

（5）打光：在包完有色糖衣层的片剂上涂上薄薄的一层蜡，可增加片剂的光亮美观，兼有防潮作用。

打光材料：常用虫蜡（主要指四川产的米心蜡，又称白蜡、川蜡。一般使用前应精制，即在80～100℃熔化，过 100 目筛去除悬浮物，掺入 2％左右的硅油混匀，冷却后刨成 80 目的细粉使用），每万片约用 3～5g 虫蜡。

具体操作：在室温下进行。在最后一次有色糖浆快要干燥时，停止包衣锅的转动，将锅密闭,并翻转数次,使剩余微量的水分慢慢散失。然后再开动包衣锅,将虫蜡的 2/3 量撒入片中,转动摩擦使片面光滑,再慢慢加入剩余的蜡粉,转动锅直至片面极为光亮为止。取出片剂,并移至石灰干燥柜内放置 12～24h 或硅胶干燥器中吸湿干燥 10h,以除去剩余水分,即可包装。

3.包薄膜衣 包薄膜衣系指在片心外包上比较稳定的高分子材料,因膜层较薄,故名薄膜衣。与糖衣相比,薄膜衣具有以下优点:①操作简单,生产周期短。②衣层薄,所需材料少,片重一般只增加 2%～4%,成本较低。③利于制成胃溶、肠溶或长效缓控释制剂。但不能回收有机溶剂,不利于环境卫生和劳动保护,且因衣层薄而不能完全掩盖片剂原有的颜色和气味。

包薄膜衣的工艺流程见图 5—19。

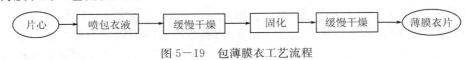

图 5—19 包薄膜衣工艺流程

(1)薄膜衣料

1)成膜材料

①胃溶性成膜材料:系指在水或胃液中溶解的材料,为一般薄膜衣料。

• 羟丙甲纤维素(HPMC):为常用品种,成膜性能好,制成的膜无色、无味、柔软、抗裂,包衣时无黏结现象,并在光、热、空气及一定温度下稳定。本品不溶于热水,在冷水中溶胀成澄清或微浑浊的胶体溶液;在无水乙醇、乙醚、丙酮中几乎不溶,但溶于 70% 以下的乙醇溶液中;也能溶于异丙醇与二氯甲烷的混合溶剂中。生产中常用较低浓度(2%～5%)的 HPMC 进行薄膜包衣。

• 羟丙纤维素(HPC):本品与 HPLC 相似,能溶于胃肠液中,常用其 2% 水溶液包薄膜衣,操作简便,可避免使用有机溶剂,但在干燥过程中产生较大的黏性而影响片剂的外观,并且具有一定的吸湿性。

• 聚丙烯酸树脂 IV:本品为甲基丙烯酸二甲氨基乙酯与甲基丙烯酸酯类的共聚物,在温乙醇中(1h 以内)溶解,在盐酸溶液(9→1000)中(1h 以内)略溶,在水中不溶,形成的衣膜无色、透明、光滑、平整、防潮性能优良,在胃液中迅速溶解。

• 聚维酮(PVP):本品易溶于水、乙醇及胃肠液,但包衣时易产生黏结现象,成膜后也有吸湿软化的倾向。

• 聚乙二醇(PEG):本品可溶于水及胃肠液,但制成的膜对热敏感,遇高温易熔融,故常与其他成膜材料如 CAP 等混合使用。

• 乙基纤维素(EC):本品不溶于水,成膜性能良好,现多用于 EC 水分散体。

②肠溶性成膜材料系指在胃液中不溶解,但在 pH 值较高的水或肠液中溶解的材料。

• 丙烯酸树脂 II、III:本品由甲基丙烯酸与甲基丙烯酸甲酯分别以 50:50 和 35:65 的比例共聚而得,为白色条状物或粉末,在乙醇中易结块,在温乙醇中 1h 内溶解,在水中不溶。作为肠溶衣时渗透性较小,在肠中溶解性能好,但形成的膜脆性较大,故应添加适宜的增塑剂。

• 邻苯二甲酸醋酸纤维素(CAP):本品成膜性能好,pH 值 6 以上能溶解,胰酶可促进其消化,包衣时一般使用其 8%～12% 的乙醇丙酮混合液。

2)增塑剂:增塑剂系指用来改善高分子薄膜的物理机械性质,使其更具柔顺性、增加可塑性的物质。常用的有水溶性增塑剂(如丙二醇、甘油、聚乙二醇等)和非水溶性增塑剂(如甘油三醋酸酯、乙酰化甘油酸酯、邻苯二甲酸酯、硅油等)。

3)溶剂:常用乙醇、甲醇、异丙醇、丙酮、氯仿等溶剂,溶解成膜材料和增塑剂等,并在其挥发后使成膜材料能均匀分散到片剂表面而成膜。包薄膜衣时,溶剂的蒸发和干燥速率对包衣膜的质量有很大影响:速率太快,成膜材料不均匀分布致使片面粗糙;太慢又会使包上的衣层被溶解而脱落。

4)着色剂与遮光剂:加入着色剂与遮光剂,可遮盖有色斑的片心或不同批号片心间色调的差异,改善片剂外观,也使不同类型的片剂易于识别,遮光剂还可提高光敏性药物对光的稳定性。

常用的着色剂有水溶性、水不溶性和色淀等三类。色淀的应用主要是为了便于鉴别、防止假冒,且能满足产品美观的要求,也有遮光作用,但色淀的加入有时会降低薄膜的拉伸强度、增加弹性模量和减弱薄膜柔性的作用。遮光剂应用最多的是二氧化钛。

5)释放速度调节剂:加到薄膜衣材料中的蔗糖、氯化钠、表面活性剂、PEG等水溶性物质一旦遇到水,就会迅速溶解,留下一个多孔膜作为扩散屏障,这些水溶性物质称为释放速度调节剂,亦称释放速度促进剂或致孔剂。

薄膜衣的材料不同,释放速度调节剂的选择也不同:如吐温、司盘、HPMC作为乙基纤维素薄膜衣的致孔剂,黄原胶作为甲基丙烯酸酯薄膜衣的致孔剂。

(2)包薄膜衣方法:目前,国内最常用的薄膜包衣法为有机溶剂包衣法。该法包衣材料用量较少,能使片剂表面光滑、均匀,但必须严格控制有机溶剂残留量。而在发达国家,水分散体包衣法日趋普遍。

包薄膜衣一般采用高效包衣锅。亦可用普通包衣锅,但包衣锅内需有适当形状的挡板,以利于片心的转动与翻动;包衣锅应有可靠的排气装置,能及时排走薄膜衣料中的有机溶剂。也可用空气悬浮包衣机包衣。

具体操作:①喷包衣液:将片心放入锅内,喷入一定量的薄膜衣材料溶液,使片心面均匀湿润。②缓慢干燥:吹入缓和的热风,使溶剂蒸发(温度最好不超过40℃,以免干燥过快,出现"皱皮"或"起泡"现象;也不能干燥过慢,否则出现"粘连"或"剥落"现象)。以上①、②操作反复若干次,直至达到一定厚度为止。③固化:大多数的薄膜衣需一个固化期。一般在室温下自然放置6~8h,使之完全固化。④缓慢干燥:一般将片剂在50℃下再干燥12~24h,以尽量除尽残留的有机溶剂。

4.包肠溶衣 包肠溶衣系指用肠溶性包衣材料进行包衣后,片剂在37℃的人工胃液中2h以内不崩解或溶解,洗净后在人工肠液中1h崩解或溶解并释放出药物。

包肠溶衣的设备与操作过程与一般薄膜衣的基本相同。也可先将片心用包糖衣的方法包到无棱角时,再加入肠溶衣溶液,包肠溶衣至适宜厚度,最后再包数层粉衣层及糖衣层。

(五)包衣过程中容易出现的问题

1.包糖衣

(1)糖浆不黏锅:若锅壁上蜡未除尽,可出现糖浆不黏锅现象:应洗净锅壁或再涂一层热糖浆,撒一层滑石粉。

(2)黏锅:可能由于加糖浆过多,黏性大,搅拌不匀,可造成黏锅现象:应保持糖浆含量恒定,一次用量不宜过多,锅温不宜过低。

(3)片面不平:由于撒粉太多、温度过高、衣层未干又包第二层,可造成片面不平现象:应改进操作方法,做到低温干燥、勤加料、多搅拌。

(4)色泽不匀:片面粗糙、有色糖浆用量过少且未搅匀、温度过高、干燥太快、糖浆在片面上析出过快,衣层未干就加蜡打光,均可造成色泽不匀现象:应采用浅色糖浆,增加所包层数,"勤加少上"控制温度,若情况严重时洗去衣层,重新包衣。

(5)龟裂与爆裂:可能由于糖浆与滑石粉用量不当、片心太松、温度太高、干燥太快、析出粗糖晶体,使片面留有裂缝,造成龟裂或爆裂现象:应控制糖浆和滑石粉用量,注意干燥温度和速度,更换片心。

(6)露边与麻面:衣料用量不当,温度过高或吹风过早,可造成露边或麻面:应注意糖浆和粉料的用量,糖浆以均匀润湿片心为度,粉料以能在片面均匀黏附一层为宜,片面不见水分和产生光亮时再吹风。

(7)膨胀磨片或剥落:片心层与糖衣层未充分干燥,崩解剂用量过多,可造成膨胀磨片或剥落现象:包衣时应注意干燥,控制胶浆或糖浆的用量。

2.包薄膜衣

(1)粘片:由于喷包衣液太快,使片相互粘连:应适当降低包衣液喷量,提高热风温度,加快锅的转速等。

(2)出现"桔皮"膜:由于干燥不当,包衣液喷雾压力低而使喷出的液滴受热浓缩程度不均造成衣膜出现波纹:应立即控制蒸发速率,提高喷雾压力。

(3)"架桥":刻字片上的衣膜造成标志模糊称为架桥:应放慢包衣喷速,降低干燥温度,同时注意控制好热风温度。

(4)出现色斑:由于配包衣液时搅拌不匀或固体状特质细度不够,可出现色斑现象:配包衣液时应充分搅拌均匀。

(5)药片表面或边缘衣膜出现裂纹、破裂、剥落或者药片边缘磨损:包衣液固含量选择不当、包衣机转速过快、喷量太小,或片心硬度太差,可造成此现象:应选择适宜的包衣液固含量,调节适宜的转速及喷量的大小,或改进片心的配方及工艺。

(6)衣膜"喷霜":由于热风湿度过高、喷程过长、雾化效果差,可引起衣膜"喷霜"现象:应适当降低温度,缩短喷程,提高雾化效果。

(7)药片间有色差:由于喷液时喷射的扇面不均,包衣液固含量过高或包衣机转速慢,可造成药片之间色泽有差别现象:应调节好喷枪喷射的角度,降低包衣液的固含量,适当提高包衣机的转速。

(8)衣膜表面有针孔:由于配制包衣液时卷入过多空气,可造成衣膜表面有针孔现象:配液时应避免卷入过多的空气。

3.包肠溶衣

(1)肠溶衣片不能安全通过胃部:可能是由于衣料选择不当,或衣层太薄、衣层机械强度不够,使肠溶衣片在胃中2h内便崩解溶出:应重新调整包衣处方,或增加衣层的厚度。

(2)肠溶衣片在肠内不溶解:可能是由于衣料选择不当,或衣层太厚,或贮存时变质,使肠溶衣片在肠中1h内都不崩解溶出:应重新调整包衣处方,或减小衣层的厚度,或控制贮藏条件以防变质。

4.举例

(1)红霉素肠溶片:本品含红霉素($C_{37}H_{67}NO_{13}$)应为标示量的90.0%~110.0%。

1)处方

①片心:红霉素10^8U 淀粉57.5g 10%淀粉浆适量 硬脂酸镁3.6g 制成1000片。

②肠溶衣:聚丙烯酸树脂Ⅱ28g 蓖麻油16.8g 邻苯二甲酸二乙酯5.6g 聚山梨酯80 5.6g 85%乙醇560mL 滑石粉16.8g。

2)制法

①片心的制备:将红霉素和淀粉搅拌均匀,加入适量的淀粉浆制成软材,过12目筛制粒,80~90℃干燥,整粒,再加入硬脂酸镁混匀,压片。

②包肠溶衣:用85%乙醇浸泡聚丙烯酸树脂Ⅱ并配成5%溶液。将邻苯二甲酸二乙酯、蓖麻油、聚山梨酯80和滑石粉等混匀,加到5%聚丙烯酸树脂Ⅱ溶液中,加色素混匀,过120目筛。将片心至包衣锅中,包6次粉衣层,再喷入上述树脂溶液(4h内喷完),35℃左右干燥。

3)性状:本品为肠溶衣片或肠溶薄膜衣片,除去包衣后,显白色或类白色。

4)类别:大环内酯类抗生素。

5)规格

①0.125g(12.5万U)。

②0.25g(25万U)。

③50mg(5万U)。

6)贮藏:密封,在干燥处保存。

(2)复方丹参片

1)处方

①片心:丹参450g 三七141g 冰片8g。

②薄膜衣:彩色包衣粉5g 80%乙醇加至100g。

2)制法

①片心的制备:以上三味,丹参加乙醇加热回流1.5h,提取液滤过,滤液回收乙醇并浓缩至适量,备用;药渣加50%乙醇加热回流1.5h,提取液滤过,滤液回收乙醇并浓缩至适量,备用;药渣加水煎煮2h,滤液浓缩至适量。三七粉碎成细粉,与上述浓缩液和适量的辅料制成颗粒,干燥。冰片研细,与上述颗粒混匀,压制成333片,包薄膜衣;或压制成1000片,包糖衣或薄膜衣,即得。

②包薄膜衣:取80%乙醇95g,边搅拌边加入彩色包衣粉,继续搅拌40min左右,必要时过筛2次(100目),混匀,得包衣液。将片心至高效包衣锅中,吹热风使片心达到40~60℃,调节气压使包衣液以雾状从喷枪喷出,调好输液速度后即可开启包衣锅(30~50r/min),喷入包衣液直至片面色泽均匀一致,即可停止喷包衣液。然后视片面粘连程度决定是否继续转动包衣锅,取出片剂,60℃干燥,即得。

3)性状:本品为糖衣片或薄膜衣片,除去包衣后显棕色至棕褐色;气芳香,味微苦。

4)功能与主治:活血化瘀,理气止痛。用于气滞血瘀所致的胸痹,症见胸闷、心前区刺痛;冠心病心绞痛见上述证候者。

5)用法与用量:口服。一次3片[规格①、③]或1片[规格②],一日3次。

6)注意:孕妇慎用。

7）规格

①薄膜衣小片：每片重 0.32g（相当于饮片 0.6g）。

②薄膜衣大片：每片重 0.8g（相当于饮片 1.8g）。

③糖衣片（相当于饮片 0.6g）。

8）贮藏：密封。

五、片剂的质量控制

（一）片剂的质量要求

根据《中国药典》2010 年版二部附录 I A 要求，片剂在生产与贮藏期间应符合的有关规定。

①原料药与辅料混合均匀。含药量小或含毒、剧药物的片剂，应采用适宜方法使药物分散均匀。

②凡属挥发性或对光、热不稳定的药物，在制片过程中应避光、避热，以避免成分损失或失效。

③压片前的物料或颗粒应控制水分，以适应制片工艺的需要，防止片剂在贮存期间发霉、变质。

④含片、口腔贴片、咀嚼片、分散片、泡腾片等根据需要可加入矫味剂、芳香剂和着色剂等附加剂。

⑤为了增加稳定性、掩盖药物不良臭味、改善片剂外观等，可对片剂进行包衣。必要时，薄膜包衣片剂应检查残留溶剂。

⑥片剂外观应完整光洁，色泽均匀，有适宜的硬度和耐磨性，以免包装、运输过程中发生磨损或破碎，除另有规定外，对于非包衣片，应符合片剂脆碎度检查法的要求。

⑦片剂的溶出度、释放度、含量均匀度、微生物限度等应符合要求。

⑧除另有规定外，片剂应密封贮存。

除另有规定外，片剂应进行以下相应检查。

1. 重量差异　照下述方法检查，应符合规定。

检查法取供试品 20 片，精密称定总重量，求得平均片重后，再分别精密称定每片的重量，每片片重与平均片重相比较（凡含含量测定的片剂，每片重量应与标片片重比较），按表 5—10 中的规定，超出重量差异限度的不得多于 2 片，并不得有 1 片超出限度 1 倍。

表 5—10　重量差异限度表

平均片重或标示片重	重量差异限度
0.30g 以下	±7.5%
0.30g 及 0.30g 以上	±5%

糖衣片的片心应检查重量差异并符合规定，包糖衣后不再检查重量差异。薄膜衣片应在包薄膜衣后检查重量差异并符合规定。

凡规定检查含量均匀度的片剂，一般不再进行重量差异检查。

2. 含量均匀度　含量均匀度系指小剂量或单剂量的固体制剂、半固体制剂和非均相液体制剂的每片（个）含量符合标示量的程度。

除另外规定外，片剂、硬胶囊剂或注射用无菌粉末，每片（个）标示量不大于 25mg 或主药含量不大于每片(个)重量 25％者;内容物非均一溶液的软胶囊、单剂量包装的口服混悬液、透皮贴剂、吸入剂和栓剂,均应检查含量均匀度。复方制剂仅检查符合上述情况的组分。

凡检查含量均匀度的制剂,一般不再检查重(装)量差异。

含量均匀度检查法详见《中国药典》2010 年版二部附录ⅩE。

3.崩解时限　照崩解时限检查法检查,应符合规定。不同片剂的崩解时限标准见表5-11。

表5-11　不同片剂的崩解时限标准

片剂类型	崩解时限
普通片	应在 15min 内全部崩解
薄膜衣片	改在盐酸溶液(9→1000)中进行检查。应在 30min 内全部崩解
肠溶衣片	先在盐酸溶液(9→1000)中检查 2h,每片均不得有裂缝、崩解或软化现象;将吊篮取出,用少量水洗涤后,每管加入挡板 1 块,再按上述方法在磷酸盐缓冲液(pH6.8)中进行检查,1h 内应全部崩解
含片	不应在 10min 内全部崩解或溶化
舌下片	应在 5min 内全部崩解或溶化
可溶片	水温为 15～25℃。应在 3min 内全部崩解或溶化
结肠定位肠溶片	各片在盐酸溶液(9→1000)及 pH6.8 以下的磷酸盐缓冲液中均应不释放或不崩解,而在 pH7.8～8.0 的磷酸盐缓冲液中 1h 内应全部释放或崩解,片心亦应崩解
泡腾片	取 1 片,置 250mL 烧杯中,烧杯内盛有 200mL 水,水温 15～25℃,有许多气泡放出,当片剂或碎片周围的气体停止逸出时,片剂应溶解或分散在水中,无聚集的颗粒剩留。6 片均应在 5min 内崩解

阴道片照融变时限检查法检查,应符合规定。

咀嚼片不进行崩解时限检查。

凡规定检查溶出度、释放度、融变时限或分散均匀性的片剂,不再进行崩解时限检查。

4.溶出度　溶出度系指活性药物从片剂、胶囊剂或颗粒剂等制剂在规定条件下溶出的速率和程度。凡检查了溶出度的制剂,不再进行崩解时限的检查。

由于服用片剂特别是难溶性药物片剂后,即使崩解很快但有效成分未必很快溶出,因此溶出是吸收的限速过程,如果只检查崩解时限,就不能很好地反映药物的溶出速度和程度以及在体内的吸收情况。因此,下列情况需检查溶出度:①在消化液中难溶的片剂。②与其他成分容易发生相互作用的片剂。③久贮后溶解度降低的片剂。④剂量小,药效强,副作用大的片剂。

溶出度测定法有转篮法(第一法)、浆法(第二法)和小杯法(第三法),详见《中国药典》2010 年版二部附录ⅩC。

5.释放度　释放度系指药物从缓释制剂、控释制剂、肠溶制剂及透皮贴剂等在规定条件下释放的速率和程度。凡检查释放度的制剂,不再进行崩解时限的检查。

除另有规定外,照溶出度测定法进行测定,其中第一法用于缓释制剂或控释制剂、第二法用于肠溶制剂、第三法用于透皮贴剂,详见《中国药典》2010 年版二部附录ⅩD。

6.发泡量　阴道泡腾片照下述方法检查,应符合规定。

检查法　取 25mL 具塞刻度试管(内径 1.5cm)10 支,各精密加水 2mL,置 37℃±1℃水浴中 5min 后,各管中分别投入供试品 1 片,密塞,20min 内观察最大发泡量的体积,平均发泡体积应不少于 6mL,且少于 3mL 的不得超过 2 片。

7.分散均匀性　分散片照下述方法检查,应符合规定。

检查法取供试品 6 片,置 250mL 烧杯中,加 15～25℃的水 100mL,振摇 3min,应全部崩解并通过二号筛。

8.微生物限度　口腔贴片、阴道片、阴道泡腾片和外用可溶片等局部用片剂照微生物限度检查法(附录ⅫJ)检查,应符合规定。

9.脆碎度　法用于检查非包衣片的的脆碎情况及其他物理强度,如压碎强度等。

检查法　片重为 0.65g 或以下者取若干片,使其总重约为 6.5g;片重大于 0.65g 者取 10 片。用电吹风吹去脱落的粉末,精密称重,置脆碎度测定仪的圆筒中,转动 100 次。取出,同法除去粉末,精密称重,减失重量不得过 1%,且不得检出断裂、龟裂及粉碎的片。本试验一般仅作 1 次。如减失重量超过 1%,应复检 2 次,3 次的平均减失重量不得过 1%,并不得检出断裂、龟裂及粉碎的片。

（二）片剂的包装与贮藏

1.片剂的包装

（1）单剂量包装:将片剂单片包装,既可以防止片与片的相互碰撞和摩擦,又不因在开启包装后对余下的药片产生不良影响(如失去密封性,产品污染)。目前,一般采用铝箔和密封性好的塑料膜黏合包装。

1）泡罩式包装:系指聚氯乙烯硬片在滚筒式或平板式包装机上经加热形成水泡眼,然后与铝箔(可印上药品名称、用法、用量等)热压,将片剂密封于泡罩内。目前,泡罩式包装片剂很常用。但应注意有些片剂久贮后,其中的黏合剂会发生固化现象,使片剂的硬度变大,从而影响崩解度或溶出度。此外,由于受热、光照、受潮、发霉等因素的影响,仍可能使某些片剂发生有效成分的降解,从而影响片剂的实际含量。因此,应定期对片剂进行稳定性考察,考察的项目包括崩解时限、溶出度、含量等,确定其有效期的时间,以保证用药的安全有效。

2）窄条式包装:系指用两层膜片(铝塑复合膜、双纸塑料复合膜等)经热压或黏合形成带状,并将片剂包装于内。这种方法使用不如泡罩式包装广泛,但工序相对简单、成本较低。

（2）多剂量包装:将若干片包装于一个容器内称为多剂量包装。目前常用的有玻璃瓶、塑料瓶等。玻璃瓶性质稳定、不易透气透水、密封性好,棕色瓶还能避光以防光敏性成分受到破坏,包装时常用蜡封口以提高密封性。塑料瓶近年来应用增多,常用材料有聚乙烯、聚苯乙烯、聚氯乙烯等,优点是轻巧而不易破碎。但塑料瓶成型时需加入增塑剂等添加剂,可能对药物起不良作用,且容易透气、透水,在高温、高湿下可能会变形等,对环境的隔离不如玻璃瓶。

2.片剂的贮藏　除另有规定外,片剂应密封贮存。

一般而言,片剂应放在阴凉、通风、干燥处贮藏,以防受潮、发霉、变质。受潮后易分解的片剂,应在包装容器内放入硅胶等干燥剂;对光敏感的片剂,宜用棕色瓶包装并避光保存。此外,在储存过程中,均应注意含挥发性药物的片剂易出现含量的变化、糖衣片易有外观的变化、有的片剂出现硬度变大等情况的发生。

（王媛媛）

第四节　胶囊剂

一、概述

（一）胶囊剂的含义

胶囊剂（Capsules）系指将药物或加有辅料填充于空心胶囊或密封于软质囊材中的固体制剂。主要供口服用。

我国明代已有类似于胶囊的"面囊"应用，公元前 1500 年第一粒胶囊在埃及诞生，1730 年维也纳药剂师开始用淀粉制造胶囊，1834 年胶囊制造技术在巴黎获得专利，1846 年两节式硬胶囊制造技术在法国获得专利，1872 年第一台胶囊制造填充机在法国诞生，1874 年美国底特律开始了硬胶囊的工业化制造并推出了各种型号。就产量和使用量而言，目前在许多国家和地区胶囊剂的应用仅次于片剂和注射剂而位居第三，成为使用最广泛的口服剂型之一。

（二）胶囊剂的特点

1. 优点

（1）能提高药物的生物利用度：胶囊剂中的药物多以粉末或颗粒状态填装，与片剂相比，在胃肠道中崩解快、吸收好、生物利用度高。

（2）能提高药物的稳定性：药物充填于胶囊中，由于胶囊壳的密封作用，将药物与光线、空气和水分隔绝，使稳定性提高。

（3）能掩盖药物的不良气味，减少刺激性：具有不良气味的药物制成胶囊剂后其不良气味能得以掩盖，便于服用，减少药物的刺激性。

（4）能定时定位释放药物：采用适宜的材料和技术，将药物制成肠溶、缓释、控释或靶向胶囊，能使药物在特定的部位释放，或者恒速或非恒速释放，其与相应的普通制剂比较，给药频率比普通制剂减少一半或给药频率比普通制剂有所减少，毒副作用减小，显著增加患者的顺应性。如布洛芬缓释胶囊。

（5）能弥补其他剂型的不足：一些液态或含油量高的药物，难以制成颗粒剂、丸剂、片剂时，可制成软胶囊。如藿香正气软胶囊。

2. 缺点　并不是所有的药物都适宜制成胶囊剂。

不宜制成硬胶囊剂的药物主要有：①药物的水溶液、稀乙醇溶液（能使囊壳溶解）。②易溶性、刺激性强的药物（在胃中溶解后使局部浓度过高，对胃黏膜产生刺激性）。③易风化药物（能使囊壁变软）。④吸湿性药物（能使囊壳干燥变脆）。

不宜制成软胶囊剂的药物主要有：①含水超过 5％的药物溶液、含低分子量水溶性或挥发性有机物如乙醇、丙酮、羧酸、胺或酯类等（能使囊壳软化或溶解）。②O/W 型乳剂（能使乳剂失水）。③醛类（能使明胶变性）。

（三）胶囊剂的分类

胶囊剂可分为硬胶囊（通称为胶囊）、软胶囊（胶丸）和肠溶胶囊三大类。

1. 硬胶囊　硬胶囊系指采用适宜的制剂技术，将药物或加辅料制成粉末、颗粒、小片、小丸、半固体或液体等，充填于空心胶囊中的胶囊剂。目前应用较为广泛。如氧氟沙星胶囊。

2. 软胶囊　软胶囊剂系指将一定量的液体药物直接包封，或将固体药物溶解或分散在适宜的赋形剂中制备成溶液、混悬液、乳状液或半固体，密封于球形或椭圆形的软质囊材中的胶囊剂。如尼群地平软胶囊等。

3.肠溶胶囊　肠溶胶囊系指硬胶囊或软胶囊是用适宜的肠溶材料制备而得,或经用肠溶材料包衣的颗粒或小丸充填胶囊而制成的胶囊剂。肠溶胶囊不溶于胃液,但能在肠液中崩解而释放活性物质,如红霉素肠溶胶囊。

4.缓释胶囊　缓释胶囊系指在规定的释放介质中缓慢地非恒速释放药物的胶囊剂。如布洛芬缓释胶囊。

5.控释胶囊　控释胶囊系指在规定的释放介质中缓慢地恒速或接近恒速释放药物的胶囊剂。如:吲哚美辛控释胶囊。

二、胶囊剂的制备

(一)硬胶囊剂

硬胶囊剂制备的工艺流程见图5-20。

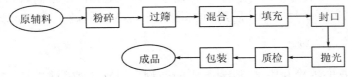

图5-20　硬胶囊剂制备工艺流程

1.空心胶囊

(1)空心胶囊的组成

1)原料:空心胶囊的主要原料是明胶。有时为改变其溶解性或达到肠溶等目的,也采用甲基纤维素、海藻酸钙、变性明胶、聚乙烯醇(PVA)及其他高分子材料等。

2)附加剂:附加剂应根据具体情况加以选择。①增塑剂:如甘油可增加胶囊的韧性及弹性,羧甲基纤维素钠可增加明胶液的黏度及可塑性。②增稠剂:如琼脂,可增加胶液的胶冻力。③遮光剂:如二氧化钛,可防止光敏药物的氧化。④着色剂:如柠檬黄、胭脂红,可使胶囊美观、便于识别。⑤防腐剂:如尼泊金类,可防止胶液霉变。⑥矫味剂:如乙基香草醛,可调整胶囊的口感。

(2)空心胶囊的制备:空心胶囊呈圆筒状,系由可套合或锁合的囊体和囊帽两节组成,其制备一般经过溶胶、蘸胶、干燥、拔壳、切割、整理等六个工序。空心胶囊的成品,应进行性状、鉴别、松紧度、脆碎度、崩解时限、黏度、亚硫酸盐(以 SO_2 计)、对羟基苯甲酸酯类(此项适用于对羟基苯甲酸酯类作为抑菌剂的工艺)、氯乙醇(此项适用于环氧乙烷灭菌的工艺)、环氧乙烷(此项适用于环氧乙烷灭菌的工艺)、干燥失重、炽灼残渣、铬、重金属、微生物限度等检查。检查合格后的空心胶囊,应在 10~25℃、相对湿度 35%~65% 处密闭贮藏,备用。

(3)空心胶囊的规格与选择:空心胶囊有透明(两节均不含遮光剂)、半透明(仅一节含遮光剂)和不透明(两节均含有遮光剂)几种类型。其规格从 000→5,号数越大则容积越小(表5-12)。

表5-12　空心胶囊的号数和容积

号数	000	00	0	1	2	3	4	5
容积/mL	1.42	0.95	0.67	0.48	0.37	0.27	0.20	0.13

内容物的填充量由容积来控制,而内容物的密度、粒度、晶态等的不同,容积也不一样,因此所选用的空心胶囊规格也不相同。一般先按药物剂量所占容积来选择最小规格的空心胶囊,然后通过试装来确定。目前最为常用的是 0~3 号。

2.内容物的处理　制备化学药物胶囊剂时,先将药物粉碎成适宜粒度的粉末,过筛后混合。制备中药胶囊剂时,饮片应按各品种项下规定的方法制成填充物料,其不得引起囊壳变质。

内容物一般以粉末、颗粒或小丸等形式填充胶囊。①粉末:如果药物粉碎至适宜粒度即能满足要求,可直接填充胶囊。但粉末容易吸潮、流动性差,因此一般将药物粉碎后加适宜的辅料如润滑剂等改善流动性后填充。②颗粒或小丸:可加入适宜的辅料如填充剂、润滑剂等,制成颗粒或小丸后填充。

填充内容物时应注意:①填充物为毒、麻等小剂量药物时,应先用适宜的辅料稀释后再行填充。②质地疏松的药物,可加适量乙醇或液状石蜡混匀后再行填充。③易吸湿或混合后易产生低共熔现象的药物,应视情况加入适宜的辅料混合后再行填充。④挥发油一般先用吸收剂或方中其他药粉吸收后再行填充。⑤如为中药胶囊剂,一般先将中药提取、纯化、浓缩成稠膏,然后加入适宜的辅料制成颗粒再行填充;也可以将稠膏干燥后打粉,添加适宜的辅料混匀后或制成颗粒后再行填充。

3.内容物的填充　小量生产时,可用胶囊板填充。

大生产时,内容物采用全自动胶囊填充机进行填充,其操作流程为:空心胶囊供给→空心胶囊纵向排列→空心胶囊囊帽、囊体校正方向→空心胶囊帽、囊体分开→内容物填充→残品剔除→囊帽、囊体套合→成品排出(图5—21)。

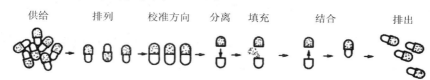

图5—21　全自动胶囊填充机操作流程示意图

填充内容物时,应根据内容物的性质(流动性等)选择适宜的填充方式(图5—22)。

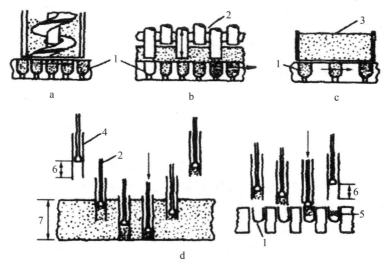

图5—22　全自动胶囊填充机内容物填充的类型图

1.囊体;2.柱塞;3.粉末;4.填充管;5.单位量内容物;6.长度;7.高度

a.螺旋钻推进药物进入囊体(适于不易分层的内容物);b.柱塞上下往复将药物压进囊体(适于流动性较好的内容物);c.药物自由流入囊体(适于流动性较好的内容物);d.在填充管内先将内容物压成单位剂量的小圆柱,再填充入囊体(适于易吸潮、聚集性较强或流动性较差的内容物)

4.硬胶囊剂的封口与打光　内容物填充后,囊帽和囊体重新套合。

套合方式有平口和锁口两种。锁口式的囊体、囊帽套合紧密,内容物不易泄漏。平口式的囊体、囊帽套合不如锁口式紧密,常在囊体、囊帽套合处,用与空心胶囊相同浓度的明胶液或其他胶液封上并烘干。

硬胶囊剂封口后,应用胶囊抛光机清除附在囊壳外的细粉,使胶囊光洁,必要时进行打光处理。

(二)软胶囊剂

1.囊壳的组成与大小　软胶囊剂的囊材主要由胶料(明胶等)、增塑剂(甘油、山梨醇或二者混合物等)、附加剂(防腐剂、遮光剂、着色剂等)和水组成。

与硬胶囊相比,软胶囊的弹性大、可塑性强,故软胶囊又称为胶丸。而囊壳的弹性主要与明胶、增塑剂和水的比例有关,通常干明胶:水:增塑剂＝1.0:(1.0～1.6):(0.4～0.6)时,软胶囊的软硬度适宜、弹性良好。如果增塑剂用量过大则囊壳过软,增塑剂用量过小则囊壳过硬。

囊壳多为球形、椭圆形。在保证填充药物达到治疗量的前提下,软胶囊的容积应尽可能小,一般是5.5～7.8mL。当内容物为混悬剂时,可计算基质吸附率(指1g固体药物制成填充软胶囊剂的混悬液时所需液体基质的克数,基质吸附率＝基质质量/固体药物质量)来确定软胶囊的大小。

2.内容物的处理　软胶囊内主要填充各种油类药物,或是对囊壳没有溶解作用的液体药物、药物溶液、混悬液等,有时也填充固体粉末。

填充液体药物时,pH值应控制在4.5～7.5之间(强碱性能使明胶变性而影响药物溶解释放,强酸性能水解明胶使药物泄露)。对于溶解性能较差的固体药物,应先粉碎成细粉,用植物油等分散介质、助悬剂制成混悬剂,必要时还可加入抗氧化剂、表面活性剂以提高软胶囊的稳定性和生物利用度,然后再行填充。

3.内容物的填充　内容物的填充有压制法和滴制法两种。

(1)压制法:压制法的工艺流程见图5-23。

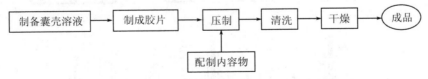

图5-23　软胶囊剂压制法工艺流程

具体操作如下:①配制囊壳胶液:先用蒸馏水浸泡明胶使其溶胀,然后加入其他囊壳材料,加热搅拌溶解。②制备胶片:将配制好的囊壳胶液,涂布在温度16～20℃的鼓轮上,制成具有一定厚度的胶片。③压制软胶囊:两条胶片带从两侧的送料轴从相反的方向传送至两个轮状模的夹缝处,内容物从贮液槽经填充泵、导管流入楔形注入器,定量注入两条胶片带之间,在旋转的轮状模连续转动下,胶片带和内容物被压入模子凹槽中,使胶片将内容物包裹成型,多余胶片带被自动切割分离。④清洗、干燥软胶囊:常用石油醚洗去软胶囊表面的润滑剂(胶片带和模子凹槽接触面涂上润滑剂可防止黏连),然后送入干燥隧道中进行干燥。用压制法制成的软胶囊,中间有压缝,称为有缝胶丸。

(2)滴制法:滴制法的工艺流程见图5-24。

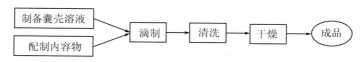

图 5－24　软胶囊剂滴制法工艺流程

具体操作如下：将囊壳胶液和内容物分别置于两个贮液槽中，经定量控制器将定量的囊壳胶液和内容物从双层滴头（外层通入 70～80℃ 胶液，内层通入 60℃ 药液）以不同速度滴出，使胶液把内容物包裹，滴入不相混溶的适宜温度的冷却介质中，遇冷后收缩凝固成球状胶丸，然后用石油醚、乙醇先后各洗涤 2 次以除净冷却介质，于 25～35℃ 烘干，即得。用滴制法制成的软胶囊，呈圆球形而无缝，称为无缝胶丸。

（三）肠溶胶囊剂

1. 宜制成肠溶胶囊剂的药物　　如果药物为以下情况时，宜制成肠溶胶囊剂：①遇胃液不稳定的药物（可防止药物在胃内分解失效）。②对胃刺激性较强的药物（可防止药物对胃的刺激）。③作用于肠道的驱虫药、肠道消毒药（可控制药物在肠道内定位释放）。④需在肠道保持较久时间以延长作用的药物（可治疗结肠部位疾病等）。

2. 肠溶胶囊剂的制备方法　　制备肠溶胶囊剂的方法为①将内容物用适宜的肠溶材料包衣后，再填充于空心胶囊中。该法较常用。②在空心胶囊表面用适宜的肠溶材料包衣后，再填充内容物。

常用的肠溶材料有醋酸纤维素酞酸酯（CAP）、聚丙烯酸树脂Ⅱ、Ⅲ等。

（四）举例

1. 吲哚美辛胶囊　　本品含吲哚美辛（$C_{19}H_{16}ClNO_4$）应为标示量的 90.0%～110.0%。

（1）处方：吲哚美辛 25g 淀粉 205g。

（2）制法：将吲哚美辛与淀粉混匀，过 120 目筛，药粉填充于空心胶囊中，制成 1000 粒，即得。

（3）类别：解热镇痛非甾体抗炎药。

（4）规格：25mg。

（5）贮藏：遮光，密封保存。

2. 元胡止痛胶囊

（1）处方：醋延胡索 445g 白芷 223g。

（2）制法：以上二味，粉碎成细粉。剩余的白芷与醋延胡索粉碎成粗粉，用 60% 乙醇作溶剂，浸渍 24h 后进行渗漉，收集渗漉液约 4000mL，回收乙醇，浓缩成稠膏状，加入上述细粉，混匀，干燥，粉碎成细粉，加入淀粉或糊精适量，过筛，混匀，装入胶囊，分别制成 1000 粒或 500 粒，即得。

（3）性状：本品为硬胶囊，内容物为浅黄色至棕褐色的粉末；气香，味苦。

（4）功能与主治：理气，活血，止痛。用于气滞血瘀的胃痛，胁痛，头痛及痛经。

（5）用法与用量：口服。规格：1）一次 4～6 粒，规格。2）一次 2～3 粒，一日 3 次，或遵医嘱。

（6）规格

1）每粒装 0.25g。

2）每粒装 0.45g。

(7)贮藏:密封。

3.维生素 AD 软胶囊　每粒含维生素 A 应为标示量的 90.0%～110.0%;含维生素 D 应为标示量的 85.0%以上。标签上应注明本品含维生素 D_2 或维生素 D_3。

(1)处方:维生素 A 300 万 U 维生素 D_2 或维生素 D_3 30 万 U 鱼肝油或精炼食用植物油 50g 明胶 40g 甘油 22g 水 50g。

(2)制法:①取维生素 A 与维生素 D_2 或维生素 D_3,加鱼肝油或精炼食用植物油(在 0℃左右脱去固体脂肪)溶解并调整浓度,使每粒含维生素 A 为标示量的 90.0%～120.0%,含维生素 D_2 或维生素 D_3 为标示量的 85.0%以上。②将明胶、甘油、水加热至 70～80℃,搅拌溶解,除去气泡,滤过。③将①和②混匀,然后以液状石蜡为冷凝介质,滴制成囊。④用纱布擦拭软胶囊表面以除去液状石蜡,室温下风吹 4h,然后用石油醚洗去表面的液状石蜡 2 次(3～5min/次),用 95%乙醇洗 2 次,再在 30～35℃干燥 2h 左右,即得。

(3)性状:本品内容物为黄色至深黄色的油状液。

(4)类别:维生素类药。

(5)规格

1)维生素 A 1500U 与维生素 D 500U。

2)维生素 A 3000U 与维生素 D 300U。

3)维生素 A 10000U 与维生素 D 1000U。

(6)贮藏:遮光,密封,在阴凉干燥处保存。

4.六味地黄软胶囊

(1)处方:熟地黄 480g 酒萸肉 240g 牡丹皮 180g 山药 240g 茯苓 180g 泽泻 180g。

(2)制法:以上六味,牡丹皮蒸馏提取挥发性成分,蒸馏后的水溶液另器收集;酒萸肉用 70%乙醇回流提取二次,每次 2h,合并提取液,滤过,滤液备用。熟地黄、山药、泽泻加水煎煮二次,第一次 2h,第二次 1h,合并煎液,滤过,滤液与上述蒸馏后的水溶液合并,减压浓缩至相对密度为 1.15～1.20(50℃),放冷,加乙醇使含醇量达 70%,静置 48h,取上清液与上述酒萸肉提取液合并,减压回收乙醇至无醇味,备用;茯苓加水煮沸后,于 80℃温浸二次,每次 1.5h,滤过,合并滤液,减压浓缩至相对密度为 1.15～1.20(50℃)的清膏,与上述备用液合并,浓缩至相对密度为 1.30(50℃)的稠膏,减压干燥,粉碎成细粉,加入牡丹皮挥发性成分及精制大豆油,混匀,制成软胶囊 1000 粒,即得。

(3)性状:本品为软胶囊,内容物为棕褐色的膏状物;味甜、微酸。

(4)功能与主治:滋阴补肾。用于肾阴亏损,头晕耳鸣,腰膝酸软,骨蒸潮热,盗汗遗精,消渴。

(5)用法与用量:口服。一次 3 粒,一日 2 次。

(6)规格:每粒装 0.38g。

(7)贮藏:密封,置阴凉处。

5.红霉素肠溶胶囊　本品含红霉素($C_{37}H_{67}NO_{13}$)应为标示量的 90.0%～110.0%。

(1)性状:本品内容物为白色或类白色肠溶微丸或颗粒。

(2)类别:大环内酯类抗生素。

(3)规格

1)0.125g(12.5 万 U)。

2)0.25g(25万U)。

（4）贮藏：密封，在干燥处保存。

三、胶囊剂的质量控制

（一）胶囊剂的质量要求

根据《中国药典》2010年版二部附录ⅠE要求，胶囊剂在生产与贮藏期间应符合下列有关规定。

①胶囊剂内容物不论其活性成分或辅料，均不应造成胶囊壳的变质。

②硬胶囊可根据下列制剂技术制备不同形式内容物充填于空心胶囊中。

·将药物加适宜的辅料如稀释剂、助流剂、崩解剂等制成均匀的粉末、颗粒或小片。

·将普通小丸、速释小丸、缓释小丸、控释小丸或肠溶小丸单独填充或混合后填充，必要时加适量空白小丸作填充剂。

·将药物粉末直接填充。

·将药物制成包合物、固体分散体、微囊或微球。

·溶液、混悬液、乳状液等也可采用特制灌囊机填充于空心胶囊中，必要时密封。

③小剂量药物，应先用适宜的稀释剂稀释，并混合均匀。

④胶囊剂应整洁，不得有黏结、变形、渗漏或囊壳破裂现象，并应无异臭。

⑤除另有规定外，胶囊剂应密封贮存，其存放环境温度不高于30℃，湿度应适宜，防止受潮、发霉、变质。

除另有规定外，胶囊剂应进行以下相应检查。

1.装量差异　照下述方法检查，应符合规定。

检查法除另有规定外，取供试品20粒，分别精密称定重量后，倾出内容物（不得损失囊壳），硬胶囊用小刷或其他适宜用具拭净，软胶囊用乙醚等易挥发性溶剂洗净，置通风处使溶剂自然挥尽，再分别精密称定囊壳重量，求出每粒内容物的装量与平均装量。每粒的装量与平均装量相比较，超出装量差异限度的不得多于2粒，并不得有1粒超出限度1倍（表5-13）。

表5-13　装量差异限度表

平均装量	装量差异限度
0.30g以下	±10%
1.30g及0.30g以上	±7.5%

凡规定检查含量均匀度的胶囊剂，一般不再进行装量差异的检查。

2.崩解时限　除另有规定外，照崩解时限检查法（附录ⅩA）检查，应符合规定。凡规定检查溶出度或释放度的胶囊剂，可不进行崩解时限的检查。

（二）胶囊剂的包装与贮藏

1.胶囊剂的包装　目前胶囊剂常用玻璃瓶、塑料瓶或铝塑泡罩式包装。由于胶囊剂易受温度和湿度的影响，所以包装材料应有良好的密封性能，如用玻璃瓶或塑料瓶包装，常塞入软纸、脱脂棉，必要时在瓶口封蜡。

2.胶囊剂的贮藏　除另有规定外，胶囊剂应密封贮存，其存放环境温度不高于30℃，湿度应适宜，防止受潮、发霉、变质。

（王媛媛）

第五节　栓剂

一、概述

(一)栓剂的含义

栓剂(Suppositories)系指药物与适宜基质混合制成供腔道给药的固体制剂。其形状与重量因施用的腔道不同而异。

栓剂古称坐药或塞药,在《伤寒论》《千金方》《肘后备急方》等医书中均有类似栓剂的记载,《本草纲目》除肛门栓、阴道栓、尿道栓外,还有鼻用栓、耳用栓等类型,而国外在公元16世纪才开始记载。栓剂以局部作用为主,随着研究的不断深入,还可通过直肠吸收起全身治疗作用。目前除直肠栓、阴道栓、尿道栓等普通栓外,还涌现了泡腾栓、缓释栓等新型栓剂。

(二)栓剂的特点

1.**优点**　常温下为固体的栓剂被塞入人体腔道后,在体温下能融化、软化或溶化,并与分泌液混合,逐步释放出药物,产生局部或全身作用。

(1)局部作用:栓剂在腔道内主要产生润滑、收敛、消炎、抗菌、杀虫、止痒、止痛、局麻等局部作用。

(2)全身作用:直肠黏膜的毛细血管丰富,栓剂塞入直肠后药物被吸收入血,起镇痛、解热、平喘、扩张支气管和血管等全身作用。与口服制剂相比,直肠栓中的药物不易受胃肠 pH值或酶的破坏,对胃的刺激性、肝首关作用减少,适用于不宜或不愿口服药物的患者使用。

2.**缺点**　栓剂不如口服制剂使用方便,且栓剂遇高温易融化、软化或溶化,受压易变形或折断。

(三)栓剂的分类

1.**按施用腔道分类**

(1)直肠栓:也称肛门栓,呈鱼雷形、圆锥形或圆柱形等,其中鱼雷形较常用。如银翘双解栓。

(2)阴道栓:呈鸭嘴形、球形或卵形等,其中鸭嘴形较常用。如治糜康栓。

(3)尿道栓:一般呈棒状。如卡前列甲酯栓。

2.**按释药速度分类**

(1)普通栓:普通栓包括直肠栓、阴道栓、尿道栓等。

(2)缓释栓

1)双层栓:①内外两层含有不同药物。②上下两层分别用水溶性基质或脂溶性基质,将不同药物放在不同层内,使药物呈现不同的释放速度;或上层为空白基质,以阻止药物向上扩散,减少药物经直肠上静脉的吸收,提高药物的生物利用度。

2)中空栓:中空部分填充各种不同的固体或液体药物的栓剂。

3)微囊栓:将药物微囊化后制成的栓剂。

4)骨架控释栓:采用高分子物质为骨架材料的栓剂。

5)渗透泵栓:根据渗透泵原理制成的栓剂。

6)凝胶缓释栓:采用凝胶为载体的栓剂。

3.按作用特点分类

(1)局部作用栓:部分直肠栓、阴道栓、尿道栓属于局部作用栓。

(2)全身作用栓:部分直肠栓属于全身作用栓。

(四)直肠栓中药物吸收的影响因素

1.药物因素

(1)药物溶解度:因直肠内水分少,不利于难溶性药物吸收;水溶性药物易溶于分泌液中,吸收较好。

(2)药物粒度:药物粒子越小,越易溶解、吸收。

(3)药物脂溶性与解离度:脂溶性药物比水溶性药物易吸收,药物的非解离型比解离型易吸收。

2.基质因素　直肠栓中药物的释放过程如下:

翻译……栓剂在直肠融化(软化),药物从基质中释放出来

↓

扩散……药物扩散、溶解于直肠分泌液

↓

吸收……通过血液等进入体循环产生全身作用

直肠栓欲发挥全身作用,药物在腔道内应能从基质中迅速释放、扩散、吸收。因此,脂溶性药物在水溶性基质中、水溶性药物在脂溶性基质中的释放较快;加入适宜的表面活性剂可促进吸收,不同的表面活性剂作用程度也不同。

3.生理因素

(1)直肠内容物:如直肠无粪便,有利于药物的扩散与吸收。

(2)直肠液 pH 值:直肠液 pH 值约为 7.4,无缓冲能力,所以药物进入直肠后,直肠内的 pH 值由被溶解的药物决定,从而影响药物的吸收。

(3)黏液蛋白与酶:可能会阻碍药物吸收或酶解。

(4)直肠内水分:由于水分少,因此利于水溶性差的药物溶解与水溶性基质中药物的释放。

(五)栓剂的基质

1.基质的要求

(1)室温下硬度要适宜,塞入腔道时不变形、不破碎,体温下易融化、软化或溶解。

(2)性质稳定,对黏膜无刺激、无毒、无过敏性。

(3)熔点与凝固点的间距不宜过大,脂溶性基质的酸值应小于 0.2、碘值应小于 7,皂化值应在 200～245 之间。

2.基质的种类　栓剂基质主要分为脂溶性基质和水溶性基质两大类,其中前者多用作直肠栓基质,后者多用作阴道栓基质。

(1)脂溶性基质

1)合成或半合成基质:混合脂肪酸甘油酯(硬脂):本品为 $C_8 \sim C_{18}$ (饱和脂肪酸的甘油一酯、二酯与三酯的混合物,白色或类白色的蜡状固体,具有油脂臭,触摸时有滑腻感,在三氯甲烷或乙醚中易溶,在石油醚(60～90℃)中溶解,在水或乙醇中几乎不溶。34 型熔点 33～

35℃,36 型 35～37℃,38 型 37～39℃,40 型 39～41℃。本品熔点适宜,不易酸败,已基本取代天然基质。亦可作释放阻滞剂。

此外,合成或半合成基质还有棕榈酸酯、椰油酯、氢化油类等。

2)天然基质:可可豆脂:本品为白色或淡黄色脆性蜡状固体,有 α、β、γ 几种晶型,其中 β 型最稳定(熔点 34℃),α、γ 为不稳定型(熔点分别为 22℃和 18℃),各种晶型可因温度不同而发生转变,但最后仍转变为型。本品无刺激性,可塑性好,遇体温能迅速融化,但需进口且价格昂贵,已逐渐被合成脂肪酸甘油酯取代。

此外,天然基质还有香果脂、乌桕脂等。

(2)水溶性基质

1)甘油明胶:甘油明胶系将明胶、甘油、水按一定比例(一般 2∶7∶1)混合,然后在水浴上加热熔和,蒸去大部分水,放冷后经凝固而制得。本品弹性好,不易折断,在体温下不融化但能软化并缓慢溶于分泌液中释放药物。其溶解速度与明胶、甘油、水三者用量有关,甘油与水的含量越高则越易溶解,且甘油能防止栓剂干燥变硬。本品易滋长微生物,常须加抑菌剂。

2)聚乙二醇(PEG):聚乙二醇系乙二醇高分子聚合物的总称,随着分子量的增大,物态由液体、半固体至固体不同。常用的规格有 PEG 1000、PEG 4000、PEG 6000。本品在水或乙醇中易溶,在乙醚中不溶,体温下不融化,能缓缓释放药物,但吸湿性强易变形,对黏膜有一定刺激性。不同分子量的 PEG 常混合使用,可制成适宜硬度的栓剂。

3)泊洛沙姆:泊洛沙姆类为乙烯氧化物和丙烯氧化物的嵌段聚合物,随着聚合度的增大,物态由液体、半固体至蜡状固体。

泊洛沙姆 188:本品为白色至微黄色半透明蜡状固体,微有异臭,在水或乙醇中易溶,在无水乙醇或乙酸乙酯中溶解,在乙醚或石油醚中几乎不溶。本品为常用基质(商品名 pluronic F 68,熔点 52℃),亦可作增溶剂、乳化剂等。

3.其他附加剂　除基质外,必要时加入适宜的附加剂,以利于栓剂的成型和药物的释放。附加剂主要有:

(1)吸收促进剂,如非离子型表面活性剂、泡腾剂等。

(2)吸收阻滞剂,如海藻酸、蜂蜡等。

(3)增塑剂,如甘油、聚山梨酯 80 等。

(4)其他,如稀释剂、吸收剂、抗氧剂、着色剂、增稠剂、防腐剂等。

二、栓剂的制备

(一)制法

栓剂的制备方法主要有两种:热熔法与冷压法,其中热熔法应用广泛。

1.热熔法　热熔法的工艺流程见图 5—25。

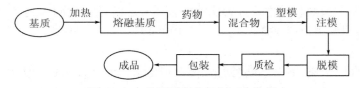

图 5—25　热熔法制备栓剂工艺流程

(1)药物的加入:药物可溶解或混悬于基质中。①水溶性药物:可直接与熔融的水溶性基质混匀,或用少量水制成浓溶液,用羊毛脂吸收后再与脂溶性基质混匀。②脂溶性药物:可直接与熔融的油脂性基质混匀。③不溶性药物:先粉碎成细粉或最细粉,然后加入基质中混匀。

(2)润滑剂的选用:栓模内加入适宜的润滑剂,可方便取用栓剂。若基质(如可可豆脂或聚乙二醇类)不粘模,可不加润滑剂。润滑剂的选用,以基质和润滑剂的性质相反为原则:①脂溶性基质的栓剂:选用水溶性润滑剂,常用肥皂醑(软肥皂:甘油:95%乙醇=1:1:5)等。②水溶性基质的栓剂:选用脂溶性润滑剂,常用液状石蜡、植物油等。

(3)基质的熔融:为避免局部过热,加热熔融基质时,不宜直火,且加热的温度不宜过高、时间不宜过长。制备栓剂所需的基质用量,可通过置换价来计算确定,也可根据药物含量来控制基质量。

(4)栓剂的灌封:生产中,一般使用全自动栓剂灌封机组。操作时,将塑料片材(一般用PVC 或 PVC/PE)经制栓机吹塑成型,做成上端开口的栓模,然后将基质和药物的混合物经计量泵从喷嘴自动灌注至栓模中,用循环冷却空气逐步冷却栓剂,定型后再经过整型、封口、打批号、剪切等工序,制成检剂成品。

2.冷压法　冷压法系将药物与基质混匀后,加入制栓机的栓模内,挤压成具有一定形状的栓剂。此法制备简单,能避免加热对药物或基质的影响,但生产效率不高。

(二)举例

1.水溶性基质栓

(1)甘油栓

1)处方:甘油 1820g 硬脂酸钠 180g 制成 1000 粒。

2)制法:取甘油,在蒸汽夹层锅内加热至 120℃,加入研细干燥的硬脂酸钠,不断搅拌,使之溶解,继续保温在 85～95℃,直至溶液澄明,滤过,浇模,冷却成型,脱模,即得。

3)性状:本品为无色或几乎无色的透明或半透明栓剂。

4)类别:润滑性泻药。

5)贮藏:密封,在 30℃ 以下保存。

(2)治糜康栓(治糜灵栓)

1)处方:黄柏 500g 苦参 500g 儿茶 500g 枯矾 400g 冰片 100g。

2)制法:以上五味,儿茶、枯矾粉碎成细粉;冰片研细;黄柏、苦参加水煎煮三次,第一次 2h,第二、三次各 1h,合并煎液;滤过,滤液浓缩至相对密度为 1.09～1.11(80℃±5℃)的清膏,加乙醇使含乙醇量为 75%,静置使沉淀,取上清液回收乙醇,浓缩至适量,喷雾干燥,与上述细粉混匀,过筛,加入用聚氧乙烯单硬脂酸酯 2000～2060g 及甘油 20mL 制成的基质中,混匀,灌注,注入栓剂模中,冷却,制成 1000 粒,即得。

3)性状:本品为棕色至棕褐色的鸭嘴形栓剂。

4)功能与主治:清热解毒,燥湿收敛。用于湿热下注所致带下病,症见带下量多、色黄质稠、有臭味,或有大便干燥;细菌性阴道病、滴虫性阴道炎、宫颈糜烂见上述征候者。

5)用法与用量:每次 1 粒,隔一日 1 次,睡前清洗外阴部,将栓剂推入阴道深部,10 日为一疗程。

6)注意:月经期停用。

7)规格:每粒重 3g。

8)贮藏:30℃ 以下密闭保存。

2. 脂溶性基质栓熊胆痔灵栓

（1）处方：熊胆粉 1.05g 冰片 40g 煅炉甘石 202g 珍珠母 202g 胆糖膏 202g 蛋黄油 202g。

（2）制法：将煅炉甘石、珍珠母、冰片分别粉碎成细粉，混合，过 120 目筛；熊胆粉用配研法加入胆糖膏中；将半合成脂肪酸酯加热至 50～60℃，加入煅炉甘石等细粉及蛋黄油、胆糖膏等，搅拌，混匀，注模，冷却，制成 1000 粒，即得。

（3）性状：本品为棕黄色至棕色的栓剂。

（4）功能与主治：清热解毒，消肿止痛，敛疮生肌，止血。用于痔疮肿痛出血，痔漏，肠风下血，肛窦炎及内痔手术出血。

（5）用法与用量：直肠给药。一次 1 粒，一日 2 次。

（6）注意事项：应在排便后纳入肛门，以利药物迅速吸收。

（7）规格：每粒重 2g。

（8）贮藏：密封，置阴凉处。

三、栓剂的质量控制

（一）栓剂的质量要求

根据《中国药典》2010 年版二部附录 Ⅰ D 要求，栓剂在生产与贮藏期间均应符合下列有关规定。

①栓剂常用基质为半合成脂肪酸甘油酯、可可豆脂、聚氧乙烯硬脂酸酯、聚氧乙烯山梨聚糖脂肪酸酯、氢化植物油、甘油明胶、泊洛沙姆、聚乙二醇类或其他适宜物质。

②常用水溶性或水能混溶的基质制备阴道栓。

③除另有规定外，供栓剂用的固体药物，应预先用适宜方法制成细粉，并全部通过六号筛。根据施用腔道和使用目的的不同，制成各种适宜的形状。

④根据需要可加入表面活性剂、稀释剂、吸收剂、润滑剂和防腐剂等。

⑤栓剂中的药物与基质应混合均匀，栓剂外形应完整光滑；塞入腔道后应无刺激性，应能融化、软化或溶化，并与分泌液混合，逐渐释放出药物，产生局部或全身作用；应有适宜的硬度，以免在包装或贮存时变形。

⑥缓释栓剂应进行释放度检查，不再进行融变时限检查。

⑦除另有规定外，应在 30℃ 以下密闭贮存，防止因受热、受潮而变形、发霉、变质。

除另有规定外，栓剂应进行以下相应检查。

1. 重量差异 照下述方法检查，应符合规定。

检查法取供试品 10 粒，精密称定总重量，求得平均粒重后，再分别精密称定各粒的重量。每粒重量与平均粒重相比较，按表 5-14 的规定，超出重量差异限度的不得多于 1 粒，并不得超出限度 1 倍。

表 5-14　重量差异限度

平均粒重	重量差异限度
1.0g 及 1.0g 以下	±10%
1.0g 以上至 3.0g	±7.5%
3.0g 以上	±5%

凡规定检查含量均匀度的栓剂，一般不再进行重量差异检查。

2.融变时限 除另有规定外,照融变时限检查法(附录ⅩB)检查,应符合规定。

除另有规定外,脂肪性基质的栓剂 3 粒均应在 30min 内全部融化、软化或触压时无硬心;水溶性基质的栓剂 3 粒均应在 60min 内全部溶解。如有 1 粒不合格,应另取 3 粒复试,均应符合规定。

3.微生物限度 照微生物限度检查法(附录ⅩⅠJ)检查,应符合规定。

（二）栓剂的包装与贮藏

目前使用较多的包装材料是无毒的塑料。栓剂应单独包装并不得外露,以防因碰撞而变形甚至碎裂,或因受热而黏着、熔化,或被污染。为使用方便,很多产品附有塑料塞入器,帮助栓剂纳入相应的部位。

除另有规定外,应在 30℃以下密闭贮存,防止因受热、受潮而变形、发霉、变质。

（王媛媛）

第六章 中药药剂学

第一节 药物剂型的分类

药物剂型的种类繁多,为了便于学习、研究和应用,需要对剂型进行分类。剂型分类方法目前主要有以下几种。

一、按物态分类

分为固体、半固体、液体和气体等类型。固体剂型如散剂、颗粒剂(冲剂)、丸剂、片剂、胶剂等;半固体剂型如内服膏滋、外用膏剂、糊剂等;液体剂型如汤剂、合剂(含口服液剂)、糖浆剂、酒剂、酊剂、露剂等;气体剂型如气雾剂、喷雾剂、烟剂等。由于物态相同,其制备特点、用药起效时间和贮运上有相似之处。例如固体剂型多需粉碎和混合;半固体剂型多需熔化和研匀;液体剂型多需提取和分离操作。用药起效时间以液体、气体剂型为最快,固体剂型较慢;固体制剂便于贮运,液体制剂易产生沉淀。

这种分类法在制备、贮藏和运输上较有意义,但是过于简单,缺少剂型间的内在联系,实用价值不大。

二、按制备方法分类

将主要工序采用同样方法制备的剂型列为一类。

例如浸出药剂是将用浸出方法制备的汤剂、合剂、酒剂、酊剂、流浸膏剂与浸膏剂等归纳为一类;无菌制剂是将用灭菌方法或无菌操作法制备的注射剂、滴眼剂等列为一类。

这种分类法有利于研究制备的共同规律,但归纳不全,而且某些剂型随着科学的发展会改变其制法,故有一定的局限性。

三、按分散系统分类

此法按剂型分散特性分类,便于应用物理化学原理说明各类剂型的特点。分类如下:

1. 真溶液类剂型　如芳香水剂、溶液剂、醑剂、甘油剂及部分注射剂等。
2. 胶体溶液类剂型　如胶浆剂、火棉胶剂、涂膜剂等。
3. 乳浊液类剂型　如乳剂、静脉乳剂、部分搽剂等。
4. 混悬液类剂型　如洗剂、混悬剂等。
5. 气体分散体剂型　如气雾剂等。
6. 固体分散体剂型　如散剂、丸剂、片剂等。

这种分类法最大的缺点是不能反映用药部位与方法对剂型的要求,甚至一种剂型由于辅料和制法的不同而必须分到几个分散系统中去,因而无法保持剂型的完整性,如注射剂中有溶液型、混悬型、乳浊型及粉针型等,合剂、软膏剂也有类似情况。此外,中药汤剂可同时包含有真溶液、胶体溶液、乳浊液和混悬液。

四、按给药途径与方法分类

将采用同一种给药途径和方法的剂型列为一类。分类如下。

1.经胃肠道给药的剂型　汤剂、合剂(口服液)、糖浆剂、煎膏剂、酒剂、流浸膏剂、散剂、颗粒剂(冲剂)、丸剂、片剂、胶囊剂等。经直肠给药的剂型有灌肠剂、栓剂等。

2.不经胃肠道给药的剂型

(1)注射给药:注射剂(包括肌内注射、静脉注射、皮下注射、皮内注射及脊椎腔注射等)。

(2)经皮肤给药:软膏剂、膏药、橡胶膏剂、糊剂、搽剂、洗剂、涂膜剂、离子透入剂等。

(3)经黏膜给药:滴眼剂、滴鼻剂、含漱剂、舌下片、吹入剂、栓剂、膜剂及含化丸等。

(4)经呼吸道给药:气雾剂、吸入剂、烟剂等。

这种分类方法与临床用药结合得比较紧密,并能反映给药途径与方法对剂型制备的特殊要求。缺点是往往一种剂型,由于给药途径或方法的不同,可能多次出现,使剂型分类复杂化,同时这种分类方法亦不能反映剂型的内在特性。

(王景洋)

第二节　中药剂型选择的基本原则

剂型是药物使用的必备形式。药物疗效主要取决于药物本身,但在一定条件下,剂型对药物疗效的发挥也可起到关键性作用,主要表现为对药物释放、吸收的影响。同一种药物,由于剂型种类不同,所选用的辅料、制备方法、工艺操作不同,往往会使药物的稳定性和药物起效时间、作用强度、作用部位、持续时间以及副作用等出现较大的差异。因此剂型的选择是中药制剂研究与生产的重要内容之一。

一、根据防治疾病的需要选择剂型

《本草经集注》载:"疾有宜服丸者,宜服散者,宜服汤者,宜服酒者,宜服膏煎者",即应当根据防治疾病的需要选择不同的剂型。同一药物因剂型不同,给药方式不同,会出现不同的药理作用。如大承气汤在治疗肠梗阻等急腹症中,口服汤剂有效,若制成注射剂应用,则不能呈现促进肠套叠的还纳作用;枳实煎剂具行气宽中、消食化痰的作用,而若遇到休克患者,则应使用枳实注射剂,取其起效迅速、升压、抗休克的作用。另外,改变药物剂型能扩大适应症,降低毒副作用,如用洋金花单味药口服治疗慢性支气管炎疗效较明显,但易出现口干、眩晕、视力模糊等副作用,而制成复方洋金花栓剂,则上述副作用减轻或消失。

不同给药途径的药物剂型,起效时间快慢不同,通常是:静脉注射＞吸入给药＞肌内注射＞皮下注射＞直肠或舌下给药＞口服给药(液体制剂)＞口服给药(固体制剂)＞经皮给药。药物的吸收、分布、代谢、排泄与疗效的发挥有着密切的关系,故应从防治疾病的角度选择剂型,急症用药宜选用发挥疗效迅速的剂型,如注射剂、气雾剂、滴丸、舌下片、合剂、保留灌肠剂等;慢性疾病用药宜选用作用缓和、持久的剂型,如丸剂、片剂、煎膏剂及长效缓释制剂等;皮肤疾患用药宜选用软膏剂、橡胶膏剂、外用膜剂、涂膜剂、洗剂、搽剂等;某些局部黏膜用药宜选用栓剂、膜剂、条剂、线剂、酊剂等。

二、根据药物性质选择剂型

中药制剂多为复方,所含成分极为复杂。在选择药物剂型前,必须认真进行组方药物的研究,重点研究活性成分的溶解性、稳定性和刺激性大小等,在符合临床用药要求的前提下,充分考虑所设计剂型对主要药物活性成分溶解性、稳定性、刺激性的影响,且每种剂型均有一定的载药范围,应根据处方剂型大小,结合其他因素综合考虑应制成何种剂型。

一般而言,含难溶性或在水中不稳定的成分的药物、主含挥发油或有异臭的药物不宜制成口服液等液体剂型。药物成分易被胃肠道破坏或不被其吸收,对胃肠道有刺激性,或因肝脏"首过作用"(或称首关效应、第一关卡效应),而疗效显著降低的药物等均不宜设计为口服剂型。成分间易产生沉淀等配伍变化的组方,则不宜制成注射剂和口服液等液体剂型。如黄连的主要成分小檗碱,水中溶解度很小,肌内注射 2~5mL(1mg/mL)很难达到有效抗菌浓度,且因为小檗碱季铵盐结构难以透过肠壁而吸收,因此治疗肠道感染,小檗碱以口服给药剂型为佳;又如,黄连、黄柏中的小檗碱与大黄中的鞣质在水溶液中易生成鞣酸小檗碱沉淀,故含上述药材的处方不宜制成注射剂或口服液。药材富含糖类,胶类等活性成分者,其出膏率较高,浸膏吸湿性强,若制成硬胶囊剂则可能导致服用剂量大,制剂稳定性差。如八味丸治疗糖尿病用药材粉末有效,而水浸膏无效,与该丸中主要药味之一山茱萸所含的齐墩果酸、熊果酸在水中不能溶出有关。

三、根据原方不同剂型的生物药剂学和药代动力学特性选择剂型

不同处方、不同药物、不同的有效成分应选择各自相适宜的剂型。若根据所选剂型要求制定的工艺路线不能使有效成分最大限度地提取出来,并保留于成品中,制剂疗效差、不稳定,无法制定质量规格和标准,则所选剂型就不合理。为了客观地评价所确定剂型的合理性,要有资料证明所选剂型最优。因此,如果是改进剂型,药物应与原剂型药物作对比实验;如果是新研制的药物,应将此处方药物制成符合临床用药目的和药物理化性质的两种以上不同剂型的药剂,通过体内药代动力学(如测定血浆原型药浓度或尿中原型药排泄总量,代谢物尿排泄总量计算生物利用度),药理效应法,体外溶出度法等的研究,反映药物不同剂型生物利用度的差异,从中优选出生物利用度较高的剂型。

有些药物溶液状态不稳定,需制成固体制剂,如天花粉用于中期妊娠引产,疗效较好,其有效部位为蛋白质,对热很不稳定,其水溶液也不稳定,用丙酮分级沉淀制得具有一定分子量的蛋白质,经无菌分装,冷冻干燥制成粉针剂,临用前用新鲜灭菌注射用水配制,不仅制剂质量稳定,而且改变了给药途径,提高了疗效,降低了毒副作用。

四、根据生产条件和五方便的要求选择剂型

药物剂型的选择在满足防治疾病需要和符合药物本身及其成分性质的前提下,应根据中药制药企业的技术水平和生产条件选择。剂型不同,采用的工艺路线不同,对所需的技术、生产环境、设备、工人素质等也有不同的要求。若目前尚缺乏生产该剂型的符合药品生产质量管理规范(GMP)要求的车间,在临床用药、药物性质许可的前提下,可更换具备生产条件的其他剂型。当然,必要的厂房设施、仪器设备、制剂技术是确保剂型选择准确的重要条件。

剂型设计还应考虑"五方便"(服用、携带、生产、运输、贮藏方便)的要求,就携带、贮运而

言,剂量小且质量稳定的固体制剂优于液体制剂。如汤剂味苦量大、服用不便,将部分汤剂处方改制成颗粒剂、口服液、胶囊剂等,既保持汤剂疗效好的特点,又易于服用;甘草产于我国西北、东北及内蒙古一带,在制剂中用量很大,可以考虑在产地将甘草制成甘草浸膏,以便于运输。对于儿童用药还应尽量做到色美、味香、量宜、效高,并能多种途径给药,可考虑制成口服液、微型颗粒剂、滴鼻剂、微型保留灌肠剂、栓剂、注射剂等。

(王景洋)

第三节　中药调剂

一、概述

中药调剂系指调剂人员根据医师处方,按照配方程序和原则,及时、准确地调配和发售药剂的操作技术,是确保用药安全、有效的重要环节。中药调剂具有临时调配的特点,涉及内容广泛,与中医学基础、中药学、方剂学、中药鉴定学、中药炮制学,中药药剂学等学科关系密切。

中药调剂是中医药学的重要组成部分,其起源和发展有着悠久的历史。商代《汤液经法》、《周礼》中记载"和药"、"和齐","齐"即后世之"剂",始载汤剂的创制,标志着中药饮片调剂配方技术的初步形成。东汉《伤寒杂病论》对汤剂的调配方法,如煎药的火候、溶剂(酒、蜜、井水等)、煎法(先煎、后下、包煎、另煎等)、服法(温服、顿服、分服等)均有详细论述,进一步丰富了中药调剂理论。

二、处方

(一)处方的概念与种类

1.概念　处方(prescription)系指由注册的执业医师和执业助理医师在诊疗活动中为患者开具的,由取得药学专业技术职务任职资格的药学专业技术人员审核、调配、核对,并作为患者用药凭证的医疗文书。包括医疗机构病区用医嘱单。

2.种类

(1)法定处方(official prescription):系指国家药品标准收载的处方,具有法律的约束力,在制备或医师开写法定制剂时,均应遵照其规定。

(2)协议处方(agreed prescription):系指医院医师与药房药学工作人员根据临床需要,互相协商所制定的处方。它可以大量配制成医院制剂,弥补成药品种的短缺,且方便患者使用。协议处方药剂的制备必须经上级主管部门批准,并只限于本单位使用。

(3)医师处方(physician prescription):系指医师对患者进行诊断后,对特定患者根据疾病而开写给药房的有关药品、给药量、给药方式、给药天数以及制备等内容的书面凭证。医师和调剂人员必须在处方上签字,以示对开写处方及调配处方所负的法律责任和技术责任。处方具有法律、技术和经济的意义,因此,药房发药后,处方要留存一定时间,以便查考。

(4)经方、古方和时方:经方系指经典医学书籍中收载的处方。古方泛指古典医籍中记载的处方。时方系指从清代至今出现的处方。

(5)单方、验方和秘方:单方一般系指较简单的处方,通常只有1~2味药。验方系指民间和医师积累的经验处方。秘方一般系指过去秘而不传的单方和验方。

（二）医师处方的内容

完整的医师处方包括以下各项。

1. 处方前记　包括医疗、预防、保健机构名称、处方编号、费别、科别、处方日期、患者姓名、性别、年龄、门诊或住院号、临床诊断、可添加特殊要求的项目。

2. 处方正文　包括药品名称、规格、数量、用法用量。中成药还应当标明剂型，中药饮片处方的书写，一般应当按照"君、臣、佐、使"的顺序排列。

3. 处方后记　包括医师签名或加盖专用签章，药品金额以及审核、调配、核发、发药药师签名或加盖专用签章。

（三）处方药与非处方药

为保证人民用药安全有效、使用方便，我国自 2000 年 1 月 1 日起施行《处方药与非处方药分类管理办法》（试行），对处方药和非处方药进行分类管理。

1. 处方药（prescription drug）　系指必须凭执业医师或执业助理医师处方才可调配、购买和使用的药品。处方药只能在专业性医药报刊进行广告宣传。

2. 非处方药（nonprescription drug）　系指不需凭执业医师或执业助理医师处方即可自行判断、购买和使用的药品，又称为柜台发售药品（over the counter，简称 OTC）。根据药品的安全性，非处方药分为甲、乙两类。非处方药有其专有标识，为椭圆形背景下的 OTC 三个英文字母，甲类非处方药专有标识为红色，乙类非处方药为绿色。非处方药经审批可以在大众传播媒介进行广告宣传。

三、中药处方的调配

中药处方调配是临床用药的关键环节，直接关系到患者的健康和生命安全。调剂人员必须掌握药物的配伍禁忌，毒性药及药物的别名、并开和脚注等有关知识，才能确保调配质量，发挥处方中药物应有的治疗作用。

（一）处方的调配程序

中药处方包括中药饮片处方、中成药（含医疗机构中药制剂）处方。中药处方的调配程序为：审方→计价→调配→复核→发药。

1. 审方

（1）审查项目和处理：审方是调剂工作的关键环节，审方内容包括：

1）处方医师、开方时间及患者姓名、年龄、性别。

2）药名、剂量、规格、用法与用量等。

3）如发现处方中药味或剂量字迹不清时，不可主观猜测，以免错配。对有配伍禁忌或超剂量的处方，应拒绝调配、销售，审核人员将处方返还患者，并告知患者需经原处方医生更正或重新签字，方可调配和销售。

（2）毒性药与配伍禁忌

1）毒性药：系指毒性剧烈，治疗量与中毒量接近，使用不当可致人中毒或死亡的中药。《医疗用毒性药品管理办法》（国务院第 23 号令）发布了 28 种毒性中药品种，现行版《中国药典》规定了相关品种的用法与用量，调剂人员应严格遵循毒性中药的剂量与用法规定。

2）配伍禁忌：中药配伍"七情"中相反和相恶，均使药物配伍后产生抑制和对抗作用。对于十八反、十九畏的药物，须避免盲目配合应用。

3)妊娠禁忌：凡能影响胎儿生长发育、有致畸作用，甚至造成堕胎的中药为妊娠禁忌用药。妇女在怀孕期间应禁止使用。

现行版《中国药典》将妊娠禁忌用药分为：妊娠禁用药、妊娠忌用药和妊娠慎用药3类。

（3）并开药物与脚注

1)并开药物：系指将处方中2~3种中药开在一起。药物并开大致有两种情况：一是疗效基本相同的药物，如"二冬"即指天冬和麦冬，都具有养阴、益胃、清心肺作用。二是药物配伍时可产生协同作用，如"知柏"即知母和黄柏，二者配伍能增强滋阴降火作用。

2)脚注：系指医师开处方时在某味药的上角或下角所加的简单要求。其作用是简明指示调剂人员对该药饮片采取不同的处理方法。脚注内容一般包括炮制法、煎法、服法等。常用的脚注术语有打碎、炒制、先煎、后下、另煎、包煎、烊化、捣汁、冲服等。

2.计价　药价的计算要按当地药政部门统一规定的办法和计价收费标准执行，不得任意改价或估价。

3.调配　调剂人员接到计价收费处方后再次审方。配方时按处方药物顺序逐味称量，间隔摆放，多剂处方应先称取总量，然后按"等量递减"、"逐剂复戥"的原则进行称量分配。需特殊处理的药物应单独包装，并注明处理方法。若调配中成药处方，则按处方规定的品名、规格、药量进行调配。调剂完毕，自查无误后签名盖章，交复核人员核对。

4.复核　对调配的药品按处方逐项进行核对。复核具体要求如下：

（1）注意调配的药味和称取的分量与处方是否相符，有无多配、漏配、错配或掺杂异物现象。

（2）饮片有无生虫、发霉及变质现象，有无以生代制、生制不分的处方应付错误，整药、籽药有无应捣未捣的情况。

（3）需特殊处理的药物是否按要求单包并注明用法，贵重药、毒性药是否处理得当。

（4）发现有调剂不当的情况时，应及时请调剂人员更改。复核无误后在处方上签字，在包装袋上写清患者姓名和取药号，交予发药人员。

5.发药　发药人员将饮片包装，核对无误后，发给患者。发药时要注意：

（1）认真核对取药凭证、姓名、剂数，检查外用药专用包装。

（2）向患者说明用法、用量、禁忌等。

（3）耐心回答患者提出的有关用药问题。

（二）中药"斗谱"的排列原则

在调剂室中，"药斗"是必不可少的盛装饮片的容器。药斗架内饮片的存放顺序规律称为"斗谱"，其目的是为了便于调剂操作，减轻劳动强度，避免差错事故，保证患者用药安全。

"斗谱"一般排列原则如下。

1.按用药频率和质地排列　根据临床用药情况将饮片分为常用饮片、次常用饮片和不常用饮片。常用饮片装入药斗架的中层，不常用饮片装在最远处或上层，较常用饮片装在两者之间。质重的和易染的药物如磁石、炭药（如地榆炭、大黄炭）等宜装在下层药斗内；质轻且用量少的饮片如月季花等宜放在药斗架的高层；质轻而体积大的饮片如竹茹、夏枯草等宜装入下层大药斗内。

2.按方剂组成排列　同一方剂内药物宜装在同一药斗或临近药斗中，以方便调配。

3.按入药部位排列　如按根、茎、叶、花、果实、种子及动物药、矿物药等分类装入药斗。

4.**按药物性味功能排列** 性味功能相近的排列在一起,如广藿香、藿香梗、香薷;"二活"之羌活、独活,"二芽"之谷芽、麦芽等。

需特殊保管的药物一般不装药斗,毒性药、麻醉药应设专柜、专锁、专账、专人管理,如马钱子、罂粟壳等;易燃药宜装在缸、铁箱内,远离火源、电源,如火硝、硫黄等;贵重细料药应专柜存放,专人保管,如红参、西洋参等。

四、中药学的配伍变化及其现代研究

药物配伍变化系指药物配伍后在理化性质或生理效应方面产生的变化,也称为药物的相互作用。药物的配伍禁忌是指在一定条件下,产生的不利于生产、应用和治疗的配伍变化。

(一)配伍用药的目的

临床上常根据病情的需要和药物的特性,按照一定的法则将两味及以上的药物配合应用,有助于增强药效,全面照顾病情,减轻或消除毒副作用,使临床用药更安全、更有效。

(二)中药学的配伍变化

1.中药处方的组方原则与配伍方法

(1)组方原则:处方的组方原则最早见于《黄帝内经》。一张完整的处方包括君、臣、佐、使四个方面。

(2)配伍方法:中药处方除按"君、臣、佐、使"组方外,在具体用药上还应遵循"七情"配伍理论。

2.**中药配伍禁忌的现代研究** 十八反、十九畏是自古以来中医临床用药经验对于中药配伍禁忌的总结,在无充分根据和应用经验的前提下,避免盲目配合使用。

3.中药学配伍变化的现代研究

(1)中药复方水煎液中化学成分的研究:中药复方在煎煮过程中,各成分之间可能会发生络合、水解、氧化、还原等各种化学反应,产生化学配伍变化,或生成新物质。

1)配位络合物:中药复方中的各味中药含有许多金属离子,在煎煮过程中可能与含有$-OH$、$-COOH$、$-CN$、$-S$等基团的生物碱、黄酮、香豆素、蒽醌、羧酸、蛋白质等成分形成配位络合物。如麻黄碱与Cu^{2+}生成配位络合物。

2)分子络合物:分子络合物是指有机单体分子间靠静电作用、疏水作用、核移作用或交叠作用结合生成的复合物。如中药复方水煎药中生物碱与黄酮类、鞣质等生成分子络合物。

3)化学动力学产物:中药复方煎煮时,各成分之间发生水解、聚合、氧化、还原等各种化学反应,伴随产生新的物质,这些新物质统称为化学动力学产物。如生脉散水煎液经 UV、IR、MS 及 NMR 谱鉴定,生成的新成分为5-羟甲基-2-糠醛(5-HMF)。

由于这些新物质的产生,使中药复方的药效不同于各单味药的药效,从而发挥增效、减毒或改变药效的作用,体现了中药复方用药的特点。

(2)中药配伍有效成分煎出量的研究:中药复方中配伍药味不同,有效成分煎出量也有显著差异,例如柴胡与牡蛎同煎,牡蛎可中和酸性物质,抑制柴胡皂苷分解,提高了柴胡皂苷的煎出率。

五、中药饮片形式的沿革

中药饮片是中医辨证论治的物质基础,是中药处方、调剂的具体形式,其质量的优劣直接影响中药制剂的疗效,中药饮片的变革是中医药发展的重大标志。

（一）传统中药饮片

传统中药饮片在经历了"㕮咀""煮散"等系列变革后,随着时代的进步和生活方式的改变,传统中药饮片在调配、煎煮、包装、携带、贮存等方式均突显出诸多不足,已不能适应当前中医药事业发展的需要。

（二）新型中药饮片

自 20 世纪 80 年代,我国先后进行了多种新型饮片形式的适宜性研究和应用推广。

1. 小包装中药饮片　小包装中药饮片是近年来国家中医药管理局推广使用的饮片剂型,是将加工炮制合格后的中药饮片按设定的剂量单味定量包装,由配方药师直接数包调配而无需称量的一种新型中药饮片,具有方便贮存保管、提高调剂效率、计量准确的特点。同时,每个小包装上注明品名、规格、生产日期、生产厂家等,可方便患者自行核对处方与药物,发挥患者对医院配方质量的监督作用,提高了患者用药的知情权。

但目前小包装中药饮片的规格固定,难以满足临床处方变化要求;同时目前国家对小包装饮片的生产包装材料尚无统一标准;以及饮片成本增加都是需要进一步考虑的问题。

2. 中药配方颗粒　中药配方颗粒又称免煎中药,是将单味药材炮制加工后,根据药味有效组分理化性质经现代工艺提取、浓缩、干燥、制粒等多道工序精制而成的单味中药产品。这种饮片形式既保持了原中药饮片的性味、归经和功效等特性,同时提高了有效成分和(或)分组含量,减少了用药剂量,使调剂更加科学准确,提高了调剂人员的工作效率,携带服用更方便。

但目前中药配方颗粒的制备仍受限于大部分中药物质基础不明确;再则,中药复方并非单味药材中有效成分的累加,中药配方颗粒忽略了煎煮过程中药物成分间配伍变化作用。

3. 超微中药　超微中药又叫微粉中药、中药超微颗粒、中药超细粉体,是将传统饮片加工成粒径为微米级的新型中药饮片。其特点是通过微粉化技术将药材粉碎至 $1\sim75\mu m$,使中药细胞壁破碎而又不改变分子结构,药材表面积增加,孔隙率增大,促进了药物成分的溶出。超微中药既保持了中药特性,又能随症加减、方便使用,也是现阶段比较理想的中药新型饮片。

（王景洋）

第四节　浸提、分离与纯化、浓缩与干燥

一、概述

中药制剂与西药制剂最大的差别在于中药制剂的原料是中药饮片或中药提取物,因此,中药制剂的研究,不仅包括制剂成型理论和技术、质量控制等,还包括对中药饮片或复方药效物质的浸提、分离、纯化、浓缩、干燥等内容。采用适宜的方法和技术将中药饮片或复方的药效物质最大限度地提取出来,以保证中药制剂特有的功能与主治,是中药制剂的关键。

（一）浸提、分离与纯化的目的

中药制剂的疗效,很大程度上取决于浸提、分离、纯化等方法的选择是否恰当,工艺设计是否科学、合理。提取、分离纯化的目的:最大程度浸提出有效成分或有效部位;最低限度浸出无效甚至有害物质;减少服用量;增强制剂稳定性;提高疗效;适于工业化规模生产。

随着药理研究的加深,证实了中药成分的"有效"与"无效"没有绝对界限。某些过去认为是无效的成分,现在发现它有新的生物活性,如人参、黄芪、枸杞、猪苓等具补益作用的中药中所含的多糖类成分,在增强人体免疫功能、抗癌等方面显示出较强的生理活性;天花粉的蛋白质可用于中期妊娠的引产;金龙胆草所含树脂具镇咳平喘的功效;鞣质在注射剂中应作为杂质除去,而在五倍子中是起收敛作用的有效成分。

中医治病的特点是复方用药,发挥多成分、多途径、多环节、多靶点的综合作用和整体效应。在拟定提取纯化工艺时,应在尽可能满足临床疗效的基础上,根据处方中各组成药物的性质、拟制备的剂型,结合生产设备、技术条件、经济的合理性等,选择和确定最佳提取纯化工艺。

(二)浓缩与干燥的目的

浓缩是中药制剂原料成型前处理的重要单元操作。其目的在于将不挥发或难挥发性物质与在同一温度下具有挥发性的溶剂(如乙醇或水)分离至某种程度,得到具有一定密度的浓缩液。与蒸馏不同,浓缩不以收集挥散的蒸汽为目的。中药提取液经浓缩后可制成一定规格的半成品,并进一步制成成品,或浓缩成过饱和溶液而析出结晶。

干燥是中药制剂原料成型前处理的另一重要操作单元。在药剂生产中,新鲜药材除水,原辅料除湿,以及颗粒剂、片剂等剂型的制备过程中均会用到干燥。干燥的好坏,将直接影响到中药制剂的内在质量。随着科技的发展衍生出的一些新型干燥技术,如喷雾通气冻干新技术,将在一定程度上改善中药制剂生产工艺,提高中药制剂的生产技术水平,进而提高中药制剂的内在质量。

(三)中药成分与疗效

中药中所含的成分十分复杂,概括起来可分为四类,即有效成分(包括有效部位)、辅助成分、无效成分和组织成分。

1.有效成分 有效成分是指起主要药效的物质。一般指化学上的单体化合物,含量达到90%以上,能用分子式和结构式表示,并具有一定的理化性质,如乌头碱、麻黄碱、青蒿素等。一种中药往往含有千百个有效成分,而一个有效成分又有多方面的药理作用,这些成分合起来的作用机制十分复杂。

若以单一有效成分来说明某一中药或复方的多功效及其综合作用显然是不够的。在大多数情况下,被确认的中药单体化学成分不一定是原药中起主要药效的物质;而大多数中药的药性、功效及药理作用,也并不能以某一单体化学成分的现代药理作用来代表。如当归所含的阿魏酸,具有抗血栓的作用,仅能说明其与当归活血祛瘀功能相关,但不能完全说明其与当归补血功能的相关性。

有效部位是指当一味中药或复方提取物中的一类或几类有效成分的含量达到总提取物的50%以上的具有药理活性的混合体。中药提取时往往得到的是有效部位,如总生物碱、总皂苷、总黄酮、挥发油等。应用有效部位在药理和临床上能够代表或部分代表原中药或复方的疗效,有利于发挥其综合效能,符合中医用药的特点。

2.辅助成分 辅助成分系指本身无特殊疗效,但能增强或缓和有效成分作用的物质,或指有利于有效成分的浸出或增强制剂稳定性的物质。如大黄中所含的鞣质能缓和大黄的泻下作用,大黄流浸膏比单独服用大黄蒽醌苷泻下作用缓和,副作用小。

3.无效成分 无效成分系指无生物活性,不起药效的物质,有的甚至会影响浸出效能、制剂的稳定性、外观和药效等。例如蛋白质、鞣质、脂肪、树脂、淀粉、黏液质、果胶等。

4.组织物质　组织物质系指一些构成中药细胞或其他的不溶性物质,如纤维素、栓皮、石细胞等。

二、浸提

浸提是指采用适当的溶剂和方法将中药所含的有效成分或有效部位提取出来的操作。

(一)浸提过程

一般可分为浸润、渗透、解吸、溶解、扩散等几个相互联系的阶段。

1.浸润与渗透阶段　浸提溶剂与饮片接触混合后,使饮片表面湿润,并进一步渗透进细胞组织中,这一过程为浸润与渗透阶段。饮片是否能被润湿,取决于饮片与溶剂的性质。根据所需提取成分的极性选择适宜溶剂,常采用水或不同浓度的乙醇溶液进行浸提,必要时可加入一定表面活性剂或进行脱脂,降低二者之间表面张力,以促进中药的浸润和渗透浸提脂溶性成分时,使用非极性溶剂,中药饮片需先进行干燥。

2.解吸与溶解阶段　由于中药中各种成分之间或与细胞壁之间有一定的亲和力,需解除这种亲和力,才能使各种成分转入溶剂中,这种作用称为解吸。浸提溶剂通过毛细管和细胞间隙进入细胞组织后与解吸后的各种成分接触,使部分有效成分以分子、离子或胶体粒子等形式或状态转入溶剂,这是溶解阶段。

解吸与溶解是两个紧密相连的阶段,其快慢主要取决于溶剂对有效成分的亲和力大小。因此选择适当的溶剂对于加快这一过程十分重要。浸提有效成分时,应选用具有解吸作用的溶剂。成分能否被溶解,取决于成分的结构和溶剂的性质,遵循"相似相溶"的规律,水能溶解极性大的生物碱盐、黄酮苷、皂苷等,也能溶出高分子胶体,由于增溶或助溶作用,还可溶出某些极性小的物质;高浓度乙醇能溶出少量极性小的苷元、香豆素和萜类等,也能溶出蜡、油脂等脂性杂质。此外,加热提取或于溶剂中加入酸、碱、甘油及表面活性剂等浸提辅助剂,可助解吸,增加有效成分的溶解。

3.扩散阶段　浸出溶剂溶解大量药物成分后形成的浓溶液具有较高的渗透压,从而形成扩散点,不停地向周围扩散其溶解的成分以达到渗透压平衡,因此,浓度差是渗透或扩散的推动力。物质的扩散速率可借用 Fick's 第一扩散公式来说明:

$$ds=-DF\frac{dc}{dx}dt$$

式中,dt 为扩散时间,ds 为在 dt 时间内物质(溶质)的扩散量,F 为扩散面,代表中药的粒度及表面状态,dc/dx 为浓度梯度,D 为扩散系数,负号表示扩散趋向平衡时的浓度降低。

扩散系数 D 值随中药而变化,与浸出溶剂的性质亦有关。可按下式求得:

$$D=\frac{RT}{N}\times\frac{1}{6\pi r\eta}$$

式中,R 为摩尔气体常数,T 为绝对温度,N 为阿伏加德罗常数,r 为扩散物(溶质)分子半径,η 为黏度。

从以上两式可以看出,扩散速率(ds/dt)与扩散面(F),即中药的粒度及表面状态、扩散过程中的浓度梯度 dc/dx 和温度 T 成正比;与扩散物质(溶质)分子半径(溶质)和液体的黏度(η)成反比。

在浸出过程中,有两种类型的扩散方式,一种是在静止的条件下,完全由于溶质分子浓度不同而扩散;另一种为对流扩散,即在扩散过程中由于流体的运动而加速扩散;在实际生产中,常用流动的浸出溶剂或稀浸出液置换中药周围的浓浸出液。创造最大的浓度梯度是浸出方法和设备选择的关键。

(二)影响浸提的因素

在中药提取的过程中,能否提取出较多的有效成分,关键在于选择适宜的浸出溶剂与浸出方法。此外,中药的性质如粒度、表面状态、浸提的温度、压力、浓度差、pH 值以及新技术的应用等因素,均能影响提取效率。

1. 中药粒度　中药粒度主要影响渗透与扩散两个阶段。通常饮片粉碎越细,浸出效果越好。但过细的粉末反而妨碍浸出过程,原因在于:①过细的粉末吸附作用增强,影响扩散速度。②粉碎过细,使大量细胞破裂,致使大高分子杂质浸出。③粉末过细使溶液浑浊不易滤过。因此,应根据制剂需要进行粒度筛选。

2. 浸提温度　浸提温度升高,可促进成分的溶解与扩散,提高浸出效果。但温度过高,无效成分等杂质的浸出增多,且易致某些不耐热成分或挥发性成分分解、变质或散失。

3. 有效成分　有效成分通常为小分子化合物(相对分子质量<1000),扩散较快,在最初的浸出液中占比例高,随着扩散的进行,高分子杂质溶出逐渐增多。因此,浸提次数不宜过多,一般 2～3 次即可将小分子有效成分浸出完全。

4. 浸提时间　浸出量与浸提时间成正比,浸提时间越长,浸出的物质越多,当扩散达到平衡后,浸出不再受时间影响。浸提过程中,成分扩散顺序为相对分子质量小的先浸出,高分子成分后浸出。长时间的浸提,易导致大量杂质溶出及某些有效成分分解。

5. 浓度差　浓度差是指中药组织内的溶液与组织外部周围溶液的浓度差值,它是扩散作用的主要动力。浸提过程中,适当应用和扩大浸出过程的浓度差,将有利于提高浸提效率。浸提过程中,不断搅拌、更换新溶剂、强制浸出液循环流动、采用渗漉法等,均有利于增大浓度梯度,提高浸出效率。

6. 浸提压力　加压可加速溶剂对质地坚硬的中药的浸润与渗透过程,使发生溶质扩散过程所需的时间缩短,并可促使部分细胞壁破裂,有利于成分的扩散。但当中药组织内已充满溶剂之后,加压对扩散速度没有影响。对组织松软的中药,容易浸润的中药,加压对浸出影响不明显。

7. 溶剂 pH 值　在中药浸提过程中,调节适当的 pH 值,有助于中药中某些弱酸、弱碱性有效成分在溶剂中的解吸和溶解,如用酸性溶剂提取生物碱,用碱性溶剂提取皂苷等。

8. 新技术　近年来新技术的不断推广,不仅可加快浸提过程,提高浸提效果,而且有助于提高制剂质证,如超声波提取法、微波加热提取法、超临界流体提取法等。

(三)常用浸提溶剂

优良的溶剂应能最大限度地溶解和浸出有效成分,最低限度地浸出无效成分和有害物质;不与中药成分发生化学变化,不影响其稳定性和药效;本身性质稳定,比热小,安全无毒,价廉易得,可回收利用。真正符合上述要求的溶剂很少,实际工作中,首选水、乙醇,还常采用混合溶剂,或在浸提溶剂中加入适宜的浸提辅助剂。

1. 水　水价廉易得、极性大、溶解范围广,能浸出生物碱盐类、苷、有机酸盐、鞣质、蛋白质、树胶、色素、多糖类(果胶、黏液质、菊糖、淀粉等),以及酶和少量的挥发油等。由于中药成分复杂,有些成分相互间可能有"助溶"作用,使本来在水中不溶或难溶的成分在用水浸提时亦能被浸出。

缺点是浸出选择性差,容易浸出大量无效成分,导致难于滤过、制剂色泽不佳、易霉变、不易贮存等,也能引起一些有效成分的水解,或促进某些化学变化。

2.乙醇　乙醇能与水以任意比例混溶。其最大优点是可通过调节乙醇的浓度,选择性地浸提中药中某些有效成分或有效部位。一般乙醇含量在 90％以上时,适于浸提挥发油、有机酸、树脂、叶绿素等;乙醇含量在 50％～70％时,适于浸提生物碱、苷类等;乙醇含量在 50％以下时,适于浸提苦味质、蒽醌苷类等化合物;乙醇含量大于 40％时,能延缓许多药物的水解,如酯类、苷类等成分,增加制剂的稳定性;乙醇含量达 20％以上时具有防腐作用。

乙醇的比热小,沸点为 78.2℃,气化潜热比水小,故蒸发浓缩等工艺过程耗用的热量较水少。但乙醇具挥发性、易燃性,生产中应注意安全防护。此外,乙醇具一定的药理作用,价格较贵,故使用时乙醇的浓度以能浸出有效成分,满足制备目的为度。

3.亲脂性有机溶剂　亲脂性有机溶剂,如乙醚、丙酮、三氯甲烷、石油醚等,很少用于中药提取,一般仅用于某些有效成分的纯化,使用这类溶剂,最终产品必须进行溶剂残留量的限度测定。

(四)浸提辅助剂

浸提辅助剂指能提高浸提效能,增加成分的溶解度、制剂的稳定性以及去除或减少杂质,提高制剂的质量而特加的物质。常用的浸提辅助剂有酸、碱及表面活性剂等。

1.酸　加酸的主要目的是促进生物碱的浸出;提高部分生物碱的稳定性;使有机酸游离,便于用有机溶剂浸提;除去酸不溶性杂质等。常用的酸有硫酸、盐酸、醋酸、酒石酸、拘橼酸等。用时应选择合理的 pH 值,过量的酸可能会引起成分水解或其他不良反应。

2.碱　碱性水溶液可溶解内酯、蒽醌及其苷、香豆素、有机酸、某些酚性成分,但同时碱性水溶液亦能溶解树脂、某些蛋白质等杂质。常用的碱为氨水、碳酸钙、氢氧化钙、碳酸钠和石灰等。因上述各碱碱性强弱不一,用时应注意调节 pH 值,并注意其腐蚀性,及时清洗。

3.表面活性剂　选用适宜的表面活性剂可增强中药的浸润性,如阳离子型表面活性剂的盐酸盐等,用于生物碱的提取;非离子型表面活性剂一般对药物的有效成分不起化学作用,毒性较小或无毒性,故常选用。

(五)常用浸提方法与设备

中药浸提方法的选择应综合考虑处方饮片、溶剂性质、剂型要求和生产实际等因素。常用的浸提方法主要有煎煮法、浸渍法、渗漉法、回流法、水蒸气蒸馏法等。近年来,超临界流体提取法、超声波提取法、微波提取法、半仿生提取法等新技术也应用于中药制剂提取的研究中。

1.煎煮法　煎煮法,是用水作溶剂,加热煮沸浸提中药有效成分的常用提取方法。

(1)操作方法:煎煮法属于间歇式操作,即将中药饮片或粗粉置煎煮器中,加水浸泡适宜时间,加热至沸,保持微沸一定时间,滤过,滤液保存,药渣再依法煎煮,合并各次煎出液,即得。根据煎煮时加压与否,可分为常压煎煮法和加压煎煮法。常压煎煮法适用于一般的中药,加压煎煮法适用于药物成分在高温下不易被破坏,或常压下不易煎透的中药。

常用设备有敞口倾斜式夹层锅,圆柱形不锈钢钢罐、多能提取罐等。

(2)应用特点:煎煮法经济、简单、易行,符合中医传统用药习惯。适用于有效成分能溶于水,且对湿、热较稳定的中药。浸提成分谱广,还可杀酶保苷,杀死微生物。但一些不耐热及挥发性成分易被破坏或挥发而损失;提取物杂质较多,煎出液易霉败变质,应及时处理。

2.浸渍法 浸渍法是用定量的溶剂,在一定的温度下,浸泡中药的提取方法。

(1)浸渍法的类型:浸渍法按提取温度和浸渍次数可分为:冷浸渍法、热浸渍法、重浸渍法。

1)冷浸渍法:又称常温浸渍法,操作方法为:取中药饮片或碎块,置有盖容器内,加入定量的溶剂,密闭,室温浸渍 3～5d 或至规定时间,经常振摇或搅拌,滤过,压榨药渣,压榨液与滤液合并,静置 24h 后,滤过,得滤液。此法可直接制得药酒、酊剂。若将滤液浓缩,可用于制备流浸膏、浸膏、片剂、颗粒剂等。

2)热浸渍法:该法是将中药饮片或碎块置特制的罐内,加定量的溶剂,水浴或蒸汽加热至40～60℃浸渍,以缩短浸提时间,其余操作同冷浸渍法。浸出液冷却有沉淀析出,应分离除去。

3)重浸渍法:即多次浸渍法,此法可减少药渣吸附浸出液所引起的中药成分损失。其操作方法是:将全部浸提溶剂分为几份,先用第一份浸渍后,药渣再用第二份浸渍,重复 2～3次,再将各份浸渍液合并,即得。

浸渍法常用设备有圆柱形不锈钢罐、搪瓷罐,出液口在下部,为防药渣堵塞,装多孔假底,上铺垫滤网及滤布。药渣用螺旋压榨机压榨或用离心机分离浸出液。

(2)应用特点:浸渍法适用于黏性药物、无组织结构中药、新鲜及易膨胀的中药、价格低廉的芳香性中药。不适于贵重中药、毒性中药及制备高浓度的制剂。

3.渗漉法 渗漉法是将中药粗粉置渗漉器内,溶剂连续地从渗漉器的上部加入,渗漉提取液不断地从其下部流出的提取方法。

(1)渗漉法的类型:渗漉法根据操作方法的不同,可分为单渗漉法、重渗漉法、加压渗漉法、逆流渗漉法。

1)单渗漉法:其操作流程为:粉碎→润湿→装筒→排气→浸渍→渗漉。

2)重渗漉法:重渗漉法是将多个渗漉筒串联排列,渗漉液重复用作新药粉的溶剂,进行多次渗漉以提高渗漉液浓度的方法。重渗漉法中溶剂能多次利用,用量较单渗漉法少;漉液中有效成分浓度高,不必加热浓缩,可避免有效成分受热分解或挥发损失,成品质量较好,浸出效率较高,但所占容器太多,操作麻烦,较为费时。

(2)应用特点:渗漉法属于动态浸出,溶剂的利用率高,有效成分浸出完全。适用于贵重中药、毒性中药、高浓度制剂及有效成分含量较低中药的提取。新鲜的及易膨胀的中药、无组织结构的中药不宜选用。渗漉液可不经滤过直接收集。渗漉过程所需时间长,不宜用水作溶剂,通常用不同浓度的乙醇或白酒,应防止溶剂的挥发损失。

4.回流法 回流法是用乙醇等挥发性有机溶剂提取中药成分,其中挥发性溶剂馏出后又被冷凝,重复流回浸出器中浸提中药,循环直至有效成分提取完全的方法。

(1)回流法的类型

1)回流热浸法:将饮片置多功能提取罐中,加规定量及规定浓度的溶剂,采用夹层蒸汽加热,循环回流提取,待有效成分扩散平衡时更换溶剂,反复 2～3 次。

2)回流冷浸法:生产上采用循环回流冷浸装置,见图 6-1,原理同索氏提取器。溶剂用量少,且可循环更新。

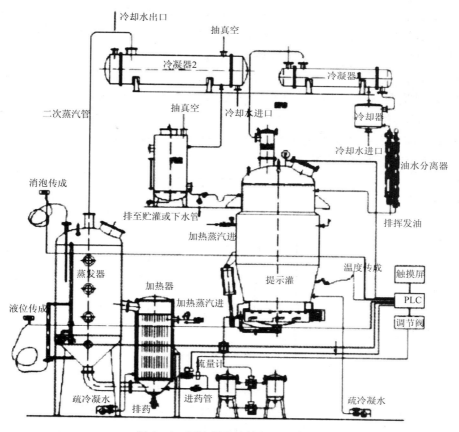

图 6—1　回流提取浓缩机组示意图

（2）应用特点：回流热浸法溶剂只能循环使用，不能更新，为提高浸出效率，通常需更换溶剂 2～3 次，溶剂用量较多。回流冷浸法溶剂既可循环使用，又能不断更新，故溶剂用量较回流热浸法、渗漉法少，浸提更完全。回流法需连续加热，浸提液在蒸发锅中受热时间较长，不适用于易被热破坏的中药成分的浸提。

5.水蒸气蒸馏法　水蒸气蒸馏法是指将含有挥发性成分的中药与水共蒸馏，使挥发性成分随水蒸气一并馏出，并经冷凝分取挥发性成分的一种提取方法。

（1）基本原理：根据道尔顿定律，相互不溶也不起化学作用的液体混合物的蒸气总压，等于该温度下各组分饱和蒸气压（分压）之和（即：P＝P1＋P2＋P3…）。尽管各组分本身的沸点高于混合液的沸点，但当分压总和等于大气压时，液体混合物即开始沸腾并被蒸馏出来。

水蒸气蒸馏法可分为：共水蒸馏法（即直接加热法）、通水蒸气蒸馏法及水上蒸馏法三种。为提高馏出液的纯度或浓度，一般需进行重蒸馏，收集重蒸馏液。但蒸馏次数不宜过多，以免挥发油中某些成分氧化或分解。一般使用多功能提取罐进行水蒸气蒸馏提取。

（2）应用特点：水蒸气蒸馏法适用于具有挥发性，能随水蒸气蒸馏而不被破坏，与水不发生反应，难溶或不溶于水的化学成分的提取、分离，如挥发油。

6.超临界流体提取法　超临界流体提取法（supercritical fluid extraction，简称 SFE），是利用超临界状态下的流体为萃取剂提取中药有效成分的方法。作为一种高效、清洁的新型提取、分离手段，其优点有：①提取速度快，效率高。②提取温度低，无氧，中药成分不易分解。

③可选择性地提取中药成分。④工艺简单,溶剂可循环利用。适合于挥发性较强的成分、热敏性物质和脂溶性成分的提取分离。其缺点为一次性设备投资过大,应用范围较窄。

对于某一特定的物质而言,存在一个临界点[临界温度(Tc)和临界压力(Pc)],临界点以上的范围内,物质状态处于气体和液体之间,这个范围之内的流体成为超临界流体(SF),见图6-2。在超临界状态下,超临界流体兼有气液两相双重特点,其密度接近于液体,故分子间相互作用增大,对物质的溶解度大;其黏度接近于气体,扩散系数比气体大 100 倍以上,故传质快。控制 SF 在高于临界温度和压力条件下,从目标物中萃取有效成分,当恢复到常压、常温时,超临界流体溶剂变为气体形式,与其萃取的液体状有效成分分离,达到提取目的。

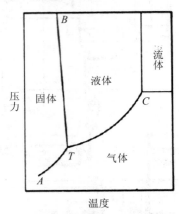

图 6-2　纯流体的压力与温度图

可用作超临界流体的气体很多,如二氧化碳、氧化二氮、乙烯、三氟甲烷、六氟化硫、氮气、氩气等。其中二氧化碳的临界温度接近室温且临界压力较低,Tc=31.3K,Pc=7.38MPa,无毒、无味、不易燃、化学惰性、价廉,应用最广。SFE-CO_2 极性小,适用于非极性或极性小的化合物的提取;对极性物质的溶解度低,需加入改性剂(夹带剂、携带剂、调节剂,如乙醇、甲醇),使其在改善和维持选择性的同时提高待提取成分的溶解度。

7.其他提取法

(1)超声波提取法:超声波提取是指利用超声波增大溶剂分子的运动速度及穿透力以提取中药有效成分的方法。超声波在媒质中传播可使媒质质点在传播空间内进入振动状态,强化溶质扩散、传质,即超声波机械作用。超声波在传播过程中,声能可不断被媒质质点吸收变成热能,使溶剂本身和中药组织的温度升高,即超声波热学作用。大能量的超声波作用于提取介质,在振动处于稀疏状态时,介质被撕裂成许多小空穴,这些小空穴瞬时闭合,闭合时产生高达几千大气压的瞬时压力,即空化作用机制。

(2)微波提取法:微波提取是利用微波强烈的热效应进行提取的一种方法。微波是频率约在 0.3～300GHz 之间,波长在 1mm～1m 之间的电磁波,其能在极短的时间内完成提取过程,主要是依靠微波强烈的热效应。当提取物与溶剂共同处于微波场中,组分分子受到高频电磁波的作用,产生剧烈振荡,分子本身获得巨大能量,以挣脱周边环境的束缚,当环境存在浓度差时,分子从被提取物中迅速向外扩散,很快达到平衡点,完成提取。极性溶剂(如水)及有效成分,可在微波场中大量吸收能量,而非极性溶剂则很少或不吸收微波,故微波辅助含水的溶剂提取极性化合物时,能显示出较大优势。

三、分离与纯化

（一）分离

中药品种多,来源复杂,提取液是多种成分的混合物,既含有效成分,又含无效杂质,如不尽量去除杂质,会影响制剂的质量和稳定性,且在选择剂型上也受到一定的限制。因此,需对中药提取液进行分离,常用分离方法有:沉降分离法、离心分离法和滤过分离法。

1.沉降分离法　沉降分离法是利用固体与液体介质密度相差悬殊,在静止状态下,液体中的固体微粒靠自身重力自然沉降而与液体分离。该方法简便易行,但耗时长、药渣沉淀吸附药液多。适于固体杂质含量高的水提液或水提醇沉(醇提水沉)液的粗分离;料液中固体物含量少、粒子细而轻,料液易腐败变质者不宜使用。

2.离心分离法　离心分离法是借助离心机的高速旋转,使料液中的固体与液体,或两种密度不同且不相混溶的液体产生大小不同的离心力而分离的方法。适用于含不溶性微粒的粒径很小或黏度很大的滤浆,或密度不同的不相混溶的液体。离心分离法能有效地防止中药提取液中有效成分的损失,最大限度的保存药物的活性成分,缩短工艺流程,降低成本。该技术在中药口服液,颗粒剂,胶囊剂等制剂的分离纯化中均有良好的效果。

离心机的分离因数(α,为物料所受离心力与重力之比)越大,则离心机分离能力越强。按α大小离心机可分为:①常速离心机:α<3000(一般为 600~1200),转速低于 6000r/min,适用于易分离的混悬滤浆的分离及物料的脱水。②高速离心机:α＝3000~5000,转速 6000~25000r/min,主要用于细粒子、黏度大的滤浆及乳状液的分离。③超高速离心机:α>5000,转速高主要用于微生物及抗生素发酵液、动物生化制品等的固—液两相的分离。超高速离心机中常伴有冷冻装置,可使离心操作在低温下进行。

按离心操作性质可分为①滤过式离心机。②沉降式离心机。③分离式离心机。常用离心机主要有:沉降式离心机、管式离心机、蝶片式离心机、滤过式离心机、三足式离心机、卧式刮刀离心机、活塞推料离心机等。

3.滤过分离法　滤过分离法是指混悬液(滤浆)通过多孔的介质(滤材)时固体微粒被截流,液体经介质孔道流出达到固液分离的方法。

(1)滤过机制:通常有两种,一种是过筛作用,料液中大于滤器孔隙的微粒全部被截留在滤过介质的表面,如薄膜滤过;另一种是深层滤过,微粒截留在滤器的深层,如砂滤棒、垂熔玻璃漏斗等称为深层滤器。深层滤器所截留的微粒往往小于滤过介质空隙的平均大小。深层滤器除具有过筛作用外,在滤过介质固体表面存在范德华力,并且滤器上有静电吸引或吸附作用。同时,在操作过程中,滤渣可在滤过介质的孔隙上形成"架桥"现象,这与滤渣颗粒形状及压缩性有关,针状或粒状坚固颗粒可集成具有间隙的致密滤层,滤液可通过,大于间隙的微粒被截留以达到滤过作用;但扁平状且质地较软的及可压缩的颗粒,则易于发生堵塞滤孔而造成滤过困难。实际操作中常在料液中加助滤剂或加入絮凝剂等以改善滤渣的性能,提高滤过速度。

(2)影响滤过速度的因素:料液经一段很短的时间滤过后,由于"架桥"作用而形成致密的滤渣层,液体由间隙滤过。将滤渣层中的间隙假定为均匀的毛细管聚束,那么,液体的流动遵守 Poiseuille 公式:

$$V = \frac{P\pi r^4 t}{8\eta l}$$

式中,P 为加于滤渣层的压力,t 为滤过时间,r 为滤渣层毛细管的半径,l 为长度,η 为料液的黏度,V 为滤液的体积。若把时间 t 移到等式的左项,则左项 V/t 为滤过速度。由此式并结合滤过时的实际情况,就可以看出影响滤过速度的因素主要有:

1)滤渣层两侧的压力差(P):两侧的压力差愈大,则滤速愈快。因此常用加压或减压滤过法。

2)滤器的面积(πr^2):在滤过的初期,滤过速度与滤器的面积成正比。

3)滤材和滤饼毛细管半径(r):滤速与滤材和滤饼毛细管半径(r)成正比,毛细管半径对坚固非压缩性滤渣层有一定值,而对软的易变形的滤渣层,若孔隙变小,数目减少,则阻力增大,滤速变慢。对可压缩性滤渣,常在料液中加助滤剂,以减少滤饼的阻力。

4)毛细管长度(l):滤速与毛细管长度(l)成反比,故沉积的滤渣层愈厚,则滤速愈慢。因此,料液经预处理,可减少滤渣层的厚度。采用动态滤过的效果较静态滤过好。

5)料液黏度(η):滤速与料液黏度成反比,黏稠性愈大,滤速愈慢。因此,常采用趁热滤过或保温滤过。应先滤清液,后滤稠液。对黏性物料或胶体物料常在料液中加入助滤剂,以降低黏度。

常用的助滤剂有活性炭、滑石粉、硅藻土、滤纸浆等,常用量为 0.2%~2%。使用助滤剂的方法有两种:①先在滤材上铺一层助滤剂,然后加料液滤过。②将助滤剂混入待滤液中,搅拌均匀,使部分胶体物被破坏,在滤过的过程中形成较疏松的滤饼,使滤液易于通过并滤清。

(3)滤过方法与设备

1)普通滤过

①常压滤过:常用玻璃漏斗、搪瓷漏斗、金属夹层保温漏斗。此类滤器常用滤纸或脱脂棉作滤过介质。一般适于小量药液的滤过。

②减压滤过:常用布氏漏斗、垂熔玻璃滤器(包括漏斗、滤球、滤棒)。布氏漏斗滤过多用于非黏稠性料液和含不可压缩性滤渣的料液,在注射剂生产中,常用于滤除活性炭。垂熔玻璃滤器常用于注射剂、口服液、滴眼液的精滤。

③加压滤过:常用压滤器和板框压滤机。板框压滤机适用于黏度较低、含渣较少的液体作密闭滤过,醇沉液、合剂配液多用板框滤过。常用板框压滤机,其工作原理如图 6-3。适用于黏度较低、含渣较少的液体加压密闭滤过,多用于醇沉液、合剂配液滤过,其效率高,滤过质量好,滤液损耗小。但应注意尽量使进液压力稳定,以免影响滤过效果。

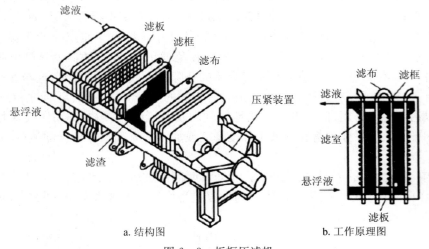

a.结构图　　　　　　　b.工作原理图

图 6-3　板框压滤机

2)薄膜滤过:薄膜滤过是利用对组分有选择透过性的薄膜,实现混合物组分分离的一种方法。膜分离过程的推动力,有浓度差、压力差、分压差和电位差。膜分离过程中,被分离的物质大多数不发生相的变化,常在室温下进行,能耗低;膜分离操作十分简便,不产生二次污染。与蒸发、萃取、离子交换等分离操作相比,可避免组分受热变质或混入杂质。按薄膜所能截留的微粒最小粒径,薄膜滤过可分为微孔滤过、超滤、反渗透。

①微孔滤膜滤过:微滤(microfiltration,MF)所用微孔滤膜,孔径为 $0.03\sim10\,\mu m$,主要滤除直径大于 50nm 的细菌和悬浮颗粒。生产中主要用于精滤,如水针剂及大输液的滤过;热敏性药物的除菌净化;制备高纯水。也可用于液体中微粒含量的分析和无菌空气的净化等。微滤的特点:微孔滤膜的孔径高度均匀,孔隙率高,一般占薄膜总体积 70% 以上,滤速快;滤膜质地薄(0.10~0.15mm),对料液的滤过阻力小,滤速快,吸附损失小;滤过时无介质脱落,对药液不污染;但易堵塞,故料液必须先经预处理。

②超滤:超滤(ultrafiltrarion,UF)所采用的非对称结构的多孔超滤膜孔径为 1~20nm,主要滤除直径为 5~100nm 的颗粒,故为纳米数量级(nm=10^{-9} m)选择性滤过的技术,是以压力差为推动力的膜分离过程。超滤膜是由有机高分子聚合物制成的多孔膜,非对称结构多孔膜的正面有一层起分离作用的较为紧密的薄膜,称为有效层,其厚度只占总厚度的几百分之一(≤$0.1\,\mu m$),其余部分则是孔径较大的多孔支持层。超滤与其他滤过的显著不同点是易出现浓度极化现象。影响超滤操作的因素有:浓度、分子的形状和大小、工作温度和黏度、工作压力、pH 值及溶质间的相互作用。超滤常用于药物、注射剂的精制,不能用于高压消毒灭菌制剂的除菌;可用于蛋白质、酶、核酸、多糖类药物的超滤浓缩;蛋白质和酶类制剂的超滤脱盐;不同分子量生化药物的分级分离和纯化。

(二)纯化

纯化是采用适当的方法和设备除去中药提取液中杂质的操作。常用的纯化方法有:水提醇沉法、醇提水沉法、超滤法、盐析法、酸碱法、澄清剂法、透析法、萃取法等。

1.水提醇沉法　水提醇沉法是先以水为溶剂提取中药有效成分,再用不同浓度的乙醇沉淀去除提取液中杂质的方法。广泛用于中药水提液的纯化,以降低制剂的服用量,或增加制剂的稳定性和澄清度。该法也可用于制备具有生理活性的多糖和糖蛋白。

(1)基本原理:根据中药成分在水和乙醇中的溶解性不同:通过水和不同浓度的乙醇交替处理,可保留生物碱盐类、苷类、氨基酸、有机酸等有效成分;去除蛋白质、糊化淀粉、黏液质、油脂、脂溶性色素、树脂、树胶、部分糖类等杂质。通常认为,料液中含乙醇量达到 50%~60% 时,可去除淀粉等杂质;当含醇量达 75% 以上,除鞣质、水溶性色素等少数无效成分不能被去除外,其余大部分杂质均可沉淀去除。

(2)操作要点:该纯化方法是将中药饮片先用水提取,再将提取液浓缩至约每毫升相当于原中药 1~2g,冷却,加入适量乙醇,静置,冷藏适当时间,分离去除沉淀,回收乙醇,最后制成澄清的液体。具体操作时应注意以下问题。

1)药液浓缩:水提取液应经浓缩后再加乙醇处理,可减少乙醇的用量,使沉淀完全。浓缩程度应适宜,若药液浓度太大,醇沉处理后,滤过处理易致成分损失量大。

2)加醇的方式:分次醇沉或以梯度递增方式逐步提高乙醇浓度的方法进行醇沉,有利于除去杂质。乙醇加入到浓缩液中时,应慢加快搅,避免局部醇浓度过高,迅速产生大量沉淀吸附有效成分而造成损失。

3)醇沉浓度的计算:每次需达到某种含醇量,应通过计算求得。

$$C_{实}=C_{测}+(20-t)\times0.4$$

式中,$C_{实}$为乙醇的实际浓度(%);$C_{测}$为乙醇计测得的浓度(%);t为测定时乙醇本身的温度。

4)密闭冷藏与处理 药液加至所需含醇量后,将容器口盖严,以防乙醇挥发。待含醇药液慢慢降至室温时,再移至冷库中,于5~10℃下静置12~24h,若含醇药液降温太快,微粒碰撞机会减少,沉淀颗粒较细,难于滤过。充分静置冷藏后,先虹吸上清液,可顺利滤过,下层稠液再慢慢抽滤。

2.醇提水沉法 先以适当浓度的乙醇提取中药成分,再加适量的水,以除去水不溶性成分。其基本原理与操作要点同水提醇沉法。适于提取药效物质为醇溶性或在醇水中均有较好溶解性的中药,可避免中药中大量淀粉、蛋白质、黏液质等高分子杂质的浸出;水处理又可较方便地将醇提液中的树脂、油脂、色素等杂质沉淀除去。应特别注意,如果药效成分在水中难溶或不溶,则不可采用水沉处理。

3.盐析法 盐析法是指在药物溶液中加入大量的无机盐,使某些高分子物质的溶解度降低沉淀析出,而与其他成分分离的方法。主要适用于蛋白质的分离纯化。此外,也常用于提高中药蒸馏液中挥发油的含量及蒸馏液中微量挥发油的分离。

盐析常用中性盐有:氯化钠、硫酸钠、硫酸镁、硫酸铵等。影响盐析作用的因素很多,除盐的浓度外,还有离子浓度、氢离子浓度(等电点)、蛋白质浓度和性质、盐析温度等。

盐析法用于挥发油提取时,常用氯化钠,用量一般为20%~25%。通常于中药的浸泡水中或蒸馏液中加入一定量的氯化钠,蒸馏时可加速挥发油的馏出,提高馏分中挥发油的浓度;也可于重蒸馏液中直接加入一定量的氯化钠,使油水分离。盐析后,需用透析法或离子交换法进行脱盐处理。

4.酸碱法 酸碱法是针对单体成分的溶解度与酸碱度有关的性质,在溶液中加入适量酸或碱,调节pH值至一定范围,使单体成分溶解或析出,以达到分离的方法。如生物碱一般不溶于水,加酸后生成生物碱盐而溶于水,再碱化后又重新生成游离生物碱而从水溶液中析出,从而与杂质分离。有时也可用调节浸出液的酸碱度来达到去除杂质的目的,如在浓缩液中加新配制的石灰乳至呈碱性,可使大量的鞣质、蛋白质、黏液质等成分沉淀除去,但也可使酚类、极性色素、酸性树脂、酸性皂苷、某些黄酮苷和蒽醌苷,以及大部分多糖类等成分沉淀析出。因此,应根据纯化目的确定是否选用该法。

5.大孔树脂吸附法 大孔树脂吸附法是利用其多孔结构和选择性吸附功能将中药提取液中的有效成分或有效部位吸附,再经洗脱回收,以除去杂质的一种纯化方法。大孔树脂由聚合单体和交联剂、致孔剂、分散剂等添加剂经聚合反应制备而成,是吸附树脂的一种。聚合物形成后,致孔剂被除去,在树脂中留下了大大小小、形状各异、互相贯通的孔穴,在干燥状态下其内部具有较高的孔隙率,孔径在100~1000nm之间。

四、浓缩

浓缩是采用适当的技术和方法,使溶液中部分溶剂气化或被分离移除,以提高溶液的浓度或使溶液达到饱和而析出溶质的过程。浓缩是中药制剂原料成型前处理的重要操作单元。

浓缩可分为蒸发浓缩、反渗透浓缩和超滤浓缩。目前在中药的浓缩过程中大多采用蒸发浓缩,即在沸腾状态下进行的传热传质过程,包括常压浓缩、减压浓缩、薄膜浓缩和多效浓缩等不同方式,应根据中药提取液的性质和蒸发浓缩的要求选择适宜的浓缩方法和设备。

（一）影响浓缩效率的因素

生产中蒸发浓缩是在沸腾状态下进行的,浓缩过程包括传质过程和传热过程。在传质过程中,热能传给稀溶液后,不断使其部分溶剂气化,并由热空气带走除去。在传热过程中,加热后不断向稀溶液提供热能,使其温度逐渐升高,直至高于溶液沸点后,溶液沸腾蒸发。沸腾蒸发的效率常以蒸发器的生产强度来表示。即单位时间、单位传热面积上所蒸发的溶剂或水量。可用下式表示:

$$U = \frac{W}{A} = \frac{K \cdot \triangle t_m}{r} [kg/m^2 \cdot h]$$

式中,U 为蒸发器的生产强度;W 为蒸发量(kg/h);A 为蒸发器的传热面积(m^2);K 为蒸发器传热总系数$[kJ/(m^2 \cdot h \cdot ℃)]$;$\triangle t_m$ 为加热蒸气的饱和温度与溶液沸点之差(℃);r 为二次蒸气的汽化潜能(kJ/kg)。

由上式可以看出,生产强度与传热温度差($\triangle t_m$)及传热系数 K 成正比,与二次蒸气的汽化潜能成反比。

1.传热温度差的影响　分子运动学说指出,气化是分子通过获得足够热能使其振动能力超过分子间的内聚力而产生,故浓缩过程中必须不断给料液供热。

提高的方法:①提高加热蒸气的压力,但易导致热敏成分的破坏。②降低溶液沸点,可借助减压方法适当降低冷凝器中的二次蒸气压力,也可及时移去蒸发器中的二次蒸气。

注:①真空度不宜过高,否则会增加能量消耗,且溶液易因沸点降低而黏度增加,使传热系数降低。②加热温度一般恒定,溶剂蒸发后,溶液的浓度增加而沸点升高,导致减小。③由于静压的影响,液层底部的沸点高于液面,变小,可通过控制液面的深度而改善。

2.传热系数的影响　一般而言,增大传热系数(K)是提高蒸发浓缩效率的主要因素。

$$K = \frac{1}{\frac{1}{\alpha_0} + \frac{1}{\alpha_i} + R_w + R_s}$$

式中,α_0 为管间蒸汽冷凝传热膜系数;α_i 为管内溶液沸腾传热膜系数;R_w 为管壁热阻;R_s 为管内垢层热阻。

1)通常 R_w 很小,可略去不计。

2)一般情况下,由于 $\alpha_0 < \alpha_i$,蒸汽冷凝侧的热阻在总热阻中占的比例不大,但操作中应注意不凝气体的排除,否则,α_0 变小,热阻增大。

3)对于易结垢或结晶的料液,R_s 则是影响 K 值的重要因素。为了减少垢层热阻,除了加强搅拌和定期除垢,还可从设备结构上改进。

4)不易结垢或结晶的料液,影响 K 值的主要因素为 α_i,α_i 与溶液性质、操作条件、蒸发器类型有关。若升膜式、降膜式、刮板式薄膜蒸发器料液预热至沸腾进入蒸发器作膜状快速流动,则具有很大的 α_i 值,可提高蒸发效率。

因此,可通过定期除垢,改进蒸发器结构,建立良好的溶液循环流动,排除加热管内不凝性气体,以提高蒸发效率。

（二）浓缩方法与设备

1.常压浓缩　常压浓缩是指液体在一个大气压下蒸发的方法。该法耗时较长,易导致某些成分破坏。适用于对热较稳定的药液的浓缩。若以水为溶剂的提取液多采用敞口倾倒式夹层蒸发锅,若以含乙醇或其他有机溶剂的提取液,多采用常压蒸馏装置。

2.减压浓缩　减压浓缩是在密闭的容器内,抽真空降低内部压力,形成负压,使料液的沸点降低的方法。

减压浓缩的特点为:①沸点降低,能防止或减少热敏性物质的分解。②增大传热温度差,提高蒸发效率。③能不断地排除溶剂蒸汽,有利于蒸发。④可利用低压蒸汽或废气作加热源。⑤缺点是耗能大,气化潜热增大,比常压浓缩消耗的热蒸汽量多。减压浓缩适用于含热敏成分药液的浓缩及需回收溶剂的药液的浓缩。

在实际生产中,减压浓缩与减压蒸馏所用设备往往是通用的,如图6-4为减压蒸馏装置,又称减压浓缩装置。料液需回收溶剂时多采用此种减压蒸馏装置。对于以水为溶剂提取的药液,目前许多药厂使用真空浓缩罐进行浓缩,如图6-5。

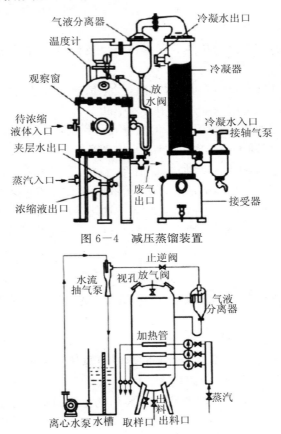

图6-4　减压蒸馏装置

图6-5　真空浓缩罐

3.多效浓缩　将第一效蒸发器汽化的二次蒸汽作为热源通入第二效蒸发器的加热室作加热用,以此类推,依次进行多个串接,则称为多效浓缩。由于二次蒸汽的反复利用,多效浓缩器是节能型浓缩器,节约热蒸汽和冷凝水,目前在制药企业应用较多的是二效或三效浓缩,如三效浓缩罐,但是因药液受热时间长,不适于热敏性药物;另外该设备生产强度较低,设备复杂,清洗困难。

4.薄膜浓缩　薄膜浓缩是使料液沿加热壁呈薄膜状快速流动,同时与剧烈沸腾时所产生的大量泡沫相结合,达到增加料液的气化面积,提高蒸发浓缩效率的方法。其特点是蒸发速度快,受热时间短;不受液体静压和温度过高的影响,成分不易被破坏;可在常压或减压下连续操作;溶剂可回收重复使用;缺点是蒸发速度与热量供应平衡较难掌握,易造成料液变稠后黏附于加热面,影响蒸发。

薄膜浓缩常用设备主要分为升膜式蒸发器、降膜式蒸发器、刮板式薄膜蒸发器和离心式薄膜蒸发器四种。

(1)升膜式蒸发器:预热的药液经列管式蒸发器底部进入,受热立即沸腾汽化生成的大量泡沫及二次蒸汽,沿加热管高速上升,通过加热管并在内壁上形成液膜,被快速蒸发浓缩。适用于蒸发量较大,热敏性、黏度适中和易产生泡沫的料液,不适用于高黏度、有结晶析出或易结垢的料液。中药提取液经此种薄膜蒸发器处理,一般可浓缩至相对密度 $1.05\sim1.10$。

(2)降膜式蒸发器:与升膜式蒸发器的区别是料液由蒸发器的顶部加入,适于蒸发浓度较高、黏度较大的药液,蒸发量较小的情况。由于降膜式蒸发没有液体静压强作用,沸腾传热系数与温度差无关,即使在较低传热温度差下,传热系数也较大,因此,对热敏性药液的浓缩更有益。不适用于蒸发易结晶或易结垢的料液。

(3)刮板式薄膜蒸发器:系利用高速旋转的刮板转子,将料液分布成均匀的薄膜而进行蒸发的一种高效浓缩设备。适于高黏度、易结垢、易起泡沫、热敏性药液的蒸发浓缩。

(4)离心式薄膜蒸发器:它是综合离心分离和薄膜蒸发 2 种原理的新型高效蒸发设备。将料液加到锥形盘的传热面中央,借高速旋转的离心力将其分散成厚度为 $0.05\sim1mm$ 的薄膜进行蒸发。其特点是液膜厚度薄,传热系数高,设备体积小,蒸发强度大,浓缩比高,物料受热时间短(约 1s),不易起泡和结垢,蒸发室便于拆洗等。适用于高热敏性物料的蒸发浓缩。如中药提取液、维生素、抗生素、脏器生化制品及食品等,其缺点是结构复杂,价格较高。

五、干燥

干燥是利用热能或其他方式除去固体物质或膏状物中所含的水分或其他溶剂,获得干燥物的操作。其目的在于提高药物的稳定性、便于进一步加工处理,保证中药的内在质量。

(一)干燥的基本原理

1.物料中所含水分的性质

(1)结晶水:结晶水是化学结合水,一般用风化方法去除,在药剂学中不视为干燥过程。如芒硝($Na_2SO_4\cdot10H_2O$)经风化,失去结晶水而成玄明粉(Na_2SO_4)。

(2)结合水与非结合水:结合水指存在于细小毛细管中的水分和渗透到物料细胞中的水分。此种水分难以从物料中去除。非结合水是指存在于物料表面的润湿水分、粗大毛细管中的水分和物料孔隙中的水分。此种水分与物料结合力弱,易于去除。

(3)平衡水分与自由水分:物料与一定温度、湿度的空气相接触时,将会发生排除水分或吸收水分的过程,直到物料表面所产生的蒸气压与空气中的水蒸气分压相等为止,物料中的水分与空气处于动态平衡状态,此时物料中所含的水分称为该空气状态下物料的平衡水分。平衡水分与物料的种类、空气的状态有关。物料不同,在同一空气状态下的平衡水分不同;同一种物料,在不同的空气状态下的平衡水分也不同。

物料中所含的总水分为自由水与平衡水之和,在干燥过程中可除去自由水(包括全部非结合水和部分结合水),不能除去平衡水。自由水分和平衡水分的划分除与物料有关外,还取决于空气的状态。

自由水、平衡水、结合水、非结合水及物料总水分之间的关系见图 6—6。干燥效率不仅与物料中所含水分的性质有关,而且还取决于干燥速率。

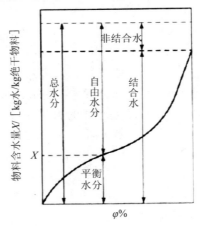

图 6—6 固体料中水分的区分

2. 干燥速率与干燥速率曲线 干燥速率是指在单位时间内,在单位干燥面积上被干燥物料中水分的汽化量。可用下式表示:

$$U = dw/(s \cdot dt)$$

式中,U 为干燥速率[$kg/(m^2 \cdot s)$];s 为干燥面积(m^2);w 为汽化水分量(kg);t 为干燥时间(s)。

当湿物料与干燥介质接触时,物料表面的水分开始汽化,并向周围介质传递。干燥过程是被汽化的水分连续进行内部扩散和表面汽化的过程,因此干燥速率取决于内部扩散速率和表面汽化速率,可以用干燥速率曲线来说明。如图 6—7 所示,为干燥介质状态恒定时典型的干燥速率曲线,其横坐标为物料的湿含量 C,纵坐标为干燥速率 U。从干燥曲线可以看出,干燥过程明显地分成两个阶段,等速阶段和降速阶段。在等速阶段,干燥速率与物料湿含量无关。在降速阶段,干燥速率近似地与物料湿含量成正比。干燥曲线的折点所示的物料湿含量是临界湿含量 C_0,与横轴交点所示的物料湿含量是平衡水分 $C_平$。因此,当物料湿含量大于 C_0 时,干燥过程属于等速阶段;当物料湿含量小于 C_0 时,干燥过程属于降速阶段。

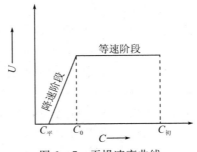

图 6—7 干燥速率曲线

第一阶段:为恒速干燥阶段,干燥速率被物料表面上的水分的汽化速率控制,故此阶段也称为表面汽化控制阶段。在此阶段,干燥介质传给物料的热量全部用于水分的汽化,物料表面的温度和水蒸气分压维持恒定,故干燥速率恒定不变。

第二阶段为降速干燥阶段,当物料被干燥达到临界湿含量后,便进入降速干燥阶段,此时物料中所含水分较少,水分自物料内部向表面传递的速率低于物料表面水分的汽化速率,干燥速率受水分在物料内部的传递速率所控制。故此阶段也称为内部迁移控制阶段,随物料湿含量减少,物料内部水分的迁移速率也逐渐减少,故干燥速率不断下降。

（二）影响干燥的因素

1.影响干燥的等速和降速阶段的因素

（1）等速阶段:在等速阶段,凡能影响表面汽化速率的因素都可以影响等速阶段的干燥。例如:干燥介质的种类、性质、温度、湿度、流速、固体物料层的厚度、颗粒的大小,空气和固体物料间的相互运动方式等。

（2）降速阶段:在降速阶段,干燥速率主要与内部扩散有关。因此,物料的厚度、干燥的温度等可影响降速阶段的干燥。

2.影响干燥的具体因素

（1）被干燥物料的性质:系最主要的因素。湿物料的形状、大小及料层的厚薄、水分的结合方式都会影响干燥速率。一般说来,物料呈结晶状、颗粒状、堆积薄者,较粉末状及膏状、堆积厚者干燥速率快。

（2）干燥介质的温度、湿度与流速:在适当范围内,提高空气的温度,可加快蒸发速度,有利于干燥。但应根据物料的性质选择适宜的干燥温度,以防止某些热敏性成分被破坏。

空气的相对湿度越低,干燥速率越大。降低有限空间的相对湿度可提高干燥效率。实际生产中常采用生石灰、硅胶等吸湿剂吸除空间中的水蒸气,或采用排风、鼓风装置等更新空间气流。

空气的流速越大,干燥速率越快。空气的流速加快,可减小气膜厚度,降低表面汽化阻力,提高等速阶段的干燥速率,但空气流速对内部扩散无影响,故对降速阶段的干燥速率影响较小。

（3）干燥速度与干燥方法:在干燥过程中,首先是物料表面液体的蒸发,然后是内部液体逐渐扩散到表面继续蒸发,直至干燥完全。当干燥速度过快时,物料表面的蒸发速度大大超过内部液体扩散到物料表面的速度,致使表面粉粒黏着,甚至熔化结壳,从而阻碍了内部水分的扩散和蒸发,形成假干燥现象。假干燥的物料不能很好地保存,也不利于继续制备操作,此问题常见于静态干燥中。动态干燥法使颗粒处于跳动悬浮状态,可大大增加其暴露面积,有利于提高干燥效率,但必须及时供给足够的热能,以满足蒸发和降低干燥空间相对湿度的需要。沸腾干燥由于采用了流态化技术,且先将气流本身进行干燥或预热,使空间相对湿度降低,温度升高,故干燥效率显著提高。

（4）压力:压力与蒸发量成反比。减压是改善蒸发,加快干燥的有效措施。真空干燥能降低干燥温度,加快蒸发速度,提高干燥效率,产品疏松易碎,质量稳定。

（三）干燥方法与设备

在制药工业中,被干燥物料的形状是多种多样的,有颗粒状、粉末状及丸状固体,也有浆状（如中药浓缩液）、膏状（如流浸膏）流体;物料的性质各不相同,如热敏性、酸碱性、黏性、易燃性等;对干燥产品的要求也各有差异,如含水量、形状、粒度、溶解性及卫生要求等;生产规模及生产能力各不相同,因此,采用的干燥方法与设备也是多种多样的。下面重点介绍制药工业中最常用的几种干燥方法与及其适用对象。

1.常压干燥　常压干燥是在常压下利用热的干燥气流通过湿物料的表面使水分汽化进

行干燥的方法。

(1)烘干干燥:烘干法是在常压下,将湿物料摊放在烘盘内,利用热的干燥气流使湿物料水分汽化进行干燥的一种方法。适用于对热稳定的药物,稠浸膏、糖粉、丸剂、颗粒剂等多采用此法。此法干燥速度较慢,干燥时间长,易引起成分的破坏,干燥品较难粉碎。常用的设备有烘箱和烘房。

(2)鼓式干燥:鼓式干燥是将湿物料涂布在热的金属转鼓上,利用热传导方法使物料得到干燥的一种方法。适于浓缩药液及黏稠液体的干燥;可连续生产,根据需要调节药液浓度、受热时间(鼓的转速)和温度(蒸汽);对热敏性药物液体可在减压情况下使用;干燥物料呈薄片状,易于粉碎。常用于中药浸膏的干燥和膜剂的制备。设备分单鼓式和双鼓式两种。

(3)带式干燥:带式干燥是将湿物料平铺在传送带上,利用干热气流或红外线、微波等加热干燥物料的一种方法。在制药生产中,某些易结块和变硬的物料,中药饮片,颗粒剂、茶剂的干燥灭菌等多采用带式干燥设备。带式干燥设备是一种连续进料、连续出料形式的接触式干燥设备,可分为单带式、复带式和翻带式等。传送带可用帆布带、橡胶带、涂胶布带或金属丝网等制成。

2.减压干燥　减压干燥又称真空干燥。它是在密闭的容器中抽去空气减压而进行干燥的一种方法。其特点是干燥的温度低,速度快;减少了物料与空气的接触机会,避免物料被污染或氧化变质;产品呈松脆的海绵状,易于粉碎。适于稠膏及热敏性或高温下易氧化,或排出的气体有使用价值、有毒害、有燃烧性的物料的干燥。浸膏等黏稠物料干燥时,装盘量不宜太多,以免起泡溢出盘外,污染干燥器,浪费物料。同时应控制真空度不能过高,真空管路上的阀门应徐徐打开,否则易发生起泡现象。一般真空度为 3.3～6.6kPa。

3.流化干燥

(1)沸腾干燥法:它是利用从流化床底部吹入的热气流使湿颗粒悬浮,呈流化态,如"沸腾状",热气流在悬浮的颗粒间通过,在动态下进行热交换,带走水分,达到干燥的一种方法,适于湿粒性物料,如片剂、颗粒剂制备过程中湿粒的干燥和水丸的干燥(图6-8)。若采用减压沸腾干燥,干燥效率更高。特点是气流阻力较小,物料磨损较轻,热利用率较高;干燥速度快,产品质量好。此法干燥时不需翻料,自动出料,节省劳力,适于大规模生产,但热能消耗大,清扫设备较麻烦。

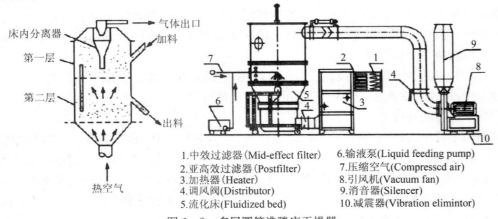

1.中效过滤器(Mid-effect filter)　　6.输液泵(Liquid feeding pump)
2.亚高效过滤器(Postfilter)　　　　7.压缩空气(Compresscd air)
3.加热器(Heater)　　　　　　　　8.引风机(Vacuum fan)
4.调风阀(Distributor)　　　　　　9.消音器(Silencer)
5.流化床(Fluidized bed)　　　　　10.减震器(Vibration elimintor)

图6-8　多层圆筒沸腾床干燥器

目前在制药工业生产中应用较多的为负压卧式沸腾干燥装置,此种沸腾干燥床流体阻力较低,操作稳定可靠,产品的干燥程度均匀,且物料的破碎率低。

(2)喷雾干燥法:喷雾干燥是用于液态物料干燥的流态化技术,是将液态物料浓缩至适宜的密度后,使之雾化成细小雾滴,与一定流速的热气流进行热交换,使水分迅速蒸发,物料干燥成粉末状或颗粒状的方法。

喷雾干燥法的特点:药液瞬间干燥;受热时间短、温度低,操作流程管道化,符合 GMP 要求;产品质量好,多为疏松的细颗粒或细粉,溶解性能好,可保持原来的色香味。适用于液体物料,特别是含热敏性成分的液体物料的直接干燥,干燥后的制品可制得 180 目以上的极细粉,且含水量≤5%;对改善某些制剂的溶出速度具有良好的作用。喷雾干燥不足之处是进风温度较低时,热效率只有 30%～40%,设备清洗较麻烦。喷雾干燥机结构见图6-9。

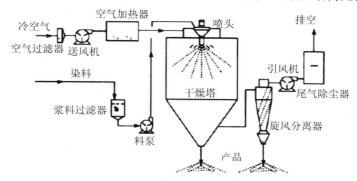

图6-9　喷雾干燥机结构示意图

4.冷冻干燥　冷冻干燥是将被干燥液体物料冷冻成固体,在低温减压条件下利用冰的升华性能,制品的冷冻干燥过程主要包括预冻、升华和干燥等阶段。药液在冻干前,需经滤过等预处理。

(1)预冻:快速预冻是必要的步骤,可使物料在干燥后很好地保持原有的性质,而且冻结后获得的药品要有合理结构(必须实现玻璃化冻结),有恰当的容装量,以利于水分的升华。预冻效果主要由预冻速度、预冻最低温度、预冻时间决定。

(2)升华干燥:首先是恒温减压,然后是在抽气条件下,恒压升温,使固态水升华逸去。升华干燥根据升华次数分为两种:一次升华法和反复冷冻升华法。前者适用于溶液黏度不大、共熔点在-10℃～-20℃的制品,后者适用于结构较复杂、稠度大及共熔点较低的制品。其中,重要参数之一为低共熔点,对于溶液来说,即是溶质和溶媒共同的熔化点。由冷冻干燥原理可知,若要保持制品的固体形态,要求温度保持在低于低共熔点的温度,以保持冻干过程中制品不融化而得到较好成型的固体粉末,温度常选择低于低共溶点-15℃。

(3)再干燥:升华完成后,温度继续升高至 0℃或室温,并保持一段时间,可使已升华的水蒸气或残留的水分除尽。再干燥可保证冻干制品含水量<1%,并有防止吸潮的作用。

注:①在药品制剂冻干过程中,每一产品的系统真空度、搁板温度都随着时间而变化,为确保方法的稳定性,需制订冻干曲线作为冷冻干燥过程控制的基本依据以冷冻时间为横坐标,制品温度和搁板温度为纵坐标,绘制曲线。不同仪器、不同产品,冻干曲线不同。②一些黏稠药液由于结构过于致密,在冻干过程中内部水蒸气逸出不完全,冻干结束后,制品因潮解而萎缩,故常在制剂处方中添加骨架剂(填充剂),如甘露醇、氯化钠、乳糖等,并采用反复预冻法,以改善制品的通气性,产品外观可得到使物料低温脱水而达到干燥目的的一种方法,故又

称升华干燥。

冷冻干燥的特点：物料在高真空和低温条件下干燥，成品多孔疏松，易溶解；含水量低，一般为 1%～5%，有利于药品长期贮存；设备投资大，生产成本高。适于极不耐热物料的干燥，如血浆、血清、抗生素等。

5.红外线干燥　红外线干燥是利用红外线辐射器产生的电磁波被含水物料吸收后，直接转变为热能，使物料中水分汽化而干燥的一种方法，属于辐射干燥。红外线的波长在 0.76～1000μm 范围，是介于可见光和微波之间的电磁波，其中波 K 为 0.76～2.5μm 之间的称为近红外线，5.6～1000μm 的为远红外线。其特点是干燥速率快，热效率较高，适用于热敏性药物的干燥，特别适宜于熔点低、吸湿性强的药物，以及某些物体表层（如橡胶硬膏）的干燥。成品质量好，但电耗大。目前在制药、食品等行业中已广泛应用。红外线干燥的设备常用振动式远红外干燥机，多用于中药材、饮片等的烘干、灭菌及颗粒剂湿颗粒的干燥。

6.微波干燥　微波是一种高频波，制药工业上微波加热干燥只用 915MHz 和 2450MHz 两个频率，后者在一定条件下兼有灭菌作用。微波干燥的特点为：物料内外加热均匀，热效高，干燥时间短，对药物成分破坏少，且兼有杀虫及灭菌作用。适用于中药饮片、散剂、水丸、蜜丸、袋泡茶等制剂与物料的干燥。

（王景洋）

第五节　浸出药剂

一、汤剂

（一）汤剂的含义

汤剂又称"汤液"，系指将处方饮片或粗颗粒加水煎煮，去渣取汁制成的液体药剂。内服或外用。其中以药材粗颗粒制备的汤液又称"煮散"；以沸水浸泡药物，服用时间和剂量不定或宜冷饮者，又称"饮"。汤剂主要供内服，也可供含漱、熏蒸、洗浴之用。

（二）汤剂的特点

汤剂是中药应用最早、最广泛的一种剂型，具有以下特点。

1.优点

（1）以水为溶剂，制法简单，吸收、奏效较为迅速，目前仍为中医临床广泛应用的剂型。

（2）组方灵活，适应中医临床辨证施治，随证加减用药的需要。

（3）中药复方多种活性成分组成的复合分散体系（药物以离子、分子或液滴、不溶性固体微粒等多种形式存在于汤液中）充分发挥复方综合疗效。

2.缺点

（1）以水为溶剂，挥发性及难溶性成分提取率或保留率低，可能影响疗效。

（2）味苦量大，服用不方便，特别不适于儿童。

（3）治疗急症、重症不方便。

（4）大量制备易霉败变质，不宜久储。

（三）汤剂的制法与影响汤剂质量的因素

1.汤剂的制法　汤剂一般采用煎煮法制备。工艺过程如图 6—10 所示。

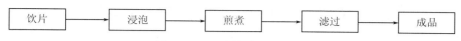

图6-10　汤剂制备工艺流程

取饮片,置于适宜的容器中,加水浸泡20~60min,加热至沸,保持微沸一定时间,分离煎出液,药渣再煎煮1~2次,各次煎出液混合,即为汤剂。

2.影响汤剂质量的因素　汤剂的质量主要受以下因素的影响。

(1)煎药器具:煎药器具与汤剂的质量密切相关。历代医家对此也很重视,如陶弘景"温汤忌用铁器"。李时珍"煎药并忌用铜铁器,宜银器、瓦罐"。铜铁器性质活泼,易与中药成分发生反应,忌用;砂锅和陶器(瓦罐)化学稳定性好,具有传热缓和均匀、保温性好、水分蒸发量少、价廉易得等优点,但其纹理粗糙,易吸附中药成分造成"串味";搪瓷器皿和不锈钢锅,能抗酸碱,性质稳定,大量制备时多选用;铝锅不耐强酸强碱,从pH值1~2和pH值10以上的煎液中可检出铝离子,酸碱性不太强的复方汤剂可以选用,但不是最佳器具。

(2)煎煮火候:传统直火加热法,先用"武火",沸腾后改用"文火",保持微沸,减少水分损失。该法优点为火候、煎出量容易掌握。但直火加热易焦化,特别是含淀粉、黏液质多的药材。后又尝试了砂浴炖法、蒸笼蒸药法、高压蒸汽法、夹层蒸汽煎法、远红外煎煮法等,诸法均按传统方法调节温度。经研究,高压蒸汽法加热,药液质量好,煎出率高、时间短。

(3)煎煮用水:煎煮用水最好是软化水或纯化水,以减少杂质,防止水中钙、镁等离子对中药成分的影响;水的pH值对成分溶出和稳定性也有影响;用水量应适当,避免成分溶出不完全或服用体积过大等,一般用水量为饮片量的6~10倍,或没过药面2~5cm,或根据药材性质、煎煮时间、煎煮温度以及有效成分提取率等来决定。

(4)煎煮次数:多次煎煮可提高成分浸出率,但不是次数越多越好,一般煎煮2~3次即可。煎煮次数过多,耗能耗工,且溶出大量杂质,增加服用体积。

(5)煎煮时间:多数中药在煎煮之前应加冷水浸泡适当时间,使中药组织润湿浸透,以利于有效部位(成分)的溶解和浸出。煎煮时间应根据饮片的性质、质地、投料量等确定,解表药时间短,滋补药、毒剧药时间长;饮片松泡、用量少、成分易溶的时间短,饮片致密、用量大、成分难溶的时间长。时间过长会破坏有效成分,增加杂质的溶出,且耗能耗工。

(6)特殊中药的处理:汤剂制备时,有些中药需要进行特殊的处理,方能增加药效减低毒性。

1)先煎:是将中药先于其他药材煎煮一定时间的操作。①矿物药、贝壳类、角甲类等,因质地坚硬,有效成分难以煎出,如寒水石、赤石脂、牡蛎、鳖甲、水牛角等,可先煎30min。②有毒中药,如乌头、附子、雪上一枝蒿、商陆等,要先煎1~2h,以降低毒性,增加疗效。附子久煎不仅降低毒性,还可释放出钙离子,协同消旋去甲基乌头碱的强心作用。③有些中药先煎才有效,如石斛、天竺黄、藏青果、火麻仁等。石斛所含内酯类生物碱,只有久煎水解才有效。

2)后下:①气味芳香,含有挥发性成分的中药,如薄荷、藿香、沉香、青蒿、细辛等,应在中药汤剂煎好前5~10min入煎,防止挥发性成分挥散损失。②不宜久煎的中药,如钩藤、杏仁、大黄、番泻叶等,后下可防止所含成分水解,药效降低。③含有共存酶的中药,如黄芩等,在沸后入煎,可以灭酶保苷,提高疗效。

3)包煎:是将中药用滤过介质包裹后入煎的操作。①颗粒细小的花粉类中药,如松花粉、蒲黄;种子类,如葶苈子、菟丝子、苏子;中药细粉,如六一散、黛蛤散等,因其比表面积大,易浮于水面或沉入锅底,需用纱布包裹后与其他中药同煎。②含淀粉、黏液质较多的中药,如车前子、浮小麦、秫米等在煎煮过程中易粘锅底焦糊,并可导致汤剂黏度增加,不利于有效成分溶出和滤过,故需包煎。③附绒毛的中药,如旋覆花等,包煎可防止绒毛脱落进入汤剂刺激咽喉。

4)另煎兑入:是将单味中药单独煎煮,煎出液兑入汤剂共服的操作。贵重中药,为防止其他药渣吸附导致成分损失,可单独煎煮取汁,兑入煎好的汤剂中一起服用。如人参、西洋参、鹿茸等。

5)榨汁:一些需取鲜汁的中药,可直接榨取汁液兑入煎好的汤剂中。如鲜生地、生藕、梨、韭菜、鲜姜、鲜白茅根等。竹沥直接兑入汤剂服用即可。

6)烊化:胶类及一些易溶性中药可用开水溶化后兑入。如阿胶、龟甲胶、鹿角胶、鸡血藤膏、蜂蜜、饴糖等,若与其他中药共煎,不但使煎液黏度增大,其本身也易被药渣吸附损失。芒硝、玄明粉等亦可溶化后兑入。

7)冲服:一些难溶于水的贵重药可制成极细粉兑入汤剂或用汤剂冲服。如牛黄、三七、麝香、羚羊角、朱砂等。

除上述影响汤剂质量的因素外,对于汤剂疗效的发挥,还与服药方法、剂量、时间、服药时的饮食情况等因素有关。

(四)煎煮过程对药效的影响

中药汤剂多为复方,复杂的成分群在煎煮时会发生一系列的物理化学变化,如成分增溶而增效,成分挥发或沉淀而减效,产生新的化合物等。

1.成分增溶而增效   复方合煎时,成分间可因增溶而增加某些难溶成分的提取率。如对当归承气汤的研究发现,增加当归的用量,汤液中磷脂的含量增加,大黄总蒽醌的溶出率也随之增加;麻黄、金银花与当归配伍,麻黄碱和绿原酸的溶出率也随当归用量的增加而增加,比无当归组增加80%～100%。

2.成分挥发或沉淀、药渣吸附而减效   挥发性成分在煎煮过程中挥散,受热时间越长损失越大。如柴胡桂枝汤中的桂皮醛煎出量仅为原中药的5%以下,而回流提取可达54%;有些成分间还可形成不溶性的沉淀而被滤除,如小檗碱和甘草酸、黄芩苷、鞣质等能产生沉淀;黄芩苷与麻黄生物碱也能生成沉淀。群药共煎,药渣吸附有效成分造成损失。贵重药应单煎或原药粉兑入。

3.产生新的化合物   汤剂在煎煮过程中,复方成分自身或成分间可发生相互作用,产生新的化合物。如麻黄汤中的麻黄碱和桂皮醛、氰基苯甲醛等成分生成新的化合物;生脉饮方中群药合煎,原来微量的人参皂苷 Rg_3、Rh_1、Rh_2 的含量高出单味人参煎剂含量的54.83%、52.40%、113.64%。

另外,混煎可以增加某些成分的稳定性,从而提高疗效。如柴胡皂苷 D 在酸性环境中不稳定,若在方中配有龙骨、牡蛎等制酸物质,可增加柴胡皂苷 D 的稳定性,增加其在汤剂中的含量。

总之,煎煮过程是一个极复杂的过程,方药单煎合并不能完全等效于群药合煎。

二、中药合剂(含口服液)

(一)中药合剂的含义

中药合剂系指中药饮片用水或其他溶剂,采用适宜的方法提取制成的口服液体制剂,单剂量包装者又称"口服液"。合剂一般采用煎煮法、渗漉法来制备,必要时酌加防腐剂和矫味剂,含糖量不得高于20%。

（二）中药合剂的特点

中药合剂与口服液是在汤剂的基础上改进和发展起来的中药剂型,中药合剂一般选用疗效可靠、应用广泛的方剂制备,其特点是：

1.优点

（1）能综合浸出饮片中的多种有效成分,保证制剂的综合疗效。

（2）与汤剂一样,吸收快,奏效迅速。

（3）克服了汤剂临用煎煮的麻烦,使用方便。

（4）经浓缩工艺,服用量小,且加入矫味剂,外观和口感都较易接受。

（5）成品中多加入适宜的防腐剂,并经灭菌处理,密封包装,质量稳定。

2.缺点

（1）合剂为水性液体制剂,属于复合分散系统,具有不稳定性,常有沉淀析出。

（2）不能随证加减,浓缩受热时间长,有效成分可能被破坏。

（3）生产工艺较复杂,生产设备、工艺条件要求较高。

（三）中药合剂的制法

中药合剂制备工艺流程见图6-11。

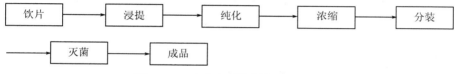

图6-11　中药合剂的制备工艺流程

1.浸提　一般采用煎煮法,因合剂投料较多,生产上多用具有一定规模的多功能提取罐,煎煮时间较长。含挥发性成分饮片用"双提法",或超临界流体提取收集挥发性成分,药渣与其他药材一起煎煮。热敏性成分多采用渗漉法,减压浓缩。

2.纯化　现行版《中国药典》规定,中药合剂贮藏期间只允许有少量轻摇易散的沉淀。为减少沉淀量,多需要纯化处理。可将煎出液放置,热处理冷藏,滤出不溶物;或用乙醇沉淀部分杂质,但需注意因沉淀包裹或吸附造成的成分损失;也可用超滤、离心、絮凝（甲壳素、明胶单宁、果汁澄清剂等）、酶解等方法进行净化。无论采用哪种纯化方法,都应注意对有效成分的影响。

3.浓缩　净化后的提取液进行浓缩,浓缩程度一般以每日用量在30～60mL为宜,若太浓,分装困难;若太稀,服用量太大。煎出液经乙醇处理的应先回收乙醇,热敏性成分浓缩时应采用减压浓缩。

4.配液　分装前可合理选加矫味剂和防腐剂。常用的矫味剂有蜂蜜、单糖浆、甘草甜素、甜菊苷、蛋白糖等,也可加入天然香料;常用的防腐剂有山梨酸、苯甲酸、对羟基苯甲酸酯类,使用防腐剂应注意药液pH值的适宜性。

加入矫味剂和防腐剂后,搅匀,可按注射液制备工艺要求进行粗滤、精滤后,即得。处方中如含有酊剂、醑剂、流浸膏,应以细流缓缓加入药液中,随加随搅拌,使析出物细腻,分散均匀。配液时可根据需要加入适量的乙醇。

5.分装 配液好的药液应及时灌装于无菌洁净的干燥容器中,单剂量包装或多剂量包装。

6.灭菌 一般采用煮沸法和流通蒸汽法进行灭菌。亦可在严格避菌条件下,灌装后不经灭菌,直接包装。

中药合剂制备时还应注意:①制备过程严格避菌操作,减少污染,尽可能缩短时间。②标签应标明"服时摇匀"。③成品应贮存于阴凉干燥处。

(四)合剂的质量检查

1.合剂的质量要求 除另有规定外,合剂应澄清。在贮存期间不得有发霉、酸败、异物、变色、产生气体或其他变质现象,允许有少量摇之易散的沉淀。药液的pH值、相对密度以及装量、微生物限度均应符合规定要求。

2.合剂的质量检查

(1)pH值:照现行版《中国药典》pH值测定法测定。

(2)相对密度:照现行版《中国药典》相对密度测定法测定。

(3)装量:取单剂量灌装的合剂供试品5支,将内容物分别倒入经标化的量入式量筒中,在室温下检视,每支装量与标示量相比较,少于标示量的不得多于1支,并不得少于标示量的95%。

多剂量灌装的合剂,照现行版《中国药典》最低限度检测法检查。

(4)微生物限度:照现行版《中国药典》微生物限度检测法检查。

三、糖浆剂

(一)糖浆剂的含义

糖浆剂是指含有饮片提取物的浓蔗糖水溶液,一般含糖量不得低于45%(g/mL)。糖浆剂供内服。

(二)糖浆剂的特点

糖浆剂具有味甜量小,服用方便,吸收较快的特点,因含有糖和芳香性物质,口感较好,尤其适合于儿童用药;因含糖等营养物质,在制备和贮存过程中极易被微生物污染,制剂中需加入防腐剂;含糖量多,不适于糖尿病患者服用。

(三)糖浆剂的分类

根据糖浆剂的组成及用途可以分为以下几类。

1.单糖浆 蔗糖的近饱和水溶液,其浓度为85.0%(g/mL)或64.71%(g/g)。不含任何药物,可用作矫味剂、助悬剂、黏合剂等。

2.芳香糖浆 含芳香性物质或果汁的浓蔗糖水溶液。不作药用,主要用作矫味剂。如橙皮糖浆。

3.药用糖浆 含有饮片或中药提取物的浓蔗糖水溶液,用于治疗。如复方百部止咳糖浆具有清肺止咳作用,五味子糖浆具有益气补肾、镇静安神作用。

(四)糖浆剂的制法

中药糖浆剂的制备工艺过程见图6—12。

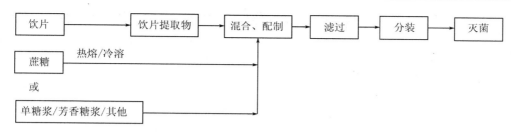

图6-12　中药糖浆剂的制备工艺流程

浸提、纯化、浓缩内容详见"中药合剂"相应项下。根据配制过程中蔗糖的加入方式，可分为溶解法和混合法，溶解法又包括热溶法和冷溶法。所用蔗糖应符合现行版《中国药典》规定。

1.热溶法　将蔗糖加到沸腾的蒸馏水（或饮片浓煎液）中溶解、加入可溶性药物，搅拌溶解后，趁热滤过，自滤器上加蒸馏水至全量即得。若趁热滤过仍有困难者，可用滤纸浆、滑石粉等助溶剂，以吸附杂质，提高澄清度。

加热溶解时间不宜太长（一般沸后5min即可），温度也不宜超过100℃，避免蔗糖转化（蔗糖在加热或酸性条件下易水解成一分子果糖和一分子葡萄糖，果糖和葡萄糖1∶1的混合物也叫转化糖），果糖受热易转化成有色物质，制品颜色加深，微生物在单糖中也容易滋生。

此法优点是蔗糖溶解速度快，药液流动性好，容易滤过；加热可使糖中的蛋白质变性凝固，便于去除；可杀灭微生物，利于保存。适于单糖浆、不含挥发性成分的糖浆、热稳定性药物的糖浆剂及有色糖浆剂。但对挥发性、不耐热的药物不适合。

2.冷溶法　将蔗糖在室温下溶解于蒸馏水或药物溶液中，滤过，即得。

此法优点是不加热，含转化糖少，色泽浅。但溶解温度低，时间长，易污染微生物，不利于成品保存，故较少应用。

适用于单糖浆和不宜加热的糖浆剂，如含挥发性成分、热敏性成分的药物。

3.混合法　将药物与计算量的单糖浆直接混合或溶解制备糖浆剂的方法。根据药物的性质可分为以下几种情况。

（1）水溶性固体药物：水中溶解度大的，先用少量蒸馏水制成浓溶液；水中溶解度小的，加适宜的辅助剂使溶解后与单糖浆混合。

（2）药物为液体：水性液体可直接与单糖浆混匀；含乙醇液体与单糖浆混合时易产生浑浊，可加入适量的甘油，或加助滤剂滤过至澄清；若为挥发油，可先溶于少量的乙醇或应用增溶剂，溶解后与单糖浆混合。

（3）饮片：应先提取、精制后加入单糖浆中；干浸膏先粉碎成细粉，加少量的甘油或其他稀释剂，在研钵中研匀后与单糖浆混合。

中药糖浆剂一般从饮片开始，经提取、净化、浓缩至适当浓度，将浓缩液与糖或单糖浆、防腐剂、矫味剂等混合均匀，加水到全量，静置24h，滤过即得。配制时应在清洁避菌的环境中进行，并应及时灌装于灭菌的洁净干燥容器中。

四、煎膏剂

（一）煎膏剂的含义

煎膏剂（膏滋）系指饮片用水煎煮，取煎煮液浓缩，加炼蜜或糖（或转化糖）制成的半流体制剂。煎膏剂以滋补为主,兼有缓慢的治疗作用,故又名膏滋。多用于慢性疾病,如益母草膏、养阴清肺膏等。

(二)煎膏剂的特点

1.优点

(1)药物浓度高,有良好的保存性。

(2)体积小,便于服用。

(3)含有蜂蜜、蔗糖而味美适口,病者乐于服用。如枇杷蛇胆川贝膏等。

2.缺点　经过长时间的加热浓缩,成分易挥发或破坏。因而热敏性药物及挥发性成分为主的饮片不宜制成煎膏剂。

(三)煎膏剂的制法

煎膏剂用煎煮法提取,其一般工艺流程见图6—13。

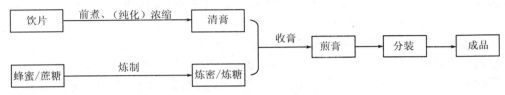

图6—13　煎膏剂制备工艺流程图

1.煎煮　根据处方饮片的性质,加水煎煮2～3次,每次2～3h,滤过,合并滤液,静置,滤过。

处方中若含胶类,如阿胶、鹿角胶等,除发挥治疗作用外,还有助于药液增稠收膏,应烊化后在收膏时加入。贵重细料药可粉碎成细粉待收膏后加入。

2.浓缩　将滤液浓缩至规定的相对密度,或趁热蘸取浓缩液滴于桑皮纸上,以液滴周围无渗出水迹为度。即得"清膏"。浓缩过程应注意防止焦糊。

3.炼糖(炼蜜)　煎膏剂中的蔗糖和蜂蜜必须炼制之后加入。炼糖(炼蜜)的目的在于除去杂质,杀灭微生物,减少水分,防止"返砂"("返砂"是指煎膏剂贮藏过程中析出糖晶的现象。其可能原因是煎膏剂中总糖量过高或炼糖的转化率过低或过高所致。炼糖在于使蔗糖部分转化成转化糖)。

炼糖的方法:取蔗糖适量,加入糖量50%的水和0.1%酒石酸,加热溶解,保持微沸,炼至"滴水成珠,脆不黏牙,色泽金黄",使糖的转化率达到40%～50%,即得。冰糖含水量较小,炼制时加水量适当增加以防焦化,炼制时间相对较短。饴糖含水量较大,炼制时可少加水,炼制时间相对较长。

4.收膏　除另有规定外,取清膏,于100℃以下加入不超过清膏3倍量的炼糖或炼蜜。收膏时煎膏剂的相对密度一般为1.4左右。亦可采用经验方法判断:①沸腾时膏滋表面出现"龟背纹",用细棒或膏滋板趁热取样挑起,出现"挂旗"现象。②取样将膏液蘸于食指与拇指上共捻,能拉出约2cm左右的白丝(俗称"打白丝")。③用细棒趁热蘸取膏液滴于桑皮纸上,不现水迹等。收膏时膏的稠度经验指标,总体冬季稍稀,夏季稍稠些。

5.分装　煎膏剂半流体状,黏稠度高,为便于分装和取用,多用大口瓶盛装。容器应洁净卫生。待煎膏剂冷至室温后分装,或分装后瓶口朝下放置,冷到室温后再正向存放。避免水蒸气回流到煎膏剂表面,久贮产生霉败现象。

（四）煎膏剂的质量检查

1.煎膏剂的质最要求　煎膏剂应质地细腻,无焦臭异味,无糖的结晶析出,不得霉败。检查方法:一般取煎膏剂 5g,加热水 200mL,搅拌溶化,3min 后观察,不得有焦屑等异物(微量细小纤维、颗粒不在此限)。

返砂等问题的讨论:煎膏剂贮存期间常会析出一些结晶,俗称"返砂"。返砂问题与煎膏剂中的总糖量和糖的转化率有关。一般控制总糖量在 85% 以下为宜。炼糖的转化率应控制在 40%～50%,若转化率低于 35%,易出现以蔗糖为主的结晶;转化率高于 60%,易出现以葡萄糖为主的结晶。蔗糖的转化易在加热和酸性条件下进行,收膏时尽量缩短加热时间和温度,必要时调整药液的 pH 值,防止蔗糖进一步转化。

2.煎膏剂的质量检查

（1）相对密度:除另有规定外,取供试品适量,精密称定,加水约 2 倍,精密称定,混匀,作为供试液。照现行版《中国药典》相对密度测定法测定。凡加入饮片药粉的煎膏剂,不检查相对密度。

（2）不溶物:取供试品 5g,加热水 200mL,搅拌使溶化,放置 3min 后观察。加饮片细粉的煎膏剂应在未加入药粉前检查,符合规定后,方可加入药粉,加入药粉后不再检查不溶物。

（3）装量:照现行版《中同药典》最低限度检测法检查。

（4）微生物限度:照现行版《中国药典》微生物限度检测法检查。

五、浸出药剂容易出现的质量问题

浸出药剂成分组成复杂,属于混合分散体系,在贮存过程中易发生各种物理和化学变化,影响制剂的安全性和有效性。

（一）长霉发酵

糖浆剂、合剂、口服液等含有糖、蛋白质等微生物的营养物质,且水分含量大,在适宜的温度、pH 值等条件下,微生物易大量繁殖。应严格生产工艺管理,采取严格的防菌措施,避免微生物的污染;必要时可适当加入防腐剂。

含乙醇制剂,乙醇含量在 20% 以上可以达到防腐效果。

（二）浑浊沉淀

液体浸出药剂成分复杂,既含有高分子杂质,也含有溶解度不同的各类小分子物质,因而在贮存过程中存在胶体分子的陈化和难溶性成分的析出现象;含乙醇药剂,因乙醇挥发导致醇度下降,溶解范围发生改变而产生浑浊或沉淀;因包装材料或光线、温度等因素的影响,导致成分发生水解或其他反应;药剂的 pH 值改变,也会使某些成分的溶解度下降。

为减少浑浊或沉淀,应加强精制,除杂彻底;制剂密闭包装,减少含乙醇药剂乙醇的挥发;溶解度小的药物成分可以加辅助溶剂或环糊精包合;包装材料使用前进行内表面的处理等。根据沉淀出现的原因,有针对性地采取措施。

（三）成分水解

有些中药成分在水中易水解,导致疗效降低或失效。水解往往与 pH 值、酶、温度等因素有关。调整药液的 pH 值、加热以杀灭酶的活性、低温保存、添加乙醇或其他有机溶剂等可抑制水解的进行。

（王景洋）

第七章　神经系统药物

根据神经系统的分类,可将神经系统用药分为中枢神经系统药物和传出神经系统药物。中枢神经系统药物包括镇静催眠药、抗癫痫药和抗惊厥药、抗帕金森病药、抗阿尔茨海默病药、抗精神失常药、镇痛药、解热镇痛抗炎药等;传出神经系统药物按照其作用,可分为拟胆碱药、抗胆碱药、拟肾上腺素药和抗肾上腺素药。

第一节　镇静催眠药

能轻度抑制中枢神经系统,缓解或消除兴奋不安,恢复安静情绪的药物称镇静药;能促进和维持近似生理性睡眠的药物称催眠药。实际上镇静药和催眠药并无本质上的区别,二者只是所用剂量不同而已。同一药物,在较小剂量时起镇静作用,在较大剂量时则起催眠作用,因此统称为镇静催眠药。

镇静催眠药按化学结构,可分为巴比妥类、苯二氮䓬类及其他类镇静催眠药。传统的巴比妥类镇静催眠药随剂量的增加,可分别产生镇静、催眠、嗜睡、抗惊厥和麻醉作用,中毒量可致呼吸麻痹而死亡。但苯二氮䓬类并无上述规律,即使很大剂量也不引起麻醉。由于苯二氮䓬类有较好的抗焦虑和镇静催眠作用,安全范围大,故目前已几乎完全取代了巴比妥类等传统镇静催眠药。

一、苯二氮䓬类

临床常用的苯二氮䓬类(benzodiazepines,BZ)药物有 20 余种,该类药物结构相似,但不同衍生物之间,其抗焦虑、镇静催眠、抗惊厥、肌肉松弛和安定作用则各有侧重。本节只讨论主要用于镇静催眠的衍生物,包括地西泮(Diazepam,安定)、氟西泮(Flurazepam,氟安定)、氯氮䓬(Chlordiazepoxide,利眠宁)、奥沙西泮(Oxazepam,去甲羟安定)和三唑仑(Triazolam)等。

本类药物根据作用时间的长短可分为长效、中效和短效三类。

①长效类:地西泮、氟西泮、氯氮䓬、去甲西泮。

②中效类:硝西泮、氟硝西泮。

③短效类:三唑仑、艾司唑仑、奥沙西泮、劳拉西泮、阿普唑仑。

1. 作用与机制　BZ 的作用机制与脑内抑制性递质 γ-氨基丁酸(GABA)受体密切相关。$GABA_A$ 是 GABA 的一个亚型,为配体-门控 Cl^- 通道。BZ 与 $GABA_A$ 受体结合后,易化 $GABA_A$ 受体,促进 Cl^- 内流,引起突触后膜超极化,减少中枢内某些神经元的放电而产生抑制效应。此外,BZ 可抑制腺苷的摄取,导致内源性神经抑制剂作用增强。

(1)抗焦虑作用:BZ 在小于镇静剂量时具有抗焦虑作用,可显著改善焦虑患者的紧张、忧虑、激动和失眠等症状。这可能是其选择性作用于边缘系统的结果。

(2)镇静催眠作用:随着 BZ 类药物剂量的增加,可引起镇静和催眠作用。本类药物对快动眼睡眠时相影响较小,停药后代偿性反跳较轻,由此引起的停药困难亦较小。但近年报道,BZ 连续应用,可引起明显的依赖性而发生停药困难,应予警惕。

（3）抗惊厥和抗癫痫作用：BZ 药物抗惊厥作用较强,并能抑制癫痫病灶异常放电的扩散,但不能取消病灶本身的异常放电。

（4）中枢性肌肉松弛作用：本类药物具有较强的肌肉松弛作用,能抑制脊髓多突触反射和中间神经元的传递。动物实验证明,BZ 类对猫去大脑僵直有明显肌肉松弛作用,也可缓解人类大脑损伤所致的肌肉僵直。

2.临床应用

（1）焦虑症：临床常用地西泮和氯氮草。对持续性焦虑状态,宜选用长效类药物,如地西泮、氯氮草和氟西泮；对间断性严重焦虑患者,则宜选用中、短效类药物,如硝西泮、三唑仑和奥沙西泮。

（2）失眠：多使用硝西泮、氟西泮及三唑仑。

（3）麻醉前给药：由于本类药物安全范围大,镇静作用发生快,且可产生暂时性记忆缺失,因此用于麻醉前给药。可减轻患者对手术的恐惧情绪,减少麻醉药用量,增强麻醉药的作用及增加安全性,多用地西泮静脉注射。

（4）惊厥和癫痫：临床用于辅助治疗破伤风、子痫、小儿高热惊厥和药物中毒性惊厥,以地西泮和三唑仑的作用比较明显。目前治疗癫痫持续状态首选地西泮,硝西泮主要用于癫痫肌阵挛性发作,而氯硝西泮则对失神发作和肌阵挛性发作均具有良好的疗效。

（5）肌肉痉挛：可缓解由中枢神经系统病变而引起的肌张力增强或局部病变所致的肌肉痉挛。

3.不良反应

（1）中枢症状：口服安全范围大,发生严重后果者少。常见副作用为头昏、嗜睡、乏力等。大剂量偶致共济失调、运动功能障碍,过量或急性中毒可致昏迷和呼吸抑制,同时应用其他中枢抑制药、吗啡和乙醇等可显著增强毒性。

（2）耐受及成瘾：本类药物虽无明显药酶诱导作用,但长期用药仍可产生一定耐受性,需增加剂量。久服可发生依赖性和成瘾,停药时出现反跳和戒断症状（失眠、焦虑、激动、震颤等）。与巴比妥类相比,本类药物的戒断症状发生较迟、较轻。

4.禁忌证　可透过胎盘屏障和随乳汁分泌,因此孕妇和哺乳妇女忌用。

二、巴比妥类

巴比妥类（Barbiturates）药物是巴比妥酸（丙二酰脲）的衍生物。巴比妥类药物随着剂量的增大,相继出现镇静、催眠、抗惊厥和麻醉作用；苯巴比妥还有抗癫痫作用。由于该类药物易产生耐受性和依赖性,并诱导肝药酶活性而影响其他药物的代谢,现已很少用于镇静催眠,只有苯巴比妥和戊巴比妥用于控制癫痫持续状态,硫喷妥用于静脉麻醉。

本类药物的镇静催眠作用机制可能与其选择性地抑制丘脑网状上行激活系统,从而阻断兴奋向大脑皮层的传导有关。其抗惊厥作用则是通过抑制中枢神经系统的突触传递,提高大脑皮层运动区的电刺激阈值来实现的。常用药物有苯巴比妥、异戊巴比妥、司可巴比妥、硫喷妥等。

巴比妥类药物的脂溶性越大,则作用越快而强,但维持时间短；脂溶性越小,作用越慢而弱,但维持时间较长。按作用时间长短,可将此类药物分为长效、中效、短效和超短效,见表7—1。

表7—1 常用巴比妥类药物药效比较

类别	药物	显效时间	维持时间
长效	苯巴比妥(Phenobarbital)	0.5~1h	6~8h
中效	异戊巴比妥(Amobarbital)	15~30min	3~6h
短效	司可巴比妥(Secobarbital)	10~15min	2~3h
超短效	硫喷妥(Thiopental)	静注立即显效	15min.

三、其他镇静催眠药

1. 水合氯醛(Chloral Hydrate) 是三氯乙醛的水合物,口服易吸收,起效快,维持时间长。主要用于治疗顽固性失眠。大剂量有抗惊厥作用,可用于小儿高热、子痫和破伤风等所引起的惊厥。水合氯醛对胃有刺激性,须稀释后口服。久服也可引起耐受性和成瘾性。

2. 佐匹克隆(Zopiclone) 为环吡咯酮类的第三代催眠药,为 GABA 受体激动剂,与苯二氮草类结合于相同的受体和部位,但作用于不同的区域。本品作用迅速,与苯二氮草类相比作用更强。除具有催眠、镇静作用外,还具有抗焦虑、肌松和抗惊厥作用。

(武静茹)

第二节 抗帕金森病药

抗帕金森病药分为拟多巴胺类药、抗胆碱药及单胺氧化酶—B 抑制剂三类,其中拟多巴胺类药与抗胆碱药合用可增强疗效。

抗帕金森病药一般不能根治疾病,患者需要长期服药。由于病患多为老年人,且患有心血管疾病,故服药期间更应注意药品对心血管的不良作用,若发现异常,应减量或改用其他药品。

一、拟多巴胺类药

(一)左旋多巴(Levodopa)

1. 作用与机制 本品为体内合成去甲肾上腺素及多巴胺(DA)的前体物质。其本身并无药理活性,但它通过血脑屏障进入中枢后,经多巴脱羧酶作用转化成 DA 而发挥药理作用。由于外周循环中的左旋多巴只有 1% 进入中枢转化成 DA,故欲在中枢达到足够的 DA,需服大剂量的左旋多巴。如同时合用卡比多巴等外周多巴脱羧酶抑制剂,可减少左旋多巴的用量。肝功能障碍时,血中苯乙胺和酪胺升高,在神经细胞内经 β—羟化酶分别生成伪递质苯乙醇胺和羟苯乙醇胺,它们取代了正常递质 NA,妨碍神经功能。由于左旋多巴能在脑内转变成 NA,恢复正常神经活动,使患者由昏迷转为苏醒。因此,本品在临床可用于 PD 及肝昏迷等。

2. 不良反应 左旋多巴的不良反应较多,因其在体内(外周)转变为 DA 所致。

(1)胃肠道反应:治疗初期可出现恶心、呕吐、食欲减退等;偶见溃疡出血或穿孔。

(2)心血管反应:出现轻度体位性低血压,也可引起心动过速或心律失常。

（3）不自主异常运动：由长期用药引起，多见于面部肌群，也可累及肢体或躯体肌群。疗程延长，发生率也相应增加。

（4）精神障碍：出现失眠、焦虑、噩梦、狂躁、幻觉、妄想、抑郁等症状，应注意调整剂量，必要时停药。

3.药物评价　用左旋多巴治疗后，约75％的患者获得较好疗效。治疗初期疗效更显著。左旋多巴的作用特点如下：

（1）对轻症及年轻患者疗效较好，而对重症及年老衰弱患者疗效差。

（2）对肌肉僵直及运动困难者疗效较好，而对肌肉震颤症状疗效差，如长期用药及较大剂量对后者仍可见效。

（3）作用较慢，常需用药2～3周才出现客观体征的改善，1～6个月以上才获得最大疗效，但作用持久，且随用药时间延长而递增。

注意：左旋多巴对其他原因引起的帕金森综合征也有效。但对吩噻嗪类等抗精神病药所引起的锥体外系症状无效，因这些药有阻断中枢DA受体的作用。

（二）卡比多巴（Carbidopa）

为外周脱羧酶抑制剂，通过抑制外周的左旋多巴转化为DA，使循环中左旋多巴含量增高5～10倍，从而使进入中枢的左旋多巴量也增多。这样，既能提高左旋多巴的疗效，又能减轻其外周的副作用，所以是左旋多巴的重要辅助药。临床用于各种原因引起的帕金森病。

本品较少单独使用，多与左旋多巴合用，也可与金刚烷胺、苯海索合用。妊娠期妇女、青光眼患者、精神病患者禁用。

（三）金刚烷胺（Amantadine）

进入脑组织后，通过促进释放DA或延缓DA的代谢破坏而发挥抗震颤麻痹作用。见效快而维持时间短，用药数天即可获最大疗效，但连用6～8周后疗效逐渐减弱。其疗效不及左旋多巴，但优于胆碱受体阻断药，与左旋多巴合用有协同作用。

常见不良反应有嗜睡、眩晕、抑郁及食欲减退等；严重不良反应有充血性心力衰竭、体位性低血压、尿潴留等；偶致惊厥，故癫痫患者禁用。孕妇禁用；精神病、脑动脉硬化及哺乳妇女慎用。

二、胆碱受体阻断药

这类药物可阻断中枢胆碱受体，减弱纹状体中Ach的作用。本类药物曾是沿用已久的抗帕金森病药，但自使用左旋多巴以来，它们已退居次要地位，其疗效不如左旋多巴。现适用于：①轻症患者。②不能耐受左旋多巴或禁用左旋多巴的患者。③与左旋多巴合用，可使50％患者症状得到进一步改善。④治疗抗精神病药引起的帕金森综合征有效。传统胆碱受体阻断药阿托品、东莨菪碱对帕金森病有效，但因其抗外周胆碱的副作用大，因此合成中枢性胆碱受体阻断药以供应用，常用者为苯海索。

苯海索（Trihexyphenidyl）：

1.作用与机制　本品对中枢纹状体胆碱受体有阻断作用，外周抗胆碱作用较弱，为阿托品的1/10～1/3。

2.临床应用　抗震颤疗效好，但改善僵直及动作迟缓较差，对某些继发性症状如过度流涎有改善作用。主要用于抗震颤麻痹；也可用于利血平和吩噻嗪类引起的锥体外系反应及肝豆状核变性。

3. 不良反应　口干、便秘、瞳孔散大及视力模糊等。

4. 禁忌证　青光眼、前列腺肥大患者禁用；老年人应注意控制剂量。

三、单胺氧化酶－B 抑制剂

司来吉兰 Selegiline

1. 作用与机制　本品为选择性 B 型单胺氧化酶不可逆性抑制剂，可阻断 DA 的代谢，抑制其降解，也可抑制突触处 DA 的再摄取而延长 DA 的作用时间。与左旋多巴合用，可增强左旋多巴的作用，并减轻左旋多巴引起的运动障碍。

2. 临床应用　用于治疗 PD，常作为左旋多巴、美多巴的辅助用药。

3. 不良反应　身体的不自主运动增加、情绪或其他精神改变、眩晕、失眠、口干等较常见；偶有焦虑、幻觉、高血压危象等症状。

4. 禁忌证　活动性溃疡患者应避免使用。

（王兆军）

第三节　抗阿尔茨海默病药

AD 的主要病理特征为以 β－淀粉样肽沉积为核心的老年斑，以过度磷酸化 tau 蛋白为主要成分的神经元纤维缠结，以胆碱神经元变性和死亡为主的神经元丢失和特定区域的脑萎缩等。由于 AD 的病因尚未得到完全阐明，因此临床治疗一直是个难题，目前临床治疗 AD 的药物主要有两大类：①改善胆碱功能的药物，主要用于改善轻、中度 AD 的认知损害症状。②NMDA 受体拮抗剂，可抑制钙超载，减少神经元死亡，用于治疗中、重度 AD。

此外，大脑功能恢复药通过促进脑代谢、扩张脑血管微循环等作用也可以改善老年痴呆患者的学习记忆能力，如吡拉西坦、胞磷胆碱、银杏叶提取物等。

一、改善胆碱功能的药物

（一）加兰他敏（Galanthamine）

1. 作用与机制　本品为第二代胆碱酯酶（AchE）抑制剂，可抑制中枢突触间隙的 AchE 活性，阻止 Ach 的水解，增加 Ach 的浓度；还可增强 Ach 的刺激及去极化作用，调节 Ach 受体的表达，从而达到改善记忆及认知功能的目的。

2. 临床应用　用于治疗轻、中度 AD，有效率达 50%～60%；还可用于重症肌无力、脊髓灰质炎后遗症等。

3. 不良反应　治疗早期（2～3 周）患者可有恶心、呕吐及腹泻等胃肠道反应，稍后即消失。

（二）石杉碱甲（Huperzine A）

1. 作用与机制　本品为强效、可逆性胆碱酯酶抑制剂。脂溶性高，易透过血脑屏障，进入中枢后分布于额叶、海马等与学习和记忆有关的脑区，使分布区内神经突触间隙的 Ach 含量明显升高，从而增强神经元兴奋传导，强化学习与记忆脑区的兴奋作用，起到提高认知功能、增强记忆保持和记忆再现的作用。

2. 临床应用　适用于中、老年良性记忆障碍及各型痴呆、记忆认知功能及情绪行为障碍。

3.不良反应 常见恶心、头晕、多汗、腹痛、视物模糊等,一般可自行消失,严重者可用阿托品对抗。

4.禁忌证 有严重心动过缓、低血压及心绞痛、哮喘、肠梗阻患者慎用。

(三)多奈哌齐(Donepezil)

为第二代胆碱酯酶抑制剂,对中枢神经系统胆碱酯酶选择性高。该药半衰期长,故可以每天服用一次。用于轻、中度 AD 的治疗。常见的不良反应是腹泻、疲乏、恶心呕吐、头晕和失眠。少数患者出现血肌酸激酶轻微增高。

(四)占诺美林(Xanomeline)

为选择性 M_1 受体激动剂,可明显改善 AD 患者的认知功能和动作行为。

二、NMDA 受体拮抗剂

美金刚(Memantine)

1.作用与机制 本品是第一个用于治疗晚期 AD 的 N—甲基—D—天冬氨酸(NMDA)受体拮抗剂。当谷氨酸以病理量释放时,本品会减少谷氨酸的神经毒性作用;当谷氨酸释放过少时,本品可以改善记忆过程所需谷氨酸的传递。研究表明,本品可显著改善中、重度老年痴呆患者的动作能力、认知障碍和社会行为。

2.临床应用 用于治疗中至重度的 AD 及震颤麻痹综合征。

3.不良反应 常见有疲劳、头晕、呕吐、头痛等。

4.禁忌证 严重肝功能不全者、意识障碍者、妊娠及哺乳期妇女禁用。

(李智)

第四节 抗癫痫药和抗惊厥药

一、抗癫痫药

抗癫痫药能预防和控制癫痫病的发作,促使发作减少、减轻、病情缓解,一般不能根治。本类药品一般需要长期使用,不可中途骤然停用,以免癫痫复发或加剧,甚至诱发癫痫持续状态。本类药品适应证多有不同,临床应根据癫痫发作的类型选择合适的药品。

常用的抗癫痫药按化学结构可分为:乙内酰脲类、巴比妥类、苯二氮䓬类、亚芪胺类、琥珀酰亚胺类及其他类。

(一)乙内酰脲类

苯妥英钠(Phenytoin Sodium)

1.作用与机制 本品可抑制癫痫发作时,神经元的高频反复放电,是治疗癫痫大发作和部分性发作的首选药,也可用于治疗单纯部分性发作和精神运动性发作。静注或肌内注射可治疗癫痫持续状态;但对癫痫小发作(失神发作)不仅无效,而且有时会使病情恶化。

2.临床应用 本品能使三叉神经痛的疼痛减轻,发作次数减少。对舌咽神经痛和坐骨神经痛等也有一定的疗效,在临床上可用于治疗外周神经痛。此外,苯妥英钠还可用于治疗室性心动过速、室上性和室性早搏等心律失常。

3.不良反应 除对胃肠道有刺激外,苯妥英钠的其他不良反应都与血药浓度有关。一般

血药浓度达 $10\mu g/mL$ 时,可有效地控制大发作,而 $20\mu g/mL$ 左右则可出现毒性反应。常见的不良反应如下。

(1)胃肠道刺激:本品碱性较强,对胃肠道刺激性较大,口服易引起恶心、呕吐、食欲减退等症状,宜饭后服用。

(2)齿龈增生:长期用药可致牙龈增生,多见于青少年。经常按摩牙龈,可防止或减轻症状。一般停药 3～6 个月后可恢复。

(3)中枢反应:长期服用或短时间内服用剂量过大(血药浓度为 $20\sim40\mu g/mL$),可出现眩晕、共济失调、发音困难、头痛和眼球震颤等。血药浓度大于 $40\mu g/mL$ 可致精神错乱;$50\mu g/mL$ 以上时出现严重昏睡甚至昏迷。

(4)抑制造血:久服可致叶酸吸收及代谢障碍,导致巨幼细胞性贫血,可通过补充甲酰四氢叶酸进行预防和治疗。少数患者可出现白细胞及血小板减少、再生障碍性贫血。长期应用应定期检查血象。

(5)过敏反应:皮疹与药热较常见,偶见因过敏反应而导致肝脏损害。因此,长期用药应定期做肝功能检查。

(6)影响骨骼:苯妥英钠为肝药酶诱导剂,能加速维生素 D 的代谢,长期用药可导致低钙血症。与苯巴比妥合用时该不良反应更为明显。必要时可同时服用维生素 D 预防。

(7)抑制心血管:静脉注射过快时,可致心律失常、心脏抑制和血压下降,故应缓慢注射,并在心电图监护下进行。

(8)其他:妊娠早期用药,偶致畸胎,如腭裂等。久服骤停可使癫痫发作加剧,甚至诱发癫痫持续状态。

4.禁忌证　孕妇及哺乳妇女慎用。

(二)亚芪胺类

卡马西平(Carbamazepine)

1.作用与机制　本品的作用机制与苯妥英钠相似,治疗浓度时能阻滞 Na^+ 通道,抑制癫痫病灶及其周围的神经元放电。

2.临床应用　对复杂部分发作(如精神运动性发作)有良好疗效,对大发作和部分性发作也为首选药之一。对癫痫并发的精神症状,以及锂盐无效的躁狂、抑郁症也有效。本品对外周神经痛症有效,其疗效优于苯妥英钠。此外,卡马西平有抗利尿及抗心律失常作用。临床上用于治疗癫痫、三叉神经痛及舌咽神经痛、神经源性尿崩症,预防或治疗躁狂抑郁症及抗心律失常。

3.不良反应　用药早期可出现多种不良反应,如头昏、嗜睡、眩晕、恶心、呕吐和共济失调等,亦可有皮疹和心血管反应。但一般并不严重,不需要中断治疗,一周左右逐渐消退。

少见而严重的反应,包括骨髓抑制(再生障碍性贫血、粒细胞减少和血小板减少)、肝损害等。少数患者可有过敏反应,必须立即停药,并积极进行抗过敏治疗。服药期间,不宜驾驶车辆及高空作业,应定期检查血象和肝功能。

4.禁忌证　严重肝功能不全及孕妇、哺乳妇女禁用;青光眼、严重心血管疾病患者及老年患者慎用。

5.药物评价　本品临床用途广泛,不但是常用的抗癫痫药之一,也是应用最多的治疗外周神经痛药品之一。

（三）巴比妥类

1. 苯巴比妥（Phenobarbital）　本品既能抑制病灶神经元的异常高频放电，又能提高病灶周围正常组织的兴奋阈，阻止异常放电的扩散，有显著的抗癫痫作用。苯巴比妥对除失神小发作以外的各型癫痫，包括癫痫持续状态都有效。但因其中枢抑制作用明显，都不作为首选药，仅癫痫持续状态时常用以静脉注射。但临床更倾向于用戊巴比妥钠静脉注射以控制癫痫持续状态。

常见由于本药的镇静催眠作用所引起的嗜睡与精神不振。少数患者可发生皮疹、药热等过敏反应。

2. 扑米酮（Primidone）　作用与苯巴比妥相似，但作用及毒性均较低。适用于癫痫大发作和精神运动性发作，对小发作疗效差，对苯巴比妥和苯妥英钠不能控制的癫痫大发作及精神运动性发作大剂量使用本品较有效。

本品为临床较常使用的抗癫痫药，与苯妥英钠合用可增强疗效，但不能与苯巴比妥合用，否则毒性增加。常见不良反应为呕吐、嗜睡、共济失调等；久服可引起白细胞减少、肝功能减退、血小板减少、骨质疏松及佝偻病等。严重肝功能不全者禁用。

（四）侧链脂肪酸类

丙戊酸钠（Sodium Valproate）

1. 作用与机制　本品为广谱抗癫痫药，对各种类型的癫痫发作都有一定疗效。

2. 临床应用　临床多用于其他抗癫痫药无效的各型癫痫患者，对失神小发作的疗效优于乙琥胺，但因丙戊酸钠有肝毒性，临床仍首选乙琥胺。对全身性肌强直－阵挛性发作有效，但不及苯妥英钠和卡马西平。对非典型小发作的疗效不及氯硝西泮。对复杂部分性发作的疗效近似卡马西平。对其他药物未能控制的顽固性癫痫有时可能奏效。

3. 不良反应　常见胃肠道反应，如厌食、恶心、呕吐等；由于本品主要经肝脏代谢，少数患者出现肝脏毒性，国外报道有中毒致死的病例（尤以儿童为甚，多数死于肝功能衰竭），故用药期间应定期检查肝功能；极少数患者出现淋巴细胞增多、血小板减少、无力、共济失调等。

4. 其他　本药通常可与其他抗癫痫药合用，但应避免与氯硝安定、阿司匹林、抗过敏药品和镇静药合用。宜与食物同服。孕妇及哺乳期妇女等慎用。

（五）琥珀酰亚胺类

乙琥胺（Ethosuximide）只对失神小发作有效。其疗效不及氯硝西泮，但副作用较少。至今仍是治疗小发作的首选药。对其他型癫痫无效。

常见副作用有嗜睡、眩晕、呃逆、食欲不振和恶心、呕吐等。偶见嗜酸性粒细胞增多症和粒细胞缺乏症。严重者可发生再生障碍性贫血。

（六）苯二氮䓬类

苯二氮䓬类用于癫痫治疗者有地西泮、氯硝西泮和硝西泮。苯二氮䓬类的副作用是中枢抑制作用明显，甚至发生共济失调，久用可产生耐受性。

1. 地西泮（Diazepam）　是控制癫痫持续状态的首选药之一。静脉注射见效快，安全性较大。但偶可引起呼吸抑制，宜缓慢注射（1mg/min）。

2. 硝西泮（Nitrazepam）　对肌阵挛性癫痫、不典型小发作和婴儿痉挛有较好疗效。

3. 氯硝西泮（Clonazepam）　对各型癫痫都有效，尤以对失神小发作、肌阵挛性发作和不典型小发作为佳。

抗癫痫药的抗癫痫作用比较见表7—2。

表7—2 抗癫痫药的抗癫痫作用比较

药物	癫痫发作类型及选药					
	强直阵挛性发作	复杂部分性发作	失神性发作	单纯部分性发作	肌阵挛性发作	癫痫持续状态
苯妥英钠(Phenytoin Sodium)	*	+		+		+(静注)
苯巴比妥(Phenobarbital)	+	+				+(钠盐)
扑米酮(Primidone)	+					
卡马西平(Carbamazepine)	+	*		+		
丙戊酸钠(Sodium Valproate)	+		*			
乙琥胺(Ethosuximide)			*			
氯硝西泮(Clonazepam)	+		+		+	
地西泮(Diazepam)						*

注:+表示有效,但不代表强度;*表示可作为该型的首选药物。

二、抗惊厥药

惊厥是各种原因引起的中枢神经过度兴奋的一种症状,表现为全身骨骼肌不自主的强烈收缩。常见于小儿高热、破伤风、癫痫大发作、子痫和中枢兴奋药中毒等。

常用抗惊厥药有巴比妥类、水合氯醛和地西泮等,已在镇静催眠药中讨论。本处只介绍硫酸镁。

硫酸镁(Magnesium Sulfate)

1. 作用与机制

(1)抗惊厥:其作用机制除抑制中枢神经系统外,主要由于 Mg^{2+} 不仅能进入运动神经末梢,竞争性拮抗 Ca^{2+} 促进囊泡释放乙酰胆碱的作用,而且能降低神经纤维和骨骼肌的兴奋性,阻断神经肌肉接头处的传递,使其功能活动减弱,产生骨骼肌松弛作用。

(2)降血压:血中 Mg^{2+} 浓度过高时,可抑制血管平滑肌,扩张小动脉、微动脉,从而使外周阻力降低,动脉血压下降。

(3)致泻:硫酸镁口服难吸收,在肠道形成高渗透压而促进排便反射或使排便顺利。

2. 临床应用 可用于治疗各种原因所致的惊厥、治疗高血压危象,口服用作泻药。

3. 不良反应 过量时,引起呼吸抑制、血压骤降以至死亡。一旦中毒,应立即进行人工呼吸,并静脉缓慢注射氯化钙或葡萄糖酸钙,可立即消除 Mg^{2+} 的作用。

(李智)

第五节 抗精神失常药

精神失常(Psychiatric Disorders)是由多种原因引起的精神活动障碍的一类疾病。治疗这类疾病的药物统称为抗精神失常药。根据临床用途,分为三类,即抗精神病药、抗躁狂和抗抑郁症药及抗焦虑药。

一、抗精神病药

抗精神病药是指能够减轻或消除精神患者的精神症状（如各种幻觉、妄想、思维障碍、孤僻、退缩、兴奋躁动等），使患者恢复理智的药物。其主要用于治疗精神分裂症及其他精神失常的躁狂症状。

根据化学结构的不同，可将本类药品分为：

①吩噻嗪类，如氯丙嗪、奋乃静、氟奋乃静、硫利达嗪、三氟拉嗪等。

②硫杂蒽类，如氯普噻吨、氯哌噻吨等。

③丁酰苯类，如氟哌啶醇、氟哌利多等。

④其他类，如舒必利、氯氮平、奥氮平、利培酮等。

（一）吩噻嗪类

吩噻嗪是由硫、氮原子联结两个苯环（称为吩噻嗪母核）的一类化合物。根据其侧链基团不同，分为二甲胺类、脈嗪类及哌啶类。其中以哌嗪类抗精神病作用最强，其次是二甲胺类，哌啶类最弱。目前国内临床常用的有氯丙嗪、氟奋乃静及三氟拉嗪等，以氯丙嗪应用最广。

1.氯丙嗪（Chlorpromazine）

（1）作用与机制：本品为吩噻嗪类的代表药品，主要对中枢 DA 受体有阻断作用，另外也能阻断 α 受体和 M 受体等。因此，其药理作用广泛而复杂。

1）抗精神病作用：主要是由于拮抗了与情绪思维有关的边缘系统的 DA 受体所致，而拮抗网状结构上行激活系统的 α 受体，则与镇静安定有关。患者用药后，可迅速控制兴奋躁动，继续用药，可使幻觉、妄想、躁狂及精神运动性兴奋逐渐消失，理智恢复，情绪安定。氯丙嗪抗幻觉及抗妄想作用一般需连续用药 6 周至 6 个月才充分显效。但连续用药后，安定及镇静作用则逐渐减弱，出现耐受性。

2）镇吐作用：抑制延脑催吐化学敏感区的 DA 受体或直接抑制呕吐中枢，对各种原因引起的呕吐及顽固性呃逆有效；但对前庭刺激所致的呕吐无效。

3）体温调节：抑制下丘脑体温调节中枢，使体温调节失灵。既能降低发热体温，也能使正常体温略降。

4）α 受体阻断作用：可拮抗外周 α 受体，直接扩张血管，引起血压下降。

5）影响内分泌：调控下丘脑某些激素的分泌，导致乳房肿大、溢乳、延迟排卵等。

（2）临床应用

①治疗各型精神分裂症，也用于治疗更年期综合征。

②治疗多种疾病引起的呕吐，如癌症、放射病、药物引起的呕吐以及顽固性呃逆。

③低温麻醉和"人工冬眠"，与哌替啶、异丙嗪配成冬眠合剂用于创伤性休克、严重感染、中毒性高热及甲状腺危象等病症的辅助治疗。

（3）不良反应：氯丙嗪安全范围大，但长期大量应用，不良反应较多。

1）一般反应：主要有口干、嗜睡、便秘、心悸、乳房肿大、闭经及生长减慢等；静注或肌注后，可出现体位性低血压。

2）毒性反应：一次大量服用，可发生急性中毒，出现昏睡、血压下降、心动过速、心电图异常等。

3）过敏反应：少数人可发生皮疹、光敏性皮炎等过敏反应。

4)锥体外系反应:长期大量应用时最常见,如震颤、运动障碍、静坐不能及流涎等,其发生率与药物剂量、疗程和个体因素有关,胆碱受体阻断药苯海索可缓解之。

5)其他:近年来发现氯丙嗪还可引起迟发性运动障碍或迟发性多动症,表现为不自主的刻板运动,停药后不消失,抗胆碱药可加重此反应。长期用药应定期检查肝功能。

(4)禁忌证:有过敏史、癫痫病史、严重肝功能损害及昏迷患者禁用;尿毒症、高血压及冠心病患者慎用。

(5)药物评价:为第一个应用于临床的抗精神病药;至今仍为抗精神病的首选药品,安全可靠,临床应用极为广泛。

2.氟奋乃静(Fluphenazine) 抗精神病作用比奋乃静强,且较持久;镇吐作用也较强;镇静、降低血压作用微弱。适用于妄想、紧张型精神分裂症及躁狂症;也可用于控制恶心、呕吐。

用药后容易出现锥体外系反应,可加服苯海索加以解除;偶有低血压、粒细胞减少等。年老体弱、脑器质性病变及严重心、肝、肾功能不全患者慎用。

3.硫利达嗪(Thioridazine) 抗精神病作用与氯丙嗪相似,但稍弱;无明显镇静、镇吐、降压作用;抗幻觉作用差,但有一定的情感调节作用,并有明显抗胆碱作用。适用于急慢性精神分裂症及更年期精神病;也可用于焦虑症、抑郁症及神经官能症。

长期使用可出现闭经、血小板降低等症状。注意事项参见氯丙嗪。

因锥体外系反应不明显,老年患者对其耐受性较好而广泛应用。

4.奋乃静(Perphenazine) 作用与氯丙嗪相似,但其抗精神病作用、镇吐作用较强而镇静作用较弱。对幻觉、妄想、焦虑、紧张、激动等症状有效。主要用于精神分裂症、躁狂症;也可用于症状性精神病。

毒性较低,约为氯丙嗪的1/3。但锥体外系反应较多,一般可服用苯海索或东莨菪碱加以解除。不良反应及注意事项参见氯丙嗪。

5.三氟拉嗪(Trifluperazine) 抗精神病作用较强而镇静、催眠作用均较弱。用于治疗精神分裂症,对幻觉、妄想型、木僵型疗效较好。

锥体外系反应较多(60%),其次有心动过速、失眠等,少数患者可发生黄疸、中毒性肝炎及粒细胞缺乏症。肝功能不全者慎用。

常用吩噻嗪类抗精神病药作用比较见表7-3。

表7-3 吩噻嗪类抗精神病药作用比较

药物	抗精神病剂量/(mg/d)	副作用		
		镇静作用	锥体外系反应	降压作用
氯丙嗪(Chlorpromazine)	300～800	+++	++	+++(肌注)++口服
氟奋乃静(Fluphenazine)	1～20	+	+++	+
三氟拉嗪(Trifluperazine)	6～20	+	+++	+
奋乃静(Perphenazine)	8～32	++	+++	+
硫利达嗪(Thioridazine)	200～600	+++	+	++

注:+++强,++次强,+弱。

(二)硫杂蒽类

硫杂蒽类基本化学结构与吩噻嗪类相似,其代表药物为氯普噻吨。

氯普噻吨(Chlorprothixene)本品作用与氯丙嗪相似,抗精神病作用不及氯丙嗪,但镇静作用较强，并有较弱的抗抑郁及抗焦虑作用。适用于伴有焦虑或焦虑性抑郁症的精神分裂症、更年期抑郁症、焦虑性神经官能症等。副作用为锥体外系反应，与氯丙嗪相似。

（三）丁酰苯类

氟哌啶醇（Haloperidol）其作用与氯丙嗪相似，有较强的DA受体拮抗作用。其特点为抗焦虑症、抗精神病作用强而久，镇吐作用较强，镇静、降压作用弱。临床用于治疗各种急、慢性精神分裂症，呕吐及持续性呃逆等。本品锥体外系反应高达80%，常见急性肌张力障碍和静坐不能。大量长期应用可致心肌损伤。孕妇及基底神经节病变患者禁用；肝功能不全者慎用。

（四）其他类

1.五氟利多（Penfluridol）　具有较强的抗精神病作用、镇吐作用和拮抗α受体的作用，为长效抗精神病药。每周口服一次即可维持疗效。疗效与氟哌啶醇相似，但无明显镇静作用。适用于急、慢性精神分裂症，尤适用于慢性精神分裂症患者维持与巩固疗效。主要不良反应为锥体外系反应。

2.舒必利（Sulpiride）　属苯甲酰胺类化合物，为非典型抗精神病药。对木僵、退缩、幻觉和妄想症状的效果较好，适用于急、慢性精神分裂症，对长期使用其他药物无效的难治病例也有一定疗效。锥体外系反应轻微，不良反应少。本药还有抗抑郁作用，也可用于治疗抑郁症。

3.氯氮平（Clozapine）　抗精神病作用较强，对其他药物无效的病例仍有效，适用于急、慢性精神分裂症和以兴奋躁动为主要症状的各类精神病；也可用于周期性精神病和各种神经官能症。常见不良反应为流涎（不能被阿托品类药品抑制）、嗜睡、口干及消化道症状；偶见粒细胞减少症，应予警惕。几乎无锥体外系反应，这可能与氯氮平有较强的抗胆碱作用有关。用药期间应定期检查血象，癫痫及严重心血管病患者慎用。

二、抗躁狂和抗抑郁症药

躁狂抑郁症又称情感性精神障碍，是一种以情感病态变化为主要症状的精神病。躁狂抑郁症表现为躁狂或抑郁两者之一反复发作（单相型），或两者交替发作（双相型）。其病因可能与脑内单胺类功能失衡有关，但5－HT缺乏是其共同的生化基础。在此基础上，NA功能亢进为躁狂，发作时患者情绪高涨，联想敏捷，活动增多。NA功能不足则为抑郁，表现为情绪低落，言语减少，精神、运动迟缓，常自责自罪，甚至企图自杀。

（一）抗抑郁症药

目前，临床抗抑郁药主要分为四类：三环类抗抑郁药、单胺氧化酶抑制剂、选择性5－HT再摄取抑制剂、非典型抗抑郁药。常用抗抑郁药有三环类，包括丙咪嗪（Imipramine）、阿米替林（Amitriptyline）、多塞平（Doxepin），选择性5－HT再摄取抑制剂，如氟西汀（Fluoxetine）以及非典型抗抑郁药马普替林（Maprotiline）、米安色林（Mianserin）等。

1.阿米替林（Amitriptyline）

（1）作用与机制：本品因对中枢突触前膜5－HT和NA再摄取的拮抗作用，增加突触间NA和5－HT的含量而起到抗抑郁作用。其对5－HT再摄取的抑制作用强于对NA再摄取的抑制，镇静作用及抗胆碱作用也较明显。

（2）临床应用：适用于各类抑郁症的治疗，可使患者情绪提高，从而改善其思维缓慢、行为迟缓及食欲不振等症状，对兼有焦虑的抑郁症患者，疗效优于丙米嗪（见其他抗抑郁药）；还可用于小儿遗尿症。

（3）不良反应

①常见的有口干、嗜睡、便秘、视力模糊及排尿困难等；偶见体位性低血压、肝功能损害及迟发性运动障碍等。

②超剂量服用，可发生严重的毒性反应，导致呼吸抑制和心跳骤停等；使用本品剂量宜个体化；宜采取在 1～2 个月内逐渐停药的方法。

③本品可增加抗胆碱药的作用，不得与单胺氧化酶抑制剂合用。

（4）禁忌证：严重心脏病、青光眼及排尿困难者禁用。

（5）药物评价：本品为抗抑郁症的首选药，在三环类药品中镇静效应最强。

2.丙咪嗪（Imipramine）　本品有较弱的抗抑郁作用，但兴奋作用不明显，镇静作用微弱。主要用于治疗各种抑郁症，对内源性、反应性及更年期抑郁症疗效较好，而对精神分裂症的抑郁状态疗效较差；也可用于儿童多动症及遗尿症等。

常见不良反应为口干、心动过速、出汗、视力模糊等；有时可出现精神紊乱、胃肠道反应、荨麻疹、白细胞减少等。本品因镇静作用较弱，不宜用于治疗具有焦虑症状的抑郁患者。不得与升压药和单胺氧化酶抑制剂合用。高血压、心脏病、青光眼、孕妇及肝、肾功能不全者禁用；有癫痫发作倾向、前列腺炎、膀胱炎、严重抑郁症及 6 岁以下儿童慎用。服药期间不能驾驶车辆及操作机器。

3.马普替林（Maprotiline）　为非典型抗抑郁药，能选择性抑制中枢神经突触前膜对 NA 的再摄取，但不能阻断对 5－HT 的摄取。为广谱抗抑郁药，具有奏效快、副作用小的特点。临床用于各型抑郁症，老年抑郁症患者尤为适用。

4.氟西汀（Fluoxetine）　本品为临床广泛应用的选择性 5－HT 再摄取抑制剂，是全球销量最大的处方药。可选择性地抑制 5－HT 转运体，阻断突触前膜对 5－HT 的再摄取，延长和增加 5－HT 的作用，从而产生抗抑郁作用。临床用于治疗伴有焦虑的各种抑郁症，尤宜用于老年抑郁症，也可用于治疗惊恐状态、强迫障碍及社交恐惧症。不良反应轻，常见有失眠、恶心、头痛等。

5.文拉法辛（Nomifensine）　本品及其活性代谢产物 O－去甲基文拉法辛能有效地拮抗 5－HT 和 NA 的再摄取，对 DA 的再摄取也有一定的作用，具有抗抑郁作用，镇静作用较弱。适用于各型抑郁症，包括伴有焦虑的抑郁症及广泛性焦虑症。

（二）抗躁狂症药

抗躁狂症药是指能够调整患者情绪稳定，防止双相情感障碍的复发，对躁狂症具有较好的治疗和预防作用的药物。氯丙嗪、氟哌啶醇及抗癫痫药卡马西平等对躁狂症也有效，但典型抗躁狂药是锂盐。

碳酸锂（Lithium Carbonate）

1.作用与机制　本品有明显的抑制躁狂作用及升高外周白细胞作用。治疗量锂盐对正常人精神活动几无影响，但对躁狂症发作者则有显著疗效，使言语、行为恢复正常。研究表明锂盐可抑制脑内 NA 及 DA 的释放，并促进神经细胞对突触间隙 NA 的再摄取，增加其转化和灭活，使 NA 浓度降低，而产生抗躁狂作用。

2.临床应用　临床主要用于治疗躁狂症。对精神分裂症的兴奋躁动也有效，与抗精神病药合用疗效较好，可减少抗精神病药的剂量；同时抗精神病药还可缓解锂盐所致恶心、呕吐等副作用。

3.不良反应

（1）用药初期有恶心、呕吐、腹泻、肌肉无力、肢体震颤、口干、多尿。常在继续治疗1～2周内逐渐减轻或消失。

（2）可引起甲状腺功能低下或甲状腺肿，一般无明显自觉症状，停药后可恢复。

（3）锂盐中毒主要表现为中枢神经症状，如意识障碍、昏迷、肌张力增高、震颤及癫痫发作等。静注生理盐水可加速锂的排泄。用药期间应定时测定血锂浓度，以防锂中毒。

4.禁忌证　严重心血管疾病、肾病、脑损伤、脱水、钠耗竭及使用利尿药者禁用。

三、抗焦虑药

焦虑是多种精神病的常见症状，焦虑症则是一种以急性焦虑反复发作为特征的神经官能症，并伴有植物神经功能紊乱。发作时，患者多自觉恐惧、紧张、忧虑、心悸、出冷汗、震颤及睡眠障碍等。无论是焦虑症或焦虑状态，临床多用抗焦虑药治疗，常用的为苯二氮䓬类。

（李智）

第六节　镇痛药

镇痛药是指主要作用于中枢神经系统，选择性地消除或缓解痛觉，用于剧痛的药物。它在减轻或消除疼痛感觉的同时，也能缓解因疼痛引起的精神紧张、烦躁不安等情绪反应，使患者有欣快感。多数镇痛药连续使用可导致躯体依赖性，一旦停药，患者会产生戒断症状，故临床仅用于癌症及外伤等原因引起的剧痛。

临床上应用的镇痛药分为三类：①阿片生物碱类，如吗啡。②人工合成镇痛药，如哌替啶、芬太尼、二氢埃托啡等。③具有镇痛作用的其他药，如盐酸曲马朵等。

一、阿片生物碱类镇痛药

阿片（Opium）是罂粟科植物罂粟未成熟蒴果浆汁的干燥物，含有吗啡、可待因等20多种生物碱。吗啡为阿片中的主要生物碱，能与阿片受体结合而产生各种作用。

1.吗啡（Morphine）

（1）作用与机制：阿片受体包括 μ、δ、κ 三种受体，可能还包括 ε 受体和 σ 受体，每种受体又有不同的亚型。它们主要分布在丘脑内侧、脑室及导水管周围灰质、边缘系统及蓝斑核、脑干极后区和脊髓胶质区等部位，见表7-4。

表7-4　阿片受体在体内的分布及作用

阿片受体分布的部位	作用
神经系统：脑内、丘脑内侧、脑室及导水管周围灰质	参与痛觉的整合及感受
边缘系统及蓝斑核	情绪和精神活动
中脑盖前核	参与缩瞳
延脑的孤束核	与咳嗽反射、呼吸中枢和交感神经中枢有关
脑干极后区、迷走神经背核	胃肠活动（恶心、呕吐）
脊髓胶质区、三叉神经脊束尾核端的胶质区	影响痛觉冲动传入

阿片受体的发现提示脑内可能存在相应的内源性阿片样活性物质。科学家们从脑内分离出甲硫氨酸脑啡肽和亮氨酸。继发现脑啡肽后，又自垂体中分离出几种内啡肽，统称为内阿片肽。各种内阿片肽对不同亚型阿片受体的亲和力和内在活性均不完全相同。实验研究发现，μ、δ、κ 三种受体属 G 蛋白偶联受体，吗啡激动阿片受体后，通过 G 蛋白抑制腺苷酸环化酶，降低细胞内 cAMP 水平；或影响与 G 蛋白偶联的离子通道的活性，使膜电位超极化。因此，吗啡的作用机制可能是通过与不同脑区的阿片受体结合，模拟内阿片肽而发挥多种作用。

（2）临床应用

1）中枢神经系统

①镇痛和镇静：吗啡有强大的镇痛作用，对各种疼痛均有效，对慢性持续性钝痛的效果优于急性间断性锐痛及内脏绞痛。在镇痛的同时有明显的镇静作用，可产生欣快感。

②抑制呼吸：降低呼吸中枢对二氧化碳的敏感性，并抑制呼吸调节中枢。

③镇咳：抑制延脑咳嗽中枢，使咳嗽反射消失。

④催吐：兴奋延脑催吐化学感受区，引起恶心与呕吐，纳洛酮可对抗。

⑤缩瞳：作用于中脑盖前核的阿片受体，兴奋动眼神经，引起瞳孔缩小。针尖样瞳孔常作为临床诊断吗啡中毒的重要依据之一。

2）平滑肌兴奋作用：吗啡可兴奋胃肠道、胆道的平滑肌和括约肌引起痉挛或绞痛。也可增强膀胱括约肌张力，导致尿潴留。

3）心血管系统：吗啡可促进内源性组胺释放，而使外周血管扩张，血压下降。

吗啡在临床上主要用于癌症、严重创伤、烧伤、骨折以及手术等引起的剧痛；还可用于急性心肌梗死引起的心绞痛及心源性哮喘。

（3）不良反应

①治疗量可引起眩晕、恶心、呕吐、便秘、呼吸抑制等；少数患者可有过敏反应。

②急性中毒时，表现为昏迷、针尖样瞳孔、紫绀及血压下降等，进而可致呼吸麻痹而死亡。

③连用 1～2 周（有人仅用 2～3d）即可产生成瘾性，需慎重。

④治疗胆绞痛、肾绞痛时需与阿托品合用，单用本品反而会加剧疼痛。

（4）禁忌证：婴儿、哺乳妇女及严重肝功能不全、肺源性心脏病、支气管哮喘及颅脑损伤等患者禁用。

（5）药物评价

①1803 年德国科学家从阿片中获得本品并命名为吗啡；1952 年化学合成获得吗啡；1973 年发现吗啡受体，阐明了本品的镇痛原理。

②本品是原型的麻醉性止痛药，所有麻醉性镇痛药的作用强度都以本品为基准。

③本品的原料及制剂按麻醉药品管理。

2. 可待因（Codeine）　可待因是前体药物，口服后约有 10% 的可待因在体内转化为吗啡或其他具有活性的阿片类代谢产物。可待因的镇痛效力为吗啡的 1/10～1/7 或更低，可待因属于典型的中枢镇咳药，具有明显的镇咳作用，镇静作用不明显，欣快感和成瘾性也弱于吗啡。临床常用于治疗中等程度的疼痛及无痰干咳及剧烈频繁的咳嗽。

可待因在镇咳剂量时,对呼吸中枢抑制轻微,无明显致便秘、尿潴留等副作用。

二、人工合成镇痛药

成瘾性是吗啡的严重缺点,为了寻找更好的代用品,人们合成了哌替啶、安那度、芬太尼、美沙酮、喷他佐辛、丁丙诺啡等药品,它们的成瘾性均较吗啡轻。

(一)哌替啶(Pethidine)

1.作用与机制 本品为吗啡的合成代用品,作用及作用机制与吗啡相似。①作用于中枢神经的阿片受体而发挥作用,其镇痛效应为吗啡的 $1/10\sim1/8$,持续时间 $2\sim4h$。哌替啶对呼吸有抑制作用,镇静、镇咳作用较弱。②作用于平滑肌,对胆道和支气管平滑肌张力的增强作用较弱,能引起胆道括约肌痉挛,但比吗啡弱。

2.临床应用 主要用于:①各种剧痛(如创伤性疼痛、手术后疼痛、内脏绞痛、晚期癌痛。②心源性哮喘。③麻醉前给药。④人工冬眠(与氯丙嗪、异丙嗪等组成冬眠合剂)。

3.不良反应

(1)治疗量哌替啶与吗啡相似,可致眩晕、出汗、口干、恶心、呕吐。

(2)过量可致瞳孔散大、血压下降、呼吸抑制及昏迷等。

(3)反复使用也可产生耐受性和成瘾性,但较吗啡为轻。

(二)喷他佐辛(Pentazocine)

为阿片受体部分激动剂,主要激动 κ、s 受体;但又可拮抗 μ 受体。按等效剂量计算,本药的镇痛效力为吗啡的 $1/3$,一般皮下或肌内注射 30mg 的镇痛效果与吗啡 10mg 相当。其呼吸抑制作用约为吗啡的 $1/2$。本药对心血管系统的作用不同于吗啡,大剂量反而增快心率,升高血压,此作用可能与升高血浆中儿茶酚胺含量有关。本药能减弱吗啡的镇痛作用;对吗啡已产生耐受性的患者,可促进戒断症状的产生。适用于各种慢性剧痛。

常见镇静、眩晕、恶心、出汗。剂量增大能引起呼吸抑制、血压升高、心率增快。由于本药尚有一定的拮抗 μ 受体的作用,因而成瘾性很小,不作为麻醉药品管理。

(三)丁丙诺啡(Buprenorphine)

为阿片 μ 受体部分激动剂。镇痛作用强于哌替啶,是吗啡的 30 倍,芬太尼的 $1/2$。起效慢,持续时间长,约需 $6\sim8h$。药物依赖性近似吗啡,对呼吸有抑制作用。

(四)安那度(Anadol)

为短效镇痛药。皮下注射 $10\sim20mg$,在 5mm 后即起效,维持 2h。静注则 $1\sim2min$ 见效,维持 $0.5\sim1h$。主要用于短时止痛,如骨科、外科、五官科小手术以及泌尿外科器械检查等。也可与阿托品合用,以解除胃肠道、泌尿道平滑肌痉挛性疼痛。副作用有轻微而短暂的眩晕、多汗、无力等。呼吸抑制与成瘾性均较轻。

(五)芬太尼(Fentanyl)

为麻醉性镇痛药,镇痛作用较吗啡强 80 倍,起效快,但持续时间短,成瘾性较弱。可用于各种剧痛。

（六）美沙酮（Methadone）

有左旋体及右旋体之分。左旋体较右旋体效力强 8～15 倍。常用其消旋体。药理作用与吗啡相似，但其口服与注射同样有效（吗啡口服利用率低）。其镇痛作用强度与吗啡相当，但持续时间明显长于吗啡。成瘾性较小，但久用也能成瘾，且脱瘾较难，应予警惕。适用于创伤、手术及晚期癌症等所致剧痛。本品还可用于阿片、吗啡和海洛因的脱毒治疗。

三、其他镇痛药

（一）四氢帕马汀（Tetrahydropalmatine）

1. 作用与机制　本品有镇痛、镇静、催眠及安定作用。镇痛作用不及哌替啶，但比解热镇痛药强。研究证明其镇痛作用与脑内阿片受体无关。对慢性持续性钝痛效果较好，对创伤或手术后疼痛或晚期癌症的止痛效果较差。

2. 临床应用　主要用于胃肠、肝胆疾病所引起的钝痛；也可用于分娩止痛及痛经，对产程及胎儿均无不良影响；还可用于暂时性失眠。

3. 不良反应　偶有眩晕、乏力和恶心；大剂量对呼吸中枢有一定抑制作用。

4. 禁忌证　孕妇慎用。本品治疗量无成瘾性，但可致耐受性。

（二）曲马朵（Tramadol）

本品通过抑制神经元突触对 NA 的再摄取，并增加神经元外 5－HT 浓度，影响痛觉传递而产生镇痛作用。其镇痛作用强度为吗啡的 1/10～1/8，镇咳作用强度为可待因的 1/2。治疗剂量时不抑制呼吸，对心血管系统无影响，也无致平滑肌痉挛的作用。不良反应和其他镇痛药相似，偶有多汗、头晕、恶心、呕吐、口干、疲劳等。适用于外伤、手术及疾病引起的中度、重度急慢性疼痛，也可用于剧烈的神经痛及心脏病突发性疼痛等。长期应用也可能发生成瘾，按二类精神药品管理。

（三）罗通定（Rotundine）

本品为左旋四氢帕马汀，作用同四氢帕马汀，但较强。具有镇痛和催眠作用，较长期应用也不致成瘾。用于因疼痛而失眠的患者，也可用于胃溃疡及十二指肠溃疡的疼痛、月经痛、紧张性失眠等。

（苏颜军）

第七节　解热镇痛抗炎药

解热镇痛抗炎药又称为非甾体类抗炎药（non－steroidal anti－inflammatory drugs，NSAID），是一类具有解热、镇痛作用，绝大多数还有抗炎、抗风湿作用的药物。本类药物按化学结构可分为水杨酸类、乙酸类、苯胺类、丙酸类、芬那酸类、吡唑酮类、奈酰碱酮类、昔康类、昔布类等。尽管结构各异，但均有相似的药理作用、作用机制和不良反应（见表7－5）。

表7-5　NSAID 的药理作用、作用机制及不良反应

药理作用	作用机制	特点	不良反应
解热作用	抑制 PG 合成酶,使下丘脑体温调节中枢 PG 生成减少,从而使发热患者的体温下降至正常	对正常人的体温无影响	胃肠功能紊乱(最常见),其主要原因是 COX-1 的活性被药物抑制,而 COX-1 催化生成的 PG 对抑制胃酸分泌、保护胃黏膜起着重要的作用。皮肤反应为第二大常见不良反应,以舒林酸、萘普生、吡罗昔康为多见。NSAID 还可引起肾损害、肝损伤、心血管系统及血液系统反应等
镇痛作用	抑制 PG 的合成从而使局部痛觉感受器对缓激肽等致痛物质的敏感性降低	对于炎症和组织损伤引起的疼痛(如牙痛、关节痛、头痛等)尤其有效,而对外伤性剧痛和内脏平滑肌绞痛无效	
抗炎、抗风湿作用	抑制 PG 的合成,减弱 PG 对缓激肽等致炎介质的增敏作用	本类药物均有较强的抗炎、抗风湿作用(对乙酰氨基酚除外)	
抗血小板聚集作用	抑制 COX,使由 COX 催化而产生的血栓素 A_2(TXA_2)生成减少,而 TXA_2 在体内能加速血小板的聚集	NSAID 对血小板聚集有着强大的、不可逆的抑制作用,可阻止血栓的形成	

注:PG 为前列腺素,COX 为环氧化酶。

已知 COX 有两种同工异构酶,即 COX-1 和 COX-2。COX-1 表达于血管、胃、肾和血小板等绝大多数组织,负责细胞间信号传递和维持细胞功能的平衡。COX-2 是在炎症环境中,以白细胞介素-1 和肿瘤坏死因子为主,刺激炎症相关细胞而诱导产生的(表7-6)。根据药物对 COX-1 和 COX-2 的选择性不同,可将 NSAID 分为不同的类别(表7-7)。

表7-6　环氧酶的生理学及病理学意义

项目	COX-1	COX-2
亚型	固有型	诱导型
来源	绝大多数组织	炎症反应细胞为主
生成条件	自然存在	诱导产生
主要生理学功能	保护胃黏膜、调节血小板功能、调节外周血管阻力、调节肾血流量和肾功能	
病理学		炎症反应

表7-7　NSAID 的分类

对 COX 的选择性	代表药物
非选择性 COX 抑制剂	萘普生、氟比洛芬、双氯芬酸、萘丁美酮
COX-1 低选择性抑制药	布洛芬、对乙酰氨基酚
COX-1 高选择性抑制药	阿司匹林、吲哚美辛、舒林酸、吡罗昔康、托美丁
COX-2 选择性抑制药	塞来昔布、罗非昔布、尼美舒利

一、水杨酸类

阿司匹林(Aspirin)

1.作用与机制　阿司匹林及其代谢物水杨酸对 COX-1 和 COX-2 的抑制作用基本相当,具有相似的解热、镇痛、抗炎作用。

(1)解热镇痛及抗风湿:有较强的解热镇痛作用,用于头痛、牙痛、肌肉痛、痛经及感冒发

热等,能减轻炎症引起的红、肿、热、痛等症状,迅速缓解风湿性关节炎的症状。大剂量的阿司匹林能使风湿热症状在用药后24～48h明显好转,故可作为急性风湿热的鉴别诊断依据。阿司匹林是临床治疗风湿热、风湿性关节炎及类风湿关节炎的首选药。

(2)影响血小板的功能:低浓度的阿司匹林能使PG合成酶(COX)活性中心的丝氨酸乙酰化失活,不可逆地抑制血小板COX,减少TXA_2的生成,起到抑制血小板聚集和抗血栓形成的作用。临床常采用小剂量(50～100mg)阿司匹林预防心肌梗死、动脉血栓、动脉粥样硬化等。

(3)儿科用于皮肤黏膜淋巴结综合征(川崎病)的治疗。

2.不良反应 一般用于解热镇痛的剂量很少引起不良反应,长期或大剂量服用可有恶心、呕吐、胃肠道溃疡、出血等胃肠道反应。大剂量的阿司匹林可抑制凝血酶原的形成,引起凝血障碍,加重出血倾向,维生素K可以预防。此外,阿司匹林还可引起水杨酸反应、过敏反应及瑞夷综合征等。

3.禁忌证 哮喘、鼻息肉及慢性荨麻疹患者禁用阿司匹林。

二、苯胺类

对乙酰氨基酚(Acetaminophen)

1.作用与机制 解热镇痛作用与阿司匹林相当,但抗炎作用极弱。对血小板及凝血机制无影响。

2.临床应用 临床主要用于退热和镇痛。由于对乙酰氨基酚无明显胃肠刺激作用,故对不宜使用阿司匹林的头痛发热患者,适用本药。

3.不良反应 可引起恶心、呕吐,偶见皮疹、粒细胞缺乏、血小板减少、肾功能损害等。

三、乙酸类

(一)吲哚美辛(Indomethacin)

1.作用与机制 吲哚美辛是最强的PG合成酶抑制剂之一,对COX-1和COX-2都有强大的抑制作用。吲哚美辛也能抑制磷脂酶A_2和磷脂酶C,减少粒细胞游走和淋巴细胞的增殖,其抗炎作用比阿司匹林强10～40倍,故有显著的抗炎及解热作用,对炎性疼痛有明显的镇痛效果。

2.不良反应 常见的有胃肠道反应(恶心、呕吐、腹痛、溃疡等)、中枢神经系统症状(头痛、眩晕等)、造血系统抑制(粒细胞或血小板减少)、过敏反应等。

3.禁忌证 "阿司匹林哮喘"者禁用本药。

(二)舒林酸(Sulindac)

本品为活性极小的前体药,进入人体后代谢为有活性的硫化物,其能够抑制COX,减少PG的合成。从而具有解热、镇痛和抗炎作用。适用于各种急慢性关节炎的消炎、镇痛以及各种原因引起的疼痛。

四、丙酸类

布洛芬(Ibuprofen)

1.作用与机制 本品为非选择性COX抑制剂,有明显的抗炎、解热、镇痛作用。动物实验证明,其解热、镇痛、抗炎作用比阿司匹林、保泰松或对乙酰氨基酚强。

2.临床应用　临床用于治疗风湿性及类风湿关节炎。

3.不良反应　胃肠道反应是最常见的不良反应,主要有恶心、上腹部不适,长期使用可引起胃出血,头痛、耳鸣、眩晕等中枢神经系统不适也有报道。

（五）昔康类

吡罗昔康（Piroxicam）

本品为一长效抗炎镇痛药,通过抑制 COX 使 PG 的合成减少及抑制白细胞的趋化和溶酶体酶的释放而发挥作用。有明显的镇痛、抗炎作用,临床用于治疗风湿性及类风湿关节炎,其疗效与吲哚美辛、布洛芬相似。

1.作用与机制　本品对 COX-2 的抑制作用比对 COX-1 高 375 倍,为选择性 COX-2 抑制药,通过抑制 COX-2 阻断花生四烯酸合成 PG 而发挥抗炎镇痛作用。在治疗剂量时,对人体内 COX-1 无明显影响,也不影响 TXA_2 的合成,但可抑制 PGI_2 合成。

2.临床应用　临床用于治疗骨关节炎、风湿性及类风湿关节炎,也可用于手术后镇痛、牙痛等。

3.不良反应　胃肠道反应、出血及溃疡的发生比其他非选择性 NSAID 低,较常见为上腹疼痛、腹泻与消化不良。

（苏颜军）

第八节　传出神经系统用药

一、传出神经系统药物的基本作用及分类

1.基本作用

(1)直接作用于受体:药物直接与胆碱受体或肾上腺素受体结合,如果产生的效应与神经末梢释放递质的效应相似,称为激动药。药物与受体结合后不产生或较少产生拟似递质的作用,并妨碍递质与受体结合,从而产生与递质相反的作用,称为阻断药或拮抗药。

(2)影响递质

①影响递质的生物合成:较少,主要作为实验研究工具药,如甲基酪氨酸。

②影响递质释放:促进递质释放,如麻黄素、间羟胺等;抑制递质释放,如溴苄铵。

③影响递质转运和储存:如利血平。

④影响递质的转化:如 Ach 抑制药:新斯的明、有机磷酸酯类等。

2.药物的分类　常用的传出神经系统药物,其分类及作用见表 7-8。

表7-8　传出神经系统药物的分类及作用

分类	药物	作用方式
拟胆碱药		
完全胆碱药	乙酰胆碱	直接兴奋M、N受体
M型胆碱药	毛果芸香碱	直接兴奋M受体
抗胆碱酯酶药	新斯的明、有机磷酸酯	抑制胆碱酯酶
抗胆碱药		
M受体阻断药	阿托品	阻断M受体
神经节阻断药	美卡拉明	阻断N_1受体
骨骼肌松弛药	琥珀胆碱	阻断N_2受体
拟肾上腺素药		
直接拟似药	去甲肾上腺素	主要兴奋α受体
	肾上腺素	兴奋α、β受体
	异丙肾上腺素	主要兴奋β受体
间接拟似药	麻黄碱	促使NA释放;部分直接兴奋α、β受体
	间羟胺	促使NA释放;部分直接兴奋α受体
抗肾上腺素药		
α受体阻断药	酚妥拉明	阻断α受体
β受体阻断药	普萘洛尔	阻断β受体
去甲肾上腺素能神经阻断药	利血平、溴苄铵	使NA耗竭,能抑制NA释放

二、拟胆碱药

拟胆碱药是一类作用与乙酰胆碱相似或与胆碱能神经兴奋效应相似的药物。按其作用方式不同可分为直接作用于胆碱受体的拟胆碱药和抗胆碱酯酶药两种类型。

1.直接作用于胆碱受体的拟胆碱药　根据其所作用的受体类型又分为两种。

(1)M受体兴奋药(节后拟胆碱药):主要作用于M受体,产生M样作用,选择性较高,如硝酸毛果芸香碱。

(2)N受体兴奋药:选择性地作用于神经节中的N_1受体和骨骼肌的N_2受体,如烟碱。由于其作用广泛、复杂,毒性剧烈,没有临床应用价值,所以仅作为杀虫剂及药理研究的工具药。

2.抗胆碱酯酶药　通过抑制胆碱酯酶,使胆碱能神经末梢释放的乙酰胆碱水解减少,间接通过增加突触间隙乙酰胆碱浓度而发挥作用,如溴新斯的明、溴吡啶斯的明、水杨酸毒扁豆碱、加兰他敏、腾喜龙和有机磷酸酯类等。

(1)直接作用于胆碱受体的拟胆碱药

毛果芸香碱(Pilocarpine)

1)作用与机制:能直接激动节后胆碱能神经支配的效应器中的M受体,产生M样作用。特点是对眼内平滑肌和腺体的作用选择性较高。①缩瞳。毛果芸香碱可使瞳孔括约肌收缩,瞳孔缩小。②降低眼内压。使虹膜向中心拉紧,虹膜根部变薄,从而使前房角间隙增大,房水回流通畅,眼内压下降。③调节痉挛。可作用于睫状肌,调节近视,使看近物清晰,看远物模糊,这一作用称之为调节痉挛。④促进腺体分泌。还可激动腺体的 M 胆碱受体,促进腺体分泌,尤以增加汗腺和唾液腺的分泌最为显著。

2)临床应用:临床主要用于治疗青光眼、虹膜睫状体炎;也可用于阿托品中毒的抢救。

3)不良反应:主要由于其 M 样作用所引起,可出现流涎、发汗、恶心、呕吐等,可用阿托品对抗。滴眼时应压迫眼内眦,避免药液流入鼻腔后被吸收。

(2)抗胆碱酯酶药

新斯的明(Neostigmine)

1)作用与机制:本品除了可抑制胆碱酯酶外,还可直接兴奋骨骼肌运动终板上的 N_2 受体并促进运动神经末梢释放 Ach,故对骨骼肌的兴奋作用很强;对胃肠道和膀胱等平滑肌有较强的兴奋作用;对血管、腺体、眼和支气管平滑肌的作用较弱。

2)临床应用:临床主要用于治疗重症肌无力、手术后腹气胀及尿潴留、阵发性室上性心动过速。

3)不良反应:一般副作用较小,过量时可引起"胆碱能危象",产生恶心、呕吐、腹痛、心动过速、肌肉震颤和肌无力加重等。其中,M 样作用可用阿托品对抗。

4)禁忌证:禁用于机械性肠梗阻、支气管哮喘、心绞痛及尿路阻塞等。

此类药物除新斯的明外,还有溴吡斯的明、水杨酸毒扁豆碱、加兰他敏、腾喜龙、安贝氯胺等,它们的作用及临床应用见表 7—9。

表 7—9　抗胆碱酯酶药的作用比较

药物	作用	临床应用
水杨酸毒扁豆碱(Physostigmine Salicylate)	作用与新斯的明相似,但选择性低,副作用多	除作为中药麻醉时的催醒药和治疗青光眼外,很少应用
溴吡斯的明(Pyridostigmine Bromide)	作用较新斯的明弱,维持时间较长,过量中毒的危险较少	主要用于治疗重症肌无力
加兰他敏(Galanthamine)	作用较弱	可用于治疗重症肌无力,也适用于小儿麻痹症后遗症的治疗
腾喜龙(Tensilon)	作用明显减弱,对骨骼肌 N_2 受体的选择性高,副作用少	因作用快而短暂,故适用于重症肌无力的诊断
安贝氯胺(Ambenonium)	作用比新斯的明强,持续时间长,副作用较少	用于重症肌无力

三、有机磷酸酯类的毒理及胆碱酯酶复活药

1.有机磷酸酯类的毒理

(1)中毒途径:有机磷酸酯类多易挥发,脂溶性高,可经呼吸道、消化道黏膜,甚至完整的皮肤吸收而中毒。在农业生产使用过程中,皮肤吸收是其主要的中毒途径。

(2)中毒机制:有机磷酸酯类为持久性抗胆碱酯酶药,进入人体后,其亲电子的磷原子与胆碱酯酶中亲核性的氧原子之间形成共价键,生成难以水解的磷化胆碱酯酶,使胆碱酯酶失去活性,造成体内乙酰胆碱大量蓄积,从而产生一系列中毒症状。

如果抢救不及时,酶在几分钟或几小时内就会"老化",而失去重新活化的能力。此时,即使用胆碱酯酶复活药也难以恢复酶的活性,必须等待新生的胆碱酯酶出现,才有水解乙酰胆

碱的能力,此恢复过程通常需要 15～30d,因此,一旦中毒必须立即迅速抢救,而且要持续进行。

(3)中毒症状:根据中毒的程度,可依次出现 M、N 样及中枢神经系统中毒症状。

①急性中毒:轻度中毒以 M 样症状为主;中度中毒时除 M 样症状加重外,也出现 N 样症状;严重中毒时除 M 样和 N 样症状外,还出现中枢神经系统症状。死亡原因主要是呼吸中枢麻痹或呼吸道阻塞(支气管平滑肌痉挛和支气管腺体分泌增多所致),肺水肿及呼吸肌麻痹可加重呼吸困难,加速死亡。

a. M 样症状:瞳孔缩小、视物模糊、流涎、流泪、出汗,支气管平滑肌收缩和腺体分泌增加而引起呼吸困难;恶心、呕吐、腹痛腹泻及心动过缓、血压下降等,严重时大小便失禁。

b. N 样症状:心动过速,血压先升高后下降,自眼睑、颜面和舌肌逐渐发展至全身的肌肉震颤、抽搐,严重者肌无力甚至可因呼吸肌麻痹而死亡。

c. 中枢症状:兴奋、躁动不安、谵语以及全身肌肉抽搐,进而由过度兴奋转入抑制,出现昏迷、血压下降和呼吸中枢麻痹所致的呼吸停止。

②慢性中毒:可发生于长期接触农药的工人或农民。血中胆碱酯酶活性显著而持久地下降,主要表现为头痛、头晕、失眠、乏力等神经衰弱症状和腹胀多汗,偶有肌束颤动及缩瞳。

(4)解救原则

①急性中毒:除按一般的急性中毒解救原则处理外,要及早、足量、反复地使用阿托品及氯解磷定等特殊解毒药。

a. 消除毒物:将患者移离毒物现场。皮肤中毒者,立即用温水、肥皂水清洗皮肤;经口服中毒者,应先抽出胃液和毒物,并用 1∶5000 高锰酸钾或 2％～5％ $NaHCO_3$ 洗胃至不再有农药味,然后再用硫酸镁导泻。敌百虫中毒时,不宜用肥皂和碱性溶液洗胃,以免转变为毒性更强的敌敌畏,应用清水或淡盐水洗胃;对硫磷中毒时不可用高锰酸钾洗胃,以防氧化成毒性更强的对氧磷。

b. 对症治疗:吸氧、人工呼吸、输液、应用升压药及抗惊厥药等。还须及早、足量、反复地注射阿托品,使 M 样症状迅速解除,也能对抗一部分中枢症状以兴奋呼吸中枢,使昏迷患者苏醒,缓解危急。

c. 应用特殊解毒药:胆碱酯酶复活药氯解磷定、碘解磷定等可以使胆碱酯酶活性恢复,减少已蓄积的 Ach 含量,并可解除 N_2 受体兴奋引起的肌肉震颤。故中度和重度中毒时,阿托品常与胆碱酯酶复活药合用,以彻底解除病因和症状。但在两药合用时,当胆碱酯酶复活后,机体可恢复对阿托品的敏感性,易发生阿托品过量中毒,因此要适当减少阿托品的剂量。

②慢性中毒:目前尚缺乏有效的治疗措施,阿托品及胆碱酯酶复活药的疗效均不理想,只有定期测定血中胆碱酯酶活性,如下降 50％ 以下时,应暂时避免与有机磷酸酯类再接触,加强防护,对症治疗。

2.胆碱酯酶复活药　本类药物能使已被有机磷酸酯类抑制的胆碱酯酶恢复活性,常用的有氯解磷定、碘解磷定等。

(1)氯解磷定(Pralidoxime Chloride)

1)作用与机制:本品分子中带正电的季铵氮与中毒者体内的磷酰化胆碱酯酶的阴离子以静电引力相结合,使解磷定的肟基以共价键与中毒酶的磷酰基结合,所形成的复合物经裂解产生无毒的磷酸化解磷定从尿中排出,同时使胆碱酯酶游离出来而恢复水解 Ach 的活性。此外,氯解磷定还能与体内游离的有机磷酸酯类直接结合,形成无毒的磷酸化解磷定从尿中排出,从而阻止游离的有机磷酸酯类继续与胆碱酯酶结合,避免了中毒过程的继续发展。

2)临床应用:临床主要用于中度和重度有机磷酸酯类中毒的解救。其对内吸磷、马拉硫磷和对硫磷中毒的疗效较好,对敌百虫、敌敌畏中毒的疗效稍差;对乐果中毒无效,因乐果是一种磷酰胺类,加之乐果乳剂还含有苯,可能同时有苯中毒。

氯解磷定不易透过血脑屏障,故较大剂量才对中枢中毒症状有一定的疗效;因其不能直接对抗体内已蓄积的 Ach,所以必须与阿托品合用。其 $t_{1/2}$ 为 1.5h,故需反复用药。

3)不良反应:较小。偶见轻度头痛、头晕、恶心、呕吐等,剂量过大,可直接与胆碱酯酶结合而抑制其活性,加剧有机磷酸酯类的中毒程度。

(2)碘解磷定(Pralidoxime Iodide):本品与有机磷酯类亲和力强,药理作用和临床用途与氯解磷定相似,须多次重复给药,对乐果中毒无效。

(3)双复磷(Toxogonin):作用比碘解磷定和氯解磷定强,作用持久,刺激性小,用于有机磷急性中毒,但不良反应较多,毒性大,临床已少用。

四、抗胆碱药

抗胆碱药,又称胆碱受体阻断药,是一类能与 Ach 或拟胆碱药竞争胆碱受体的药物。因其与受体有高度亲和力,但无内在活性,故能与胆碱受体结合而本身不产生或较少产生拟胆碱作用,并妨碍胆碱能神经递质或拟胆碱药与受体的结合,从而产生抗胆碱作用。

根据抗胆碱药对 M 及 N 受体的选择性及临床用途不同,分为以下三类。

①M 胆碱受体阻断药(节后抗胆碱药):能选择性地阻断节后胆碱能神经支配的效应器中的 M 受体,具有抗 M 样作用。常用药物有阿托品、山莨菪碱、东莨菪碱以及它们的人工合成代用品。

②N_1 胆碱受体阻断药(神经节阻断药):能选择性地阻断神经节细胞膜上的 N_1 胆碱受体。代表药物有美卡拉明。

③N_2 胆碱受体阻断药(骨骼肌松弛药):能选择性地阻断骨骼肌运动终板突触后膜上的 N_2 胆碱受体,表现为骨骼肌松弛。如琥珀胆碱、筒箭毒碱等。

(一)M 胆碱受体阻断药

1. 阿托品类生物碱

(1)阿托品 Atropine

1)作用与机制:阿托品对 M 胆碱受体有高度的选择性及较强的亲和力,能竞争性阻断 M 胆碱受体,从而阻断 Ach 对 M 胆碱受体的激动作用。较大剂量对 N_1(神经节)胆碱受体有阻断作用。本药作用广泛,随剂量的增加可依次表现出对眼、腺体、平滑肌、心脏的作用。阿托品对 Ach 的生物合成、储存、释放过程均无影响。

①腺体:阿托品阻断 M 胆碱受体抑制腺体分泌,其中阿托品对唾液腺、汗腺的抑制作用最强,对泪腺及呼吸道腺体的分泌也有较强的抑制作用;大剂量阿托品可减少胃液及胃酸的分泌量。

②扩瞳、升高眼内压和调节麻痹:阿托品通过阻断虹膜环状肌上的 M 受体,使环状肌松弛退向四周边缘,使瞳孔扩大;由于瞳孔扩大,前房角间隙变窄,阻碍房水回流,房水积聚而使眼内压升高;睫状肌 M 受体阻断,睫状肌松弛而退向外缘,悬韧带拉紧,晶状体变扁平,屈光

度减低,眼睛视近物模糊,远物清楚,称为调节麻痹。

③平滑肌:阿托品阻断平滑肌的 M 受体,可抑制胃肠平滑肌痉挛,降低蠕动的幅度和频率;对尿道平滑肌及膀胱逼尿肌也有松弛和降低张力的作用;对胆道、输尿管、子宫和支气管的平滑肌松弛作用较弱;胃肠括约肌的松弛作用不太明显,常取决于括约肌的功能状态。

④心血管:低剂量阿托品阻断副交感神经节后纤维 M_1 受体,抑制负反馈,使 Ach 释放增加,心率短暂减慢;较大剂量(1~2mg)阿托品阻断窦房结 M 受体,导致心率加快,这一作用取决于迷走神经的张力。阿托品阻断心脏的 M_2 受体,解除迷走神经对心脏的抑制作用,使房室传导加快。大剂量阿托品可解除小血管痉挛,增加组织灌注量,改善微循环。阿托品对皮肤血管的扩张作用明显,出现潮红、湿热。

⑤中枢作用:较大剂量(1~2mg)可兴奋延脑呼吸中枢和大脑皮层。此作用可用于有机磷中毒呼吸抑制作用的解救。中毒剂量(如 10mg 以上)可出现明显中枢中毒症状,如烦躁不安、多言、幻觉、运动失调、惊厥等。

2)临床应用:临床用于治疗内脏绞痛,包括胃肠痉挛引起的疼痛、肾绞痛、胆绞痛;用于麻醉前给药、严重的盗汗及流涎症;眼科用于虹膜睫状体炎、验光配镜、眼底检查;心动过缓及房室传导阻滞、休克;解除有机磷酸酯中毒。

3)不良反应:常见的有口干、视力模糊、皮肤潮红、眩晕、心悸、便秘等;当剂量过大时可出现烦躁不安、多言、谵妄、运动失调、幻觉及惊厥等,严重中毒可由兴奋转入抑制而出现昏迷、呼吸麻痹而死亡。

4)禁忌证:青光眼及前列腺肥大者禁用。

(2)山莨菪碱(Anisodamine):其扩瞳作用及抑制腺体分泌作用为阿托品的 1/20~1/10;解除胃肠平滑肌痉挛及血管痉挛作用比较明显,临床主要用于感染性休克及内脏绞痛。禁忌证同阿托品。

(3)东莨菪碱(Scopolamine):其对中枢抑制作用最强,小剂量镇静,较大剂量催眠。其中枢镇静及抑制腺体分泌作用强于阿托品。临床用于麻醉前给药、抗晕动病、治疗帕金森病。禁忌证同阿托品。

(4)樟柳碱(Anisodine):作用与山莨菪碱相似,但中枢镇静作用较弱,可用于血管神经性头痛及脑血管疾病引起的急性瘫痪。

2.阿托品的合成代用品 阿托品用于眼科因作用持久,视力恢复太慢,用作解痉药时副作用较多。针对这些缺点,通过化学结构改造,合成了许多选择性较高的阿托品代用品。主要有合成扩瞳药,如后马托品;合成解痉药,如溴丙胺太林、贝那替秦等,见表 7—10。

表 7—10　阿托品的合成代用品

药物	作用	临床应用	不良反应
后马托品(Homatropine)	扩瞳和调节麻痹作用比阿托品快、短暂,但调节麻痹作用不如阿托品完全	一般眼科检查、验光	比阿托品轻微
溴丙胺太林(Propanthelinebromide)	对胃肠平滑肌解痉作用强而持久,抑制腺体分泌,中枢作用弱	胃及十二指肠溃疡,胃肠痉挛,胃炎、胰腺炎、多汗症及妊娠呕吐	口干、视力模糊、心悸、便秘、头痛等
贝那替秦(Benactyzine)	解痉,抑制腺体分泌,中枢安定作用	兼有焦虑症的溃疡病,胃酸过多,肠蠕动亢进,膀胱刺激症状	口干、头晕、恶心、感觉迟钝

（二）N胆碱受体阻断药

N胆碱受体阻断药根据其对受体的选择性，分为 N_1 胆碱受体阻断药和 N_2 胆碱受体阻断药。N_1 胆碱受体阻断药能选择性阻断神经节的 N_1 受体，阻滞 Ach 与 N_1 受体的结合，从而阻断了神经节冲动的传递功能，又称为神经节阻断药。神经节阻断药易产生耐受性，不良反应较多且严重，已退居次要地位。目前应用的有美卡拉明、咪噻芬等。

N_2 胆碱受体阻断药能选择性作用于运动终板膜上的 N_2 受体，阻滞神经肌肉接头兴奋的正常传递，导致肌肉松弛，故又称之为骨骼肌松弛药。根据其作用方式和特点，可分为除极化型和非除极化型两大类。除极化型肌松药以琥珀胆碱最为常用；非除极化型肌松药（竞争型肌松药）的代表药物有氯化箭毒碱。

N胆碱受体阻断药的药理作用及临床应用见表 7-11。

表 7-11　N胆碱受体阻断药的药理作用及临床应用

药物	临床应用	不良反应
美卡拉明（Mecamylamine）	主要用于麻醉时控制血压，以减少手术区的出血。也用于主动脉瘤手术	阻断副交感神经节，产生口干、便秘、扩瞳及尿潴留等
琥珀胆碱（Suxamethonium）	松弛咽喉肌，以利于插管。支气管镜、食管镜检查。浅麻醉辅助用药，以利于肌肉松弛，有利于手术的进行	窒息；过量可致呼吸麻痹；肌束颤动；高血钾
氯化箭毒碱（Tubocurarine Chloride）	安全性比较小，因作用时间较长，其作用不易逆转（呼吸肌松弛），目前临床少用	

五、拟肾上腺素药

拟肾上腺素药是一类化学结构与肾上腺素相似的胺类化合物，因其作用与交感神经兴奋时的效应相似，故又称之为拟交感胺类药物。

拟肾上腺素药的基本化学结构为 β-苯乙胺，苯环上有两个邻位羟基者为儿茶酚胺类，如肾上腺素、去甲肾上腺素、异丙肾上腺素、多巴胺等；非邻位羟基者为非儿茶酚胺类，如麻黄碱、间羟胺、甲氧明等。它们的拟肾上腺素作用基本相似，仅在作用强度、维持时间及对受体的选择性方面不同，因此又可将拟肾上腺素药分为 α 受体激动药，如去甲肾上腺素、间羟胺等；α、β 受体激动药，如肾上腺素、多巴胺、麻黄碱等；β 受体激动药，如异丙肾上腺素、多巴酚丁胺等。

（一）α受体激动药

1. 去甲肾上腺素（Noradrenaline，NA；Norepinephrine，NE）

（1）作用与机制：非选择性激动 α 受体，对 $β_1$ 受体激动作用较弱，对 $β_2$ 受体几无作用。

1）血管：激动血管 $α_1$ 受体，使几乎所有的小动脉、小静脉血管出现强烈收缩。其强度顺序是：皮肤、黏膜血管，肾脏血管，脑、肝、肠系膜血管，骨骼肌血管。并且可使冠状血管舒张，血流量增加。

2）心脏：激动心脏 $β_1$ 受体，但作用较弱。在整体情况下，由于血压升高，反射性兴奋迷走神经，可使心率减慢，心输出量不变或稍降；大剂量可引起心律失常，但较肾上腺素少见。

3）血压：小剂量 NA 兴奋心脏，收缩压升高，此时血管收缩不明显，舒张压不变，脉压差略变大。大剂量血管收缩明显，收缩压和舒张压升高，脉压差变小。临床主要用于休克和上消化道出血。

（2）不良反应

1）局部组织缺血坏死：静脉滴注时浓度过大、时间过长或药液漏出血管外，可使局部血管强烈收缩，导致局部组织缺血坏死。

2）急性肾功能衰竭：用药过量或过久，可使肾血管强烈收缩，肾血流量减少，导致少尿甚至急性肾功能衰竭，故本品在休克治疗中已不占重要地位。

3）静脉滴注后突然停药，可致血压骤降，故应逐渐减慢滴注速度，然后停药。

（3）禁忌证：高血压、动脉硬化症、器质性心脏病及无尿患者禁用。

2. 间羟胺（Metaraminol） 为人工合成品，可直接作用于 α_1 受体和 β_1 受体，对 β_1 受体作用较弱。可被肾上腺素能神经末梢摄取，促进 NA 释放而发挥作用。短时间内连续应用，可因囊泡内 NA 的释放量减少而产生快速耐受性，效应也逐渐减弱。收缩血管及升高血压作用比 NA 弱，但升压作用持久；不易引起心律失常和急性肾功能衰竭。在临床上为 NA 的代用品，用于各种休克的早期。

（二）α、β 受体激动药

1. 肾上腺素 Adrenaline，AD；Epinephrine

（1）作用与机制：对 α 和 β 受体均有很强的激动作用。

1）兴奋心脏的 β_1 受体，使心率加快，心输出量增加，剂量大或静脉注射过快时，可出现心律失常，甚至心室颤动。

2）兴奋血管 α_1 和 β_2 受体，使皮肤、黏膜、肠系膜、肾血管收缩；骨骼肌血管扩张；冠状血管扩张。

3）小剂量 AD 可使收缩压升高，舒张压不变或下降，脉压差变大；大剂量 AD 可使收缩压、舒张压均升高。如预先用 α 受体阻断药对抗其 α 受体的缩血管作用，再给予肾上腺素，可使其升压作用转为降压作用，称之为肾上腺素作用的翻转。

4）兴奋支气管平滑肌上的 α_1 和 β_2 受体，使支气管扩张，黏膜血管收缩，并抑制肥大细胞释放过敏介质，消除黏膜水肿。

5）激动 α 和 β 受体，促进糖原分解，增强机体的代谢。临床应用于心脏骤停、过敏性休克（首选）、支气管哮喘、与局麻药配伍及局部止血。

（2）不良反应：心悸、烦躁、头痛、血压升高、心律失常、心室颤动。

（3）禁忌证：心、脑血管疾病患者，糖尿病及甲亢患者禁用。

2. 多巴胺（Dopamine，DA）

多巴胺是 NA 生物合成的前体，药用的为人工合成品。

（1）作用与机制：本品可激动 α_1 和 β_1 受体及 DA 受体。

1）心脏：主要激动心脏 β_1 受体，也有释放去甲肾上腺素的作用，能使心脏收缩性加强，心输出量增加。一般剂量对心率影响不明显，大剂量可加快心率，与异丙肾上腺素比较，多巴胺增加心输出量的作用较弱，对心率影响较少，并发心律失常者也较少。

2）血管和血压：能作用于血管的 α 受体和 D_1 受体，而对 β_2 受体的影响十分微弱。DA 能增加收缩压和脉压，而对舒张压无作用或稍增加，这可能是心输出量增加，而肾和肠系膜动脉阻力下降，其他血管阻力微升使总外周阻力变化不大的结果。DA 的血管舒张作用不能为 β 受体阻断药、阿托品以及抗组胺药所拮抗，故认为是其选择性地作用于血管的多巴胺受体（D_1 受体）之故。大剂量给药则主要表现为血管收缩，引起外周阻力增加，血压上升。这一效应可

被 α 受体阻断药所对抗,说明 DA 这一作用是激动 α 受体(α₁ 受体)的结果。

3)肾脏:DA 能舒张肾血管,使肾血流量增加,肾小球的滤过率也增加。有排钠利尿作用,可能是 DA 直接对肾小管 DA 受体的作用。大剂量时 DA 可激动肾血管的 α 受体,使肾血管明显收缩。

(2)临床应用:抗休克,对于伴有心收缩性减弱及尿量减少而血容量已补足的休克患者疗效较好。此外,本品尚可与利尿药合并应用于急性肾功能衰竭。也可用于急性心功能不全。

(3)不良反应:一般较轻,偶见恶心、呕吐。如剂量过大或滴注太快可出现心动过速、心律失常和肾血管收缩引致肾功能下降等,一旦发生,应减慢滴注速度或停药。

3. 麻黄碱(Ephedrine)　麻黄碱是从中药麻黄中提取的生物碱,现已人工合成,药用左旋体或消旋体。麻黄碱可直接激动 α 和 β 受体,并可促进神经末梢释放 NA。与肾上腺素相比,对心脏、血管、血压及支气管平滑肌的作用弱、慢、持久;其中枢兴奋作用明显,表现为精神兴奋、不安和失眠。可产生快速耐受性,与受体饱和及递质耗竭有关。临床应用于防治轻度支气管哮喘;0.5%～1%溶液滴鼻,可消除鼻黏膜充血引起的鼻塞;防治低血压状态;缓解荨麻疹和血管神经性水肿的皮肤黏膜症状。

(三)β 受体激动药

1. 异丙肾上腺素 Isoprenaline

(1)作用与机制:激动 β 受体,对 β₁、β₂ 受体无选择性;对 α 受体几乎无作用。激动心脏的 β₁ 受体,其作用比 AD 强;激动血管 β₂ 受体,使骨骼肌血管、冠状血管扩张,血流量增加。由于兴奋心脏,收缩压升高,舒张压下降,脉压增大。激动 β₂ 受体,舒张支气管平滑肌,解除支气管痉挛,作用优于 AD。促进糖原和脂肪分解,增加组织耗氧量。

(2)临床应用:临床用于控制支气管哮喘急性发作,舌下或气雾给药;治疗 II、III 房室传导阻滞,舌下或静脉滴注给药;心脏骤停,比 AD 作用强,心室内注射;感染性休克。

(3)不良反应:心悸、头晕;心律失常,严重时心动过速,甚至心室颤动。

(4)禁忌证:冠心病,心肌炎及甲亢患者禁用。

2. 多巴酚丁胺(Dobutamine)　临床应用的是其消旋体。由于其对 β₁ 受体激动作用强于 β₂ 受体,故此药属于 β₁ 受体激动药;对 α₁ 受体有微弱的作用。本品能促进房室传导,有较强的正性肌力作用,但对心率影响较小;可增加严重充血性心力衰竭患者的心输出量;增加缺血性心脏病患者的心肌收缩性,有助于增加缺血区冠状动脉的血流量。多巴酚丁胺口服无效,血浆 $t_{1/2}$ 为 2min,应用时必须持续静脉滴注给药。

适用于短期治疗急性心肌梗死、心力衰竭,中毒性休克伴有心肌收缩力减弱或心力衰竭。连续应用可产生快速耐受性。禁用于梗阻型肥厚性心肌病患者。

3. 沙丁胺醇(Salbutamol)　对 β₂ 受体作用强于 β₁ 受体,其兴奋心脏作用仅为异丙肾上腺素的 1/10;扩张支气管平滑肌的作用与异丙肾上腺素接近,主要用于支气管哮喘。

六、肾上腺素受体阻断药

肾上腺素受体阻断药能与肾上腺素受体结合,其本身不激动或较少激动肾上腺素受体,却阻断了去甲肾上腺素能神经递质或肾上腺素受体激动药的作用,又称为抗肾上腺素药或肾上腺素受体拮抗药。根据其对肾上腺素受体选择性的不同,分为 α 受体阻断药和 β 受体阻断药。

（一）α 受体阻断药

α 受体阻断药能选择性地与 α 受体结合，阻断递质或受体激动药与 α 受体的结合，拮抗它们对 α 受体的兴奋作用，从而产生抗 AD 的作用，表现为动静脉血管扩张，外周阻力降低，血压下降。

这类药物可产生抗 AD 的升压作用，使 AD 的升压翻转为降压，这种现象称为"肾上腺素作用的翻转"。这是因为 AD 可激动 α 受体和 β_2 受体，本类药物阻断了 α 受体，而保留了 β_2 受体的作用，导致骨骼肌血管扩张，血压下降。这类药物引起的血压下降不能用 AD 治疗，只能用 NA 治疗。

α 受体阻断药又可分为：α_1、α_2 受体阻断药，如酚妥拉明、酚苄明；α_1 受体阻断药，如哌唑嗪（见降压药）；α_2 受体阻断药，如育亨宾，为科研工具药。

1. 酚妥拉明 Phentolamine

（1）作用与机制：选择性阻断 α_1、α_2 受体，对 β 受体无作用。阻断 α_1 受体，并直接扩张血管，使血压下降（具有明显的 AD 翻转作用）；进而反射性兴奋心脏，使心输出量增加。此外，本品还有拟胆碱样作用和组胺样作用，使胃肠平滑肌张力增加，胃酸分泌增加，皮肤潮红等。临床用于外周血管痉挛性疾病，感染性、心源性和神经源性休克，急性心肌梗死和充血性心力衰竭以及静脉滴注 NA 外漏时的补救措施。

（2）不良反应：体位性低血压，腹痛，腹泻，呕吐，诱发和加重溃疡。注射给药时可引起心动过速、心绞痛等。

（3）禁忌证：冠心病、胃炎、胃及十二指肠溃疡患者慎用，严重动脉硬化及肾功能不全者禁用。

2. 妥拉唑林（Tolazoline）　药理作用、临床应用、不良反应均同酚妥拉明。特点是以注射给药为主；可用于治疗新生儿的持续性肺动脉高压；不良反应发生率高。

3. 酚苄明（Phenoxybenzamine）　为人工合成品，因刺激性强，不作皮下和肌内注射，常采用缓慢静脉注射给药。临床应用于外周血管痉挛性疾病、抗休克等。不良反应主要有体位性低血压、心动过速、心律失常。

（二）β 受体阻断药

本类药能选择性阻断 NA、AD 与受体结合，从而对抗去甲肾上腺素能神经递质或拟肾上腺素药兴奋 β 受体的作用。其代表药物为普萘洛尔。

1. β 受体阻断作用

（1）心脏：阻断心脏 β_1 受体，使心率减慢，心收缩力减弱，心输出量减少，心肌氧耗量降低。此作用是本类药物的药理作用基础。

（2）血管与血压：短期应用 β 受体阻断药，由于阻断 β_2 受体和代偿性交感反射，可使肝、肾、骨骼肌、冠脉血流量都有不同程度的减少，但长期应用可使外周阻力恢复原来水平。β 受体阻断药对正常人影响不明显，对高血压患者具有降压作用。

（3）支气管平滑肌：阻断 β_2 受体，使支气管收缩，呼吸道阻力增加，作用较弱，对正常人无影响；但对哮喘的患者，可诱发和加重哮喘。

（4）代谢：糖原分解与 α、β_2 受体激动有关，α 受体阻断药和 β_2 受体阻断药合用时可拮抗肾上腺素所致的血糖升高。普萘洛尔不影响正常人的血糖，也不影响胰岛素降低血糖，但可延长胰岛素降血糖时间及血糖水平的恢复，易掩盖胰岛素引起的低血糖反应，故使用胰岛素的糖尿患者，合用 β 受体阻断药时应注意。这可能是由于 β 受体阻断药抑制了低血糖时所致的肾上腺素的分泌增加。

2.内在拟交感活性　有些β受体阻断药与β受体结合后阻断β受体,同时对β受体具有部分激动作用,称为内在拟交感活性。

3.膜稳定作用　有些β受体阻断药可降低细胞膜对离子的通透性,具有局麻药及奎尼丁样的作用,称膜稳定作用。

普萘洛尔(Propranolol)为典型的β受体阻断药,对β_1、β_2受体无选择性。无内在拟交感活性,膜稳定作用较强。临床常用于心律失常、心绞痛、高血压、甲亢等。一般可出现恶心、呕吐、轻度腹泻、厌食等;严重者可出现急性心力衰竭,支气管哮喘患者可诱发或加重哮喘发作。可抑制糖原分解,与降糖药合用时应注意可能产生低血糖。心功能不全、窦性心动过缓、重度房室传导阻滞、支气管哮喘及外周血管紧张性降低的患者禁用。

常用β受体阻断药见表7—12。

表7—12　常用β受体阻断药

药物	药理作用			临床应用
	β受体选择性	阻断β受体作用强度	内在拟交感活性	
普萘洛尔(Propranolol)	—	1.0	—	心律失常、心绞痛、高血压、甲亢
氧烯洛尔	—	2.0	++	心律失常、心绞痛、高血压、甲亢
吲哚洛尔(Pindolol)	—	1.5	++	心律失常、心绞痛、高血压、甲亢
阿普洛尔(Alprenolol)	—	1.0	++	心律失常、心绞痛、高血压、甲亢
阿替洛尔(Atenolol)	β_1	0.5	—	高血压
美托洛尔(Metoprolol)	β_1	0.5~2.0	—	高血压
拉贝洛尔(Labetalol)	—	0.3	—	中重度高血压、心律失常、心绞痛

注:＋表示活性强度。

（苏颜军）

第九节　脑血管病治疗药

急性脑血管疾病主要包括脑出血、脑梗死和蛛网膜下腔出血,是一种世界范围内的常见病,病情重,具有发病率高、死亡率高和致残率高的"三高"特征。而脑梗死是常见的一种脑血管疾病,治疗脑梗死的常用药物主要有以下几类。

1.抗血小板聚集药　代表药物有阿司匹林、噻氯匹定、氯吡格雷等(见血液及造血系统用药)。

2.抗凝药　血栓形成的过程与血管壁的损伤,血液成分的改变和血液流变性的紊乱有关。正常血液循环中凝血系统和抗凝系统保持动态平衡。在血栓形成过程中,凝血因子的过度活化,抗凝机制的减弱起了重要作用。针对凝血因子的过度活化应用抗凝药,常用抗凝药有华法林、肝素等。

3.溶栓药　溶栓药又称为纤维蛋白溶解药物。这类药物与抗血小板药和抗凝药均为抗血栓药。其作用机制是直接或间接激活纤溶酶原,使其转化为纤溶酶,后者能溶解血栓中的纤维蛋白,从而使血栓溶解。包括组织纤溶酶原激活剂(t—PA)、尿激酶(UK)、链激酶。

4.血管扩张药　包括钙通道阻滞剂尼莫地平、氟桂利嗪和直接扩张血管的药物。

（武静茹）

药物学基础与临床应用

（下）

段红福等◎主编

吉林科学技术出版社

第八章 循环系统药物

第一节 抗高血压药

抗高血压药(antihypertensive agents)又称降压药,临床上主要用于治疗原发性高血压及继发性高血压。世界卫生组织(WHO)规定,凡收缩压等于或大于160mmHg(21.3kPa),和/或舒张压等于或大于95mmHg(12.7kPa)则可诊断为高血压。血压介于140～160mmHg/90～95mmHg(18.7～21.3kPa/12～12.7kPa)者称为临界性高血压。合理正确地应用抗高血压药能够有效控制血压,推迟动脉粥样硬化的形成和发展,也能够减少脑、心、肾等重要器官并发症的发生,降低死亡率,延长寿命。若能配合综合治疗,如控制日常饮食、限制饮酒和增加适当的运动锻炼等,会取得更好的效果。

一、抗高血压药物的分类

根据药物在血压调节系统中的主要影响及其作用部位,可将抗高血压药物分成以下几类。

1. 利尿降压药,如氢氯噻嗪、吲达帕胺。

2. 肾素－血管紧张素系统抑制药

(1)血管紧张素转换酶抑制剂,如卡托普利、伊那普利。

(2)血管紧张素 II 受体阻滞药,如氯沙坦。

(3)肾素抑制药,如瑞米吉仑。

3. 交感神经抑制药

(1)中枢性降压药,如可乐定、甲基多巴。

(2)神经节阻断药,如美卡拉明。

(3)抗去甲肾上腺素能神经末梢药,如利血平。

(4)肾上腺素能受体阻断药。

①β受体阻断药,如普萘洛尔。

②α_1受体阻断药,如哌唑嗪。

③α受体和β受体阻断药,如卡维地洛。

4. 血管扩张药

(1)直接扩张血管药,如硝普钠。

(2)钙通道阻滞药,如硝苯地平。

(3)钾通道开放药,如米洛地尔。

(4)其他扩血管药。

①5－羟色胺(5－HT)受体拮抗药,如酮色林。

②前列环素合成促进药,如西氯他宁。

二、常用抗高血压药

（一）利尿降压药

利尿药是治疗高血压的常用药，是临床使用的一线降压药。常单独治疗轻度高血压，也常与其他降压药合用以治疗中、重度高血压。

1. 氢氯噻嗪（Hydrochlorothiazide）

（1）药理作用机制：初期用药的降压机制通过排钠利尿，使细胞外液及血容量减少，造成体内 Na^+、水负平衡，使细胞外液和血容量减少。但长期应用利尿药后，血容量及心输出量已逐渐恢复至正常时，血压仍可持续降低，降压机制可能为：①因排钠而降低小动脉壁细胞内 Na^+ 的含量，并通过 $Na^+ - Ca^{2+}$ 交换机制，使胞内 Ca^{2+} 量减少。②降低血管平滑肌对血管收缩剂如去甲肾上腺素的反应性。③诱导动脉壁产生扩血管物质，如激肽、PGE_2 等。作为降压药长期使用可引起低血钾、高血糖、高脂血症、高尿酸血症等不良反应。

（2）作用与用途

1）利尿作用：主要抑制远曲小管近端对 Na^+ 和 Cl^- 的重吸收，使肾脏对氯化钠的排泄增加而产生利尿作用，是一种中效利尿药。

2）降压作用：其初期降压作用与促进排钠离子利尿，造成体内钠离子、水减少及负氮平衡有关。远期降压作用可能与其能使动脉壁细胞的钠离子和钙离子减少，能降低血管平滑肌对缩血管物质的反应性以及诱导动脉壁产生扩血管物质有关。

3）抗利尿作用：能明显减少尿崩症患者的尿量，此作用与其能抑制磷酸二酯酶有关，可用于治疗尿崩症。

（3）不良反应

1）内分泌代谢系统

①水、电解质紊乱较常见，表现为口干、恶心、呕吐和极度疲乏无力、肌肉痉挛、肌痛、腱反射消失等。

②高血糖症。本品可使糖耐量降低，血糖、尿糖升高，可能与抑制胰岛素释放有关。一般患者停药即可恢复，但糖尿病患者病情可加重。

③高尿酸血症。本品能干扰肾小管排泄尿酸，少数可诱发痛风发作。由于通常无关节疼痛，故而高尿酸血症容易被忽视。停药后即可恢复。

④长期用药可致血胆固醇、甘油三酯、低密度脂蛋白和极低密度脂蛋白水平升高，高密度脂蛋白降低，有促进动脉粥样硬化的可能。

2）心血管系统：由于利尿而引起器官血流量减少，常会头晕。老年人可有局部缺血，如肠系膜梗死或瞬间脑缺血。少见直立性低血压。

3）血液系统：较少出现溶血性贫血、再生障碍性贫血、血小板减少、骨髓发育不良及粒细胞减少或增加症等。

4）过敏反应：可见皮疹、荨麻疹和光敏性皮炎等，后者症状可表现为慢性光敏状态，停药后仍会持续半年。这种光敏反应与磺胺类或吩噻嗪类药物有交叉反应。

5）其他不良反应：胆囊炎、胰腺炎、性功能减退、光敏感、色觉障碍等较为罕见。长期应用本品可出现乏力、倦怠、眩晕、食欲缺乏、恶心、呕吐、腹泻及血压降低等症状,减量或调节电解质失衡后症状即可消失。

(4)药物评价:可单用于轻度高血压或与其他降压药合用治疗各类高血压,联合用药可增强降压作用,并防止其他药物引起的水钠潴留。其降压作用确切、温和、持久,降压过程平稳,可使收缩压与舒张压成比例地下降,对卧位和立位血压均能降低。长期应用不易发生耐受性,被列为治疗高血压的一线药物。

2. 吲达帕胺(Indapamide) 为非噻嗪类强效、长效降压药,口服吸收迅速完全,生物利用度高。在肝脏代谢,肾衰者不产生药物蓄积。降压机制有利尿作用,可舒张小动脉,应用于轻、中度高血压,伴有浮肿者更适宜,不引起血脂改变,适于伴高脂血症患者。单独服用,疗效显著,不必加其他利尿剂。口服 2～3h 起效,$t_{1/2}$ 为 13h。不良反应轻,不引起体位性低血压。

(二)肾素-血管紧张素-醛固酮系统(RAAS)抑制药

肾素-血管紧张素-醛固酮系统(RAAS)在血压调节及高血压发病中都有重要影响,进而成为当前抗高血压药物研究的热点;此处介绍血管紧张素转换酶抑制剂(ACE I)、血管紧张素 II(Ang II)受体阻滞剂和肾素抑制剂。

1. 血管紧张素 I 转换酶抑制剂(ACE I) 近几年来合成了一系列血管紧张素转化酶抑制剂(angiotensin converting enzyme inhibitors,ACE I),如卡托普利(Captopril)、依那普利(Enalapril)、雷米普利(Ramipril)及培哚普利(Perindopril)等。

卡托普利(Captopril)

(1)作用与用途:本品具有轻、中等降压作用,可降低外周血管阻力,增加肾血流量,不伴反射性心率加快。其降低血压机制:抑制血管紧张素转换酶,使血管紧张素 I 转变为血管紧张素 II 减少,从而产生血管舒张;同时减少醛固酮分泌,以利于排钠;特异性肾血管扩张亦加强排钠作用,由于抑制缓激肽的水解,可减少缓激肽的灭活。此外尚可抑制局部血管紧张素 II 在血管组织及心肌内的形成,可改善心衰患者的心功能。

用于各型高血压,对原发性高血压及肾性高血压均有效,该药的降压作用与血浆肾素水平密切相关,对血浆肾素活性高者疗效更好。降压时,不伴有反射性心率加快。对中、重度高血压需合用利尿药。也可用于充血性心力衰竭的治疗。

(2)不良反应:主要不良反应有高血钾、低血压、咳嗽、血管神经性水肿等,久用可降低血锌而出现皮疹、味觉及嗅觉改变、脱发等。高血钾者和妊娠初期禁用。

(3)药物评价:卡托普利口服易吸收,生物利用度约 70%。部分在肝脏代谢,主要从尿排出,肾功能不全者药物有蓄积,不透过血脑屏障。降血压优点:①降血压作用强而迅速。②可口服,短期或较长期应用均有较强的降血压作用。③降血压谱较广,除低肾素型高血压及原发性醛固酮增多症外,对其他类型的高血压都有效。④能逆转心室的肥厚。⑤副作用小,不增快心率,不引起直立性低血压,能改善心脏功能及肾血流量,不导致水钠潴留。对低肾素型高血压如同时加服利尿药亦有明显作用。能改善充血性心力衰竭患者的心脏功能。

常用血管紧张素 I 转换酶抑制剂抗高血压比较见表 8-1。

表 8-1 常用血管紧张素 I 转换酶抑制剂抗高血压比较

药物	作用特点	临床应用
卡托普利 (Captopril)	具有轻至中等强度的降压作用,可降低外周血管阻力,增加肾血流量,不伴反射性心率加快	用于各型高血压,对血浆肾素活性高者疗效更好。对中、重度高血压需合用利尿药,并可用于充血性心力衰竭
依那普利 (Enalapril)	本品为前体物,在体内转化为依那普利拉而发挥降压作用。作用比卡托普利强,更持久。不良反应较卡托普利少见,但干咳发生率较高	适用于原发性高血压及肾性高血压,并可用于充血性心力衰竭
贝那普利 (Benazepril)	为前体物,作用和不良反应同依那普利	与依那普利相似
雷米普利 (Ramipril)	为强效、常效 ACE I,作用比卡托普利及依那普利强而持久	适用于中度原发性高血压和心肌梗死后并发的心力衰竭
培哚普利 (Perindopril)	本品为含羧基的前体药,在体内转变为有活性的培哚普利拉发挥作用	与依那普利相似

2. 血管紧张素 II 受体阻滞剂 本类药物的作用特点为可直接阻断 Ang II 的缩血管作用而降压,与 ACE I 相比选择性更强;不影响缓激肽的降解,对 Ang II 的拮抗作用更完全,不良反应较 ACE I 少等。血管紧张素 II 受体(AT)主要有 AT_1、AT_2 两种亚型。而主要调控心血管功能,AT_2 生理作用不详。近年来合成的选择性强、可口服的药有氯沙坦、缬沙坦等。

(1)氯沙坦(Losartan)

1)作用与用途:氯沙坦为非肽类竞争性 Ang II 受体拮抗剂,在体内转化成 5-羧基酸性代谢产物 EXP-3174,后者为非竞争性 Ang II 受体拮抗剂。它们都能与 AT_1 受体选择性地结合,可阻断 Ang II 的所有药理作用,如抑制血管收缩和交感神经兴奋、减少醛固酮分泌,从而产生降压作用。由于其对受体具有高度的选择性,故对其他活性物质如加压素、儿茶酚胺类、乙酰胆碱、缓激肽、组胺、5-羟色胺等无拮抗作用。其最大降压作用小于转换酶抑制药。本品尚可增加尿酸排泄,降低血尿酸水平。

用于各型高血压,效能与依那普利相似。多数患者每日 1 次、1 次 50mg 即可有效控制血压。用药 3~6d 可达最大降压效果。

2)不良反应:较 ACE I 少,主要有头晕、高血钾和与剂量相关的体位性低血压。孕妇及哺乳期妇女禁用。

3)药物评价:口服易吸收,首过效应明显,进食不影响其生物利用度。服药 1 次/d,作用可维持 24h。

(2)缬沙坦(Valsartan):是血管紧张素受体拮抗剂,可用于各种类型高血压,并对心、脑、肾有较好的保护作用。缬沙坦能选择性地作用于 AT_1 受体,其作用大于 AT_2 受体约 20000 倍,从而抑制血管收缩和醛固酮的释放,产生降压作用。

3. 肾素抑制剂 瑞米吉仑(Remikiren)为一类新型抗高血压药,为非肽类肾素抑制剂。其通过各种途径减弱肾素活性,肾素催化血管紧张素原形成 Ang I,所以抑制 Ang I 的形成。该药作用较强,口服有效,在降压的同时增加有效肾血流量。对不宜用 ACE I 的患者可试用该类药物。

(三)交感神经抑制药

1. 中枢性降压药

(1)可乐定(Clonidine):为咪唑类衍化物。可乐定可治疗中度高血压,常于其他药无效时应用,且降压作用中等偏强,与利尿药合用有协同作用。它还能抑制胃肠道的分泌和运动,因此适用于兼患溃疡病的高血压患者。此外,可作为吗啡类镇痛药成瘾者的戒毒药。

不良反应常见有口干,久用使 Na^+、水潴留,合用利尿药可克服。此外还有镇静、嗜睡、头痛、便秘、腮腺痛、阳痿等不良反应,停药后能自行消失。少数患者在突然停药后可出现短时的交感神经功能亢进现象,如心悸、出汗、血压突然升高等。

(2)莫索尼定(Moxonidine):为第二代中枢性降压药,作用与可乐定相似,但对咪唑啉 I_1 受体的选择性比可乐定高。降压效能略低于可乐定,这与其对 α_2 受体作用较弱有关,因为这两种受体在对血压的控制中有相互作用。主要用于轻、中度高血压。

2. 神经节阻断药　通过阻断交感神经节而降血压,作用快而强。但因同时阻断副交感神经,不良反应多且严重,易发生体位性低血压和耐受性,临床已基本不用,仅偶尔用于高血压危象、高血压脑病等危重患者或外科手术中的控制性降压,以减少术中出血。代表药物为美卡拉明(Mecamylamine)。

3. 抗去甲肾上腺素能神经末梢药　利血平(Reserpine)是印度萝芙木所含的一种生物碱,国产萝芙木所含总生物碱的制剂称降压灵。利血平降压作用较弱,特点为缓慢、温和、持久。降压时伴有心率减慢,心输出量减少,肾素分泌减少,水钠潴留。尚有镇静和安定的中枢抑制作用,可能与耗竭脑内儿茶酚胺和 $5-HT$ 有关。降压机制主要是耗竭去甲肾上腺素能神经末梢囊泡内的神经递质,使交感神经传导受阻,血压下降。因不良反应较多,现已少用,主要用于治疗轻、中度高血压的复方制剂中。

4. 肾上腺素受体阻断药

(1)β 受体阻断药:可通过多种机制降低血压,如降低心率、心收缩力及心排出量。降低肾素水平从而降低血管紧张素 I 水平是发挥抗高血压作用的重要机制之一。而其非肾素依赖性降压机制可能有:在不同水平抑制交感神经系统活性(中枢水平、压力感受性反射水平及外周神经水平),并可增加前列环素的合成。β 受体阻断药品种很多,但在许多方面如脂溶性、对 β_1 受体的选择性、内在拟交感活性及膜稳定特点等方面有所不同,但均为同样有效的降压药,广泛用于各种程度的高血压。

1)普萘洛尔(心得安;Propranolol):对 β_1、β_2 受体无选择性,也无内在拟交感作用。其降低血压是其 β 受体阻断作用所继发的,其具体机制如下。a. 减少心输出量。阻断心脏 β_1 受体,抑制心肌收缩性并减慢心率,使心输出量减少,因而降低血压。给药后这一作用出现迅速,而降压作用出现较慢。b. 抑制肾素分泌。能抑制肾交感神经通过 β_1 受体促使邻球器分泌并释放肾素,从而降低血压。c. 降低外周交感神经活性。也能阻断某些支配血管的去甲肾上腺素能神经突触前膜的 β_2 受体,抑制其正反馈作用而减少去甲肾上腺素的释放。d. 中枢降压作用尚待阐明。

普萘洛尔广泛用于治疗轻、中度高血压,对高血压伴心绞痛者还可减少发作。此外,对伴有心输出量及肾素活性偏高者,对伴脑血管病变者疗效也较好。不良反应包括心率慢、低血压、四肢冰冷等,严重时可有心力衰竭和传导阻滞。

　　本品口服给药起效慢，收缩压、舒张压均降低，合用利尿药降压作用显著。静脉注射普萘洛尔后可使心率减慢，心输出量减少，但血压仅略降或不降，这是压力感受器反射使外周阻力增高的结果。有少数患者，使用β受体阻断药后，总外周阻力增高，推测是激活了血管的α受体，故患外周血管病者，禁用本药。本药不引起体位性低血压，长期使用不易产生耐药性。

　　2）阿替洛尔（氨酰心安；Atenolol）：为选择性β₁受体阻断药，无内在拟交感活性。口服吸收不完全（约50％），但吸收的大部分药量可达体循环。与其他β受体阻断药相比，血浆浓度的个体差异较小。

　　3）美托洛尔（美多心安，倍他乐克；Metoprolol）：为选择性β₁受体阻断药，也无内在拟交感活性。口服吸收完全，但首过效应明显，主要在肝脏代谢，作用时间持久。

　　（2）α₁受体阻断药：可选择性地阻断血管平滑肌突触后膜α₁受体，舒张小动脉和静脉平滑肌，降低外周阻力而降压。

　　1）噻吗洛尔（噻吗心安；Timolol）：为β-肾上腺素能受体拮抗剂，无抑制心肌作用和内源拟交感活性。临床药理研究证实β受体拮抗剂可改变静息心率及对体位改变时心率的反应，抑制异丙肾上腺素引起的心动过速，减少活动时心率和血压的变化，并降低β受体激动剂所致的正性变力、正性变时、支气管及血管扩张作用。此降低作用的程度与交感紧张性及其在受体部位的浓度成正比。还可降低健康人及心脏病患者的心排血量。对于有严重心肌损害的患者，β受体阻断剂可降低交感神经系统维持必要心功能所产生的兴奋作用。

　　2）哌唑嗪（Prazosin）

　　①作用与用途：哌唑嗪能选择性地阻断突触后膜α₁受体，能竞争性拮抗去甲肾上腺素的升压作用。能舒张静脉及小动脉，发挥中等偏强的降压作用。它与酚妥拉明不同，降压时并不加快心率，也很少增加收缩力及血浆肾素活性，能增加血中高密度脂蛋白（HDL）的浓度，减轻冠脉病变。

　　适用于各型高血压，单用治疗轻、中度高血压，重度高血压合用β受体阻断药及利尿药可增强降压效果。因能降低心脏前负荷，故也可用于治疗心力衰竭。

　　②不良反应：有眩晕、疲乏、虚弱等，约有50％患者首次给药可致严重的体位性低血压，并有晕厥、心悸等，称"首剂现象"，在直立体位、饥饿、低盐时较易发生。将首次用量减为0.5mg，并在临睡前服用，可避免发生。长期用药能致钠水潴留，可加用利尿药。

　　（3）α、β受体阻断药

　　卡维地洛（Carvedilol）为α、β受体阻断剂，阻断受体的同时具有舒张血管作用，用于治疗轻度及中度高血压或伴有肾功能不全、糖尿病的高血压患者。

　　（四）血管扩张药

　　本类药物作用于血管平滑肌，机制可能为作用于血管平滑肌细胞的兴奋-收缩偶联过程的不同部位，干预Ca^{2+}的内流及Ca^{2+}自胞内储库的释放，降低胞内游离Ca^{2+}及其与平滑肌收缩蛋白的相互作用等。现知某些扩血管药可增加血管平滑肌的cGMP浓度，有的则通过开放钾通道使细胞膜超极化而发挥作用。

　　1.直接扩张血管药　本类药物直接松弛小动脉血管平滑肌，降低外周阻力，纠正血压上升所致的血流动力学异常。较少单独使用，常合用于中、重度高血压及高血压危象的治疗。

　　直接扩张血管药的特点是不抑制交感神经活性，不引起直立性低血压及阳痿等。久用后，其神经内分泌及植物神经的反射作用能抵消药物的降压作用（见图8-1）。

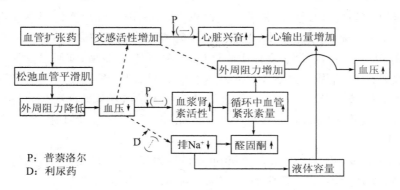

P：普萘洛尔
D：利尿药

图 8-1　血管扩张药降压机制示意

从图 8-1 可见最重要的反射变化是：①激活交感神经,致心输出量和心率增加而抵消降压作用,其增加心肌耗氧量的作用,对有严重冠状动脉功能不全或心脏储备力差者则易诱发心绞痛。②增强血浆肾素活性,肾素血症可增强交感活性导致循环中血管紧张素量增加而使血压上升,以上缺点必须合用利尿药及 β 受体阻断药加以纠正。

肼屈嗪(肼苯哒嗪;Hydralazine)直接扩张小动脉平滑肌,降低外周阻力而降压,对舒张压的作用强于收缩压。降压机制目前认为可能是干预血管平滑肌细胞 Ca^{2+} 内流或干预 Ca^{2+} 从细胞储库的释放。单独使用效果不甚好,且易引起副作用,常与抗交感神经药或利尿药合用,治疗中度高血压。

不良反应多由血管扩张及其反射性反应产生,如头痛、面红、黏膜充血、心动过速,并可诱发心绞痛和心力衰竭。大剂量长期应用可产生风湿样关节炎或红斑狼疮样综合征。其他还有胃肠道反应、感觉异常、麻木,偶见药热、荨麻疹等过敏反应。

2.钙拮抗药　　钙拮抗剂(calcium antagonist)通过降低细胞内 Ca^{2+} 浓度而松弛小动脉血管平滑肌,降低外周血管阻力而降低血压。钙拮抗药特别适用于伴有低肾素水平的患者,以及伴有心绞痛或心律失常的高血压患者。

(1)硝苯地平(Nifedipine)

1)作用与用途:为二氢吡啶类钙拮抗剂。通过阻滞细胞膜的钙通道,减少 Ca^{2+} 内流,使血管扩张而降压。对去甲肾上腺素所引起的收缩反应有明显的抑制作用,而对血压正常者无降压作用。此外,也可抑制内皮素诱导的肾血管的收缩。降压时伴有反射性心率加快,心输出量增加,血浆肾素活性增高,但较直接扩血管药作用弱。

用于各型高血压,尤以低肾素型高血压疗效好。硝苯地平降压时伴有反射性心率加快和心搏出量增加,也增高血浆肾素活性,合用 β 受体阻断药可免此反应而增强其降压作用。

2)不良反应:一般较轻,常见面部潮红、头痛、眩晕、心悸、踝部水肿,系毛细血管扩张所致,非钠水潴留。

3)药物评价:口服硝苯地平 30～60min 起效,1～2h 达降压高峰,作用持续 3h;舌下含服 2～3min 起效,喷雾吸入 5min 内起效,持续 6～8h。硝苯地平不降低房室传导,因而对有房室传导阻滞的患者较安全。在血压较低时,硝苯地平可引起低血压进一步恶化。可单用或与利尿药、β 受体阻断药、ACEⅠ合用,以增强疗效,减少不良反应。若使用该药的控释剂或缓释剂,可减少血药浓度波动,降低不良反应的发生率,延长作用时间,减少用药次数。

（2）氨氯地平（Amlodipine）

1）作用与用途：二氢砒啶类钙离子拮抗药，心肌和平滑肌的收缩依赖于细胞外钙离子通过特异性离子通道进入细胞。本品选择性抑制钙离子跨膜进入平滑肌细胞和心肌细胞。本品是外周动脉扩张剂，直接作用于血管平滑肌，降低外周血管阻力，从而降低血压。用于各型高血压。

2）不良反应：大多数不良反应是轻中度的，常见头痛、眩晕、心悸、水肿，系毛细血管扩张所致，非钠水潴留。

3）药物评价：抑制钙诱导的主动脉收缩作用是硝苯地平的 2 倍。与受体结合和解离速率较慢，因此药物作用出现迟而维持时间长。对血管平滑肌的选择性作用大于硝苯地平。

常用钙拮抗药抗高血压比较见表 8-2。

表 8-2　常用钙拮抗药抗高血压比较

药物	作用特点	临床应用
硝苯地平 （Nifedipine）	由于周围血管扩张，可引起交感神经活性反射性增强。口服、舌下用药吸收率高、作用快	用于各型高血压，尤以低肾素型高血压疗效好。还可用于高血压急症的治疗
尼群地平 （Nitredipine）	作用与硝苯地平相似，但对血管松弛作用较硝苯地平强，降压作用温和而持久	适用于各型高血压
尼莫地平 （Nimodipine）	本品选择性扩张脑血管，降压作用弱	适用于伴有脑缺血性血管病的轻、中度高血压
拉西地平 （Lacidipine）	口服首过效应明显。血管选择性强，可引起反射性心搏出量增加、心动过速。降压作用起效慢，持续时间长	适用于轻、中度高血压
维拉帕米 （Verapamil）	非二氢吡啶类钙拮抗药，对心脏传导组织有明显的抑制作用。可减轻心肌肥厚。也可引起反射性心动过速，但较硝苯地平为轻	适用于轻、中度高血压的治疗，同时可改善心肌缺血，具有抗心律失常作用
地尔硫䓬 （Diltiazem）	为苯噻嗪类钙拮抗药，对心脏及血管平滑肌的作用强度介于硝苯地平和维拉帕米之间，对心脏传导系统的抑制弱于维拉帕米	适用于轻、中度高血压，尤其是老年患者

3. 钾通道开放药　钾通道开放药（potassium channel openers）又称钾通道激活药（potassium channel activators），是一类新型的血管扩张药。

（1）米诺地尔（长压定；Minoxidil）：本品可激活 ATP 敏感的 K^+ 通道，从而促进平滑肌细胞 K^+ 外流，造成细胞膜超极化，平滑肌细胞松弛，血管扩张，降压作用很强。米诺地尔主要扩张小动脉，由于反射性心肌收缩力及心率增加使心排出量增加。米诺地尔是很强的肾血管扩张剂，可使肾血流增加，但偶尔可因血压显著下降而致肾血流减少。本品对绝大多数重度或顽固性高血压有效。由于不良反应较多目前只应用于重度或顽固性高血压的治疗，且多与其他抗高血压药合用以减少不良反应。

（2）二氮嗪（氯苯甲噻嗪；Diazoxide）：直接舒张血管平滑肌而降压，和米诺地尔一样，其降压机制部分是通过激活平滑肌细胞的 ATP 敏感性 K 通道所中介的钾通道，促进钾外流，使细胞膜超极化，Ca^{2+} 通道失活，Ca^{2+} 内流减少。临床上主要作静脉注射用，用于高血压危象及高血压脑病。不作长期用药，因此不良反应少见。如连用几天后，就应检测血糖水平，因本药可至高血糖症，此为药物激活了胰岛 β 细胞膜的 ATP 敏感性 K 通道，降低胰岛素释放所致。

（3）硝普钠（亚硝基铁氰化钠；Sodium Nitroprusside）：属硝基扩张血管药。其作用机制相似于硝酸酯类,能增加血管平滑肌细胞内 cGMP 水平而扩张血管。用于高血压危象,特别是伴有急性心肌梗死者或左心室功能衰竭的严重高血压患者。不良反应有呕吐、出汗、头痛、心悸,均是过度降压所引起。

4.其他扩血管药

(1)5-羟色胺(5-HT)受体拮抗药

酮色林(Ketanserin)

1)作用与用途:本药为 5-羟色胺拮抗药。能选择性阻断 5-HT$_2$ 受体,从而抑制 5-HT 诱发的血管收缩,降低外周阻力,产生降压作用。本药对组胺 H$_1$ 受体和 α 受体也有较弱的阻断作用,对正常人心率和血压影响很小,适用于控制轻、中度或严重高血压,亦能用于控制急性高血压发作,对高血压患者可降低外周阻力,肾血管阻力降低更为明显。本药可降低血清总胆固醇、甘油三酯、LDL 并升高 HDL,而对糖代谢无明显影响。用于各期高血压及高血压危象。

2)不良反应与防治:头晕、疲乏、浮肿、口干、胃肠不适、体重增加和心电图 Q-Tc 延长。在有明显心动过缓、心电图 Q-T≥500ms、低钾血症及低镁血症时禁用。不宜与排钾利尿药合用。

3)药物评价:口服生物利用度约为 50%,约有 68% 在 96h 内从尿排出,几乎全为代谢物,原形药少于 1%。本药 40mg,2 次/d 的降压疗效与卡托普利 100mg/d 或氢氯噻嗪 50mg/d 相当。老年患者疗效优于年轻患者,长期用药不产生耐受。

(2)前列环素合成促进药:西氯他宁(Cicletanine)能促进平滑肌细胞合成具有扩血管作用的前列环素,还可降低细胞内 Ca^{2+} 水平,松弛平滑肌而降低血压。应用于轻、中度高血压。本品口服吸收快,血浆蛋白结合率为 90%,t$_{1/2}$ 为 6~9h。部分经肝代谢,原形及代谢物经肾排泄。不良反应少见,偶见胃肠道反应。

三、抗高血压药物的应用原则

高血压的治疗目的不仅限于控制血压于正常水平,且应扩延为减少致死性及非致死性并发症,即药物也应能防止或逆转其他病理生理过程以延缓病程发展,最终延长患者生命。因而应遵循以下原则。

(一)根据病情、药物特点和并发症给药

1.高血压危象及脑病时药物的选用　宜静脉给药以迅速降低血压,可选用硝普钠、二氮嗪,也可用高效利尿药如呋塞米等。但应注意不可降压过快,以免造成重要器官灌流不足等。

2.根据并发症选用药物

(1)高血压合并心功能不全、心扩大者,宜用利尿药、卡托普利、哌唑嗪等,不宜用 β 受体阻断药。

(2)高血压合并肾功能不良者,宜用卡托普利、硝苯地平、甲基多巴。

(3)高血压合并窦性心动过速,年龄在 50 岁以下者,宜用 β 受体阻断药。

(4)高血压合并消化性溃疡者,宜用可乐定,不用利血平。

(5)高血压合并支气管哮喘、慢性阻塞性肺部疾患者,不用 β 受体阻断药。

(6)高血压伴有潜在性糖尿病或痛风者,不宜用噻嗪类利尿药。

(7)高血压伴有精神抑郁者,不宜用利血平或甲基多巴。

有关各种并发症的选药原则见表8－3。

表8－3　高血压并发其他病症时的选药

分类	利尿剂	β受体阻断药	α受体阻断药	钙拮抗药	ACE I
老年人	++	+/－	+	+	+
冠心病	+/－	++	+	++	+
心衰	++	－	+	－	++
脑血管病	+	+	+	++	+
肾功能不全	++	+/－	+	++	++ ※
糖尿病	－		++	+	++
血脂异常	－		++	+	+
哮喘	+	－	+	+	+
外周血管病	+	－	+	++	+

注：＋适宜；＋/－一般不用；－禁忌；※隐匿性肾血管病慎用。

（二）确切平稳降压

临床证明血压不稳定可导致器官损伤。血压在24h内存在自发性波动，这种自发性波动被称为血压波动性（blood pressure variability，BPV）。在血压水平相同的高血压患者中，BPV高者，靶器官损伤严重。

（三）联合用药

必须指出现有抗高血压药物长期单独使用后常会产生耐受性，如加大剂量又易引起不良反应而难以继续应用。所以临床实践中常采用联合用药，以增强疗效及减少不良反应的发生。

根据高血压程度的不同，可参考图8－2选用药物。

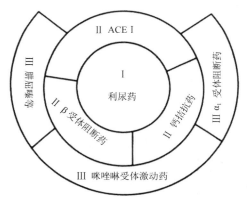

图8－2　高血压药物治疗

由图8－2可见，对于轻、中度高血压患者，首选单药治疗，用Ⅰ或Ⅱ均可。用药后如血压仍大于18.7kPa/12.0kPa（140mmHg/90mmHg）者，则二联用药，一般选Ⅰ＋Ⅱ或Ⅱ＋Ⅲ，常用利尿药以抗钠水潴留；β受体阻断药与Ⅲ类药合用，可阻反射性肾素释放；ACE I可阻利尿药对RAAS的激活。若仍无效，则三联用药，如Ⅰ＋Ⅱ＋Ⅱ或Ⅰ＋Ⅱ＋Ⅲ，即利尿药加β受体阻断药加扩管药（肼屈嗪、α₁受体阻断药、钙拮抗药）；或利尿药加钙拮抗药加咪唑啉受体激动药；或ACE I加髓袢利尿药加钙拮抗药；或利尿药加米诺地尔加β受体阻断药均可。

（四）长期用药

高血压病病因不明，无法根治，需要终生治疗。有些患者经一段时间的治疗后血压接近正常,于是就自动停药,停药后血压可重新升高。另外,患者的靶器官损伤是否继续进展也需考虑和顾及,因血压升高只是高血压病的临床表现之一。因此,在高血压的治疗中要强调长期治疗。

（五）治疗个体化

治疗个体化是现在治疗高血压的特点,主要应根据患者的年龄、性别、种族及同时患有的疾病和接受的治疗等,使治疗个体化。药物治疗时的剂量个体化也是比较重要的,因不同患者或同一患者在不同病程时期,所需剂量不同。如可乐定、普萘洛尔、肼屈嗪等药物的治疗量可相差数倍,所以也应根据"最好疗效最少不良反应"的原则,选择每一患者的最佳剂量。

（武静茹）

第二节　抗心律失常药

心律失常分为缓慢型和快速型。缓慢型心律失常有窦性心动过缓、房室传导阻滞等,常用阿托品、异丙肾上腺素等治疗。本处只介绍用于快速型心律失常（包括室上性和室性早搏及心动过速、心房颤动和心房扑动、心室颤动等）的药物。

一、抗心律失常药的作用机制

1.降低自律性　药物对快反应细胞主要是促进 4 相 K^+ 外流或抑制 4 相 Na^+ 内流;对慢反应细胞主要是抑制 4 相 Ca^{2+} 内流而降低自律性。

2.减少后除极与触发活动　后除极及触发活动和 Ca^{2+} 内流增多及 Na^+ 内流有关,因此钙拮抗剂和钠通道阻滞药对此有效。

3.影响膜反应性而改变传导性　通过增强膜反应条件来改善传导,可以消除单向阻滞;通过减弱膜反应性来减慢传导可促使单向阻滞发展为双向阻滞,这样均可消除折返激动。

4.改变 ERP 及 APD 而减少折返

（1）绝对延长 ERP:某些药物（如奎尼丁、胺碘酮）在延长 APD、ERP 时,延长 ERP 更显著（ERP/APD 比值增大）。这样可以减少期前兴奋发生的机会,有利于制止折返型心律失常。

（2）相对延长 ERP:有些药（如利多卡因、苯妥英钠）在缩短 APD、KRP 时,缩短 APD 更显著,ERP/APD 比值仍较正常为大,同样有利于消除折返。

（3）提高邻近细胞 ERP 的均一性:使冲动同步下传,也可减少折返的机会,如延长 ERP 的药物可调节 ERP 明显缩短的心肌细胞,反之缩短 ERP 的药物可调节 ERP 较长的心肌细胞。

二、抗心律失常药物的分类

为便于临床用药,根据药物对心肌电生理效应及作用机制,可将抗心律失常药分为四类,其中Ⅰ类药又分为 A、B、C 三个亚类。

1.Ⅰ类——钠通道阻断药

ⅠA 类:适度阻滞钠通道,如奎尼丁、普鲁卡因胺等。

ⅠB 类:轻度阻滞钠通道,如利多卡因、苯妥英钠等。

ⅠC 类:高度阻滞钠通道,如美心律、普罗帕酮等。

2.Ⅱ类——β肾上腺素受体阻断药如普萘洛尔。

3.Ⅲ类——选择地延长动作电位时程药如胺碘酮等。

4. Ⅳ类——钙拮抗药如维拉帕米、地尔硫草等。

三、常用抗心律失常药

（一）Ⅰ类药——钠通道阻断药

1. ⅠA类药物 本类药物的主要作用是能适度减少除极时 Na^+ 内流,降低 0 相上升最大速率,降低动作电位振幅,减慢传导速度。也能减少异位起搏细胞 4 相 Na^+ 内流而降低自律性。也延长钠通道失活后恢复开放所需的时间,即延长 ERP 及 APD,且以延长 ERP 为显。这类药还能不同程度地抑制 K^+ 和 Ca^{2+} 通道。

（1）奎尼丁（Quinidine）:奎尼丁是茜草科植物金鸡纳（Cinchona Ledgeriana）树皮所含的一种生物碱,是奎宁的右旋体,它对心脏的作用比奎宁强 5～10 倍。经研究证明金鸡纳生物碱确有抗心律失常的作用,其中以奎尼丁为最强。

①降低自律性:因可抑制 Na^+ 内流,使 4 相舒张期自动除极化速率减慢坡度减小,使心房肌、心室肌和浦肯野纤维的自律性降低,其中对心房肌的作用更强。在治疗剂量下对正常窦房结的自律性影响较小,但在窦房结功能低下时,则可产生明显的抑制。

②减慢传导速度:奎尼丁能降低心房、心室、浦肯野纤维等的 0 相上升最大速率和膜反应性,因而减慢传导速度。这种作用可使病理情况下的单向传导阻滞变为双向阻滞,从而取消折返。对 Ca^{2+} 内流也有一定的抑制作用,因此也略减慢房室结的传导。

③延长有效不应期:奎尼丁延长心房、心室、浦肯野纤维的 ERP 和 APD（图 8-3）。延长 APD 是其减慢减少 K^+ 外流所致,在心电图上表现为 Q-T 间期延长;ERP 的延长更为明显,使 ERP/APD 比值加大,因而可以取消折返。此外,在心脏局部病变时,常因某些浦肯野纤维末梢部位 ERP 缩短,造成邻近细胞复极不均一而形成折返,此时奎尼丁使这些末梢部位 ERP 延长而趋向均一化,从而减少折返的形成。

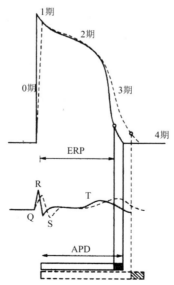

图 8-3 奎尼丁对心室肌动作电位、单极电图及 ERP、APD 影响的模式图

—为正常情况;

---给奎尼丁后情况

④对植物神经的影响:奎尼丁有明显的抗胆碱作用,抑制迷走神经的效应。同时,奎尼丁

还有阻断肾上腺素 α 受体的作用使血管舒张,血压下降而反射性兴奋交感神经。这两种作用相合,使窦性频率增加。

临床用于广谱抗心律失常,适用于治疗房性、室性及房室结性心律失常。对心房纤颤及心房扑动,目前虽多采用电转律术,但奎尼丁仍有应用价值,转律前合用强心苷和奎尼丁可以减慢心室频率,转律后用奎尼丁维持窦性节律。对伴有心为衰竭者,应先用强心苷治疗。

1)不良反应

①常见的有胃肠道反应,多见于用药早期。

②心血管反应低血压,由于抑制心肌收缩力和扩张血管作用而引起低血压,静脉给药及患者心功能不全时更易发生。心律失常,过量引起多种心律失常,如房室和心室内传导阻滞,尖端扭转型室性心动过速,并可出现奎尼丁晕厥,甚至心室颤动而致猝死。当窦房结功能低下时,可引起心动过缓或停搏。

③金鸡纳反应久用后,有耳鸣失听、头痛、视力模糊等反应。

④血栓栓塞心房有微血栓的患者,用奎尼丁纠正纤颤后,因心肌收缩力增强,可使血栓脱落引起栓塞。

⑤偶见药热、血小板减少等过敏反应。

2)药物评价:口服后吸收良好,经 2h 可达血浆峰浓度。奎尼丁晕厥或猝死是偶见而严重的毒性反应。此药毒性大,严重心肌损害、心功能不全、重度房室传导阻滞、低血压、强心苷中毒及对奎尼丁过敏者禁用。肝、肾功能不全者慎用。药物代谢酶诱导剂苯巴比妥能减弱奎尼丁的作用。奎尼丁有 α 受体阻断作用,与其他血管舒张药有协同作用。合用硝酸甘油应注意诱发严重体位性低血压。

(2)普鲁卡因胺(Procainamide):对心肌的直接作用与奎尼丁相似而较弱,能降低浦肯野纤维自律性,减慢传导速度,延长 APD、ERP。它仅有微弱的抗胆碱作用,不阻断 α 受体。口服易吸收,生物利用度 80%,血浆蛋白结合率约 20%。临床应用适应证与奎尼丁相同,常用于室性早搏、阵发性室性心动过速。静脉注射可抢救危急病例。长期口服不良反应多,现已少用。长期应用可出现胃肠道反应,皮疹、药热、粒细胞减少等。大量可致窦性停搏,房室阻滞。

(3)丙吡胺(disopyramide):其作用与奎尼丁相似,主要用于治疗室性早搏、室性心动过速、心房颤动和扑动。主要不良反应是由较强的抗胆碱作用所引起,有口干、便秘、尿潴留、视觉障碍及中枢神经兴奋等。久用可引起急性心功能不全,宜慎用。禁用于青光眼及前列腺增生患者。

2. ⅠB 类药物 这类药物的主要电生理作用是:能轻度阻滞钠通道,抑制 4 相 Na^+ 内流,降低自律性。由于它们还有促进 K^+ 外流的作用,因而缩短复极过程,且以缩短 APD 更较显著,相对延长 ERP。另有膜稳定作用。

(1)利多卡因(Lidocaine):利多卡因是局部麻醉药,现广泛用于静脉药治疗室性心律失常(见图 8—4)。

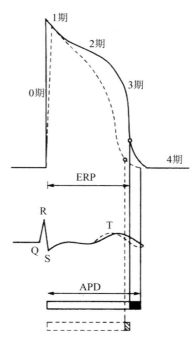

图 8-4 利多卡因对心室肌动作电位、单极电图及 ERP、APD 影响的模式图

— 为正常情况；

——— 为给利多卡因后情况

1）作用与用途：利多卡因是一窄谱抗心律失常药，仅用于室性心律失常，特别适用于危急病例；是治疗急性心肌梗死所致的室性早搏、室性心动过速及心室纤颤的首选药；也可用于心肌梗死急性期以防止心室纤颤的发生，对强心苷中毒所致者也有效。禁用于严重室内和房室传导阻滞者。

2）不良反应：较少也较轻微。主要是中枢神经系统症状，可出现嗜睡、眩晕，大剂量引起语言障碍、惊厥，甚至呼吸抑制。心血管反应，偶见窦性过缓、房室阻滞等心脏毒性，多见于用药剂量过大时。

3）药物评价：口服吸收良好，但肝首过消除明显，仅 1/3 量进入血液循环，且口服易致恶心呕吐，因此常静脉给药。利多卡因与多种药物之间可发生相互作用，应用时应予以注意。a. 与西咪替丁和 β 受体阻滞剂合用，利多卡因经肝脏代谢减慢，血浓度升高，不良反应加重；与肝药酶诱导剂（苯巴比妥、苯妥英钠、利福平等）和异丙肾上腺素合用，利多卡因的代谢加快，血浓度降低。b. 与普萘洛尔合用可致窦房停顿。c. 与普鲁卡因胺或苯妥英钠合用，对心脏的抑制作用增强，且易出现中枢神经系统不良反应。

（2）苯妥英钠（Phenytoin Sodium）：作用与利多卡因相似，使浦肯野纤维自律性降低，ERP相对延长，并能与强心苷竞争 Na^+，K^+—ATP 酶，抑制强心苷中毒所致室上性和室性心律失常及对利多卡因无效的心律失常。但静脉注射过快可引起心律失常，如窦性心动过缓、窦性停搏、心室颤动等，以及血压降低和呼吸抑制。

（3）美西律（Mexiletine）：化学结构与利多卡因相似。对心肌电生理特性的影响也与利多卡因相似。可供口服，持效较久达 6～8h 以上，用于治疗急、慢性室性心律失常，对急性心肌梗死和强心苷中毒所致者疗效好，对利多卡因治疗无效者仍有效。不良反应有恶心、呕吐，久用后可见神经症状,如震颤、眩晕、共济失调等。

3. Ⅰ C类药物 这类药物的主要作用是高度阻滞钠通道,明显抑制 Na^+ 内流,能较强降低 0 相上升最大速度而减慢传导速度,主要影响希-浦系统;也抑制 4 相 Na^+ 内流而降低自律性。

普罗帕酮(心律平;Propafenone)也主要作用于希-浦系统,降低自律性,减慢传导速度,延长 APD、ERP,且减慢传导的程度超过延长 ERP 的程度,故易引起折返而有致心律失常的作用。也宜限用于危及生命的心律失常。还有 β 受体阻断作用,能在治疗上发挥一定的效果。普罗帕酮口服吸收完全,达 100%,但生物利用度却低于 20%,首过消除明显,$t_{1/2}$ 约 2.4~11.8h,肝中氧化甚多,原形经肾排泄小于 1%。不良反应有胃肠道症状,偶见粒细胞缺乏、红斑狼疮样综合征。心电图 QRS 波加宽超过 20% 以上或 Q-T 间期明显延长者宜减量或停药。

(二)Ⅱ类药——β 受体阻断药

这类药物主要阻断 β 受体而对心律失常起治疗作用,本处只述其抗心律失常方面的内容,普萘洛尔是这类药的典型药,现介绍如下。

1. 普萘洛尔 Propranolol

(1)作用与用途:交感神经兴奋或儿茶酚胺释放增多时,心肌自律性增高,传导速度增快,不应期缩短,易引起快速性心律失常。普萘洛尔则能阻止这些反应。

①降低自律性:对窦房结、心房传导纤维及浦肯野纤维都能降低自律性。在运动及情绪激动时作用明显。也能降低儿茶酚胺所致的迟后除极幅度而防止触发活动。

②减慢传导速度:再大剂量时有 β 受体阻滞作用。超过治疗量使血药浓度达 $100\mu g/mg$ 以上,则有膜稳定作用,能明显减慢房室结及浦肯野纤维的传导速度,对某些必须应用大量才能见效的病例,这种膜稳定作用是参与治疗的。

③延长房室结的有效不应期:治疗浓度缩短浦肯野纤维 APD 和 ERP,高浓度则延长之。对房室结 ERP 有明显的延长作用,这和减慢传导作用一起,是普萘洛尔抗室上性心律失常的作用基础。

临床适用于治疗与交感神经兴奋有关的各种心律失常:①室上性心律失常包括心房颤动、扑动及阵发性室上性心动过速,也用于治疗由焦虑或甲状腺功能亢进等引发的窦性心动过速。②室性心律失常对室性早搏有效,能改善症状。

(2)不良反应:参见抗高血压药。

2. 美托洛尔(美多心安;Metoprolol) 为选择性 β_1 受体阻滞剂,有较弱的膜稳定作用,无内在拟交感活性。可减慢房室传导和减慢窦性心率,减少心排出量,降低收缩压。其减慢心率作用与血药浓度呈直线关系。本品尤其适用于窦性心动过速,对因儿茶酚胺增多而诱发的室性、室上性心律失常疗效较好。副作用轻微,较常见有头痛、疲倦、焦虑、噩梦、轻度睡眠障碍等。

3. 噻吗洛尔(噻吗心安;Timolol) 为 β-肾上腺素能受体拮抗剂,无抑制心肌作用和内源拟交感活性。临床药理研究证实 β 受体拮抗剂可改变静息心率及对体位改变时心率的反应,抑制异丙肾上腺素引起的心动过速,减少活动时心率和血压的变化。

(三)Ⅲ类药——延长 APD 的药物

这类药物能选择性地延长 APD,主要是延长心房肌、心室肌和浦肯野纤维细胞的 APD

和 ERP,而较少影响传导速度。

1. 胺碘酮 Amiodarone

(1)作用与用途:胺碘酮较明显地抑制复极过程,即延长 APD 和 ERP。它能阻滞钠、钙及钾通道,还有轻度的 α 受体和 β 受体阻断作用。

①降低自律性:主要是降低窦房结和浦肯野纤维的自律性,可能与其阻滞钠和钙通道及拮抗 β 受体的作用有关。

②减慢传导速度:减慢浦肯野纤维和房室结的传导速度,也与阻滞钠、钙通道有关。临床还见其略能减慢心室内传导。对心房肌的传导速度少有影响。

③延长有效不应期:长期口服数周后,心房肌、心室肌和浦肯野纤维的 APD、ERP 都显著延长,这一作用比其他类抗心律失常药为强,与阻滞钾通道及失活态钠通道有关。

④拮抗 T_3、T_4 与受体的结合:这也是本品的作用机制之一。另外,还有扩张冠状动脉和外周血管的作用。

本品是广谱抗心律失常药,可用于各种室上性和室性心律失常,用于心房颤动,心房扑动和室上性心动过速疗效好。因能减少氧耗而用于冠心病并发的心律失常。

(2)不良反应:较多,心血管反应有静脉注射可致心律失常或加重心功能不全,并引起窦性心动过缓,甚至停搏。心血管外反应偶可引起甲状腺功能亢进或低下。胺碘酮也影响肝功能,引起肝炎;因少量自泪腺排出,故在角膜可有黄色微型沉着,一般并不影响视力,停药后可自行恢复;胃肠道反应有食欲减退、恶心呕吐、便秘;另有震颤及皮肤对光敏感,局部呈灰蓝色;最为严重的是引起间质性肺炎,形成肺纤维化。

(3)药物评价:胺碘酮于 20 世纪 70 年代用于治疗心律失常,起效较慢,疗效较好。口服吸收缓慢而不完全,生物利用度低,血浆蛋白结合率高。对危及生命的室性心动过速及心室颤动可静脉给药,约对 40% 患者有效。长期口服能防止室性心动过速和心室颤动的复发,持效较久。对伴有器质性心脏病者,还能降低猝死率。

2. 索他洛尔(Sotalol)　原为 β 受体阻断药,后因明显延长 APD 而用作Ⅲ类抗心律失常药。它能降低自律性,是其阻断 β 受体的作用所致。减慢房室结传导。明显延长 ERP,使折返激动停止。也延长 APD,是阻滞 K^+ 通道所致。索他洛尔口服吸收快,生物利用度高,肾功能不良者宜减量应用。不良反应较少,但有因出现心功能不全(1%)、心律失常(2.5%)、心动过缓(3%)而停药者。少数 Q-T 间期延长者偶可出现尖端扭转型室性心动过速。临床用于各种严重程度的室性心律失常。也用于治疗阵发性室上性心动过速及心房颤动。

(四)Ⅳ类药——钙拮抗药

这类药通过阻滞钙通道而发挥抗心律失常效应,其电生理效应主要是抑制依赖于钙的动作电位与减慢房室结的传导速度。代表药为维拉帕米。

1. 维拉帕米(Verapamil)　维拉帕米是重要的钙通道阻滞药之一,除用于心律失常外,还用于治疗高血压、心绞痛等疾病。

(1)作用与用途

①降低自律性:能减慢舒张期 4 相自动化速率而降低自律性。此外,也能减少或取消后除极所引发的触发活动。

②减慢传导速度:因动作电位 0 相除极上升速率减慢、振幅减小而使冲动传导减慢,可变单向阻滞为双向阻滞,从而消除折返。此作用可终止房室结的折返激动,还可减慢心房颤动、

心房扑动时的心室率。

③延长动作电位时程和有效不应期：对房室结的作用明显，延长慢反应动作电位的 ERP，因维拉帕米阻滞钙通道而延长其恢复开放所需的时间。由于 Ca^{2+} 内流也参与快反应电活动的复极过程，所以维拉帕米较高浓度也能延长浦肯野纤维的 APD 和 ERP。

本品治疗房室结折返所致的阵发性室上性心动过速奏效较快较佳，能使 80% 以上患者转为窦性节律，可作首选药物应用。除首选治疗阵发性室上性心动过速外，治疗心房颤动或扑动则能减少室性频率。对房性心动过速也有良好效果。对室性心律失常虽也有效，但与其他药物相比并无特别优越性，因而少用。对缺血复灌后所发生的心律失常也有防止及取消的效果，这是通过其钙拮抗作用和 α 受体阻断作用所取得的。对强心苷中毒引起的室性早搏亦有效。维拉帕米一般不与 β 受体阻断药合用。

（2）不良反应：可有眩晕、恶心、呕吐、便秘、阳痿、皮疹、瘙痒反应。此外可有心悸、低血压、传导阻滞、心动过缓。对窦房结疾病、房室阻滞及严重心功能不全者应慎用或禁用。支气管哮喘患者慎用。

2.地尔硫草（Diltiazem）　又名硫氮草酮，其电生理作用与维拉帕米相似，对房室传导有明显抑制作用。口服起效较快，可用于阵发性室上性心动过速。治心房颤动可使心室频率减少。

常用抗心律失常药的应用比较见表 8—4。

表 8—4　常用抗心律失常药应用比较

心律失常	奎尼丁	利多卡因	苯妥英钠	氟卡尼	普萘洛尔	胺碘酮	维拉帕米
房颤,转律	2	0	0	0	1	2	1
预防	3	0	0	0	2	2	2
控制室率	0	0	0	0	2	0	3
阵发室上性心动过速	2	0	1		3	2	4
房性早搏	3	0	1	0	3	2	2
室性早搏	3	4	2	2	1	2	2
室性心动过速	3	3	2	2	1	1	1
强心苷中毒时的各种心律失常	1	3	3	0	2	0	0

注：根据各药的效价、不良反应及应用方便等作出比较。表中 0—不用，1—差，2—可，3—良，4—优。

（武静茹）

第三节　抗慢性心功能不全药

一、分类

1.增强心肌收缩力药

（1）强心苷类如地高辛、去乙酰毛花苷（西地兰）等。

（2）非苷类正性肌力作用剂

①β 受体激动药，如多巴胺、多巴酚丁胺。

②磷酸二酯酶抑制剂,如氨力农、米力农。

2.减负荷药

(1)利尿药,如噻嗪类。

(2)血管扩张药,如硝酸酯类、硝普钠等。

3.血管紧张素Ⅰ转换酶抑制剂和血管紧张素Ⅱ受体阻滞剂 如卡托普利、氯沙坦等。

4.其他药物

(1)钙通道阻滞剂,如氨氯地平。

(2)β受体阻滞剂,如美托洛尔、卡维地洛。

二、常用抗慢性心功能不全药

(一)增强心肌收缩力药

1.强心苷类 为一类有强心作用的苷类化合物,它能选择性地作用于心肌。临床上用于治疗 CHF 及某些心律失常。临床用的有地高辛(Digoxin)、洋地黄毒苷(Digitoxin)、去乙酰毛花苷(Deslanoside)和毒毛花苷 K(Strophantin K)等,常用的为地高辛。

(1)药理作用

①对心脏的作用

a.加强心肌收缩性(正性肌力作用):治疗量的强心苷选择性作用于心肌细胞。正性肌力作用表现为提高心肌收缩最高张力和最大缩短速率,使心肌收缩有力而敏捷。这样,在前后负荷不变的条件下,增加每搏做功和搏出量。强心苷对正常人和 CHF 患者的心脏都有正性肌力作用,但它只增加心衰患者心脏的搏出量而对正常心脏的搏出量无影响。强心苷的正性肌力作用能使 CHF 患者心脏体积缩小,室壁张力下降,而使这部分氧耗降低,降低部分常超过收缩性增加所致的氧耗增加部分,因此总的氧耗有所降低。

b.减慢心率(负性频率作用):治疗量的强心苷对正常心率影响小,但对 CHF 伴窦性心率较快者尤为明显。这一作用由强心苷增强迷走神经传出冲动所引起,也有交感神经活性反射性降低的因素参与。减慢窦性频率对 CHF 患者是有利的,因为心率减慢可减少心肌耗氧量。同时使心脏有较好休息,获得较多的冠状动脉血液供应,还使静脉回心血量更充分而能搏出更多血液。

c.对心肌电生理特性的影响:这些影响比较复杂,它有直接对心肌细胞和间接通过迷走神经等作用之分,还随剂量高低、不同心脏组织及病变情况而有所不同。强心苷对心肌的电生理作用见表 8—5。

表 8—5 强心苷对心肌的电生理作用

	窦房性	心房	房室结	浦肯野纤维
自律性	↓			↑
传导性			↓	
有效不应期		↓		↓

注:↑表示加强;↓表示降低。

由表 8—5 可知,治疗量强心苷加强迷走神经活性而降低窦房结自律性。与此相反,强心苷能提高浦肯野纤维的自律性,在此迷走神经影响很小,强心苷直接抑制 Na^+,K^+—ATP 酶的作用发挥主要影响,从而提高自律性。强心苷减慢房室结传导性是加强迷走神经活性减慢

Ca^{2+} 内流的结果。强心苷缩短心房不应期也由迷走神经促 K^+ 外流所介导。缩短浦肯野纤维有效不应期是抑制 Na^+ ,K^+－ATP 酶,使细胞内失 K^+,最大舒张电位减弱,除极发生在较小膜电位的结果。

d. 对心电图的影响:治疗量强心苷最早引起 T 波变化,其幅度减小,波形压低甚至倒置,S－T 段降低呈鱼钩状(此为临床上判断是否应用强心苷的依据之一),随后还见 P－R 间期延长,Q－T 间期缩短。中毒量强心苷会引起各种心律失常,心电图也会出现相应变化。

②其他作用

a. 对血管:强心苷能使动脉压升高,外周阻力上升,是直接收缩血管平滑肌所致。CHF 患者用药后,因交感神经活性降低,其影响超过直接收缩血管的效应,因此血管阻力下降,心输出量及组织灌流增加,动脉压不变或略升。

b. 利尿作用:CHF 患者用强心苷后利尿明显,是正性肌力作用使肾血流增加所继发的。对正常人或非心性水肿患者也有轻度利尿作用,是抑制肾小管细胞 Na^+ ,K^+－ATP 酶,减少肾小管对 Na^+ 的再吸收的结果。

c. 对神经系统:中毒量可兴奋延脑极后区催吐化学感受区而引起呕吐。严重中毒时还引起中枢神经兴奋症状,如行为失常、精神失常、谵妄甚至惊厥。中毒量强心苷还明显增强交感神经的活性,有中枢和外周两方面影响。这也参与了中毒量所致的心律失常的发病过程。

(2)作用机制:强心苷能抑制 Na^+ ,K^+－ATP 酶,使钠泵失灵,结果是细胞内 Na^+ 量增多,K^+ 量减少。胞内 Na^+ 量增多后,再通过 Na^+－Ca^{2+} 双向交换机制,或使 Na^+ 内流减少、Ca^{2+} 外流减少,或使 Na^+ 外流增加、Ca^{2+} 内流增加。对 Ca^{2+} 而言,结果是细胞内 Ca^{2+} 量增加,肌浆网摄取 Ca^{2+} 也增加,储存增多。另也证实,细胞内 Ca^{2+} 少量增加时,还能增强 Ca^{2+} 离子流,使每一动作电位 2 相内流的 Ca^{2+} 增多,此 Ca^{2+} 又能促使肌浆网释放出 Ca^{2+},即"以钙释钙"的过程。这样,在强心苷作用下,心肌细胞内可利用的 Ca^{2+} 量增加,使收缩加强。中毒量强心苷严重抑制 Na^+ ,K^+－ATP 酶,使细胞内 Na^+ 、Ca^{2+} 大量增加,也使细胞内 K^+ 量明显减少,后者导致心细胞自律性增高,传导减慢,容易引起心律失常(图 8－5)。

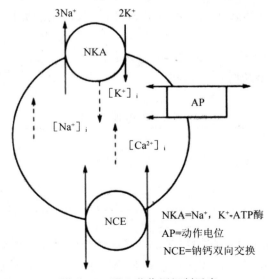

图 8－5 强心苷作用机制示意

　　(3)临床用途:强心苷主要用于治疗 CHF 和某些心律失常。与其他治疗 CHF 的药物相比,强心苷有以下优点:它应用方便,1 次/d 即可;长期久用疗效不减;一般有效剂量毒副反应并不严重。强心苷的主要缺点是没有正性松弛作用,不能纠正舒张功能障碍。地高辛疗效明确,是常用药物。

　　①治疗各种原因所引起的 CHF:通过正性肌力作用,增加搏出量及回心血量,可以缓解动脉系统缺血和静脉系统瘀血,取得对症治疗效果。

　　②强心苷常用于治疗某些心律失常

　　a.心房纤颤:强心苷治疗心房纤颤时,用药目的不在于停止房颤而在于保护心室免受来自心房的过多冲动的影响,减少心室频率。用药后多数患者的心房纤颤并未停止,而是循环障碍得以纠正。这是强心苷抑制房室传导的结果,使较多冲动不能穿透房室结下达心室而隐匿在房室结中。

　　b.心房扑动:强心苷治疗心房扑动在于它能不均一地缩短心房不应期,引起折返激动,使心房扑动转为心房纤颤,然后再发挥治疗心房纤颤的作用。某些患者在转为房颤后,停用强心苷,有可能恢复窦性节律。因为停用强心苷就是取消它的缩短心房不应期的作用,也就相对地延长了不应期,可使折返冲动落入较长的不应期而停止折返,于是窦性节律得以恢复。

　　c.阵发性室上性心动过速:强心苷通过兴奋迷走神经减慢房室传导的作用。但由于其本身引起室上性心动过速和心室颤动,故室性心动过速者禁用。

　　(4)体内过程:常用强心苷的作用性质基本相同,但因药代动力学性状有所区别,故使作用程度上有快慢、久暂之分。

　　①慢效强心苷有洋地黄毒苷(Digitoxin),口服吸收率高,$t_{1/2}$ 为 5～7d,主要经肝代谢。

　　②中效类有地高辛(Digoxin),口服有效,$t_{1/2}$ 长为 33～36h,主要经肾排泄。

　　③速效类有毛花苷 C(Lanatoside C)。

　　④除药物作用不同外,年龄也是影响药代动力学的因素,强心苷的小儿用量,按体重计,较成人高。儿童排泄较多,血浆蛋白结合率较低,分布容积较大,而老年人肾排泄少,分布容积小,血浓较高,因此老年人用量以少于成年人 20%～30% 为宜。

　　⑤肝脏疾患严重时会影响药的代谢和血浆蛋白结合率。肾脏疾病时,地高辛排泄减少,其用量应根据肌酐清除率计算。洋地黄毒苷的消除则与肾功能无明显关系。

　　(5)不良反应及其防治:强心苷的安全范围小,一般治疗量已接近中毒量的 60%,中毒的发生率高。患者对强心苷的敏感性和耐受性个体差异大,诱发强心苷中毒的因素多(低血钾、高血钙、心肌缺血缺氧、肾功能不全等),应注意。

　　①毒性作用

　　a.胃肠道反应,如厌食、恶心、呕吐、腹泻,应注意与强心苷用量不足心衰未受控制所致的胃肠道症状相鉴别。后者由胃肠道瘀血所引起。

　　b.视觉障碍有黄视症、绿视症等。

　　c.最严重的是心脏毒性,可出现各种心律失常,常见的是室性早搏,约占心反应的 33%;次为房室阻滞约为 18%,房室结性心动过速 17%,房室结代节律 12%,及房性过速兼房室阻滞。

　　d.神经系统反应有眩晕、头痛、疲倦、失眠、谵妄等。

　　②毒性作用的预防:先要明确中毒诊断,可根据心电图的变化与临床症状作出初步判断。

测定强心苷的血药浓度则有重要意义。地高辛浓度在 $3.0\mu g/mL$，洋地黄毒苷在 45ng/mL 以上可确诊为中毒。同时应注意诱发因素如低血钾、高血钙、低血镁、心肌缺氧等。还应警惕中毒先兆的出现，如一定次数的室性早搏、窦性心律过缓低于 60 次/min 及色视障碍等。

③治疗：轻度中毒停用强心苷和排钾利尿药即可。解救上，对过速性心律失常者可用钾盐静脉滴注，轻者可口服。细胞外 K^+ 可阻止强心苷与 Na^+，K^+ —ATP 酶的结合，能阻止毒性发展。苯妥英钠能控制室性早搏及心动过速而不抑制房室传导，它能与强心苷竞争性争夺 Na^+，K^+ —ATP 酶而有解毒效应。利多卡因也有效。对中毒时的心动过缓或房室阻滞宜用阿托品解救。地高辛抗体的 Fab 片段对强心苷有强大选择性亲和力，能使强心苷自 Na^+，K^+ —ATP 酶的结合中解离出来，解救致死性中毒有明确效果。它与地高辛的结合物可经肾排泄。每毫克地高辛需用 80mg Fab 拮抗之。

常用强心苷类药物比较见表 8—6。

表 8—6　常用强心苷类药物比较

药物	作用特点
洋地黄毒苷(Digitoxin)	慢速、长效，适用于急性与慢性心力衰竭的维持治疗
地高辛(Digoxin)	中效，适用于治疗各种急性和慢性心功能不全以及室上性心动过速、心房颤动和扑动等
毛花苷(Lanatoside C)	快速、短效，用于急性和慢性心力衰竭、心房颤动和阵发性室上性心动过速。主要用于急性病例
毒毛花苷 K(Strophanthin K)	速效，适用于抢救病情紧急、心率较慢、传导功能差的心力衰竭，如伴Ⅰ度、Ⅱ度严重房室阻滞的慢性心力衰竭，特别适用于洋地黄无效的患者，也用于急性肺水肿，亦可考虑用于某些快速室上性心律失常者

2.非强心苷类的正性肌力作用药

(1)β受体激动药

1)多巴胺(Dopamine)

①作用与用途

a.心脏：主要激动心脏 β_1 受体，也具有释放去甲肾上腺素的作用，能使收缩性加强，心输出量增加。

b.血管和血压：能作用于血管的 α 受体和多巴胺受体，而对 β_2 受体的影响十分微弱。多巴胺能增加收缩压和脉压，而对舒张压无作用或稍增加，这可能是心输出量增加，而肾和肠系膜动脉阻力下降，其他血管阻力微升使总外周阻力变化不大的结果。多巴胺的血管舒张作用不能为β受体阻断药、阿托品以及抗组胺药所拮抗，故认为是选择性地作用于血管的多巴胺受体(D_1 受体)之故。大剂量给药则主要表现为血管收缩，引起外周阻力增加，血压上升。这一效应可被 α 受体阻断药所拮抗，说明这一作用是激动 α 受体(α_1 受体)的结果。

c.肾：多巴胺能舒张背血管，使肾血流量增加，肾小球的滤过率也增加。有排钠利尿作用，可能是多巴胺直接对肾小管多巴胺受体的作用。用大剂量时，也可使肾血管明显收缩。

②不良反应：常见的有胸闷、呼吸困难、心悸、心律失常、全身软弱无力；少见心跳缓慢、头痛、恶心、呕吐。长期应用，出现的反应有手足疼痛或手足发凉；外周血管长时期收缩，可能导致局部坏死或坏疽。

③药物评价：一般剂量对心率影响不明显，大剂量可加快心率。与异丙肾上腺素比较，多巴胺增加心输出量的作用较弱，对心率影响较少，并发心律失常者也较少。

2）多巴酚丁胺（Dobutamine）

①作用与用途：与多巴胺相似，主要用于排血量低和心率慢的 CHF；选择性激动 β_1 受体，对 β_2 和 α 受体有轻微作用。能直接激动心脏 β_1 受体以增强心肌收缩和增加搏出量，使心排出量增加。可降低外周血管阻力，但收缩压和脉压一般保持不变，或仅因心排出量增加而有所增加。能降低心室冲盈压，促进房室结传导。正性肌力作用大于正性频率作用，轻度加速心率，主要用于急性心肌梗死伴心力衰竭者。

②不良反应：静滴过快、剂量过大可引起血压升高、心率加快及室性早搏。可有心悸、恶心、头痛、胸痛、气短等。

（2）磷酸二酯酶抑制剂：如氨力农（Amrinone）、米力农（Milrinone）等，长期用药易引起 CHF 患者发生室性心律失常，增加死亡率而不宜作常规用药，另疗效不定，且剂量加大还增加死亡率。还有增强心肌收缩成分对 Ca^{2+} 敏感性作用的"钙增敏药"，临床试用有效受到重视。

（二）减负荷药

1. 利尿药　CHF 患者多有体内水钠潴留。由于血容量增加，加重了心脏的前负荷；由于血管壁平滑肌细胞内 Na^+ 含量增加，通过 Na^+/Ca^{2+} 交换，增加了细胞内 Ca^{2+} 含量，使血管平滑肌张力升高，外周阻力加大，加重了心脏的后负荷。利尿药可促进 Na^+ 和水的排出，从而减轻心脏的负荷，有利于 CHF 患者心功能的改善。首选利尿药是噻嗪类药物，必要时可选用强效髓袢利尿药呋塞米等，此类药物应用时应注意补钾。保钾利尿药（如螺内酯）因可拮抗醛固酮的作用，又可减少钾的丢失，因此可与噻嗪类或髓袢利尿药合用。

2. 血管扩张药　应用血管扩张药，能适当减轻心脏前、后负荷，有助于改善心脏，改善血流动力学变化而提高运动耐力，但多数扩血管药并不能降低病死率，仅对于不能耐受 ACE 抑制剂的患者可考虑应用。且众多的血管扩张药治疗 CHF，应根据患者血流动力学变化分别选用。

（三）血管紧张素 I 转换酶抑制药和血管紧张素 II 受体阻断药

这些药物现已作为治疗 CHF 的基础药物，与地高辛及利尿药合用，广泛用于 CHF 的治疗。经研究证明，血管紧张素 I 转换酶抑制药（ACE I）如卡托普利、依他普利和雷米普利等，用于 CHF 的治疗，通过抑制循环中及局部组织中的 ACE，不仅能降低代偿性升高的肾素—血管紧张素系统的活性，扩张血管以减轻心脏负荷，改善血流动力学，还能抑制 CHF 时的心肌重构，抑制心肌纤维化、心肌细胞肥大以及心肌细胞凋亡，逆转心室肥厚，改善心肌的顺应性和舒张功能，在临床疗效上表现为缓解或消除症状，提高患者运动耐力，改进生活质量，显著降低病死率。已取代了血管扩张药在心衰治疗中的地位。具有此作用的还有血管紧张素 II 受体阻断药氯沙坦等（各药的特点见抗高血压药）。

（四）其他药物

1. 钙通道阻断药　长效钙通道阻滞药如氨氯地平（Amlodipine），起效慢，作用持久，没有短效钙通道阻滞药（如硝苯地平）引起的神经激素方面的作用（兴奋交感神经，激活 RAS 等）。具有：①扩张外周动脉，减轻心脏后负荷，改善 CHF 的血流动力学。②降低心肌细胞内的钙负荷，改善心室的舒张功能。③抗左心室肥厚。④抗心肌缺血、抗动脉粥样硬化等作用，故可用于治疗伴有高血压、心绞痛或因肥厚型心肌病所致的 CHF。但也有认为，钙通道阻滞药在临床上尚缺乏其对心衰治疗的有效证据。

2.β受体阻断药　传统观念认为,β受体阻断药具有负性肌力作用而禁用于 CHF。自认识到 CHF 发病过程中交感神经活性增高及其促进 CHF 恶化的不良影响后,才注意到 β受体阻断药在 CHF 治疗中的意义。并随着临床治疗学的进展,发现 β受体阻断药对某些心力衰竭患者显示了治疗作用。治疗 CHF 可选用的 β受体阻断药有美托洛尔(Metoprolol)、卡维地洛(Carvedilol)及比索洛(Bisoprolol)。此类药物因具有:①恢复 β受体对正性肌力药的敏感性。②抑制 RAS 和血管加压素的作用,减轻心脏的前、后负荷。③减慢心率,以降低心肌耗氧量,改善心肌供血,并有利于心室充盈。④减少 CHF 时心律失常的出现等作用,故可用于心功能比较稳定的 Ⅱ～Ⅲ级 CHF 患者,对基础病因为扩张型或肥厚型心肌病患者尤为适用。卡维地洛因还兼有抗 α受体、抗氧自由基等作用,长期应用可降低死亡率,改善 CHF 的预后。但是,β受体阻断药具有负性肌力作用,用于 CHF 的治疗仍应十分慎重,必须正确选择病种和制定给药方案,自小剂量开始,然后缓慢增加剂量。在用药过程中,要密切观察药物反应,如心衰加重则应减量或停药。禁用于严重心动过缓、严重左心室功能衰竭、重度房室传导阻滞、低血压及支气管哮喘患者。

(康小龙)

第四节　抗心绞痛药

一、抗心绞痛药的分类

1.硝酸酯类如硝酸甘油、硝酸异山梨酯等。

2.β受体阻断药如普萘洛尔。

3.钙拮抗药如硝苯地平、维拉帕米等。

4.其他类如卡维地洛、尼可地尔、吗多明、潘生丁等。

二、常见抗心绞痛的药物

(一)硝酸酯类

硝酸酯类(nitrate esters)药物有硝酸甘油(Nitroglycerin)、硝酸异山梨酯(Isosorbide Dinitrate)、单硝酸异山梨酯(Isosorbide Mononitrate),作用均相似,只是显效快慢和维持时间有所不同,其中硝酸甘油最常用。所有硝酸酯类化合物均为硝酸多元酯结构,具有高脂溶性,它们结构中的 $O-NO_2$ 是发挥疗效的关键部分。

1.药理作用机制　硝酸酯类的基本作用是松弛平滑肌,但以松弛血管平滑肌的作用最为明显。

(1)对血管的作用:能舒张全身静脉和动脉,但舒张毛细血管小静脉(容量血管)远较舒张小动脉的作用为强。对较大的冠状动脉也有明显舒张作用,对毛细血管括约肌则作用较弱。具体如下。

①对心肌耗氧量的影响:硝酸酯类使容量血管扩张而降低前负荷,心室舒张末压力及容量也降低。在较大剂量时也扩张小动脉而降低后负荷,从而降低室壁肌张力及氧耗。

②血流动力学的作用:硝酸酯类能明显舒张较大的心外膜血管及狭窄的冠状血管以及侧支血管,此作用在冠状动脉痉挛时更为明显。它对阻力血管的舒张作用微弱。当冠状动脉因

粥样硬化或痉挛而发生狭窄时,缺血区的阻力血管已因缺氧而处于舒张状态。这样,非缺血区阻力就比缺血区为大,用药后将迫使血液从输送血管经侧支血管流向缺血区,从而改善缺血区的血流供应。

③硝酸酯类能使冠状动脉血流量重新分配:已知心内膜下血管是由心外膜血管垂直穿过心肌延伸而来的,因此内膜下血流易受心室壁肌张力及室内压力的影响,张力与压力增高时,内膜层血流量就减少。在心绞痛急性发作时,左心室舒张末压力增高,所以心内膜下区域缺血最为严重。硝酸甘油能降低左心室舒张末压,舒张心外膜血管及侧支血管,使血液易从心外膜区域向心内膜下缺血区流动,从而增加缺血区的血流量,放射微球法已证明硝酸甘油能增加心内膜下区的血液灌流量。用微型氧电极也测得给硝酸甘油后,心内膜层/心外膜层氧分压比值上升(图8—6)。

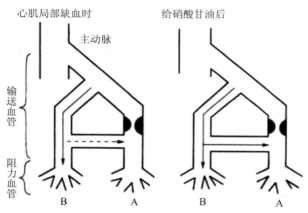

心肌局部缺血时　　　　　给硝酸甘油后

图8—6　硝酸甘油对冠状动脉的作用部位示意

A. 缺血区;B. 非缺血区

(2)对心脏的作用:硝酸酯类对心脏无明显作用。剂量加大,可致降压而反射性加快心率。心绞痛患者舌下含用硝酸甘油数分钟后,心脏负荷迅速减轻,表现为心室舒张末压下降,心室内径减少,外周血管阻力下降,使左心室功能改善,心肌耗氧量明显减少。

(3)保护缺血的心肌细胞:硝酸酯类释放 NO 并促进 CGRP 和 PGI_2 的生成与释放,这些内源性物质对心肌细胞具有直接保护作用。动物实验证明,硝酸甘油或其他 NO 供体能显著缩小心肌梗死面积和减少缺血心肌细胞内酶如肌酸激酶释放。

2. 临床应用

(1)对各型心绞痛均有效:用药后能中止发作,也可预防发作。对急性心肌梗死不仅能减少耗氧量,尚有抗血小板聚集和黏附作用,使坏死的心肌得以存活或使梗死面积缩小。但应限制用量,以免过度降压。

(2)急性心肌梗死:硝酸酯类能减少心肌耗氧量,增加缺血区的供血,缩小心肌梗死范围,降低左心室充盈压而减轻肺瘀血。

(3)充血性心力衰竭:硝酸酯类能降低前负荷,降低心室充盈压,缓解肺瘀血,降低后负荷,减轻射血阻抗,有利于增加每搏量和心输出量。

3. 舒张血管的作用机制　硝酸酯类能在平滑肌细胞及血管内皮细胞中产生 NO,并能与 NO 受体结合。血管内皮细胞能释放扩血管物质 EDRF(血管内皮舒张因子,即一氧化氮 NO),它是由内皮细胞中的 L—精氨酸—NO 合成途径产生的,并从内皮细胞弥散到血管平滑肌细胞，在其中它激活鸟苷酸环化酶(GC)增加细胞内 cGMP 的含量，从而激活依赖于 cGMP 的蛋白激酶，促使肌球蛋白轻链去磷酸化而松弛血管平滑肌。此外，释出的 NO 还能抑制血小板的聚集和黏附，有利于冠心病的治疗。

4. 不良反应和防治

(1)急性不良反应：有时出现体位性低血压及晕厥，眼内血管扩张则可升高眼内压。剂量过大可使血压过度下降，冠状动脉灌注压过低，并可反射性兴奋交感神经、增加心率、加强心肌收缩性反使耗氧量增加而加重心绞痛发作。超剂量时还会引起高铁血红蛋白血症。

(2)耐受性：连续用药后可出现耐受性，停药1～2周后，耐受性可消失。耐受性的发生可能与"硝酸酯受体"中的巯基被耗竭有关。为克服耐受可采用下列措施：调整给药次数和剂量，不宜频繁给药；采用最小剂量；采用间歇给药法，无论采用何种给药途径，如口服、舌下、静注或经皮肤，每天不用药的间歇期必须在8h以上；补充含巯基的药物，如加用卡托普利、甲硫氨酸等，可能能阻止耐受性。

5. 硝酸酯类药物的评价　硝酸酯类主要用于缓解急性心绞痛症状和预防心绞痛发生。和β受体阻断药与钙通道阻滞药比较，硝酸酯类无加重心力衰竭和诱发哮喘的危险。舌下含服硝酸甘油0.3～0.6mg/2～3h(或必要时)或硝酸异山梨酯5～10mg/2～3h(或必要时)，可有效缓解心绞痛症状，也作为可能发生心绞痛前的预防用药。个体对有机硝酸酯类的敏感性变异较大，开始应用有机硝酸酯类的患者应在无心绞痛发作时试服1～2片，以确定对药物的敏感性和可能引起的血压降低与头痛；需要不断舌下含服有机硝酸酯类的患者可考虑口服制剂，因舌下硝酸甘油1～3min即可发生作用，故常作为立即控制心绞痛的治疗药，但因其作用时间很短，不超过30min，故不能用于维持治疗。静脉注射的硝酸甘油虽然作用很快，数分钟即可有效，但其血流动力学作用在停药后即中止，故静脉给药只适用于严重的、反复发生的静息性心绞痛的治疗。缓慢吸收的硝酸甘油制剂有若干透皮制剂，它们能使血浆浓度维持较长时间，但易发生耐受性。舌下或咀嚼型硝酸异山梨酯和其他硝酸酯类的血流动力学效应和硝酸甘油相似。虽然透皮应用可提供24h或更长的血药浓度，但完全的血流动力学效应仅维持6～8h。在维持治疗中缓释硝酸甘油的临床效应因受到耐受性的限制，因此在给药间隙有一个8h的无硝酸甘油期，可减少或防止耐受性发生。

(二)β受体阻断药

β受体阻断药如普萘洛尔(心得安；Propranolol)、卡替洛尔(Carteolol)、噻吗洛尔(噻吗心安；Timolol)及选择性β₁受体阻断药如阿替洛尔(氨酰心安；Atenolol)、美托洛尔(美多心安；Metoprolol)等均可用于心绞痛。能使多数患者心绞痛发作次数减少，减少硝酸甘油用量，并增加运动耐量，改善缺血性心电图的变化。

1. 作用与用途　用于对硝酸酯类治疗疗效差的稳定型心绞痛，可减少发作次数，对并发高血压或心律失常的患者尤其适用。还可用于心肌梗死的治疗，能缩小梗死范围。对冠状动脉痉挛诱发的变异型心绞痛不宜应用，因为本品可致冠状动脉收缩。β受体阻断药对心绞痛的治疗作用主要来源于它的血流动力学作用。β受体阻断药通过阻断心脏β受体，降低心率和心肌收缩力，使血压降低，从而减少心肌耗氧。但它对心肌的抑制作用可使心室容积增大，射血时间延长，而增加耗氧。其综合作用的结果仍是减少心肌氧耗。β受体阻断药还能改善心肌缺血区的供血：减慢心率能使舒张期灌注时间延长，使心肌灌流增多；其对缺血和非缺血心肌冠脉段的作用不同，故可使到达缺血心肌的冠脉流量重新分布。心率减慢和血压降低所引起的心肌耗氧量减少是 β 受体阻断药缓解心绞痛和提高运动耐受量的最重要的机制。

2. 不良反应　大多是因为 β 受体被阻断所引起的,与 β 受体阻断无关的严重不良反应很少。因为 β 受体分布广泛,故不良反应较多,较严重的有心动过缓、充血性心力衰竭、房室传导阻滞、支气管痉挛、低血糖(特别是应用胰岛素的患者)、外周血管病恶化(因内源性去甲肾上腺素兴奋 α 受体引起血管收缩的作用增强)。突然停用 β 受体阻断药可引起严重的心律失常或心绞痛发作。在应用 β 受体阻断药治疗心绞痛时,伴随心率减慢和射血时间延长而发生的舒张末期容积增加,心肌耗氧增加和左心室舒张容积扩大部分抵消了它的治疗效应,β 受体阻断药的这种不良作用可以因硝酸酯类药的合用而被消除。

3. 药物评价　β 受体阻断药可减少心绞痛的发作频率,改善心绞痛患者对运动的耐受能力。若基本的病理生理改变为冠状血管痉挛,则硝酸酯类和钙通道阻滞药有效,β 受体阻断药常与硝酸酯类药合用,以增强疗效或减少不良反应。无内在拟交感活性的 β 受体阻断药普萘洛尔、美托洛尔、噻吗洛尔等可降低心肌梗死的死亡率,延长这类患者的存活时间,故心肌梗死的患者应及早使用 β 受体阻断药,且需继续使用 2~3 年。

(三)钙拮抗药

抗心绞痛常用的钙拮抗药有硝苯地平(Nifedipine)、氨氯地平(Amlodipine)、维拉帕米(Verapamil)、地尔硫䓬(Diltiazem)及哌克昔林(Perhexiline)等。

1. 抗心绞痛作用与机制　钙拮抗药通过阻断血管平滑肌电压依赖性钙通道降低 Ca^{2+} 内流而扩张冠状动脉和外周动脉,并能使心肌收缩性下降、心率减慢、减轻心脏负荷,从而降低心肌耗氧量。它们也因舒张冠状血管,增加冠状动脉流量而改善缺血区的供血供氧等。上述作用使它们可保护心肌细胞免受缺血的伤害,具体如下。

(1)降低心肌耗氧量:阻滞 Ca^{2+} 流入血管平滑肌细胞,使外周血管扩张,外周阻力降低,减轻心脏后负荷;阻滞 Ca^{2+} 流入心肌细胞,使心肌收缩力减弱,自律性降低,心率减慢;阻滞 Ca^{2+} 进入神经末梢,抑制递质释放,从而对抗交感神经活性增高所引起的心肌耗氧量增加。上述三方面的综合结果使心肌耗氧量降低。

(2)增加心肌的血液供应:通过阻滞 Ca^{2+} 流入血管平滑肌细胞、直接松弛血管平滑肌和刺激血管内皮细胞合成和释放 NO,使冠脉舒张,以增加心肌血液供应;亦可通过开放侧支循环,增加对缺血区的血液灌注;拮抗心肌缺血时儿茶酚胺诱导的血小板聚集,有利于保持冠脉血流通畅。

(3)保护缺血的心肌细胞:心肌缺血或再灌注时细胞内"钙超载"可造成心肌细胞尤其是线粒体功能严重受损。钙通道阻滞剂可由于阻滞 Ca^{2+} 内流而减轻"钙超载",起到保护心肌细胞的作用。此外,有些药物还可抑制交感神经末梢释放递质,对心绞痛治疗有利。

2. 用途　钙拮抗药对冠状动脉痉挛及变异型心绞痛有效,也可用于稳定型及不稳定型心绞痛。但硝苯地平对不稳定型心绞痛的治疗有一定的局限性,因其有引起心率加快而增加心肌缺血的危险。但维拉帕米和地尔硫䓬则不同,可直接作用于心脏,引起心率轻度减慢。钙拮抗药对急性心肌梗死能促进侧支循环,缩小梗死面积。

常用于抗心绞痛的钙拮抗剂比较见表 8—7。

表8－7　常用钙拮抗剂抗心绞痛比较

类别	药物	作用特点	不良反应	临床应用
二氢吡啶类	硝苯地平（Nifedipine）	为钙拮抗剂中扩血管作用最强的,能明显扩张冠状动脉而抗心绞痛,有保护心肌防止其缺血再灌注损伤的作用	常见面部潮红、心悸、头痛、足部水肿等	变异型及稳定型心绞痛、急性心肌梗死、高血压、心衰
	哌克昔林（Perhexiline）	为弱的钙拮抗药,能扩张冠状动脉,增加冠脉流量。此外尚有利尿及支气管扩张作用	严重的不良反应主要为周围神经炎、致死性肝毒性及代谢异常包括体重减轻、高甘油三酯血症及低血钙。还可能引起或加重室性传导障碍	心绞痛伴心衰及支气管哮喘患者
	氨氯地平（Amlodipine）	抑制钙诱导的主动脉收缩作用是硝苯地平的2倍,与受体结合和解离速率缓慢,因此药物作用出现迟而维持时间长。对血管平滑肌的选择性作用大于硝苯地平	常见头痛、水肿、疲劳、失眠、恶心、腹痛、面红、心悸和头晕	各种类型高血压和心绞痛、抗动脉硬化
非二氢吡啶类	地尔硫䓬（Diltiazem）	对外周大血管的扩张作用弱于硝苯地平,但对窦房结及房室传导有轻度的抑制作用	无反射性心动过速	各型心绞痛、心律失常、高血压、心肌梗死
	维拉帕米（Verapamil）	心脏抑制作用明显,也能扩张冠状动脉,另有抗心律失常作用	能抑制心肌收缩力和减慢心率,合用β受体阻断药应慎重	变异性及稳定型心绞痛、心律失常、高血压

（四）其他抗心绞痛药

吗多明（Molsidomine）的作用与硝酸甘油相似。主要能降低心脏前、后负荷,降低心室壁肌张力,因而降低心肌耗氧量,也能舒张冠状动脉,改善心内膜下心肌的供血。临床用于各型心绞痛,作用时间较硝酸甘油为久,且不易产生耐受性,与硝酸甘油交替应用可克服耐受性的产生。

抗心绞痛药物应用的目的是降低心肌耗氧和增加缺血心肌的冠脉血流量,以恢复供氧和耗氧的平衡。根据三类药物对心脏、氧供及氧需诸因素的影响,寻求合并用药,降低不良反应,达到最好治疗效果,见表8－8。

表8－8　硝酸酯类、β受体阻断药及钙拮抗药对心脏氧供及氧需诸因素的影响

决定因素	硝酸酯类	β受体阻断药	钙拮抗药	决定因素	硝酸酯类	β受体阻断药	钙拮抗药
室壁张力	↓	±	↓	心率	↑	↓	±
心室容量	↓	↑	±	收缩性	↑	↓	±
心室压力	↓	↓	↓	心内膜/心外膜血流比率	↑	↑	↑
心脏体积	↓	↑	±	侧支血流	↑	→	↑

注:↑增加;↓降低;→无作用;±有或无作用。

（武静茹）

第五节 调血脂药和抗动脉粥样硬化药

一、按作用机制分类

1.影响胆固醇吸收和转化的药物

如胆汁酸结合树脂,如考来烯胺、考来替泊。

2.影响胆固醇合成的药物

如 4HMG－CoA 还原酶抑制剂,如辛伐他汀、洛伐他汀等。

3.影响胆固醇和甘油三酯代谢的药物

(1)烟酸类如烟酸、烟酸肌醇酯。

(2)苯氧酸类如氯贝丁酯、非诺贝特等。

4.其他降血脂药

(1)抗氧化剂如普罗布考。

(2)多烯脂肪酸类如多烯不饱和脂肪酸类。

(3)保护动脉内皮药物。

二、常用药物

对于血浆脂质代谢紊乱,首先要调节饮食,食用低热量、低脂肪、低胆固醇类食品,加强体育锻炼及克服吸烟等不良习惯。如血脂仍不正常,再用药物治疗。凡能使 LDL、VLDL、TC(总胆固醇)、TG、ApoB 降低,或使 HDL、ApoA 升高的药物,都有抗动脉粥样硬化作用。

(一)主要影响胆固醇吸收和转化的药物

胆汁酸结合树脂 考来烯胺(消胆胺;Cholestyramine)和考来替泊(降胆宁;Colestipol)都为碱性阴离子交换树脂,不溶于水,不易被消化酶破坏。

1.作用和用途 能显著降低血浆 TC 和 LDL－C(LDL－胆固醇)浓度,轻度增高 HDL 浓度。胆固醇在肝中不断转化为胆酸,随胆汁排入肠腔,参与脂肪的消化吸收。大部分胆酸被重吸收,再被利用,形成"肝肠循环"。考来烯胺在胃肠道内不被吸收,却能以其 Cl^- 换取胆酸,与胆酸生成不被吸收的络合物从粪便排出,因此阻断了胆酸的"肝肠循环"。肝中胆酸减少,可促使胆固醇向胆酸转化的限速酶——7α－羟化酶活化,促进胆固醇向胆酸的转化。此外,胆酸又是胆固醇在肠道吸收所必需的因素。胆酸的缺乏将抑制外源性胆固醇的摄取。考来烯胺通过促进内源胆固醇的代谢和抑制外源胆固醇的吸收来降低血中 LDL 和胆固醇的水平。

(1)本类药物口服不被消化道吸收,在肠道与胆汁酸形成络合物随粪排出,故能阻断胆汁酸的重吸收。胆汁酸也是肠道吸收胆固醇所必需的,树脂与胆汁酸络合,胆酸缺乏影响胆固醇吸收。

(2)由于肝中胆汁酸减少,使胆固醇向胆汁酸转化的限速酶 7α－羟化酶更多地处于激活状态,肝中胆固醇向胆汁酸转化加强。

(3)以上作用使肝中胆固醇水平下降,肝脏产生代偿性改变:一是肝细胞表面 LDL 受体数量增加,促进血浆中 LDL 向肝中转移,导致血浆 LDL－C 和 TC 浓度下降;另一改变是羟甲基戊二酰辅酶 A(HMG－CoA)还原酶(肝脏合成胆固醇限速酶)活性增加,使肝脏胆固醇合成增多。因此,本类药物与 HMG－CoA 还原酶抑制剂合用,降脂作用增强。

用于Ⅱa型高脂血症,4～7d起效,2周内达最大效应,使血浆LDL、胆固醇浓度明显降低。对纯合子(homozygous)家族性高脂血症,因患者肝细胞表面缺乏LDL受体功能,本类药物无效。

2.不良反应　常致恶心、腹胀、便秘等。长期应用,可引起脂溶性维生素缺乏。考来烯胺因以氯化物形式应用,可引起高氯性酸血症。也可妨碍噻嗪类、香豆素类、洋地黄类药物吸收,它们应在本类药服用前1h或服用后4h再服用。

(二)主要影响胆固醇合成的药物

HMG—CoA还原酶抑制剂(他汀类)　还原酶抑制剂最早是从霉菌培养液中提取,用于临床的有洛伐他汀(Lovastatin)、普伐他汀(Pravastatin)、辛伐他汀(Simvastatin)、阿托伐他汀(Atorvastatin)及氟伐他汀(Fluvastatin)。

1.药理作用机制　其主要作用是降低胆固醇和LDL,VLDL水平也适度降低,而HDL水平则适度升高。本品对患高胆固醇血症的患者产生剂量相关的降脂作用。

HMG—CoA还原酶是在体内合成胆固醇的限速酶。洛伐他汀抑制该酶活性,进而阻断胆固醇的合成。胆固醇合成的减少刺激肝细胞表面LDL受体代偿性增加,导致血中LDL加速消除。

2.作用与用途　机体内胆固醇生物合成主要在肝脏进行,首先由二分子乙酰辅酶A缩合成乙酰乙酰辅酶A,经胞液中羟甲基戊二酰单酰合成酶作用,与一分子乙酰CoA缩合为HMG—CoA,后者在HMG—CoA还原酶作用下还原为甲羟戊酸,进一步生成鲨烯,合成胆固醇。HMG—CoA还原酶抑制剂的结构与HMG—CoA相似,对酶的亲和力比HMG—CoA高10000倍,故能在肝脏竞争抑制HMG—CoA还原酶,从而阻碍内源性胆固醇的合成,降低血浆总胆固醇(TC)水平。TC的合成减少一方面使肝脏合成ApoB—100减少,从而使VLDL的合成减少;另一方面通过自身调节机制,代偿性增加肝细胞膜上LDL受体的数量和活性及LDL与其受体的亲和力,使血浆中大量的LDL被摄取,经LDL受体途径代谢为胆汁酸而排出体外,使血浆中的LDL—C、VLDL—C和TC进一步下降。

对原发性高胆固醇血症、杂合子家族性高胆固醇血症、Ⅲ型高脂蛋白血症,以及糖尿病性、肾性高脂血症均为首选药物。对纯合子家族性高胆固醇血症无降低LDL—C功效,但可使VLDL下降。

3.不良反应　本类药物不良反应轻。少数患者有轻度胃肠症状、头痛或皮疹。另有血清转氨酶、碱性磷酸酶、肌磷酸激酶升高和肌肉触痛的发生。

常用HMG—CoA还原酶抑制剂比较见表8—9。

表8—9　常用HMG—CoA还原酶抑制剂比较

药物	作用特点
洛伐他汀(Lovastatin)	为前体药物,在肝脏内其内酯环水解成活性的β—羟基酸而发挥作用。本品耐受性较好,胃肠道反应是其主要不良反应
辛伐他汀(Simvastatin)	体内过程同洛伐他汀,降脂效果约为洛伐他汀的2倍
普伐他汀(Pravastatin)	吸收后大量经肝脏首过效应
氟伐他汀(Fluvastatin)	本品为第一个全合成HMG—CoA还原酶抑制剂。口服吸收完全,不良反应较低
阿托伐他汀(Atorvastatin)	能够降低血浆胆固醇和脂蛋白水平,减少低密度脂蛋白的生成。临床上用于家族性高胆固醇血症、混合性高脂血症等症

（三）影响胆固醇和甘油三酯代谢的药物

1. 烟酸　烟酸(Nicotinic Acid)是一广谱调血脂药,对多种高脂血症有效。

（1）作用与用途:大剂量烟酸能使 VLDL 和 TG 浓度下降,1～4d 起效,血浆 TG 浓度可下降 20％～50％,作用程度与原 VLDL 水平有关;5～7d 后,LDL 也下降。与考来烯胺合用,降 LDL－C 作用加强。降脂作用可能与抑制脂肪组织中脂肪分解、抑制肝脏 TG 酯化等因素有关。本品能使细胞 cAMP 浓度升高,有抑制血小板和扩张血管作用,也可使 HDL－C 浓度增高。对Ⅱ型、Ⅲ型、Ⅳ型、Ⅴ型高脂血症均有效。也可用于心肌梗死。

（2）不良反应:有皮肤潮红、瘙痒等,是前列腺素中介的皮肤血管扩张所引起,服用前列腺素合成酶抑制剂阿司匹林可以减轻之。胃肠刺激症状如恶心、呕吐、腹泻较常见。大剂量可引起血糖升高,尿酸增加,肝功异常。

2. 苯氧酸类(贝特类)　氯贝丁酯(Clofibrate)又名安妥明,是最早应用的苯氧酸(fibric acid)衍化物,降脂作用明显,但不良反应多且严重。新的苯氧酸类药药效强、毒性低,有吉非贝齐（Gemfibrozil）、苯扎贝特（Bezafibrate）、非诺贝特（Fenofibrate）、环丙贝特（Ciprofibrate）等。

（1）作用和用途:其降血脂作用主要是通过激活脂蛋白酯酶,使血中 VLDL 和甘油三酯分解为脂肪酸和甘油,后两者又被脂肪组织摄取,并被合成为甘油三酯储于脂肪组织。此外,本药还能轻度抑制胆固醇在肝脏的合成,故有较弱的降胆固醇作用。

口服后,能明显降低患者血浆 TG、VLDL、IDL,中度降低 TC、LDL 含量,而使 HDL 升高。对 LDL 作用与患者血浆中 TG 水平有关。对单纯高甘油三酯血症患者的 LDL 无影响,但对单纯高胆固醇血症患者的 LDL 可下降 15％。降低血浆 TG、VLDL、IDL 作用与增加脂蛋白脂酶活性、促进 TG 代谢有关,也与减少 VLDL 在肝脏中的合成与分泌有关。升高 HDL 作用是降低 VLDL 的结果。正常时 VLDL 中的甘油三酯与 HDL 中的胆固醇酯有相互交换作用。VLDL 减少,使交换减弱,胆固醇酯留于 HDL 中,使 HDL 升高。降脂机制可能与激动过氧化物酶增殖激活受体(PPAR)有关。

本类药物以降 TG、VLDL 及 IDL 为主,所以临床应用于Ⅱb 型、Ⅲ型、Ⅳ型高脂血症。尤其对家族性Ⅲ型高脂血症效果更好。也可用于消退黄色瘤。对 HDL－C 下降的轻度高胆固醇血症也有较好疗效。

（2）不良反应:有轻度腹痛、腹泻、恶心等胃肠道反应。偶有皮疹、脱发、视物模糊、血象和肝功能异常等。

（四）其他降血脂药

1. 抗氧化剂氧自由基可使血管内皮损伤,对 LDL 进行氧化修饰,可促进动脉粥样硬化(AS)的形成与发展。维生素 C、维生素 E 有抗氧化作用,普罗布考降脂作用较弱,而抗氧化作用较强,对动脉粥样硬化呈现良好的防治效应。

普罗布考(丙丁酚;Probucol)　口服能使患者血浆 TC 下降 25％,LDL－C 下降 10％～15％,HDL－C 降低 30％,对 VLDL、TG 影响较少。细胞培养法证明普罗布考有高脂溶性,能结合到脂蛋白之中,从而抑制细胞对 LDL 的氧化修饰。现知氧化修饰的 LDL 有细胞毒性,能损伤血管内皮,进而促进血小板、白细胞的黏附并分泌生长因子等物质,造成平滑肌细胞移行和过度生长。普罗布考能抑制动脉粥样硬化形成,并使病变消退。可缓解心绞痛,改善缺血性心电图,还能使纯合子家族性高胆固醇血症患者皮肤及肌腱的黄色瘤明显缩小。用于杂合子及纯合子家族性高胆固醇血症,非家族性高胆固醇血症及糖尿病、肾病所致高胆固醇血症。与考来烯胺、烟酸、HMG—CoA 还原酶抑制剂合用作用加强。仅约 10% 患者有腹泻、腹胀、腹痛、恶心。偶有嗜酸白细胞增多,感觉异常,血管神经性水肿。个别患者心电图 Q—T 延长,对心肌损伤、心室应激增强患者应避免使用。

2. 多烯脂肪酸类 多烯不饱和脂肪酸类分为 n—6 和 n—3 两类,n—6 类主要存在于玉米、葵花子等植物油中,n—3 类主要有二十碳五烯酸(EPA)和二十二碳六烯酸(DHA),含于海洋生物藻、鱼及贝壳类,含 EPA 和 DHA 的制剂有多烯康等。此类药物使血浆 TC 和 LDL—C 下降,TG、VLDL 下降,使 HDL—C 升高;亦有抑制血小板聚集,使全血黏度下降,红细胞可变性增加,抑制血管平滑肌向内膜增殖和舒张血管等作用。上述作用均有利于防治 AS。本类药物能竞争性地抑制花生四烯酸利用环氧酶,减少血栓素 A_2(TXA_2)的生成,其抗血小板作用可能与此有关。临床除用于降血脂外,亦可用于预防血管再造术后再梗阻。

3. 保护动脉内皮药物 保护动脉内皮药物有硫酸软骨素 A(Chondroitin Sulfate A),肝素(Heparin)、硫酸葡聚糖(Dextran Sulfate)等硫酸多糖(polysaccharide sulfate)类药物,含有大量阴电荷,结合在血管内皮表面,防止白细胞、血小板及有害因子的黏附,产生保护血管内皮作用,对血管平滑肌细胞增生亦有抑制作用,对血管再造术后再狭窄也有预防作用。

(康小龙)

第九章　呼吸系统药物

第一节　祛痰药

一、氯化铵

（一）其他名称

氯化铔、硇砂。

（二）药理作用

口服后刺激胃黏膜的迷走神经末梢,引起轻度的恶心,反射性地引起气管、支气管腺体分泌增加。部分氯化铵吸收入血后,经呼吸道排出,由于盐类的渗透压作用而带出水分,使痰液稀释,易于咳出。能增加肾小管氯离子浓度,因而增加钠和水的排出,具利尿作用。口服吸收完全,其氯离子吸收入血后可酸化体液和尿液,并可纠正代谢性碱中毒。

（三）适应证

1.用于急性呼吸道炎症时痰黏稠不易咳出的病例。常与其他止咳祛痰药配成复方制剂应用。

2.用于泌尿系感染需酸化尿液时。

3.用于重度代谢性碱中毒,应用足量氯化钠注射液不能满意纠正者。

4.氯化铵负荷试验可了解肾小管酸化功能,也用于远端肾小管性酸中毒的鉴别诊断。

（四）用法用量

成人常规剂量如下:

1.口服给药　①祛痰:一次 0.3～0.6g,一日 3 次。②酸化尿液:一日 0.6～2g,一日 3 次。③重度代谢性碱中毒:一次 1～2g,一日 3 次。

2.静脉滴注　本品用于重度代谢性碱中毒时,必要时需静脉滴注,按 1mg/kg 氯化铵能降低二氧化碳结合率(CO_2CP)0.45mmol/L 计算出应给氯化铵的剂量,以 5％葡萄糖注射液将其稀释成 0.9％(等渗)的浓度,分 2～3 次静脉滴入。

（五）不良反应

1.吞服片剂或剂量过大可引起恶心、呕吐、胃痛等胃刺激症状。

2.少见口渴、头痛、进行性嗜睡、精神错乱、定向力障碍、焦虑、面色苍白、出汗等。

3.偶见心动过速、局部和全身性抽搐、暂时性多尿和酸中毒。

4.静脉给药,注射部位可产生疼痛,给药过快偶可出现惊厥和呼吸停止。

（六）禁忌

1.肝肾功能严重损害,尤其是肝性脑病、肾衰竭患者。

2.代谢性酸中毒患者。

（七）注意事项

1.为减少对胃黏膜刺激,本药宜溶于水中,饭后服用。

2.静脉给药速度应缓慢,以减轻局部刺激。

3.过量可致高氯性酸中毒、低钾及低钠血症。

4.用于远端肾小管性酸中毒的鉴别诊断时,已有酸中毒者不需再做氯化铵负荷试验,以免加重酸中毒。

5.以下情况应慎用　①肝、肾功能不全者。②溃疡病。③镰状细胞贫血患者,可引起缺氧和(或)酸中毒。

（八）药物相互作用

1.本品与桔梗、远志等恶心性祛痰中药可制成各种制剂(如敌咳糖浆、小儿止咳糖浆、咳停片等),既能产生协同增效作用,又可减少不良反应。

2.与阿司匹林合用,可减慢阿司匹林排泄而增加其疗效。

2.本品可增强四环素和青霉素的抗菌作用。

3.本品不宜与碱、碱土金属碳酸盐、银盐、铅盐、金霉素、新霉素、磺胺嘧啶、呋喃妥因、华法林及排钾性利尿剂等合用。

4.本品可增强汞剂的利尿作用。

5.与口服降糖药氯磺丙脲合用,可使后者作用明显增强,造成血糖过低。

6.本品可使尿液呈酸性,可促进某些弱碱性药物(如哌替啶、苯丙胺、普鲁卡因)的排泄,使其血药浓度下降加快、显效时间缩短。

7.本品可增加哌氟酰胺的肾脏排泄作用,从而降低后者的疗效。

8.本品可加快美沙酮的体内清除,从而降低美沙酮的疗效。

9.与伪麻黄碱合用,由于尿液酸化和肾脏重吸收率的降低,可使后者的临床疗效降低。

（八）规格

片剂:0.3g。注射剂:5g(500mL)。

二、溴己新

（一）其他名称

傲群、赛维、溴己铵、必嗽平、必消痰、溴苄环己铵。

（二）药理作用

本品是从鸭嘴花碱中得到的半成品,有减少和断裂痰液中黏多糖纤维的作用,从而使痰液黏度降低,痰液变薄,易于咳出。本品还能抑制黏液腺和杯状细胞中酸性糖蛋白的合成,从而使痰液中的唾液酸(酸性黏多糖成分之一)含量减少,痰液黏度降低,有利于痰液咳出。此外,本品的祛痰作用尚与其促进呼吸道黏膜的纤毛运动及具有恶心性祛痰作用有关。

（三）适应证

用于慢性支气管炎、哮喘、支气管扩张、矽肺等有白色黏痰又不易咳出的患者。脓性痰患者需加用抗生素控制感染。

（四）用法用量

1.成人常规剂量

(1)口服给药:一次 8～16mg,一日 3 次。

(2)肌肉注射:一次 4mg,一日 8～12mg,粉针剂需先用注射用水 2mL 溶解。

(3)静脉注射:一次 4mg,一日 8～12mg,用 0.9%氯化钠注射液或 5%葡萄糖注射液稀释后使用。

（4）静脉滴注：一次 4mg，一日 8～12mg，用 0.9％氯化钠注射液或 5％葡萄糖注射液稀释后静脉使用。

（5）气雾吸入：0.2％溶液，一次 0.2mL，一日 1～3 次。

2.儿童常规剂量　口服给药，一次 4～8mg，一日 3 次。

（五）不良反应

1.轻微的不良反应　头痛、头晕、恶心、呕吐、胃部不适、腹痛、腹泻，减量或停药后可消失。可见血清转氨酶一过性升高。

2.严重的不良反应　皮疹、遗尿。

3.其他　本品对胃黏膜有刺激性，还可见本品注射液致肌张力增高的个案报道。

（六）禁忌

对本品过敏者。

（七）注意事项

1.本品宜在餐后服用。

2.以下情况应慎用　①过敏体质者。②胃炎或胃溃疡患者。③肝功能不全患者。④孕妇及哺乳期妇女。

（八）药物相互作用

本品可增加四环素类抗生素、阿莫西林在支气管的分布浓度，故合用可增强抗菌疗效。

（九）规格

片剂：4mg；8mg。注射剂：2mg（1mL）；4mg（2mL）。气雾剂：0.2％溶液。

三、氨溴索

（一）其他名称

溴环己胺醇、贝莱、沐舒坦、美舒咳、安步索、百沐舒、平坦、瑞艾乐、润津、维可莱。

（二）药理作用

本品为溴己新在体内的活性代谢产物，为黏液溶解药，作用较溴己新强。能促进呼吸道黏膜浆液腺的分泌，减少黏液腺分泌，减少和断裂痰液中的黏多糖纤维，使痰液黏度降低，痰液变薄，易于咳出。本品还可激活肺泡上皮Ⅱ型细胞合成表面活性物质，降低黏液的附着力，改善纤毛与无纤毛区的黏液在呼吸道中的输送，以利痰液排出，达到廓清呼吸道黏膜的作用，直接保护肺功能。此外，本品具有一定的镇咳作用，其作用相当于可待因的 1/2。

（三）适应证

1.用于急慢性支气管炎、支气管哮喘、支气管扩张、肺气肿、肺结核、肺尘埃沉着病、手术后的咳痰困难等。

2.本品注射剂可用于术后肺部并发症的预发性治疗及婴儿呼吸窘迫综合征的治疗。

（四）用法用量

1.成人常规剂量

（1）口服给药：①片剂、胶囊剂、口服溶液、分散片、糖浆：一次 30mg，一日 3 次，餐后服用。长期服用可减为一日 2 次。②口腔崩解片：一次 30mg，一日 3 次。餐后服用，将口腔崩解片置于舌面（无需咀嚼，也无需用水），可迅速崩解，然后随唾液吞服。③缓释胶囊：一次 75mg，一日 1 次，餐后服用。

(2)雾化吸入：一次 15～30mg，一日 3 次。

(3)皮下注射：一次 15mg/kg，一日 2 次。

(4)肌肉注射：同皮下注射。

(5)静脉注射：用于术后肺部并发症的预防性治疗，一次 15mg，一日 2～3 次，严重者可增至一次 30mg。

(6)静脉滴注：同静脉注射。

肾功能不全时应减量或延长两次用药的时间间隔。

2.儿童常规剂量

(1)口服给药：①口服溶液、糖浆：12 岁以上儿童，一次 30mg，一日 3 次；5～12 岁，一次 15mg，一日 3 次；2～5 岁，一次 7.5mg，一日 3 次；2 岁以下儿童，一次 7.5mg，一日 2 次。餐后服用，长期服用者可减为一日 2 次。②缓释胶囊：一日 1.2～1.6mg/kg。

(2)静脉注射：①术后肺部并发症的预防性治疗：12 岁以上，同成人用法用量；6～12 岁，一次 15mg，一日 2～3 次；2～6 岁，一次 7.5mg，一日 3 次；2 岁以下，一次 7.5mg，一日 2 次。注射时均应缓慢。②婴儿呼吸窘迫综合征(IRDS)：一日 30mg/kg，分 4 次给药，应使用注射泵给药。静脉注射时间至少 5min。

(3)静脉滴注：用于术后肺部并发症的预防性治疗，同静脉注射。

(五)不良反应

1.中枢神经系统　罕见头痛及眩晕。

2.胃肠道　偶见恶心、呕吐、食欲缺乏、消化不良、腹痛、腹泻、便秘、胃部不适、胃痛、胃部灼热。

3.过敏反应　①极少出现过敏反应，主要为皮疹，还可见皮肤肿胀、瘙痒、红斑，偶见过敏性休克，罕见血管神经性水肿。②有出现接触性皮炎的个案报道。

4.呼吸系统　少数患者可出现呼吸困难。

5.其他　①少数患者可出现面部肿胀、发热伴寒战、口腔及气道干燥、唾液分泌增加、鼻分泌物增加、排尿困难。②有报道，快速静脉注射可引起腰部疼痛和疲乏无力感。

(六)禁忌

对本品过敏者。

(七)注意事项

1.本品注射液不宜与碱性溶液混合，在 pH 大于 6.3 的溶液中，可能会导致氨溴索游离碱沉淀。本品应避免与阿托品类药物联用。

2.本品的祛痰作用可因补液而增强。

3.如遗漏服药一次或较少剂量，只需在适当的时间服用下一次剂量。

4.糖尿病患者及遗传性果糖不耐受者服用口服溶液时应注意选择无糖型。

5.用药后如出现过敏反应须立即停药，并根据反应的严重程度给予对症治疗。如出现过敏性休克应给予急救。

6.用药过量尚未发现中毒现象，偶有短时间坐立不安及腹泻的报道。胃肠道外给药一日剂量 15mg/kg，口服给药一日剂量 25mg/kg，本品仍具有较好的耐受性。根据临床前研究推测，用药极度过量时，可出现流涎、恶心、呕吐、低血压。如出现用药过量，建议给予对症治疗。除极度过量时，一般不考虑催吐、洗胃等急救措施。

7. 使用本品粉针剂时，每 15mg 应用 5mL 无菌注射用水溶解后缓慢注射，也可与葡萄糖注射液、0.9％氯化钠注射液或林格注射液混合后静脉滴注。采用静脉滴注给药时，可将本品用 5％葡萄糖注射液（或生理盐水）100～150mL 稀释后，于 30min 内缓慢滴注。

8. 以下情况应慎用　①肝、肾功能不全者。②胃溃疡患者。③支气管纤毛运动功能受阻及呼吸道出现大量分泌物的患者（恶性纤毛综合征患者等，可能有出现分泌物阻塞气道的危险）。④青光眼患者。⑤建议妊娠早期妇女不要应用，妊娠中晚期妇女及哺乳期妇女慎用。

（八）药物相互作用

1. 与 β₂ 肾上腺素受体激动剂、茶碱等支气管扩张药合用，具有协同作用。

2. 与抗生素（如阿莫西林、阿莫西林克拉维酸钾、氨苄西林、头孢呋辛、红霉素、强力霉素等）合用，可使抗生素在肺组织的分布浓度升高，具有协同作用。

3. 与镇咳药合用（如中枢镇咳药右美沙芬），因咳嗽反射受抑制有出现分泌物阻塞气道的危险，故本药应避免与镇咳药联用。

（九）规格

片剂：15mg；30mg。分散片、口腔崩解片：30mg。胶囊剂：30mg；75mg。缓释胶囊：25mg；75mg。控释胶囊：75mg。口服溶液：1mL：3mg；5mL：15mg；5mL：30mg；10mL：30mg；60mL：180mg。糖浆：100mL：0.6g。注射液：2mL：15mg；4mL：30mg。2mL：15mg。

四、乙酰半胱氨酸

（一）其他名称

痰易净、易咳净、阿思欣泰、光安、赫舒、康益坦、麦可舒、莫咳、美可舒、富露施、易维适。

（二）药理作用

本品为黏液溶解剂，具有较强的黏痰溶解作用。其分子中所含的巯基能使痰液中糖蛋白多肽链中的二硫键断裂，从而降低痰液的黏滞性，并使痰液化而易咳出。本品还能使脓性痰液中的 DNA 纤维断裂，因此不仅能溶解白色黏痰，也能溶解脓性痰。对于一般祛痰药无效的患者，使用本品仍可有效。

（三）适应证

1. 用于大量黏痰阻塞而引起的呼吸困难，如急性和慢性支气管炎、支气管扩张、肺结核、肺炎、肺气肿以及手术等引起的痰液黏稠、咳痰困难。

2. 用于对乙酰氨基酚中毒的解救。

3. 用于环磷酰胺引起的出血性膀胱炎的治疗。

（四）用法用量

1. 成人常规剂量

（1）喷雾吸入：用于黏痰阻塞的非急救情况下，以 0.9％氯化钠溶液配成 10％溶液喷雾吸入，一次 1～3mL，一日 2～3 次。

（2）气管滴入：用于黏痰阻塞的急救情况下，以 5％溶液经气管插管或气管套管直接滴入气管内，一次 1～2mL，一日 2～6 次。

（3）气管注入：用于黏痰阻塞的急救情况下，以 5％溶液用注射器自气管的环甲膜处注入气管腔内，一次 2mL。

（4）口服给药：①祛痰：一次 200～400mg，一日 2～3 次。②对乙酰氨基酚中毒：应尽早用药,在中毒后 10～12h 内服用最有效。开始 140mg/kg,每 4h 1 次,共用 17 次。

(5)静脉给药:对乙酰氨基酚中毒病情严重时,可将药物溶于 5% 葡萄糖注射液 200mL 中静脉给药。

2.儿童常规剂量

(1)喷雾吸入:同成人用法用量。

(2)气管滴入:同成人用法用量。

(3)气管注入:用于祛痰的急救情况下,以 5% 溶液用注射器自气管的环甲膜处注入气管腔内,婴儿一次 0.5mL,儿童一次 1mL。

(4)口服给药:用于祛痰,一次 100mg,一日 2～4 次,依年龄酌情增减。

(五)不良反应

1.本品水溶液有硫化氢臭味,部分患者可引起呛咳、支气管痉挛、恶心、呕吐、胃炎、皮疹等不良反应,一般减量即可缓解。

2.本品直接滴入呼吸道可产生大量痰液,必要时需用吸痰器吸引排痰。

(六)禁忌

1.对本品过敏者。

2.支气管哮喘患者。

3.严重呼吸道阻塞患者。

4.严重呼吸功能不全的老年患者。

(七)注意事项

1.本品与碘化油、糜蛋白酶、胰蛋白酶有配伍禁忌。

2.本品水溶液在空气中易氧化变质,因此应临用前配制。剩余溶液应密封并贮于冰箱中,48h 内使用。

3.避免同时服用强力镇咳药。

4.本品颗粒剂,可加少量温开水(禁用 80℃ 以上热水)或果汁溶解后混匀服用,也可直接口服。

5.不宜与金属、橡胶、氧化剂、氧气接触,故喷雾器须用玻璃或塑料制作。

6.用药后如遇恶心、呕吐可暂停给药,支气管痉挛可用异丙肾上腺素缓解。

7.FDA 对本药的妊娠安全性分级为 B 级。

(八)药物相互作用

1.与异丙肾上腺素合用或交替使用时可提高本药疗效,减少不良反应。

2.与硝酸甘油合用,可增加低血压和头痛的发生。

3.酸性药物可降低本品的作用。

4.本品能明显增加金制剂的排泄。

5.本品能减弱青霉素、四环素、头孢菌素类药物的抗菌活性,故不宜与这些药物合用,必要时可间隔 4h 交替使用。

6.本品对强力霉素、红霉素、羟氨苄青霉素的吸收无影响。

(九)规格

片剂:200mg;500mg。喷雾剂:0.5g;1.0g。颗粒剂:100mg。泡腾片:600mg。

五、羧甲司坦

(一)其他名称

百越、费立、卡立宁、康普利、美咳、木苏坦、强利灵、羧甲半胱氨酸。

(二)药理作用

本品为黏液稀化剂,作用与溴己新相似,主要在细胞水平影响支气管腺体的分泌,可使黏液中黏蛋白的双硫键断裂,使低黏度的涎黏蛋白分泌增加,而高黏度的岩藻黏蛋白产生减少,从而使痰液的黏滞性降低,有利于痰液排出。

(三)适应证

1.用于慢性支气管炎、支气管哮喘等疾病引起的痰液黏稠,咳痰困难和痰阻气管等。亦可用于防治手术后咳痰困难和肺炎合并症。

2.用于小儿非化脓性中耳炎,有预防耳聋效果。

(四)用法用量

1.成人常规剂量 ①片剂:一次 250～750mg,一日 3 次。②糖浆:一次 500～600mg,一日 3 次。③泡腾散:首日一次 750mg,一日 3 次,以后一次 500mg,一日 3 次。④口服液:一次 250～750mg,一日 3 次。⑤泡腾片:一次 500mg,一日 3 次。用药时间最长 10d。

2.儿童常规剂量 ①片剂:一次 10mg/kg,一日 3 次。②片剂(小儿用):2～4 岁,一次 100mg,一日 3 次。5～8 岁,一次 200mg,一日 3 次。③泡腾散:2～7 岁,一次 62.5～125mg,一日 4 次。8～12 岁,一次 250mg,一日 3 次。④口服液:一日 30mg/kg。

(五)不良反应

偶有轻度头晕、食欲缺乏、恶心、腹泻、胃痛、胃部不适、胃肠道出血和皮疹等。

(六)禁忌

1.对本品过敏者禁用。

2.消化性溃疡活动期患者禁用。

(七)注意事项

1.本品是一种黏液调节剂,仅对咳痰症状有一定作用,在使用时还应注意咳嗽、咳痰的病因。

2.本品泡腾散或泡腾片宜用温开水溶解后服用。

3.妇女用药应权衡利弊。

4.以下情况应慎用 ①有消化性溃疡病史患者。②哺乳期妇女。③2 岁以下儿童安全性尚未确定,应慎用。

(八)药物相互作用

1.与强镇咳药合用,会导致稀化的痰液堵塞气道。

2.本品与氨基糖苷类、β—内酰胺类等抗生素同用,对其药效没有影响。

(九)规格

口服液:0.2g(10mL);0.5g(10mL)。糖浆剂:2‰(20mg/mL)。片剂:0.25g。泡腾剂:每包 0.25g。

六、厄多司坦

（一）其他名称

阿多停、好舒丹、和坦、露畅、坦通。

（二）药理作用

本品为黏痰溶解剂，具有以下药理作用：①溶解黏痰作用：本品分子中含有封闭的巯基，在肝脏经生物转化成含有游离巯基的活性代谢产物，后者可使支气管分泌物中糖蛋白二硫键断裂而降低痰液黏稠度，从而有利于痰液排出。②抗氧化作用：肺泡组织中的 α_1 抗胰蛋白酶可抑制弹性蛋白酶水解弹性蛋白。本品可以保护 α_1 抗胰蛋白酶，以避免其因自由基氧化作用而失活。另外，本品还具有增强抗生素的穿透性、增加黏膜纤毛运动等功能。

（三）适应证

用于急慢性支气管炎及阻塞性肺气肿等疾病的咳嗽、咳痰，尤其适用于痰液黏稠不易咳出者。

（四）用法用量

成人常规剂量，口服给药，一次 300mg，一日 2 次。

（五）不良反应

偶有轻微的头痛和胃肠道反应，如上腹隐痛、恶心、呕吐、腹泻、口干等。

（六）禁忌

1.对本品过敏者禁用。

2.严重肝、肾功能不全者禁用。

3.15 岁以下儿童禁用。

4.孕妇及哺乳期妇女禁用。

（七）注意事项

1.应避免与可待因、复方桔梗片等强效镇咳药同时应用。

2.虽大剂量给药未发现药物蓄积和中毒现象，但仍应避免过量服用本品。

3.胃、十二指肠溃疡患者慎用。

（八）药物相互作用

本药与茶碱合用不影响各自的药动学。

（九）规格

片剂：150mg。胶囊剂：100mg；300mg。

七、标准桃金娘油

（一）其他名称

吉诺通、强力稀化黏素、桃金娘油、稀化黏素、稀化黏质。

（二）药理作用

本品为桃金娘科树叶的标准提取物，是一种脂溶性挥发油，具有溶解黏液、刺激腺体分泌、促进呼吸道黏膜纤毛摆动、加速痰液流动、促进分泌物排出等作用。可改善鼻黏膜的酸碱环境，促进鼻黏膜上皮组织结构重建和功能的恢复。

此外，本品还具有消炎作用，能通过减轻支气管黏膜肿胀而舒张支气管，亦有抗菌和杀菌作用。

（三）适应证

治疗急慢性鼻窦炎、急慢性支气管炎。也用于支气管扩张、慢性阻塞性肺疾病、肺部真菌感染、肺结核、矽肺等。还可用于支气管造影术后，有助于造影剂的排出。

（四）用法用量

1.成人　①急性炎症性疾病：一次 300mg，一日 3～4 次。②慢性炎症性疾病：一次 300mg，一日 2 次。③支气管造影术后：服用 240～360mg 有助于造影剂的排出。

2.4～10 岁儿童　①急性炎症性疾病：一次 120mg，一日 3～4 次。②慢性炎症性疾病：一次 120mg，一日 2 次。

（五）不良反应

1.偶有恶心、胃部不适等。

2.肾结石和胆管结石患者服药后可引起结石移动。

（六）禁忌

对本品过敏者。

（七）注意事项

1.本药不可用热水送服，应用温凉水于餐前半小时空腹服用。最后一次剂量宜于晚上临睡前服用，以利于夜间休息。

2.孕妇应慎用，尚无哺乳期妇女用药的资料报道。

（八）药物相互作用

尚不明确。

（九）规格

胶囊剂：120mg；300mg。

八、糜蛋白酶

（一）其他名称

α—糜蛋白酶、胰凝乳蛋白酶。

（二）药理作用

本品是由牛胰中分离制得的一种蛋白分解酶类药，作用与胰蛋白酶相似，能促进血凝块、脓性分泌物和坏死组织等液化清除。本品具有肽链内切酶及脂酶的作用，可将蛋白质大分子的肽链切断，成为分子量较小的肽，或在蛋白分子肽链端上作用，使氨基酸分离，并可将某些脂类水解。通过此作用能使痰中纤维蛋白和黏蛋白等水解为多肽或氨基酸，使黏稠痰液液化，便于咳出，对脓性或非脓性痰都有效。此外，本品尚能松弛睫状韧带及溶解眼内某些组织的蛋白结构。

本品和胰蛋白酶都是强力蛋白水解酶，仅水解部位有差异。蛇毒神经毒含碱性氨基酸，易被本品和胰蛋白酶分解为无毒蛋白质，从而阻断毒素进入血流产生中毒作用。本品对蝰亚科蛇伤疗效优于胰蛋白酶，两种酶制剂联合应用效果更佳。

本品还有促进抗生素、化疗药物向病灶渗透的作用。

（三）适应证

1.用于眼科手术以松弛睫状韧带，减轻创伤性虹膜睫状体炎。

2.用于创口或手术后伤口愈合、抗炎及防止局部水肿、积血、扭伤血肿、乳房手术后浮肿、中耳炎、鼻炎等。

3.用于慢性支气管炎、支气管扩张和肺脓肿等的治疗,可使痰液液化而易于咳出。

(四)用法用量

1.肌肉注射 通常一次4000U,用前将本品以氯化钠注射液5mL溶解。

2.经眼给药 用于眼科酶性分解晶体悬韧带,可局部采用0.05%的生理盐水酶溶液1～2mL灌洗后房。用前将本品以氯化钠注射液适量溶解,一次800U,3min后用氯化钠注射液冲洗前后房中遗留的药物。

3.喷雾吸入 用于液化痰液,可制成0.05%溶液雾化吸入。

4.局部用药 ①在处理软组织炎症或创伤时,可用本品800U(1mg)溶于1mL的生理盐水中局部注射于创面。②毒蛇咬伤:本品10～20mg,每支用注射用水4mL稀释后,以蛇牙痕为中心向周围做浸润注射,并在伤口中心区域注射2针,再在肿胀上方约3cm做环状封闭1～2层,根据不同部位每针0.3～0.7mL,至少10针,最多26针。

5.外用 ①寻常痤疮:局部涂搽,一日2次。②慢性皮肤溃疡:40μg/mL水溶液,湿敷创面,每次1～2h。

(五)不良反应

1.血液 可造成凝血功能障碍。

2.眼 眼科局部用药一般不引起全身不良反应,但可引起短期性的眼内压增高,导致眼痛、眼色素膜炎和角膜水肿,这种青光眼症状可持续1周;还可导致角膜线状混浊、玻璃体疝、虹膜色素脱落、葡萄膜炎及创口裂开或延迟愈合等。

3.其他 肌肉注射偶可致过敏性休克。可引起组胺释放,导致局部注射部位疼痛、肿胀。

(六)禁忌

1.对本品过敏者禁用。

2.20岁以下的患者,由于晶状体囊膜与玻璃体韧带相连牢固,眼球较小,巩膜弹性大,应用本品可使玻璃体脱出,故禁用。

3.眼压高或伴有角膜变性的白内障患者,以及玻璃体有液化倾向者禁用。

4.严重肝肾疾病、凝血功能异常及正在应用抗凝者禁用。

(七)注意事项

1.本品不可静脉注射,肌肉注射前需做皮肤过敏试验。

2.本品遇血液迅速失活,因此在用药部位不得有未凝固的血液。

3.如引起过敏反应,应立即停止使用,并用抗组胺类药物治疗。

4.本品对视网膜有较强的毒性,由于可造成晶体损坏,应用时勿使药液透入玻璃体。

5.本品在固体状态时比较稳定,但溶解后不稳定,室温放置9d可损失50%活性,故应临用前配制。

(八)规格

注射用糜蛋白酶:800U;4000U(每1mg相当于800U)。

(徐霄)

第二节　镇咳药

一、可待因

（一）其他名称

甲基吗啡、尼柯康。

（二）药理作用

本品可选择性地抑制延髓的咳嗽中枢，镇咳作用迅速而强大。本品对咳嗽中枢的抑制作用为吗啡的 1/4，其呼吸抑制、便秘、耐受性及成瘾性等作用均比吗啡弱。本品可抑制支气管腺体的分泌，使痰液黏稠，难以咳出，故不宜用于痰多、痰液黏稠的患者。此外，本品尚具有中枢性镇痛、镇静作用，其镇痛作用为吗啡的 1/10～1/7，但强于一般解热镇痛药。

（三）适应证

1. 用于各种原因引起的剧烈干咳和刺激性咳嗽（尤适用于伴有胸痛的剧烈干咳）。

2. 用于中度以上疼痛时的镇痛。

3. 局部麻醉或全身麻醉时的辅助用药，具有镇静作用。

（四）用法用量

1. 成人

（1）口服给药：一次 15～30mg，一日 30～90mg；极量：一次 100mg，一日 250mg。缓释片一次 45mg，一日 2 次，须整片吞服。

（2）皮下注射：一次 15～30mg，一日 30～90mg。

2. 儿童：口服给药，镇痛时一次 0.5～1mg/kg，一日 3 次；镇咳时用量为镇痛剂量的 1/3～1/2。

（五）不良反应

1. 较多见的不良反应　①心理变态或幻想。②呼吸微弱、缓慢或不规则。③心律失常。

2. 少见的不良反应　①惊厥、耳鸣、震颤或不能自控的肌肉运动等。②瘙痒、皮疹或颜面肿胀等过敏反应。③精神抑郁和肌肉强直等。

3. 长期应用可引起药物依赖性。常用量引起的药物依赖性倾向比其他吗啡类药弱，典型的戒断症状为食欲减退、腹泻、牙痛、恶心、呕吐、流涕、寒战、睡眠障碍、胃痉挛、多汗、衰弱无力、心率增加、情绪激动或原因不明的发热等。

（六）禁忌

1. 对本品或其他阿片衍生物类药物过敏者。

2. 呼吸困难者。

3. 昏迷患者。

4. 痰多患者。

（七）注意事项

1. 本品属麻醉药，使用应严格遵守国家麻醉药品管理条例。

2. 本品不能静脉给药。口服给药宜与食物或牛奶同服，以避免胃肠道反应。

3. 由于本品能抑制呼吸道腺体分泌和纤毛运动，故对有少量痰液的剧烈咳嗽，宜合用祛痰药。

4. 长期应用可引起便秘。单次口服剂量超过 60mg 时,一些患者可出现兴奋及烦躁不安。

5. FDA 对本药的妊娠安全性分级为 C 级,如在分娩时长期大量使用为 D 级。本品可透过胎盘,使胎儿成瘾,引起新生儿的戒断症状(如过度啼哭、打喷嚏、打哈欠、腹泻、呕吐等)。分娩期应用本品还可引起新生儿呼吸抑制。

6. 以下情况应慎用　①支气管哮喘者。②诊断未明确的急腹症患者。③胆结石患者。④原因不明的腹泻患者。⑤颅脑外伤或颅内病变者。⑥前列腺肥大患者。⑦癫痫患者。⑧慢性阻塞性肺疾病患者。⑨严重肝、肾功能不全者。⑩甲状腺功能减退者。⑪肾上腺皮质功能减退者。⑫新生儿、婴儿。⑬低血容量者。⑭哺乳期妇女。

(八)药物相互作用

1. 与甲喹酮合用,可增加本品的镇咳及镇痛作用,对疼痛引起的失眠也有协同疗效。

2. 与解热镇痛药合用有协同镇痛作用,可增强止痛效果。

3. 与抗胆碱药合用时,可加重便秘或尿潴留等不良反应。

4. 与美沙酮或其他吗啡类药合用时,可加重中枢性呼吸抑制作用。

5. 与肌松药合用,呼吸抑制更为显著。

6. 在服用本品 14d 内,若同时给予单胺氧化酶抑制剂,可导致不可预见的、严重的不良反应。

7. 与其他巴比妥类药物合用,可加重中枢抑制作用。

8. 与西咪替丁合用,能诱发精神错乱、定向力障碍和呼吸急促。

9. 与阿片受体激动剂合用,可出现戒断综合征。

10. 酒精可增强本品的镇静作用。

11. 尼古丁可降低本品的止痛作用。

(九)规格

片剂:15mg;30mg。缓释片:45mg。糖浆剂:10mL;100mL。注射剂:1mL:15mg;1mL:30mg。

二、喷托维林

(一)其他名称

维静宁、咳必清、托可拉斯。

(二)药理作用

本品为人工合成的非成瘾性中枢性镇咳药,对咳嗽中枢有选择性抑制作用。除对延髓的呼吸中枢有直接的抑制作用外,还有微弱的阿托品样作用,吸收后可轻度抑制支气管内感受器,减弱咳嗽反射,并可使痉挛的支气管平滑肌松弛,降低气道阻力,故兼有末梢镇咳作用。其镇咳作用强度约为可待因的 1/3。

(三)适应证

适用于具有无痰干咳症状的疾病,急性支气管炎、慢性支气管炎及各种原因引起的咳嗽可应用。

(四)用法用量

1. 成人　口服,一次 25mg,一日 3～4 次。

2.儿童　口服,5 岁以上,一次 6.25～12.5mg;一日 2～3 次。

(五)不良反应

本品的阿托品样作用偶可导致轻度头晕、眩晕、头痛、嗜睡、口干、恶心、腹胀、腹泻、便秘及皮肤过敏等不良反应。

(六)禁忌

1.呼吸功能不全者。

2.心力衰竭患者。

3.因尿道疾病而致尿潴留者。

4.孕妇及哺乳期妇女。

(七)注意事项

1.痰多者使用本品宜与祛痰药合用。

2.使用本品后可能出现嗜睡,故驾驶及操作机械者工作期间禁用本品。

3.以下情况应慎用　①青光眼患者。②心功能不全者(包括心功能不全伴肺淤血者)。③痰量多者。④大咯血者。

(八)药物相互作用

与马来酸醋奋乃静、阿伐斯汀、阿吡坦、异戊巴比妥、安他唑啉、阿普比妥、阿扎他定、巴氯芬、溴哌利多、溴苯那敏、布克力嗪、丁苯诺啡、丁螺环酮、水合氯醛合用,可使本品的中枢神经系统和呼吸系统抑制作用增强。

(九)规格

片剂:25mg。滴丸:25mg。冲剂:10g。糖浆剂:0.145%;0.2%;0.25%。

三、苯丙哌林

(一)其他名称

苯哌丙烷、法思特、杰克哌、科福乐、科特、咳速清、可立停、利福科。

(二)药理作用

本品为新型的非麻醉性中枢镇咳药,具有较强的镇咳作用。药理研究证明,实验犬口服或静注本品 2mg/kg 可完全抑制多种刺激引起的咳嗽,其作用较可待因强 2～4 倍。本品除抑制咳嗽中枢外,也可阻断肺—胸膜的牵张感受器产生的肺迷走神经反射,并具有罂粟碱样平滑肌解痉作用,故其镇咳作用兼具中枢性和末梢性双重机制。

本品不抑制呼吸,不引起胆道及十二指肠痉挛或收缩,不引起便秘,未发现耐受性及成瘾性。

(三)适应证

用于治疗感染(包括急、慢性支气管炎)、吸烟、刺激物、过敏等原因引起的咳嗽,对刺激性干咳效佳。

(四)用法用量

成人口服给药,一次 20～40mg(以苯丙哌林计),一日 3 次。缓释片一次 40mg(以苯丙哌林计),一日 2 次。儿童用药时酌情减量。

(五)不良反应

用药后可出现一过性口、咽部发麻感觉,偶有口干、头晕、嗜睡、食欲不振、胃部烧灼感、全身疲乏、胸闷、腹部不适、皮疹等。

（六）禁忌

对本品过敏者。

（七）注意事项

1.因本品对口腔黏膜有麻醉作用,故服用时宜吞服或用温开水溶后口服,切勿嚼碎。

2.用药期间若出现皮疹,应停药。

3.以下情况应慎用　①严重肺功能不全患者。②痰液过多且黏稠的患者。③大咯血者。④妊娠期及哺乳期妇女。

（八）药物相互作用

尚不明确。

（九）规格

片(胶囊)剂:20mg。分散片:20mg。泡腾片:10mg。缓释片:40mg。口服液:10mL:10mg;10mL:20mg。冲剂:20mg。

四、氧丙嗪

（一）其他名称

双氧异丙嗪、克咳敏。

（二）药理作用

本品是异丙嗪的衍生物,为抗组胺药,其抗组胺作用较异丙嗪强,作用机制与异丙嗪相同。动物体内外试验证明,本品对组胺引起的离体平滑肌痉挛有缓解作用。此外,本品还具有一定的中枢镇静、镇咳以及平喘、黏膜表面局麻等作用。研究表明,本品对血压、心率、呼吸、肝肾功能及血常规检查均无明显影响。用药3个月以上,未发现耐药性或成瘾性。

（三）适应证

1.用于慢性支气管炎,其镇咳疗效较好。

2.用于哮喘、过敏性鼻炎、荨麻疹、皮肤瘙痒症等。

（四）用法用量

1.成人　①口服给药:每次5～10mg,每日3次。极量:每次10mg,每日30mg。②直肠给药:每次10mg,每日2次。

2.儿童　口服给药用量酌减。

（五）不良反应

常见困倦、乏力等,部分患者可有嗜睡。

（六）禁忌

尚不明确。

（七）注意事项

1.用药期间,不应从事高空作业及驾驶、操作机器等。

2.本品治疗量与中毒量接近,不得超过极量使用。

3.以下情况应慎用　①癫痫患者。②肝功能不全者。

（八）药物相互作用

1.与降压药合用时有协同作用。

2.与三环类抗抑郁药合用,可使两者的血药浓度均增加。

（九）规格

片剂:5mg。栓剂:2.5mg;10mg。

五、右美沙芬

（一）其他名称

贝泰、德可思、福喜通、佳通、剑可、降克、科宁、可乐尔、洛顺、迈生、普西兰、美沙芬、瑞凯平、瑞科平、舍得、圣太宝、舒得、双红灵、先罗可、消克、信力、右甲吗喃。

（二）药理作用

本品为中枢性镇咳药,是吗啡类左吗喃甲基醚的右旋异构体,同时也是 N－甲基－D－天门冬氨酸受体拮抗剂。它通过抑制延髓咳嗽中枢而发挥中枢性镇咳作用,其镇咳强度与可待因相等或略强。本品无镇痛作用,长期应用未见耐受性和成瘾性。治疗剂量不抑制呼吸。

（三）适应证

主要用于上呼吸道感染、急性或慢性支气管炎、支气管哮喘、支气管扩张症、肺炎、肺结核等引起的咳嗽,也可用于胸膜腔穿刺术、支气管造影术及支气管镜检查时引起的咳嗽,尤其适用于干咳(如吸入刺激性物质引起的干咳)及手术后无法进食的咳嗽患者。

（四）用法用量

1. 成人

（1）口服给药:①片剂:一次 10～20mg,一日 3～4 次。②胶囊:一次 15mg,一日 3～4 次。③分散片:一次 15～30mg,一日 3～4 次。④缓释片:一次 30mg,一日 2 次。⑤颗粒剂:一次 15～30mg,一日 3～4 次。⑥口服液:一次 15mg,一日 3～4 次。⑦咀嚼片:一次 15～30mg,一日 3～4 次。⑧糖浆剂:一次 15mL,一日 3 次。⑨缓释混悬液:一次 10mL,一日 2 次。

（2）肌肉注射:一次 5～10mg,一日 1～2 次。

（3）皮下注射:一次 5～10mg,一日 1～2 次。

（4）经鼻给药:一次 3～5 滴(轻症 3 滴,重症 5 滴),一日 3～4 次。

2. 老年人 剂量酌减。

3. 儿童 口服给药:①一般用法:2 岁以下:剂量未定;2～6 岁:一次 2.5～5mg,一日 3～4 次;6～12 岁:一次 5～10mg,一日 3～4 次。②咀嚼片:一日 1mg/kg,分 3～4 次服用。③分散片:2～6 岁:一次 2.5～5mg,每 4 小时 1 次,或一次 7.5mg,每 6～8h 1 次,24h 不超过 30mg。6～12 岁:一次 5～15mg,每 4～8h 1 次,24h 不超过 60mg。④糖浆剂见表 9－1。⑤缓释混悬液:2～6 周岁:一次 2.5mL,一日 2 次。6～12 岁:一次 5mL,一日 2 次。12 岁以上:一次 10mL,一日 2 次。

表 9－1 糖浆剂用量调整表

年龄（岁）	标准体重（kg）	每次用量（mL）	次数
2～3	12～14	4.5～5.25	一日 3 次
4～6	16～20	6～7.5	一日 3 次
7～9	22～26	7.5～9	一日 3 次
10～12	28～30	10.5～12	一日 3 次

（五）不良反应

1. 中枢神经系统 常见亢奋,有时出现头痛、头晕、失眠,偶见轻度嗜睡。

2.呼吸系统　偶见抑制呼吸现象。本品滴鼻偶有鼻腔刺激症状。

3.消化系统　常见胃肠紊乱,少见恶心、呕吐、便秘、口渴,偶见丙氨酸氨基转移酶轻微升高。

4.过敏反应　偶见皮疹。

5.其他　局部注射可有红肿、疼痛症状。

(六)禁忌

1.对本品过敏者。

2.有精神病史者。

3.妊娠早期妇女。

(七)注意事项

1.本品缓释片不要掰碎服用,缓释混悬液服用前充分摇匀。

2.应避免在神经分布丰富部位注射,也应避免在同一部位反复注射。

3.用药后的患者应避免从事高空作业和驾驶等操作。

4.一旦出现呼吸抑制或过敏症状,应立即停药,并给予相应治疗措施。

5.以下情况应慎用　①心、肺功能不全者。②肝、肾功能不全者。③痰多咳嗽及哮喘患者。④鼻炎患者慎用本品滴鼻剂。⑤糖尿病患者慎用本品糖浆剂。⑥妊娠中、晚期孕妇及哺乳期妇女慎用。

6.FDA 对本药的妊娠安全性分级为 C 级。

(八)药物相互作用

1.胺碘酮可提高本品的血药浓度。

2.奎尼丁可明显提高本品的血药浓度,合用可出现中毒反应。

3.与氟西汀、帕罗西汀合用,可加重本品的不良反应。

4.与其他中枢神经系统抑制药物合用,可增强中枢抑制作用。

5.与单胺氧化酶抑制剂合用时,可出现痉挛、反射亢进、异常发热、昏睡等症状。正在使用单胺氧化酶抑制剂的患者禁用本品。

6.与阿片受体拮抗剂合用,可出现戒断综合征。

7.乙醇可增强本品的镇静及中枢抑制作用。

(九)规格

片剂:10mg;15mg。咀嚼片:5mg;15mg。咀嚼片(儿童型):5mg。分散片:5mg;15mg。缓释片:15mg;30mg。胶囊剂:15mg。颗粒剂:5g;7.5mg;5g;15mg。糖浆剂:10mL;15mg;20mL;15mg;100mL;150mg。粉针剂:5mg。注射剂:1mL;5mg。滴鼻剂:5mL;75mg。

(康小龙)

第三节　平喘药

一、β 受体激动剂

(一)沙丁胺醇

1.其他名称　阿布叔醇、爱纳乐、爱纳灵、喘乐宁、喘宁蝶、达芬科闯、惠百适、康尔贝宁、伉尔纾宁、舒喘灵、柳氨醇、律克、品川、其苏、全宁碟、全特宁、萨姆、赛比舒、沙博特、舒布托、舒喘宁、万托林。

2.药理作用　本品为选择性肾上腺素 β_2 受体激动剂,能选择性地激动支气管平滑肌上的肾上腺素 β_2 受体,有较强的支气管扩张作用,其作用机制部分是通过激活腺苷酸环化酶,增强细胞内环磷腺苷的合成,从而松弛平滑肌,并可通过抑制肥大细胞等致敏细胞释放过敏反应介质,解除支气管痉挛。本品用于支气管哮喘患者时,其支气管扩张作用与异丙肾上腺素相等。本品对心脏的肾上腺 β_1 受体的激动作用较弱,其增加心率作用仅为异丙肾上腺素的 1/10。

此外,本品可松弛一些其他器官(如子宫、血管等)的平滑肌,可降低子宫肌肉对刺激的应激性,抑制子宫收缩,有利于妊娠,还可降低眼内压。

3.适应证

(1)用于防治支气管哮喘、喘息性支气管炎和肺气肿患者的支气管痉挛等。

(2)本品雾化吸入溶液还可用于运动性支气管痉挛及常规疗法无效的慢性支气管痉挛。

(3)还用于改善充血性心力衰竭。

(4)亦用于预防高危妊娠早产、先兆流产、胎儿宫内生长迟缓。

4.用法用量

(1)成人

1)口服给药:一次 2~4mg,一日 3 次。缓释及控释制剂,一次 8mg,一日 2 次,早、晚服用。

2)气雾吸入:每 4~6h 200~50μg,1 次或分 2 次吸入,2 次吸入时间隔 1min。

3)喷雾吸入:①间歇性治疗:一次 2.5~5mg,一日 4 次,从低剂量开始,以注射用生理盐水稀释至 2mL 或 2.5mL,喷雾可持续约 10min。部分患者可能需要 10mg 的较大剂量,可不经稀释,取 10mg 直接置入喷雾装置中,雾化吸入,直至支气管得到扩张为止,通常需要 3~5min。②连续性治疗:以注射用生理盐水稀释成 50~100mg/mL 的溶液,给药速率通常为 1mg/h,最大可增至 2mg/h。

4)粉雾吸入:一次 0.2~0.4mg,一日 4 次。

5)肌肉注射:一次 0.4mg,必要时 4h 可重复注射。

6)静脉注射:一次 0.4mg,用 5% 葡萄糖注射液或生理盐水 20mL 稀释后缓慢注射。

7)静脉滴注:一次 0.4mg,用 5% 葡萄糖注射液 100mL 稀释后滴注。

(2)老人剂量:老年人使用时从小剂量开始,逐渐加大剂量。

(3)儿童

1)口服给药:一次 0.6mg,一日 3~4 次。缓释及控释制剂,一次 4mg,一日 2 次,早、晚服用。

2)喷雾吸入:间歇性治疗,1.5~12 岁以下儿童,一次 2.5mg,一日 4 次,从低剂量开始,以注射用生理盐水稀释至 2mL 或 2.5mL。部分儿童可能需要增至 5mg,由于可能发生短暂的低氧血症,可考虑辅以氧气治疗。

3)粉雾吸入:一次 0.2mg,一日 4 次。

5.不良反应

(1)较常见的不良反应有震颤、恶心、心悸、头痛、失眠、心率增快或心搏异常强烈。

（2）较少见的不良反应有头晕、目眩、口咽发干。

（3）罕见肌肉痉挛、过敏反应（表现为异常支气管痉挛、血管神经性水肿、荨麻疹、低血压和晕厥）。

（4）还可见低钾血症（剂量过大时）及口咽刺激感。长期用药亦可形成耐受性，不仅疗效降低，且可能使哮喘加重。

6. 禁忌

（1）对本品或其他肾上腺素受体激动药过敏者。

（2）对氟利昂过敏的患者禁用本品气雾剂。

7. 注意事项

（1）通常预防用药时口服给药，控制发作时用气雾或粉雾吸入。

（2）本品缓释及控释制剂应用温水整片吞服，不得咀嚼。

（3）本品雾化吸入溶液一般剂量无效时，不能随意增加药物剂量或使用次数，反复过量使用可导致支气管痉挛，如有发生应立即停药，更改治疗方案。

（4）增加使用吸入的 β_2 受体激动剂可能是哮喘恶化的征象，若出现此情况，需重新评估对患者的治疗方法，考虑合用糖皮质激素治疗。

（5）用药期间应监测血钾浓度。

（6）使用本品预防早产的妇女，有患肺水肿的危险，应密切监测心肺功能。

（7）以下情况应慎用：①高血压患者。②糖尿病患者。③冠状动脉供血不足患者。④甲状腺功能亢进患者。⑤老年人。⑥孕妇及哺乳期妇女，FDA 对本药的妊娠安全性分级为 C 级。⑦惊厥患者慎用本品雾化吸入溶液。

8. 药物相互作用

（1）与其他肾上腺素受体激动剂或茶碱类药物合用时，可增强对支气管平滑肌的松弛作用，但也可增加不良反应。

（2）可增强泮库溴铵、维库溴铵所引起的神经肌肉阻滞的程度。

（3）单胺氧化酶抑制剂、三环类抗抑郁药、抗组胺药、甲状腺素等可增加本品的不良反应。

（4）与磺胺类药物合用时，可降低磺胺类药物的吸收。

（5）肾上腺素 β 受体阻滞药（如普萘洛尔）能拮抗本品的支气管扩张作用，故两者不宜合用。

（6）与氟烷在产科手术中合用时，可加重子宫收缩无力，导致大出血。

（7）与洋地黄类药合用时，可增加洋地黄类药物诱发心律失常的危险性。

（8）与皮质类固醇、利尿剂等合用时，可加重血钾浓度降低的程度。

（9）与甲基多巴合用时，可出现严重的急性低血压反应。

9. 规格　片剂：2mg。胶囊剂：2mg；4mg；8mg。缓释片（胶囊）：4mg；8mg。控释片（胶囊）：4mg；8mg。糖浆剂：10mL：4mg。气雾剂：0.1mg×200 喷。粉雾剂（胶囊）：0.2mg；0.4mg。雾化吸入溶液：20mL：100mg。注射剂：2mL：0.4mg。

（二）特布他林

1. 其他名称　比艾、别力康纳、博利康尼、博力康尼都保、布瑞平、川婷、喘康速、菲科坦、慧邦、间羟舒丁肾上腺素、间羟舒喘灵、间羟嗽必妥、叔丁喘宁、苏顺、特林、伊坦宁。

2. 药理作用　本品是选择性肾上腺素 β_2 受体激动剂，与肾上腺素 β_2 受体结合后，可使细胞内环磷腺苷(cAMP)升高,从而舒张支气管平滑肌。并能抑制内源性致痉挛物质的释放及内源性介质引起的水肿,提高支气管黏膜纤毛廓清能力。对于哮喘患者,本品 2.5mg 的平喘作用与 25mg 麻黄碱相当。

试验证明,本品对心脏肾上腺素 β_1 受体的作用极小,对心脏的兴奋作用仅及异丙肾上腺素的 1/100、硫酸沙丁胺醇(喘乐宁)的 1/10。但临床应用时(特别是大量或注射给药)仍有明显心血管系统不良反应,因本品尚能激动血管平滑肌肾上腺素 β_2 受体,舒张血管,使血流量增加,通过压力感受器反射地兴奋心脏。

此外,连续静滴本品可激动子宫平滑肌肾上腺素 β_2 受体,抑制自发性子宫收缩和催产素引起的子宫收缩。

3.适应证

(1)用于治疗支气管哮喘、慢性喘息性支气管炎、阻塞性肺气肿和其他伴有支气管痉挛的肺部疾病。

(2)静脉滴注可用于预防早产及胎儿窒息。

4.用法用量

(1)成人

1)口服给药:①平喘:片剂:一次 2.5~5mg,一日 3 次。一日最大量不超过 15mg。胶囊剂、颗粒剂:一次 1.25mg,一日 2~3 次,1~2 周后可加至一次 2.5mg,一日 3 次。口服溶液:一次 1.5~3mg,一日 3 次。②预防早产及胎儿窒息:用于静脉滴注后维持治疗。在停止静脉滴注前 30min 给予 5mg,以后每 4h 口服 1 次。一日极量为 30mg。

2)静脉注射:必要时每 15~30min 注射 0.25mg,4h 内总剂量不能超过 0.5mg。

3)静脉滴注:①平喘:一日 0.5~0.75mg,分 2~3 次给药。使用本品注射液时,需先将注射液 0.25mg 或 0.5mg 用生理盐水 100mL 稀释后缓慢($2.5\mu g/min$)滴注。②预防早产及胎儿窒息:开始时滴速为 $2.5\mu g/min$,以后每 20min 增加 $2.5\mu g/min$,直至宫缩停止或滴速达到 $17.5\mu g/min$,以后可每 20min 减 $2.5\mu g/min$,直至最低有效滴速,维持 12h。若再出现宫缩,可再按上述方法增加滴速控制。

4)皮下注射:一次 0.25mg,如 15~30min 无明显临床改善,可重复注射 1 次,但 4h 内总量不能超过 0.5mg。一日最大剂量为 1mg。

5)气雾吸入:每 4~6h 0.25~0.5mg,可 1 次或分 2 次吸入,2 次吸入间隔时间为 1min。

6)雾化吸入:一次 5mg(2mL)加入雾化器中,24h 内最多给药 4 次。如雾化器中药液未一次用完,可在 24h 内使用。

7)粉雾吸入:一次 0.25~0.5mg,每 4~6h 1 次,严重者可增至一次 1.5mg,一日最大量不超过 6mg。需要多次吸入时,每吸间隔时间 2~3min。

(2)老年人:老年患者应从小剂量开始用药。

(3)儿童

1)口服给药:12 岁以上儿童:一日 $6\mu g/kg$,分 3 次服用。

2)雾化吸入:①体重大于 20kg 者:雾化溶液,一次 5mg(2mL)加入雾化器中,24h 内最多给药 4 次。如雾化器中药液未一次用完,可在 24h 内使用。②体重小于 20kg 者:雾化溶液,一次 2.5mg(1mL),24h 内最多给药 4 次。如雾化器中药液未一次用完,可在 24h 内使用。

3)粉雾吸入:5~12 岁,一次 0.25~0.5mg,每 4~6h 1 次,严重者可增至一次 1mg,一日最大量不超过 4mg。需要多次吸入时,每吸间隔时间 2～3min。

(4)肾功能不全者:中度肾功能不全患儿用量为常规用量的 1/2。轻度肾功能不全者不必调整剂量。

5.不良反应　本品引起的不良反应发生率低,多为轻度,可耐受,不影响继续治疗。

(1)中枢神经系统:可见震颤(连续用药数日后自行消失)、神经质、情绪变化、失眠、头晕、头痛,偶见嗜睡。

(2)心血管系统:可见心悸(减量后会好转)、心动过速。

(3)代谢及内分泌系统:偶见高血糖和乳酸过多,并可能使血钾浓度降低。大剂量用药可使有癫痫病史者发生酮症酸中毒。大剂量静脉给药可使糖尿病和酮症酸中毒加重。

(4)呼吸系统:可见鼻塞、胸部不适,少见呼吸困难,偶有超敏反应及支气管痉挛发作的报道。

(5)肌肉骨骼系统:可见肌肉痉挛,偶见肌张力增高。

(6)肝脏:偶见氨基转移酶升高。

(7)胃肠道:可见口干、恶心、呕吐等。

(8)过敏反应:偶见皮疹、荨麻疹、过敏性脉管炎。

(9)其他:可见疲乏、面部潮红、出汗及注射局部疼痛。长期应用可形成耐药,使疗效降低。

6.禁忌

(1)对本品过敏者。

(2)对其他拟交感胺类药过敏者。

7.注意事项

(1)用于治疗哮喘时推荐短期间断应用,以吸入为主,只在重症哮喘发作时才考虑静脉给药。使用本品的同时应注意使用肾上腺皮质激素等抗炎药。

(2)以下情况应慎用:①心血管疾病患者(包括冠心病、原发性高血压、心律失常)。②糖尿病患者。③癫痫患者。④对拟交感胺类药物敏感性增加者(如未经适当控制的甲亢患者)。⑤老年患者慎用本品粉雾剂和气雾剂。⑥孕妇及哺乳期妇女。FDA 对本药的妊娠安全性分级为 C 级。⑦12 岁以下儿童不推荐使用除吸入粉雾剂外的其他制剂。

8.药物相互作用

(1)与其他肾上腺素受体激动剂合用,可使疗效增加,但不良反应也可能加重。

(2)单胺氧化酶抑制药、三环类抗抑郁药、抗组胺药、甲状腺素等可增加本品的不良反应。正使用单胺氧化酶抑制药及三环类抗抑郁药或停用 2 周以内的患者应慎用本品。

(3)与拟交感胺类药合用,对心血管系统会产生有害影响,故不推荐两者联用。

(4)与咖啡因或解充血药合用,可能增加心脏的不良反应。

(5)与琥珀酰胆碱合用,可增强后者的肌松作用。

(6)肾上腺素 β 受体阻断药(如醋丁洛尔、阿替洛尔、拉贝洛尔、美托洛尔、纳多洛尔、吲哚洛尔、普萘洛尔、噻吗洛尔等)能拮抗本品的作用,使疗效降低,还可能使哮喘患者产生严重的支气管痉挛。

(7)与茶碱合用时,可降低茶碱的血药浓度,增强舒张支气管平滑肌作用,但可能加重心悸等不良反应。

(8)使用非保钾利尿药(如噻嗪类利尿药)能引起心电图改变和低钾血症,服用(尤其是超剂量服用)肾上腺素 β 受体激动药可使症状急性恶化,其结果的临床意义尚不明确,本品与非保钾利尿药联用时需谨慎。

9.规格　片剂:2.5mg;5mg。胶囊剂:1.25mg;2.5mg。颗粒剂:1.25mg。口服溶液:100mL:30mg。注射液:1mL:0.25mg;2mL:0.5mg。硫酸特布他林氯化钠注射液:100mL(硫酸特布他林 0.25mg、氯化钠 900mg)。注射用硫酸特布他林:0.25mg;1mg。气雾剂:2.5mL:25mg;2.5mL:50mg;10mL:100mg。吸入粉雾剂:0.5mg(每吸)。雾化溶液:2mL:5mg。

(三)班布特罗

1.其他名称　奥多利、邦尼、帮备、贝合健、啡爽、孚美特、汇杰、罗利。

2.药理作用　本品为支气管扩张药,在体内转化为特布他林,可提高药物的吸水性以及在首过效应中水解代谢时的稳定性,从而延长作用维持时间。特布他林通过激动肾上腺素 β₂ 受体,使支气管产生松弛作用;并抑制内源性致痉挛物质释放,抑制由内源性介质引起的水肿;还可提升支气管纤毛的廓清能力。

3.适应证　用于治疗支气管哮喘、哮喘性支气管炎、阻塞性肺气肿及其他伴有支气管痉挛的肺部疾病。

4.用法用量　成人口服给药,推荐起始剂量为 10mg,每晚睡前服用。根据临床疗效,在 1～2 周后可增加到 20mg。肾小球滤过率(GFR)小于 50mL/min 的患者,建议初始剂量用 5mg。老年患者应减小初始剂量。

5.不良反应　本药不良反应较其他同类药物为轻,可见有震颤、头痛、精神紧张、强直性肌肉痉挛、心悸和心动过速等,其严重程度与剂量正相关,大部分在治疗 1～2 周后会自然消失。极少数患者可能出现氨基转移酶轻度升高以及口干、头晕和胃部不适等。

6.禁忌

(1)对本品、特布他林及其他拟交感胺类药过敏者。

(2)特发性肥厚性主动脉瓣下狭窄患者。

(3)快速型心律失常患者。

(4)肝硬化或肝功能不全者。

7.注意事项

(1)肝硬化患者或严重肝功能不全者本品转化为特布他林时有严重阻碍,应直接给予特布他林或其他肾上腺素 β₂ 受体激动药。

(2)下列情况应慎用:①新近发生过心肌梗死者。②高血压患者。③糖尿病患者。④甲状腺功能亢进者。⑤对拟交感胺类药物敏感性增加者。⑥孕妇及哺乳期妇女。

8.药物相互作用

(1)本品可能延长琥珀胆碱对肌肉的松弛作用。

(2)与皮质激素、利尿药合用,可加重血钾降低的程度。

(3)肾上腺素 β₂ 受体激动药会增加血糖浓度,从而降低降糖药物作用,因此患有糖尿病者,服用本品时应调整降糖药物剂量。

(4)肾上腺素 β 受体阻滞剂(醋丁洛尔、阿替洛尔、拉贝洛尔、美托洛尔、纳多洛尔、吲哚洛尔、普萘洛尔、噻吗洛尔)能拮抗本品的作用,使其疗效降低。

(5)单胺氧化酶抑制剂、三环类抗抑郁药、抗组胺药、甲状腺素等可能增加本品的不良反应。

(6)与其他支气管扩张药合用时,可增加不良反应。

9.规格 片剂:10mg;20mg。胶囊剂:10mg。颗粒剂:2g:100mg。口服液:100mL:100mg。

(四)丙卡特罗

1.其他名称 川迪、曼普特、美喘清、美普清、普鲁卡地鲁、普鲁喹醇、异丙喹喘宁、希思宁。

2.药理作用 本品为肾上腺素 β_2 受体激动剂,对支气管的 β_2 受体具有高度选择性,其支气管扩张作用强而持久。同时具有较强的抗过敏作用,抑制速发型的气道阻力增加,抑制迟发型的气道反应性增高。豚鼠肺切片试验显示,本品对用白蛋白诱发组胺释放的抑制作用比异丙肾上腺素强 10 倍,比舒喘灵强 100 倍。人体试验表明,本品能抑制哮喘患者以乙酰胆碱喷雾剂诱发的支气管收缩反应,并有轻微增加支气管纤毛运动的作用。

3.适应证 适用于支气管哮喘、哮喘性支气管炎、伴有支气管反应性增高的急性支气管炎和慢性阻塞性肺疾病所致的喘息症状。

4.用法用量

(1)成人

1)口服给药:一次 50μg,一日 1 次,临睡前服用,或一次 50μg,一日 2 次,早晨及临睡前口服。

2)气雾吸入:一次吸入 10~20μg,一日 3 次,10 日为一疗程,可连续 3 个疗程或视病情需要而定。

3)直肠给药:以栓剂 100μg 塞肛,每晚 1 次或早晚各 1 次。

(2)老年人:一般高龄者生理功能降低,注意减量。

(3)儿童

1)口服给药:6 岁以上儿童:每晚睡前 1 次服 25μg,或一次 25μg,早晚(睡前)各服 1 次。6 岁以下儿童:一次 1.25μg/kg,一日 2 次。可依据年龄和症状的严重程度调整剂量。

2)气雾吸入:一次 10μg。

5.不良反应:本品引起的不良反应较少。

(1)心血管系统:可引起面部潮红、血压升高、室性心律不齐、心动过速。偶有心电图改变。

(2)精神神经系统:可引起紧张、头痛、震颤、嗜睡、眩晕、失眠、肌肉颤动、耳鸣等。

(3)呼吸系统:有时出现气管、咽喉异常感,偶见鼻塞,较少发生呼吸困难。

(4)胃肠道:可引起恶心、胃部不适、口渴等。

(5)血液:偶见血小板减少。

(6)过敏反应:偶见皮疹。

(7)其他:可见一过性血钾降低。长期应用可形成耐药性,疗效降低。

6.禁忌 对本品及肾上腺素受体激动药过敏者禁用。

7.注意事项

(1)本品对变应原引起的皮肤反应有抑制作用,故进行皮肤试验时,应提前 12h 终止服用本品。

(2)下列情况应慎用：①甲状腺功能亢进。②高血压患者。③冠心病等心脏病患者。④糖尿病患者。⑤孕妇及哺乳期妇女。

8.药物相互作用

(1)本药与肾上腺素及异丙肾上腺素等儿茶酚胺类合用时会引起心律失常、心率增加，故应避免与上述药物合用。

(2)合用茶碱类药时，可增加舒张支气管平滑肌作用，但不良反应也增加。

(3)与单胺氧化酶抑制剂及三环类抗抑郁药合用，可增加本品的不良反应。

(4)与黄嘌呤衍生物、甾体激素及利尿药合用时有增加肾上腺素 β_2 受体激动剂降低血钾的作用，对重症哮喘患者应特别注意。低氧血症在血钾低下时增加了对心率的作用，在这种情况下要对血清钾进行监测。

(5)非选择性肾上腺素 β_2 受体阻断药可部分或全部拮抗本品的作用。

9.规格　片剂：$25\mu g$；$50\mu g$。胶囊剂：$25\mu g$。口服溶液：500mL：2.5mg。气雾剂：2mg（每揿）。

（五）沙美特罗

1.其他名称　喘必灵、祺泰、强力安喘通、司多米、施立碟、施立稳。

2.药理作用　本品为长效选择性肾上腺素 β_2 受体激动剂。其作用机理是通过刺激细胞内的腺苷酸环化酶提高 cAMP 水平，从而使支气管平滑肌松弛，并抑制细胞（特别是肥大细胞）的速发型超敏反应介质释放。本品能够持续停留在作用部位，可产生 12h 的支气管扩张作用。吸入本品 $25\mu g$ 引起的支气管扩张程度与吸入沙丁胺醇 $200\mu g$ 相当。作用特点：①直接作用于呼吸道平滑肌受体，使平滑肌扩张，并增强其纤毛的黏液清除功能。②作用于炎症细胞表面的 β_2 受体，如肺泡巨噬细胞、肥大细胞、嗜酸性粒细胞、中性粒细胞和淋巴细胞，对该类炎症细胞的激活具有抑制作用。且有阻止肺组织释放组胺和白介素的作用，从而抑制炎症递质。③抑制哮喘患者吸入抗原诱发的气道反应性增高，和 IgE 引起的皮肤红斑反应。

3.适应证

(1)慢性支气管哮喘（包括夜间哮喘和运动型哮喘）的预防和维持治疗，特别适于防治夜间哮喘发作。

(2)慢性阻塞性肺疾病（包括肺气肿和慢性支气管炎）伴气道痉挛时的治疗。

4.用法用量

(1)成人

1)气雾吸入：一次 $50\mu g$，一日 2 次；严重病例一次 $100\mu g$，一日 2 次；甚至可用至一次 $200\mu g$，一日 2 次。

2)粉雾吸入：一次 $50\mu g$，一日 2 次。

(2)儿童

1)气雾吸入：一次 $25\mu g$，一日 2 次。

2)粉雾吸入：一次 $25\mu g$，一日 2 次。

5.不良反应　本品耐受性好，不良反应轻微。

(1)最常见恶心、呕吐、倦怠、不适、肌痉挛、颤抖。

(2)还可见血钾过低、心动过速、速发型过敏反应（如皮疹、气道痉挛）、异常的支气管痉挛（这时须改用其他治疗方法）。

(3)较少见头痛、心悸。

(4)极少见震颤反应(常是暂时性的,与剂量有关,经定期使用后即可减弱),极少数患者在吸入本品后可发生咽喉痉挛、刺激或肿胀,表现为喘鸣和窒息等。

5.**禁忌** 对本品过敏者、主动脉瓣狭窄者、心动过速者、严重甲状腺功能亢进者禁用。

6.**注意事项**

(1)由于起效相对较慢,故不适用于急性哮喘发作患者,不适用于重度或危重哮喘发作患者。

(2)不适用于冠心病、高血压、心律失常、惊厥、甲状腺毒症的哮喘患者及对所有拟交感神经药物高度敏感的哮喘患者。

(3)虽然本品具有抗炎作用,但不能取代糖皮质激素口服及吸入制剂的使用,临床常需与糖皮质激素类抗炎药物合用,以增强疗效。

(4)同其他吸入性药物相同,使用本品治疗后可出现异常的支气管痉挛反应,使喘鸣加剧,须立即停药,并使用短效肾上腺素 β_2 受体激动药(如沙丁胺醇)。

(5)FDA 对本药的妊娠安全性分级为 C 级。

7.**药物相互作用**

(1)本品与茶碱类等支气管扩张药合用可产生协同作用,合用时应注意调整剂量。

(2)与黄嘌呤衍生物、激素、利尿药合用,可加重血钾降低。

(3)与单胺氧化酶抑制药合用,可增加心悸、激动或躁狂发生的危险性,两者不宜合用。

(4)与三环类抗抑郁药合用可增强心血管兴奋性,两者不宜合用。

(5)与非选择性肾上腺素 β 受体阻滞药合用,可降低本药疗效,两者不宜合用。

(6)与保钾利尿剂合用,尤其本品超剂量时,可使患者心电图异常或低血钾加重,合用时须慎重。

8.**规格** 羟萘酸沙美特罗气雾剂:$25\mu g \times 200$ 揿。沙美特罗气雾剂:$25\mu g \times 60$ 揿;$25\mu g \times 120$ 揿。蝶式吸入剂:每个药泡含本药 $50\mu g$。粉雾剂胶囊:$50\mu g$。

(六)福莫特罗

1.**其他名称** 安通克、安咳通、奥克斯都保、福莫待若。

2.**药理作用** 本品结构类似延胡索素,为长效选择性肾上腺素 β_2 受体激动药,具有强力而持续的支气管扩张作用,且呈剂量依赖关系。能使第 1s 用力呼气量(FEV$_1$)、用力肺活量(FVC)和呼气峰流速(PER)增加。并在吸入数分钟后可扩张支气管,减少气道阻力,此作用明显比同等剂量的沙丁胺醇和特布他林强。本品还有抗过敏及抑制毛细血管通透性作用,能抑制肺肥大细胞释放组胺,其作用与组胺 H$_1$ 受体拮抗药、肥大细胞稳定药酮替芬类似。

3.**适应证** 用于缓解支气管哮喘、急性支气管炎、喘息性支气管炎或肺气肿等气道阻塞性疾病所引起的呼吸困难。尤其适用于需要长期服用肾上腺素 β_2 受体激动药的患者和夜间发作的哮喘患者。

4.**用法用量**

(1)成人

1)吸入给药:吸入给药剂量应个体化,常规剂量为一次 $4.5 \sim 9\mu g$,一日 $1 \sim 2$ 次。严重患者,一次 $9 \sim 18\mu g$,一日 $1 \sim 2$ 次。早晨或(和)晚间给药,哮喘夜间发作可于晚间给药 1 次。一日最大剂量为 $36\mu g$。

2)口服给药：一次 40～80μg，一日 2 次。也可根据年龄、症状的不同适当增减。

（2）老年人：高龄患者通常伴有生理功能性低下，应适当减量。

（3）儿童：口服给药，一日 4μg/kg，分 2～3 次口服。

5.不良反应

（1）心血管系统：常见心悸，偶见心动过速、室性期前收缩、面部潮红、胸部压迫感等。

（2）神经系统：常见头痛，偶见震颤、兴奋、发热、嗜睡、盗汗等，罕见耳鸣、麻木感、不安、头昏、眩晕等。

（3）消化系统：偶见恶心、呕吐、嗳气、腹痛、胃酸过多等。

（4）肌肉骨骼系统：常见震颤，偶见肌肉痉挛。

（5）呼吸道：罕见支气管痉挛。

（6）过敏反应：偶见瘙痒，罕见皮疹，出现时应停药。

（7）其他：偶见口渴、疲劳、倦怠感等，罕见低钾（或高钾）血症。

6.禁忌

（1）对本品过敏者。

（2）对吸入乳糖过敏者禁用本品干粉吸入剂。

7.注意事项

（1）本品不宜用于治疗急性支气管痉挛。

（2）正确使用本品无效时应停药。

（3）以下情况应慎用：①肝功能不全者。②肾功能不全者。③低钾血症患者。④糖尿病患者。⑤嗜铬细胞瘤患者。⑥甲状腺功能亢进症患者。⑦肥厚性梗阻性心脏病、特发性主动脉瓣狭窄、高血压、颈内动脉－后交通动脉动脉瘤或其他严重心血管疾病（如心肌缺血、心动过速、严重心衰、QT 间期延长等）患者。

（4）FDA 对本药的妊娠安全性分级为 C 级。

8.药物相互作用

（1）与皮质类固醇类药、利尿药合用可能因低钾血症而导致心律不齐，应监测血钾值。

（2）与肾上腺素及异丙肾上腺素等儿茶酚胺类药物合用时，容易引起心律不齐，甚至可能导致心脏停搏，应通过减量等方法慎重给药。

（3）可增强由泮库溴铵、维库溴铵产生的神经肌肉阻滞作用。

（4）与黄嘌呤衍生物（茶碱、氨茶碱等）合用，可能因低钾血症而导致心律不齐，应监测血钾值。

（5）与单胺氧化酶抑制药合用，可增加出现室性心律失常、轻度躁动的危险，并可加重高血压反应。

（6）与洋地黄类药物合用可增加后者诱导的心律失常的易患性，合用应谨慎。

（7）与呋喃唑酮、甲基苄肼合用可加重高血压反应。

（8）与抗组胺药（特非那定）、三环类抗抑郁药合用可延长 QT 间期，增加出现室性心律失常的危险。

（9）与左旋多巴、甲状腺素、缩宫素合用，可降低心脏对 β_2 拟交感神经药物的耐受性。

（10）乙醇可降低心脏对 β_2 拟交感神经药物的耐受性。

9.规格　干粉吸入剂：1g:10mg(4.5μg×60 吸)；1g:20mg(9.0μg×60 吸)。片剂：20μg；

40μg。干糖浆:500mg:20μg;500mg:40μg。

(七)妥洛特罗

1.其他名称 喘舒、阿米迪、丁氯喘、氯丁喘胺、叔丁氯喘通、妥布特罗、息克平。

2.药理作用 本品为选择性肾上腺素 β_2 受体激动剂,对支气管平滑肌具有较强而持久的扩张作用。对心脏兴奋作用较弱。离体动物实验表明,其松弛气管平滑肌作用是氯丙那林的 2～10 倍,作用维持时间较异丙肾上腺素长 10 倍多,而对心脏的兴奋作用是异丙肾上腺素的 1/1000。临床试验表明,本品除有明显平喘作用外,还有一定的止咳、祛痰作用。

3.适应证 主要用于防治支气管哮喘及喘息型支气管炎等。

4.用法用量 成人口服给药,一次 0.5～2mg,一日 3 次。

5.不良反应

(1)偶有心悸、手指震颤、心动过速、头晕、恶心、胃部不适等反应,一般停药后即可消失。

(2)偶有过敏反应,表现为皮疹,发现后须立即停药。

6.禁忌 对本品过敏者禁用。

7.注意事项 以下情况应慎用:①肝功能不全者。②肾功能不全者。③甲状腺功能亢进者。④心血管疾病如高血压、心律失常、冠状动脉病变及特发性肥厚性主动脉瓣狭窄患者。⑤糖尿病患者。⑥使用洋地黄者。⑦低钾血症患者。⑧嗜铬细胞瘤患者。⑨孕妇。

8.药物相互作用

(1)与肾上腺素、异丙肾上腺素合用,可加强本品心脏兴奋作用,易致心律失常,故应避免合用。

(2)与单胺氧化酶抑制药合用,可出现心动过速、躁狂等不良反应,应避免同用。

9.规格 片剂:0.5mg;1mg。

(八)甲氧那明

1.其他名称 克之、阿斯美、奥索克新、喘咳宁、甲氧苯丙胺、甲氧非那明、哮喘宁。

2.药理作用 本品为肾上腺素 β 受体激动药,作用类似于麻黄碱,主要激动肾上腺素 β 受体,对肾上腺素 α 受体作用极弱,能舒张支气管平滑肌,平喘作用较麻黄碱强,对心血管系统和中枢神经系统的影响较弱。此外尚具有轻度抗组胺、镇静和抑制咳嗽中枢的作用。

3.适应证

(1)用于咳嗽以及支气管哮喘,适于不能耐受麻黄碱者。

(2)用于过敏性鼻炎和荨麻疹。

4.用法用量

(1)成人:①口服给药:一次 50～100mg,一日 3 次。②肌肉注射:一次 20～40mg。③灌肠给药:一次 20mg。

(2)儿童:①口服给药:5 岁以上儿童,一次 25～50mg,一日 3 次。②灌肠给药:一次 5～10mg。

5.不良反应 偶有口干、恶心、眩晕、头痛、失眠、心悸等。

6.禁忌 尚不明确。

7.注意事项 甲状腺功能亢进、糖尿病、高血压、冠心病患者慎用。

8.药物相互作用

(1)本品与可待因、茶碱、水合氯醛等药物合用,有协同作用,可增强疗效。

（2）本品与单胺氧化酶抑制药合用,可引起血压过度升高,甚至产生高血压危象,应禁止合用。

9.规格　片剂:50mg。注射液:2mL:40mg。

（九）氯丙那林

1.其他名称　喘通、氯喘、氯喘通。

2.药理作用　本品为肾上腺素 β_2 受体激动剂,对支气管有明显的扩张作用,平喘效果比异丙肾上腺素略弱,但对心脏毒性明显降低,对心脏的兴奋作用仅为异丙肾上腺素的 $1/10\sim1/3$。

3.适应证　用于缓解支气管哮喘、喘息型支气管炎、慢性支气管炎合并肺气肿患者的支气管痉挛,起到平喘并改善肺功能的作用。

4.用法用量　成人常规剂量:①口服给药:一次 $5\sim10$mg,一日 3 次。预防哮喘夜间发作可于睡前加服 $5\sim10$mg。②气雾吸入:一次 $6\sim10$mg。

5.不良反应　少数患者可见口干、轻度心悸、手指震颤、头晕等。

6.禁忌　对本品过敏者。

7.注意事项

（1）用药初期 $1\sim3$d,个别患者可见心悸、手指震颤、头痛及胃肠道反应,继续服药,多能自行消失。

（2）避免与单胺氧化酶抑制剂及三环类抗抑郁药同时应用。

（3）本品有抑制过敏引起的皮肤反应作用,故评估皮肤试验反应时,应考虑到本药对反应的影响。

（4）以下情况应慎用:①心律失常者。②高血压患者。③甲状腺功能亢进者。④心、肾功能不全者。⑤老年患者。

8.药物相互作用

（1）本品与肾上腺素及异丙肾上腺素等儿茶酚胺类并用时会引起心律失常、心率增加,故应避免与上述药物并用。

（2）并用茶碱类药时,可增加舒张支气管平滑肌作用,但不良反应也增加。

9.规格　片剂:5mg。气雾剂:2%。

二、M 胆碱受体拮抗剂

异丙托溴铵:

（一）其他名称

异丙阿托品、爱喘乐定量喷雾剂、溴化异丙托品、异丙托品、爱喘乐。

（二）药理作用

本品为抗胆碱类药,具有较强的支气管平滑肌松弛作用,对慢性阻塞性肺疾病有平喘作用,其作用较明显,起效快,持续时间较长。本品还具有控制黏液腺体的分泌及改善纤毛运动的作用,从而减少痰液阻塞以改善通气,同时痰液的减少也减轻对支气管的刺激所引起的支气管痉挛。与肾上腺素 β 受体兴奋剂(如异丙基肾上腺素)相比,本品对心血管的副作用小,与 β_2 受体兴奋剂(如舒喘灵)相比,本品对痰量的调节作用较强。

（三）适应证

1.用于缓解慢性阻塞性肺疾病(如慢性支气管炎、肺气肿等)引起的支气管痉挛、喘息症状,并可作为维持用药。

2.用于防治支气管哮喘,尤其适用于因不能耐受肾上腺素 β 受体激动药所致肌肉震颤、心动过速的患者。

(四)用法用量

1.成人

(1)气雾吸入:①一般用法:一次 40μg,一日 3～4 次,或每隔 4～6h 1 次。②严重发作:一次 40～60μg,每 2h 可重复 1 次。

(2)雾化吸入:一次 100～500μg,用生理盐水稀释至 3～4mL,置雾化器中吸入,至症状缓解,剩余的药液应废弃。

2.儿童

(1)气雾吸入:14 岁以上儿童同成人。

(2)雾化吸入:应用本品溶液剂。14 岁以下者:一次 50～250μg,用生理盐水稀释至 3～4mL,置雾化器中吸入,一般一日 3～4 次,必要时每隔 2 小时重复 1 次。14 岁以上者:同成人。

(五)不良反应

1.心血管系统　少见心动过速、心悸。

2.中枢神经系统　常见头痛,可有头晕、神经质。

3.呼吸系统　可见咳嗽、局部刺激,极少见支气管痉挛。

4.肌肉骨骼系统　可有震颤。

5.泌尿生殖系统　少见尿潴留(已有尿道梗阻的患者发生率增加)。

6.胃肠道　常见口干,可有恶心、呕吐,少见口苦、胃肠动力障碍(尤其对于纤维囊泡症的患者,停药后可恢复正常)。

7.眼　可有视物模糊,少见眼部调节障碍。

8.过敏反应　极少见过敏反应,表现为恶心、头晕、皮疹、荨麻疹、皮肤或黏膜肿胀、喉痉挛、血压下降、舌唇和面部神经血管性水肿及过敏症等,大多数患者对其他药物或食物尤其是大豆有既往过敏史。

(六)禁忌

1.对本品及阿托品和其衍生物过敏者。

2.幽门梗阻者。

(七)注意事项

1.本品雾化溶液不能与含有防腐剂苯扎氯铵的色苷酸钠雾化吸入液在同一个雾化器中使用,可以与祛痰药盐酸氨溴索雾化吸入液、盐酸溴己新雾化吸入液和非诺特罗雾化吸入液共同使用。

2.有青光眼易患性的患者应用本品时应使用眼罩保护眼睛。与眼结膜充血和角膜水肿相关的眼痛或不适、视物模糊、虹视或有色成像等可能是急性闭角型青光眼的征象,若上述症状加重,需用缩瞳药。

3.气雾剂含有大豆卵磷脂,故对上述物质过敏者不能使用本品气雾剂。

4.本品误入眼内时,会出现瞳孔散大和轻度、可逆的视力调节紊乱,一旦出现此症状以及其他严重的眼部并发症发生,可予以缩瞳治疗。

5.以下情况应慎用　①闭角型青光眼患者。②前列腺增生者。③膀胱颈梗阻者。

6.FDA 对本药的妊娠安全性分级为 B 级。

（八）药物相互作用

1.本品与非诺特罗、色甘酸钠、茶碱、沙丁胺醇等合用,可相互增强疗效。

2.金刚烷胺、吩噻类抗精神病药、三环类抗抑郁药、单胺氧化酶抑制药以及某些抗组胺药可增强本品的作用。

3.肾上腺素 β 受体激动药或黄嘌呤制剂可增强本品的支气管扩张作用。有闭角型青光眼病史的患者合用本品与 β 受体激动药时,可增加急性青光眼发作的危险。

4.本品与其他治疗慢性阻塞性肺疾病的常用药物包括拟交感神经性支气管扩张药、甲基黄嘌呤、类固醇、色甘酸钠等合用,药物间无不良相互作用。

（九）规格

气雾剂:10mL（20μg×200 喷）。雾化溶液剂:2mL:0.5mg;2mL:0.5mg;20mL:5mg（0.025％）。

三、磷酸二酯酶抑制剂

（一）氨茶碱

1.其他名称　胺非林、茶碱乙二胺盐、茶碱乙烯双胺、乙二氨茶碱、乙二胺茶碱。

2.药理作用　为茶碱与二乙胺的复盐,其药理作用主要来自茶碱,乙二胺使其水溶性增强。①松弛支气管平滑肌,也能松弛肠道、胆道等多种平滑肌,对支气管黏膜的充血、水肿有缓解作用。②增加心排出量,扩张输出和输入肾小动脉,增加肾小球滤过率和肾血流量,抑制远端肾小管重吸收钠和氯离子。③增加离体骨骼肌的收缩力;在慢性阻塞性肺疾病情况下,改善肌收缩力。

3.适应证

（1）用于支气管哮喘、慢性喘息型支气管炎、慢性阻塞性肺气肿等缓解喘息症状。

（2）用于心源性哮喘。

4.用法用量

（1）成人

1）口服给药:一次 100～200mg,一日 300～600mg;极量为一次 500mg,一日 1g。

2）肌肉注射:一次 250～500mg;极量为一次 500mg,一日 1g。

3）静脉注射:一次 125～250mg,一日 500～1000mg,每 125～250mg 用 50％葡萄糖注射液稀释至 20～40mL,注射时间不得少于 10min;极量为一次 500mg,一日 1g。

4）静脉滴注:一次 250～500mg,一日 500～1000mg,用 5％或 10％葡萄糖注射液稀释后缓慢滴注;极量为一次 500mg,一日 1g。

5）直肠给药:一次 250～500mg,一日 1～2 次。宜于睡前或便后使用。

（2）老年人:55 岁以上者应酌情减量。

（3）儿童

1）口服给药:一次 3～5mg/kg,一日 3 次。

2）静脉注射:一次 2～4mg/kg,用 5％或 25％葡萄糖注射液稀释后缓慢注射。

3）静脉滴注:①一般用量:一次 2～3mg/kg,用 5％葡萄糖注射液 500mL 稀释后滴注。②

新生儿呼吸暂停:负荷量为 4～6mg/kg,12h 后给予维持量,一次 1.5～2mg/kg,一日 2～3 次。

5. 不良反应

(1)常见恶心、呕吐、胃部不适、食欲减退等。也可见头痛、烦躁、易激动、失眠等。

(2)少数患者可出现过敏反应,表现为接触性皮炎、湿疹或脱皮。少数患者由于胃肠道刺激,可见血性呕吐物或柏油样便。

(3)可导致心律失常和(或)使原有心律失常加重。

(4)肌肉注射可引起局部红肿、疼痛。

6. 禁忌 对本品过敏的患者、活动性消化性溃疡患者和未经控制的惊厥性疾病患者禁用。

7. 注意事项

(1)本品严禁与下列药物配伍静脉使用:葡萄糖酸钙、异戊巴比妥钠、维生素 B_6、氨苄西林、泛酸钙、盐酸氯酯醒、琥珀酸钠、氯霉素、庆大霉素、溴化钙、盐酸氯丙嗪、头孢噻吩、青霉素、苯巴比妥钠、毒毛花苷 K、四环素及其盐酸盐、肾上腺素、去甲肾上腺素、促皮质激素、毛花苷 C、万古霉素、水解蛋白、盐酸羟嗪、维生素 C、酒石酸吉他霉素、酚磺乙胺。

(2)本品的有效血药浓度范围窄,个体差异大,应根据血药浓度调整剂量或延长用药间隔时间。长期使用本品者的用量常须大于一般患者用量。具体用量应根据标准体重计算,因茶碱不分布于体内脂肪组织,理论上给予茶碱 0.5mg/kg,即可使茶碱血药浓度升高 $1\mu g/mL$。用于慢性病的治疗,测定用药 3d 的血茶碱浓度以 10～20$\mu g/mL$ 为宜。

(3)使用影响茶碱代谢的药或茶碱清除率降低者用药时应谨慎。长期高热可使茶碱排出减少减慢。

(4)不同制剂给药时注意:①肠溶片:吸收延缓,生物利用度极不规则,不宜使用。②栓剂:经直肠给药后,吸收缓慢,生物利用度尚不确定,且可引起局部刺激,故仅偶用于短期非急症的治疗。给药后 6～8h 内应避免再次使用。如给药后 12h 内再口服或注射本品,须注意观察患者的反应,因栓剂经直肠给药后吸收速度的快慢不一致。

(5)不同给药途径时注意:①口服给药:空腹时(餐前半小时至 1h,或餐后 2h)服药,吸收较快;如在进餐时或餐后服用,可减少对胃肠道的刺激,但吸收较慢。②保留灌肠:吸收迅速,生物利用度确定,但可引起局部刺激。多次给药可致药物在体内蓄积,从而引起毒性反应,尤其是婴幼儿和老年人。③肌肉注射:因可刺激局部引起疼痛,目前已少用。必须肌肉注射时,须与 2%盐酸普鲁卡因合用。④静脉注射:需稀释至浓度低于 25mg/mL。注射速度一般以不高于 10mg/min 为宜,或再次稀释后改用静脉滴注。

(6)使用常规剂量时,如发生急性不良反应,应立即停止给药 5～10min 或减慢给药速度。

(7)FDA 对本药的妊娠安全性分级为 C 级。

8. 药物相互作用

(1)与其他茶碱类药或其他黄嘌呤类药合用,可使本品作用增强,不良反应增多。

(2)与美西律合用,可使茶碱清除率减低,血药浓度升高,需调整剂量。

(3)与地尔硫䓬、维拉帕米合用,可干扰茶碱在肝内的代谢,使本品血药浓度升高,毒性增强。

(4)与某些抗菌药(大环内酯类的红霉素、罗红霉素、克拉霉素;喹诺酮类的依诺沙星、环丙沙星、氧氟沙星、左氧氟沙星;克林霉素、林可霉素等)合用,可使茶碱清除率降低,血药浓度升高,甚至出现毒性反应,其中尤以与红霉素、依诺沙星合用作用更显著。故与以上药物合用时,本品应适当减量或监测其血药浓度。

(5)与西咪替丁合用,可使本品在肝脏的清除率降低,血药浓度升高,甚至出现毒性反应。

(6)与别嘌醇合用,可使本品血药浓度升高,并引起恶心、呕吐、心悸等不良反应。

(7)普罗帕酮对本品代谢有竞争性抑制作用,可使茶碱血药浓度升高,甚至引起中毒,必要时适当调整本品用量。

(8)妥卡尼对本品代谢有轻度抑制作用,可使其清除率降低,半衰期延长。

(9)与咖啡因合用,可使本品的半衰期延长,其作用与毒性增强。

(10)与大蒜新素合用,可使茶碱代谢减慢,半衰期延长,合用时本品应减量。

(11)与口服避孕药合用,可使本品血浆清除率降低。

(12)与麻黄碱及其他拟交感胺类支气管扩张药合用,具有协同作用,但毒性也增加。

(13)与普萘洛尔等非选择性肾上腺素β受体阻断药合用,药理作用相互拮抗,本品的支气管扩张作用可能受到抑制,同时可使本品清除率降低,血药浓度升高。

(14)本品可提高心肌对洋地黄类药物的敏感性,合用时洋地黄毒性增强。

(15)与氟烷合用,易导致心律失常。

(16)硫酸镁可拮抗本品所致的室性心律失常。

(17)与碱性药物合用,可使本品排泄减少。

(18)与酸性药物合用,可使本品排泄增加。

(19)与稀盐酸合用,可使本品在小肠的吸收减少。

(20)活性炭可吸附肠道内的本品及其代谢物,从而使茶碱血药浓度降低。

(21)与泼尼松合用,可使本品的生物利用度降低。

(22)与巴比妥类、利福平、卡马西平及其他肝微粒体酶诱导药合用,可使茶碱的代谢和清除加速,血药浓度降低。

(23)与异丙肾上腺素、异烟肼、呋塞米合用,可使本品的血药浓度降低。

(24)与苯妥英钠合用,可使本品代谢加速,两者血药浓度均降低,合用时本品用量应酌情增加,并监测血药浓度。

(25)与锂盐合用时,可加速肾脏对锂的排出,使锂剂疗效降低。

(26)本品可使青霉素灭活、失效。

(27)与氯胺酮合用,可降低机体的惊厥阈值,从而促发惊厥。

9.规格 片剂:50mg;100mg;200mg。缓释片:100mg。肠溶片:50mg;100mg;200mg。注射剂(肌肉注射用):2mL:125mg;2mL:250mg;2mL:500mg。注射剂(静脉注射用):2mL:250mg;2mL:500mg;10mL:250mg。氯化钠注射液:100mL(无水茶碱200mg、氯化钠900mg)。注射用氨茶碱:250mg;500mg。栓剂:250mg;360mg。

(二)茶碱

1.其他名称 埃斯马隆、舒弗美、二氧二甲基嘌呤、葆乐去辉、长效茶碱、希而文、优舒特。

2.药理作用 本品对呼吸道平滑肌有直接松弛作用。其作用机理比较复杂,过去认为通过抑制磷酸二酯酶,使细胞内cAMP含量增研所致。近来认为茶碱的支气管扩张作用部分是由于内源性肾上腺素与去甲肾上腺素释放的结果,此外,茶碱是嘌呤受体阻滞剂,能对抗腺嘌呤等对呼吸道的收缩作用。茶碱能增强膈肌收缩力,尤其在膈肌收缩无力时作用更显著,因此有益于改善呼吸功能。

3. 适应证

(1)适用于支气管哮喘、急性支气管炎、喘息型支气管炎、阻塞性肺气肿等,以缓解喘息症状。也适用于慢性支气管炎和肺气肿伴有的支气管痉挛的症状。

(2)可用于心源性哮喘、心源性水肿。

(3)还可用于胆绞痛。

4. 用法用量

(1)成人

1)口服给药:①片剂:一次 100~200mg,一日 300~600mg;极量:一次 300mg,一日 1g。②缓释片:病情稳定或非急性哮喘状态的患者,起始剂量为一次 400mg,一日 1 次,晚间用 100mL 开水送服。根据疗效、血药浓度及患者对药物耐受情况调整剂量,可以每隔 3 日增加 200mg,但最大剂量一日不超过 900mg,分 2 次服用。③控释片:一次 100~200mg,一日 200~400mg。④缓释胶囊:一般一日 200mg,病情较重者或慢性患者加服 200mg(上午 8~9 点),但需根据个体差异,从小剂量开始,逐渐增加用量。最大用量不宜超过一日 600mg。剂量较大时,可每日早晚 2 次分服,并尽量根据血药浓度调整剂量。⑤控释胶囊:一次 200~300mg,每 12h 1 次。

2)静脉滴注:使用本品葡萄糖注射液,一次 200mg,一日 1~2 次,每次滴注时间不得小于 30min。

(2)儿童:口服给药。①缓释片:12 岁以下儿童,一日 10~16mg/kg,分 2 次服。12 岁以上儿童,用法用量同成人。②缓释胶囊:3 岁以上儿童可按 100mg 开始治疗,一日最大剂量不应超过 10mg/kg。③控释胶囊:1~9 岁一次 100mg,9~12 岁一次 200mg,12~16 岁一次 200mg,均为每 12h 1 次。

5. 不良反应

(1)口服可致胃灼热、恶心、呕吐、心律失常、食欲缺乏、腹胀,还可见血清尿酸测定值增高;长期服用可致头痛、失眠及心悸。

(2)局部刺激性大,肌注可引起局部疼痛、红肿,治疗量时可致失眠或不安。

6. 禁忌

(1)对本品及其衍生物过敏者。

(2)活动性消化性溃疡患者。

(3)未经控制的惊厥性疾病患者。

(4)急性心肌梗死伴血压下降者。

(5)未治愈的潜在癫痫患者。

7. 注意事项

(1)静脉滴注时,应避免与维生素 C、促皮质素、去甲肾上腺素、四环素类盐酸盐配伍。

(2)使用本品时应避免饮用含大量咖啡因的饮料,避免大量食用巧克力,以避免增加本品的不良反应。

(3)本品缓释制剂不适用于哮喘持续状态或急性支气管痉挛发作的患者。

(4)控释片的药片结构特殊,勿碎嚼,否则会破坏其疗效;控释胶囊应整个吞服,或将胶囊中的小丸倒入温水中吞服。

（5）本品代谢慢,用药剂量应个体化。

（6）餐后服用肠溶片可改善胃部不适。

（7）本品可致心律失常,或使原有的心律失常恶化,对心律异常者或心律有任何显著变化者均应进行监测。

（8）治疗量的本品导致失眠不安时,可用镇静药对抗。

（9）以下情况应慎用:①高血压患者。②心律失常患者。③急性心肌损伤患者。④心肌梗死患者。⑤心力衰竭患者。⑥冠状动脉硬化患者。⑦肺源性心脏病患者。⑧甲状腺功能亢进者。⑨低氧血症患者。⑩持续高热者。⑪有癫痫病史者。⑫有消化性溃疡病史者。⑬胃炎患者。⑭肝、肾疾病患者。⑮酒精中毒者。⑯本药清除率降低者。⑰肥胖者。

（10）FDA对本药的妊娠安全性分级为C级。

8.药物相互作用

（1）某些抗菌药物(如大环内酯类的红霉素、罗红霉素、克拉霉素、醋竹桃霉素;喹诺酮类的依诺沙星、环丙沙星、氧氟沙星;克林霉素、林可霉素等)、美西律、西咪替丁、雷尼替丁、别嘌醇(大剂量)、卡介苗、流感病毒疫苗可降低本品清除率,增高其血药浓度,甚至出现毒性,其中尤以依诺沙星最为显著。当与上述药物合用时,本品应适当减量。

（2）地尔硫䓬、维拉帕米、咖啡因、己酮可可碱、氟康唑、他克林、噻苯咪唑、噻氯匹定、维洛沙嗪、双硫仑、羟乙桂胺、普萘洛尔、口服避孕药、黄嘌呤类药等可增强本品的作用和毒性。

（3）本品与沙丁胺醇合用有协同作用,同时也增加不良反应。

（4）与麻黄碱及其他拟交感胺类支气管扩张药合用可使毒性增强。

（5）阿糖腺苷可升高本品的血药浓度。

（6）抗甲状腺药可减慢机体对本品的代谢,从而使本品血药浓度升高,作用增强。

（7）干扰素可降低本品的清除率。

（8）本品能增强呋塞米的利尿作用。

（9）本品与利舍平合用,可使心率加快。

（10）本品与非选择性肾上腺素β受体阻断药有拮抗作用,此外,合用时本品的清除率会降低。

（11）稀盐酸、硫糖铝可减少本品的吸收。

（12）氨鲁米特可增加本品的清除率。

（13）巴比妥类(如苯巴比妥、戊巴比妥)、苯妥英、卡马西平及其他肝微粒体酶诱导剂,可增加本品的肝脏代谢,加快其清除;同时,本品也干扰苯妥英的吸收,导致两者血药浓度均下降,合用时应调整剂量。

（14）活性炭、磺吡酮、利福平、甲状腺激素、异丙肾上腺素(静注)可降低本品的血药浓度。

（15）与锂盐合用,可使锂盐的肾排泄增加,影响锂盐的作用。

9.规格 片剂:100mg;250mg;400mg。控释片:100mg;250mg;400mg。缓释胶囊(以无水茶碱计):50mg;100mg;200mg;300mg。控释胶囊:50mg;100mg;200mg;300mg。葡萄糖注射液:100mL(茶碱200mg、葡萄糖5g)。

（三）二羟丙茶碱

1.其他名称 阿圣诺奇、胺羟丙茶碱、奥苏芬、澳苏芬、喘定、甘油茶碱、济民克定、舒也、双羟丙茶碱、天泉息宁、新赛林。

2. 药理作用　本品平喘作用比茶碱稍弱，心脏兴奋作用仅为氨茶碱的 $1/20\sim1/10$，对心脏和神经系统的影响较小，尤适用于伴心动过速的哮喘患者。本品对呼吸道平滑肌有直接松弛作用，其作用机制与茶碱相同。过去认为通过抑制磷酸二酯酶，使细胞内 cAMP 含量提高所致。近年认为茶碱的支气管扩张作用部分是由于内源性肾上腺素与去甲肾上腺素释放的结果。此外，茶碱是嘌呤受体阻滞剂，能对抗腺嘌呤等对呼吸道的收缩作用。茶碱能增强膈肌收缩力，尤其在膈肌收缩无力时作用更显著，因此有助于改善呼吸功能。

3. 适应证　用于支气管哮喘、喘息型支气管炎、阻塞性肺气肿等喘息症状的缓解。也可用于心源性哮喘，尤适用于伴有心动过速以及不能耐受茶碱的哮喘患者。

4. 用法用量

（1）成人

1）口服给药：一次 $100\sim200mg$，一日 3 次。一次最大量为 $500mg$。

2）肌肉注射：一次 $250\sim500mg$，一日 $3\sim4$ 次。

3）静脉注射：一次 $250\sim500mg$，一日 $3\sim4$ 次。注射时应加入 25%（或 50%）葡萄糖注射液 $20\sim40mL$ 中，于 $15\sim20min$ 徐缓注入。

4）静脉滴注：一次 $250\sim750mg$，加入 5%（或 10%）葡萄糖注射液或生理盐水中静滴，一日总量小于 $2g$。

5）直肠给药：一次 $250\sim500mg$，一日 $2\sim3$ 次。

肌酐清除率（Ccr）为 $50mL/min$ 的患者，用药剂量为肾功能正常者的 75%；Ccr 为 $10\sim50mL/min$ 的患者，用药剂量为肾功能正常者的 50%；Ccr 为 $10mL/min$ 以下的患者，用药剂量为肾功能正常者的 25%。血液透析时的剂量为常规剂量的 1/3。

（2）儿童：使用本品氯化钠注射液时，一次 $2\sim4mg/kg$，缓慢静脉滴注。

5. 不良反应

（1）心血管系统：可引起心悸、心动过速、期前收缩、显著的低血压、面部潮红、室性心律失常等，严重者可出现心力衰竭。

（2）中枢神经系统：可引起头痛、烦躁、易激动、失眠、兴奋过度等，甚至导致阵挛性的、全身性的癫痫发作。

（3）代谢及内分泌系统：可导致高血糖。

（4）泌尿生殖系统：可引起蛋白尿、肉眼或镜下血尿以及多尿症状。

（5）胃肠道：可引起口干、恶心、呕吐、上腹疼痛、呕血、腹泻、食欲减退等。

6. 禁忌

（1）对本品或其他茶碱类药过敏者。

（2）活动性消化性溃疡患者。

（3）未经控制的惊厥性疾病患者。

7. 注意事项

（1）哮喘急性严重发作的患者不宜首选本品。

（2）茶碱类药物可致心律失常和（或）使原有的心律失常恶化；若患者心率过快和（或）有其他心律的任何异常改变均应密切注意。

（3）正使用其他黄嘌呤衍生物的患者慎用本品。

(4)用量需根据患者的症状和反应进行调整。

(5)静滴太快可引起一过性低血压和周围循环衰竭。

(6)以下情况应慎用：①严重心脏病(包括充血性心力衰竭、急性心肌损害、肺源性心脏病等)患者。②高血压患者。③严重低氧血症患者。④青光眼患者。⑤甲状腺功能亢进者。⑥持续发热患者。⑦有消化性溃疡病史者。⑧肝脏疾病患者。⑨肾脏疾病患者。⑩酒精中毒者。

8.药物相互作用

(1)本品与麻黄碱或其他拟交感胺类支气管扩张药合用会产生协同作用。

(2)与苯妥英钠、卡马西平、西咪替丁、咖啡因或其他黄嘌呤类药等合用,可增加本品作用和毒性。

(3)与克林霉素、林可霉素及某些大环内酯类、喹诺酮类抗生素合用时,可降低本品在肝脏的清除率,使血药浓度升高,甚至出现毒性反应,应在给药前后调整本品的用量。

(4)丙磺舒能升高本品的血药浓度,有导致过量中毒的危险,还会与本品竞争肾小管分泌,使本品半衰期延长。

(5)与普萘洛尔合用时,本品的支气管扩张作用可能受到抑制。

(6)碳酸锂可加速本品清除,使本品疗效降低。本品还可使锂的肾排泄增加,影响锂盐的作用。

9.规格　片剂:100mg;150mg;200mg;250mg。糖浆剂:5mL:100mg。栓剂:250mg;500mg;750mg。注射用二羟丙茶碱:250mg;500mg;750mg。注射液:1mL:250mg;2mL:250mg;1mL:500mg。氯化钠注射液:100mL(二羟丙茶碱250mg、氯化钠900mg)。葡萄糖注射液:100mL(二羟丙茶碱250mg、葡萄糖5g);250mL(二羟丙茶碱250mg、葡萄糖12.5g)。

(四)多索茶碱

1.其他名称　安铭、安赛玛、达复啉、多速舒、菲乐欣、菲特艾斯、福路康、健方能、绿萌、迈平希、纳德来、宁彤欣、枢维新、舒志、帅安、索利安、西索欣、喜思诺、新茜平、新西平、奕利、益索。

2.药理作用　本品是甲基黄嘌呤的衍生物,为支气管扩张药,可通过抑制平滑肌细胞内的磷酸二酯酶发挥松弛支气管平滑肌、抑制哮喘的作用。其松弛支气管平滑肌痉挛的作用较氨茶碱强 $10\sim15$ 倍,并具有茶碱所没有的镇咳作用。本品无腺苷受体阻断作用,故与茶碱相比,较少引起中枢、胃肠道及心血管等肺外系统的不良反应,但大剂量给药仍可引起血压下降等。另外,体内外研究证实本品还具有抑制血小板活化因子(PAF)诱导的支气管收缩以及继发的血栓素 A_2 生成的作用。在大鼠体内研究中发现本药可抑制 PAF 诱导的胸膜炎及渗出,还可抑制白三烯 C_4 的生成。

3.适应证　用于支气管哮喘、喘息型支气管炎及其他支气管痉挛引起的呼吸困难。

4.用法用量　成人常规剂量如下:

(1)口服给药:①片剂:一次 $200\sim400$ mg,一日 2 次,餐前或餐后 3h 服用。②胶囊剂:一次 $300\sim400$ mg,一日 2 次。③颗粒剂:一次 $200\sim400$ mg,一日 2 次。④口服溶液:一次 $200\sim400$ mg,一日 2 次。

(2)静脉注射:一次 200mg,每 12h 1 次,以 25% 或 50% 葡萄糖注射液稀释至 40mL 缓慢静脉注射,时间应在 20min 以上,$5\sim10$ d 为一疗程。

(3)静脉滴注:将本品 300mg 加入 5% 葡萄糖注射液或生理盐水注射液 100mL 中,缓慢静脉滴注,滴注时间不少于 30min,一日 1 次,5～10d 为一疗程。

5.不良反应　少数患者服药后有心悸、窦性心动过速、上腹不适、纳差、恶心、呕吐、兴奋、失眠等症状。如过量服用可出现严重心律不齐、阵发性痉挛危象。

6.禁忌

(1)对本品或黄嘌呤衍生物类药过敏者。

(2)急性心肌梗死患者。

(3)哺乳期妇女。

7.注意事项

(1)茶碱类药物个体差异较大,应根据患者病情变化确定给药剂量及方法,必要时应监测血药浓度(如在增大使用剂量时,应注意监测血药浓度,2μg/mL 及以上浓度为中毒浓度)。

(2)本品不应与其他黄嘌呤类药物合用;与麻黄碱或其他肾上腺素类药物合用时须谨慎;与氟喹酮类药物(如依诺沙星、环丙沙星)合用时宜减量。建议用药时避免饮用含咖啡因的饮料或食品。

(3)用药时应避免滥用乙醇类制品。

(4)以下情况应慎用:①胃、十二指肠溃疡等消化性溃疡患者。②慢性肺心病患者。③严重低氧血症者。④高血压患者。⑤甲状腺功能亢进患者。⑥肝病患者。⑦肾功能不全或合并感染的患者。

8.药物相互作用　巴比妥类、大环内酯类药(如红霉素)对本品代谢的影响不明显。

9.规格　片剂:200mg;300mg;400mg。胶囊剂:200mg。散剂:200mg。颗粒剂:5g:200mg。口服溶液:10mL:200mg;100mL:200mg。注射用多索茶碱:100mg;200mg。注射液:10mL:100mg。氯化钠注射液:100mL(多索茶碱 300mg、氯化钠 900mg)。葡萄糖注射液:100mL(多索茶碱 300mg、葡萄糖 5g);250mL(多索茶碱 300mg、葡萄糖 12.5g)。

四、过敏介质阻释剂

(一)色甘酸钠

1.其他名称　色羟丙钠、咳乐钠、色甘酸二钠、色苷酸钠、咽泰、色苷酸二钠、喘可平。

2.药理作用　稳定肥大细胞膜,阻止细胞膜裂解和脱颗粒,从而抑制组胺、5－HT 及慢反应物质的释放。主要用于预防季节性哮喘发作,但本药奏效慢,数日甚至数周后才收到防治效果,对正在发作哮喘者无效。本药用于过敏性鼻炎和季节性花粉症,能迅速控制症状。外用于湿疹及某些皮肤瘙痒也有显著疗效。对运动性哮喘的疗效较好。

3.适应证

(1)可用于预防各型哮喘发作。

(2)可用于过敏性鼻炎、季节性花粉症、春季角膜炎、结膜炎、过敏性湿疹及某些皮肤瘙痒症。

(3)可用于溃疡性结肠炎和直肠炎。

4.用法用量

(1)成人

1)吸入给药:①支气管哮喘:干粉吸入:一次 20mg,一日 4 次;症状减轻后,一日 40～

60mg;维持量,一日 20mg。气雾吸入:一次 3.5～7mg,一日 3～4 次,一日最大剂量 32mg。②过敏性鼻炎:每侧一次 10mg,一日 4～6 次。

2)经眼给药:季节性花粉症和春季过敏性角膜结膜炎:2%滴眼液,每侧一次 2 滴,一日 4 次,重症可增加到一日 6 次。在好发季节提前 2～3 周使用。

3)外用:过敏性湿疹及皮肤瘙痒症:5%～10%软膏涂患处。

4)直肠给药:溃疡性结肠炎、直肠炎:灌肠,一次 200mg。

(2)儿童

1)吸入给药:①支气管哮喘:干粉吸入:5 岁以上儿童用成人量,不能吸粉剂的幼儿避免使用。气雾吸入:6 岁以上儿童:一日吸 2 次,剂量同成人。6 岁以下儿童:很难做到使患儿协调吸药,故较少选用本品。②过敏性鼻炎:干粉吸入:6 岁以上儿童,每侧一次 10mg,一日 2～3 次。

2)经眼给药:4 岁及 4 岁以上儿童结膜炎,4%溶液,一次 1～2 滴,一日 4～6 次。

5.不良反应

(1)偶见排尿困难、尿急、尿痛、头晕、严重或持续性头痛、喘鸣加重、关节痛或肿胀、肌痛或肌无力、恶心或呕吐、皮疹或皮肤瘙痒、口唇与眼睑肿胀、胸部紧束感、呼吸或吞咽困难等。

(2)少数患者喷雾吸入干粉可出现腭及咽喉干痒、呛咳、胸部紧迫感、鼻腔充血、支气管痉挛,甚至诱发哮喘。

(3)对少数用滴鼻液、滴眼液的患者,初用时有局部刺激感。

6.禁忌 对本品过敏者禁用。

7.注意事项

(1)由于本品系预防性地阻断肥大细胞脱颗粒,而非直接舒张支气管,因此对于季节性外源性过敏原引起的支气管哮喘病例应在支气管哮喘好发时期前 2～3 周使用本品。运动性哮喘可在运动前 15min 给药。

(2)极少数人在开始用药时出现哮喘加重,此时可先吸入少许扩张支气管的气雾剂,如异丙肾上腺素、沙丁胺醇。

(3)原来用肾上腺皮质激素或其他平喘药治疗者,用本品后应继续用原药至少 1 周或至症状改善后,才能逐渐减量或停用原用药物。

(4)获明显疗效后,可减少给药次数。如需停药,亦应逐步减量后再停,不能突然停药,以防哮喘复发。

(5)本品对伴有肺气肿或慢性支气管炎的患者,疗效有限。对急性哮喘和哮喘持续状态无效。故如遇急性发作,应立即以常规方法治疗,并停用本药。

(6)哮喘持续发作及严重呼吸困难者,色甘酸钠吸入不属首选治疗,应先用解痉药物或皮质激素以控制症状。

(7)FDA 对本药的妊娠安全性分级为 B 级。

8.药物相互作用

(1)与异丙肾上腺素合用可提高疗效。

(2)与糖皮质激素合用可增强治疗支气管哮喘的疗效。

(3)与氨茶碱合用可减少茶碱用量,并提高止喘疗效。

9.规格 吸入用色甘酸钠胶囊剂:20mg。气雾剂:14g:700mg(每揿含色甘酸钠 3.5mg);

19.97g:700mg(每揿含色甘酸钠 5mg)。软膏剂:5%～10%。滴眼剂:8mL:160mg。胶囊剂:20mg。滴鼻剂:2%～4%。

(二)酮替芬

1.其他名称　甲哌噻庚酮、克脱吩、噻苯酮、噻喘酮、噻地酮、酮替酚、噻哌酮、萨地酮、甲哌庚酮。

2.药理作用　本品属于致敏活性肥大细胞或嗜碱性粒细胞的过敏介质释放抑制剂。具有保护肥大细胞或嗜碱性粒细胞的细胞膜,使之在变应原攻击下,减少膜变构,减少释放过敏活性介质的作用,故亦有肥大细胞膜保护剂之称。此药兼具变态反应病的预防及治疗双重功能。并有较强的 H_1 受体拮抗作用,故亦可将之看作抗组胺药,它的 H_1 受体拮抗作用为氯苯那敏的 10 倍,且作用时间较长。还有抑制白三烯的功能,故除对皮肤、胃肠、鼻部变态反应有效外,对于支气管哮喘亦有较好的作用。但本药亦有一定的中枢抑制作用及抗胆碱能作用。

3.适应证

(1)本品可用于由 IgE 介导的多种变态反应性疾病,如多种(外源性、内源性和混合型)支气管哮喘(尤其适用于过敏性哮喘,混合型次之,感染型约半数以上有效)、喘息型支气管炎、过敏性咳嗽、过敏性鼻炎、花粉症、过敏性结膜炎、急性或慢性荨麻疹、异位性皮炎、接触性皮炎、光敏性皮炎、食物变态反应、药物变态反应、昆虫变态反应等。对由免疫复合物引起的血管炎性病变(如过敏性紫癜等)也有一定疗效。

(2)本品鼻腔喷雾剂及滴鼻液仅用于过敏性鼻炎。

(3)本品滴眼液仅用于过敏性结膜炎。

4.用法用量

(1)成人

1)口服给药:一次 1mg,早晚各 1 次。对嗜睡明显者,可仅于晚上睡前服 1mg。一日最大剂量为 4mg。

2)经眼给药:过敏性结膜炎:本品滴眼液滴眼,一次 1～2 滴,一日 4 次(早、中、晚及睡前各 1 次)。

3)经鼻给药:①滴鼻液:一次 1～2 滴,一日 1～3 次。②鼻腔喷雾剂:一次 0.15～0.3mg,一日 1～3 次。

(2)儿童:口服给药。不同年龄患者分别为:4～6 岁,一次 0.4mg;6～9 岁,一次 0.5mg;9～14 岁,一次 0.6mg。均为一日 1～2 次。

5.不良反应

(1)本品有与抗组胺药物相类似的中枢抑制作用,服后可出现困倦感、乏力感等,但在程度上比大多数传统的抗组胺药为轻。一般出现于用药初期,不必停药,持续用药一段时间后,中枢抑制作用即逐步减轻乃至消失。

(2)少数患者于服药后有口干、恶心、胃肠不适等反应,但随着用药时间延长,症状亦可逐渐缓解。

(3)个别患者于服药后可出现过敏症状,主要表现为皮疹瘙痒、局部皮肤水肿等。如遇此情况应及时停药。

6.禁忌

(1)对本品过敏者禁用。

（2）3 岁以下儿童禁用。

7. 注意事项

（1）本品起效缓慢，不能用于哮喘急性发作以及哮喘持续状态。治疗支气管哮喘时，一般需连续用药 2～4 周才出现缓解作用。

（2）用药期间应避免驾驶、高空作业或操作精密仪器等需要精力高度集中的工作。

（3）用于预防哮喘发作时，在使用本品治疗的同时不应中断原来的抗哮喘治疗。治疗过程中，如出现严重支气管感染，必须给予抗生素治疗。

（4）出现严重不良反应时，可暂将剂量减半，待不良反应消失后再恢复原剂量。

（5）经眼给药后，如出现过敏及角膜糜烂等现象，应中止用药。

（6）FDA 对本药的妊娠安全性分级为 C 级。

8. 药物相互作用

（1）本品与抗组胺药物合用有一定协同作用，当用抗组胺药效果不满意时，可考虑合用本品。

（2）本品可增加阿托品类药物的阿托品样不良反应。

（3）与镇静催眠药合用时，可增强困倦、乏力等症状，应避免合用。

（4）与激素配伍给药时，可明显减少激素的用量。

（5）与口服降血糖药合用时，少数糖尿病患者可见血小板减少，应避免合用。

9. 规格　片剂：0.5mg；1mg。胶囊剂：0.5mg；1mg。口服溶液：5mL：1mg。滴眼液：5mL：2.5mg。滴鼻液：10mL：15mg。气雾剂：24.5mg。鼻腔喷雾剂：15mL：16.7mg。

五、肾上腺皮质激素

（一）倍氯米松

1. 其他名称　倍氯美松、倍氯松、必咳松、氯倍他美松二丙酸酯、诺可松、倍乐松、安得欣。

2. 药理作用　本品是一种合成的作用较强的肾上腺皮质激素，具有抗炎、抗过敏及止痒等作用，能抑制支气管分泌，消除支气管黏膜肿胀，解除支气管痉挛。药理研究表明，本品局部收缩微血管作用为氢化可的松的 5000 倍，局部抗炎作用是氟氢松和去炎松的 5 倍，其潴钠作用很弱，也无雄激素、雌激素及蛋白同化激素样作用，对体温和排尿也无明显影响。因此，局部应用不会抑制人体肾上腺皮质功能，也不会导致皮质功能紊乱而产生不良反应。

3. 适应证

（1）本品气雾剂、粉雾剂或鼻喷雾剂适用于过敏性鼻炎、支气管哮喘等过敏性疾病。

（2）本品乳膏及软膏适用于过敏性与炎症性皮肤病和相关疾病，如湿疹、过敏性皮炎、接触性皮炎、神经性皮炎、扁平苔藓、盘状红斑狼疮、掌跖脓疱病、皮肤瘙痒、银屑病等。

4. 用法用量

（1）成人

1）气雾吸入：一般一次 50～250μg，一日 3～4 次，一日最大量一般不超过 1mg。重症用全身性皮质激素控制后再用本品治疗，一日最大量不超过 1mg。

2）粉雾吸入：一次 200μg，一日 3～4 次。

3）鼻腔喷雾：一次一侧 100μg，一日 2 次；也可一次一侧 50μg，一日 3～4 次。一日最大量一般不超过 400μg。

4)外用：一日涂患处 2～3 次，必要时予以包扎。

（2）儿童

1)气雾吸入：用量按年龄酌减，一日最大量一般不超过 400μg，症状缓解后逐渐减量。

2)粉雾吸入：一次 100μg，一日 3～4 次。

3)鼻腔喷雾：6 岁以上儿童用法用量同成人。

5. 不良反应

（1）少数患者使用气雾剂可有刺激感，口腔、咽喉部念珠菌感染，还可因变态反应引起皮疹。此外，偶见口干及声音嘶哑。

（2）少数患者使用鼻喷雾剂有鼻咽部干燥或烧灼感、喷嚏或轻微出血，极个别患者可见鼻中隔穿孔、眼压升高或青光眼。

（3）使用软膏易引起局部红斑、灼热、丘疹、痂皮等。长期用药可出现皮肤萎缩、毛细血管扩张、多毛、毛囊炎等。

6. 禁忌

（1）对本品过敏者以及对其他皮质激素有过敏史者禁用。

（2）本品乳膏及软膏禁止经眼给药，也禁用于细菌、真菌及病毒感染性疾病患者。

7. 注意事项

（1）本品气雾剂仅用于慢性哮喘，哮喘急性发作时应首先使用水溶性皮质激素或支气管扩张药和抗组胺药，待急性症状控制后再改用本品维持治疗。

（2）用药后应在哮喘控制良好的情况下逐渐停用口服皮质激素，一般在本品气雾剂治疗 4～5d 后才缓慢减量停用。

（3）本品气雾剂用药后漱口可减轻刺激感，长期吸入出现口腔、咽喉部白色念珠菌感染时，可局部给予抗真菌治疗。

（4）鼻腔和鼻窦伴有细菌感染时，应给予适当的抗菌治疗。

（5）虽然本品鼻喷雾剂可控制季节性鼻炎的大多数症状，但当受到夏季异常的变应原诱发时（尤其是有眼部症状时），应同时采用其他治疗措施。

（6）肺结核患者慎用。

（7）FDA 对本药的妊娠安全性分级为 C 级。

8. 药物相互作用

（1）本品可能影响人甲状腺对碘的摄取、清除和转化。

（2）胰岛素能与本品产生拮抗作用，糖尿病患者应注意调整用药剂量。

9. 规格　气雾剂：50μg×200 揿；250μg×200 揿。粉雾剂：100μg；200μg。软膏剂：10g：2.5mg。霜剂：0.025%；0.05%。

（二）布地奈德

1. 其他名称　布德松、丁地去炎松、布地缩松、布地奈德、英福明、吉舒、拉埃诺考特、乐冰、雷诺考特、泼米考特得宝、普米克、普米克都保、普米克令舒、英福美。

2. 药理作用　本品为局部应用的不含卤素的肾上腺皮质激素类药物，具有抗炎、抗过敏、止痒及抗渗出的作用。本品能缓解速发及迟发过敏反应所引起的支气管阻塞，对高反应性患者能降低气道对组胺和乙酰甲胆碱的反应，还可有效地预防运动性哮喘的发作。吸入本品具有与倍氯米松相似的局部抗炎作用。本品的糖皮质激素作用较强，而盐皮质激素作用较弱。

动物实验证明,本品对糖皮质激素受体的亲和力为可的松的 200 倍,局部应用时抗炎作用为可的松的 1000 倍,而皮下用药和口服的抗炎作用只比可的松分别强 40 倍和 25 倍。同口服糖皮质激素相比,在达到抗哮喘的等效剂量时,吸入型糖皮质激素的全身性作用较低。

3.适应证

(1)适用于糖皮质激素依赖性或非依赖性的支气管哮喘和喘息型支气管炎,可减少口服肾上腺皮质激素的用量,有助于减轻肾上腺皮质激素的不良反应。

(2)适用于慢性阻塞性肺疾病患者,减缓第一秒用力呼气量(FEV_1)的加速下降。

(3)可用于治疗季节性或常年发生的过敏性鼻炎、血管运动性鼻炎,对症治疗鼻息肉,鼻息肉切除后预防息肉再生。

4.用法用量

(1)成人

1)气雾吸入:严重支气管哮喘和停用(或减量使用)口服糖皮质激素的患者,剂量应个体化。开始剂量:较轻微的患者,一次 0.1～0.4mg,早晚各 1 次。较严重的患者,一次 0.2～0.4mg,一日 4 次。维持剂量:一次 0.2～0.4mg,一日 2 次。

2)粉雾吸入:①支气管哮喘:治疗哮喘时剂量应个体化。根据患者原先的治疗情况酌用。②慢性阻塞性肺疾病:一次 0.4mg,一日 2 次。

3)鼻喷吸入:鼻炎及鼻息肉的预防和治疗,一日 256μg,可于早晨一次喷入(每侧 128μg),或早晚分 2 次喷入。在获得预期的临床效果后,减少用量至控制症状所需的最小剂量,以此作为维持剂量。

4)雾化吸入:将本品雾化混悬液经雾化器给药,起始剂量(或严重哮喘期或减少口服糖皮质激素时剂量)为一次 1～2mg,一日 2 次。维持剂量应个体化,推荐剂量为一次 0.5～1mg,一日 2 次。雾化时间和剂量取决于流速、雾化器容积和药液容量。本品雾化混悬液可与生理盐水、特布他林、沙丁胺醇、色甘酸钠或溴化异丙托品溶液混合使用。

(2)儿童

1)气雾吸入:在严重支气管哮喘和停用(或减量使用)口服糖皮质激素的患者,剂量应个体化。开始剂量:2～7 岁,一日 0.2～0.4mg,分成 2～4 次使用。7 岁以上,一日 0.2～0.8mg,分成 2～4 次使用。维持剂量:减至最低剂量又能控制症状为准。

2)粉雾吸入:治疗支气管哮喘时剂量应个体化,根据患儿原先的治疗情况酌用。

3)鼻喷吸入:鼻炎的治疗,6 岁以上儿童用法与用量同成人。

4)雾化吸入:将本品雾化混悬液经雾化器给药,起始剂量(或严重哮喘期或减少口服糖皮质激素时剂量)为一次 0.5～1mg,一日 2 次。维持剂量应个体化,推荐剂量为一次 0.25～0.5mg,一日 2 次。

5.不良反应

(1)偶见速发或迟发的过敏反应,表现为皮疹、荨麻疹、接触性皮炎、血管神经性水肿和支气管痉挛等。

(2)喉部有轻微刺激,喷吸后若不漱口腔和咽部,偶见咳嗽或声嘶,甚至可有口腔咽喉部白色念珠菌感染。

(3)偶可出现异常精神症状,表现为紧张、不安、抑郁、行为障碍等。

(4)偶见头痛、头晕、疲劳、味觉减弱、恶心、腹泻、体重增加等。

(5)原来使用口服皮质激素改用本品者,有可能发生下丘脑—垂体—肾上腺轴的功能失调。

(6)极少数患者使用鼻喷雾剂后,偶见鼻中隔穿孔和黏膜溃疡。

6.禁忌

(1)对本品过敏者禁用。

(2)中度及重度支气管扩张症患者禁用。

7.注意事项

(1)本品禁用于需更强效的治疗时的支气管痉挛初始阶段及需更强效的治疗时的哮喘急性发作。哮喘急性加重或重症患者不宜单用本品控制急性症状。

(2)本品见效慢,喷吸后其药效需待2～3d达到充分发挥,因此,口服皮质激素患者换为本品时,需要有数日过渡。转化期间如患者出现鼻炎、湿疹、肌肉及关节痛等症状时,可增加口服皮质激素的剂量。

(3)吸入本品之后应以净水漱洗口腔和咽部,以防感染真菌。

(4)极少数患者出现疲劳、头痛、恶心、呕吐时,可能是全身性激素缺乏的表现。

(5)以下情况应慎用:①气道有真菌、病毒或结核菌感染的患者。②孕妇及哺乳期妇女。FDA对本药的妊娠安全性分级为:口服、直肠给药为C级;吸入为B级。

8.药物相互作用

(1)酮康唑能提高本品的血药浓度,其作用机制可能是抑制了细胞色素P450介导的布地奈德的代谢。

(2)西咪替丁可轻度影响口服本品的药代动力学,但无明显临床意义。

(3)与其他常用治疗哮喘的药物合用,未见不良反应发生率增高,也未见有临床意义的相互作用的报道。

9.规格 气雾剂:5mL:20mg(0.2mg×100喷);10mL:10mg(0.05mg×200喷);20mL:20mg(0.1mg×200喷)。鼻喷雾剂:32μg×120喷;64μg×120喷。雾化混悬液:2mL:0.5mg;2mL:1mg。吸入剂:0.1mg×200吸。

(三)曲安奈德

1.其他名称 丙酮去炎松、丙酮缩去炎松、丙炎松、氟羟氢化泼尼缩丙酮、康纳可—A、曲安舒松、曲安缩松、去炎舒松、去炎松—A、去炎松缩酮、确炎舒松—A、曲安萘德、曲安缩酮、醋酸曲安萘德、丙酮酸去炎松、氟羟氢泼尼松龙、新亚富龙、康宁克通、艾福达、氟羟氢化泼尼松缩丙酮、确炎松—A、丙酮氟羟泼尼松龙、丙酮缩去炎舒松、颐静。

2.药理作用 本品为中效糖皮质激素,作用与曲安西龙相似,具有抗炎、抗过敏等作用。本品能增强内皮细胞、平滑肌细胞、溶酶体膜的稳定性,抑制免疫反应,降低抗体合成,减少组胺的释放,降低抗原抗体结合时所激发的酶促反应。其水钠潴留作用微弱,而抗炎作用较强而持久。本品效力为曲安西龙的4～8倍,本品4mg的抗炎活性约相当于泼尼松龙5mg或氢化可的松2mg。

3.适应证 适用于各种过敏性及炎症性疾病。

(1)外用于过敏性皮炎、神经性皮炎、湿疹、银屑病及脂溢性皮炎等皮质激素治疗有效的疾病

(2)注射剂可用于支气管哮喘、过敏性鼻炎、肩周炎、腱鞘炎、急性扭伤、类风湿关节炎等,

也可用于瘢痕疙瘩、囊肿性痤疮、盘状红斑狼疮、斑秃等小面积损害的局部注射。

（3）鼻喷雾剂可用于预防和治疗常年性、季节性过敏性鼻炎和血管舒缩性鼻炎。

4.用法用量

（1）成人

1）肌肉注射：①一般症状：一次 20～100mg，一周 1 次。②支气管哮喘：一次 40mg，每 3 周注射 1 次，5 次为一疗程，症状较重者可用 80mg。③过敏性鼻炎：一次 40mg，每 3 周注射 1 次，5 次为一疗程。

2）皮下注射：用量酌情决定，一般为 2.5～5mg。对皮肤病，可于皮损部位或分数个部位注射，每处剂量为 0.2～0.3mg，一日剂量不超过 30mg，一周总量不超过 75mg。

3）关节腔内注射：用量酌情决定，一般为 2.5～5mg。

4）下鼻甲注射：用于过敏性鼻炎，鼻腔先喷 1% 利多卡因液表面麻醉后，在双下鼻甲前端各注入 20mg，一周 1 次，4～5 次为一疗程。

5）扁桃体穴或颈前甲状软骨旁注射：用于支气管哮喘，一周 1 次，5 次为一疗程，注射前先用少量普鲁卡因局麻

6）局部外用：用本品软膏涂于患处，并轻揉片刻，一日 2～3 次。

7）经眼给药：一日 1～4 次。

8）经鼻给药：①鼻喷雾剂：一次每侧鼻孔 0.12mg（1 揿），一日 1 次，症状得到控制时，可降至每侧鼻孔 0.055mg，一日 1 次。②醋酸盐鼻喷雾剂：建议用量为一日 1 次，一次每鼻孔 0.12mg（1 揿）。一日总量不超过 0.48mg（4 揿）。

（2）儿童

1）肌肉注射：用于支气管哮喘时，6～12 岁儿童用成人剂量的 1/2，3～6 岁儿童用成人剂量的 1/3。

2）经鼻给药：①鼻喷雾剂：6～12 岁儿童，一次每侧鼻孔 0.055mg，一日 1 次，一日最大剂量为一次每侧鼻孔 0.11mg，一日 1 次。12 岁以上儿童同成人。②醋酸盐鼻喷雾剂：12 岁以上儿童同成人。

5.不良反应

（1）长期、大面积使用本品可出现库欣综合征，表现为皮肤萎缩、毛细血管扩张、多毛、毛囊炎、痤疮、满月脸、高血压、骨质疏松、精神抑郁、伤口愈合不良以及增加对感染的易患性等。偶尔还可引起变态反应性接触性皮炎。

（2）注射时常见的不良反应有全身性荨麻疹、支气管痉挛、月经紊乱、视力障碍，少数患者出现双颊潮红现象。在皮损内局部注射可引起皮肤萎缩、出血或溃疡，并易吸收而引起全身性作用。在关节腔内注射可能引起关节损害。

（3）本品鼻喷雾剂可见鼻咽部干燥或烧灼感、喷嚏或鼻出血、咳嗽、咽炎、鼻炎、头痛等，极少数患者可能发生鼻中隔穿孔，罕见鼻咽部白色念珠菌感染（一旦发生应给予适当治疗并停药）。

（4）长期用于眼部可引起眼内压升高。

6.禁忌

（1）对本品成分及其他糖皮质激素过敏者禁用。

（2）全身或局部细菌或病毒感染（如病毒性、结核性或急性化脓性眼病，病毒性皮肤病）者

禁用。

(3)以下情况均不宜使用：严重的精神病或有既往史者；癫痫；活动性消化性溃疡；新近接受胃肠吻合术；骨折；角膜溃疡；肾上腺皮质功能亢进；高血压；糖尿病；较重的骨质疏松。

7.注意事项

(1)不宜静脉注射，局部注射时不应太浅，每次用药总量不要过多。

(2)长期外用，可致耐药性。

(3)对并发细菌或真菌感染的皮肤病，应与相应的抗细菌或抗真菌药合用。鼻腔和鼻窦伴有细菌感染者使用本品鼻喷雾剂时，应同时进行抗菌治疗。

(4)对严重过敏性鼻炎患者，尤其是伴有过敏性眼部症状者使用本品鼻喷雾剂时应同时接受其他药物治疗。

(5)本品潴钠作用微弱，不宜用于肾上腺皮质功能减退的替代治疗。

(6)全身性用药改为局部用药可能伴随肾上腺功能衰竭症状，如关节及肌肉疼痛、疲劳和抑郁。以前长期使用激素治疗者改为局部用药时应特别注意控制急性肾上腺功能衰竭的发生。对患有哮喘以及别的需长期使用皮质激素药物的患者，系统皮质激素过快的降低，可能引起症状的恶化。

(7)以下情况应慎用：①肾功能不全。②青光眼。③呼吸道活动性结核病。④未治疗的真菌病。⑤鼻中隔溃疡、鼻部手术或创伤后慎用本品喷雾剂。

8.药物相互作用

(1)与避孕药或雌激素制剂合用，可增强本品疗效，同时也增加不良反应。

(2)与两性霉素B或碳酸酐酶抑制剂合用，可加重低钾血症。长期与碳酸酐酶抑制剂合用，易发生低血钙和骨质疏松。

(3)与强心苷合用，可增加洋地黄毒性及心律失常的发生率。

(4)与排钾利尿药合用，可致严重低血钾，并由于水钠潴留而减弱利尿药的排钠利尿效应。

(5)非甾体类抗炎镇痛药可加重本品的致溃疡作用。本品可增加对乙酰氨基酚的肝毒性。与水杨酸盐合用，可降低水杨酸盐的血药浓度。

(6)与蛋白质同化激素合用，可增加水肿的发生率，使痤疮加重。

(7)与抗胆碱能药(如阿托品)长期合用，可致眼压增高。

(8)三环类抗抑郁药可加重本品所致的精神症状。

(9)因本品可使糖尿病患者血糖升高，与降糖药(如胰岛素)合用时，应适当调整降糖药剂量。

(10)与免疫抑制药合用，可增加感染的危险性，并可能诱发淋巴瘤或其他淋巴细胞增生性疾病。

(11)本品鼻喷雾剂与其他皮质激素如去炎松同用时，可能增加对下丘脑—垂体—肾上腺的抑制作用，因此对正接受或最近接受去炎松或其他皮质激素治疗的患者，喷雾剂治疗时应谨慎。

(12)甲状腺激素可使本品代谢清除率增加，故与甲状腺激素或抗甲状腺药合用时，应适当调整本品剂量。

(13)本品可增加异烟肼在肝脏的代谢和排泄，降低其血药浓度和疗效。

(14)本品可促进美西律在体内代谢,降低其血药浓度。

(15)与生长激素合用,可抑制其促生长作用。

(16)与麻黄碱合用,可增强其代谢清除。

9.规格　注射液:1mL:5mg;1mL:10mg;5mL:50mg;5mL:200mg。软膏剂:0.025%;0.1%;0.5%。醋酸曲安奈德软膏:10g:2.5mg(0.025%)。霜剂:5g:5mg;15g:15mg。滴眼剂:0.025%;0.1%;0.5%。洗剂:0.025%;0.1%。气雾剂:每克含曲安奈德0.147mg。鼻喷雾剂:6mL:6.6mg(每揿0.055mg)。醋酸曲安奈德鼻喷雾剂:10g:14mg(每揿0.12mg)。

(四)丙酸氟替卡松

1.其他名称　氟替卡松、辅舒碟、辅舒良、辅舒良滴顺、辅舒酮、辅舒酮滴顺、辅舒酮纳顺、克廷肤。

2.药理作用　本品为糖皮质激素类药,具有较强的抗炎和抗过敏作用,能减轻哮喘症状及控制病情进展。其特点是与糖皮质激素受体的亲和力较高,局部抗炎作用较强。其局部抗炎作用机制尚不清楚,可能是通过抑制磷脂酶 A_2 而影响前列腺素、白三烯等炎性介质的合成,从而发挥抗炎作用。与其他糖皮质激素相比,本品具有较高的亲脂性,易在肺组织中摄取及储存,同时在肺部的作用时间更持久。

3.适应证

(1)本品气雾剂或干粉吸入剂用于哮喘的预防性治疗。

(2)本品鼻喷雾剂用于预防和治疗季节性过敏性鼻炎(包括花粉症)及常年性过敏性鼻炎。

(3)本品乳膏或软膏用于对糖皮质激素敏感的炎症性和瘙痒性皮肤病,如银屑病(泛发斑块型除外)、湿疹(包括特异性湿疹和盘状湿疹)、特应性皮炎、神经性皮炎等。

4.用法用量

(1)成人

1)吸入给药:①经口腔吸入:根据病情的严重程度采用的起始剂量不同,一次 100～1000μg,一日 2 次。通常初始剂量为:轻度哮喘,一次 100μg,一日 2 次。中度至较严重哮喘,一次 250～500μg,一日 2 次。随后应将剂量逐渐减少至可有效控制哮喘的最低剂量。②经鼻喷雾吸入:每侧一次 100μg,一日 1 次,早晨用药为好,部分患者一日需用 2 次(早晚各 1 次)。每侧一日最大剂量不超过 200μg。症状控制后,维持剂量为每侧一次 50μg,一日 1 次。

2)局部外用:于患处涂一薄层乳膏,一日 1 次。

(2)老年人　老年患者使用本品不需作特殊的剂量调整。

(3)儿童

1)吸入给药:①经口腔吸入:16 岁以上患儿:应用同成人。4～16 岁患儿:大部分患儿给予一次 50～100μg,一日 2 次,可良好控制哮喘;对未良好控制的患儿,可将剂量增加至一次 200μg,一日 2 次。随后应将剂量逐渐减少至可有效控制哮喘的最低剂量。②经鼻喷雾吸入:12 岁以上儿童:应用同成人。4～11 岁儿童:每侧一次 50μg,一日 1～2 次。每侧一日最大剂量不超过 100μg。

2)局部外用:1 岁及以上患儿,于患处涂一薄层乳膏,一日 1 次。症状控制(通常于 7～14d 内)后需减少用药频率至最低有效剂量。用药疗程应尽可能短,建议连续用药不超过 4 周。

5. 不良反应

(1)可能引起反常性的支气管痉挛伴哮喘加重。

(2)可使发生严重或致死性水痘及麻疹病毒感染的危险性增加。

(3)部分患者可发生口腔及咽部白色念珠菌感染(鹅口疮)、声音嘶哑等。

(4)极少数患者出现潜在的嗜酸性粒细胞增加。

(5)罕见外周水肿、面部水肿、口咽部水肿以及局部过敏(包括皮肤过敏,如皮疹等)的报道。

(6)极罕见消化不良和关节痛的报道,但与本品的因果关系尚未建立。

(7)用吸入激素替代全身激素治疗时,可出现以前全身用药可控制的变态反应(如过敏性鼻炎、结膜炎、湿疹及关节炎等)。

(8)喷鼻剂常致头痛、鼻及喉部黏膜干燥、鼻出血,罕见鼻中隔穿孔。

(9)临床试验显示,成人外用后常见皮肤感染、感染性湿疹、病毒疣、单纯疱疹、脓疱疮、湿疹恶化、红斑、烧灼感、刺痛、皮肤刺激、瘙痒(或瘙痒恶化)、毛囊炎、水疱、手指麻痹、皮肤干燥等。儿童外用后常见烧灼感、暗黑色红斑、红斑疹、毛细血管扩张、风疹等,少见毛囊炎、痤疮样皮疹、色素减退、口周皮炎、接触性皮炎、继发感染、皮肤萎缩、皮纹等。

(10)外用本品治疗银屑病时,可出现耐药、诱发脓疱型银屑病、皮肤防御功能受损所致局部或全身毒性、停药后反跳(或复发)等不良反应,治疗期间应进行监测。

(11)局部用药的全身吸收患者可见库欣综合征、高血糖症或糖尿病。吸入型皮质激素可引起全身反应(尤其是大剂量长期给药时),包括肾上腺皮质功能减退、生长延迟、骨质密度降低、白内障及青光眼等。

6. 禁忌

(1)对本品过敏者禁用。

(2)外用制剂禁用于玫瑰痤疮、寻常痤疮、酒糟鼻、口周皮炎、肛周及外阴瘙痒、原发性皮肤病毒感染(如单纯疱疹、水痘等)及细菌(或真菌)感染等患者。

(3)外用制剂禁用于 1 岁以下婴儿。

7. 注意事项

(1)本品不适用于哮喘急性发作的治疗,而应作为哮喘的长期预防性治疗。用于预防性治疗哮喘时应强调本品与支气管扩张药不同,治疗初期患者自觉症状的改善可不明显,即使无症状时也应定期应用。用药期间不应骤然停药。

(2)治疗哮喘期间,如发生反常性支气管痉挛伴哮喘加重时应停药,并立即吸入速效支气管扩张药(如沙丁胺醇)缓解。如用于症状控制的短效 β_2 受体激动药(如沙丁胺醇)用量增加,提示哮喘恶化,此时应调整治疗方案。

(3)在哮喘控制情况下,应停用或减量使用其他的糖皮质激素。突发和进行性的哮喘恶化有潜在的致命危险,应增加本品剂量。必要时可采用全身激素治疗。

(4)本品鼻喷剂不宜用于酒糟鼻、鼻部手术及外伤后患者。

(5)局部使用本品不应采用封包疗法,也不应用于面部、腋下、腹股沟和尿布包裹处。治疗对糖皮质激素敏感的皮肤病时,不宜用于皮肤萎缩患者。若出现刺激,应立即停药并采取适当的治疗措施。局部用药后如发生反馈性肾上腺抑制或 HPA 轴抑制,可采用延长给药间隔、应用低效力的其他糖皮质激素药替代及停药等措施。

（6）应用本品喷雾剂前应轻摇药瓶,同时注意按压喷嘴应与吸气同步,以使药物能有效吸入至肺部。年幼儿童可借助带有面罩的气雾剂吸入辅助装置给药。

（7）吸入本品之后应以净水漱洗口腔和咽部,以减少因吸入本品出现的口腔和咽部的念珠菌病、声音嘶哑。

（8）使用本品治疗期间如发生感染,则应给予抗生素或抗真菌治疗。如感染持续,应停药。

（9）以下情况应慎用:①肺结核（包括活动性肺结核及稳定期肺结核）患者。②全身性感染者（如真菌、细菌、病毒、寄生虫引起的全身感染）。③糖尿病患者。④过敏体质者。

8.药物相互作用　强效细胞色素 P450 酶抑制药（如酮康唑、利托那韦等）可抑制本品代谢,使其生物利用度及血药浓度增加,从而增加本品导致全身不良反应的危险性,如库欣综合征或反馈性 HPA 轴抑制。

9.规格　气雾剂:50μg×60 揿;50μg×120 揿;125μg×60 揿;125μg×120 揿。干粉吸入剂:250μg。鼻喷雾剂:0.05%（1 喷:50μg）。乳膏剂:0.05%（15g:7.5mg）;0.05%（30g:15mg）。软膏剂:0.005%（15g:0.75mg）;0.005%（30g:1.5mg）。

（五）糠酸莫米松

1.其他名称　艾洛松、艾戒松、爱洛松、芙美松、糠洛松、糠酸莫美松、摩弥齐、莫美达松、莫米松、内舒拿。

2.药理作用　本品是合成的中强效局部用糖皮质激素,其发挥局部抗炎作用的剂量不会引起全身作用。药物经皮肤（或鼻黏膜）吸收后,与细胞质中的糖皮质激素受体蛋白结合,发挥较强的抗炎、抗过敏、收缩血管、降低血管通透性、减少渗出、抑制细胞分裂和止痒等作用。本品具有作用强度增加而不良反应不成比例增加的特点。国外资料提示,与其他局部用糖皮质激素相比,本品具有较高的疗效,且不易引起皮肤（或鼻黏膜）萎缩或肾上腺皮质功能抑制等不良反应。

3.适应证

（1）鼻喷雾剂用于预防及治疗季节性或常年性过敏性鼻炎。

（2）鼻喷雾剂用于治疗鼻息肉。

（3）霜剂、软（乳）膏用于对糖皮质激素外用治疗有效的皮肤病,如接触性皮炎、特应性皮炎、脂溢性皮炎、湿疹、神经性皮炎、银屑病、扁平苔藓、盘状红斑狼疮等瘙痒性及非感染性炎性皮肤病。

（4）口腔干粉吸入剂用于预防性治疗哮喘。

4.用法用量

（1）成人

1）局部给药:取适量均匀涂搽于皮肤患处,一日 1 次。

2）经鼻给药:季节性或常年性过敏性鼻炎,常用推荐剂量为每侧鼻孔一次 0.1mg（2 喷）,一日 1 次,如症状未控制,可增至每侧鼻孔一次 0.2mg（4 喷）,待症状控制后,减量至每侧鼻孔一次 0.05mg（1 喷）维持治疗。

（2）儿童:经鼻给药治疗季节性或常年性过敏性鼻炎,3～11 岁患儿,常用推荐剂量为每侧鼻孔一次。0.05mg（1 喷）,一日 1 次。

5.不良反应

（1）本品耐受性良好,皮肤局部用药偶见烧灼感、瘙痒、刺痛等局部刺激反应。长期大量局部用药,可发生皮肤萎缩、毛细血管扩张、痤疮样皮炎、口周皮炎、多毛症、皮肤条纹状色素沉着或减退以及增加对感染的易患性。长期大面积用药还可致肾上腺皮质功能抑制。

(2)经鼻喷给药后,与本品有关的不良反应有:①成人及青少年患者:鼻出血(包括明显出血、带血黏液、血斑,8%)、鼻灼热感(2%)、鼻刺激感(2%)、咽炎(4%)等。这些不良反应常见于使用皮质激素类鼻喷雾剂时。其中鼻出血通常具有自限性,且程度较轻,发生率较安慰剂(5%)高,但与阳性对照的鼻腔用皮质激素(15%)相比发生率接近或较低。其他不良反应症状发生率均与安慰剂相当。②小儿患者:头痛(3%)、鼻出血(6%)、鼻刺激感(2%)、流涕(2%)等。其发生率均与安慰剂相当。

(3)经鼻喷给药后,罕见发生过敏反应及血管神经性水肿的报道;经鼻腔内气雾吸入皮质激素后,罕见发生鼻中隔穿孔或眼内压升高的报道。

6.禁忌　对本品或其他糖皮质激素过敏者禁用。

7.注意事项

(1)本品不可用于眼部治疗。局部给药时不能用于皮肤破损处。对于新近接受鼻腔手术、鼻腔创伤或鼻腔溃疡患者,在伤口愈合前不应使用鼻腔用皮质激素,以避免对伤口愈合抑制。

(2)对于曾有中至重度季节性过敏性鼻炎患者,建议在花粉季节前2~4周使用本品鼻喷雾剂作预防性治疗。当鼻黏膜伴有局部感染时,未经处理前不应使用。

(3)使用本品鼻喷雾剂达数月或更长时间者,应定期检查鼻黏膜,如果鼻咽部发生局部真菌感染,则应停药或需给予适当处理。持续存在鼻咽部刺激可能是停药的一项指征。

(4)局部用药过程中若发生刺激或过敏反应,应停药并给予适当治疗。如皮肤伴有感染,必须同时使用抗感染药物,如临床症状没有及时改善,应停药直至感染得到控制。

(5)局部用药时,如长期大面积给药,或采用封包方式给药,药物的全身吸收量将增加,进而增加致肾上腺皮质功能抑制的危险性,故应避免封包疗法或大面积给药。

(6)本品口腔吸入剂不适宜用于哮喘急性发作或持续状态的治疗。

(7)接受糖皮质激素治疗的患者,免疫功能可能受到抑制,故用药时应警惕伴发水痘、麻疹等感染。使用全身糖皮质激素的患者换用本品鼻喷雾剂时,某些患者在鼻部症状得以缓解的同时,可发生全身用糖皮质激素的停用症状(如肌肉关节疼痛、乏力及抑郁),也可暴露出原有的过敏性疾病(过敏性结膜炎和湿疹)症状,但这类情况仍可以继续使用本品鼻喷雾剂。

(8)以下情况应慎用:①活动期或静止期结核病患者。②未经治疗的真菌、细菌或全身性病毒感染患者。③眼部单纯疱疹患者。④妊娠及哺乳期妇女。

8.药物相互作用

(1)酮康唑与本品合用,可增加本品的血药浓度。

(2)氯雷他定与本品合用,对氯雷他定及其主要代谢物的血浆浓度未见明显影响。

9.规格　软膏剂:5g:5mg。乳膏剂:5g:5mg。鼻喷雾剂(0.05%):50μg×60喷;50μg×120喷;50μg×140喷。干粉吸入剂:每吸220μg。

六、抗白三烯类药物

(一)扎鲁司特

1.其他名称　安可来。

2.药理作用　本品为过敏介质阻滞药,能特异性地拮抗白三烯受体。可有效地预防白三烯所引起的血管通透性增加、气道水肿和支气管平滑肌的收缩,抑制嗜酸性粒细胞、淋巴细胞和组织细胞的浸润,减少因肺泡巨噬细胞刺激所产生的过氧化物,但不影响前列腺素、血栓素、胆碱和组胺受体。治疗后可达到减轻气管收缩、气道炎症的作用,从而缓解哮喘症状,减少哮喘发作、夜间憋醒次数,减少肾上腺素 β_2 受体激动药的使用,并能改善肺功能。

本品还能抑制多种刺激(如二氧化硫、运动和冷空气)引起的支气管痉挛,降低多种抗原(如花粉、猫毛屑、豚草和混合抗原)引起的速发型及迟发型反应,能预防运动和过敏原引起的哮喘发作。对使用肾上腺素 β 受体激动药治疗但未获得理想疗效的哮喘患者,本品可作为一线维持治疗用药。

3.适应证

(1)适用于慢性轻至中度哮喘的预防和治疗,尤其适于阿司匹林哮喘或伴有上呼吸道疾病(如鼻息肉、过敏性鼻炎)者。

(2)适用于激素抵抗型哮喘或拒绝使用激素的哮喘患者。

(3)用于严重哮喘时以控制哮喘发作或减少激素用量。

4.用法用量　口服给药,起始剂量及一般维持剂量均为一次 20mg,一日 2 次。为达到最佳疗效,也可逐步增加至最大量(一次 40mg,一日 2 次)。用于预防哮喘时,应持续用药。

肾功能不全时不必调整剂量。酒精性肝硬化稳定期患者,起始剂量为一次 20mg,一日 2 次,以后根据临床反应而调整。12 岁及 12 岁以上儿童,用量同成人。

5.不良反应

(1)本品耐受性良好,最常见的不良反应有轻微头痛、胃肠道反应、咽炎、鼻炎、老年患者感染的发生率增加,少见氨基转移酶升高、皮疹(包括水疱)、挫伤后凝血障碍、粒细胞缺乏症,罕见过敏反应(包括荨麻疹和血管神经性水肿)、轻微的肢体水肿、肝炎(有的伴高胆红素血症)、肝功能衰竭、高胆红素血症、非特异性关节痛和非特异性肌痛。

(2)较大剂量给药时,导致继发肿瘤的危险性增加,如肝细胞癌、膀胱癌等。

6.禁忌　对本品过敏者禁用。

7.注意事项

(1)本品应于餐前 1h 或餐后 2h 服用,避免进食时服用。

(2)本品不能解除哮喘急性发作时的支气管痉挛,故在急性发作期间,常需与其他治疗哮喘的药物合用。

(3)本品不可突然替代糖皮质激素的治疗(吸入或口服)。重度哮喘治疗中,减少激素用量时应谨慎。少数服用本品的激素依赖型哮喘患者,在撤除激素治疗时可出现嗜酸性粒细胞增多、心肌病、肺浸润和以全身血管炎为特点的 Churg—Strauss 综合征(变形性脉管炎和肉芽肿病)。

(4)本品发生不良反应一般无需中止治疗,在停药后症状即可消失,但出现肝功能不全的症状及体征如畏食、恶心、呕吐、右上腹疼痛、疲乏、嗜睡、流感样症状、肝大、瘙痒及黄疸等,应立即停药并测量血清氨基转移酶。

(5)FDA 对本药的妊娠安全性分级为 B 级。

8.药物相互作用

(1)阿司匹林可使本品的血药浓度升高约 45%。

(2)与华法林合用时,可导致凝血酶原时间延长约 35%,合用时应密切监测凝血酶原时间。

(3)红霉素、茶碱、特非那定可降低本品的血药浓度。

(4)本品可与其他治疗哮喘和抗过敏的常规药物联用。与吸入性糖皮质激素、支气管扩张药、抗生素、抗组胺药和口服避孕药等合用时未见不良相互作用。

9.规格　片剂:20mg;40mg。

(二)孟鲁司特

1.其他名称　蒙泰路特、顺尔宁。

2.药理作用　本品是一种选择性白三烯受体拮抗剂。与其他有药理学重要意义的呼吸道受体如类前列腺素受体、胆碱受体和肾上腺素 β 受体相比,本品对 I 型半胱氨酰白三烯(CysLT$_1$)受体有高度的亲和性和选择性,能有效地抑制 LTC$_4$、LTD$_4$ 和 LTE$_4$ 与 CysLT$_1$ 受体结合所产生的生理学效应而无任何受体激动活性。近年来的研究表明,体内诸多自体活性物质(如白三烯等)对炎症、过敏反应和哮喘的病因学有一定的作用,本品能拮抗白三烯受体,因而对哮喘有效,尤其是对阿司匹林敏感的哮喘,能减少发作次数和症状,减少对激素的依赖。本品对激素已耐药的患者亦有效。

3.适应证

(1)用于哮喘的预防和长期治疗,包括预防白天和夜间的哮喘症状。也用于预防和维持治疗阿司匹林哮喘、过敏性哮喘及预防运动性哮喘。

(2)用于季节性过敏性鼻炎以减轻症状。

4.用法用量

(1)成人:口服给药,哮喘和(或)季节性过敏性鼻炎的患者,一次 10mg,一日 1 次。哮喘患者应在睡前服用。同时患有哮喘和季节性过敏性鼻炎的患者应每晚用药 1 次。轻至中度肝功能损害的患者无需调整剂量。尚无严重肝功能不全患者使用本品的临床资料。肾功能不全的患者无需调整剂量。老年人无需调整剂量。

(2)儿童:口服给药,哮喘和(或)季节性过敏性鼻炎的患者:2～5 岁,一次 4mg(咀嚼片),一日 1 次;6～14 岁,一次 5mg(咀嚼片),一日 1 次;15 岁及 15 岁以上,用法用量同成人。哮喘患者应在睡前服用。同时患有哮喘和季节性过敏性鼻炎的患者应每晚用药 1 次。

5.不良反应

(1)一般耐受性良好,不良反应轻微,通常不需要终止治疗。

(2)有以下不良反应报道:超敏反应(包括过敏反应、血管神经性水肿、皮疹、瘙痒、荨麻疹和罕见的肝脏嗜酸性粒细胞浸润)、头痛、夜梦异常和幻觉、嗜睡、兴奋、易激惹(包括攻击性行为)、烦躁不安、失眠、感觉异常或触觉障碍、癫痫发作、恶心、呕吐、消化不良、腹痛、腹泻、氨基转移酶升高、胆汁淤积性肝炎、关节痛、肌痛(包括肌肉痉挛)、出血倾向增加、心悸和水肿等。

(3)动物实验未发现有致突变作用和致癌性。

6.禁忌　对本品中的任何成分过敏者禁用。

7.注意事项

(1)口服本品治疗急性哮喘发作的疗效尚未确定,故本品不应用于治疗急性哮喘发作。

(2)本品可与其他常规用于预防和长期治疗哮喘的药物及治疗季节性过敏性鼻炎的药物合用。

(3)本品不得与特非那定、阿司咪唑、西沙必利、咪达唑仑、三唑仑或沙奎那韦合用。与茚地那韦联用时,应增加茚地那韦的剂量至 1g,每 8h 1 次;与克拉霉素联用时,应考虑调整克拉霉素的剂量;与利托那韦联用时,建议监测肝脏酶类。

(4)本品不能阻断对阿司匹林过敏的哮喘患者对阿司匹林和其他非甾体类抗炎药的支气管收缩反应。这些患者应当避免使用阿司匹林和其他非甾体类抗炎药。

(5)建议患者无论在哮喘控制阶段还是恶化阶段都应坚持服用本品,治疗效果应以哮喘控制指标来评价。

(6)对哮喘患者而言,本品可加入现有的治疗方案中,并可减少合用药物的剂量:①支气管扩张剂:单用支气管扩张剂不能有效控制哮喘的患者,可在治疗方案中加入本品,一旦有临床治疗反应(一般出现在首剂用药后),则可根据患者的耐受情况,将支气管扩张剂的剂量减少。②吸入皮质激素:接受吸入皮质激素治疗的哮喘患者加用本品后,可根据患者耐受情况适当减少皮质激素的剂量。应在医生指导下逐渐减量。某些患者可逐渐减量直至完全停用吸入皮质激素。但不应骤然使用本品取代吸入或口服皮质激素。

(7)接受包括白三烯受体拮抗剂在内的抗哮喘药物治疗的患者,在减少全身皮质激素剂量时,极少发生以下一项或多项情况:嗜酸性粒细胞增多、血管性皮疹、肺部症状恶化、心脏并发症和(或)神经病变(有时诊断为 Churg—Strauss 综合征)。虽然尚未确定这些情况与白三烯受体拮抗剂的因果关系,但在接受本品治疗的患者减少全身用皮质激素剂量时,建议应加以注意并作适当的临床监护。

(8)FDA 对本药的妊娠安全性分级为 B 级。妊娠及哺乳期妇女慎用。

8.药物相互作用

(1)利福平可减少本品的生物利用度。

(2)与苯巴比妥合用时,本药 AUC 减少大约 40%,但是不推荐调整本品的使用剂量。

(3)与依非韦伦合用,本品的血浆浓度可能降低。

(4)本品在推荐剂量下不对下列药物的药代动力学产生有临床意义的影响:茶碱、泼尼松、泼尼松龙、口服避孕药(炔雌醇/炔诺酮)、特非那定、地高辛和华法林。

9.规格　片剂:20mg;50mg。

七、其他

猪肺磷脂:

(一)其他名称

固尔苏。

(二)药理作用

本品由猪的肺表面活性物质制得,主要含有磷脂和 1%～2% 的特异疏水性低分子蛋白 SP—B 和 SP—C。肺表面活性物质能降低肺泡表面张力,保持呼气末肺泡扩张而不致塌陷。当早产婴儿缺乏肺表面活性物质时,肺泡表面张力增加,并出现肺泡逐渐萎缩、通气降低、通气与血流比失调,造成肺组织缺氧、毛细血管通透性增高、细胞外液漏出、纤维蛋白沉着于肺泡表面形成透明膜,从而严重妨碍气体交换,最终导致呼吸衰竭,形成婴儿呼吸窘迫综合征(RDS)或称肺透明膜病。本品是外源性肺表面活性物质的天然制剂,进入气道下部后,能部分替代患儿所缺乏的内源性肺表面活性物质,并均匀分布在肺泡的气液界面上,发挥内源性肺表面活性物质的作用。动物实验中,新生兔在接受本药48h后,只有不到总量0.6%的药物出现在血浆、肝、肾和脑中。早产新生儿给予本品单剂量(200mg/kg)治疗后,能显示出快速、显著的氧合作用,减少了呼吸窘迫综合征的病死率和肺部并发症的发生。

(三)适应证

用于预防和治疗早产婴儿呼吸窘迫综合征。

(四)用法用量

气管内给药。

1.预防RDS 应出生后(15min内)尽早给药,一次100～200mg/kg。第一次给药后6～12h可以再给100mg/kg,如发生RDS需机械通气,则可每隔12h给药1次,最大总剂量300～400mg/kg。

2.治疗RDS 初始剂量推荐为100～200mg/kg。然后根据临床情况,尤其是不能脱离机械通气以及仍需高浓度吸氧患儿,应重复给药1～2次,每次剂量约为100mg/kg,每次给药间隔不少于12h,总量(初始剂量和两次重复剂量之和)为300～400mg/kg。

(五)不良反应

罕见肺出血(发育越不成熟的早产儿发病率越高),但尚无证据表明此不良反应是由本品直接导致。

(六)禁忌

尚不明确。

(七)注意事项

1.用药前,应先将本品药瓶置于37℃水浴中加热,并转动(勿振摇)药瓶使药液混合均匀。

2.给药时,应以无菌注射器将药液直接滴入气管下部(或分成2份分别滴注到左右主支气管)。给药后应行1min机械通气,氧浓度须与给药前机械通气时的氧浓度一致。

3.给药后,患儿继续进行机械通气,各项机械通气指标应与给药前一致,然后再根据患儿的临床表现,尤其是胸廓扩张情况和血气分析指标,及时调节呼吸机设置通气参数。由于给药后患儿的血氧分压、饱和度迅速提高,因此应密切动态观察动脉血气参数的变化。

4.据国外资料报道,如果给药后,患儿的胸廓扩张已大大改善,应立即减小呼吸机的最大吸气压力和潮气量,不必等到血气分析指标证实呼吸状况已得到改善(以预防肺的过度膨胀以及气胸)。

5.为防止高氧饱和度,本品只可在医院内由经验丰富的临床医师使用,病房内必须备有用于婴儿的机械通气及监测的设施。

6.建议妊娠小于28周的新生儿给予常规预防用药;妊娠在28～32周之间,至少有以下三项危险因素的RDS高危新生儿应有选择性地预防用药:出生前未使用皮质激素预防或用量不足、出生时窒息、出生后需气管插管、母亲糖尿病、多胎妊娠、男婴、家族易患性、剖宫产。

(八)药物相互作用

尚不明确。

(九)规格

注射液:1.5mL:120mg;3mL:240mg。

(徐霄)

第十章　消化系统药物

第一节　助消化药

助消化药是促进食物消化吸收的药物。其化学成分多为消化液的有效成分,可使食物降解为小分子物质,以利于机体消化吸收,增强胃肠消化功能。临床用于消化不良的治疗。

一、稀盐酸（dilute hydrochloric acid）

稀盐酸为10％的盐酸溶液。口服后可提高胃内酸度,激活胃蛋白酶并维持其活性所需酸性;进入十二指肠后,能反射性地刺激胰液和胆汁的分泌;促进Fe^{2+}、Ca^{2+}、PO_4^{3-} 等离子的吸收;有抑制细菌的作用。临床用于各种原因引起的胃酸缺乏症和消化不良等。

二、胃蛋白酶（pepsin）

胃蛋白酶能将蛋白质水解为䏡、胨及少量的多肽和氨基酸。胃蛋白酶在酸性环境中被激活且稳定性高,故常与盐酸合用。临床用于消化不良、长期患病所致消化功能减弱、慢性萎缩性胃炎、胃癌。不易与碱性药物配伍。

三、胰酶

胰酶是胰蛋白酶、胰脂肪酶和胰淀粉酶的混合物,能消化蛋白、脂肪和淀粉。此酶在中性或碱性环境中活性高,临床常用其肠溶制剂或与碳酸氢钠配伍使用,治疗胰酶分泌缺乏患者。口服不宜咬碎或与酸性药物配伍 。

四、乳酶生（biofermine）

乳酶生又名表飞明,为活的乳酸杆菌,在肠内能分解糖类生成乳酸,提高肠内酸度,抑制腐败菌的生长繁殖,减少发酵和产气,改善胃肠蠕动,促进消化或止泻。用于消化不良和腹泻,特别是小儿消化不良引起的腹泻。不宜与抗菌药或吸附药合用。

（康小龙）

第二节　促胃肠动力药

一、多潘立酮（Domperidone）

（一）剂型规格

片剂:10mg。分散片:10mg。栓剂:10mg、30mg、60mg。注射液:2mL:10mg。滴剂:1mL:10mg。混悬液:1mL:1mL。

（二）适应证

1.由胃排空延缓、胃—食管反流、慢性胃炎、食管炎引起的消化不良。

2.外科、妇科手术后的恶心、呕吐。

3.抗帕金森综合征药物引起的胃肠道症状和多巴胺受体激动药所致的不良反应。

4.抗癌药引起的呕吐。但对氮芥等强效致吐药引起的呕吐疗效较差。

5.胃炎、肝炎、胰腺炎等引起的呕吐，及其他疾病，如偏头痛、痛经、颅脑外伤、尿毒症等、胃镜检查和血液透析、放射治疗引起的恶心、呕吐。

6.儿童各种原因（如感染等）引起的急性和持续性呕吐。

（三）用法用量

肌内注射：每次 10mg，必要时可重复给药。口服：每次 10～20mg，每日 3 次，饭前服。直肠给药：每次 60mg，每日 2～3 次。

（四）注意事项

1 岁以下小儿慎用、哺乳期妇女慎用。

（五）不良反应

1.偶见头痛、头晕、嗜睡、倦怠、神经过敏等。

2.如使用较大剂量可能引起非哺乳期泌乳，并且在一些更年期后妇女及男性患者中出现乳房胀痛现象；也可致月经失调。

3.消化系统偶有口干、便秘、腹泻、短时的腹部痉挛性疼痛现象。

4.皮肤偶见一过性皮疹或瘙痒症状。

（六）禁忌证

①对本药过敏者。②嗜铬细胞瘤。③乳腺癌。④机械性肠梗阻。⑤胃肠道出血。⑥孕妇。

（七）药物相互作用

1.增加对乙酰氨基酚、氨苄西林、左旋多巴、四环素等药物的吸收速度。对服用对乙酰氨基酚的患者，不影响其血药浓度。

2.胃肠解痉药与本药合用，可能发生药理拮抗作用，减弱本药的治疗作用，两者不宜联用。

3.与 H_2 受体拮抗药合用，由于 H_2 受体拮抗药改变了胃内 pH，减少本药在胃肠道的吸收，故两者不宜合用。

4.维生素 B_6 可抑制催乳素的分泌，减轻本药泌乳反应。

5.制酸药可以降低本药的口服生物利用度，不宜合用。

6.口服含铝盐或铋盐的药物（如硫糖铝、胶体枸橼酸铋钾、复方碳酸铋等）后能与胃黏膜蛋白结合，形成络合物以保护胃壁，本药能增强胃部蠕动，促进胃内排空，缩短该类药物在胃内的作用时间，降低药物的疗效。

（八）药物过量

用药过量可出现困倦、嗜睡、心律失常、方向感丧失、锥体外系反应以及低血压等症状，但以上反应多数是自限性的，通常在 24h 内消失。本药过量时无特殊的解药或特效药。应予对症支持治疗，并密切监测。给患者洗胃和（或）使用药用炭，可加速药物清除。使用抗胆碱药、抗帕金森病药以及具有抗副交感神经生理作用的抗组胺药，有助于控制与本药毒性有关的锥体外系反应。

二、西沙比利（Cisapride）

（一）剂型规格

片剂：5mg、10mg。胶囊：5mg。干混悬剂：100mg。

（二）适应证

本品可用于由神经损伤、神经性食欲缺乏、迷走神经切断术或部分胃切除引起的胃轻瘫。也用于X线、内镜检查呈阴性的上消化道不适；对胃食管反流和食管炎也有良好作用，其疗效与雷尼替丁相同，与后者合用时其疗效可能得到加强；还可用于假性肠梗阻导致的推进性蠕动不足和胃肠内容物滞留及慢性便秘；对于采取体位和饮食措施仍不能控制的幼儿慢性、过多性反胃及呕吐也可试用本品治疗。

（三）注意事项

1. 由于本品促进胃肠活动，可能发生瞬时性腹部痉挛、腹鸣或腹泻，此时可考虑酌减剂量。当幼儿或婴儿发生腹泻时应酌减剂量。本品对胃肠道功能增加的患者可能有害，必须使用时应注意观察。

2. 本品可能引起心电图QT间期延长、昏厥和严重的心律失常。当过量服用或与酮康唑同服时可引起严重的尖端扭转型室性心动过速。

3. 本品无胚胎毒性，也无致畸作用，但小于34周的早产儿应慎重用药。

4. 对于老年人，由于半衰期延长，故治疗剂量应酌减。肝、肾功能不全患者开始剂量可减半，以后可根据治疗结果及可能发生的不良反应及时调整剂量。

5. 本品虽不影响精神运动功能，不引起镇静和嗜睡，但加速中枢抑制剂如巴比妥类和乙醇等的吸收，因此使用时应注意。

（四）不良反应

1. 曾有过敏、轻度短暂头痛或头晕的报道。

2. 偶见可逆性肝功能异常，并可能伴有胆汁淤积。

3. 罕见惊厥性癫痫、锥体外系反应及尿频等。

（五）禁忌证

对本品过敏者禁用，哺乳期妇女勿用本品。

（六）药物相互作用

1. 由于本品系通过促进肠肌层节后神经释放乙酰胆碱而发挥胃肠动力作用，因此抗胆碱药可降低本品效应。

2. 服用本品后，胃排空速率加快，如同服经胃吸收的药物，其吸收速率可能降低，而经小肠吸收的药物其吸收速率可能会增加（如苯二氮䓬类、抗凝剂、对乙酰氨基酚及H_2受体阻滞药等）。

3. 对于个别与本品相关的药物需确定其剂量时，最好监测其血药浓度。

三、伊托必利（Itopride）

（一）剂型规格

片剂：50mg。

（二）适应证

本品主要适用于功能性消化不良引起的各种症状，如：上腹部不适、餐后饱胀、早饱、食欲不振、恶心、呕吐等。

（三）用法用量

口服，成人每日 3 次，每次 1 片，饭前服用。可根据年龄、症状适当增减或遵医嘱。

（四）注意事项

1.高龄患者用药时易出现不良反应，用时注意。

2.严重肝肾功能不全者、孕妇及哺乳期妇女慎用，儿童不宜使用。

（五）不良反应

主要不良反应有过敏症状，如皮疹、发热、瘙痒感等；消化道症状，如腹泻、腹痛、便秘、唾液增加等；神经系统症状，如头痛、刺痛感、睡眠障碍等；血液系统症状，如白细胞减少，当确认异常时应停药。偶见 BUN 或肌酐升高、胸背部疼痛、疲劳、手指发麻和手抖等。

（六）禁忌证

1.对本药过敏者。

2.胃肠道出血穿孔、机械性梗阻、的患者禁用。

（七）药物相互作用

抗胆碱药可能会对抗伊托必利的作用，故两者不宜合用；本品可能增强乙酰胆碱的作用，使用时应注意。

（八）药物过量

药物过量表现为出现乙酰胆碱作用亢进症状，应采取对症治疗，可采用阿托品解救。

四、莫沙必利（Mosapride）

（一）剂型规格

片剂：5mg。

（二）适应证

慢性胃炎或功能性消化不良引起的消化道症状，如上腹部胀满感、腹胀、上腹部疼痛；嗳气、恶心、呕吐、胃烧灼感等。

（三）用法用量

常用剂量每次 5mg，每日 3 次，饭前或饭后服用。

（四）注意事项

服用本品 2 周后，如消化道症状无变化，应停止服用。孕妇和哺乳期妇女、儿童及青少年、有肝肾功能障碍的老年患者慎用。

（五）不良反应

不良反应的发生率约为 4%。主要表现为腹泻、腹痛、口干、皮疹、倦怠、头晕、不适、心悸等。另有约 3.8% 的患者出现检验指标异常变化，表现为嗜酸性粒细胞增多、三酰甘油升高、ALT 升高等。

（六）禁忌证

1.对本药过敏者。

2.胃肠道出血者或肠梗阻患者。

（七）药物相互作用

与抗胆碱药物合用可能减弱本品的作用。

（康小龙）

第三节　止吐药及催吐药

一、甲氧氯普胺（Metoclopramide）

（一）剂型规格

片剂：5mg。注射液：1mL：10mg。

（二）适应证

1. 用于因脑部肿瘤手术、肿瘤的放疗及化疗、脑外伤后遗症、急性颅脑损伤以及药物所引起的呕吐。

2. 对于胃胀气性消化不良、食欲不振、嗳气、恶心、呕吐有较好疗效。

3. 也可用于海空作业引起的呕吐及晕车症状。

4. 增加食管括约肌压力，从而减少全身麻醉时胃肠道反流所致吸入性肺炎的发生率；可减轻钡餐检查时的恶心、呕吐反应现象，促进钡剂通过；十二指肠插管前服用，有助于顺利插管。

5. 对糖尿病性胃轻瘫、胃下垂等有一定疗效；也用于幽门梗阻及对常规治疗无效的十二指肠溃疡。

6. 可减轻偏头痛引起的恶心，并可能由于提高胃通过率而促进麦角胺的吸收。

7. 本品的催乳作用可试用于乳量严重不足的产妇。

8. 可用于胆管疾病和慢性胰腺炎的辅助治疗。

（三）用法用量

1. 口服　一次 5～10mg，一日 10～30mg。饭前半小时服用。

2. 肌内注射　一次 10～20mg。每日剂量一般不宜超过 0.5mg/kg，否则易引起锥体外系反应。

（四）注意事项

1. 注射给药可能引起直立位低血压。

2. 本品大剂量或长期应用可能因阻断多巴胺受体，使胆碱能受体相对亢进而导致锥体外系反应（特别是年轻人）。主要表现为帕金森综合征，可出现肌震颤、头向后倾、斜颈、阵发性双眼向上注视、发声困难、共济失调等。可用苯海索等抗胆碱药治疗。

3. 遇光变成黄色或黄棕色后，毒性增高。

（五）不良反应

主要为镇静作用，可有倦怠、嗜睡、头晕等。其他有便秘、腹泻、皮疹及溢乳、男子乳房发育等，但较为少见。

（六）禁忌证

1. 孕妇禁用。

2. 禁用于嗜铬细胞瘤、癫痫、进行放射治疗或化疗的乳腺癌患者，也禁用于胃肠道活动增强可导致危险的病例。

（七）药物相互作用

1. 吩噻嗪类药物能增强本品的锥体外系不良反应，不宜合用。

2. 抗胆碱药（阿托品、丙胺太林、颠茄等）能减弱本品增强胃肠运动功能的效应，两药合用时应予注意。

3. 可降低西咪替丁的口服生物利用度，两药若必须合用，服药时间应至少间隔 1h。

4. 能增加对乙酰氨基酚、氨苄西林、左旋多巴、四环素等的吸收速率，地高辛的吸收因合用本品而减少。

（八）药物过量

表现为：深昏睡状态，神志不清；肌肉痉挛，如颈部及背部肌肉痉挛、拖曳步态、头部及面部抽搐样动作，以及双手颤抖摆动等锥体外系症状。处理：用药过量时，使用抗胆碱药物（如盐酸苯海索）、治疗帕金森病药物或抗组胺药（如苯海拉明），可有助于锥体外系反应的制止。

二、盐酸昂丹司琼（Ondansetron Hydrochloride）

（一）剂型规格

片剂：4mg、8mg。胶囊：8mg。注射剂：1mL：4mg；2mL：4mg；2mL：8mg。

（二）适应证

本品适用于治疗由化疗和放疗引起的恶心呕吐，也可用于预防和治疗手术后引起的恶心呕吐。

（三）用法用量

1. 治疗由化疗和放疗引起的恶心呕吐

（1）成人：给药途径和剂量应视患者情况因人而异。剂量一般为 8～32mg；对可引起中度呕吐的化疗和放疗，应在患者接受治疗前，缓慢静脉注射 8mg；或在治疗前 1～2h 口服 8mg，之后间隔 12h 口服 8mg。对可引起严重呕吐的化疗和放疗，可于治疗前缓慢静脉注射本品 8mg，之后间隔 2～4h 再缓慢静脉注射 8mg，共 2 次；也可将本品加入 50～100mL 生理盐水中于化疗前静脉滴注，滴注时间为 15min。对可能引起严重呕吐的化疗，也可于治疗前将本品与 20mg 地塞米松磷酸钠合用静脉滴注，以增强本品的疗效。对于上述疗法，为避免治疗后 24h 出现恶心呕吐，均应持续让患者服药，每次 8mg，每日 2 次，连服 5d。

（2）儿童：化疗前按体表面积计算，每平方米静脉注射 5mg，12h 后再口服 4mg，化疗后应持续给予患儿口服 4mg，每日 2 次，连服 5d。

（3）老年人：可依成年人给药法给药，一般不需调整。

2. 预防或治疗手术后呕吐

（1）成人：一般可于麻醉诱导同时静脉滴注 4mg，或于麻醉前 1h 口服 8mg，之后每隔 8h 口服 8mg，共 2 次。已出现术后恶心呕吐时，可缓慢滴注 4mg 进行治疗。

（2）肾衰竭患者：不需调整剂量、用药次数或用药途径。

（3）肝脏衰竭患者：由于本品主要自肝脏代谢，对中度或严重肝功能衰竭的患者每日用药剂量不应超过 8mg。静脉滴注时，本品在下述溶液中是稳定的（在室温或冰箱中可保持稳定 1 周）：0.9％氯化钠注射液、5％葡萄糖注射液、复方氯化钠注射液和 10％甘露醇注射液，但本品仍应于临用前配制。

（四）注意事项

怀孕期间（尤其妊娠早期）不宜使用本品。哺乳期妇女服用本品时应停止哺乳。

（五）不良反应

常见有头痛、头部和上腹部发热感、静坐不能、腹泻、皮疹、急性张力障碍性反应、便秘等；部分患者可有短暂性氨基转移酶升高；少见有支气管痉挛、心动过速、胸痛、低钾血症、心电图改变和癫痫大发作。

（六）禁忌证

1. 有过敏史或对本品过敏者不得使用。

2. 胃肠道梗阻患者禁用。

（七）药物相互作用

与地塞米松或甲氧氯普胺合用，可以显著增强止吐效果。

（八）药物过量

过量可引起幻视、血压升高，此时适当给予对症和支持治疗。

三、托烷司琼（Tropisetron）

（一）剂型规格

注射剂：1mL：5mg。胶囊剂：5mg。

（二）适应证

本品主要用于治疗癌症化疗引起的恶心呕吐。

（三）用法用量

每日 5mg，总疗程 6d。静脉给药，在化疗前将本品 5mg 溶于 100mL 生理盐水、林格氏液或 5% 葡萄糖注射液中静脉滴注或缓慢静脉推注。口服给药，每日 1 次，每次 1 粒胶囊（5mg），于进食前至少 1h 服用或于早上起床后立即用水送服。疗程 2～6d，轻症者可适当缩短疗程。

（四）注意事项

1. 哺乳期妇女不宜应用，儿童暂不推荐使用。

2. 本品可能对血压有一定影响，因此高血压未控制的患者每日剂量不宜超过 10mg。

（五）不良反应

常规剂量下的不良反应多为一过性，常见有头痛、便秘、头晕、疲劳及胃肠功能紊乱，如腹痛和腹泻。

（六）禁忌证

对本品过敏者及妊娠妇女禁用。

（七）药物相互作用

1. 本品与食物同服可使吸收略延迟。

2. 本品与利福平或其他肝酶诱导剂合用可使本品血浆浓度减低，因此代谢正常者需增加剂量。

四、阿扎司琼（Azasetron）

（一）剂型规格

注射剂：2mL：10mg。片剂：10mg。

（二）适应证

主要用于抗恶性肿瘤药引起的消化系统症状，如恶心、呕吐等。

（三）用法用量

成人一般用量为 10mg，每日一次静脉注射。

（四）注意事项

1. 严重肝肾功能不全者慎用。

2. 有引起过敏性休克的可能，所以需要注意观察，一旦出现异常时应马上停药并给予适当处理。

（五）不良反应

精神系统方面有时出现头痛、头重或烦躁感；消化系统方面出现口渴，ALT、AST 和总胆红素上升；循环系统有时出现颜面苍白、冷感或心悸；其他方面有时出现皮疹、全身瘙痒、发热、乏力、双腿痉挛、颜面潮红及血管痛等。

（六）禁忌证

1. 对本药及 5－HT$_3$ 受体阻滞药过敏者。

2. 胃肠道梗阻患者禁用。

（七）药物相互作用

与碱性药物，如呋塞米、甲氨蝶呤、氟尿嘧啶、吡咯他尼或依托泊苷等配伍时，有可能出现混浊或析出结晶，也可能降低本品的含量，因此本品应先与生理盐水混合后方可配伍，配伍后应在 6h 内使用。

五、阿扑吗啡（Apomorphine）

（一）剂型规格

注射剂：1mL：5mg。

（二）适应证

用于抢救意外中毒及不能洗胃的患者。

（三）用法用量

皮下注射：一次 2～5mg，一次最大剂量 5mg。

（四）注意事项

儿童、老年人、过度疲劳者及有恶心呕吐的患者慎用。

（五）不良反应

可出现持续的呕吐、呼吸抑制、急促、急性循环衰竭等。

（六）禁忌证

1. 与吗啡及其衍生物有交叉过敏。

2. 心力衰竭或有心衰先兆的患者、醉酒状态明显者、阿片及巴比妥类中枢神经抑制药所导致的麻痹状态患者。

（七）药物相互作用

如先期服用止吐药，可降低本药的催吐作用。

（康小龙）

第四节 泻药及止泻药

一、硫酸镁（Magnesium Sulfate）

（一）剂型规格

注射液：10mL：1g；10mL：2.5g。溶液剂：50％；33％。

（二）适应证

本品用于便秘、肠内异常发酵，亦可与驱虫剂并用；与药用炭合用，可治疗食物或药物中毒。用于阻塞性黄疸及慢性胆囊炎。用于惊厥、子痫、尿毒症、破伤风、高血压脑病及急性肾性高血压危象等。也用于发作频繁而其他治疗效果不好的心绞痛患者，对伴有高血压的患者效果较好。外用热敷消炎去肿。

（三）用法用量

导泻，每次口服 5～20g，清晨空腹服，同时饮 100～400mL 水，也可用水溶解后服用。利胆，每次 2～5g，一日 3 次，饭前或两餐间服；也可服用 33％溶液，每次 10mL。抗惊厥、降血压等，肌内注射一次 1g，10％溶液，每次 10mL；静脉滴注，一次 1～2.5g，将 25％溶液 10mL 用 5％葡萄糖注射液稀释成 1％浓度缓慢静脉滴注。

（四）注意事项

1.导泻时如果服用大量浓度过高的溶液，可组织中吸取大量水分而导致脱水。

2.因静脉注射较为危险，应由有经验的医生掌握使用，注射须缓慢，并注意患者的呼吸与血压。如有中毒现象可用 10％葡萄糖酸钙注射液 10mL 静脉注射解救。静脉滴注过快可引起血压降低及呼吸暂停。

3.中枢抑制药（如苯巴比妥）中毒患者不宜使用本品导泻排除毒物，以防加重中枢抑制。

（五）不良反应

尚不明确。

（六）禁忌证

肠道出血患者、急腹症患者以及孕妇、经期妇女禁用本品导泻。

二、比沙可啶（Bisacodyl）

（一）剂型规格

片剂：5mg；10mg。栓剂：5mg；10mg。泡腾散：5mg。

（二）适应证

1.适用于急慢性便秘和习惯性便秘者。

2.腹部 X 线检查或内镜检查前，清洁和排空肠道。

3.手术前清洁肠道。

（三）用法用量

成人口服给药一次 5～10mg，一日 1 次。直肠给药一次 10mg，一日 1 次。儿童口服给药 6 岁以上儿童剂量为成人的一半。直肠给药 6～12 岁儿童一次 5mg，一日 1 次。

(四)注意事项

1.儿童用药时应考虑可能妨碍正常的排便反射功能。

2.孕妇及哺乳期妇女不宜使用。

(五)不良反应

1.胃肠道可引起轻度腹痛,偶见明显的腹部绞痛,停药后即消失。也曾报道引起过度腹泻。直肠给药可产生里急后重、肛门轻度灼热感。反复应用对直肠有刺激性,可能引起直肠炎。长期用药可能引起结肠功能紊乱、电解质紊乱、对泻药的依赖性及结肠黑便病。

2.泌尿生殖系统可出现无临床症状性尿色异常,这可能与药物部分吸收,经肾脏排除有关。

3.代谢/内分泌系统可出现低血钾,这可能由严重腹泻所导致电解质紊乱所致。

(六)禁忌证

1.对本药过敏者。

2.急腹症(如阑尾炎、胃肠炎、直肠出血、肠梗阻等)患者(尤其是粪块阻塞所致)。

3.炎性肠病患者。

4.严重水电解质紊乱者。

5.肛门破裂或痔疮溃疡患者。

6.孕妇。

(七)药物相互作用

1.由于低血钾可诱发尖端扭转,故不宜与可产生尖端扭转药物合用,如抗心律失常药胺碘酮、溴苄铵、丙吡胺、奎尼丁类、索他洛尔等和非抗心律失常药阿司咪唑、苄普地尔、舒托必利、特非那定、长春胺等。

2.由于低血钾可诱发洋地黄类药物的毒性作用,故本药与洋地黄类药物合用时,应监测血钾。

三、硫酸钠(Sodium Sulfate)

(一)剂型规格

散剂:500g。肠溶胶囊:1g。注射剂:20mL:2g;10mL:2.5g。外用溶液:12%~15%。

(二)适应证

导泻:①用于单纯性、继发性急性便秘。外科手术后结肠镜检查前排空肠内容物。②钡中毒解救。

(三)用法用量

成人口服给药。导泻:散剂:一次 5~20g,加 250mL 温水于清晨空腹服用,一日 10~30g。肠溶胶囊:一次 5g,一日 1~3 次,第 1 次服药后在 6~12h 内排便,即可停药;如服药后 12h 内未排便,追服 1 次 5g;追服后 6h 内仍未排便,可再追服 1 次 5g。解除钡中毒:可用 2%~5%的硫酸钠洗胃,或口服 20~30g 导泻。洗胃后将 10%硫酸钠 150~300mL 内服或注入胃内,1h 后可重复 1 次。

(四)注意事项

严重心、脑、肺、肾疾病患者、全身重度衰竭者、年老体弱者及月经期妇女慎用。

(五)不良反应

严重钡中毒时静脉给予硫酸钠,在解除钡离子毒性作用的同时,可能会因形成大量硫酸钡沉淀而导致肾小管阻塞、坏死,以致发生肾衰竭。

（六）禁忌证

1. 孕妇。

2. 因严重器质性病变引起近期排便困难者。

3. 充血性心力衰竭者。

4. 水肿患者。

四、复方地芬诺酯（Compound Diphenoxylate）

（一）剂型规格

片剂:含盐酸地芬诺酯 2.5mg,硫酸阿托品 0.025mg。

（二）适应证

适用于急慢性功能性腹泻及慢性肠炎等。大剂量（一次 40～60mg）可产生欣快感,长期服用可致依赖性（但用常量与阿托品合用进行短期治疗,则产生依赖性的可能性很小）。

（三）用法用量

口服,一次 2.5～5mg,一日 2～4 次。至腹泻被控制时,应即减少剂量。

（四）注意事项

1. 肝功能不全患者及正在服用成瘾性药物患者宜慎用。

2. 正在服用成瘾性药物者慎用。

3. 腹泻早期及腹胀患者。

（五）不良反应

偶见口干、腹部不适、恶心、呕吐、思睡、烦躁、失眠等,减量或停药后即消失。

（六）禁忌证

2 岁以下儿童、孕妇、严重溃疡性结肠炎患者及脱水者禁用。

（七）药物相互作用

可增强巴比妥类、阿片类及其他中枢抑制药的作用,故不宜合用。

五、盐酸洛哌丁胺（Loperamide Hydrochloride）

（一）剂型规格

颗粒剂:1g:1mg。胶囊剂:1mL;2mg。溶液剂:1mL:0.2mg。

（二）适应证

适用于急性腹泻以及各种病因引起的慢性腹泻,如溃疡性结肠炎、克罗恩病、非特异性结肠炎、肠易激综合征、短肠综合征等。对胃、肠部分切除术后和甲亢引起的腹泻也有较好疗效。本品尤其适用于临床上应用其他止泻药效果不显著的慢性功能性腹泻。

（三）用法用量

成人首次口服 4mg,以后每腹泻一次再服 2mg,直至腹泻停止或用量达 16～20mg/d,连续 5d,若无效则停服。儿童首次服 2mg,以后每腹泻一次服 2mg,至腹泻停止,最大用量为 8～12mg/d。空腹或饭前半小时服药可提高疗效。慢性腹泻待显效后每日给予 4～8mg（成人）,长期维持。

（四）注意事项

1. 严重中毒性或感染性腹泻患者慎用,以免止泻后加重中毒症状。重症肝损害者慎用。

因用抗生素而导致假膜性大肠炎患者不宜用。

2.禁用于1岁以下婴儿和肠梗阻、亚肠梗阻或便秘患者,发生胃肠胀气或严重脱水的小儿也不宜使用。

3.孕妇和哺乳期妇女慎用。

4.本品不能单独用于伴有发烧和便血的细菌性痢疾患者。

5.腹泻患者常发生水和电解质丧失,应适当补充水和电解质。

（五）不良反应

主要有皮疹、瘙痒、口干及腹胀、恶心、食欲不振,偶见呕吐,也可有头晕、头痛、乏力。

（六）禁忌证

1.对洛哌丁胺过敏者禁用,肠梗阻、胃肠胀气或便秘等需避免抑制肠蠕动的患者禁用,严重脱水者、溃疡性结肠炎的急性发作期患者及假膜性肠炎患者禁用。

2.伴有高热和脓血便的急性细菌性痢疾的患者禁用,5岁以下儿童禁用。

（七）药物相互作用

尚未发现与其他药物合用时有相互作用。

（八）药物过量

在药物过量时(包括由于肝功能障碍导致的相对过量),可能出现中枢神经抑制症状(如木僵、调节功能紊乱、嗜睡、缩瞳、肌张力过高、呼吸抑制)及肠梗阻。儿童对中枢神经系统毒性的反应可能较成人敏感。可用纳洛酮解毒。应注意本药作用的持续时间长于纳洛酮(1~3h),须持续使用纳洛酮,患者至少监护48h以防止可能的中枢神经抑制症状。

六、多维乳酸菌(Compound Vitamin Lactobacillus)

（一）剂型规格

胶囊:250mg,每250mg含活菌5亿个(粪链球菌$4.5×10^8$个,枯草杆菌$5.0×10^7$个)。散剂、颗粒:1g,每克多维乳酸菌含乳酸菌培养物37.5mg、活的粪链球菌$1.35×10^8$个、枯草杆菌$1.5×10^7$个、维生素C 10mg、维生素$B_1$0.5mg、维生素$B_2$0.5mg、维生素$B_6$0.5mg、维生素B_{12}10μg、烟酰胺2.0mg、乳酸钙20mg、氧化锌1.25mg。

（二）适应证

1.胶囊　用于成人及12岁以上儿童使用抗生素、化疗药物等导致肠道菌群失调引起的肠炎、腹泻、腹胀、便秘、消化不良、食欲缺乏等。

2.散剂、颗粒　用于12岁以下儿童、婴幼儿下列疾病:

(1)各种胃肠功能失调,包括:①食欲缺乏、消化不良以及营养吸收不良。②肠道菌群失调、肠道细菌感染性腹泻和轮状病毒感染性腹泻。③功能性便秘。

(2)可补充因消化不良或腹泻所致的多种维生素及锌、钙微量元素的缺乏。

(3)用于新生儿和婴幼儿黄疸。

（三）用法用量

口服,一次1~2粒,每日1~3次。根据病情和年龄可适当增减。

（四）注意事项

尚不明确。

（五）不良反应

偶见皮疹、头晕、口干、恶心、呕吐和便秘等。

（六）禁忌证

对本药任何成分过敏者。

（七）药物相互作用

与抗生素合用，治疗菌群失调引起的腹泻疗效降低，治疗感染性腹泻时则可提高疗效。

（康小龙）

第五节　利胆药

一、非布丙醇（Febuprol）

（一）剂型规格、用法用量

片剂 50mg，0.1g；胶囊剂 50mg，0.1g。口服：一次 0.1～0.2g，一日 3 次，饭后服。

（二）作用用途

本品具有明显的利胆作用，动物实验证明，无论肝实质是否损伤，均可使胆汁分泌增加。本品也有松弛胆管平滑肌及奥狄括约肌、降低血中胆固醇的作用。本品 90% 以上经胃肠道吸收，代谢率达 99%。血浆蛋白结合率为 70%。本品 85% 由胆汁排出，4% 由尿排泄。原形药在胆汁及尿中仅占 0.2% 及 0.1%。本品毒性较低，亚急性毒性试验未见对循环系统及其他器官损害。用于治疗胆囊炎、胆石症及其他高脂血症、脂肪性消化不良和急、慢性肝炎。

（三）不良反应

个别可见一过性胃部不适。

二、羟甲烟胺（Nicotinylmethylamide）

（一）剂型规格、用法用量

片剂 0.5g；胶囊剂 0.5g。口服：一次 1g，一日 3 次，连服 2～4d 后改为一日 2 次；儿童，一次 0.25～0.5g，一日 3 次。注射剂 10mL：0.4g；静注：一次 0.4～0.8g，一日 1 次，维持用药一次 0.4g，隔日 1 次。

（二）作用用途

本品为利胆、保肝、抑菌药。促进胆汁分泌，增加胆盐浓度，具有利胆保肝作用。并能有效地抑利胆管及肠道中的双球菌、化脓链球菌、肠球菌及大肠杆菌，具有明显的消炎作用。用于胆管炎、胆囊炎、胆石症、传染性肝炎、肝源性黄疸、肝功障碍、胃及十二指肠炎、急性肠炎、结肠炎等。

（三）不良反应

少数患者可见胃部不适。

三、胆酸钠（Cholate Sodium）

（一）剂型规格、用法用量

片剂 0.2g；胶囊 0.2g。口服：一次 0.2～0.4g，一日 3 次；儿童，3 岁以上一次 0.1g，一日 3

次。溶解胆结石：一次 0.25～0.5g，一日 3 次。

（二）作用用途

系从牛胆或猪胆中提得的胆盐混合物，为天然胆汁酸的甘氨酸和牛磺酸结合物的混合钠盐。能刺激肝细胞分泌胆汁，促进脂肪的乳化及吸收，兼有利胆作用，溶解富含胆固醇的结石，并有助于脂溶性维生素 D、K 的吸收和增加胰酶的活性。用于胆囊或胆管瘘管的长期引流患者及胆汁缺乏、脂肪消化不良和胆囊炎。

（三）不良反应

有缓泻作用。

（四）注意事项

总胆管完全阻塞而未做体位引流前的患者禁用。

四、去氢胆酸（Dehydrocholic Acid）

（一）剂型规格、用法用量

片剂 0.25g。口服：一次 0.25～0.5g，一日 3 次，饭后服；儿童，1 岁以下一次 0.01～0.02g，1～5 岁一次 0.03～0.1g，一日 3 次。（钠盐）注射剂 5mL：0.5g，5mL：1g；静注；一日 0.5g，必要时可逐渐增加到一日 2g。

（二）作用用途

本品为胆酸的合成衍生物，具有利胆、促进胆汁分泌的作用。起效迅速，静脉注射后 20～30min 达最大效应，维持时间长。本品能促进肝脏分泌大量黏度较低的胆汁，增加胆汁容量，但不改变胆盐及其色素的含量，可使胆管畅通，起到清洗胆管和利胆的作用。这与天然胆盐的作用不同，后者分泌量及其固体成分均有增加，并能促进脂肪和脂溶性维生素的吸收，而本品的这一作用很弱。本品还有促进肝脏血流及胆红素排泄和利尿作用。本品口服吸收较好。本品由粪便排出。用于慢性功能性或器质性胆囊（如慢性肝炎）胆管病变，如胆囊或胆管功能失调、胆囊切除后综合征、慢性胆囊炎、胆石症及某些肝脏疾病。

（三）不良反应

可有口干、口苦及皮肤瘙痒、缓泻等，可出现呼吸困难、心跳骤停、心律紊乱、肌痉挛、极度疲乏无力，一般轻微短暂，但如长期应用或一时用量过大，可导致电解质失平衡。

（四）注意事项

1.胆管完全阻塞，严重肝、肾功能不全，阑尾炎或肠梗阻，诱因不明的直肠出血，充血性心衰等患者禁用。对哮喘及有过敏史的患者慎用。可用本品 20％溶液 0.2mL 做皮试，阳性反应者不可静注。

2.长期应用会出现胆汁减少，出现所谓"肝疲劳"现象。

3.如出现嗳气、打嗝、腹泻、恶心、痉挛、直肠区周围皮肤刺激等症状时应进行对症处理。

4.因本品代谢产物羟基酮和胆酸有增加结肠分泌水分的作用，因而可有缓泻。

（康小龙）

第十一章　激素及调节内分泌功能药物

第一节　肾上腺皮质激素

一、氢化可的松

(一)其他名称

考的索、可的索、皮质醇。

(二)药理作用

本品原为天然糖皮质激素类药物,现已人工合成。具有抗炎、抗过敏和抑制免疫等多种药理作用。

1.抗炎作用　减轻和防止组织对炎症的反应,从而减轻炎症的表现。

2.免疫抑制作用　防止或抑制细胞介导的免疫反应,并减轻原发免疫反应的扩展。

3.抗毒素、抗休克作用　能对抗细菌内毒素对机体的刺激反应,减轻细胞损伤,发挥保护机体的作用。

4.也有一定的盐皮质激素活性,具有留水留钠及排钾作用。

(三)适应证

1.口服制剂　用于肾上腺皮质功能减退症的替代治疗及先天性肾上腺皮质增生症以及垂体功能减退症;也可用于类风湿关节炎、风湿热、痛风、哮喘、过敏性疾病;还可用于严重感染和抗休克治疗等。

2.注射制剂　抢救危重患者,如感染性休克、过敏性休克、严重的肾上腺皮质功能减退症、结缔组织病、严重的支气管哮喘等,并可用于预防和治疗移植物急性排斥反应。还可用于结核性脑膜炎、胸膜炎、关节炎、腱鞘炎、急慢性组织损伤等。

3.软膏　用于过敏性、非感染性皮肤病和一些增生性皮肤疾患,如皮炎、湿疹、神经性皮炎、脂溢性皮炎及瘙痒症等。

4.眼用制剂　用于虹膜睫状体炎、角膜炎、虹膜炎、过敏性结膜炎、睑炎、泪囊炎等。

(四)用法用量

1.一般用法　①每天50～100mg,分4次肌肉注射。②每次50～100mg,用0.9%氯化钠注射液或5%葡萄糖注射液500mL混合均匀后静滴。③鞘内注射,每次1mL。

2.肾上腺皮质功能减退症　口服一日20～30mg,清晨服2/3,午餐后服1/3,在应激状况时,应适量加量,可增至一日80mg,分次服用。

3.肾上腺皮质功能减退症及垂体功能减退危象、严重过敏反应、哮喘持续状态、休克:游离型氢化可的松每次100mg或氢化可的松琥珀酸钠每次135mg静脉滴注,可用至每日300mg,疗程不超过3～5d。

4.类风湿关节炎、骨性关节炎、腱鞘炎、肌腱炎、肌腱劳损:关节腔内注射,每次25～50mg。

5.各种炎性眼病　①滴眼液:滴眼,一日3～4次,用前摇匀。②眼膏:涂于眼睑内,一日

3次。

6.皮肤病　软膏涂于患处，并轻揉片刻，一日2～4次。

7.神经性皮炎　使用气雾膜，用量根据皮损面积酌定，可每日或隔日涂喷1次。

（五）不良反应

用生理剂量替代治疗时未见明显不良反应。不良反应多发生在应用药理剂量时，而且与疗程、剂量、用法及给药途径等有密切关系。常见不良反应有以下几类：

1.长程使用可引起以下副作用　医源性库欣综合征面容和体态、体重增加、下肢浮肿、紫纹、易出血倾向、创口愈合不良、痤疮、月经紊乱、肱或股骨头缺血性坏死、骨质疏松及骨折（包括脊椎压缩性骨折、长骨病理性骨折）、肌无力、肌萎缩、低血钾综合征、胃肠道刺激（恶心、呕吐）、胰腺炎、消化性溃疡或穿孔、儿童生长受到抑制、青光眼、白内障、良性颅内压升高综合征、糖耐量减退和糖尿病加重。

2.患者可出现精神症状　欣快感、激动、谵妄、不安、定向力障碍，也可表现为抑制。精神症状易发生于患慢性消耗性疾病的人及以往有过精神不正常者。

3.并发感染为肾上腺皮质激素的主要不良反应，以真菌、结核菌、葡萄球菌、变形杆菌、绿脓杆菌和各种疱疹病毒为主。

4.糖皮质激素停药综合征。有时患者在停药后出现头晕、昏厥倾向、腹痛或背痛、低热、食欲减退、恶心、呕吐、肌肉或关节疼痛、头痛、乏力、软弱，经仔细检查如能排除肾上腺皮质功能减退和原来疾病的复发，则可考虑为对糖皮质激素的依赖综合征。

（六）禁忌

对本品及其他甾体激素过敏者禁用。

（七）注意事项

1.诱发感染　肾上腺皮质激素功能减退患者易发生感染。在激素作用下，原来已被控制的感染可活动起来，最常见者为结核感染复发。在某些感染时应用激素可减轻组织的破坏、减少渗出、减轻感染中毒症状，但必须同时用有效的抗生素治疗，密切观察病情变化，在短期用药后，即应迅速减量、停药。

2.对诊断的干扰　①糖皮质激素可使血糖、血胆固醇、血脂肪酸、血钠水平升高，使血钙、血钾下降。②对外周血象的影响为淋巴细胞、单核细胞、嗜酸性及嗜碱性粒细胞数下降，多核白细胞和血小板增加，后者也可下降。③长期大剂量服用糖皮质激素可使皮肤试验结果呈假阴性，如结核菌素试验、组织胞浆菌素试验和过敏反应皮试等。④还可使甲状腺^{131}I摄取率下降，减弱促甲状腺激素（TSH）对促甲状腺激素释放素（TRH）刺激的反应，使TRH兴奋试验结果呈假阳性。干扰促黄体生成素释放素（LHRH）兴奋试验的结果。⑤使同位素脑和骨显像减弱或稀疏。

3.下列情况应慎用　心脏病或急性心力衰竭、糖尿病、憩室炎、情绪不稳定和有精神病倾向、全身性真菌感染、青光眼、肝功能损害、眼单纯性疱疹、高脂蛋白血症、高血压、甲状腺机能减退（此时糖皮质激素作用增强）、重症肌无力、骨质疏松、胃溃疡、胃炎或食管炎、肾功能损害或结石、结核病等。

4.下列疾病患者一般不宜使用，特殊情况应权衡利弊使用，但应注意病情恶化可能：严重的精神病（过去或现在）和癫痫，活动性消化性溃疡病，新近胃肠吻合手术，骨折，创伤修复期，角膜溃疡，肾上腺皮质机能亢进症，高血压，糖尿病，孕妇，抗菌药物不能控制的感染如水痘、麻疹、霉菌感染,较重的骨质疏松等。

5.随访检查　长期应用糖皮质激素者,应定期检查以下项目:①血糖、尿糖或糖耐量试验,尤其是糖尿病或糖尿病倾向者。②小儿应定期检测生长和发育情况。③眼科检查,注意白内障、青光眼或眼部感染的发生。④血清电解质和大便隐血。⑤高血压和骨质疏松的检查,尤其是老年人。

6.本品需经肝脏代谢活化才有效,故肝功能不全者不宜应用。

7.FDA对本药的妊娠安全性分级为C级,如妊娠早期用药为D级。

(八)药物相互作用

1.非甾体消炎镇痛药可加强其致溃疡作用。

2.可增强对乙酰氨基酚的肝毒性。

3.与两性霉素B或碳酸酐酶抑制剂合用,可加重低钾血症,长期与碳酸酐酶抑制剂合用,易发生低血钙和骨质疏松。

4.与蛋白质同化激素合用,可增加水肿的发生率,使痤疮加重。

5.与抗胆碱能药(如阿托品)长期合用,可致眼压增高。

6.三环类抗抑郁药可使其引起的精神症状加重。

7.与降糖药如胰岛素合用时,因可使糖尿病患者血糖升高,应适当调整降糖药剂量。

8.甲状腺激素可使其代谢清除率增加,故甲状腺激素或抗甲状腺药与其合用,应适当调整后者的剂量。

9.与避孕药或雌激素制剂合用,可加强其治疗作用和不良反应。

10.与强心苷合用,可增加洋地黄毒性及心律失常的发生率。

11.与排钾利尿药合用,可致严重低血钾,并由于水钠潴留而减弱利尿药的排钠利尿效应。

12.与麻黄碱合用,可增强其代谢清除。

13.与免疫抑制剂合用,可增加感染的危险性,并可能诱发淋巴瘤或其他淋巴细胞增生性疾病。

14.可增加异烟肼在肝脏代谢和排泄,降低异烟肼的血药浓度和疗效。

15.可促进美西律在体内代谢,降低血药浓度。

16.与水杨酸盐合用,可减少血浆水杨酸盐的浓度。

17.与生长激素合用,可抑制后者的促生长作用。

(九)规格

片剂:4mg;10mg;20mg。注射液:2mL:10mg;3mL:25mg;5mL:25mg;10mL:50mg;20mL:100mg。粉针剂(琥珀酸钠盐):50mg;100mg;500mg。软膏(丁酸盐):10g:10mg。眼膏:0.25%~2.5%。滴眼液:3mL:15mg。气雾膜:0.25%。

二、泼尼松

(一)其他名称

强的松、去氢可的松。

(二)药理作用

肾上腺皮质激素类药,具有抗炎、抗过敏、抗风湿、免疫抑制作用,能抑制结缔组织的增生,降低毛细血管壁和细胞膜的通透性,减少炎性渗出,并能抑制组胺及其他毒性物质的形成与释放。还能促进蛋白质分解转变为糖,减少葡萄糖的利用。同时增加胃液分泌,增进食欲。

（三）适应证

主要用于过敏性与自身免疫性炎症性疾病。适用于结缔组织病,系统性红斑狼疮,重症多肌炎,严重的支气管哮喘,皮肌炎,血管炎等过敏性疾病,急性白血病,恶性淋巴瘤。

（四）用法用量

1.补充替代疗法　口服,一次 5～10mg,一日 10～60mg,早晨起床后服用 2/3,下午服用1/3。

2.系统性红斑狼疮、肾病综合征、溃疡性结肠炎、自身免疫性溶血性贫血等自身免疫性疾病:口服,每日 40～60mg,病情稳定后逐渐减量。

3.药物性皮炎、荨麻疹、支气管哮喘等过敏性疾病　每日 20～40mg,症状减轻后减量,每隔 1～2 日减少 5mg。

4.防止器官移植排异反应　一般在术前 1～2d 开始每日口服 100mg,术后一周改为每日60mg,以后逐渐减量。

5.治疗急性白血病、恶性肿瘤等　每日口服 60～80mg,症状缓解后减量。

6.抗炎　口服,一日 5～60mg,剂量及疗程因病种及病情不同而异。根据皮质激素昼夜分泌的节律,采用隔日一次给药法,以减少不良反应。

（五）不良反应

本品较大剂量易引起糖尿病、消化道溃疡和类库欣综合征症状,对下丘脑—垂体—肾上腺轴抑制作用较强。并发感染为主要的不良反应。

（六）禁忌

对本品及肾上腺皮质激素类药物过敏者禁用。

（七）注意事项

1.高血压、血栓症、胃与十二指肠溃疡、精神病、电解质代谢异常、心肌梗死、内脏手术、青光眼等患者一般不宜使用,特殊情况下权衡利弊,注意病情恶化的可能。

2.长期服药后,停药时应逐渐减量。

3.糖尿病、骨质疏松症、肝硬化、肾功能不良、甲状腺功能低下患者慎用。

4.对有细菌、真菌、病毒感染者,应在应用足量敏感抗生素的同时谨慎使用。

5.已长期应用本药的患者,在手术时及术后 3～4d 内常需酌增用量,以防皮质功能不足。一般外科患者应尽量不用,以免影响伤口的愈合。

6.本品需经肝脏代谢活化才有效,故肝功能不全者不宜应用。

7.本品因其盐皮质激素活性很弱,故不适用于原发性肾上腺皮质功能不全症。

8.FDA 对本药的妊娠安全性分级为 C 级,如在妊娠中、晚期用药则为 D 级。

（八）药物相互作用

1.非甾体消炎镇痛药可加强其致溃疡作用。

2.可增强对乙酰氨基酚的肝毒性。

3.与两性霉素 B 或碳酸酐酶抑制剂合用,可加重低钾血症,长期与碳酸酐酶抑制剂合用,易发生低血钙和骨质疏松。

4.与蛋白质同化激素合用,可增加水肿的发生率,使痤疮加重。

5. 与抗胆碱能药(如阿托品)长期合用,可致眼压增高。

6. 三环类抗抑郁药可使其引起的精神症状加重。

7. 与降糖药如胰岛素合用时,因可使糖尿病患者血糖升高,应适当调整降糖药剂量。

8. 甲状腺激素可使其代谢清除率增加,故甲状腺激素或抗甲状腺药与其合用,应适当调整后者的剂量。

9. 与避孕药或雌激素制剂合用,可加强其治疗作用和不良反应。

10. 与强心苷合用,可增加洋地黄毒性及心律失常的发生。

11. 与排钾利尿药合用,可致严重低血钾,并由于水钠潴留而减弱利尿药的排钠利尿效应。

12. 与麻黄碱合用,可增强其代谢清除。

13. 与免疫抑制剂合用,可增加感染的危险性,并可能诱发淋巴瘤或其他淋巴细胞增生性疾病。

14. 可增加异烟肼在肝脏代谢和排泄,降低异烟肼的血药浓度和疗效。

15. 可促进美西律在体内代谢,降低血药浓度。

16. 与水杨酸盐合用,可减少血浆水杨酸盐的浓度。

17. 与生长激素合用,可抑制后者的促生长作用。

(九)规格

片剂:5mg。眼膏:0.5%。

三、泼尼松龙

(一)其他名称

强的松龙、氢化泼尼松。

(二)药理作用

本品为肾上腺皮质激素类药物。具有抗炎、抗过敏和抑制免疫等多种药理作用,因其不需经肝代谢而起作用,故可用于肝功能不全者。

1. 抗炎作用　减轻和防止组织对炎症的反应,从而减轻炎症的表现。

2. 免疫抑制作用　防止或抑制细胞介导的免疫反应,并减轻原发免疫反应的扩展。

3. 抗毒、抗休克作用　糖皮质激素能对抗细菌内毒素对机体的刺激反应,减轻细胞损伤,发挥保护机体的作用;临床上也常用于严重休克,特别是中毒性休克的治疗。

(三)适应证

主要用于过敏性与自身免疫性炎症疾病。现多用于活动性风湿及类风湿关节炎、红斑狼疮、严重支气管哮喘、肾病综合征、血小板减少性紫癜、粒细胞减少症、各种肾上腺皮质功能不足症、严重皮炎、急性白血病等,也用于某些感染的综合治疗。

(四)用法用量

1. 口服　成人开始每日量按病情轻重缓急 15~40mg,需要时可用到 60mg 或每日 0.5~1mg/kg,发热患者分 3 次服用,体温正常者每日晨起一次顿服。病情稳定后应逐渐减量,维持量 5~10mg,视病情而定。小儿开始用量 1mg/kg。

2. 肌肉注射　一日 10~30mg。

3. 静脉滴注　一次 10~25mg,溶于 5%~10%葡萄糖注射液 500mL 中应用。

4. 关节腔或软组织内注射　一次 5～50mg，用量依关节大小而定。应在无菌条件下操作。

5. 滴眼　一次 1～2 滴，一日 2～4 次。开始治疗的 24～48h，剂量可酌情增大至每小时 2 滴，必要时可加大用药频率。不宜中途终止治疗，应逐步减量停药。

（五）不良反应

在应用生理剂量替代治疗时无明显不良反应，不良反应多发生在应用药理剂量时，而且与疗程、剂量、用法及给药途径等有密切关系。常见不良反应有以下几类：

1. 长程使用可引起以下副作用　医源性库欣综合征面容和体态、体重增加、下肢浮肿、紫纹、易出血倾向、创口愈合不良、痤疮、月经紊乱、肱或股骨头缺血性坏死、骨质疏松及骨折（包括脊椎压缩性骨折、长骨病理性骨折）、肌无力、肌萎缩、低血钾综合征、胃肠道刺激（恶心、呕吐）、胰腺炎、消化性溃疡或穿孔、儿童生长受到抑制、青光眼、白内障、良性颅内压升高综合征、糖耐量减退和糖尿病加重。

2. 患者可出现精神症状　欣快感、激动、谵妄、不安、定向力障碍，也可表现为抑制。精神症状易发生于患慢性消耗性疾病的人及以往有过精神不正常者。

3. 并发感染为肾上腺皮质激素的主要不良反应，以真菌、结核菌、葡萄球菌、变形杆菌、绿脓杆菌和各种疱疹病毒为主。

4. 糖皮质激素停药综合征　有时患者在停药后出现头晕、昏厥倾向、腹痛或背痛、低热、食欲减退、恶心、呕吐、肌肉或关节疼痛、头痛、乏力、软弱，经仔细检查如能排除肾上腺皮质功能减退和原来疾病的复发，则可考虑为对糖皮质激素的依赖综合征。

5. 眼部长期使用可能引起眼内压升高，视觉功能下降。

（六）禁忌

对本品及肾上腺皮质激素类药物有过敏史者禁用。

（七）注意事项

1. 诱发感染　在激素作用下，原来已被控制的感染可活动起来，最常见者为结核感染复发。在某些感染时应用激素可减轻组织的破坏、减少渗出、减轻感染中毒症状，但必须同时用有效的抗生素治疗，密切观察病情变化，在短期用药后，即应迅速减量、停药。

2. 对诊断的干扰　①糖皮质激素可使血糖、血胆固醇、血脂肪酸、血钠水平升高，使血钙、血钾下降。②对外周血象的影响为淋巴细胞、真核细胞、嗜酸性及嗜碱性粒细胞数下降，多核白细胞和血小板增加，后者也可下降。③长期大剂量服用糖皮质激素可使皮肤试验结果呈假阴性，如结核菌素试验、组织胞浆菌素试验和过敏反应皮试等。④可使甲状腺[131]I 摄取率下降，减弱促甲状腺激素（TSH）对促甲状腺激素释放素（TRH）刺激的反应，使 TRH 兴奋试验结果呈假阳性。干扰促黄体生成素释放素（LHRH）兴奋试验的结果。⑤使同位素脑和骨显像减弱或稀疏。

3. 下列情况应慎用　心脏病或急性心力衰竭、糖尿病、憩室炎、情绪不稳定和有精神病倾向、全身性真菌感染、青光眼、肝功能损害、眼单纯性疱疹、高脂蛋白血症、高血压、甲状腺机能减退（此时糖皮质激素作用增强）、重症肌无力、骨质疏松、胃溃疡、胃炎或食管炎、肾功能损害或结石、结核病等。

4. 下列疾病患者一般不宜使用，特殊情况应权衡利弊使用，但应注意病情恶化可能：严重的精神病（过去或现在）和癫痫，活动性消化性溃疡病，新近胃肠吻合手术，骨折，创伤修复期，角膜溃疡,肾上腺皮质机能亢进症,高血压,糖尿病,孕妇,抗菌药物不能控制的感染如水痘、麻疹、霉菌感染,较重的骨质疏松症等。

5.随访检查　长期应用糖皮质激素者,应定期检查以下项目:①血糖、尿糖或糖耐量试验,尤其是糖尿病或糖尿病倾向者。②小儿应定期检测生长和发育情况。③眼科检查,注意白内障、青光眼或眼部感染的发生。④血清电解质和大便隐血。⑤高血压和骨质疏松的检查,尤其是老年人。

6.本品因其盐皮质激素活性很弱,故不适用于原发性肾上腺皮质功能不全症。

7.FDA 对本药的妊娠安全性分级为 C 级,如在妊娠早期用药则为 D 级。

(八)药物相互作用

1.非甾体消炎镇痛药可加强其致溃疡作用。

2.可增强对乙酰氨基酚的肝毒性。

3.与两性霉素 B 或碳酸酐酶抑制剂合用,可加重低钾血症,长期与碳酸酐酶抑制剂合用,易发生低血钙和骨质疏松。

4.与蛋白质同化激素合用,可增加水肿的发生率,使痤疮加重。

5.与抗胆碱能药(如阿托品)长期合用,可致眼压增高。

6.三环类抗抑郁药可使其引起的精神症状加重。

7.与降糖药如胰岛素合用时,因可使糖尿病患者血糖升高,应适当调整降糖药剂量。

8.甲状腺激素可使其代谢清除率增加,故甲状腺激素或抗甲状腺药与其合用,应适当调整后者的剂量。

9.与避孕药或雌激素制剂合用,可加强其治疗作用和不良反应。

10.与强心苷合用,可增加洋地黄毒性及心律失常的发生率。

11.与排钾利尿药合用,可致严重低血钾,并由于水钠潴留而减弱利尿药的排钠利尿效应。

12.与麻黄碱合用,可增强其代谢清除。

13.与免疫抑制剂合用,可增加感染的危险性,并可能诱发淋巴瘤或其他淋巴细胞增生性疾病。

14.可增加异烟肼在肝脏代谢和排泄,降低异烟肼的血药浓度和疗效。

15.可促进美西律在体内代谢,降低血药浓度。

16.与水杨酸盐合用,可减少血浆水杨酸盐的浓度。

17.与生长激素合用,可抑制后者的促生长作用。

(九)规格

片剂:5mg。注射液:5mL:125mg。软膏:0.25%;0.5%。眼膏:0.25%。滴眼液:1%。

四、甲泼尼龙

(一)其他名称

甲基强的松龙、甲强龙、甲基泼尼松。

(二)药理作用

本品是一种合成的糖皮质激素。具有很强的抗炎、免疫抑制及抗过敏活性,对钠潴留作用微弱,作用同泼尼松。

（三）适应证

1.风湿性疾病　作为短期使用的辅助药物（帮助患者度过急性期或危重期），用于创伤后骨关节炎、骨关节炎引发的滑膜炎、类风湿关节炎（包括幼年型类风湿关节炎，个别患者可能需要低剂量维持治疗）、急性或亚急性滑囊炎、上髁炎、急性非特异性腱鞘炎、急性痛风性关节炎、银屑病关节炎、强直性脊柱炎。

2.结缔组织疾病　用于下列疾病危重期或维持治疗：系统性红斑狼疮（和狼疮性肾炎）、急性风湿性心肌炎、全身性皮肌炎（多发性肌炎）、结节性多动脉炎、Good Pasture 综合征。

3.皮肤疾病　天疱疮、严重的多形性红斑（Stevens－Johnson 综合征）、剥脱性皮炎、大疱性皮炎、严重脂溢性皮炎、严重银屑病、蕈样真菌病、荨麻疹。

4.过敏状态　用于控制以常规疗法难以处理的严重的或造成机能损伤的过敏性疾病，包括支气管哮喘、接触性皮炎、异位性皮炎、血清病、季节性或常年性过敏性鼻炎、药物过敏反应、荨麻疹样输血反应、急性非感染性喉头水肿（肾上腺素为首选药物）。

5.眼部疾病　用于严重的眼部急慢性过敏和炎症，包括眼部带状疱疹、虹膜炎、虹膜睫状体炎、脉络膜视网膜炎、扩散性后房色素层炎和脉络膜炎、视神经炎、交感性眼炎。

6.胃肠道疾病　帮助患者度过溃疡性结肠炎（全身治疗）、局限性回肠炎（全身治疗）的危重期。

7.呼吸道疾病　用于肺部肉瘤病、铍中毒、暴发性或扩散性肺结核（与适当的抗结核化疗法合用）、其他方法不能控制的吕弗勒综合征（Loeffler's syndrom）、吸入性肺炎。

8.用于无尿毒症的自发性或狼疮性肾病综合征的利尿及缓解蛋白尿。

9.用于器官移植。

10.血液疾病　用于获得性（自身免疫性）溶血性贫血、成人自发性血小板减少性紫癜（仅允许静脉注射，禁忌肌肉注射）、成人继发性血小板减少、成人红细胞减少（红细胞性贫血）、先天性（红细胞）再生不良性贫血。

11.肿瘤　用于成人白血病、淋巴瘤及儿童急性白血病的姑息治疗。

12.休克　包括继发于肾上腺皮质机能不全的休克，或直可能存在的肾上腺皮质机能不全而使休克对常规治疗无反应（常用药是氢化可的松；若不希望有盐皮质激素活性，可使用甲泼尼龙）；对常规治疗无反应的失血性、创伤性及手术性休克。

13.神经系统疾病　用于由原发性或转移性肿瘤、手术及放疗引起的脑水肿、多发性硬化症急性危重期、急性脊髓损伤（治疗应在创伤后 8h 内开始）。

14.与适当的抗结核化疗法合用，用于伴有蛛网膜下腔阻塞或趋于阻塞的结核性脑膜炎。

15.累及神经或心肌的旋毛虫病。

16.预防癌症化疗引起的恶心、呕吐。

17.内分泌失调　用于原发性或继发性肾上腺皮质机能不全、急性肾上腺皮质机能不全、先天性肾上腺增生、非化脓性甲状腺炎、癌症引起的高钙血症。

（四）用法用量

1.一般用法　起始量为每次 4～48mg，一日 1 次，口服。具体用量可根据病种和病情确定。症状较轻者，通常给予较低剂量即可。

2.多发性硬化症　起始量为每天 200mg，口服。

3.脑水肿　起始量为每天 200～1000mg，口服。

4. 器官移植 起始量可达每天 7mg/kg,口服。

5. 危重病症的辅助用药 每次 15～30mg/kg,应至少用 30min 静脉注射。根据临床需要,此剂量可在医院内于 48h 内每隔 4～6h 重复一次。

6. 类风湿关节炎 每天 1g,静脉注射,用 1～4d;也可每次 1g,每月 1 次,静脉注射,连用 6 个月。每次应至少用 30min 给药,如果治疗后 1 周内病情无好转,或因病情需要,本治疗方案可重复。

7. 急性脊髓损伤 治疗应在损伤后 8h 内开始。初始剂量为 30mg/kg,在持续的医疗监护下,用 15min 静脉注射(仅此适应证能以此速度进行大剂量注射,并且要在心电监护并能提供除颤器的情况下进行)。大剂量注射后应暂停 45min,随后以每小时 5.4mg/kg 的速度持续静脉滴注 23h。应在大剂量注射的不同注射部位安置输液泵。

8. 预防肿瘤化疗引起的恶心及呕吐 ①轻至中度呕吐:在化疗前 1h、化疗开始时及化疗结束后,以至少 5min 时间静脉注射 250mg。在给予首剂时,可同时给予氯化酚噻嗪以增强效果。②重度呕吐:化疗前 1h,以至少 5min 时间静脉给予 250mg,同时给予适量的甲氧氯普胺或丁酰类药物,随后在化疗开始时及结束时分别静脉注射 250mg。

9. 其他临床用法 初始剂量为 10～500mg,依临床疾病而变化。大剂量甲泼尼龙可用于短期内控制某些急性重症疾病,如支气管哮喘、血清病、荨麻疹样输血反应及多发性硬化症急性恶化期。小于等于 250mg 的初始剂量应至少用 5min 时间静脉注射;大于 250mg 的初始剂量应至少用 30min 时间静脉注射。根据患者的反应及临床需要,间隔一段时间后可静脉注射或肌肉注射下一剂量。

(五)不良反应

本药水钠潴留的不良反应较氢化可的松弱,大剂量给药时可致心律失常。其他参见氢化可的松。

(六)禁忌

1. 对本品及肾上腺皮质激素类药过敏者禁用。

2. 全身性真菌感染者禁用。

3. 相对禁忌证 儿童、糖尿病患者、高血压患者、有精神病史者、有明显症状的某些感染性疾病(如结核病)、有明显症状的某些病毒性疾病(如波及眼部的疱疹及带状疱疹)。

(七)注意事项

1. 以下疾病慎用 心脏病或急性心力衰竭、高血压、肾结石、情绪不稳定和有精神病倾向者、糖尿病、高脂蛋白血症、甲减、重症肌无力、骨质疏松、胃炎、食管炎、溃疡性结肠炎、憩室炎、青光眼、眼单纯疱疹。

2. FDA 对本药的妊娠安全性分级为 C 级。

(八)药物相互作用

1. 糖皮质激素与致溃疡药物(如水杨酸盐和 NSAI)合用,会增加发生消化道并发症的危险。

2. 糖皮质激素与噻嗪类利尿药合用,会增加糖耐量异常的危险。

3. 糖皮质激素会增加糖尿病患者对胰岛素和口服降糖药的需求。

4. 服用皮质类固醇的患者不可接种牛痘,也不可接受其他免疫措施,特别是大剂量服用的患者,因为有出现神经系统并发症和(或)缺乏抗体反应的危险。

5. 皮质类固醇与乙酰水杨酸联合用于凝血酶原过少的患者时应谨慎。

6. 有报道说同时服用甲泼尼龙和环孢素会引起惊厥。

7. 在轻至中度呕吐的化疗方案中,氯化酚噻嗪可与首剂甲泼尼龙(化疗前 1h)合用以增强效果。

8. 在重度呕吐的化疗方案中,甲氧氯普胺或丁酰苯类药物可与首剂甲泼尼龙(化疗前 1h)合用以增强效果。

9. 甲泼尼龙与其他抗结核化疗法联合,可用于治疗暴发性或扩散性肺结核及伴有蛛网膜下腔阻塞或趋于阻塞的结核性脑膜炎。

10. 甲泼尼龙经常与烷化剂、抗代谢类药物及长春碱类药物联合用于肿瘤疾病,如白血病及淋巴瘤。

(九)规格

片剂:2mg;4mg;16mg。甲泼尼龙醋酸酯混悬注射液(局部注射):1mL:20mg;1mL:40mg。甲泼尼龙琥珀酸钠注射液:40mg;125mg;500mg。

五、曲安西龙

(一)其他名称

去炎松、氟羟强的松龙、氟羟氢化泼尼松。

(二)药理作用

主要药理作用参见氢化可的松。抗炎作用较氢化可的松、泼尼松均强,水钠潴留作用则较轻微,口服易吸收。

(三)适应证

应用其较强的免疫抑制作用,治疗各种变态反应性炎症、各种自身免疫性疾病。由于它的主要药理作用与醋酸泼尼松(强的松)相同,因此其适应证和强的松的基本相同,主要包括:①系统性红斑狼疮等结缔组织病。②肾病综合征等免疫性肾脏疾病。③特发性血小板减少性紫癜等免疫性病。④醋酸泼尼松所适用的其他疾病。

(四)用法用量

口服。初始剂量为每天 4~48mg,具体用量可根据病种和病情确定。最好于每天早晨 8~9 时将全天剂量一次服用,以最大限度地减少对患者下丘脑—垂体—肾上腺轴的干扰,病情控制后应逐渐缓慢减量。部分患者需长期用维持剂量,每日为 4~8mg。

(五)不良反应

除一般不引起浮肿、满月脸及高血压外,其他参见于氢化可的松。

(六)禁忌

1. 各种细菌性感染及全身性真菌感染者禁用。

2. 对本品及肾上腺皮质激素类药过敏者禁用。

(七)注意事项

1. 因服用此药会使免疫系统受到抑制,故患者比健康人更易感染,应予以特别注意。

2. 下列情况应慎用　心脏病或急性心力衰竭、糖尿病、憩室炎、情绪不稳定或有精神病倾向、青光眼、肝功能损害、眼单纯性疱疹、高脂蛋白血症、高血压、甲状腺功能减低、重症肌无力、骨质疏松、胃溃疡、胃炎、食管炎、肾功能损害或结石、结核病、凝血酶原过少。

3.妊娠、哺乳期妇女慎用。FDA 对本药的妊娠安全性分级为 C 级,如妊娠早期为 D 级。

4.儿童长期使用可抑制生长和发育,应慎用。

5.定期检测血压、体重、血糖、尿糖、血清电解质、大便潜血,并进行眼科检查。

6.长期大剂量应用时,需定期检查双侧髋关节。

7.对不能排除感染(包括结核感染者)者,应合并使用有效的抗感染药物。

8.长期大剂量用药后撤药前应进行下丘脑—垂体—肾上腺轴受抑制的检查。

(八)药物相互作用

参见于氢化可的松。

(九)规格

片剂:1mg;2mg;4mg。

六、曲安奈德

(一)其他名称

曲安缩松、去炎舒松、去炎松 A、丙酮去炎松。

(二)药理作用

主要药理作用参见氢化可的松。作用与曲安西龙相似,其抗炎和抗过敏作用较强且远较持久。

(三)适应证

适用于各种皮肤病、过敏性鼻炎、关节痛、支气管哮喘、肩周炎、腱鞘炎、滑膜炎、急性扭伤、类风湿关节炎等。

(四)用法用量

1.哮喘　①肌肉注射,每次 40mg,每 3 周 1 次,5 次为一疗程。较重者可用每次 80mg。6～12 岁儿童减半。②经扁桃体穴或颈前甲状软骨注射,每次 40mg,每周 1 次,5 次为一疗程。注射前先用少量普鲁卡因局麻。

2.过敏性鼻炎　①肌肉注射,每次 40mg,每 3 周 1 次,5 次为一疗程。②用 1% 利多卡因液喷鼻腔进行表面麻醉后,在双下鼻甲前端各注射 20mg,每周 1 次,4～5 次为一疗程。

3.各种关节病　每次每次 10～20mg,加 0.25% 利多卡因液 10～20mL,一次进针直至病灶,每周 2～3 次或隔日 1 次,症状好转后每周 1～2 次,4～5 次为一疗程。

4.皮肤病　①直接注入皮损部位,通常每一部位用 0.2～0.3mg,每处每次不得超过 0.5mg,必要时每隔 1～2 周重复使用。②局部外用,一日 2～3 次,涂患处,并轻揉片刻。

5.鼻喷雾剂　用药前须振摇 5 次以上。推荐剂量为每侧鼻孔 2 喷(共 220μg),一日 1 次。症状得到控制时,可降低剂量至每侧鼻孔 1 喷(共 110μg),一日 1 次。如 3 周后症状无改善应看医生。

(五)不良反应

1.鼻喷雾剂　鼻、咽部干燥或烧灼感,喷嚏或鼻出血、咳嗽、鼻衄、咽炎、头痛、鼻中隔穿孔和药物性鼻炎。

2.关节腔内注射　关节损害。

3.皮损内局部注射　皮肤萎缩、出血或溃疡等。

4.其他不良反应参见氢化可的松。

（六）禁忌

1.对本品及肾上腺皮质激素类药物有过敏史患者禁用。

2.病毒性、结核性或急性化脓性眼病、局部有严重感染者禁用。

3.其他参见氢化可的松。

（七）注意事项

1.本品不能单独用于治疗未被抗生素控制的感染性疾病。

2.本品不能静脉注射，用药应摇匀。

3.在曲安奈德鼻喷雾剂的临床研究中，由白色念珠菌引起的鼻、咽局部感染很少发生。如果发生感染，须进行局部或全身性治疗，并应停止使用曲安奈德鼻喷雾剂。

4.孕妇慎用。

5.关节膜内注射可能引起关节损害。每次喷鼻给药应做捏鼻的动作，给药 15min 内应避免擤鼻。

6.其他参见氢化可的松。

（八）药物相互作用

参见氢化可的松。

（九）规格

注射液：1mL：40mg。鼻喷雾剂：6mL：6.6mg（55μg×120 喷）。霜剂：每支 5g；10g；15g；20g。

七、布地奈德

（一）其他名称

丁地去炎松。

（二）药理作用

本品是具有高效局部抗炎作用的糖皮质激素。具有显著的抗炎、抗过敏、止痒及抗渗出作用。它能增强内皮细胞、平滑肌细胞和溶酶体膜的稳定性，抑制免疫反应，减少抗体合成，从而使组胺等过敏活性介质的释放减少和活性降低，并能减轻抗原抗体结合时激发的酶促过程，抑制支气管收缩物质的合成和释放而减轻平滑肌的收缩反应。

（三）适应证

1.用于非糖皮质激素依赖性或依赖性的支气管哮喘和喘息性慢性支气管炎患者。

2.用于慢性阻塞性肺疾病，可减缓第一秒用力呼气量的加速下降。

3.季节性和常年性过敏性鼻炎、常年性的非过敏性鼻炎。

4.治疗鼻息肉以及预防鼻息肉切除后再生。

（四）用法用量

1.哮喘

（1）气雾剂：剂量应个体化。在严重哮喘和停用或减量使用口服糖皮质激素的患者，起始剂量：成人一日 200～1600μg，分成 2～4 次使用（较轻微的病例一日 200～800μg，较严重的则是一日 800～1600μg）。一般 1 次 200μg，早晚各 1 次，一日共 400μg；病情严重时，一次 200μg，一日 4 次，一日共 800μg。2～7 岁儿童：一日 200～400μg，分成 2～4 次使用。7 岁以上的儿童：一日 200～800μg，分成 2～4 次使用。

(2)雾化混悬液:起始剂量(或严重哮喘期或减少口服糖皮质激素时的剂量):成人1～2mg,每天2次。儿童0.5～1mg,每天2次。维持剂量应个体化,应是使患者保持无症状的最低剂量。建议剂量:成人0.5～1mg,每天2次;儿童0.25～0.5mg,每天2次。

(3)粉吸入剂:成人,无激素治疗或原吸入糖皮质激素者,推荐起始剂量为每次0.2～0.4mg,一日1次,或每次0.1～0.4mg,一日2次。原口服糖皮质激素者,推荐起始剂量成人为每次0.4～0.8mg,一日2次。成人最大推荐剂量每次0.8mg,一日2次,维持剂量每次0.1～0.4mg,一日1次。6岁及6岁以上儿童,无激素治疗或原吸入糖皮质激素者,每次0.2～0.4mg,一日1次。原口服糖皮质激素者,每次0.2～0.4mg,一日1次。最大推荐剂量为每次0.4mg,一日2次,维持剂量为每次0.1～0.4mg,一日1次。

2.鼻炎及鼻息肉的防治 鼻喷雾剂:成人、6岁及6岁以上儿童推荐起始剂量为每天256μg(一日2～4喷),此剂量可于早晨一次喷入或早晚分两次喷入。在获得预期的临床效果后,减少用量至控制症状所需的最小剂量,以此作为维持剂量。

3.慢性阻塞性肺疾病 粉吸入剂,每次400μg,一日2次。

(五)不良反应

临床试验未确定任何经常发生的不良反应。文献报道及上市后的使用经验提示可能发生以下不良反应:①轻度喉部刺激,咳嗽、声嘶。②口咽部念珠菌感染。③速发或迟发的过敏反应,包括皮疹、接触性皮炎、荨麻疹、血管性水肿和支气管痉挛。④精神症状,包括紧张、不安、抑郁和行为障碍等。⑤极少数患者在鼻腔内给予糖皮质激素后有溃疡和鼻中隔穿孔。

(六)禁忌

1.对本药及肾上腺皮质激素类药物过敏者禁用。

2.中度及重度支气管扩张症患者禁用。

(七)注意事项

1.不应试图靠吸入布地奈德快速缓解哮喘急性发作,此时仍需吸入短效支气管扩张剂。

2.以吸入治疗替代全身糖皮质激素用药,有时不能控制需全身用药才能控制的过敏性疾病,如鼻炎、湿疹。这些过敏性疾病需以全身的抗组胺药和(或)局部剂型控制症状。

3.肝功能下降可轻度影响布地奈德的清除。

4.肺结核患者特别是活动性肺结核患者慎用。

5.人长期使用布地奈德气雾剂的局部和全身作用尚不完全清楚。一旦哮喘被控制,就应该确定用药剂量至最小有效剂量。

6.FDA对本药的妊娠安全性吸入和鼻腔给药为B级,口服和直肠给药为C级。

(八)药物相互作用

1.与酮康唑合用,本药的血药浓度升高。

2.与西咪替丁合用,可轻度影响口服本药的药动学。

(九)规格

气雾剂:5mL:20mg(200μg×100喷);10mL:10mg(50μg×200喷);20mL:20mg(100μg×200喷)。鼻喷雾剂:32μg×120喷;64μg×120喷。雾化混悬液:2mL:0.5mg;2mL:1mg。粉吸入剂:100μg×200吸。

八、氟替卡松

（一）其他名称

辅舒良、辅舒酮、克廷肤。

（二）药理作用

本品为糖皮质激素类药物，具有强效的局部抗炎与抗过敏作用。具体药理作用参见氢化可的松。

（三）适应证

1.吸入气雾剂　预防性治疗哮喘。

2.软膏　用于各种皮质激素可缓解的炎症性和瘙痒性皮肤病，如湿疹、结节性痒疹、银屑病、神经性皮肤病、扁平苔藓、脂溢性皮炎、接触性过敏、盘形红斑狼疮、虫咬皮炎、粟疹，也用于泛发性红斑全身类固醇激素治疗的辅助用药。另可用于低效皮质激素无效的 1 岁以上患儿，以缓解特异性皮炎引起的炎症和瘙痒。

3.喷鼻剂　防治过敏性鼻炎，如季节性过敏性鼻炎（包括花粉症）和常年性过敏性鼻炎。

（四）用法用量

1.哮喘　根据病情的严重程度给予患者合适的初始剂量。轻度：每次 $100\sim250\mu g$，每日 2 次；中度：每次 $250\sim500\mu g$，每日 2 次；重度：每次 $500\sim1000\mu g$，每日 2 次。4 岁以上儿童每次 $50\sim100\mu g$，每日 2 次。随后应逐渐减少至可有效控制哮喘的最低剂量。

2.湿疹、皮炎　于患处涂一薄层乳膏，一日 1 次。

3.过敏性鼻炎　每侧鼻孔各 2 喷，每日 1 次（每日 $200\mu g$），以早晨用药为好。某些患者需每侧鼻孔各 2 喷，每日 2 次，早晚各 1 次，直至症状改善。当症状得到控制时，维持剂量为每侧鼻孔 1 喷，每日 1 次。每日最大剂量为每侧鼻孔不超过 4 喷。

（五）不良反应

1.不良反应罕见，长期大剂量使用可能导致全身性反应（参见氢化可的松）。

2.气雾剂　①非常罕见口腔以及咽喉的念珠菌病。用药后，以清水漱口可能对患者有所帮助。有症状的念珠菌病可局部用抗真菌药物治疗，同时可以继续使用。②有些患者吸入本药会引起声嘶，用药后应用清水漱口。③非常罕见异常支气管痉挛，应立即用速效吸入型支气管扩张剂治疗，并立即停止使用本吸入气雾剂。

3.鼻喷雾剂　使用后有令人不愉快的味道和气味，头痛，并可引起鼻、喉部干燥、刺激等。

（六）禁忌

1.对本药及肾上腺皮质激素类药物过敏者禁用。

2.外用制剂禁用于玫瑰痤疮、寻常痤疮、酒渣鼻、口周皮炎、原发性皮肤病毒感染（如单纯疱疹、水痘）、肛周及外阴瘙痒、真菌或细菌引发的原发皮肤感染。

3.婴儿禁用本药外用制剂。

（七）注意事项

1.本药吸入气雾剂主要用于哮喘长期的常规治疗而不适用于缓解急性哮喘症状，患者此时应该选用快速短效的吸入型支气管扩张剂。建议患者备有上述急救药。

2.不可突然中断本药吸入气雾剂的治疗。

3.慎用于那些活动期或静止期肺结核的患者。

4.真菌、细菌、病毒、寄生虫等所致全身感染者慎用。

5.用药相关检查及监测项目　①长期用药前及治疗1年后应行骨X线检查。②由口服激素治疗转为吸入本药,或长期吸入本药每日剂量超过2mg者,可出现肾上腺皮质功能减退,应定期监测肾上腺皮质功能。③局部大面积用药并采用封包疗法者,应监测下丘脑一垂体一肾上腺轴功能(定期进行ACTH兴奋试验、午前血浆类固醇和尿液游离类固醇测定)。④建议长期吸入本药的患儿定期监测身高。

6.FDA对本药的妊娠安全性分级为C级。

（八）药物相互作用

1.与酮康唑、利托那韦等强效CYP3A4酶抑制药合用,本药血药浓度、生物利用度及全身不良反应发生率增加。

2.与安非拉酮合用,本药可降低癫痫发作阈值,不能合用。

（九）规格

吸入气雾剂:50μg×60揿;125μg×60揿;250μg×60揿。鼻喷剂:50μg×120喷。软膏:15g:7.5mg;30g:15mg。

九、莫米松

（一）其他名称

英美达松、艾洛松。

（二）药理作用

本品为局部外用糖皮质激素,具有抗炎、抗过敏、止痒及减少渗出作用。

（三）适应证

1.适用于治疗成人、青少年和3～11岁儿童季节性或常年性鼻炎。

2.用于湿疹、神经性皮炎、异位性皮炎及皮肤瘙痒症。

（四）用法用量

1.鼻喷剂　①成人(包括老年患者):用于预防和治疗的常用推荐量为每侧鼻孔2喷(每喷为50μg),一日1次,症状被控制后,剂量可减至每侧鼻孔1喷(总量100μg),即能维持疗效。如果症状未被有效控制,可增剂量至每侧鼻孔4喷(总量400μg),在症状控制后减小剂量。②3～11岁儿童:常用推荐量为每侧鼻孔1喷(每喷为50μg),一日1次。

2.乳膏等外用制剂　取本品适量均匀涂于患处,每日1次。

（五）不良反应

1.鼻喷剂可出现鼻出血(如明显出血、带血黏液)、咽炎、鼻灼热感及鼻部刺激感。

2.长期大量使用皮质激素类药物,可造成的不良反应有刺激、皮肤萎缩、多毛症、口周围皮炎、皮肤浸润、继发感染、皮肤条纹状色素沉着等。

（六）禁忌

对本药及其他糖皮质激素过敏者禁用。

（七）注意事项

1.对于涉及鼻黏膜的未经治疗的局部感染,不应使用本品。

2.由于皮质激素具有抑制伤口愈合的作用,因而对于新近接受鼻部手术或受外伤的患者,在伤口愈合前不应使用。

3.对于使用本品达数月或更长时间的患者,应定期检查鼻黏膜,如果鼻咽部发生局部真菌感染,则应停用本品,或给予适当治疗。

4.对于活动性或静止性呼吸道结核感染,未经治疗的真菌、细菌、全身性病毒感染,及眼单纯疱疹的患者慎用本品。

5.对于大面积长期使用或封包使用本品外用制剂者,需定时检测可的松浓度。

6.婴幼儿、儿童和皮肤萎缩的老年人慎用本品外用制剂。

7.对于曾有中至重度季节性过敏性鼻炎症状的患者,主张在花粉季节开始前 2～4 周用本品作预防性治疗。

8.本品不可用于眼部治疗。

9.FDA 对本药的妊娠安全性分级为 C 级。

（八）药物相互作用

1.与酮康唑合用,可增加本药血药浓度。

2.本药对氯雷他定及其主要代谢物的血药浓度无明显影响。

（九）规格

鼻喷剂：$50\mu g \times 60$ 喷；$5\mu g \times 120$ 喷；$50\mu g \times 140$ 喷。乳膏：5g：5mg。

十、地塞米松

（一）其他名称

氟美松。

（二）药理作用

肾上腺皮质激素类药,其抗炎、抗过敏、抗休克作用比泼尼松更显著,而水钠潴留和促进排钾作用很轻,对垂体-肾上腺皮质轴抑制作用较强。

1.抗炎作用　本品可减轻和防止组织对炎症的反应,从而减轻炎症的表现。抑制炎症细胞(包括巨噬细胞和白细胞)在炎症部位的集聚,并抑制吞噬作用、溶酶体酶的释放以及炎症化学中介物的合成和释放。

2.免疫抑制作用　防止或抑制细胞介导的免疫反应,减少 T 淋巴细胞、单核细胞、嗜酸性细胞的数目,降低免疫球蛋白与细胞表面受体的结合能力,并抑制白介素的合成与释放,从而降低 T 淋巴细胞向淋巴母细胞转化,并减轻原发免疫反应的扩展。可降低免疫复合物通过基底膜,并能减少补体成分及免疫球蛋白的浓度。

（三）适应证

1.过敏性与自身免疫性炎症性疾病。如活动性风湿病、类风湿关节炎、红斑狼疮,严重哮喘,严重皮炎、溃疡性结肠炎、急性白血病及恶性淋巴瘤等。

2.某些肾上腺皮质疾病的诊断,如地塞米松抑制试验。

3.粘贴片用于非感染性口腔黏膜溃疡。

4.滴眼液用于虹膜睫状体炎、虹膜炎、角膜炎、过敏性结膜炎、眼睑炎、泪囊炎等。

5.缓释颗粒及植入剂用于由于白内障摘除并植入人工晶体后引起的术后眼内炎症。

6.软膏剂用于局限性瘙痒症、神经性皮炎、接触性皮炎、脂溢性皮炎、慢性湿疹等。

（四）用法用量

1.口服　成人开始剂量为一次 0.75～3mg,一日 2～4 次。维持量为一日 0.75mg,视病情而定。

2.粘贴片　贴于患处。一次 1 片,一日总量不超过 3 片,连用不得超过 1 周。

3.醋酸地塞米松注射液　肌注:一次 1～8mg,一日 1 次。腱鞘内注射或关节腔、软组织的损伤部位内注射:一次 0.8～6mg,间隔两周 1 次。局部皮内注射:每点 0.05～0.25mg,共 2.5mg,一周 1 次。鼻腔、喉头、气管、中耳腔、耳管注入:0.1～0.2mg,一日 1～3 次。静脉注射:一般 2～20mg。

4.缓释颗粒及植入剂　在植入人工晶体并清除粘弹剂后,用无齿镊从包装中取出本品一粒放入眼前房或后房。如果放在前房,应将药粒放在 12 点虹膜基底位置;如果放在后房,应放在虹膜和人工晶体前表面之间的 6 点位置,然后以常规方式闭合切口。

5.滴眼液　滴眼,一日 3～4 次,用前摇匀。

6.地塞米松磷酸钠注射液

(1)静脉注射:一般剂量:每次 2～20mg,静脉滴注时应以 5％葡萄糖注射液稀释,可 2～6h 重复给药至病情稳定,但大剂量连续给药一般不超过 72h。缓解恶性肿瘤所致的脑水肿:首剂静脉推注 10mg,随后每 6h 肌肉注射 4mg,一般 12～24h 患者可有所好转,2～4d 后逐渐减量,5～7d 停药。对不宜手术的脑肿瘤,首剂可静脉推注 50mg,以后每 2h 重复给予 8mg,数天后再减至每天 2mg,分 2～3 次静脉给予。

(2)鞘内注射:每次 5mg,间隔 1～3 周注射一次。

(3)关节腔内注射:一般每次 0.8～4mg,根据关节腔大小而定。

7.软膏剂　均匀涂于患处,一日 2～3 次。

(五)不良反应

糖皮质激素在应用生理剂量替代治疗时无明显不良反应,不良反应多发生在应用药理剂量时,而且与疗程、剂量、用药种类、用法及给药途径等有密切关系。常见不良反应有以下几类。

1.长程使用可引起以下副作用　医源性库欣综合征面容和体态、体重增加、下肢浮肿、紫纹、易出血倾向、创口愈合不良、痤疮、月经紊乱、肱或股骨头缺血性坏死、骨质疏松及骨折(包括脊椎压缩性骨折、长骨病理性骨折)、肌无力、肌萎缩、低血钾综合征、胃肠道刺激(恶心、呕吐)、胰腺炎、消化性溃疡或穿孔、儿童生长受到抑制、青光眼、白内障、良性颅内压升高综合征、塘耐量减退和糖尿病加重。

2.患者可出现精神症状,如欣快感、激动、谵妄、不安、定向力障碍,也可表现为抑制。

3.并发感染为肾上腺皮质激素的主要不良反应,以真菌、结核菌、葡萄球菌、变形杆菌、绿脓杆菌和各种疱疹病毒为主。

4.糖皮质激素停药综合征。有时患者在停药后出现头晕、昏厥倾向、腹痛或背痛、低热、食欲减退、恶心、呕吐、肌肉或关节疼痛、头痛、乏力、软弱,经仔细检查如能排除肾上腺皮质功能减退和原来疾病的复燃,则可考虑为对糖皮质激素的依赖综合征。

5.长期频繁使用滴眼液可引起青光眼、白内障,诱发真菌性眼睑炎。

6.长期大量使用外用制剂可继发细菌、真菌感染,局部可发生痤疮、酒渣样皮炎、皮肤萎缩及毛细血管扩张,并可有瘙痒、色素沉着、颜面红斑、创伤愈合障碍等反应。

(六)禁忌

1.对本品及肾上腺皮质激素类药物过敏者禁用。

2.真菌性或病毒性皮肤病禁用。

3.单纯疱疹性角膜炎、水痘、角膜溃疡、后囊白内障、青光眼、分枝杆菌感染、眼组织真菌疾病患者禁用。

（七）注意事项

1.高血压、严重心功能不全、血栓症、胃与十二指肠溃疡、精神病、电解质代谢异常、心肌梗死、内脏手术、有癫痫病史、活动性肺结核及无有效抗生素治疗的感染性疾病及全身真菌性疾病等患者一般不宜使用。特殊情况下权衡利弊使用，但应注意病情恶化的可能。

2.结核病、急性细菌性或病毒性感染患者应用时，必须给予适当的抗感染治疗。

3.长期服药后，停药前应逐渐减量。

4.糖尿病、骨质疏松症、肝硬化、肾功能不良、甲状腺功能低下患者慎用。

5.长期使用眼用制剂应定期检查眼压并注意有无真菌、病毒感染早期表现。

6.因本品潴钠作用微弱，不宜用作肾上腺皮质功能不全的替代治疗。

7.FDA 对本药的妊娠安全性分级为 C 级，如在妊娠早期用药为 D 级。

（八）药物相互作用

1.与巴比妥类、苯妥英、利福平同服，本品代谢促进作用减弱。

2.与水杨酸类药合用，增加其毒性。

3.可减弱抗凝血剂、口服降糖药作用，应调整剂量。

4.与利尿剂（保钾利尿剂除外）合用可引起低钾血症，应注意用量。

（九）规格

片剂：0.75mg。醋酸盐注射液：0.5mL：2.5mg；1mL：5mg；5mL：25mg。磷酸钠盐注射液：1mL：2mg；1mL：5mg。粘贴片：0.3mg。缓释颗粒：0.06mg。磷酸钠盐滴眼液：5mg：1.25mg。软膏：0.05%；0.1%。

十一、倍他米松

（一）其他名称

β美松、β米松、倍氟美松。

（二）药理作用

作用与地塞米松相同，但抗炎作用较地塞米松、曲安西龙等均强。

（三）适应证

1.用于过敏性与自身免疫性炎症性疾病。多用于活动性风湿病、类风湿关节炎、红斑狼疮、严重支气管哮喘、严重皮炎、急性白血病等，也用于某些感染的综合治疗。

2.用于过敏性皮炎、湿疹、神经性皮炎、脂溢性皮炎及瘙痒症等。

（四）用法用量

1.口服　起始剂量每日 0.5～2mg，分次给予。维持量为每日 0.5～1mg。

2.肌注或静脉注射　一日 2～20mg，分次给药。

3.关节内注射　局部注射剂量为 0.25～2mL（视关节大小或注射部位而定）。大关节（膝、腰、肩）用 1～2mL；中关节（肘、腕、踝）用 0.5～1mL；小关节（脚、手、胸）用 0.25～0.5mL。

4.外用　一日 2～4 次，均匀涂于患处，并轻揉片刻。

（五）不良反应

本药潴钠作用微弱，但作用时间较长，抑制生长作用较强，对下丘脑－垂体－肾上腺皮质轴功能的抑制较明显。具体参见氢化可的松。

（六）禁忌

1. 对本品及其他肾上腺皮质激素过敏者禁用。

2. 外用制剂禁用于感染性皮肤病，如脓疱病、体癣、股癣等。

（七）注意事项

下列疾病患者一般不宜使用，特殊情况应权衡利弊使用，但应注意病情恶化可能：严重的精神病（过去或现在）和癫痫，活动性消化性溃疡病，新近胃肠吻合手术，骨折，创伤修复期，角膜溃疡，肾上腺皮质机能亢进症，高血压，糖尿病，孕妇，抗菌药物不能控制的感染如水痘、麻疹、霉菌感染，较重的骨质疏松症等。其他参见氢化可的松。

（八）药物相互作用

参见氢化可的松。

（九）规格

片剂：0.5mg。磷酸钠盐注射液：1mL：5.26mg（相当于倍他米松 4mg）。复方制剂注射液：每支（1mL）含二丙酸倍他米松 5mg、倍他米松磷酸酯二钠 2mg。软膏：4g：4mg；10g：10mg。

十二、氟氢可的松

（一）药理作用

本品为肾上腺皮质激素类药，属中效皮质类固醇。有抗炎、抗过敏作用，能抑制结缔组织的增生，降低毛细血管和细胞膜的通透性，减少炎性渗出，抑制组胺及其他炎症介质的形成和释放。糖代谢及抗炎作用为氢化可的松的 15 倍，但钠潴留作用为氢化可的松的百倍以上。

（二）适应证

1. 主要用于过敏性皮炎、接触性皮炎、异位性皮炎、脂溢性皮炎、湿疹、皮肤瘙痒症、银屑病、神经性皮炎等皮肤病。

2. 在原发性肾上腺皮质功能减退症中，可与糖皮质激素一起用于替代治疗。

（三）用法用量

1. 替代治疗　成人口服，每日 0.1～0.2mg，分 2 次服用。

2. 局部皮肤涂敷　一日 2～4 次。

（四）不良反应

1. 外用制剂长期应用可引起皮肤萎缩、毛细血管扩张、痤疮、口周皮炎、毛囊炎，增加对感染的易感性，偶可引起变态反应性接触性皮炎。

2. 其他参见氢化可的松。

（五）禁忌

1. 对本品及其他肾上腺皮质激素过敏者禁用。

2. 外用制剂禁用于感染性皮肤病，如脓疱病、体癣、股癣等。

（六）注意事项

1. 在妊娠期、肝病、黏液性水肿，本品的半衰期延长，作用时间延长，故剂量可适当减少，以防钠潴留过度、水肿、高血压和低血钾症。

2. 用药期间可给予低钠高钾饮食。

3. 下列疾病患者一般不宜使用,特殊情况应权衡利弊使用,但应注意病情恶化可能:严重的精神病(过去或现在)和癫痫,活动性消化性溃疡病,新近胃肠吻合手术,骨折,创伤修复期,角膜溃疡,肾上腺皮质机能亢进症,高血压,糖尿病,孕妇,抗菌药物不能控制的感染如水痘、麻疹、霉菌感染,较重的骨质疏松症等。

4. 其他参见氢化可的松。

(七)药物相互作用

参见氢化可的松。

(八)规格

片剂:0.1mg。软膏:10g:2.5mg。

十三、氯倍他索

(一)药理作用

本品作用迅速,是目前临床应用的高效外用皮质类固醇中药效较强的一种。具有较强的毛细血管收缩作用,其抗炎作用为氢化可的松的 112 倍,倍他米松磷酸钠的 2.3 倍,氟轻松的 18.7 倍。全身不良反应为氟轻松的 3 倍。无水钠潴留作用,有一定的促进钠、钾排泄作用。

(二)适应证

适用于慢性湿疹、银屑病、扁平苔藓、盘状红斑狼疮、神经性皮炎、掌跖脓疱病等。

(三)用法用量

外用。涂于患处,每日 2～3 次,待病情控制后,改为一日 1 次。

(四)不良反应

可在用药部位产生红斑、灼热、瘙痒等刺激症状,毛囊炎,皮肤萎缩变薄,毛细血管扩张。还可引起皮肤干燥,多毛,萎缩纹,增加感染的易感性等。长期用药可能引起皮质功能亢进症,表现为多毛、痤疮、满月脸、骨质疏松等症状。偶可引起变态反应性接触性皮炎。

(五)禁忌

1. 对本药及肾上腺皮质激素过敏者禁用。

2. 细菌性、真菌性、病毒性等感染性皮肤病禁用。

3. 溃疡性皮肤病禁用。

(六)注意事项

1. 本品属于强效肾上腺皮质激素外用制剂,若长期大面积应用或采用封包治疗,由于全身性吸收作用,可造成可逆性下丘脑—垂体—肾上腺(PHA)轴的抑制,部分患者可出现库欣综合征、高血糖及尿糖等表现,因此本药不能长期大面积应用,亦不宜采用封包治疗。

2. 大面积使用不能超过 2 周;治疗顽固斑块状银屑病,若用药面积仅占体表的 5%～10%,可以连续应用 4 周,每周用量均不能超过 50g。

3. 不能应用于面部、腋部及腹股沟等皮肤折皱部位,因为即便短期应用也可造成皮肤萎缩、毛细血管扩张等不良反应。

4. 如伴有皮肤感染,必须同时使用抗感染药物。如同时使用后,感染的症状没有改善,应停用本药直至感染得到控制。

5. 不可用于眼部。

6. FDA 对本药的妊娠安全性分级为 C 级。

（七）规格

软膏：10g∶5mg。

十四、倍氯米松

（一）其他名称

倍氯美松双丙酸酯、丙酸培氯松。

（二）药理作用

本品为人工合成的强效外用糖皮质激素类药物。具有以下药理作用：①抗炎、抗过敏、止痒及减少渗出作用，能抑制支气管渗出物，消除支气管黏膜肿胀，解除支气管痉挛。②可以减轻和防止组织对炎症的反应，能消除局部非感染性炎症引起的发热、发红及肿胀，从而减轻炎症的表现。对皮肤血管收缩作用远比氢化可的松强，局部抗炎作用是氟轻松和曲安西龙的 5 倍。③免疫抑制作用：防止或抑制细胞中介的免疫反应，延迟性过敏反应，并减轻原发免疫反应的扩展。④本品局部应用，对钠潴留及肝糖原异生作用很弱，也无雄性、雌性及蛋白同化激素样的作用，对体温和尿也无明显影响，吸入给药对支气管哮喘的疗效比口服更有效。

（三）适应证

1. 适用于支气管哮喘患者，特别是支气管扩张剂或其他平喘药如色甘酸钠不足以控制哮喘时。

2. 依赖激素治疗的哮喘患者。

3. 预防和治疗常年性及季节性的过敏性鼻炎和血管舒缩性鼻炎。

4. 适用于过敏性与炎症性皮肤病和相关疾病，如湿疹、过敏性皮炎、接触性皮炎、神经性皮炎、扁平苔藓、盘状红斑狼疮、掌跖脓疱病、瘙痒、银屑病等。

（四）用法用量

1. 气雾剂治疗哮喘　成人一般一次喷药 0.05～0.1mg（每揿 0.05mg），一日 3～4 次。重症用全身性皮质激素控制后再用本品治疗，每日最大量不超过 1mg。儿童用量按年龄酌减，每日最大量不超过 0.4mg。症状缓解后逐渐减量。

2. 鼻喷剂用于防治过敏性鼻炎　每次每鼻孔 2 揿，每日 2 次。也可采用每次每鼻孔 1 揿，每日 3～4 次。每日用量不可超过 8 揿（400μg）。为达到最佳疗效，应有规律用药。最大疗效未必会在头数次使用中达到。

3. 乳膏　外用涂患处，一日 2～3 次，必要时予以封包。

（五）不良反应

1. 气雾剂　对个别人有刺激感，咽喉部出现白色念珠菌感染。偶见声嘶或口干，少数可因变态反应引起皮疹。

2. 鼻喷剂　少数患者可出现鼻咽部干燥或烧灼感、喷嚏、轻微鼻出血、鼻中隔穿孔、眼压升高或青光眼等不良反应。

3. 乳膏剂　易引起红斑、灼热、丘疹、痂皮等。长期用药可出现皮肤萎缩、毛细血管扩张、多毛、毛囊炎等。

（六）禁忌

1. 对本药及肾上腺皮质激素过敏者禁用。

2.细菌性、真菌性、病毒性等感染性皮肤病禁用。

3.溃疡性皮肤病禁用。

（七）注意事项

1.气雾剂只用于慢性哮喘,急性发作时应使用其他平喘药,待控制症状后再加用本品气雾吸入。

2.用药后应在哮喘控制良好的情况下逐渐停用口服糖皮质激素,一般在本气雾剂治4～5d后才慢慢减量停用。

3.慎用于活动性或静止期肺结核患者。

4.本品不宜长期大面积应用,亦不宜采用封包治疗。

5.伴有细菌感染时,必须同时使用抗感染药物。

6.不可用于眼部。

7.对于采用口服类固醇激素治疗的患者,如肾上腺功能已有损害时,若改用本剂,要注意脑下垂体—肾上腺系统的完全复原。

8.FDA对本药的妊娠安全性分级为C级。

（八）药物相互作用

1.本品可能对人中状腺对碘的摄取、清除和转化率有影响。

2.胰岛素能与本品产生拮抗作用,糖尿病患者应注意调整用药剂量。

（九）规格

气雾剂:50μg×200揿;250μg×80揿。鼻喷剂:50μg×200揿。乳膏剂:10g:2.5mg。

十五、哈西奈德

（一）其他名称

氯氟松、氯氟轻松、哈西缩松

（二）药理作用

本品是人工合成的强效糖皮质激素,其特点为抗炎作用强,局部应用不易引起全身性不良反应。主要药理作用参见氢化可的松。

（三）适应证

接触性湿疹、异位性皮炎、神经性皮炎、面积不大的银屑病、硬化性萎缩性苔藓、扁平苔藓、盘状红斑狼疮、脂溢性皮炎(非面部)、肥厚性瘢痕。

（四）用法用量

外涂患处,每日早晚各1次。

（五）不良反应

1.少数患者涂药部位的皮肤发生烧灼感、刺痛、暂时性瘙痒,长期应用可发生皮肤毛细血管扩张(尤其面部)、皮肤萎缩、萎缩纹(青少年易发生,皮肤萎缩后继发紫癜、瘀斑、皮肤脆弱)、多毛症、毛囊炎、粟丘疹、皮肤脱色,延缓溃疡愈合,封包法在皮肤皱褶部位容易继发真菌感染。

2.经皮肤吸收多时,可发生全身性不良反应。

（六）禁忌

1.对本药及肾上腺皮质激素类药物过敏者禁用。

2.由细菌、真菌、病毒和寄生虫引起的原发性皮肤病变、渗出性皮肤病、溃疡性病变、痤疮、酒渣鼻禁用。

3.禁用于眼睑部(有引起青光眼的危险)。

(七)注意事项

1.大面积大量用药或封包方式可使经皮吸收多,可发生全身反应,尤其是低龄儿童和婴幼儿,出现可逆行库欣综合征及生长迟缓,突然停药可出现急性肾上腺皮质功能不全。

2.出现局部不耐受现象,应停药并寻找原因。

3.警惕留在皮肤皱褶部位和尿布中的药物可吸收入体内。

(八)药物相互作用

尚未明确。

(九)规格

软膏剂、乳膏剂、溶液剂:0.1%。

十六、可的松

(一)其他名称

考的松、皮质素。

(二)药理作用

主要药理作用同泼尼松,但疗效较差,不良反应较大。口服后在肝转化为氢化可的松。

(三)适应证

用于治疗原发性或继发性肾上腺皮质功能减退症,合成糖皮质激素所需酶系缺陷所致的各型先天性肾上腺增生症,以及多种疾病,包括:①自身免疫性疾病:如系统性红斑狼疮、血管炎、多肌炎、皮肌炎、Still 病、Graves 眼病、自身免疫性溶血、血小板减少性紫癜、重症肌无力。②过敏性疾病,如严重支气管哮喘、过敏性休克、血清病、特异反应性皮炎。③器官移植排异反应,如肾、肝、心等组织移植。④炎症性疾患,如节段性回肠炎、溃疡性结肠炎、非感染性炎性眼病。⑤血液病,如急性白血病、淋巴瘤。⑥其他:结节病、甲状腺危象、亚急性非化脓性甲状腺炎、败血症休克、脑水肿、肾病综合征、高钙血症。

(四)用法用量

1.口服　治疗肾上腺皮质功能减退,成人一般每日剂量 25~37.5mg,清晨服 2/3,下午服1/3。当患者有应激状况时(如发热、感染),应适当加量,增到每日 100mg。

2.注射　主要用于肾上腺皮质功能减退而不能服糖皮质激素者。肌肉注射,每日 25mg,有过敏状况适当加量(50~300mg/d)。有严重应激时,应改为氢化可的松静脉注射。

(五)不良反应

1.长期使用可引起类库欣综合征。

2.大量应用可引起谵妄、不安、定向力障碍、抑郁等精神症状。

3.并发感染　以真菌、结核菌、葡萄球菌、变形杆菌、绿脓杆菌和各种疱疹病毒为主。

4.停药后综合征　长期大剂量应用该药会引起下丘脑:垂体—肾上腺皮质功能的严重抑制,停药后出现下丘脑—垂体—肾上腺皮质功能低下,表现为乏力、软弱、恶心,严重时可出现肾上腺皮质危象。

（六）禁忌

对本品及其他甾体激素过敏者禁用。

（七）注意事项

1. 下列患者一般避免使用，特殊情况应权衡利弊使用，应注意病情恶化的可能：消化道溃疡、青光眼、电解质紊乱、血栓症、心肌梗死、内脏手术患者。

2. 由于本品潴钠活性较强，一般不作为抗炎、抗过敏的首选药。

3. 本品需经肝脏活化，因此肝功能不全者应采用氢化可的松。

4. 本品皮肤局部应用或关节腔内注射无效。

（八）药物相互作用

1. 消炎镇痛药可加强其致溃疡作用。

2. 可增强对乙酰氨基酚的肝毒性。

3. 与两性霉素 B 或碳酸酐酶抑制剂合用，可加重低钾血症。长期与碳酸酐酶抑制剂合用，易发生低血钙和骨质疏松。

4. 与蛋白质同化激素合用，可增加水肿的发生率，使痤疮加重。

5. 与抗胆碱能药（如阿托品）长期合用，可致眼压增高。

6. 三环类抗抑郁药可使其引起的精神症状加重。

7. 与降糖药如胰岛素合用时，因可使糖尿病患者血糖升高，应适当调整降糖药剂量。

8. 甲状腺激素可使其代谢清除率增加，故甲状腺激素或抗甲状腺药与其合用，应适当调整后者的剂量。

9. 与避孕药或雌激素制剂合用，可加强其治疗作用和不良反应。

10. 与强心苷合用，可增加洋地黄毒性及心律失常的发生率。

11. 与排钾利尿药合用，可致严重低血钾，并由于水钠潴留而减弱利尿药的排钠利尿效应。

12. 与麻黄碱合用，可增强其代谢清除。

13. 与免疫抑制剂合用，可增加感染的危险性，并可能诱发淋巴瘤或其他淋巴细胞增生性疾病。

14. 可增加异烟肼在肝脏代谢和排泄，降低异烟肼的血药浓度和疗效。

15. 可促进美西律在体内代谢，降低血药浓度。

16. 与水杨酸盐合用，可减少水杨酸盐的血浆浓度。

17. 与生长激素合用，可抑制后者的促生长作用。

（九）规格

片剂：5mg；25mg。注射液：5mL：125mg。

十七、促皮质素

（一）其他名称

促肾上腺皮质激素、去氢皮质素。

（二）药理作用

促皮质素能刺激肾上腺皮质，使其增生，重量增加，肾上腺皮质激素的合成和分泌增多，主要为糖皮质激素（皮质醇）。盐皮质激素（醛固酮）在用药初期有所增加，继续用药即不再增加。

（三）适应证

1.兴奋肾上腺皮质功能。

2.促皮质素试验。

（四）用法用量

1.肌肉注射　一次 12.5～25U，一日 2 次。

2.静脉滴注　以 12.5～25U 溶于 5％～10％葡萄糖注射液 500mL 内于 6～8h 内滴完，一日 1 次。

3.促皮质素兴奋试验　用 5％葡萄糖注射液 500mL 溶解注射用促皮质素 25U，静脉持续滴注 8h，留 24h 尿液检查 17—酮类固醇及 17—羟皮质类固醇。

（五）不良反应

1.由于促皮质素促进肾上腺皮质分泌皮质醇和盐皮质激素，因此长期使用可产生糖皮质激素的副作用，出现医源性库欣综合征及明显的水钠潴留和相当程度的失钾。

2.促皮质素的致糖尿病作用、胃肠道反应和骨质疏松等，系通过糖皮质类固醇引起，但在使用促皮质素时这些副作用的发生相对较轻。

3.促皮质素刺激肾上腺皮质分泌雄激素，因而痤疮和多毛的发生率较使用糖皮质类固醇者为高。

4.长期使用促皮质素可使皮肤色素沉着，有时产生过敏反应，包括发热、皮疹、血管神经性水肿，偶可发生过敏性休克，这些反应在垂体前叶功能减退尤其是原发性肾上腺皮质功能减退者较易发生。在静脉给药给疑有原发性肾上腺皮质功能减退者做促皮质素试验时，宜口服地塞米松，每日 1mg，以避免诱发肾上腺危象。

（六）禁忌

对本品过敏者禁用。

（七）注意事项

1.本品粉针剂使用时不可用氯化钠注射液溶解，也不宜加入氯化钠溶液中静脉滴注。

2.由于促皮质素能使肾上腺皮质增生，因此促皮质素的停药较糖皮质类固醇容易。但应用促皮质素时皮质醇的负反馈作用，使下丘脑—垂体—肾上腺皮质轴对应激的反应能力降低，促皮质素突然撤除可引起垂体功能减退，因而停药时也应逐渐减量。

3.有下列情况应慎用　高血压、糖尿病、结核病、化脓性或霉菌感染、胃与十二指肠溃疡病及心力衰竭患者等。

4.FDA 对本药的妊娠安全性分级为 C 级。

（八）药物相互作用

1.静脉滴注时与碱性溶液（如氯化钠、谷氨化钠、氨茶碱等）配伍可发生混浊、失效。

2.排钾性利尿药合用会加重失钾。

3.长期使用时，与水杨酸类药物、吲哚美辛等合用可发生或加重消化道溃疡。

4.糖尿患者使用时因本药的致高血糖作用需调整（增加）降血糖药用量。

5.可使口服抗凝药的作用降低。

（九）规格

注射用促皮质素：25U；50U。长效促皮质素注射液（促皮质素与氢氧化锌混悬液）：1mL：

20U；1mL：40U。

（李艳玲）

第二节　高血糖素

一、其他名称

胰高血糖素、升血糖素。

二、药理作用

本品系胰岛 α_2 细胞分泌的一种单链多肽类激素，可拮抗胰岛素的作用，对代谢的影响与肾上腺素有相似之处。

1. 升高血糖作用　促进肝糖原分解和促进糖异生，其代谢作用的主要靶器官是肝脏，促进 cAMP 的生成。

2. 正性肌力作用　本品的正性肌力作用不被普萘洛尔阻断，可使心肌收缩力增加，心率加快，心输出量增加，血压上升。

3. 对其他内分泌腺的作用　能兴奋肾上腺髓质，分泌儿茶酚胺类物质；也能增加胰岛素、甲状腺激素、降钙素及生长激素的分泌。

4. 对消化系统的作用　可增加胆汁和肠液的分泌，抑制胃、小肠及结肠的蠕动等。此外可增加肾血流量，促进尿中钠、钾、钙的排泄。

三、适应证

1. 盐酸高血糖素刺激 C 肽试验用于评估糖尿病患者胰岛 β 细胞的最大分泌情况。

2. 用于处理糖尿病患者发生的低血糖反应。

3. 进行胃肠道检查时用于暂时抑制胃肠道蠕动。

四、用法用量

1. β 细胞分泌能力的评估　患者空腹时静脉注射盐酸高血糖素 1mg，注射前和注射后 6min 测定血浆 C 肽水平。如空腹血糖浓度低于 7mmol/L，则试验结果难以评估。

2. 糖尿病患者的低血糖治疗　皮下、肌肉或静脉注射 0.5～1mg。如患者在用药 20min 内无效，应辅以静脉注射葡萄糖。如果有效，应给予口服碳水化合物以恢复肝糖原的储备和预防低血糖的复发。

3. 胃肠道检查

（1）依据诊断技术和给药途径的不同，剂量范围为 0.2～2mg。使胃、十二指肠球部、十二指肠和小肠松弛的诊断用剂量为 0.2～0.5mg。静脉注射 0.2～0.5mg，1min 内起效，药效持续时间因所检查的器官的不同，为 5～20min。肌肉注射 1～2mg，5～15min 后起效，药效持续时间因所检查的器官的差异，为 10～40min。

（2）CT 扫描、核磁共振检查（MR）和数字减影血管造影（DSA）时，静脉给药的最大剂量为 1mg。

五、不良反应

罕见严重的不良反应。偶有发生恶心和呕吐，特别是剂量超过 1mg 或注射太快（少于 1min）时，可能会出现暂时心跳加速。少数患者可能会有过敏反应。

六、禁忌

1. 对本品过敏者禁用。
2. 肾上腺肿瘤者禁用。

七、注意事项

1. 当肝糖原存在时，本品可治疗低血糖。若为空腹、血肾上腺素水平低下、慢性低血糖、饮酒过多而致的低血糖，则本品作用可很小或无效对危急病例仅怀疑低血糖而尚未肯定时，不可代替葡萄糖静脉注射。

2. 本品与胰岛素作用相反。糖尿病患者或有心脏病的老年人，在内窥镜和造影中若使用盐酸高血糖素应格外小心。

3. 患有释放高血糖素和胰岛素的肿瘤患者，应慎用盐酸高血糖素。

4. 使用时须警惕血糖过高，有时可见低血钾。

八、药物相互作用

本品与胰岛素作用相反。

九、规格

注射剂：1mg。

（魏强）

第三节　胰岛素

一、普通（正规）胰岛素

（一）其他名称

短效胰岛素、速效胰岛素、可溶性胰岛素。

（二）药理作用

胰岛素的主要药效为降血糖，同时影响蛋白质和脂肪代谢，包括以下多方面的作用：①抑制肝糖原分解及糖原异生作用，减少肝输出葡萄糖。②促使肝摄取葡萄糖及肝糖原的合成。③促使肌肉和脂肪组织摄取葡萄糖和氨基酸，促使蛋白质和脂肪的合成和贮存。④促使肝生成极低密度脂蛋白并激活脂蛋白脂酶，促使极低密度脂蛋白的分解。⑤抑制脂肪及肌肉中脂肪和蛋白质的分解，抑制酮体的生成并促进周围组织对酮体的利用。

胰岛素可分为人胰岛素、牛胰岛素和猪胰岛素。动物胰岛素和人胰岛素相比，由于氨基酸序列有一定差异，过敏反应发生率比较高，而且剂量需要较大，起效慢，作用时间短。

（三）适应证

1. 1 型糖尿病。

2. 2 型糖尿病有严重感染、外伤、大手术等严重应激情况，以及合并心脑血管并发症、肾脏或视网膜病变等。

3. 糖尿病酮症酸中毒、高血糖非酮症性高渗性昏迷。

4. 长病程 2 型糖尿病血浆胰岛素水平确实较低，经合理饮食、体力活动和口服降糖药治疗控制不满意者；2 型糖尿病具有口服降糖药禁忌时，如妊娠、哺乳等。

5. 成年或老年糖尿病患者发病急、体重显著减轻伴明显消瘦者。

6. 妊娠糖尿病。

7. 继发于严重胰腺疾病的糖尿病。

8. 严重营养不良、消瘦、顽固性妊娠呕吐、肝硬化初期可同时静脉滴注葡萄糖和小剂量胰岛素，以促进组织利用葡萄糖。

（四）用法用量

1. 皮下注射　一般每日 3 次，餐前 15～30min 注射，必要时睡前加注一次小量。剂量根据病情、血糖、尿糖由小剂量（视体重等因素每次 2～4U）开始，逐步调整。1 型糖尿病患者每日胰岛素需用总量多介于每千克体重 0.5～1U，根据血糖监测结果调整。2 型糖尿病患者每日需用总量变化较大，在无急性并发症情况下，敏感者每日仅需 5～10U，一般约 20U，肥胖、对胰岛素敏感性较差者需要量可明显增加。在有急性并发症（感染、创伤、手术等）情况下，对 1 型及 2 型糖尿病患者，应每 4～6h 注射一次，剂量根据病情变化及血糖监测结果调整。

2. 静脉注射　主要用于糖尿病酮症酸中毒、高血糖高渗性昏迷的治疗。可静脉持续滴入每小时成人 4～6U，小儿按每小时体重 0.1U/kg，根据血糖变化调整剂量。也可首次静注 10U 加皮下注射 4～6U，根据血糖变化调整。病情较重者，可先静脉注射 10U，继之以静脉滴注，当血糖下降到 13.9mmol/L（250mg/mL）以下时，胰岛素剂量及注射频率随之减少。在用胰岛素的同时，还应补液纠正电解质紊乱及酸中毒，并注意机体对热量的需要。

（五）不良反应

1. 低血糖反应，出汗、心悸、乏力，重者出现意识障碍、共济失调、心动过速甚至昏迷。

2. 胰岛素抵抗者，日剂量可能超过 200U。

3. 注射部位红肿、瘙痒、荨麻疹、血管神经性水肿、脂肪萎缩、脂肪增生。

4. 眼屈光失调。

（六）禁忌

1. 对本品过敏者禁用。

2. 低血糖者禁用。

（七）注意事项

1. 常出现低血糖反应，严重者出现低血糖昏迷，伴有严重肝、肾病变等患者应密切观察血糖。

2. 患者伴有下列情况，胰岛素需要量减少：肝功能不正常，甲状腺功能减退，恶心呕吐，肾功能不正常，肾小球滤过率 10～50mL/min，胰岛素的剂量减少到 95%～75%；肾小球滤过率减少到 10mL/min 以下，胰岛素剂量减少到 50%。

3. 患者伴有下列情况，胰岛素需要量增加：高热、中状腺功能亢进、肢端肥大症、糖尿病酮症酸中毒、严重感染或外伤、重大手术等。

4.用药期间应定期检查血糖、尿常规、肝肾功能、视力、眼底视网膜血管、血压及心电图等,以了解病情及糖尿病并发症情况。

5.本品是唯一可以静脉注射的胰岛素制剂,只有在急症时(如糖尿病性昏迷)才用。

(八)药物相互作用

1.糖皮质激素、促肾上腺皮质激素、胰升血糖素、雌激素、口服避孕药、肾上腺素、苯妥英钠、噻嗪类利尿剂、甲状腺素等可不同程度地升高血糖浓度,同用时应调整这些药或胰岛素的剂量。

2.口服降糖药与胰岛素有协同降血糖作用。

3.抗凝血药、水杨酸盐、磺胺类药及抗肿瘤药甲氨蝶呤等可与胰岛素竞争与血浆蛋白结合,从而使血液中游离胰岛素水平增高。非甾体消炎镇痛药可增强胰岛素降血糖作用。

4.β受体阻滞剂如普萘洛尔可阻止肾上腺素升高血糖的反应,干扰机体调节血糖功能,与胰岛素同用可增加低血糖的危险,而且可掩盖低血糖的症状,延长低血糖时间,合用时应注意调整胰岛素剂量。

5.中等量至大量的酒精可增强胰岛素引起的低血糖的作用,可引起严重、持续的低血糖,在空腹或肝糖原贮备较少的情况下更易发生。

6.氯喹、奎尼丁、奎宁等可延缓胰岛素的降解,使血中胰岛素浓度升高,从而加强其降血糖作用。

7.升血糖药物如某些钙离子通道阻滞剂、可乐定、丹那唑、二氮嗪、生长激素、肝素、H_2受体拮抗剂、大麻、吗啡、尼古丁、磺吡酮等可改变糖代谢,使血糖升高,因此胰岛素同上述药物合用时应适当加量。

8.血管紧张素转化酶抑制剂、溴隐亭、氯贝特、酮康唑、锂剂、甲苯咪唑、吡多辛、茶碱等可通过不同方式直接或间接致血糖降低,胰岛素与上述药物合用时应适当减量。

9.奥曲肽可抑制生长激素、胰高血糖素及胰岛素的分泌,并使胃排空延迟及胃肠道蠕动减缓,引起食物吸收延迟,从而降低餐后高血糖,在开始用奥曲肽时,胰岛素应适当减量,以后再根据血糖调整。

10.吸烟可通过释放儿茶酚胺而拮抗胰岛素的降血糖作用,吸烟还能减少皮肤对胰岛素的吸收,所以正在使用胰岛素治疗的吸烟患者突然戒烟时,应观察血糖变化,考虑是否需适当减少胰岛素用量。

(九)规格

注射液:10mL:400U。笔芯剂:3mL:300U。

二、门冬胰岛素

(一)药理作用

本品属超短效胰岛素。胰岛素的降血糖作用是通过其分子与肌肉和脂肪细胞上的胰岛素受体结合后,促进细胞对葡萄糖吸收利用,同时抑制肝脏葡萄糖的输出来实现的。在门冬胰岛素中,门冬氨酸替换了人胰岛素β链第28位的脯氨酸,减少本品的可溶部分形成六聚体的倾向,能够快速释放入血。与普通短效胰岛素相比,吸收速度快,一起效迅速,作用时间短。

(二)适应证

用于控制高血糖,也可与中效胰岛素合用控制晚间或晨起高血糖。

（三）用法用量

一般每天 0.5～1U/kg，于三餐前 10min 皮下注射一次，根据患者饮食习惯、代谢需要、生活方式和血糖情况调整剂量。

（四）不良反应

1. 低血糖反应，出汗、心悸、乏力，重者出现意识障碍、共济失调、心动过速甚至昏迷。

2. 胰岛素抵抗者，日剂量可能超过 200U。

3. 注射部位红肿、瘙痒、荨麻疹、血管神经性水肿、脂肪萎缩、脂肪增生。

4. 眼屈光失调。

（五）禁忌

1. 对本品过敏者禁用。

2. 低血糖者禁用。

（六）注意事项

1. 胰岛素注射剂量不足或治疗中断时，会引起高血糖症和糖尿病酮症酸中毒（特别是在 1 型糖尿病患者中易发生）。通常在几小时到几天内，高血糖症的首发症状逐渐出现，症状包括口渴、尿频、恶心、呕吐、嗜睡、皮肤干红、口干、食欲不振和呼吸出现丙酮气味。出现高血糖症若不予以治疗有可能导致死亡。

2. 血糖控制有显著改善的患者（如接受胰岛素强化治疗的患者），其低血糖症的先兆症状会有所改变，应注意。

3. 本品的注射时间应与进餐时间紧密相连，即紧邻餐前。本品起效迅速，所以必须同时考虑患者的合并症及合并用药是否延迟食物的吸收。

4. 伴发疾病，尤其是感染，通常患者的胰岛素需要量会增加。

5. 应特别提醒患者注意避免在驾驶时出现低血糖反应，尤其是低血糖先兆症状不明显或缺乏及以往经常发生低血糖症的患者。在上述情况下，应首先考虑患者能否安全操作。

6. 本品不能用于静脉注射。

7. FDA 对本药的妊娠安全性分级为 B 级。

（七）药物相互作用

1. 与下列药物合用时可降低胰岛素用量　口服降糖药、奥曲肽、单胺氧化酶抑制剂、非选择性肾上腺素 β 受体阻滞剂、血管紧张素转化酶抑制剂、水杨酸盐、乙醇、合成代谢类固醇和硫胺类制剂。

2. 与以下药物合用时可增加胰岛素用量　口服避孕药、噻嗪类利尿剂、糖皮质激素、甲状腺激素、交感神经兴奋剂和达那唑。

3. 与 β 受体阻滞剂合用时，可能掩盖低血糖症状。

4. 乙醇可以加剧和延长胰岛素导致的低血糖作用。

（八）规格

注射液：3mL：300U。

三、赖脯胰岛素

（一）药理作用

本品是由基因重组技术生产的人胰岛素类似物，它是将胰岛素 β 链上第 28 位和第 29 位氨基酸互换而产生的。作用机制同门冬胰岛素它可以作为常规可溶性胰岛素的替代物,发挥速效降糖作用;属超短效胰岛素,也可与精蛋白结合作为中效制剂。

（二）适应证

适用于需控制高血糖的糖尿病患者。

（三）用法用量

一般每天 0.5～1U/kg,于三餐前 15min 之内皮下注射一次,根据患者饮食习惯、代谢需要、生活方式和血糖情况调整剂量。

（四）不良反应

1.低血糖反应,出汗、心悸、乏力,重者出现意识障碍、共济失调、心动过速甚至昏迷。

2.注射部位红肿、瘙痒、荨麻疹、血管神经性水肿、脂肪萎缩、脂肪增生。

3.眼屈光失调。

（五）禁忌

1.对本品过敏者禁用。

2.低血糖者禁用。

（六）注意事项

1.在疾病或精神紧张情况下,胰岛素用量可能需要增加。

2.有肝、肾功能不全时,其胰岛素用量可能减少。

3.如果患者体力活动增加或改变日常饮食习惯,都需要调整胰岛素的剂量。

4.胰岛素注射剂量不足或治疗中断时,会引起高血糖症和糖尿病酮症酸中毒(特别是在 1 型糖尿病患者中易发生)。

5.应特别提醒患者注意避免在驾驶时出现低血糖反应,尤其是低血糖先兆症状不明显或缺乏及以往经常发生低血糖症的患者在上述情况下,应首先考虑患者能否安全操作。

6.本品不能用于静脉注射。

7.FDA 对本药的妊娠安全性分级为 B 级。

（七）药物相互作用

1.与下列药物合用时可降低胰岛素用量　口服降糖药、奥曲肽、单胺氧化酶抑制剂、非选择性肾上腺素 β 受体阻滞剂、血管紧张素转化酶抑制剂、水杨酸盐、乙醇、合成代谢类固醇和硫胺类制剂。

2.与以下药物合用时可增加胰岛素用量　口服避孕药、噻嗪类利尿剂、糖皮质激素、甲状腺激素、交感神经兴奋剂和达那唑。

3.与 β 受体阻滞剂合用时,可能掩盖低血糖症状。

4.乙醇可以加剧和延长胰岛素导致的低血糖作用。

（八）规格

注射液:3mL:300U。

四、低精蛋白锌胰岛素

（一）其他名称

中效胰岛素。

（二）药理作用

本品是胰岛素混合到锌和鱼精蛋白磷酸缓冲液复合物中的混悬剂,胰岛素和鱼精蛋白的分子比例为 1∶1,主要产品有动物来源和重组人胰岛素来源两种。

人胰岛素含酸性氨基酸较多,等电点在 4 左右,与碱性蛋白(精蛋白或珠蛋白)结合后,等电点升高,与体液酸碱度相近,皮下注射后在注射部位形成沉淀,作用时间延长,加入微量锌使其稳定。

（三）适应证

用于糖尿病的治疗。一般与短效胰岛素配合使用。

（四）用法用量

一般每天 0.5~1U/kg,餐前给药,皮下注射:根据患者饮食习惯、代谢需要、生活方式和血糖情况调整剂量,可单独使用或与短效胰岛素混合使用:在强化治疗中,此药可用作基础胰岛素[晚上和(或)早上注射]与可溶性胰岛素混合餐前使用。

（五）不良反应

1.低血糖反应,出汗、心悸、乏力,重者出现意识障碍、共济失调、心动过速甚至昏迷。

2.注射部位红肿、瘙痒、荨麻疹、血管神经性水肿、脂肪萎缩、脂肪增生。

3.水肿、眼屈光失调。

（六）禁忌

1.对本品及鱼精蛋白过敏者禁用。

2.低血糖者禁用。

（七）注意事项

1.在疾病或精神紧张情况下,胰岛素用量可能需要增加。

2.有肝、肾功能不全时,其胰岛素用量可能减少。

3.如果患者体力活动增加或改变日常饮食习惯,都需要调整胰岛素的剂量。

4.胰岛素注射剂量不足或治疗中断时,会引起高血糖症和糖尿病酮症酸中毒(特别是在 1 型糖尿病患者中易发生)。

5.应特别提醒患者注意避免在驾驶时出现低血糖反应,尤其是低血糖先兆症状不明显或缺乏及以往经常发生低血糖症的患者。在上述情况下,应首先考虑患者能否安全操作。

6.本品不能用于静脉注射。

（八）药物相互作用

1.与下列药物合用时可降低胰岛素用量　口服降糖药、奥曲肽、单胺氧化酶抑制剂、非选择性 β 受体阻滞剂、血管紧张素转化酶抑制剂、水杨酸盐、乙醇、合成代谢类固醇和硫胺类制剂。

2.与以下药物合用时可增加胰岛素用量　口服避孕药、噻嗪类利尿剂、糖皮质激素、甲状腺激素、交感神经兴奋剂和达那唑。

3.与 β 受体阻滞剂合用时,可能掩盖低血糖症状。

4.乙醇可以加剧和延长胰岛素导致的低血糖作用。

（九）规格

注射液:10mL:400U。笔芯剂:3mL:300U。

五、精蛋白锌胰岛素

(一)其他名称

长效胰岛素。

(二)药理作用

本品是在低精蛋白锌的基础上加大鱼精蛋白的比例,使其更接近人体液的酸碱度,溶解度更低,释放更加缓慢,作用持续时间更长。

(三)适应证

用于糖尿病的治疗。一般与短效胰岛素配合使用。

(四)用法用量

于早饭前 0.5h 皮下注射 1 次,剂量根据病情而定,每日用量一般为 10~20U。

(五)不良反应

参见低精蛋白锌胰岛素。

(六)禁忌

1. 对本品及精蛋白过敏者禁用。

2. 低血糖者禁用。

(七)注意事项

1. 在疾病或精神紧张情况下,胰岛素用量可能需要增加。

2. 有肝、肾功能不全时,其胰岛素用量可能减少。

3. 如果患者体力活动增加或改变日常饮食习惯,都需要调整胰岛素的剂量。

4. 胰岛素注射剂量不足或治疗中断时,会引起高血糖症和糖尿病酮症酸中毒(特别是在 1 型糖尿病患者中易发生)。

5. 应特别提醒患者注意避免在驾驶时出现低血糖反应,尤其是低血糖先兆症状不明显或缺乏及以往经常发生低血糖症的患者。在上述情况下,应首先考虑患者能否安全操作。

6. 本品不能用于静脉注射。

7. 长效胰岛素的特点是可减少注射次数,但由于长效制剂多是混悬剂,可能会造成吸收和药效不稳定。

(八)药物相互作用

参见低精蛋白锌胰岛素。

(九)规格

注射液:10mL:400U。笔芯剂:3mL:300U。

六、甘精胰岛素

(一)其他名称

超长效胰岛素。

(二)药理作用

甘精胰岛素是一种在中性溶液中溶解度低的人胰岛素类似物。本品在酸性(pH4)溶液中完全溶解。注入皮下组织后,因酸性溶液被中和而形成的微细沉积物可持续释放少量甘精胰岛素,从而产生可预见的、有长效作用的、平稳、无峰值的血药浓度/时间特性。皮下注射后

1.5h起效,有效作用时间长达22h左右,同时几乎没有峰值出现,作用平稳。

（三）适应证

用于糖尿病的治疗。用于基础胰岛素替代治疗,一般与短效胰岛素或口服降糖药配合使用。

（四）用法用量

每日傍晚皮下注射1次,剂量根据病情而定。

（五）不良反应

参见低精蛋白锌胰岛素。

（六）禁忌

1.对本品过敏者禁用。

2.低血糖者禁用。

（七）注意事项

1.在疾病或精神紧张情况下,胰岛素用量可能需要增加。

2.有肝、肾功能不全时,其胰岛素用量可能减少。

3.如果患者体力活动增加或改变日常饮食习惯,都需要调整胰岛素的剂量。

4.胰岛素注射剂量不足或治疗中断时,会引起高血糖症和糖尿病酮症酸中毒(特别是在1型糖尿病患者中易发生)。

5.应特别提醒患者注意避免在驾驶时出现低血糖反应,尤其是低血糖先兆症状不明显或缺乏及以往经常发生低血糖症的患者。在上述情况下,应首先考虑患者能否安全操作。

6.本品不能用于静脉注射。

7.FDA对本药的妊娠安全性分级为C级。

（八）药物相互作用

参见低精蛋白锌胰岛素。

（九）规格

10mL:400U。笔芯剂:3mL:300U。

七、预混胰岛素

（一）其他名称

双时相胰岛素。

（二）药理作用

本品含有标示百分比的短效胰岛素和中效胰岛素。制剂中短效成分起效迅速,可以较好地控制餐后高血糖,中效成分持续缓慢释放,主要起替代基础胰岛素分泌作用。例如30R,0.5h内起效,2～8h达峰,作用最长持续24h。50R,0.5h内起效,2～12h达峰,作用最长持续16～24h。

（三）适应证

用于糖尿病的治疗。

（四）用法用量

一般每天0.5～1U/kg,于早饭前0.5h皮下注射1次,剂量根据病情而定。有时需要于晚餐前再注射1次。

（五）不良反应

1.低血糖反应,出汗、心悸、乏力,重者出现意识障碍、共济失调、心动过速甚至昏迷。

2.注射部位红肿、瘙痒、荨麻疹、血管神经性水肿、脂肪萎缩、脂肪增生。

3.水肿、眼屈光失调。

（六）禁忌

1.对本品过敏者禁用。

2.低血糖者禁用。

（七）注意事项

1.在疾病或精神紧张情况下,胰岛素剂量可能需要增加。

2.有肝、肾功能不全时,其胰岛素用量可能减少。

3.如果患者体力活动增加或改变日常饮食习惯,都需要调整胰岛素的剂量。

4.胰岛素注射剂量不足或治疗中断时,会引起高血糖症和糖尿病酮症酸中毒（特别是在1型糖尿病患者中易发生）。

5.应特别提醒患者注意避免在驾驶时出现低血糖反应,尤其是低血糖先兆症状不明显或缺乏及以往经常发生低血糖症的患者。

6.本品不能用于静脉注射。

（八）药物相互作用

1.与下列药物合用时可降低胰岛素用量 口服降糖药、奥曲肽、单胺氧化酶抑制剂、非选择性β受体阻滞剂、血管紧张素转化酶抑制剂、水杨酸盐、乙醇、合成代谢类固醇和硫胺类制剂。

2.与以下药物合用时可增加胰岛素用量 口服避孕药、噻嗪类利尿剂、糖皮质激素、甲状腺激素、交感神经兴奋剂和达那唑。

3.与β受体阻滞剂合用时,可能掩盖低血糖症状。

4.乙醇可以加剧和延长胰岛素导致的低血糖作用。

（九）规格

注射液:10mL:400U。笔芯剂:3mL:300U。诺和灵30R:含30％的短效胰岛素和70％的中效胰岛素。诺和灵50R:含短效胰岛素和中效胰岛素各50％。优泌林70/30:含30％的短效胰岛素和70％的中效胰岛素。

八、地特胰岛素

（一）药理作用

地特胰岛素是继甘精胰岛素之后又一种新型可溶性的长效人胰岛素类似物。地特胰岛素制剂为无色澄清的中性溶液,皮下注射后仍成溶液状态,吸收和扩展缓慢,其延长作用机制主要是:①胰岛素分子以独特的六聚体形式存在,从而延缓吸收与扩散的速度。②地特胰岛素进入外周血液循环后,98％与白蛋白可逆性结合,进一步延迟胰岛素向器官组织分布与扩散的速度,使作用时间延长,从而达到更持续、稳定、良好的控制血糖作用。皮下注射后1.5h起效,有效作用时间长达24h左右,血浆浓度平稳,无峰值,峰谷波动小。一般也和短效胰岛素或口服降糖药配合使用。其主要作用是通过与胰岛素受体结合调节葡萄糖代谢,促进骨骼肌细胞对葡萄糖的摄取,减少肝脏葡萄糖的生成,还能抑制脂肪和蛋白质的分解,促进蛋白质的合成。本品不但能够迅速降低血糖,而且也能降低低血糖尤其是夜间低血糖的风险。

(二)适应证

1.用于治疗成人及儿童1型糖尿病。

2.用于2型糖尿病患者补充基础长效胰岛素以控制其高血糖。

(三)用法用量

起始剂量为10U或0.1~0.2U/kg,每日晚餐或入睡时皮下注射1次,剂量根据病情而定。

(四)不良反应

1.低血糖反应,出汗、心悸、乏力,重者出现意识障碍、共济失调、心动过速甚至昏迷。

2.注射部位红肿、瘙痒、荨麻疹、血管神经性水肿、脂肪代谢异常。

3.水肿、屈光异常。

(五)禁忌

1.对本品过敏者禁用。

2.低血糖者禁用。

(六)注意事项

1.在疾病或精神紧张情况下,胰岛素剂量可能需要增加。

2.有肝、肾功能不全时,其胰岛素用量可能减少。

3.如果患者体力活动增加或改变日常饮食习惯,都需要调整胰岛素的剂量。

4.胰岛素注射剂量不足或治疗中断时,会引起高血糖症和糖尿病酮症酸中毒(特别是在1型糖尿病患者中易发生)。

5.应特别提醒患者注意避免在驾驶时出现低血糖反应,尤其是低血糖先兆症状不明显或缺乏及以往经常发生低血糖症的患者。

6.本品不能用于静脉或肌肉注射。

7.地特胰岛素具有独特的减少体重增加的作用。

(七)药物相互作用

1.与以下药物合用,本品的降糖作用降低:皮质激素、达那唑、利尿剂、拟交感神经药物、异烟肼、吩噻嗪类药物、生长激素、甲状腺激素、雌激素、孕激素等。

2.与以下药物合用,本品的降糖作用增强:口服降糖药、血管紧张素转化酶抑制剂、丙吡胺、氯贝丁酯、氟西汀、单胺氧化酶抑制剂、右丙氧芬、水杨酸、生长激素及磺胺类抗菌药物。

3.乙醇可以加剧和延长胰岛素导致的低血糖作用。

4.与喷他脒合用可引起低血糖,有时出现高血糖。

5.与抗交感神经活性药物,如β受体阻滞剂、可乐定、胍乙啶、利血平合用,低血糖症状可能减轻或被掩盖。

6.本品可使速效胰岛素的AUC和C_{max}降低约40%,故本品不宜与其他胰岛素制剂混合使用。

(八)规格

注射液:10mL:1000U。笔芯剂:3mL:300U。

(陈金凤)

第四节　口服降糖药

一、甲苯磺丁脲

（一）其他名称

D860。

（二）药理作用

本品为磺脲类口服降血糖药。

1. 刺激胰腺胰岛 β 细胞分泌胰岛素，先决条件是胰岛 β 细胞还有一定的合成和分泌胰岛素的功能。

2. 通过增加门静脉胰岛素水平或对肝脏直接作用，抑制肝糖原分解和糖原异生作用，肝生成和输出葡萄糖减少。

3. 可能增加胰外组织对胰岛素的敏感性和糖的利用（可能主要通过受体后作用）。

（三）适应证

1. 适用于单用饮食控制疗效不满意的轻、中度 2 型糖尿病，患者胰岛 β 细胞有一定的分泌胰岛素功能，并且无严重的并发症。

2. 本品可用于胰岛肿瘤的诊断。

（四）用法用量

1. 治疗　开始在餐前半小时服 0.25g，一日 3 次，根据病情需要逐渐加量，一般用量为每日 1～5g，最大用量每日 3g。

2. 胰岛肿瘤的诊断　静脉注射 1g 甲苯磺丁脲钠盐（溶于 20mL 生理盐水中），2min 内即可见血糖下降，维持 3h 左右。

（五）不良反应

1. 可有腹泻、恶心、呕吐、头痛、胃痛或不适。

2. 较少见的有皮疹。

3. 少见而严重的有黄疸、肝功能损害、骨髓抑制、粒细胞减少（表现为咽痛、发热、感染）、血小板减少症（表现为出血、紫癜）等。

（六）禁忌

1. 1 型糖尿病患者。

2. 2 型糖尿病患者伴有酮症酸中毒、昏迷、严重烧伤、感染、外伤和重大手术等应激情况。

3. 肝、肾功能不全者。

4. 对本药或磺胺药过敏者。

5. 白细胞减少的患者。

（七）注意事项

1. 下列情况应慎用　体质虚弱、高热、恶心和呕吐、甲状腺功能亢进、老年人。

2. 用药期间应定期测血糖、尿糖、尿酮体、尿蛋白和肝肾功能，并进行眼科检查等。

3. 服用本类药物可增加体重，加重肥胖糖尿病患者病情，应限制每日摄入总热量。

4. FDA 对本药的妊娠安全性分级为 C 级。

（八）药物相互作用

1. 与酒精同服时，可以引起腹部绞痛、恶心、呕吐、头痛、面部潮红和低血糖。

2. 与β受体阻滞剂同用，可增加低血糖的危险，而且可掩盖低血糖的症状，如脉率增快、血压升高。小量用选择性β受体阻滞剂如阿替洛尔和美托洛尔造成此种情况的可能性较小。

3. 氯霉素、胍乙啶、胰岛素、单胺氧化酶抑制剂、保泰松、羟保泰松、丙磺舒、水杨酸盐、磺胺类与本品同时用，可加强降血糖作用。

4. 肾上腺皮质激素、肾上腺素、苯妥英钠、噻嗪类利尿剂、甲状腺素可增加血糖水平，与本类药同用时，可能需增加本类药的用量。

5. 双香豆素类抗凝剂与本类药同用时，最初彼此血浆浓度皆升高，但以后彼此血浆浓度皆减少，故需要调整两者的用量。

（九）规格

片剂：0.5g。

二、格列本脲

（一）其他名称

乙磺己脲。

（二）药理作用

本品属第二代磺酰脲类口服降糖药，其作用较甲苯磺丁脲强 200～250 倍，主要通过刺激胰岛β细胞分泌胰岛素产生降血糖作用，其长期使用的降血糖效果也可能与其胰岛外作用有关。此外，本品还具有一定的利尿作用。

（三）适应证

适用于单用饮食控制疗效不满意的轻、中度 2 型糖尿病，患者胰岛β细胞有一定的分泌胰岛素功能，并且无严重的并发症。

（四）用法用量

口服，开始 2.5mg，早餐前或早餐及晚餐前各 1 次。一般用量为每日 5～10mg，最大用量每日不超过 15mg。

（五）不良反应

1. 可有腹泻、恶心、呕吐、头痛、胃痛或不适。

2. 较少见的有皮疹。

3. 少见而严重的有黄疸、肝功能损害、骨髓抑制、粒细胞减少（表现为咽痛、发热、感染）、血小板减少症（表现为出血、紫癜）等。

（六）禁忌

1. 1 型糖尿病患者禁用。

2. 2 型糖尿病患者伴有酮症酸中毒、昏迷、严重烧伤、感染、外伤和重大手术等应激情况禁用。

3. 肝、肾功能不全者禁用。

4. 对本药或磺胺药过敏者禁用。

5. 白细胞减少的患者禁用。

（七）注意事项

1. 下列情况应慎用　体质虚弱、高热、恶心和呕吐、甲状腺功能亢进、老年人。

2.用药期间应定期测血糖、尿糖、尿酮体、尿蛋白和肝肾功能,并进行眼科检查等。

3.本品较易发生低血糖反应,应从小剂量开始服用。

4.FDA 对本药的妊娠安全性分级为 C 级。

（八）药物相互作用

参见甲苯磺丁脲。

（九）规格

片剂:2.5mg。胶囊剂:1.75mg。

三、格列吡嗪

（一）其他名称

吡磺环己脲。

（二）药理作用

本品为第二代磺酰脲类抗糖尿病药。对大多数 2 型糖尿病患者有效,可使空腹及餐后血糖降低,糖化血红蛋白下降 1%～2%。此类药主要作用为刺激胰岛 β 细胞分泌胰岛素,但先决条件是胰岛 β 细胞还有一定的合成和分泌胰岛素的功能。其机制是与 β 细胞膜上的磺酰脲受体特异性结合,从而使 K^+ 通道关闭,引起膜电位改变,Ca^{2+} 通道开启,胞液内 Ca^{2+} 升高,促使胰岛素分泌。此外还有胰外效应,包括改善外周组织(如肝脏、肌肉、脂肪)的胰岛素抵抗状态。

（三）适应证

适用于经饮食控制及体育锻炼 2～3 个月疗效不满意的轻、中度 2 型糖尿病患者,这类糖尿病患者的胰岛 β 细胞需有一定的分泌胰岛素功能,且无急性并发症(如感染、创伤、酮症酸中毒、高渗性昏迷等),不合并妊娠,无严重的慢性并发症。

（四）用法用量

1.普通片、分散片和胶囊　一般每日 2.5～20mg,宜在早、中、晚分三次餐前服用。

2.控释片、缓释片和缓释胶囊　每日 1 次,每次 5mg,早餐时服用(也可在其他认为方便的时候服用),以后根据血糖值或糖化血红蛋白值调整剂量。多数患者每日服 10mg 即可,部分患者须服 15mg,每日最大剂量 20mg。

（五）不良反应

1.较常见的为胃肠道症状(如恶心、上腹胀满)、头痛等,减少剂量即可缓解。

2.个别患者可出现皮肤过敏。

3.偶见低血糖,尤其是年老体弱者、活动过度者、不规则进食、饮酒或肝功能损害者。

4.偶见造血系统可逆性变化的报道。

（六）禁忌

1.对本药或磺胺药过敏者禁用。

2.已明确诊断的 1 型糖尿病患者禁用。

3.2 型糖尿病患者伴有酮症酸中毒、昏迷、严重烧伤、感染、外伤和重大手术等应激情况禁用。

4.肝、肾功能不全患者禁用。

5.白细胞减少的患者禁用。

6. 肾上腺功能不全患者禁用。

7. 孕妇禁用。

（七）注意事项

1. 有消化道狭窄、腹泻者不宜用本品。

2. 下列情况应慎用 体质虚弱、高热、恶心和呕吐、肾上腺皮质功能减退或垂体前叶功能减退症者。

3. 用药期间应定期测血糖、尿糖、尿酮体、尿蛋白和肝肾功能、血象，并进行眼科检查。

4. FDA 对本药的妊娠安全性分级为 C 级。

（八）药物相互作用

1. 与下列药物合用，可增加低血糖的发生

（1）抑制磺酰脲类由尿中排泄的药物，如治疗痛风的丙磺舒、别嘌醇。

（2）延缓磺酰脲类代谢的药物，如酒精、H_2 受体阻滞剂（西咪替丁、雷尼替丁）、氯霉素、抗真菌药咪康唑、抗凝药。磺酰脲类与酒精同服可引起腹痛、恶心、呕吐、头痛以及面部潮红（尤以合用氯磺丙脲时），与香豆素类抗凝剂合用时，开始二者血浆浓度皆升高，以后二者血浆浓度皆减少，故应按情况调整两药的用量。

（3）促使磺酰脲类与结合的血浆白蛋白分离的药物，如水杨酸盐、降血脂药贝特类。

（4）本身具有致低血糖作用的药物，如酒精、水杨酸类、胍乙啶、单胺氧化酶抑制剂、奎尼丁。

（5）合用其他降血糖药物，如胰岛素、二甲双胍、阿卡波糖、胰岛素增敏药。

2. 下列药物与磺酰脲类同用时可升高血糖，可能需要增加磺酰脲类的剂量：糖皮质激素、雌激素、噻嗪类利尿剂、苯妥英钠、利福平、β 受体阻滞药。

3. β 受体阻滞药可干扰低血糖时机体的升血糖反应，阻碍肝糖酵解，同时又可掩盖低血糖的警觉症状。

（九）规格

片剂、胶囊剂：2.5mg；5mg。控释片、缓释片、分散片：5mg。缓释胶囊剂：5mg；10mg。

四、格列齐特

（一）其他名称

甲磺吡脲、甲磺双磺脲。

（二）药理作用

本品是第二代磺脲类降血糖药，作用较强，其机理是选择性地作用于胰岛 β 细胞，促进胰岛素分泌，并提高进食葡萄糖后的胰岛素释放水平，使肝糖生成和输出受到抑制。本品能降低血小板的聚集和黏附力，降低胆固醇蓄积，减少主动脉三磷酸甘油酯和脂肪酸的血浆浓度，有助于防治糖尿病微血管病变。

（三）适应证

用于成人 2 型糖尿病、糖尿病伴有肥胖症者或伴有血管病变者。

（四）用法用量

1. 普通片剂 开始用量 40～80mg，一日 1～2 次，以后根据血糖水平调整至一日 80～240mg，分 2～3 次服用，待血糖控制后，每日改服维持量。老年患者酌减。

2.缓释制剂　起始量每次 30mg，一日 1 次，早餐时服用，以后根据血糖水平可逐渐增至每日 60mg、90mg、120mg，一般每次增量间隔至少 1 个月。最大剂量不得超过每日 120mg。

（五）不良反应

偶有轻度恶心、呕吐、上腹痛、便秘、腹泻、红斑、荨麻疹、血小板减少、粒细胞减少、贫血等，大多数于停药后消失。

（六）禁忌

1.对本品或磺脲类、磺胺类药物过敏者禁用。

2.1 型糖尿病患者禁用。

3.糖尿病昏迷前期、糖尿病酮症酸中毒患者禁用。

4.严重肝肾功能不全患者禁用。

5.白细胞减少患者禁用。

6.伴有昏迷、严重烧伤、感染、外伤和重大手术等应激情况的患者禁用。

7.孕妇及哺乳期妇女禁用。

（七）注意事项

1.2 型糖尿病患者在发生感染、外伤、手术等应激情况及酮症酸中毒和非酮症高渗性糖尿病昏迷时，应改用胰岛素治疗。

2.本品剂量过大、进食过少或剧烈运动时，应注意防止低血糖反应。

3.必须定期检查患者血糖、尿糖，并进行眼科检查。

4.与抗凝药合用时，应定期做凝血情况检查。

（八）药物相互作用

与非甾体抗炎药（特别是水杨酸盐）、磺胺类抗菌药、双香豆素类抗凝剂、单胺氧化酶抑制剂、β 受体阻断剂、苯二氮䓬类、四环素、氯霉素、双环己乙哌啶、氯贝丁酯、乙醇等药合用时，用量应减少，以免发生低血糖反应。

（九）规格

片剂：40mg；80mg。缓释片：30mg。胶囊：40mg。

五、格列喹酮

（一）其他名称

环甲苯脲、喹磺环己酮。

（二）药理作用

本品系第二代口服磺脲类降糖药，为高活性亲胰岛 β 细胞剂，与胰岛 β 细胞膜上的特异性受体结合，可诱导产生适量胰岛素，以降低血糖浓度。

（三）适应证

适用于 2 型糖尿病以及糖尿病合并轻至中度肾功能减退症。

（四）用法用量

口服，应在餐前半小时服用。一般日剂量为 15～120mg，根据个体情况可适当调节剂量。通常日剂量为 30mg 以内者可于早餐前一次服用，更大剂量应分 3 次，分别于餐前服用。日最大剂量不得超过 180mg。

（五）不良反应

极少数人有皮肤过敏反应、胃肠道反应、轻度低血糖反应及血液系统方面改变的报道。

（六）禁忌

1.1 型糖尿病患者禁用。

2.糖尿病昏迷或昏迷前期禁用。

3.糖尿病合并酸中毒或酮症患者禁用。

4.对本品或磺胺类、磺酰脲类药物过敏者禁用。

5.妊娠、哺乳期及晚期尿毒症患者禁用。

（七）注意事项

1.糖尿病患者合并肾脏疾病、肾功能轻度异常时,尚可使用。但是当有严重肾功能不全时,则应改用胰岛素治疗为宜。

2.治疗中若有不适,如低血糖、发热、皮疹、恶心等,应从速就医。

3.服用本品时如未按时进食或过量用药可以引起低血糖。

4.若发生低血糖,一般只需进食糖、糖果或含糖饮料即可纠正,如仍不见效,应立即就医。少数严重者可静脉给葡萄糖。

5.胃肠反应一般为暂时性的,随着治疗继续而消失,一旦有皮肤过敏反应,应停用本品,代之以其他降糖药或胰岛素。

（八）药物相互作用

1.与水杨酸类、磺胺类、保泰松类、抗结核病药、四环素类、单胺氧化酶抑制剂、β受体阻滞剂、氯霉素、双香豆素类和环磷酰胺等合用可增强本品作用。

2.氯丙嗪、拟交感神经药、皮质激素类、甲状腺激素、口服避孕药和烟酸制剂等可降低本品降血糖作用。

3.本品可以减弱患者对酒精的耐受力,而酒精亦可能加强药物的降血糖作用。

（九）规格

片剂:30mg。胶囊剂:15mg;30mg。

六、格列美脲

（一）药理作用

本品为磺胺类促胰岛素分泌剂,其降血糖作用的主要机理是刺激胰岛 β 细胞分泌胰岛素,部分提高周围组织对胰岛素的敏感性。本品与胰岛素受体结合及离解的速度较格列本脲为快,较少引起较重低血糖。

（二）适应证

2 型糖尿病。

（三）用法用量

开始用量一日 1mg,一次顿服,以后每隔 1~2 周按血糖测定调整剂量,每日用量一般 1~4mg,最大剂量 6mg。在达到满意疗效后,可试行减量,以采用最低有效量,避免低血糖于早餐前服或在进早餐时服,不必在餐前 0.5h 服用。

（四）不良反应

1.本品可引起低血糖症,尤其在老年体弱患者治疗初期、不规则进食、饮酒及肝肾功能损害患者。

2.消化系统症状常见恶心、呕吐,腹泻、腹痛少见。

3.有个别病例报道血清肝脏转氨酶升高。

4.皮肤过敏反应,瘙痒、红斑、荨麻疹少见。

5.其他 头痛、乏力、头晕少见。罕见中度血小板、白细胞、红细胞和粒细胞减少,粒细胞缺乏,溶血性贫血和全血细胞减少。

（五）禁忌

1.对本品或磺胺类、磺酰脲类药物过敏者禁用。

2.1 型糖尿病、糖尿病昏迷、酮症酸中毒、严的肾脏或肝功能损害者禁用。

3.孕产妇和哺乳期禁用。

（六）注意事项

1.本药片剂应整片吞服,不应嚼碎。

2.治疗中应注意早期出现的低血糖症状,如头痛、兴奋、失眠、震颤和大量出汗,以便及时采取措施,严重者应静脉滴注葡萄糖液,对创伤、术后、感染或发热患者应给予胰岛素维持正常血糖代谢。

3.必须定期进行血糖、尿糖、肝功能和血液学检查(尤其是白细胞和血小板),并进行眼科检查。

4.体质虚弱、肾上腺皮质功能或腺垂体功能减退、高热及恶心呕吐者慎用。

5.FDA 对本药的妊娠安全性分级为 C 级。

（七）药物相互作用

1.与水杨酸类、磺胺类、保泰松类、抗结核病药、四环素类、单胺氧化酶抑制剂、β 受体阻滞剂、氯霉素、双香豆素类和环磷酰胺等合用可增强本品作用。

2.氯丙嗪、拟交感神经药、皮质激素类、甲状腺激素、口服避孕药和烟酸制剂等可降低本品降血糖作用。

3.本品可以减弱患者对酒精的耐受力,而酒精亦可能加强药物的降血糖作用。

（八）规格

片剂:1mg;2mg;3mg。胶囊剂:2mg。

七、苯乙双胍

（一）其他名称

苯乙福明。

（二）药理作用

本品为双胍类口服降血糖药,不刺激 β 细胞分泌胰岛素,用药后血中胰岛素浓度无明显变化。本品降血糖的作用机制是:①增加周围组织对胰岛素的敏感性,增加胰岛素介导的葡萄糖利用。②增加非胰岛素依赖的组织对葡萄糖的利用,如脑、血细胞、肾髓质、肠道、皮肤等。③抑制肝糖原异生,降低肝糖输出。④抑制肠壁细胞摄取葡萄糖。⑤抑制胆固醇的生物合成和贮存,降低血甘油三酯、总胆固醇水平。与胰岛素作用不同,本品无促进脂肪合成的作用,对正常人无明显降血糖作用,对 2 型糖尿病单独应用时一般不引起低血糖。

（三）适应证

1. 用于单纯饮食控制不满意的 2 型糖尿患者，尤其是肥胖者和伴高胰岛素血症者，用本品不仅有降血糖作用，还有助于减轻体重和高胰岛素血症。

2. 对某些经磺酰脲类治疗效果差的糖尿病患者，本品与磺酰脲类降血糖药合用，可产生协同作用，较分别单用的效果更好。

（四）用法用量

采用个性化给药原则。

1. 单独治疗给药方法　开始治疗时，一般口服每日 1 次，每次 25mg，餐前服用，数日后，可增加给药次数至 2～3 次，每次 25mg。

2. 与磺酰脲类药物合用　第一周每天 1 次，每次 25mg，餐前服用；第二周检测血糖后，可逐渐增加每天给药次数至每天 2 次，每次 25mg，直至血糖水平降至或接近正常值。

本品每天最大口服剂量一般不超过 75mg，否则易发生高乳酸血症或乳酸性酸中毒为了减少胃肠道副反应，本品应与食物同服。

（五）不良反应

1. 常见的有恶心、呕吐、腹泻、口有金属味。

2. 可有乏力、疲倦、体重减轻、头晕、皮疹。

3. 亦可发生乳酸酸中毒，临床表现为呕吐、腹痛、过度换气、神志障碍、血液中乳酸浓度增加而不能用尿毒症、酮症酸中毒或水杨酸中毒解释。

4. 可减少肠道吸收维生素 B_{12}，使血红蛋白减少，产生巨幼红细胞性贫血，也可引起吸收不良。

（六）禁忌

1. 2 型糖尿病伴有酮症酸中毒、肝肾功能不全（血清肌酐超过 1.5mg/dl）、心力衰竭、急性心肌梗死、严重感染和外伤、重大手术以及临床有低血压和缺氧情况禁用。

2. 糖尿病合并严重的慢性并发症（如糖尿病肾病、糖尿病眼底病变）禁用。

3. 静脉肾盂造影或动脉造影前禁用。

4. 严重心、肺疾病患者禁用。

5. 维生素 B_{12}、叶酸和铁缺乏的患者禁用。

6. 全身情况较差的患者（如营养不良、脱水）及酗酒者禁用。

7. 对本品及其他双胍类过敏者禁用。

（七）注意事项

1. 伴有缺氧性疾病（如心衰、呼衰、高血压、肝肾功能减损者）的糖尿病患者，以及服药期间饮酒，伴有严重厌食、呕吐和酮症等糖尿病患者，更易产生乳酸性酸中毒。

2. 如果出现严重胃肠道不良反应，应减少本品用量或停用本品。

3. 胰岛素依赖型糖尿病不应单独使用本品（可与胰岛素合用）。

4. 对胰岛素依赖型及非胰岛素依赖型需要胰岛素治疗的患者，本品与胰岛素联用有协同作用，可减少胰岛素的用量，也可能有助于某些不稳定型糖尿患者病情的稳定。加用本品后，须及时减少胰岛素剂量（开始时减少 20％～30％），以防止出现低血糖反应。

5. 单独使用本品时，很少产生低血糖反应。在调整本品剂量期间，特别是本品与胰岛素或磺酰脲类药物联合用药时，可能产生低血糖反应，应小心观察各种症状，避免低血糖反应发生。

6.用药期间要经常检查空腹血糖、尿糖及尿酮体,定期检查糖化血红蛋白,以指导医生调整用药剂量,尤其是在联合应用胰岛素以前,必须做血糖和尿糖检查。

(八)药物相互作用

1.与胰岛素合用,降血糖作用加强,应减少胰岛素剂量。

2.本品可加强抗凝药(如华法林等)的抗凝血作用,可致出血倾向。

(九)规格

片剂:25mg。

八、二甲双胍

(一)其他名称

甲福明。

(二)药理作用

本品属双胍类降糖药,作用较苯乙双胍弱。不促进胰岛素的分泌,而是促进组织无氧糖酵解,使肌肉等组织利用葡萄糖的作用加强,同时抑制肝糖原的异生,减少肝糖的产生,使血糖降低。

(三)适应证

1.用于单纯饮食控制不满意的2型糖尿病患者,尤其是肥胖者。不但有降血糖作用,还可能有减轻体重的作用。

2.对某些磺酰脲类无效的病例有效。与磺酰脲类降血糖药合用有协同作用,较各自的效果更好。

3.亦可用于胰岛素治疗的患者,以减少胰岛素的用量。

(四)用法用量

1.普通片剂 口服,成人开始一次0.25g,一日2~3次,以后根据血糖和尿糖情况调整剂量,每日最大剂量不超过2g。餐中服药,可减轻胃肠反应。

2.缓释片 常用初始剂量为一次0.5g,每日1次,晚饭时与食物同服。以后根据病情逐渐加量,以每周0.5g的方式增加,但每日不能超过2g。

(五)不良反应

1.胃肠道反应,表现为食欲不振、恶心、呕吐、腹泻、胃痛、口中金属味。

2.有时有乏力、疲倦、体重减轻、头晕、皮疹。

3.乳酸性酸中毒虽然发生率很低,但应予注意。临床表现为呕吐、腹痛、过度换气、神志障碍、血液中乳酸浓度增加而不能用尿毒症、酮症酸中毒或水杨酸中毒解释。

4.可减少肠道吸收维生素B_{12},使血红蛋白减少,产生巨幼红细胞性贫血,也可引起吸收不良。

(六)禁忌

1.2型糖尿病伴有酮症酸中毒、肝肾肾功能不全(血清肌酐超过1.5mg/dl)、心力衰竭、呼吸衰竭、急性心肌梗死、严重感染、外伤、重大手术以及临床有低血压和缺氧情况者禁用。

2.酗酒、脱水、痢疾、营养不良者及对本品和双胍类药物过敏者禁用。

3.糖尿病合并严重的慢性并发症(如糖尿病肾病、糖尿病眼底病变)者禁用。

4.静脉肾盂造影或动脉造影前禁用。

5.严重心、肺疾病患者禁用。

6.维生素 B_{12}、叶酸和铁缺乏的患者禁用。

7.全身情况较差的患者(如营养不良、脱水)禁用。

(七)注意事项

1.1 型糖尿病不应单独使用。

2.用药期间定期检查血糖、尿糖、尿酮体,定期测血肌酐、血乳酸浓度。

3.既往有乳酸性酸中毒史者慎用。

4.进行肾脏造影者应于前 3d 停用本品。

5.本品可干扰维生素 B_{12} 吸收,建议监测血象。

6.FDA 对本药的妊娠安全性分级为 B 级。

(八)药物相互作用

1.本药与胰岛素合用会加强降血糖作用,应减少胰岛素剂量。

2.可加强抗凝药(如华法林等)的抗凝血作用,导致出血倾向。

3.本品如与含醇饮料同服可发生腹痛、酸血症及体温过低。

4.本品与磺酰脲类并用时,可引起低血糖。

5.西咪替丁可增加本品的生物利用度,减少肾脏清除率,故应减少本品剂量。

(九)规格

片剂、胶囊、肠溶片:0.25g;0.5g。缓释片:0.5g。

九、瑞格列奈

(一)药理作用

本品为新型的短效口服促胰岛素分泌剂。本品与胰岛 β 细胞膜外依赖 ATP 的钾离子通道上的蛋白特异性结合,使钾通道关闭,β 细胞去极化,钙通道开放,钙离子内流,促进胰岛素分泌。其作用快于磺酰脲类,故餐后降血糖作用较快。

(二)适应证

用于饮食控制及运动锻炼不能有效控制高血糖的 2 型糖尿病患者。

(三)用法用量

餐前服用。剂量因人而异,以个人血糖而定。推荐起始剂量为 0.5mg,以后如需要可每周或每两周作调整。最大的推荐单次剂量为 4mg,最大日剂量不应超过 16mg。

(四)不良反应

可引起低血糖、视觉异常、腹痛、腹泻、恶心、呕吐、便秘以及瘙痒、发红、荨麻疹等皮肤过敏反应。

(五)禁忌

1.对本品过敏者禁用。

2.1 型糖尿病患者禁用。

3.伴随或不伴昏迷的糖尿病酮症酸中毒、严重肾功能或肝功能不全患者禁用。

4.8 岁以下儿童、妊娠或哺乳妇女禁用。

（六）注意事项

1.肝、肾功能不良患者慎用，营养不良患者应调整剂量。

2.与二甲双胍合用会增加发生低血糖的危险性。如果合并用药后仍发生持续高血糖，则不宜继续用口服降糖药控制血糖，而需改用胰岛素治疗。

3.在发生应激反应时，如发热、外伤、感染或手术，可能会出现显著高血糖。

4.患者不进餐不服药。驾驶或操纵机器时采取预防措施避免低血糖。

（七）药物相互作用

1.下列药物可增强瑞格列奈的降血糖作用　单胺氧化酶抑制剂、非选择性β受体阻滞剂、ACE 抑制剂、非甾体抗炎药、水杨酸盐、奥曲肽、酒精以及促合成代谢的激素。

2.下列药物可减弱瑞格列奈的降血糖作用　口服避孕药、噻嗪类药、皮质激素、达那唑、甲状腺激素和拟交感神经药。

3.体外研究结果显示瑞格列奈主要由 CYP3A4 诱导剂代谢，所以，CYP3A4 抑制剂如酮康唑、伊曲康唑、红霉素、氟康唑、米比法地尔可能升高瑞格列奈血药浓度。而能诱导 CYP3A4 的化合物如利福平或苯妥英可能降低瑞格列奈血药浓度。因不了解其诱导或抑止的程度，应禁忌上述药物与瑞格列奈合用。

（八）规格

片剂：0.5mg；1mg；2mg。

十、那格列奈

（一）药理作用

本品为氨基酸衍生物，为口服抗糖尿病药。作用依赖于胰岛 β 细胞的功能。通过与 β 细胞膜上的 ATP 敏感性 K^+ 通道受体结合并将其关闭，使细胞去极化，钙通道开放，钙内流，刺激胰岛素的分泌，降低血糖。本品促胰岛素分泌作用依赖于葡萄糖水平，在葡萄糖水平较低时，促胰岛素分泌减弱。

（二）适应证

1.单独用于经饮食和运动不能有效控制高血糖的 2 型糖尿病患者。

2.用于使用二甲双胍不能有效控制高血糖的 2 型糖尿病患者，与二甲双胍联合应用，但不能替代二甲双胍。

（三）用法用量

常用剂量为餐前 120mg，剂量应根据定期的糖化血红蛋白（HbA1c）检测结果调整。

（四）不良反应

可有低血糖、胃部不适、氨基转移酶升高、皮疹、瘙痒和荨麻疹等过敏反应。

（五）禁忌

1.对本品过敏者禁用。

2.1 型糖尿病患者禁用。

3.糖尿病酮症酸中毒者禁用。

4.妊娠和哺乳期妇女禁用。

（六）注意事项

1.缺血性心脏病、重度感染、严重外伤和手术前后患者慎用。

2.当患者伴有发热、感染、创伤或手术时血糖可以暂时性升高。此时应使用胰岛素代替那格列奈。本品使用一段时期后,可以发生继发失效或药效减弱。

3.患者不进餐不服药。驾驶或操纵机器时采取预防措施避免低血糖。

4.本品具有快速促进胰岛素分泌的作用,该作用点与磺酰脲类制剂相同。但本品与磺酰脲类制剂的叠加的临床效果以及安全性尚未被证实,所以不能与磺酰脲类制剂并用。

(七)药物相互作用

1.与噻嗪类、甲状腺制剂、拟交感神经药和可的松合用,本品降血糖作用可能减弱。

2.与单胺氧化酶抑制剂、非选择性 β 受体阻滞剂、ACE 抑制剂、非甾体抗炎药、水杨酸盐、奥曲肽、酒精以及促合成代谢的激素合用,可增强降血糖作用。

3.给药前 10min 进食脂肪,可显著降低本药的 C_{max}。

(八)规格

片剂:30mg;60mg;120mg。

十一、罗格列酮

(一)药理作用

本品属噻唑烷二酮类胰岛素增敏剂,为过氧化物酶体增殖激活的 γ 受体的高选择性、强效激动剂。通过增加骨骼肌、肝脏、脂肪组织对胰岛素的敏感性,增加细胞对葡萄糖的利用而发挥降低血糖的疗效。可明显降低空腹血糖及胰岛素和 C 肽水平,也可使餐后血糖和胰岛素水平下降,糖化血红蛋白水平明显降低。但要求患者尚有一定的分泌胰岛素的能力。

(二)适应证

1.用于经饮食控制和锻炼治疗效果仍不满意的 2 型糖尿病患者。

2.与磺酰脲类或双胍类合用治疗单用时血糖控制不佳者。

(三)用法用量

1.单独用药 初始剂量为每日 4mg,单次或分 2 次口服,12 周后如空腹血糖下降不满意,剂量可加至每日 8mg,单次或分 2 次口服。

2.与二甲双胍合用 初始剂量为每日 4mg,单次或分 2 次口服,12 周后如空腹血糖下降不满意,剂量可加至每日 8mg,单次或分 2 次口服。

3.与磺酰脲类合用 每日单次或分 2 次口服,本品在空腹或进餐时服用。

(四)不良反应

1.本品可造成血浆容积增加和由前负荷增加引起得心脏肥大,诱发心力衰竭。

2.可发生中度水肿、心衰加重、心肌梗死、头痛、乏力、高血糖、低血糖(本品单用时很少引起低血糖)、体重增加、高胆红素血症、轻中度贫血、腹泻、食欲减退、腹痛、恶心、呕吐、肝毒性、背痛等。

(五)禁忌

1.对本药过敏者禁用。

2.既往曾有应用曲格列酮导致黄疸者禁用。

3.1 型糖尿病及糖尿病酮症酸中毒者禁用。

4.有心衰病史或有心衰危险因素,有心脏病病史,尤其是缺血性心脏病病史的患者禁用。

5.儿童、18 岁以下青少年、孕妇及哺乳期妇女禁用。

6.骨质疏松症或发生过非外伤性骨折病史的患者禁用。

7.严重血脂异常者禁用。

8.严重活动性肝病患者和氨基转移酶超过正常上限2.5倍者禁用。

(六)注意事项

1.水肿、心血管疾病(特别是高血压)患者应慎用。老年患者可能有轻至中度浮肿及轻度贫血。

2.可使伴有胰岛素抵抗的绝经前期和无排卵妇女恢复排卵,随着胰岛素敏感性的改善,女性患者有妊娠的可能。

3.见肝功能异常,建议定期进行肝功能检查。

4.65岁以上老年患者慎用。

5.本品由于其严重的不良反应,在欧洲已经撤市。

(七)药物相互作用

1.与胰岛素或其他口服降糖药合用,可发生低血糖,须降低同用药物剂量。

2.与乙醇合用,不增加急性低血糖的风险。

(八)规格

片剂:2mg;4mg。

十二、吡格列酮

(一)药理作用

本品属噻唑烷二酮类口服抗糖尿病药,为高选择性过氧化物酶体增殖因子激活的γ受体的激动剂,通过提高外周和肝脏的胰岛素敏感性而控制血糖水平。其主要作用机理为激活脂肪、骨骼肌和肝脏等胰岛素所作用组织的PPAR核受体,从而调节胰岛素应答基因的转录,控制血糖的生成、转运和利用。

(二)适应证

2型糖尿病。单用或合用其他抗糖尿病药物。

(三)用法用量

1.单独用药　初始剂量为15mg或30mg,一日1次,反应不佳时可加至45mg,一日1次。

2.与二甲双胍合用　本品15mg或30mg,一日1次。开始本品治疗时,二甲双胍剂量可维持不变,一般而言,二甲双胍无需降低剂量也不会引起低血糖。

3.与磺酰脲类合用　本品15mg或30mg,一日1次。开始本品治疗时,磺酰脲类药物剂量可维持不变,发生低血糖后,应减少磺酰脲类药物用量。

4.与胰岛素合用　本品15mg或30mg,一日1次。开始本品治疗时,胰岛素用量可维持不变,出现低血糖时,可降低胰岛素量。

本品最大推荐量不应超过45mg,一日1次。

(四)不良反应

1.充血性心力衰竭　噻唑烷二酮类药物,包括吡格列酮,在某些患者中有导致或加重充血性心衰的危险。开始使用本品和用药剂量增加时,应严密监测患者心衰的症状和体征(包括体重异常快速增加、呼吸困难)。

2.黄斑水肿　国外上市后的报道,服用噻唑烷二酮类药物包括吡格列酮,发生或加重(糖尿病)黄斑水肿并伴有视力下降,但非常罕见。尚未明确黄斑水肿是否与服用吡格列酮有直接关系。如患者出现视力下降,医生应考虑黄斑水肿的可能性。无论糖尿病患者正在接受治疗或存在其他体格检查异常,只要出现任何一种视物障碍症状就应迅速接受眼科医生检查。

3. 骨折　在国外的一项关于 2 型糖尿病患者(平均病程 9.5 年)的随机临床试验中,研究人员注意到服用吡格列酮的女性患者骨折的发生率增加。在平均为期 34.5 个月的随访过程中,吡格列酮组的女性患者骨折发生率为 5.1%,而安慰剂组仅为 2.5%。这个差异在治疗开始一年后就出现了,并在整个研究过程中持续存在。女性患者所发生的骨折为非椎骨骨折,包括下肢和远端上肢。男性患者使用吡格列酮治疗的骨折发生率为 1.7%,与安慰剂组的2.1%没有明显增加。在照顾使用吡格列酮治疗的患者时,尤其是女性患者,要考虑到骨折的风险,并依据目前的护理标准注意评估和维持骨骼健康。

4. 其他　可有心脏肥大、头痛、感觉异常、低血糖、贫血、腹部不适、上呼吸道感染、鼻窦炎、咽炎、肌痛、血管性水肿、肝功能异常(均为轻度转氨酶升高)、血脂增高。

(五)禁忌

1. 对本药过敏者禁用。

2. 1 型糖尿病及糖尿病酮症酸中毒者禁用。

3. 心功能Ⅲ级或Ⅳ级、心衰或有心衰病史患者禁用。

4. 儿童、孕妇及哺乳期妇女禁用。

5. 严重活动性肝病者、肝酶超过正常上限 2.5 倍者、肾功能障碍者禁用。

(六)注意事项

1. 在应激(如发热、外伤、感染、手术等)期间需调整治疗。

2. 可使伴有胰岛素抵抗的绝经前期和无排卵妇女恢复排卵,随着胰岛素敏感性的改善,女性患者有妊娠的可能。

3. 服药与进食无关。

4. 定期进行肝功能测定,并定期测定 HbA1c 以监测血糖对本品的反应。

(七)药物相互作用

1. 与葡萄甘露聚糖合用,降血糖作用增强。

2. 与苦瓜、胍胶、车前草、圣约翰草合用,发生低血糖的风险增加。

3. 与口服避孕药合用时,应谨慎。

(八)规格

片剂:15mg。

十三、阿卡波糖

(一)药理作用

本品为一新型口服降血糖药。在肠道中竞争性抑制葡萄糖苷酶,导致肠道内多糖、寡糖或双糖降解,使来自碳水化合物的葡萄糖的降解和吸收入血速度变缓,降低餐后血糖的升高,使平均血糖值下降。此外,阿卡波糖还能够降低糖化血红蛋白的水平。

(二)适应证

配合饮食控制,用于治疗 2 型糖尿病和降低糖耐量减低者的餐后血糖。

（三）用法用量

用餐前即刻整片吞服或与前几口食物一起咀嚼服用,剂量因人而异。一般推荐剂量为:起始剂量为每次 50mg,每日 3 次。以后逐渐增加至每次 0.1g,每日 3 次。个别情况下,可增至每次 0.2g,每日 3 次。

（四）不良反应

1.常有胃肠胀气和肠鸣音,偶有腹泻,极少见有腹痛。如果不控制饮食,则胃肠道副作用可能加重。如果控制饮食后仍有严重不适的症状,应咨询医生以便暂时或长期减小剂量。

2.个别病例可能出现诸如红斑、皮疹和荨麻疹等皮肤过敏反应。

（五）禁忌

1.对本品过敏者禁用。

2.糖尿病昏迷及昏迷前期、酸中毒或酮症患者禁用。

3.有明显消化和吸收障碍的慢性胃肠功能紊乱患者禁用。

4.患有由于肠胀气而可能恶化的疾患(如 Roemheld 综合征、严重的疝、肠梗阻、肠道术后和肠溃疡)的患者禁用。

5.严重肾功能损害的患者禁用。

6.儿童、18 岁以下青少年、妊娠期妇女及哺乳期妇女禁用。

（六）注意事项

1.患者应遵医嘱调整剂量。

2.如果患者在服药 4～8 周后疗效不明显,可以增加剂量。如果患者坚持严格的糖尿病饮食仍有不适时,就不能再增加剂量,有时还需要适当减少剂量,平均剂量为每次 0.1g,每日 3 次。

3.个别患者,尤其是在使用大剂量时会发生无症状的肝酶升高,故应考虑在用药的前 6～12 个月监测肝酶的变化。停药后肝酶值会恢复正常。

4.如出现低血糖,应使用葡萄糖纠正(单糖),而不宜使用蔗糖等双糖类进行治疗。

（七）药物相互作用

1.与磺酰脲类药物、二甲双胍或胰岛素一起使用时,血糖可能下降至低血糖的水平,需减少磺酰脲类药物、二甲双胍或胰岛素的剂量。

2.服用本品期间,避免同时服用抗酸剂、消胆胺、肠道吸附剂和消化酶类剂,以免影响本品的疗效。

3.同时服用新霉素可使餐后血糖更为降低,并使本品胃肠反应加剧。

（八）规格

片剂:50mg;100mg。

十四、伏格列波糖

（一）药理作用

本品为口服降血糖药,选择性抑制小肠壁细胞双糖类水解酶 α一葡萄糖苷酶的活性,延缓摄入的碳水化合物的降解,延迟双糖水解、糖分的消化和吸收,从而使餐后血糖水平降低。

（二）适应证

改善糖尿病餐后高血糖。适用于经饮食控制、体育锻炼未取得明显效果时,或者除饮食疗法、运动疗法外还用口服降血糖药物或胰岛素制剂仍不能满意控制血糖的患者。

（三）用法用量

通常每次 0.2mg，一日 3 次，餐前口服，服药后即刻进餐。若疗效不明显，可增至每次 0.3mg。

（四）不良反应

1. 严重的不良反应　低血糖，有时出现腹部胀满、肠排气增加等，偶尔出现肠梗阻、急性重型肝炎、严重肝功能障碍或黄疸等。

2. 其他不良反应　腹泻、软便、肠鸣、腹痛、便秘、食欲不振、恶心、呕吐、烧心、口腔炎、口渴、味觉异常、肠壁囊样积气症、皮疹、瘙痒、光敏感、头痛、眩晕、蹒跚、贫血、血小板减少、麻痹、颜面浮肿、蒙眬眼、发热感、倦怠感、乏力感、高钾血症、血清淀粉酶上升、高密度脂蛋白降低、发汗、脱毛等。

（五）禁忌

1. 严重酮症、糖尿病昏迷或昏迷前的患者禁用。

2. 严重感染、手术前后或严重创伤的患者禁用。

3. 对本品过敏者禁用。

（六）注意事项

1. 有腹部手术史或肠梗阻史、伴有消化和吸收障碍的慢性肠道疾病、勒姆里尔德（Roemheld）综合征、重度疝、大肠狭窄和溃疡、严重肝肾功能障碍及正在服用其他降血糖药物的患者慎用。

2. 服药期间应定期监测血糖。

3. 如出现低血糖，应使用葡萄糖纠正，而不宜使用蔗糖。

（七）药物相互作用

1. 合其他用降血糖药物（如磺酰胺类及磺酰脲类药物、双胍类药物、胰岛素制剂、胰岛素增敏剂）时，应考虑发生低血糖的可能性，慎重地从低剂量开始给药。

2. 与β受体阻滞剂、水杨酸制剂、单胺氧化酶抑制剂、氯贝丁酯类血脂调节药、华法林等合用时，可增强本药的降血糖作用。

3. 与肾上腺素、肾上腺皮质激素、甲状腺激素等合用时，本药的降血糖作用减弱。

（八）规格

片剂：0.2mg。

十五、依帕司他

（一）药理作用

本品为醛糖还原酶的非竞争性抑制剂，可逆地抑制与糖尿病性并发症的发病机制相关的多元醇代谢中葡萄糖转化为山梨醇的醛糖还原酶而发挥作用，能显著改善患者的自觉症状和神经功能障碍，提高其运动神经传导速度和自主神经机能。

（二）适应证

用于预防、改善和治疗糖尿病并发的末梢神经障碍（麻木感、疼痛）、振动感觉异常及心搏异常。

（三）用法用量

成人通常每次 50mg，一日 3 次，饭前口服。随年龄及症状适当增减。

（四）不良反应

1.过敏　偶见红斑、水泡、皮疹、瘙痒。

2.肝脏　偶见胆红素、GPT(ALT)、GOT(AST)、γ-GPT(GGT)升高。

3.消化系统　偶见腹泻、恶心、呕吐、腹痛、食欲不振、腹部胀满感、胃部不适。

4.肾脏　偶见肌酐升高。

5.其他　极少见眩晕、头晕、颈痛、乏力、嗜睡、浮肿、肿痛、四肢痛感、麻木、脱毛。

（五）禁忌

1.对本药过敏者禁用。

2.妊娠及哺乳期妇女禁用。

（六）注意事项

1.服用本品后,尿液可能呈现褐红色,此为正常现象,因此有些检测项目中可能会受到影响。

2.连续服用本品 12 周无效的患者应考虑改换其他疗法。

3.偶见肌酐、胆红素及氨基转移酶升高等,应定期检查肝功能。肝肾功能不全者慎用。

（七）药物相互作用

尚不明确。

（八）规格

片剂:50mg。

十六、硫辛酸

（一）药理作用

本品可降低神经组织的脂质氧化,阻止蛋白质的糖基化,且可抑制醛糖还原酶,因而可阻止葡萄糖或半乳糖转化为山梨醇,所以 α-硫辛酸可以防止糖尿病、控制血糖及防止因高血糖造成的神经病变。

（二）适应证

糖尿病周围神经病变引起的感觉异常。

（三）用法用量

每天 250～600mg,加入生理盐水中静脉滴注。

（四）不良反应

1.静脉滴注过快偶可出现头胀和呼吸困难,但可自行缓解。

2.极个别患者使用本品后,出现抽搐、复视、紫癜以及由于血小板功能异常引起的出血倾向。

（五）禁忌

1.对本药过敏者禁用。

2.新生儿、孕妇及哺乳期妇女禁用。

（六）注意事项

1.本品不能与葡萄糖溶液、格林氏溶液及所有可能与巯基或二硫键起反应的溶液配伍使用。

2.在治疗糖尿病神经周围病变的同时,对糖尿病本身的控制也是必需的。

3. 由于本品活性成分对光敏感,因此应在使用前才将安瓿从盒内取出。

(七)药物相互作用

1. 对顺铂有抑制作用,避免合用。

2. 与抗糖尿病药合用,降血糖作用增强,发生低血糖症的危险增加。

(八)规格

注射剂:6mL:150mg;12mL:300mg;20mL:600mg。

十七、沙格列汀

(一)其他名称

安立泽、Onglyza。

(二)药理作用

本品可升高患者体内内源性胰高血糖素样肽－1(GLP－1)和葡萄糖依赖性促胰岛素释放多肽的水平,刺激胰腺产生葡萄糖依赖性胰岛素分泌,抑制胰高血糖素分泌,延迟胃排空,从而有效降低糖化血红蛋白和餐后血糖,且不影响体重,没有明显的低血糖风险。同时,沙格列汀还能减少胰岛 β 细胞的凋亡,有望从根本上遏制 2 型糖尿病的进程。因此,沙格列汀能有效降糖且低血糖发生风险低,并具有潜在心血管保护作用。

(三)适应证

用于成年 2 型糖尿病患者膳食和运动辅助治疗改善血糖控制。

(四)用法用量

口服,2.5mg 或 5mg,每天 1 次,不考虑进餐。对中度或严重肾功能损伤或末期肾病(C_{cr}<50mL/min)患者建议每天 1 次,每次 2.5mg。

用强 CYP3A4/5 抑制剂如酮康唑患者每天 1 次,每次 2.5mg。

(五)不良反应

1. 诱发头痛症状,发生率低,一般不足 5%,且持续时间短,随着用药的继续而逐渐耐受,可使头痛症状自行缓解。

2. 本品可增加患者上呼吸道感染和尿路感染的危险,故患者在用药期间要注意御寒保暖,避免过度劳累和淋雨,并注意多喝水,少吃刺激性食物。

3. 用本品前及用本品后定期评价肾功能。

(六)注意事项

胰岛素促分泌药(如磺脲类)会引起低血糖,所以当联用时,可能需要较低剂量胰岛素促分泌药,以减低发生低血糖的风险。

(七)药物相互作用

1. 本品可与二甲双胍联合应用,二者之间具有互补作用。二甲双胍主要通过降低肝葡萄糖合成,改善胰岛素敏感性而调节血糖;而沙格列汀则是通过延缓肠促胰岛素失活,促进胰岛素释放,减少胰高血糖素释放和改善胰岛 β 细胞对葡萄糖的反应而调节血糖。二者联用可增强降糖疗效,改善胰岛 β 细胞功能,提高血糖达标率。

2. 每日 1 次(5mg)的小剂量沙格列汀还可与磺脲类降糖药联合应用。与磺脲类药物合用具有两个方面的改善效应:一是沙格列汀通过升高内源性 GLP－1 水平,促进胰岛素合成和释放,达到改善胰岛 β 细胞功能的效应,从而增强磺脲类的最大促胰岛素释放作用;二是减少磺脲类降糖药相关的不良事件,如潜在胰岛 β 细胞毒性、体重增加和低血糖危险性升高等,有助于提高用药安全性,以改善磺脲类降糖药的临床应用之弊端。

(八)规格

片剂:5mg。

(魏强)

第五节　甲状腺激素类药物

一、甲状腺粉

(一)其他名称

干甲状腺。

(二)药理作用

本品为甲状腺激素药,主要成分甲状腺激素包括甲状腺素(T_4)和三碘甲状腺原氨酸(T_3)两种。有促进分解代谢(产热作用)和合成代谢的作用,对人体正常代谢及生长发育有重要影响,对婴幼儿中枢神经的发育甚为重要。甲状腺激素的基本作用是诱导新生蛋白质包括特殊酶系的合成,调节蛋白质、碳水化合物和脂肪三大物质,以及水、盐和维生素的代谢。由于甲状腺激素诱导细胞膜 $Na^+ - K^+$ 泵的合成并增强其活力,使能量代谢增强。甲状腺激素(主要是 T_3)与核内特异性受体相结合,后者发生构型变化,形成二聚体,激活受体与 DNA 上特异的序列,从而调控基因(甲状腺激素的靶基因)的转录和表达,促进新的蛋白质(主要为酶)的合成。

(三)适应证

用于各种原因引起的甲状腺功能减退症。

(四)用法用量

1.成人常用量　口服,开始为每日 10～20mg,逐渐增加,维持量一般为每日 40～120mg,少数患者需每日 160mg。

2.婴儿及儿童完全替代量　1 岁以内 8～15mg;1～2 岁 20～45mg;2～7 岁 45～60mg;7 岁以上 60～120mg。开始剂量应为完全替代剂量的 1/3,逐渐加量。由于本品 T_3、T_4 的含量及两者比例不恒定,在治疗中应根据临床症状及 T_3、T_4、TSH 检查调整剂量。

(五)不良反应

如用量适当无任何不良反应。使用过量则引起心动过速、心悸、心绞痛、心律失常、头痛、神经质、兴奋、不安、失眠、骨骼肌痉挛、肌无力、震颤、出汗、潮红、怕热、腹泻、呕吐、体重减轻等类似甲状腺功能亢进症的症状。减量或停药可使所有症状消失。

(六)禁忌

1.对本药过敏者禁用。

2.心绞痛、冠心病和快速型心律失常者禁用。

(七)注意事项

1.动脉硬化、心功能不全、糖尿病、高血压患者慎用。

2.病程长、病情重的甲状腺功能减退症或黏液性水肿患者使用本类药应谨慎小心,开始用小剂量，以后缓慢增加直至生理替代剂量。

3.伴有垂体前叶功能减退症或肾上腺皮质功能不全患者应先服用糖皮质激素，俟肾上腺皮质功能恢复正常后再用本类药。

4.FDA 对本药的妊娠安全性分级为 A 级。

（八）药物相互作用

1.糖尿病患者服用甲状腺激素应视血糖水平适当增加胰岛素或降糖药剂量。

2.甲状腺激素与抗凝剂如双香豆素合用时，后者的抗凝作用增强，可能引起出血。应根据凝血酶原时间调整抗凝药剂量。

3.本类药与三环类抗抑郁药合用时，两类药的作用及毒副作用均有所增强，应注意调整剂量。

4.服用雌激素或避孕药者，因血液中甲状腺素结合球蛋白水平增加，合用时甲状腺激素剂量应适当调整。

5.考来烯胺或考来替泊可以减弱甲状腺激素的作用，两类药配伍用时，应间隔 4～5h 服用，并定期测定甲状腺功能。

6.β 受体阻滞剂可减少外周组织 T_4 向 T_3 的转化，合用时应注意。

（九）规格

片剂：10mg；40mg；60mg。

二、碘塞罗宁

（一）其他名称

三碘甲状腺原氨酸、甲碘安。

（二）药理作用

为人工合成的三碘甲状腺原氨酸钠，作用与甲状腺素相似，而效力为甲状腺素的 3～5 倍。

（三）适应证

用于黏液性水肿及其他严重甲状腺功能不足状态，还可用作甲状腺功能诊断药。

（四）用法用量

1.成人　口服，开始为每日 10～20μg，分 2～3 次口服，每 1～2 周递增 15～20μg，直至甲状腺功能恢复正常，维持量一般为每日 25～50μg。

2.婴儿及儿童完全替代量　体重在 7kg 以下者开始时一日 2.5μg，7kg 以上一日 5μg，以后每隔一周，用量增加，维持量为一日 15～20μg，分 2～3 次口服。

3.三碘甲状腺原氨酸抑制试验　摄[131]碘高患者一日口服 80μg，分 3 次服用，共 6d，重复做摄[131]碘试验。

（五）不良反应

如用量适当无任何不良反应。使用过量则引起心动过速、心悸、心绞痛、心律失常、头痛、神经质、兴奋、不安、失眠、骨骼肌痉挛、肌无力、震颤、出汗、潮红、怕热、腹泻、呕吐、体重减轻等类似甲状腺功能亢进症的症状。减量或停药可使所有症状消失。

（六）禁忌

1.对本药过敏者禁用。

2.心绞痛、冠心病和快速型心律失常者禁用。

（七）注意事项

1.动脉硬化、心功能不全、糖尿病、高血压患者慎用。

2.病程长、病情重的甲状腺功能减退症或黏液性水肿患者使用本类药应谨慎小心，开始用小剂量，以后缓慢增加，直至生理替代剂量。

3.伴有垂体前叶功能减退症或肾上腺皮质功能不全患者应先服用糖皮质激素，俟肾上腺皮质功能恢复正常后再用本类药。

（八）药物相互作用

1.糖尿病患者服用甲状腺激素应视血糖水平适当增加胰岛素或降糖药剂量。

2.甲状腺激素与抗凝剂如双香豆素合用时，后者的抗凝作用增强，可能引起出血。应根据凝血酶原时间调整抗凝药剂量。

3.本类药与三环类抗抑郁药合用时，两类药的作用及毒副作用均有所增强，应注意调整剂量。

4.服用雌激素或避孕药者，因血液中甲状腺素结合球蛋白水平增加，合用时甲状腺激素剂量应适当调整。

5.考来烯胺或考来替泊可以减弱甲状腺激素的作用，两类药配伍用时，应间隔 4～5h 服用，并定期测定甲状腺功能。

6.β受体阻滞剂可减少外周组织 T_4 向 T_3 的转化，合用时应注意。

（九）规格

片剂：20μg。

三、左甲状腺素

（一）药理作用

甲状腺激素类药。为人工合成的四碘甲状腺原氨酸钠，在体内转变成三碘甲状腺原氨酸（T_3）而活性增强，具有维持人体正常生长发育、促进代谢、增加产热和提高交感－肾上腺系统感受性等作用。

（二）适应证

1.各种原因的甲状腺功能低下的替代治疗。

2.预防甲状腺肿手术后甲状腺肿复发。

3.治疗甲状腺功能正常的良性甲状腺肿。

4.抗甲状腺药物治疗甲亢后，甲状腺功能正常时和抗甲状腺药物合用。

5.甲状腺癌手术后，防止甲状腺癌复发和补充体内缺乏的甲状腺激素。

6.甲状腺功能抑制试验。

（三）用法用量

1.口服治疗甲状腺功能减退症

（1）成人一般最初每日用 25～50μg，最大量不超过 100μg，可每隔 2～4 周增加 25μg，直至维持正常代谢为止。一般维持剂量为 75～125μg/d。高龄患者、心功能不全者及严重黏液性水肿患者开始剂量每日 12.5～25μg，可每 2～4 周递增 25μg，不必要求达到完全替代剂量，一般每日 75～100μg 即可。

（2）婴儿及儿童 6 个月以内 6～8μg/kg，6～12 个月 1～5 岁 5μg/kg，6～12 岁 4μg/kg。

开始时应用完全替代量的 1/3～1/2,以后每 2 周逐渐增量。

2.静脉注射适用于黏液性水肿昏迷,首次剂量宜较大,200～400μg,以后每日 50～100μg,直到患者清醒改为口服。

3.防止甲状腺手术后甲状腺肿复发　每天服 75～200μg。作为辅助治疗与抗甲状腺药物合用时,剂量为每天 50～100μg。

4.甲状腺癌手术后患者　剂量为每天 150～300μg。

5.甲状腺功能抑制试验　每天口服 200μg,共服 14d,可容许个别患者的剂量略有增减。

(四)不良反应

如用量适当无任何不良反应。剂量过大的表现有心绞痛、心律失常、心悸、腹泻、呕吐、震颤、兴奋、头痛、不安、失眠、多汗、潮红、体重减轻、骨骼肌痉挛等,通常在减少用量或停药数日后上述表现消失。

(五)禁忌

1.对本品过敏者禁用。

2.患有非甲状腺功能低下性心衰、快速性心律失常和近期出现心肌梗死者禁用。

(六)注意事项

1.老年人、心血管疾病患者及有心肌缺血或糖尿病者慎用。

2.垂体功能减低或肾上腺皮质功能减退者,如需补充甲状腺制剂,在给左甲状腺素钠以前数日应先用肾上腺皮质激素。

3.本品服用几周后才达到最大疗效,停药后药物作用仍能存在几周。

4.FDA 对本药的妊娠安全性分级为 A 级。

(七)药物相互作用

1.左甲状腺素钠会增加抗凝剂作用。

2.左甲状腺素钠会升高血中苯妥英钠水平。

3.抗惊厥药如卡马西平和苯妥英钠加快左甲状腺素钠代谢,可将甲状腺素从血浆蛋白中置换出来。

4.本品与强心苷一起使用,需相应调整强心苷用量。

5.左甲状腺素钠会增加拟交感神经药物的作用。

6.左甲状腺素钠可增加儿茶酚胺受体敏感性,因此会增强三环抗抑郁药的作用。

7.消胆胺减少左甲状腺素钠吸收,同时用口服避孕药,需增加本品用量。

(八)规格

注射剂:25μg;50μg;100μg。注射液:1mL:100μg;2mL:200μg;5mL:500μg。

(魏强)

第六节　抗甲状腺药物

一、丙硫氧嘧啶

(一)其他名称

丙基硫氧嘧啶。

（二）药理作用

抗甲状腺药物。其作用机理是抑制甲状腺内过氧化物酶，从而阻止甲状腺内酪氨酸碘化及碘化酪氨酸的缩合，从而抑制甲状腺素的合成。同时，在外周组织中抑制 T_4 变为 T_3，使血清中活性较强的 T_3 含量较快降低。

（三）适应证

1.用于各种类型的甲状腺功能亢进症，尤其适用于：①病情较轻、甲状腺轻至中度肿大患者。②青少年及儿童、老年患者。③甲状腺手术后复发，又不适于放射性[131]碘治疗者。

2.手术前准备。

3.甲状腺危象的治疗。

4.作为[131]碘放疗的辅助治疗。

（四）用法用量

1.成人甲亢　口服常用量一次 50～100mg，一日 150～300mg；极量，一次 200mg，一日 600mg。待症状缓解后，改用维持量一日 25～80mg，视病情调整。小儿开始剂量每日按体重 4mg/kg，分次口服，维持量酌减。

2.甲状腺危象　一日 400～800mg，分 3～4 次服用，疗程不超过 1 周，作为综合治疗措施之一。

3.甲亢的术前准备　术前服用本品每次 100mg，一天 3～4 次，使甲状腺功能恢复到正常或接近正常。

（五）不良反应

大多发生在用药的头 2 个月。

1.常见有头痛、眩晕、关节痛、唾液腺和淋巴结肿大以及胃肠道反应；也有皮疹、药热等过敏反应，有的皮疹可发展为剥落性皮炎。个别患者可致黄疸和中毒性肝炎。

2.严重不良反应为血液系统异常，轻度的有白细胞减少，严重的有粒细胞缺乏症及再生障碍性贫血，故用药期间应定期检查血象，白细胞数低于 $4 \times 10^9/L$ 或中性粒细胞低于 $1.5 \times 10^9/L$ 时，应按医嘱停用或调整用药。

（六）禁忌

1.对本药或其他硫脲类药物过敏者禁用。

2.严重肝功能损害、白细胞严重缺乏、结节性甲状腺肿伴甲状腺功能亢进及甲状腺癌者禁用。

3.哺乳期妇女禁用。

（七）注意事项

1.应定期检查血象及肝功能。

2.对诊断的干扰　可使凝血酶原时间延长，AST、ALT、ALP、胆红素升高。

3.外周血白细胞偏低、肝功能异常患者慎用。

4.本药与其他硫脲类抗甲状腺药之间存在交叉过敏现象。

5.FDA 对本药的妊娠安全性分级为 D 级。

（八）药物相互作用

1.本品与口服抗凝药合用可致后者疗效增加。

2.磺胺类、对氨基水杨酸、保泰松、巴比妥类、酚妥拉明、妥拉唑林、维生素 B_{12}、磺酰脲类等都有抑制甲状腺功能和致甲状腺肿大的作用,故合用本品需注意。

3.高碘食物或药物的摄入可使甲亢病情加重,使抗甲状腺药需要量增加或用药时间延长,故在服用本品前应避免服用碘剂。

(九)规格

片剂:50mg;100mg。

二、甲巯咪唑

(一)其他名称

他巴唑。

(二)药理作用

本品为硫脲类抗甲状腺药物。其作用机制是抑制甲状腺内过氧化物酶,从而阻碍甲状腺内碘化物的氧化及酪氨酸的偶联,阻碍甲状腺素(T_4)和三碘甲状腺原氨酸(T_3)的合成。动物实验观察到本品可抑制 B 淋巴细胞合成抗体,降低血液循环中甲状腺刺激性抗体的水平,使抑制性 T 细胞功能恢复正常。

(三)适应证

1.用于各种类型的甲状腺功能亢进症,尤其适用于:①病情较轻、甲状腺轻至中度肿大患者。②青少年及儿童、老年患者。③甲状腺手术后复发,又不适于放射性[131]碘治疗者。

2.手术前准备。

3.作为[131]碘放疗的辅助治疗。

(四)用法用量

1.成人　开始剂量一般为一日 30mg,可按病情轻重调节为 15～40mg,一日最大量60mg,分次口服。病情控制后,逐渐减量,每日维持量 5～15mg,疗程一般 18～24 个月。

2.小儿　开始时剂量为每天 0.4mg/kg,分次口服。维持量约减半或根据病情决定。

(五)不良反应

较多见皮疹或皮肤瘙痒及白细胞减少;较少见严重的粒细胞缺乏症;可能出现再生障碍性贫血;还可能致味觉减退、恶心、呕吐、上腹部不适、关节痛、头晕头痛、脉管炎、红斑狼疮样综合征。罕致肝炎、间质性肺炎、肾炎和累及肾脏的血管炎,少见血小板减少、凝血酶原减少或凝血因子Ⅶ减少。

(六)禁忌

1.对本药或其他硫脲类药物过敏者禁用。

2.严重肝功能损害、白细胞严重缺乏、结节性甲状腺肿伴甲状腺功能亢进及甲状腺癌者禁用。

3.哺乳期妇女禁用。

(七)注意事项

1.服药期间宜定期检查血象。

2.孕妇、肝功能异常、外周血白细胞数偏低者应慎用。FDA 对本药的妊娠安全性分级为D级。

3.对诊断的干扰　甲巯咪唑可使凝血酶原时间延长,并使血清碱性磷酸酶、门冬氨酸氨基转移酶和丙氨酸氨基转移酶增高。还可能引起血胆红素及血乳酸脱氢酶升高。

（八）药物相互作用

1. 与抗凝药合用，可增强抗凝作用。

2. 高碘食物或药物的摄入可使甲亢病情加重，使抗甲状腺药需要量增加或用药时间延长，故在服用本品前避免服用碘剂。

3. 磺胺类、对氨基水杨酸、保泰松、巴比妥类、酚妥拉明、妥拉唑林、维生素 B_{12}、磺酰脲类等都有抑制甲状腺功能和甲状腺肿大的作用，故合用本品需注意。

（九）规格

片剂：5mg。

三、卡比马唑

（一）其他名称

甲亢平。

（二）药理作用

本品在体内逐渐水解，游离出甲巯咪唑而发挥作用，因此作用同甲巯咪唑。作用开始较快，维持时间较长。

（三）适应证

1. 用于各种类型的甲状腺功能亢进症，尤其适用于：①病情较轻、甲状腺轻至中度肿大患者。②青少年及儿童、老年患者。③甲状腺手术后复发，又不适于放射性^{131}碘治疗者。

2. 手术前准备。

3. 作为^{131}碘放疗的辅助治疗。

（四）用法用量

1. 成人　开始剂量为一日 30mg，可按病情轻重调节为每日 15～40mg，一日最大量60mg，分次口服。病情控制后，逐渐减量，每日维持量 5～15mg，疗程一般 12～18 个月。

2. 小儿　开始时剂量为每天 0.4mg/kg，分次口服。维持量约减半或根据病情决定。

（五）不良反应

较多见皮疹或皮肤瘙痒及白细胞减少；较少见严重的粒细胞缺乏症；可能出现再生障碍性贫血；还可能致味觉减退、恶心、呕吐、上腹部不适、关节痛、头晕头痛、脉管炎、红斑狼疮样综合征。罕致肝炎、间质性肺炎、肾炎和累及肾脏的血管炎，少见血小板减少、凝血酶原减少或凝血因子Ⅶ减少。

（六）禁忌

1. 对本药或其他硫脲类药物过敏者禁用。

2. 严重肝功能损害、白细胞严重缺乏、结节性甲状腺肿伴甲状腺功能亢进及甲状腺癌者禁用。

3. 哺乳期妇女禁用。

（七）注意事项

同甲巯咪唑。

（八）药物相互作用

同甲巯咪唑。

（九）规格

片剂：5mg。

四、碘和碘化物

(一)药理作用

补碘药。碘化物可因剂量不同而对甲状腺功能产生两方面的影响。

1. 防治地方性(单纯性)甲状腺肿时,给予小剂量碘制剂,作为供给碘原料以合成甲状腺素,纠正原来垂体促甲状腺素分泌过多,而使肿大的甲状腺缩小。

2. 大剂量碘剂作为抗甲状腺药暂时控制甲状腺功能亢进症。这可能通过抑制甲状腺球蛋白水解酶,阻止游离甲状腺激素释放入血,作用快而强,但不持久。短暂地抑制甲状腺激素合成,连续给药后抑制作用又可消失,导致甲亢症状更剧。故仅用于甲状腺危象,以迅速改善症状,且必须同时配合应用硫脲类药物。

大剂量碘剂亦可对抗垂体的促甲状腺素作用,使甲状腺组织缩小变硬及血管减少,以利于手术。此种作用在用药 2 周达到高峰,故甲亢患者宜于手术前先服一段时间的硫脲类药物,使症状和基础代谢率基本控制后,术前 2 周开始用药。用药后还可以改善突眼症状,减慢心率,降低代谢率。

(二)适应证

1. 地方性甲状腺肿的预防与治疗。

2. 甲状腺功能亢进症手术前准备及甲状腺危象的治疗。

(三)用法用量

1. 预防地方性甲状腺肿　剂量根据当地缺碘情况而定,一般每日 $100\mu g$ 即可。

2. 治疗地方性甲状腺肿　早期患者口服碘化钾每日 15mg,20d 为一疗程,隔 3 个月再服一疗程。或口服复方碘溶液,每日 0.1～0.5mL,2 周为一疗程。

3. 治疗甲状腺危象　首剂用复方碘口服溶液 3.6mL,以后每 6h 口服 1.8～2.7mL。

4. 甲状腺功能亢进症手术前准备　于术前 2 周服复方碘口服溶液,一日 3 次,每次从 5 滴逐日增至 15 滴。

(四)不良反应

1. 少数对碘过敏患者,在服药后立即或数小时后可出现血管性水肿,表现为上肢、下肢、颜面部、口唇、舌或喉部水肿,也可出现皮肤红斑或风团、发热、不适。

2. 长期服用可出现口腔及咽喉部烧灼感、流涎、口中金属味、齿龈疼痛、胃部不适、剧烈头痛等碘中毒症状;也可出现高钾血症,表现为神志模糊、心律失常、手足麻木刺痛、下肢沉重无力。罕见关节疼痛、嗜酸性粒细胞增多、淋巴结肿大、腹泻、恶心、呕吐、胃痛、动脉周围炎等。

(五)禁忌

1. 对碘过敏者禁用。

2. 孕妇、哺乳期妇女及婴幼儿禁用。

(六)注意事项

1. 浓碘液可致唾液腺肿胀、触痛,口腔、咽喉部烧灼感,口中金属味,齿和齿龈疼痛,唾液分泌增加,因此有口腔疾病患者慎用。

2. 急性支气管炎、肺结核、高钾血症、甲状腺功能亢进、肾功能受损者慎用。

3. 应用本品能影响甲状腺功能,或影响甲状腺吸碘率的测定与甲状腺核素扫描显像结果,这些检查均应安排在应用本品前进行。

（七）药物相互作用

1.与抗甲状腺药物合用,可能致甲状腺功能低下和甲状腺肿大。

2.与血管紧张素转化酶抑制剂或保钾利尿剂合用时,易致高钾血症,应监测血钾水平。

3.与锂盐合用时,可能引起甲状腺功能减退和甲状腺肿大。

4.与^{131}碘合用时,将减少甲状腺组织对^{131}碘的摄取。

（八）规格

复方碘溶液:为含碘5％、碘化钾10％的水溶液。碘化钾片:10mg。

（高娅男）

第七节　抗骨质疏松药

一、阿仑膦酸钠

（一）其他名称

福善美。

（二）药理作用

本品为第三代氨基二磷酸盐类骨代谢调节剂,为氨基二磷酸盐,与骨内羟磷灰石有强亲和力。能进入骨基质羟磷灰石晶体中,当破骨细胞溶解晶体,药物被释放,能抑制破骨细胞活性,并通过成骨细胞间接起抑制骨吸收作用其特点是抗骨吸收活性强,无骨矿化抑制作用。

（三）适应证

用于治疗绝经后妇女的骨质疏松症,以预防髋部和脊柱骨折(椎骨压缩性骨折),也适用于男性骨质疏松症以增加骨量。

（四）用法用量

口服,每日一次10mg,或每周一次70mg,早餐前30min用至少200mL白开水送服,不要咀嚼或吮吸药片。

（五）不良反应

服药后耐受性良好,少数患者可见胃肠道反应,如恶心、腹胀、腹痛等,偶有头痛、骨骼肌疼痛等,罕见皮疹及红斑。

（六）禁忌

1.食道动力障碍,如食道迟缓不能、食道狭窄者禁用。

2.严重肾功能不全者禁用。

3.骨软化症患者禁用。

4.对本品和其他二磷酸盐类过敏、明显低钙血症者禁用。

4.妊娠、哺乳期妇女及儿童禁用。

（七）注意事项

1.早餐前至少30min用200mL温开水送服,用药后至少30min方可进食。

2.与橘子汁和咖啡同时服用会显著影响本品的吸收。

3.在服用本品前后30min内不宜饮用牛奶、奶制品和含较多钙的饮料。服药后立即卧床有可能引起食道刺激或溃疡性食管炎。

4.胃肠道功能紊乱、胃炎、食道不适、十二指肠炎、溃疡病患者慎用。

5.轻、中度肾功能异常患者慎用。

6.开始使用本品治疗前，必须纠正钙代谢和矿物质代谢紊乱、维生素 D 缺乏和低钙血症。补钙剂、抗酸剂和一些口服药剂很可能妨碍本品的吸收，因此，服用本品后应至少推迟半小时再服用其他药物。

7.如食物中摄入不足，所有骨质疏松患者都应补充钙和维生素 D。

（八）药物相互作用

1.抗酸药和导泻剂因常含钙或其他金属离子如镁、铁等而会影响本药吸收。

2.与氨基糖苷类合用会诱发低钙血症。

（九）规格

片剂：70mg。

二、降钙素

（一）其他名称 鲑鱼降钙素、鳗鱼降钙素、依降钙素。

（二）药理作用

本品为参与钙及骨质代谢的一种多肽类激素，具有 32 个氨基酸。具有以下作用：①直接抑制破骨细胞活性，从而抑制骨盐溶解，阻止钙由骨释出，而骨骼对钙的摄取仍在进行，因而可降低血钙。可对抗甲状旁腺素促进骨吸收的作用并使血磷降低。②抑制肾小管对钙和磷的重吸收，使尿中钙和磷的排泄增加，血钙也随之下降。③可抑制肠道转运钙。④有明显的镇痛作用，对肿瘤骨转移、骨质疏松所致骨痛有明显治疗效果。

（三）适应证

1.绝经后骨质疏松症以及老年性骨质疏松症。

2.乳腺癌、肺癌、肾癌、骨髓瘤和其他恶性肿瘤骨转移所致的高钙血症。

3.各种骨代谢疾病所致的骨痛。

4.甲状旁腺机能亢进症、缺乏活动或维生素 D 中毒（包括急性或慢性中毒）导致的变应性骨炎。

5.Paget 病。

6.高钙血症和高钙血症危象。

（四）用法用量

1.骨质疏松症

（1）皮下或肌肉注射：每日 50～100U，或隔日 100U。

（2）鼻内用药：每次 100U，每日 1～2 次；或每次 50U，每日 2～4 次；或隔日 200U。12 周为一疗程。为防止骨质进行性丢失，治疗期间根据病情，每日服钙元素 0.5～1g，维生素 D400 单位。

2.高钙血症

（1）高钙血症危象的紧急处理：每日 5～10U/kg，溶于 500mL 生理盐水中，静脉滴注至少 6h，或每日剂量分 2～4 次缓慢静脉注射，同时补充液体。

（2）慢性高钙血症：每日 5～10U/kg，1 次或分 2 次皮下或肌肉注射。如果注射的剂量超过 2mL，取多个部位注射。也可每日 200～400U，分数次鼻内给药。

3. Paget 病

（1）皮下或肌肉注射：每日 100U，临床和体征改善之后，可隔日或每日注射 50U，必要时每日剂量可增至 200U。

（2）鼻内给药：每次 100U，每日 2 次；或每次 50U，每日 4 次。少数病例可能需要每次 200U，每日 2 次。

4. 痛性神经营养不良症

（1）皮下或肌肉注射：每日 100U，持续 2～4 周，然后每周 3 次，每次 100U，维持 6 周以上。

（2）鼻内给药：每日 200U，分 2～4 次给药，持续 2～4 周，然后每周 3 次，每次 200U，维持 6 周以上。

（五）不良反应

1. 可出现恶心、呕吐、头晕、轻度的面部潮红伴发热感，常常自发性消退。这些不良反应与剂量有关。静脉注射比肌肉注射或皮下注射给药更常见。

2. 在罕见的病例中，可导致过敏反应，包括注射部位的局部反应和全身性皮肤反应。个别过敏反应可导致心动过速、低血压和虚脱。

3. 其他的不良反应有皮疹、腹痛、头痛、发冷、胸压迫感、虚弱、头昏、鼻塞、气短、眼痛、尿频、下肢水肿等。

4. 长期用药亦可见药物失效，停止用药后，降钙素的治疗反应可恢复。

（六）禁忌

1. 对降钙素过敏者禁用。

2. 14 岁以下儿童、妊娠及哺乳期妇女禁用。

（七）注意事项

1. 过敏体质者、有支气管哮喘或病史者、肝功能异常者慎用。

2. 长期卧床治疗的患者，每日需检查血液生化指标和肾功能。

3. 治疗过程中如出现耳鸣、眩晕、哮喘应停用。

4. 变形性骨炎及有骨折史的慢性疾病患者，应根据血清碱性磷酸酶及尿羟脯氨酸排出量决定停药或继续治疗。

5. 本品大剂量短期治疗时，少数患者易引起继发性甲状旁腺功能低下。

（八）药物相互作用

1. 抗酸药和导泻剂因常含钙或其他金属离子如镁、铁而影响本药吸收。

2. 与氨基糖苷类合用会诱发低钙血症。

（九）规格

注射剂：1mL：10U；1mL：20U；1mL：40U；1mL：50U；1mL：100U。2mL：400U。喷鼻剂：2mL：50U；2mL：100U。

三、雷奈酸锶

（一）其他名称

欧思美。

（二）药理作用

本品具有双重药理作用：一方面在成骨细胞富集的组织中，增加胶原蛋白与非胶原蛋白的合成,通过增强前成骨细胞的增殖而促进成骨细胞介导的骨形成。另一方面,能剂量依赖地抑制前破骨细胞的分化,从而抑制破骨细胞介导的骨吸收。此外,本品还可增加骨小梁的质量、数量和厚度,从而改善骨强度。

（三）适应证

治疗绝经后骨质疏松症以降低椎体和髋部骨折的危险性。

（四）用法用量

每日口服 1 次,1 次 2g(1 袋),空腹或睡前服用。

（五）不良反应

1. 至要不良反应包括头痛、恶心、腹泻、稀便、皮炎、湿疹等。

2. 偶有严重的超敏反应综合征,特别是伴有嗜酸性粒细胞增多和全身症状的药物疹。发病时间一般为 3～6 周,大多数情况下停止使用本品和开始皮质激素治疗后结果良好,但恢复缓慢。

（六）禁忌

1. 对本品过敏者禁用。

2. 儿童、妇女及哺乳期妇女禁用。

（七）注意事项

1. 肾功能损害患者慎用。

2. 在 Ⅲ 期安慰剂对照研究中,雷奈酸锶的治疗与静脉血栓包括肺栓塞的年发生率升高有关,尚不清楚其中的原因。

3. 锶干扰对血和尿钙浓度的比色法测定,因此在医疗工作中应当使用诱导耦合等离子体原子发射光谱法或原子吸收光谱法,以确保精确地测定血和尿钙浓度。

4. 本品含有苯丙氨酸的原料,可能对高苯丙氨酸血症的人群有害。

（八）药物相互作用

1. 食物、牛奶和牛奶制品以及含有钙的药品降低雷奈酸锶生物利用度达 60%～70%,因此,服用本品和上述食品或药品时应当至少间隔 2h。

2. 由于二价阳离子能够与口服的四环素和喹诺酮类抗生素在胃肠道形成复合物,在服用四环素或喹诺酮类抗生素时,应当暂时停用雷奈酸锶。

（九）规格

干混悬剂:2g。

四、氯屈膦酸二钠

（一）其他名称

氯甲双膦酸二钠。

（二）药理作用

本品为膦酸盐类骨代谢调节剂。主要作用于骨组织,抑制骨的吸收,其机制是防止羟磷灰石结晶溶解和直接抑制破骨细胞活性。另外,骨膦可以抑制各种不同介质的功能,从而间接降低破骨细胞的活性。骨膦对钙及骨骼矿物质具有强烈的吸附性,在一般的用药量范围内,骨膦不影响骨组织中矿物质的正常代谢过程。

（三）适应证

1.恶性肿瘤并发的高钙血症。

2.溶骨性癌转移引起的骨痛。

3.避免或延迟恶性肿瘤溶骨性骨转移。

4.各种类型骨质疏松。

（四）用法用量

1.恶性肿瘤患者　每日 2.4g,分 2～3 次服用。对血清钙水平正常的患者,可减为每日 1.6g;若伴有高钙血症,可增至每日 3.2g。必须空腹服用,最好在进餐前 1h。

2.早期或未发生骨痛的各类型骨质疏松症　每日 0.4g,分 2 次服用,连用 3 个月为一个疗程,必要时可重复疗程。

3.严重或已发生骨痛的各类型骨质疏松症　每日 1.6g,分 2 次服用。

4.高钙血症　每日 0.3g,连用 3～5d。或一次给予 1.5g,静脉滴注,血钙正常后改口服。

5.变形性骨炎　每日 0.3g,静脉滴注 3h 以上,共 5d,以后改口服。

静脉滴注　每天 3～5mg/kg,用 500mL 生理盐水稀释,3～4h 内输注完毕,可连续输注 3～5d。

（五）不良反应

1.开始治疗时,可能会出现腹痛、腹胀和腹泻,少数情况下也会出现眩晕和疲劳,但往往随治疗的继续而消失。

2.有时可出现血清乳酸脱氢酶等肝酶水平升高、白细胞减少及肾功能异常等不良反应。

3.可使甲状旁腺素暂时性升高,血清碱性磷酸酶的水平也可能升高。

4.静脉给药剂量过高时可能引起严重的肾功能损害,尤其在输注速度过快时。

（六）禁忌

1.对本品过敏者禁用。

2.严重肾损害者、骨软化症患者禁用。

3.严重肾功能不全者和儿童禁用静滴。

（七）注意事项

1.用于治疗骨质疏松症时,应根据病情决定是否需要补钙。如需要补钙,本品与钙剂应分开服用,如饭前 1h 服用本品,进餐时服钙剂,以免影响本品的吸收,降低疗效。

2.用药期间,对血细胞数、肝肾功能应进行监测。

3.静滴给药时,一定要稀释后缓慢滴入。剂量不宜超过推荐量,在治疗前和治疗中必须有充分的水分供应。

（八）药物相互作用

1.本药可与二价金属阳离子物质如钙、镁等形成复合物,故本药与食物（如牛奶等）、抗酸剂和含二价阳离子药物合用时,会降低活性。

2.与非甾体类抗炎药同时使用,有引起肾功能不全的报道。

3.由于有增加低钙血症的危险,本品与氨基苷类同时使用时应谨慎。

（九）规格

胶囊剂:400mg。注射液:5mL:300mg。

五、帕米膦酸二钠

（一）其他名称

丙氨膦酸钠。

（二）药理作用

本品为双膦酸类药物，是第二代钙代谢调节药，对膦酸钙有很强的亲和性，能抑制人体异常钙化和过量吸收，减轻骨痛，降低血清碱性磷酸酶和尿羟脯氨酸的浓度，作用持久，且抑制新骨形成的作用极低。

（三）适应证

1.主要用于恶性肿瘤骨转移疼痛和高钙血症。

2.治疗和预防骨质疏松症及骨质愈合不良。

3.也用于中状旁腺功能亢进症。

（四）用法用量

1.治疗肿瘤骨转移性疼痛　临用前稀释于不含钙离子的0.9%生理盐水或5%葡萄糖注射液中，静脉缓慢滴注4h以上，浓度不得超过15mg/125mL，滴速不得大于15～30mg/2h。一次用药30～60mg。

2.治疗高钙血症　应严格按照血钙浓度，在医生指导下酌情用药。

3.用于治疗骨质疏松症　每日1次，30mg静滴，连续6个月，改为预防量，每3个月静滴一次30mg，连续2年。

4.治疗变形性骨炎及骨质愈合不良　每日30～60mg，连续1～3d，或每日30mg，连续6周。

5.预防癌症骨转移　每4周静滴30～60mg。

（五）不良反应

少数患者可出现轻度恶心、胸痛、胸闷、头晕乏力及轻微肝肾功能改变等，偶见发热反应、淋巴细胞、血小板减少及低钙血症。

（六）禁忌

1.对本品或其他双膦酸类药物过敏者禁用。

2.儿童、妊娠及哺乳期妇女禁用。

（七）注意事项

1.肾功能损伤或减退者慎用。

2.用于治疗高钙血症时，应注意同时补充液体，使每日尿量达2L以上。

3.使用本品过程中，应注意监测血清钙、磷等电解质及血小板数和肾功能。

4.过量或速度过快，可能引起低钙血症，出现抽搐、手指麻木症状，可适量补钙。

5.本品不得与其他种类双膦酸类药物合并使用。

6.因本品与骨结合，可干扰骨同位素扫描图像。

（八）药物相互作用

1.与降钙素联合使用，可产生协同作用，导致血清钙更为迅速降低。

2.本品不得与其他种类双膦酸类药物合并使用。

3.由于与二价阳离子可形成复合物，因此本品不得加入含钙静脉注射药物。

（九）规格

注射液：15mg；30mg；60mg。

六、羟乙磷酸钠

（一）药理作用

本品是骨代谢调节剂，能进入骨基质羟磷灰石晶体中，当破骨细胞溶解晶体，药物被释放，能抑制破骨细胞活性，并通过成骨细胞间接起抑制骨吸收效应，防止骨质的丢失。

（二）适应证

用于原发性骨质疏松症和绝经后骨质疏松症。

（三）用法用量

口服：一次200mg，一日2次，两餐间服用。

（四）不良反应

腹部不适、腹泻、呕吐、口炎、头痛、咽喉灼热感、瘙痒、皮疹等症状。

（五）禁忌

1.严重肾损害者、骨软化症患者禁用。

2.对本品过敏者禁用。

（六）注意事项

1.需间歇、周期性服药，服药2周后停药11周为一周期，然后开始第二周期，停药期间需补充钙剂及维生素 D_3 。

2.在服用本品2h内，避免食用高钙食品（例如牛奶或奶制品）和含矿物质的维生素或抗酸药。

3.肾功能损害、消化性溃疡、肠炎等患者慎用。

4.若出现皮肤瘙痒、皮疹等过敏症状时应停止用药。

（七）药物相互作用

1.抗酸药和导泻剂因常含钙或其他金属离子如镁、铁等而会影响本药吸收。

2.与氨基糖苷类合用会诱发低钙血症。

（八）规格

片剂：200mg。

七、雷洛昔芬

（一）其他名称

贝邦、易维特。

（二）药理作用

雷洛昔芬是一种选择性的雌激素受体调节剂，与雌激素受体结合后激活某些雌激素通路而阻断其他通路。雷洛昔芬减少骨的重吸收并可使骨转换生化指标降至绝经前范围。降低椎体骨折的发生率，保持骨量和增加骨密度。还可影响脂代谢，降低总胆固醇和LDL胆固醇水平，但不增加甘油三酯水平，对整个HDL水平也没有影响。

（三）适应证

主要用于预防绝经后妇女的骨质疏松症。

（四）用法用量

口服，每次 60mg，每日 1 次。

（五）不良反应

可见血小板数量轻度减少。偶见恶心、呕吐、腹痛和消化不良、皮疹、血压升高、头痛、氨基转移酶轻度增加。

（六）禁忌

1. 可能妊娠的妇女绝对禁用。

2. 正在或既往患有静脉血栓栓塞性疾病者，包括深静脉血栓、肺栓塞和视网膜静脉血栓者禁用。

3. 对本品过敏者禁用。

4. 肝功能减退（包括胆汁淤积）、严重肾功能减退者禁用。

5. 子宫内膜癌患者及难以解释的子宫出血者禁用。

（七）注意事项

1. 雷洛昔芬可增加静脉血栓栓塞事件的危险性。

2. 在治疗中，如发现血清总胆红素、谷氨酰转氨酶、碱性磷酸酶、ALT 和 AST 升高，应严密监测。

3. 有高甘油三酯血症病史的患者使用本品应监测血清甘油三酯水平。

4. 本品对减少血管扩张无作用，对其他与激素有关的绝经期症状也无效。

5. 只用于绝经后妇女，不适用于男性患者。

（八）药物相互作用

1. 与华法林合用可轻度缩短凝血酶原时间。

2. 对已经接受香豆素类抗凝药物的患者，本品可能改变凝血酶原时间。

（九）规格

片剂：60mg。

八、伊班膦酸钠

（一）其他名称

艾本。

（二）药理作用

本品为第三代二膦酸盐类骨吸收抑制剂，主要通过与骨内羟磷灰石结合，抑制羟磷灰石的溶解和形成，从而产生抗骨吸收的作用。另外，本品的抗骨吸收作用可能还与直接改变骨细胞的形成，或直接抑制成骨细胞介导的细胞因子有关。

（三）适应证

伴有或不伴有骨转移的恶性肿瘤引起的高钙血症。

（四）用法用量

将本品 1～4mg 稀释于不含钙离子的 0.9％生理盐水或 5％葡萄糖注射液 500～750mL 中，静脉缓慢滴注，滴注时间不少于 2h。治疗前适当进行水化治疗。

（五）不良反应

1. 少数患者可出现体温升高，有时也会出现类似流感的症状，如发热、寒战、类似骨骼和

(或)肌肉疼痛的情况。多数情况不需专门治疗。个别病例还会出现胃肠道不适。

2.由于肾脏钙的排泄减少,常伴有血清磷酸盐水平降低(通常不需治疗)。血清钙的水平可能会降至正常以下。

(六)禁忌

1.对本品或其他二膦酸盐过敏者禁用。

2.儿童、孕妇及哺乳期妇女禁用。

3.严重肾功能不全者禁用。

(七)注意事项

1.本品不得与其他二膦酸类药物合并使用。

2.肝、肾功能损伤者慎用。

3.使用本品过程中,应注意监测血清钙、磷、镁等电解质水平及肝、肾功能。

4.有心功能衰竭危险的患者应避免过度水化治疗。

(八)规格

注射剂:2mL:2mg。

九、依普黄酮

(一)药理作用

本品为 T-异醛苷异黄酮,是合成的一种异黄酮衍生物,可增加生物激素的活性,具有雌激素的抗骨质疏松特性。其作用机制包括:直接抑制骨吸收;通过雌激素样作用增加降钙素的分泌,间接产生抗骨吸收作用;促进骨的形成。

(二)适应证

用于改善原发性骨质疏松症的症状,提高患者的骨密度。

(三)用法用量

口服,通常成人一次 200mg,一日 3 次,饭后口服。此剂量应根据年龄及患者的症状进行调整。

(四)不良反应

1.消化性溃疡、胃肠道出血　罕见出现消化性溃疡、胃肠道出血或恶化症状。当出现这种情况时,应立即停药,并给予适当的处理。故有消化道溃疡以及有消化道溃疡病史者应慎用。

2.黄疸　罕见出现黄疸,应密切观察。如有异常状况,立即停用该药,并进行适当处理。

3.过敏反应　出疹、瘙痒等症状偶见,此时应停止用药。

4.其他　可见恶心、呕吐、食欲不振、胃部不适、烧心、腹痛、腹部胀满、腹泻、便秘、口腔炎、口干、舌炎、味觉异常、眩晕、轻微头晕,罕见头痛等。

(五)禁忌

1.对本品过敏者禁用。

2.低钙血症患者禁用。

3.妊娠、哺乳期妇女、儿童及青少年禁用。

(六)注意事项

1.本品的用药对象为确认为骨质疏松症的患者。

2.高龄患者宜慎用。

3.重度食道炎、胃炎、十二指肠炎、溃疡病和胃肠功能紊乱患者慎用。

4.中重度肝肾功能不全患者慎用。

5.服药期间需补钙。

6.对男性骨质疏松症无用药经验。

（七）药物相互作用

1.对摘除卵巢的动物，并用雌酮，可增强雌激素的作用，故在并用本药与雌激素制剂时应慎重用药。

2.并用茶碱时，可使茶碱的血药浓度上升，故在并用本药与茶碱时应减少茶碱用量并慎重用药。

3.并用香豆素类抗凝血剂，可增强香豆素类抗凝血剂的作用，故在并用时应减少香豆素类抗凝血剂的用量并慎重用药。

（八）规格

片剂：200mg。

十、唑来膦酸

（一）药理作用

唑来膦酸的药理作用主要是抑制骨吸收，其作用机制尚不完全清楚，可能是多方面的。唑来膦酸在体外可抑制破骨细胞活动，诱导破骨细胞凋亡，还可通过与骨的结合阻断破骨细胞对矿化骨和软骨的吸收。唑来膦酸还可以抑制由肿瘤释放的多种刺激因子引起的破骨细胞活动增强和骨钙释放。

（二）适应证

由于恶性肿瘤溶骨性骨转移引起的骨痛。

（三）用法用量

静脉滴注。成人每次4mg，用100mL 0.9％氯化钠注射液或5％葡萄糖注射液稀释后静脉滴注，滴注时间应不少于15min。每3～4周给药一次。

（四）不良反应

本品最常见的不良反应是发热。其他不良反应主要包括：全身反应：乏力、胸痛、腿肿、结膜炎。消化系统：恶心、呕吐、便秘、腹泻、腹痛、吞咽困难、厌食。心脑血管系统：低血压。血液和淋巴系统：贫血、低钾血症、低镁血症、低磷血症、低钙血症、粒细胞减少、血小板减少、全血细胞减少。肌肉与骨骼：骨痛、骨关节、肌肉痛。肾脏：血清肌酐值升高（与给药的时间有关）。神经系统：失眠、焦虑、兴奋、头痛、嗜睡。呼吸系统：呼吸困难、咳嗽、胸腔积液。感染：泌尿系统感染、上呼吸道感染。代谢系统：厌食、体重下降、脱水。其他：流感样症状，注射部位红肿，皮疹，瘙痒等。唑来膦酸的不良反应多为轻度和一过性的，大多数情况下无需特殊处理，会在24～48h内自动消退。

（五）禁忌

1.对本品或其他二膦酸类药物过敏的患者禁用。

2.严重肾功能不全者禁用。

3.孕妇及哺乳期妇女禁用。

（六）注意事项

1.首次使用本品时应密切监测血清钙、磷、镁以及血清肌酐水平,如出现血清中钙、磷和镁的含量过低,应给予必要的补充治疗。

2.伴有恶性高钙血症患者给予本品前应充分补水,利尿剂与本品合用只能在充分补水后使用。本品与具有肾毒性的药物合用应慎重。

3.接受本品治疗时如出现肾功能恶化,应停药至肾功能恢复至基线水平。

4.对阿司匹林过敏的哮喘者应慎用本品。

（七）药物相互作用

1.本品与氨基糖苷类药物合用时应慎重,因氨基糖苷类药物具有降低血钙的作用。

2.与利尿剂合用可能会增大低血钙的危险性。

3.与沙利度胺合用会增加多发性骨髓瘤患者肾功能异常的危险性。

（八）规格

注射剂:1mL:1mg。

（高娅男）

第十二章　泌尿系统药物

第一节　利尿药

利尿药(diuretics)是作用于肾脏,增加电解质和水的排泄,使尿量增多的药物。临床主要用于治疗各种原因引起的水肿,也用于非水肿性疾病如高血压、高血钙、尿崩症等的治疗。利尿药根据作用部位及利尿作用强度分为三类。

①高效能利尿药:主要作用于髓袢升支粗段髓质部和皮质部,包括呋塞米、依他尼酸、布美他尼等。

②中效能利尿药:主要作用于髓袢升支粗段皮质部和远曲小管近端,包括噻嗪类(如氢氯噻嗪)、氯噻酮等。

③低效能利尿药:主要作用于远曲小管和集合管,如螺内酯、氨苯蝶啶、阿米洛利等。

一、利尿药作用的生理学基础

尿液的生成是通过肾小球滤过、肾小管和集合管的重吸收及分泌而实现的,利尿药通过作用于肾小管不同部位而产生利尿作用(图12—1)。

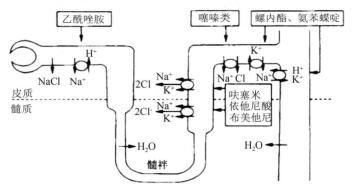

图 12—1　肾小管各段功能和利尿药作用部位

(一)肾小球滤过

正常成人每日经肾小球滤过产生的原尿达180L,但每日排出的尿量只有1～2L,这说明原尿中99%的水和钠在肾小管和集合管中被重吸收。故单纯增加肾小球滤过率的药物,利尿作用不理想。

(二)肾小管的重吸收

原尿经过近曲小管、髓袢、远曲小管及集合管的过程中,99%的水、钠被重吸收。如果肾小管和集合管的上皮细胞对 Na^+ 和水的重吸收功能受到抑制,排出的钠和尿量就会明显增加。常用利尿药大多数都是通过抑制肾小管水和电解质的重吸收而产生排钠利尿作用。

1.近曲小管　此段重吸收 Na^+ 量占原尿 Na^+ 量的60%～65%,主要通过 H^+ — Na^+ 交换机制, H^+ 由肾小管细胞分泌到管液中,并将管液中 Na^+ 交换到细胞内。H^+ 来自肾小管细胞

内 CO_2 和 H_2O 在碳酸酐酶的催化下生成的 H_2CO_3,乙酰唑胺可通过抑制碳酸酐酶的活性,使 H^+ 生成减少,H^+—Na^+ 交换减少,使肾小管腔内 Na^+ 和 HCO_3^- ↑增多,Na^+ 带出水分而产生利尿作用,但由于利尿作用较弱,又可引起代谢性酸中毒,现已少用。

2.髓袢升支粗段　髓袢升支粗段髓质和皮质部该段功能与利尿药作用关系密切,原尿中 20%～30% 的 Na^+ 在此段被重吸收,是高效利尿药作用的重要部位。髓袢升支粗段上皮细胞的管腔膜有 Na^+—K^+—$2Cl^-$ 共同转运载体将 NaCl 主动重吸收,但不伴有水的重吸收,是形成髓质高渗区、尿液浓缩机制的重要条件。当原尿流经该段时,由于此段对水不通透,随着NaCl 的再吸收原尿渗透压逐渐减低,此为肾脏对尿液的稀释功能。而转运到髓质间液中的NaCl 在逆流倍增机制作用下,与尿素一起共同形成髓质高渗区。当尿液流经集合管时,在抗利尿激素调节下,大量的水被重吸收,这是肾脏对尿液的浓缩功能。呋塞米等药抑制髓袢升支粗段髓质和皮质部 Na^+—K^+—$2Cl^-$ 共同转运系统的功能减少 NaCl 重吸收,一方面降低了肾脏的稀释功能,另一方面由于髓质高渗区不能形成而降低了肾脏的浓缩功能,排出大量的稀释尿,引起强大利尿作用,故为高效能利尿药。

3.远曲小管与集合管　远曲小管近端重吸收原尿中 10% 的 Na^+,由位于管腔膜的 Na^+—K^+—$2Cl^-$ 共同转运系统介导,噻嗪类利尿药抑制该段 Na^+—K^+—$2Cl^-$ 共同转运系统,可产生中度利尿作用。

远曲小管远端和集合管重吸收原尿 5% 的 Na^+,重吸收方式为 Na^+—H^+ 交换与 Na^+—K^+ 交换,Na^+—H^+ 交换受碳酸酐酶的调节,Na^+—K^+ 交换受醛固酮的调节。螺内酯、氨苯蝶啶等药作用于此部位,通过拮抗醛固酮或阻滞 Na^+ 通道,产生留 K^+ 排 Na^+ 作用而利尿,所以它们又称留钾利尿药。

二、常用的利尿药

(一)高效利尿药

高效能利尿药(袢利尿药)主要作用于髓袢升支粗段髓质部与皮质部,最大排钠能力为肾小球滤过 Na^+ 量的 20% 以上。

1.呋塞米　呋塞米(furosemide,呋喃苯氨酸,速尿)利尿作用强大而迅速。

(1)体内过程:口服易吸收,20～30min 起效,2h 达高峰,维持 6～8h;静脉注射后 2～10min 起效,30min 血药浓度达高峰,维持 2～4h。主要原形从肾脏近曲小管分泌排泄。$T_{1/2}$ 为 30～70min,肾功能不全的患者 $T_{1/2}$ 为 10h。

(2)药理作用:本品能抑制髓袢升支粗段髓质部和皮质部的 Na^+—K^+—$2Cl^-$ 共同转运系统,从而抑制 NaCl 重吸收,同时影响肾脏对尿液的稀释和浓缩功能,利尿作用强而迅速。用药后尿量明显增加,Na^+、K^+、Cl^- 量排出增多,也增加 Mg^{2+} 和 Ca^{2+} 排出。由于 Na^+ 重吸收减少,使到达远曲小管尿液中的 Na^+ 浓度升高,促进 Na^+—K^+ 交换,K^+ 排出增加。由于排 Cl^- 量大于排 Na^+ 量,故可引起低氯性碱血症。此外,呋塞米还可抑制血管内 PG 分解酶,使 PGE_2 含量增加,能扩张小动脉,降低肾血管阻力,增加肾血流量,改善肾皮质内血流分布。

(3)临床用途:①严重水肿:可用于心、肝、肾性水肿的治疗,主要用于对其他利尿药无效的严重水肿。②肺水肿和脑水肿:对于肺水肿患者,可通过强大的利尿作用,迅速降低血容量,使回心血量减少,左心室充盈压降低,同时扩张小动脉,降低外周阻力,减轻左心室后负荷,迅速消除由左心衰竭所引起的肺水肿。对于脑水肿,由于排出大量低渗尿液,血液浓缩,血浆渗透压增高,也有助于消除脑水肿、降低颅内压。③肾衰竭:在急性肾衰竭的早期,本品产生强大的利尿作用,冲洗阻塞的肾小管,防止肾小管萎缩、坏死;同时能扩张肾血管,增加肾血流量。大剂量用于治疗慢性肾功能不全,可使尿量增加,水肿减轻。④加速毒物排泄:大量输液配合并使用呋塞米,产生强大利尿作用,加速毒物排泄,用于主要经肾排泄的药物、食物等中毒的抢救。⑤其他:高钙血症、高钾血症、心功能不全及高血压危象等的辅助治疗。

(4)不良反应与用药护理:①水与电解质紊乱,表现为低血容量、低血钠、低血钾、低氯性碱血症,长期使用还可发生低血镁。低血钾易诱发强心苷中毒,对肝硬化患者低血钾易诱发肝性脑病,所以应注意补充钾盐或与留钾利尿药合用以防低血钾。当低血钾、低血镁同时存在时,应注意纠正低血镁,否则单纯补钾不易纠正低血钾。②耳毒性:可引起与剂量有关的可逆性听力下降,表现为眩晕、耳鸣、听力下降或暂时性耳聋。肾功能不良及大剂量快速注射时更易发生。本品静脉注射要慢,并避免与氨基糖苷类抗生素合用。③胃肠道反应:表现为恶心、呕吐、腹痛、腹泻、胃肠道出血等,宜餐后服用。④高尿酸血症:由于可抑制尿酸的排泄,故长期应用可导致高尿酸血症而诱发痛风,痛风患者慎用。⑤变态反应:与磺胺类药物有交叉变态反应,可见皮疹、剥脱性皮炎、嗜酸性粒细胞增多等,偶可致间质性肾炎。长期应用可引起高血糖、高血脂。对磺胺类过敏者禁用,糖尿病、高脂血症、冠心病及孕妇慎用。

(5)药物相互作用:顺铂或氨基糖苷类抗生素与呋塞米合用,易引起耳聋;呋塞米与头孢菌素类(头孢噻啶、头孢噻吩、头孢乙腈)合用,降低头孢菌素的肾清除率,血浓度升高,加重头孢菌素对肾脏的损害;与吲哚美辛合用,可减弱呋塞米的排钠利尿和舒张血管平滑肌的作用;阿斯匹林、丙磺舒可减弱呋塞米的利尿作用。

2.布美他尼与依他尼酸 布美他尼(bumetanide)又名丁苯氧酸,本品作用和应用与呋塞米相似,特点是起效快,作用强,不良反应少,耳毒性低,用于顽固性水肿和急性肺水肿,对急慢性肾衰竭尤为适宜,对用呋塞米无效的病例仍有效;依他尼酸(ethacrynicacid)又名利尿酸,化学结构与呋塞米不同,但利尿作用与机制与呋塞米相似,特点是利尿作用比呋塞米弱,不良反应较严重,耳毒性发生率高,临床应用受到限制。

(二)中效能利尿药

中效能利尿药主要作用于髓袢升支粗段皮质部和远曲小管近端,最大排钠能力为肾小球滤过 Na^+ 量的 5%~10%。

噻嗪类(thiazides)是临床广泛应用的一类口服利尿药和降压药,本类药物结构相似,在肾小管的作用部位及作用机制相同,主要区别是作用强度、起效快慢及维持时间各不相同,包括氢氯噻嗪(hydrochlorothiazide,双氢克尿塞)、氢氟噻嗪(hydroflumethiazide)和环戊噻嗪(cyclopenthiazide)等。氯噻酮(chlortalidone,氯肽酮)为非噻嗪类结构药物,但药理作用与噻嗪类相似。

氢氯噻嗪:

1.作用与用途

(1)利尿作用,作用部位在髓袢升支粗段皮质部和远曲小管近端。抑制该段 $Na^+ - K^+ - 2Cl^-$ 共同转运系统,从而抑制氯化钠的重吸收,降低肾脏对尿液的稀释功能而不影响浓缩功能,故利尿效能较呋塞米弱。尿中除含有较多的 Cl^-、Na^+ 外,K^+ 的排出也增加。本品利尿作用温和,可用于消除各型水肿,其中对轻、中度心性水肿疗效较好。

(2)抗利尿作用:氢氯噻嗪可明显减少尿崩症患者的口渴感和尿量。其作用机制尚未阐明,临床上主要用于肾性尿崩症及用加压素无效的垂体性尿崩症。

（3）降血压：为治疗高血压病的基础药物之一，多与其他降压药物合用。

2.不良反应与用药护理

（1）电解质紊乱，长期应用可致低血钾、低血钠、低血镁、低氯性碱中毒等。其中低血钾症最常见，表现为恶心、呕吐、腹泻、肌无力等。为避免发生低钾血症应注意：给药宜从小剂量开始，视情况逐渐增加剂量，宜间歇给药，以减少电解质紊乱的发生；长期应用要适当补充钾盐或合用留钾利尿药，与强心苷类药物合用时要特别注意补钾，以免诱发强心苷的心脏毒性；用药期间让患者多食含钾丰富的食物。低血钠多见于低钠饮食、大量饮水、心功能不全、肝硬化及肾病综合征伴有严重水肿者服用噻嗪类利尿药时易发生。

（2）代谢障碍与剂量有关，长期应用可引起高尿酸血症、高血糖、高血脂，肾功能减退患者血尿素氮升高，痛风患者、糖尿病、高脂血症慎用，肾功能不全的患者禁用。

（3）变态反应可见皮疹、血小板减少、溶血性贫血、急性胰腺炎、光敏性皮炎等。与磺胺类药有交叉变态反应。

（三）低效能利尿药

低效能利尿药主要作用于远曲小管和集合管，最大排钠能力为肾小球滤过 Na^+ 量的 5% 以下。

本类药物抑制该段 Na^+ 的重吸收、减少 K^+ 的分泌，具有留钾排钠的作用。但利尿作用弱，单用效果差，常与排钾利尿合用，以增强疗效，减少 K^+、Mg^{2+} 的排出。

1.螺内酯 螺内酯（spironolactone）又名安体舒通，是人工合成的甾体化合物，化学结构与醛固酮相似。口服易吸收，服药 1d 起效，2～3d 作用达高峰，停药 2～3d 后仍有利尿作用。

（1）作用与用途：螺内酯化学结构与醛固酮相似，在远曲小管末端和集合管与醛固酮竞争醛固酮受体，拮抗醛固酮而发挥排 Na^+ 留 K^+ 利尿作用。特点是利尿作用弱、起效慢，维持时间久。用于与醛固酮升高有关的顽固性水肿，如肝硬化腹水或肾病综合征患者。由于利尿作用弱，常与噻嗪类或高效利尿药合用，以提高疗效，减少血钾紊乱。

（2）不良反应与用药护理：①高钾血症：久用可引起高血钾，尤其在肾衰竭时更易发生。严重肝肾功能不全及高血钾者禁用。②性激素样作用：久用可致男性乳房发育、女性多毛症、月经周期紊乱、性功能障碍等，停药后可自行消失。③中枢神经系统反应：少数人出现头痛、嗜睡、步态不稳及精神错乱等。④胃肠道反应：恶心、呕吐、腹痛、腹泻及胃溃疡出血等。口服给药，以餐后服用为宜。胃溃疡患者禁用。

2.氨苯蝶啶和阿米洛利 氨苯蝶啶（triamterene）和阿米洛利（amiloride）二者化学结构不同，但作用机制相同，均为远曲小管和集合管通道阻滞剂。

（1）作用与用途：二者作用于远曲小管和集合管，阻断 Na^+ 的再吸收和 K^+ 的分泌，使 Na^+-K^+ 交换减少，从而产生留 K^+ 排 Na^+ 的利尿作用。该作用与醛固酮无关。常与中效或强效利尿药合用治疗各种顽固性水肿，如心力衰竭、肝硬化和肾炎等引起的水肿。

（2）不良反应与用药护理：不良反应较少，长期服用可致高钾血症，严重肝、肾功能不全及高钾血症倾向者禁用。此外，氨苯蝶啶还可抑制二氢叶酸还原酶，干扰叶酸代谢，肝硬化患者服用此药引起巨幼红细胞性贫血。偶可引起变态反应，应予注意。

（徐霄）

第二节　脱水药

脱水药是指能迅速提高血浆渗透压而使组织脱水的药物,由于具有渗透性利尿作用,又称渗透性利尿药。多数脱水药的特点是:①在体内不被代谢或代谢较慢。②静脉注射后不易透过血管壁进入组织。③易经肾小球滤过。④不易被肾小管重吸收。⑤在血浆、肾小球滤过液和肾小管腔液中形成高渗透压,吸收组织水分,产生脱水和利尿作用。临床常用的药物有甘露醇、山梨醇、高渗葡萄糖。

一、甘露醇

甘露醇为己六醇,临床用其20%的高渗水溶液。

(一)作用

1.脱水作用　静脉滴注20%的高渗水溶液,甘露醇不易从毛细血管渗入组织,能迅速提高血浆渗透压,使组织间液水分向血浆转移,产生组织脱水作用;甘露醇不易进入脑或眼前房角等有屏障的特殊组织,故静脉滴注甘露醇高渗溶液,使这些组织特别容易脱水,有效降低颅内压和眼内压。

2.利尿作用　静脉滴注后,一方面因增加血容量,使肾血流量和肾小球滤过增加;另一方面,甘露醇从肾小球滤过后使肾小管腔内维持高渗透压,阻止水和电解质的重吸收,故能利尿。静脉滴注甘露醇高渗溶液后约10min起效,2~3h达高峰,持续6~8h,其最大排Na^+能力为滤过Na^+量的15%左右,明显增加尿量,同时也增加K^+、Cl^-、HCO_3^-、Mg^{2+}等电解质的排出。

3.导泻作用　口服不吸收,刺激肠壁,使肠蠕动加快,可清洁肠道,排除体内废物。

(二)临床应用

1.治疗脑水肿　临床应用甘露醇治疗多种原因如脑瘤治疗急性脑水肿的首选脱水药物。

2.青光眼　静脉滴注甘露醇可降低青光眼患者的眼内压。青光眼术前使用以降低眼内压,也可作为急性青光眼的应急治疗。

3.防治急性肾衰竭　甘露醇可增加肾血流量,提高肾小球的滤过率;同时,通过渗透性利尿可维持足够尿流量,使肾小管充盈,稀释肾小管内有害物质,有效防止肾小管萎缩坏死。用于休克、创伤、严重感染、溶血和药物中毒等各种原因引起的急性少尿,以防治急性肾衰竭。

4.用于肠道外科手术、纤维结肠镜检查、下消化道钡剂灌肠造影前的肠道清洁准备。

5.其他　治疗大面积烧伤引起的水肿及促进体内毒物的排泄等。

(三)不良反应和用药监护

1.静脉注射过快可引起头痛、头晕、视力模糊。静脉注射切勿漏出血管外,否则可引起局部组织肿胀,严重则可导致组织坏死。护士应注意观察,一旦发生,应及时更换输液部位,并进行热敷。

2.因血容量突然增加,加重心脏负荷,心功能减退或心力衰竭者禁用。

3.颅内有活动性出血者禁用,以免因颅内压迅速下降而加重出血。

4.气温较低时,易析出结晶,可用热水浴(80℃)加温,振摇溶解后使用。

二、山梨醇

山梨醇是甘露醇的同分异构体,其作用、临床应用、不良反应与甘露醇相似。山梨醇进入体内后,部分经肝脏转化为果糖而失去高渗作用,故作用弱于甘露醇。常用 25％水溶液,治疗脑水肿、青光眼以及心肾功能正常的水肿、少尿患者。

局部刺激性较大,可能导致高乳酸血症。

三、高渗葡萄糖

临床常用其 50％的高渗溶液,静脉注射时也可产生高渗性利尿和脱水作用。但因葡萄糖在体内易被代谢,作用弱且持续时间较短。单独用于脑水肿时可有反跳现象,一般与甘露醇交替使用。

四、利尿药与脱水药常用剂量

（一）呋塞米（Furosemide）

片剂:20mg。口服,每次 20mg,1d 1～2 次。从小剂量开始,可增加到 1d 120mg。间歇给药,服药 1～3d,停药 2～4d。注射剂:20mg:2mL。每次 20mg,1d 1 次或隔日 1 次,肌内注射或稀释后缓慢静脉滴注。

（二）布美他尼（Bumetanide）

片剂:1mg。口服,每次 1mg,1d 1～3 次,可逐渐增加剂量到 1d 10mg。注射剂:0.5mg,剂量同口服。

（三）依他尼酸（Ethacrynic Acid）

片剂:25mg。口服,每次 25mg,1d 1～3 次。

（四）氢氯噻嗪（Hydrochlorothiazide）

片剂:10mg,25mg。口服,成人每次 25～50mg,1d 1～3 次,可增加到每日 100mg。小儿按 1d 1～2mg/kg(体重),1d 2 次。

（五）苄氟噻嗪（Bendroflumethiazide）

片剂:2.5mg,5mg,10mg。口服,每次 2.5～10mg,1d 1～2 次,酌情调整剂量。

（六）环戊噻嗪（Cyclopenthiazide）

片剂:0.25mg,0.5mg。口服,每次 0.25mg～0.5mg,1d 2 次。

（七）氯噻酮（Chlortalidone）

片剂:25mg,50mg,100mg。口服,从小剂量开始,每次 25～100mg,1d 1 次,酌情调整剂量。

（八）美托拉宗（Metolazone）

片剂:2.5mg,5mg,10mg。口服,每次 5～10mg,1d 1 次,可酌情增加剂量。

（九）螺内酯（Spironolactone）

片剂:20mg。口服,每次 20～40mg,1d 2～3 次。

（十）氨苯蝶啶（Triamterene）

片剂:50mg。口服,每次 25～50mg,1d 2～3 次,最大剂量不超过每日 300mg,小儿不超过日 6mg/kg。

（十一）阿米洛利（Amiloride）

片剂：5mg。口服，从小剂量开始，每次 2.5～5.0mg，1d 1 次。可增加到 1d 20mg。

（十二）甘露醇（Mannitol）

注射剂：10g：50mL，20g：100mL，50g：250mL。每次 1～2g/kg（体重），快速静脉滴注，必要时 4～6h 重复使用。

（十三）山梨醇（Sorbitol）

注射剂：25g：100mL，62.5g：250mL。每次 1～2g/kg（体重），快速静脉滴注，必要时 6～12h 重复注射。

（十四）葡萄糖（Glucose）

注射剂：10g：20mL，25g：50mL，50g：100mL。每次 40～60mL（20～30g），静脉注射。

（王方）

第三节　其他泌尿系统药

一、加压素（Vasopressin）

（一）剂型规格

（鞣酸盐）注射剂 5mL：0.1g；1mL：20U。

（二）用法用量

深部肌内注射。尿崩症：开始一次 0.1～0.2mL，以后逐渐增加至一次 0.3～1mL，隔 1～3d 注射 1 次；儿童：视病情而定。腹胀：一次 5～10U，间隔 3～4h 可重复。腹部 X 线摄影：一次 5U，摄影前 2h 和 30min 各注射 1 次。肺或食管静脉破裂出血：一次 10U，加入 5%葡萄糖注射液中缓慢静脉注射，约 15min 注完。对持续或反复呕血或咯血者，可用 10～400U，加入 5%葡萄糖注射液 500mL 中连续 24h 缓慢静滴。

（三）作用用途

加压素为神经垂体所分泌的激素，是由 9 个氨基酸组成的多肽。其氨基酸的组成种属间略有差别，人和牛的加压素第 8 位是精氨酸，称为精氨酸加压素。而猪的加压素第 8 位是赖氨酸，称为赖氨酸加压素。本品直接作用肾脏，促进远端肾小管和集合管对水的重吸收，起抗利尿作用，并可使周围血管收缩，导致血压升高、心律减慢，还可引起小肠、胆囊和膀胱平滑肌收缩。本品几乎无催产作用。口服后其有效成分易被胰淀粉酶破坏，故本品一般不口服。肌内注射后吸收良好，3～5min 后开始生效，能维持 20～30min。静脉注射作用更快，但维持时间更短。需要时可用静脉注射，为了延长作用时间，制成鞣酸加压素油制注射液，做深部肌内注射，其作用特点是吸收慢，维持时间长，可减少患者频繁注射的麻烦。一次注射 0.3mL，可维持 2～6d，注射 1mL 可维持 10d 左右。或以粉剂制成鼻吸入剂，作用同垂体后叶粉鼻吸入剂，但作用时间较长，可持续 6～12h。本品进入人体的有效成分大部分经肝、肾迅速破坏失活，以代谢物及原形药物从尿排出。在血浆中的半衰期很短，文献报道不一，约为 5～15min。加压素对尿崩症有良好疗效，可使尿量迅速减少和口渴减轻。用于诊断和治疗由于缺乏抗利尿激素而引起的尿崩症，肺或食管静脉破裂出血、手术后腹部膨胀及排除腹部气影，也用于其他药物效果不佳的腹部肌肉松弛。

（四）不良反应

本品大剂量可引起明显的不良反应，如脸色苍白、恶心、皮疹、痉挛、盗汗、胸闷、腹泻、肠绞痛、嗳气等。对于妇女可引起子宫痉挛。此外还可引起高钠血症、水潴留，以及变态反应，如荨麻疹、发热、支气管痉挛、神经性皮炎及休克。严重时可引起冠脉收缩、高血压、胸痛、心肌缺血或梗死等。

（五）注意事项

1.注射前须将安瓿握于手中片刻传温，并充分摇匀，做深部肌注。

2.剂量应随病情和患者耐受量高低酌情给予，耐受量低的患者不可多用，以免产生不良反应；耐受量高者，可注射一次 1mL。

3.高血压、冠心病、心力衰竭及孕妇禁用。

4.有血管病变者应避免使用本药。

5.有哮喘或其他过敏性疾病、癫痫、偏头痛等患者慎用。

6.本品对注射局部有刺激，易出现血栓，故应注意更换注射部位。

7.食管静脉破裂出血开始静滴时，须同时每间隔 30min 舌下含硝酸甘油片，连续 6h，以防冠状动脉不良反应发生。

8.注射时喝 1～2 杯水可减轻不良反应。

9.避光保存于阴凉处。

10.1mg＝1U。

二、去氨加压素（Desmopressin）

（一）剂型规格、用法用量

片剂（醋酸盐）0.1mg，0.2mg，口服。中枢性尿崩症：开始一次 0.1～0.2mg，一日 3 次，再根据疗效调整剂量，一日总量 0.2～1.2mg；儿童一次 0.1mg，一日 3 次。夜间遗尿症：首剂 0.2mg，睡前服用，如疗效不显著可增至 0.4mg，连续用药 3 个月后停药至少 1 周，以便评估是否需要继续治疗。注射剂 1mL：4μg，静注。中枢性尿崩症：一次 1～4μg（0.25～1mL），一日 1～2 次；儿童：一岁以上一次 0.4～1μg（0.1～0.25mL），一岁以下一日 0.2～0.4μg（0.05～0.1mL），一日 1～2 次。肌注或皮下：肾尿液浓缩功能测验：一次 4μg；儿童：一岁以上一次 1～2μg（0.25～0.5mL），一岁以下一次 0.4μg（0.1mL），婴儿可鼻腔给药。上述两种给药途径均在 1h 内，尽量排空尿液。用药后 8h 应收集 2 次尿样，分析尿渗透压。出血及手术前预防出血：一次 0.3μg/kg，用 0.9％氯化钠注射液稀释至 50～100mL，在 15～30min 内做静脉输液，必要时可按起始剂量间隔 6～12h 重复给药 1～2 次；若再多次重复此剂量，效果将会降低。鼻喷雾剂 2.5mL：0.1mg（10μg/喷）；滴鼻剂 2.5mL：0.25mg。中枢性尿崩症：鼻腔给药，一日 20～40μg，儿童 10～20μg，分 1～3 次用。夜间遗尿症：鼻腔给药，有效剂量 10～40μg，先从 20μg 开始，睡前给药，治疗期间限制饮水并注意观察。肾尿液浓缩功能试验：鼻腔给药：一次 40μg，1 岁以上儿童一次 10～20μg。

（二）作用用途

去氨加压素是在加压素 V₂ 受体高亲和力同系物的研究中开发出来的，其化学结构与人体自然产生的激素精氨酸加压素相类似，但因有两处改变，故显著增强了抗利尿作用，而对平滑肌的作用却很弱，因此避免了引起升高血压的不良反应。另外，使用本品高剂量，即按

$0.3\mu g/kg$ 静脉或皮下注射,可增加血浆内促凝血因子Ⅷ的活性 $2\sim4$ 倍,也可增加血中血管性血友病抗原因子(vWF:Ag),与此同时释放出纤维蛋白溶酶原激活质(t-PA),故可用于控制或预防某些疾病在小手术时的出血或药物诱发的出血。本品按 $0.3\mu g/kg$ 剂量注射后,平均值约为 $600pg/mL$ 的最高血浆浓度约在 1h 出现。半衰期约 $3\sim4h$。对多数患者口服或注射本品,其抗利尿作用可维持 $8\sim12h$,凝血效应大约亦维持 $8\sim12h$。临床用于:①中枢性尿崩症及颅外伤或手术所致的暂时性尿崩症:用本品后可减少尿排出,增加尿渗透性,减低血浆渗透压,减少尿频和夜尿。本品一般对肾原性尿崩症无效。②治疗 5 岁以上患有夜间遗尿症的患者。③肾尿液浓缩功能试验:有助于对肾功能的鉴别,对于诊断不同部位的尿道感染尤其有效。④对于轻度血友病及Ⅰ型血管性血友病患者,在进行小型外科手术时可控制出血或预防出血。⑤对于因尿毒症、肝硬化以及先天的或用药物诱发的血小板功能障碍而引起的出血时间过长和不明原因的出血,用本品可使出血时间缩短或恢复正常。

(三)不良反应

1.少部分患者出现头痛、恶心、胃痛、变态反应、水潴留及低钠血症。

2.高剂量时可引起短暂的血压降低、反射性心跳快速及面部潮红、眩晕、疲乏等。

3.注射给药时,可致注射部位疼痛、肿胀。

(四)注意事项

1.习惯性或精神性烦渴症、不稳定性心绞痛、心功能不全、ⅡB型血管性血友病、对防腐剂过敏患者等禁用。

2.对婴幼儿及老年人、体液或电解质平衡紊乱、易产生颅内压增高的患者以及孕妇应谨慎使用本品,防止体液蓄积。

3.1 岁以下婴儿必须在医院监护下实行肾浓缩功能试验。

4.用药期间需要监测患者的尿量、渗透压和体重,对有些病例还需测试血浆渗透压。

5.用于止血,对需要服用利尿剂的患者,必需采取适当的措施,防止体液积蓄过多。

6.在治疗遗尿症时,用药前 1h 至用药后 8h 内需限制饮水量。当用于诊断检查时,用药前 1h 至用药后 8h 内饮水量不得超过 500mL。

7.超量给药会增加水潴留和低钠血症的危险,治疗低钠血症时的用药应视具体病情而定。对无症状的低钠血症患者,除停用去氨加压素外,还应限制饮水量。对有症状的患者,可根据症状输入等渗或高渗氯化钠液,当体液潴留症状严重时(抽搐或神志不清),需加服呋塞米。

8.鼻腔用药后,鼻黏膜若出现瘢痕,水肿或其他病变时,应停用鼻腔给药法。

9.吲哚美辛会加重患者对本品的反应,但不会影响其反应持续时间。

10.一些可释放抗力尿激素的药物,如三环类抗抑郁药、氯丙嗪、卡马西平等,可增加抗利尿作用并有引起体液潴留的危险。

三、奥昔布宁(Oxybutynin)

(一)剂型规格、用法用量

片剂(盐酸盐)5mg;口服;一次 $2.5\sim5mg$,一日 $2\sim4$ 次;儿童:5 岁以上一次 2.5mg,一日 2 次。

(二)作用用途

本品为解痉药,具有较强的抗胆碱能作用和平滑肌解痉作用。本品直接作用于平滑肌,能选择性作用于膀胱逼尿肌,恢复逼尿肌正常功能,减少膀胱不自主收缩,减轻尿急、尿频的痛苦。同时也可增加膀胱的容量,延长两次排尿间隔时间,减少排尿次数。本品抗痉挛作用为阿托品的 4～6 倍,而不良反应只为阿托品的 1/5。本品用药后 30min 起效,作用持续约 6h。药物由尿排泄。用于各种尿急、尿频、尿失禁、遗尿等,对膀胱炎、尿道炎、尿路感染引起的尿频症状最为适用。

（三）不良反应

可出现抗胆碱类药物的不良反应,但程度较轻。偶见口干、脸面潮红、少汗、视力模糊、心悸、嗜睡、头晕、恶心、呕吐、便秘等,但服药后 2～3 周后可望减轻或自行消失。

（四）注意事项

1. 心、肾功能不全,青光眼,胃、十二指肠梗阻,胃肠道出血,肠张力减弱,溃疡性结肠炎,重症肌无力,阻塞性尿道疾病等患者禁用。

2. 孕妇及 5 岁以下小儿慎用。

四、依立雄胺（Epristeride）

（一）剂型规格、用法用量

片剂 5mg。口服:一次 5mg,一日 2 次,早晚各 1 次（饭前饭后均可）,疗程 4 个月,或遵医嘱。

（二）作用用途

本品为甾体－5α－还原酶 II 型的选择性抑制剂,其作用机制是通过抑制睾酮转化为双氢睾酮而降低前列腺体内双氢睾酮的含量,导致增生的前列腺体萎缩。口服后吸收迅速,15min 即可自血清中检出,3～4h 达峰值,平均蛋白结合率 97%,分布容积约为 0.5L/kg。连续给药（每日 2 次）至第 6d 血药浓度达稳态,主要通过消化道排泄,半衰期为 7.5h。适用于治疗良性前列腺增生症,改善因腺体良性增生的有关症状。

（三）不良反应

不良反应可见轻微恶心、食欲减退、头昏、失眠、性欲下降、射精量下降等,其发生率约为 3.7%。

（四）注意事项

1. 服用本品可导致血清 PSA 值下降,而干扰对前列腺癌的诊断。在使用血清 PSA 指标检测前列腺癌时,医生应充分考虑此影响因素。

2. 妇女、儿童及对本品过敏者禁用。

（王兆军）

第十三章　血液和造血系统药物

第一节　促凝血药

一、维生素 K_1（Vitamin K_1）

（一）剂型规格

片剂：10mg。注射液：1mL：2mg；1mL：10mg。

（二）适应证

1. 用于新生儿出血症。

2. 维生素 K 缺乏症、低凝血因子Ⅱ血症和口服抗凝药过量的治疗。

3. 大剂量用于灭鼠药"二苯茚酮钠"的中毒解救。

（三）用法用量

1. 成人口服，一次 10mg，3 次/d，静脉注射 10～50mg，缓慢注射，开始 1mg/10min，后速度不大于 1mg/min。

2. 儿童肌内注射或皮下注射给药，预防新生儿出血，生后给 0.5～1mg，新生儿出血症，1mg；儿童凝血因子Ⅱ缺乏，一天 2mg。

（四）注意事项

1. 肝功能损伤的患者，盲目加量可加重肝损伤。

2. 本品对肝素引起的出血倾向无效。

3. 避免冻结，如有油滴析出或分层则不宜使用，但可在避光条件下加热至 70～80℃，振摇使其自然冷却，如澄明度正常则可继续使用。

（五）不良反应

偶见变态反应，静注过快，每分钟超过 5mg，可引起面部潮红、出汗、支气管痉挛、心动过速、低血压等，曾有快速静脉注射致死的报道。肌注可引起局部红肿和疼痛。新生儿应用本品后可能出现高胆红素血症、黄疸和溶血性贫血。

（六）禁忌证

1. 严重肝脏疾患或肝功能不良者。

2. 小肠吸收不良所致腹泻患者。

（七）药物相互作用

1. 与苯妥英钠混合后可出现颗粒沉淀，与维生素 C、维生素 B_{12}、右旋糖酐混合易出现混浊。

2. 与双香豆素类口服抗凝剂合用，作用相互抵消。

3. 水杨酸类、磺胺、奎宁、奎尼丁、硫糖铝、考来烯胺、放线菌素 D 等影响维生素 K_1 的效果。

二、醋酸甲萘氢醌（Menadiol Diacetate）

（一）剂型规格

片剂：2mg、4mg、5mg。注射剂：1mL：5mg；1mL：10mg。

（二）适应证

1.用于维生素 K 缺乏症及低凝血酶原血症。

2.用于新生儿出血症。

3.偶用于胆石症或胆管蛔虫引起的胆绞痛。

4.大剂量用于灭鼠药"二苯茚酮钠"的中毒解救。

（三）用法用量

成人常规剂量：口服给药一次 2～4mg，一日 3 次。肌内注射一次 5～15mg，一日 1～2次。皮下注射同肌内注射。

（四）注意事项

1.胃肠道吸收不良的患者，宜采用注射给药。

2.本药对肝素引起的出血无效。

3.用药前后及用药时应当检查或监测凝血酶原时间，以调整本药的用量及给药次数。

4.慎用　葡萄糖－6－磷酸脱氢酶缺陷者；肝功能损害者。

（五）不良反应

1.静脉给药偶可出现变态反应，如皮疹、荨麻疹、面部潮红、注射部位疼痛或肿胀等。

2.本药可引起肝毒性危险。新生儿或早产儿由于肝酶系统不成熟且排泄功能不良，使用本药剂量过大易出现高胆红素血症，胆红素脑病，溶血性贫血。

（六）禁忌证

1.对本药过敏者。

2.妊娠晚期妇女。

3.新生儿。

（七）药物相互作用

1.口服抗凝药（如双香豆素类）可干扰维生素 K 代谢，两者同用，会发生相互拮抗作用。

2.较大剂量水杨酸类药、磺胺药、奎宁、奎尼丁、硫糖铝、考来烯胺、放线菌素 D 等可影响维生素 K 的疗效。

三、甲萘醌亚硫酸氢钠（Menadione Sodium Bisulfite）

（一）剂型规格

片剂：2mg。注射剂：1mL：2mg；1mL：4mg。

（二）适应证

1.止血。

2.预防长期口服广谱抗生素类药物引起的维生素 K 缺乏症。

3.用于胆石症、胆管蛔虫引起的胆绞痛。

4.大剂量用于灭鼠药"二苯茚酮钠"的中毒解救。

（三）用法用量

成人常规剂量：口服给药一次 2～4mg，一日 6～20mg。肌内注射：止血：一次 2～4mg，一日 4～8mg；防止新生儿出血：孕妇在产前一周使用，一日 2～4mg；解痉止痛：一次 8～16mg。

（四）注意事项

参考醋酸甲萘氢醌。

（五）不良反应

1. 可致恶心、呕吐等胃肠道反应。

2. 较大剂量用药可致新生儿（特别是早产儿）高胆红素血症、溶血性贫血、黄疸（这些发生率较维生素 K_1 高）。对红细胞葡萄糖－6－磷酸脱氢酶缺乏者，本药可诱发其出现急性溶血性贫血。大剂量用药还损害肝脏。

3. 注射局部可见红肿、疼痛。

（六）禁忌证

1. 对本药过敏者。

2. 妊娠晚期妇女。

3. 新生儿。

（七）药物相互作用

1. 口服抗凝药（如双香豆素类）可干扰维生素 K 代谢，合用时作用相互抵消。

2. 肌内注射给药时，如遇碱性药物或还原剂可使本药失效。较大剂量水杨酸类药、奎宁、奎尼丁、磺胺类药等可影响维生素 K 的疗效。

四、氨甲苯酸（Aminomethylbenzoic Acid）

（一）剂型规格

片剂：125mg；250mg。注射剂：5mL：50mg；10mL：100mg。

（二）适应证

1. 用于因原发性纤维蛋白溶解过度所引起的出血，包括急性和慢性、局限性或全身性的高纤溶出血，常见于癌肿、白血病、妇产科意外、严重肝病出血等。

2. 尚用于链激酶、尿激酶、组织纤溶酶原激活物过量引起的出血。

（三）用法用量

静脉注射或滴注：一次 0.1～0.3g，一日不超过 0.6g。口服给药一次 250～500mg，一日 3 次，一次最大用量为 2000mg。儿童静脉注射一次 100mg，用 5％葡萄糖注射液或 0.9％生理盐水注射液 10～20mL 稀释后慢慢注射。

（四）注意事项

1. 应用本品患者要监测血栓形成并发症的可能性。

2. 本品一般不单独用于弥散性血管内凝血所致的继发性纤溶性出血，以防进一步血栓形成，影响脏器功能，特别是急性肾衰竭。如有必要，应在肝素化的基础上才应用本品。

3. 如与其他凝血因子等合用，应警惕血栓形成。一般认为在凝血因子使用后 8h 再用本品较为妥善。

4. 本品可导致继发肾盂和输尿管凝血块阻塞。

5. 宫内死胎所致低纤维蛋白原血症出血，肝素治疗较本品为安全。

6.慢性肾功能不全时用量酌减,给药后尿液浓度常较高,治疗前列腺手术出血时,用量也应减少。

7.慎用　有血栓形成倾向者;有血栓栓塞倾向者;血友病或肾盂实质病变发生大量血尿时;老年人。

（五）不良反应

本品与6一氨基己酸相比,抗纤溶活性强5倍。不良反应极少见。长期应用未见血栓形成,偶有头昏、头痛、腹部不适。

（六）禁忌证

对本品过敏者。

（七）药物相互作用

1.与口服避孕药、雌激素或凝血酶原复合物浓缩剂合用时,有增加血栓形成的危险。

2.与青霉素、苯唑西林、尿激酶等溶栓药有配伍禁忌。

五、硫酸鱼精蛋白（Protamine Sulfate）

（一）剂型规格

注射剂:5mL:50mg;10mL:100mg。

（二）适应证

用于因注射肝素过量所引起的出血。

（三）用法用量

静注:抗肝素过量,用量与最后1次肝素使用量相当(1mg硫酸鱼精蛋白可中和100单位肝素)。每次不超过5mL(50mg)。缓慢静注。一般以每分钟0.5mL的速度静注,在10min内注入量以不超过50mg为度。由于本品自身具有抗凝作用,因此2h内(即本品作用有效持续时间内)不宜超过100mg。除非另有确凿依据,不得加大剂量。

（四）注意事项

1.本品易破坏,口服无效。禁与碱性物质接触。

2.静脉注射速度过快可致热感、皮肤发红、低血压、心动过缓等。

3.注射器具不能带有碱性。

4.本品变态反应少,但对鱼类过敏者应用时应注意。

5.本品口服无效,仅用于静脉给药,宜单独使用。

6.对血容量偏低患者,应当先纠正血容量,再用本药。

7.本药滴注时应缓慢给药,滴速为0.5mL/min,10min内不得超过50mg,以免注射过快引起不良反应。

8.慎用　对鱼过敏者;男性不育或输精管切除者;孕妇、哺乳期妇女。

（五）不良反应

1.本品可引起心动过缓、胸闷、呼吸困难及血压降低,大多因静注过快所致,系药物直接作用于心肌或周围血管扩张引起。也有肺动脉高压或高血压的报道。

2.注射后有恶心呕吐、面红潮热及倦怠,如作用短暂,无须治疗。

3.偶有过敏。

（六）禁忌证

对本品过敏者。

（七）药物的相互作用

1. 碱性药物可使其失去活性。

2. 因鱼精蛋白可延长胰岛素的作用，故应用胰岛素时应用本品应注意血糖的变化。

3. 本药和青霉素及头孢菌素类有配伍禁忌。

（八）药物过量

使用本品不可过量，在短时间内用量不超过 100mg，因本品是一弱抗凝剂，可抑制凝血酶形成及其功能，过量可引起再度出血及其他不良反应。

六、凝血酶（Lyophilizing Thrombin Powder）

（一）剂型规格

冻干粉：100U、200U、500U、1000U。

（二）适应证

用于手术中不易结扎的小血管止血、消化道出血及外伤出血等。

（三）用法用量

1. 局部止血用灭菌氯化钠注射液溶解成 50～200U/mL 的溶液喷雾或用本品干粉喷洒于创面。

2. 消化道止血用生理盐水或温开水（不超 37℃）溶解成 10～100U/mL 的溶液，口服或局部灌注，也可根据出血部位及程度增减浓度、次数。

（四）注意事项

1. 本品严禁注射。如误入血管可导致血栓形成、局部坏死而危及生命。

2. 本品必须直接与创面接触，才能起止血作用。

3. 本品应新鲜配制使用。

4. 用本药溶液治疗消化道出血时，必须事先中和胃酸，pH 大于 5 时才起效。

5. 孕妇及哺乳期妇女用药　孕妇只在具有明显指征，病情必需时才能使用。

（五）不良反应

1. 偶可致变态反应，应及时停药。

2. 外科止血中应用本品有致低热反应的报道。

（六）禁忌证

对本品过敏者。

（七）药物相互作用

1. 本品遇酸、碱、重金属发生反应而降效。

2. 为提高上消化道出血的止血效果，宜先服一定量制酸剂中和胃酸后口服本品，或同时静脉给予抑酸剂。

3. 本品还可用磷酸盐缓冲液（pH7.6）或冷牛奶溶解。如用阿拉伯胶、明胶、果糖胶、蜂蜜等配制成乳胶状溶液，可提高凝血酶的止血效果，并可适当减少本品用量。

（康小龙）

第二节　抗贫血药

一、叶酸(Folic Acid)

(一)剂型规格

片剂:0.4mg;5mg。注射剂:15mg;30mg。

(二)适应证

1.各种原因引起的叶酸缺乏及叶酸缺乏所致的巨幼细胞贫血。

2.妊娠期、哺乳期妇女预防给药。

3.预防胎儿先天性神经管畸形。

(三)用法用量

巨幼细胞贫血:口服一次 5~10mg,一日 15~30mg,肌内注射一天 5~10mg 或遵医嘱。妊娠期、哺乳期妇女预防用药一次 0.4mg,一天 1 次。

(四)注意事项

1.维生素 B_{12} 缺乏引起的巨幼细胞贫血和缺铁性贫血慎单用叶酸治疗。

2.大剂量使用叶酸后,可以影响微量元素锌的吸收。

3.营养性巨幼细胞贫血经叶酸治疗后,红细胞及血红蛋白升到一定水平后仍未达正常,应同时补充铁,并补充蛋白质及其他 B 族维生素。

4.本药不宜采用静脉注射,如因各种原因口服不便时可采用肌内注射给药。

5.大量服用本药,尿液可呈黄色,此为正常现象。

6.慎用　怀疑有叶酸盐依赖性肿瘤的育龄妇女。

(五)不良反应

不良反应较少,罕见变态反应,长期用药可以出现畏食、恶心、腹胀等胃肠症状,大量服用叶酸时,可使尿呈黄色。

(六)禁忌证

对本品及其代谢产物过敏者禁用。

(七)药物相互作用

1.大剂量叶酸能拮抗苯巴比妥、苯妥英钠和扑米酮的抗癫痫作用。

2.与甲氨蝶呤、乙胺嘧啶合用,会影响叶酸的治疗作用。

3.在甲氨蝶呤治疗肿瘤时,如使用大量本品,也会影响甲氨蝶呤的疗效。

4.肌内注射时,不宜与维生素 B_1、维生素 B_2、维生素 C 同管注射。

5.口服大剂量叶酸可影响微量元素锌的吸收。

6.胰酶、考来替泊、柳氮磺胺嘧啶可减少本药的吸收。

二、富马酸亚铁(Ferrous Fumarate)

(一)剂型规格

片剂:35mg、50mg,75mg、200mg。

（二）适应证

用于治疗单纯性缺铁性贫血。

（三）用法用量

1. 成人常用量　口服。预防用,每日 0.2g;治疗用,一次 0.2～0.4g;一日 0.6～1.2g。

2. 儿童常用量　口服。1 岁以下,一次 35mg,一日 3 次;1～5 岁,一次 70mg,一日 3 次;6 ～12 岁,一次 140mg,一日 3 次。

（四）注意事项

1. 口服铁剂有轻度胃肠反应,饭后即刻服用,可减轻胃部刺激,但对药物吸收有所影响。

2. 用药前须明确诊断,并尽可能找到缺铁的原因。

3. 如无铁剂注射指征,宜选用口服铁剂。

4. 如口服后胃肠道反应严重,则考虑改服其他铁剂或采用注射途径。

5. 服药后如果出现胃肠道反应,应减少初次口服剂量。

6. 用药期间需定期做下列检查,血红蛋白测定、网织红细胞计数、血清铁蛋白及血清铁测定　以观察治疗反应。

7. 有以下情况时慎用　乙醇中毒、肝炎、急性感染、肠道炎症如肠炎、结肠炎、憩室炎及溃疡结肠炎、胰腺炎、消化性溃疡。

（五）不良反应

口服用的铁剂均有收敛性,服后常有轻度恶心、胃部或腹部疼痛,多与剂量有关。轻度腹泻或便秘也很常见。

（六）禁忌证

1. 血色病或含铁血黄素沉着症不伴缺铁的其他贫血（如地中海性贫血）。

2. 肝、肾功能严重损害,尤其伴有未经治疗的尿路感染者。

（七）药物相互作用

1. 不应与茶、咖啡同时服用,否则,影响铁的吸收。

2. 本品与制酸药如碳酸氢钠、磷酸盐类及含鞣酸的药物或饮料同用,易产生沉淀而影响吸收。

3. 本品与西咪替丁、去铁胺、二巯丙醇、胰酶、胰脂肪酶等同用,可影响铁的吸收;与铁合用,可影响四环素类药物、氟喹诺酮类、青霉胺及锌制剂的吸收。

4. 与维生素 C 同服,可增加本品吸收,但也易致胃肠道反应。

（八）药物的过量

药物过量后的表现:过量发生的急性中毒多见于小儿,仅 130mg 的铁即可使小儿致死。由于坏死性胃炎、肠炎患者可严重呕吐、腹泻及腹痛,以致血压降低、代谢性酸中毒,甚至昏迷。24～48h 后,严重中毒可进一步发展至休克及血容量不足,肝损害及心血管功能衰竭。患者可有全身抽搐。中毒后期症状有皮肤湿冷、发绀、嗜睡、极度疲乏及虚弱、心动过速。防治措施:有急性中毒征象应立即用喷替酸钙钠（促排灵）或去铁胺救治。中毒获救后,有可能遗有幽门或贲门狭窄、肝损害或中枢神经系统病变,要及早妥善处理。

三、多糖铁（Polyferose）

（一）剂型规格

胶囊剂:0.15g。

（二）适应证

用于治疗单纯性缺铁性贫血。

（三）用法用量

口服。成人一日1次，一次1～2粒。

（四）注意事项

1.不得长期使用，应在医师确诊为缺铁性贫血后使用，且治疗期间应定期检查血象和血清铁水平。

2.孕妇及哺乳期妇女是本品的主要服用人群，已在国内外临床使用多年，未见影响胎儿生长发育或致畸的报道。治疗剂量的铁对胎儿和哺乳无不良影响。

3.服用本品可能产生黑便，是由于铁未完全吸收所致，不影响用药。

4.本品宜在饭后或饭时服用，以减轻胃部刺激。

5.儿童必须在成人监护下使用。

6.慎用 过敏体质者；乙醇中毒；肝炎；急性感染；肠道炎症；胰腺炎；胃与十二指肠溃疡；溃疡性肠炎。

（五）不良反应

极少出现胃刺激或便秘。

（六）禁忌证

1.对本品过敏者禁用。

2.肝肾功能严重损害，尤其是伴有未经治疗的尿路感染者。

3.铁负荷过高、血色病或含铁血黄素沉着症患者；非缺铁性贫血（如地中海贫血）患者。

（七）药物相互作用

1.不应与茶、咖啡同时服用，否则影响铁的吸收。

2.维生素C与本品同服，有利于本品吸收。

3.本品与磷酸盐类、四环素类多鞣酸等同服，可妨碍铁的吸收。

4.本品可减少左旋多巴、卡比多巴，及喹诺酮类药物的吸收。

（八）药物过量

参见富马酸亚铁。

四、重组人促红素注射液（CHO 细胞）

（一）剂型规格

注射剂：1mL：1500IU；1mL：2000IU；1mL：3000IU；1mL：4000IU；1mL：6000IU。

（二）适应证

肾功能不全所致贫血，包括透析及非透析患者。

（三）用法用量

本品应在医生指导下使用，可皮下注射或静脉注射，每周分2～3次给药。给药剂量需要依据患者的贫血程度、年龄及其他相关因素调整。治疗期：开始推荐剂量血液透析患者每周100～150IU/kg，非透析患者每周75～100IU/kg。若血细胞比容每周增加少于0.5vol％，可于4周后按15～30IU/kg增加剂量，但最高增加剂量不超过每周30IU/kg。血细胞比容应增加到30vol％～33vol％，但不宜超过36vol％（34vol％）；维持期：如果血细胞比容达到30vol％

～33vol％和(或)血红蛋白达到 100～110g/L,则进入维持治疗阶段。推荐将剂量调整至治疗剂量的 2/3,然后 2～4 周检查血细胞比容以调整剂量,注意避免过度的红细胞生成,维持血细胞比容和血红蛋白在适当水平。

(四)注意事项

1.采用无菌术,打开药瓶,将消毒针连接消毒注射器,吸入适量药液,静脉或皮下注射。如果为预充式注射器包装,拔掉胶盖,直接静脉或皮下注射。

2.本品用药期间应定期检查血细胞比容(用药初期每星期一次,维持期每两星期一次),注意避免过度的红细胞生成(确认血细胞比容只在 36vol％以下),如发现过度的红细胞生长,应采取暂时停用药等适当处理。

3.应用本品有时会引起血清钾轻度升高,应适当调整饮食,若发生血钾升高,应遵医嘱调整剂量。

4.治疗期间因出现有效造血,铁需求量增加,通常会出现血清铁浓度下降,如果患者血清铁蛋白低于 100ng/mL,或转铁蛋白饱和度低于 20％,应每日补充铁剂。

5.叶酸或维生素 B_{12} 不足会降低本品疗效。严重铝过多也会影响疗效。

6.严禁冰冻。

7.慎用　对有心肌梗死、肺梗死、脑梗死患者,有药物过敏病史的患者及有过敏倾向的患者应慎重给药;运动员慎用。

(五)不良反应

1.一般反应　少数患者用药初期可出现头痒、低热、乏力等,个别患者可出现肌痛,关节痛等。绝大多数不良反应经对症处理后可以好转,不影响继续用药,极个别病例上述症状持续存在,应考虑停药。

2.变态反应　极少数患者用药后可能出现皮疹或荨麻疹等变态反应,包括过敏性休克,因此,初次使用本品或重新使用本品时,建议先使用少量,确定无异常反应后,再注射全量,如出现异常,应立即停药并妥善处理。

3.心脑血管系统　血压升高,原有的高血压恶化和因高血压脑病而有头痛、意识障碍、痉挛发生,甚至可引起脑出血,因此在重组人促红素注射液治疗期间应注意并定期观察血压变化,必要时应减量或停药,并调整降压药的剂量。

4.血液系统　随着血细胞比容增高,血液黏度可明显增高,因此应注意防止血栓形成。

5.肝脏　偶有 GOT、GPT 的上升。

6.胃肠　有时会有恶心、呕吐、食欲不振、腹泻等情况发生。

(六)禁忌证

1.未控制的重度高血压患者。

2.对本品及其他哺乳动物细胞衍生物过敏者,对人血清清蛋白过敏者。

3.合并感染者,宜控制感染后再使用本品。

(七)药物的过量

过量后的表现:可能会导致血细胞比容高过 36vol％,引起各种致命的心血管系统并发症。防治措施:暂时停药等处理措施。

(康小龙)

第三节　促白细胞增生药

一、重组人粒细胞集落刺激因子注射液

（一）剂型规格

注射剂：6.0×10^6 IU（$100\mu g$）；9.0×10^6 IU（$150\mu g$）；1.2×10^7 IU（$200\mu g$）；1.8×10^7 IU（$300\mu g$）。

（二）适应证

1.癌症化疗等原因导致中性粒细胞减少症；癌症患者使用骨骼抑制性化疗药物，特别在强烈的骨骼剥夺性化学药物治疗后，注射本品有助于预防中性粒细胞减少症的发生，减轻中性粒细胞减少的程度，缩短粒细胞缺乏症的持续时间，加速粒细胞数的恢复，从而减少合并感染发热的危险性。

2.促进骨髓移植后的中性粒细胞数升高。

3.骨骼发育不良综合征引起的中性粒细胞减少症，再生障碍性贫血引起的中性粒细胞减少症，先天性、特发性中性粒细胞减少症，骨髓增生异常综合征伴中性粒细胞减少症，周期性中性粒细胞减少症。

（三）用法用量

1.肿瘤　用于化疗所致的中性粒细胞减少症等，成年患者化疗后，中性粒细胞数降至 $1000/mm^3$（白细胞计数 $2000/mm^3$）以下者，在开始化疗后 $2 \sim 5\mu g/kg$，每日 1 次皮下或静脉注射给药。儿童患者化疗后中性粒细胞数降至 $500/mm^3$（白细胞计数 $1000/mm^3$）以下者，在开始化疗后 $2 \sim 5\mu g/kg$，每日 1 次皮下或静脉注射给药；当中性粒细胞数回升至 $5000/mm^3$（白细胞计数 $10000/mm^3$）以上时，停止给药。

2.急性白细胞病化疗所致的中性粒细胞减少症，白血病患者化疗后白细胞计数不足 $1000/mm^3$，骨髓中的原粒细胞明显减少，外周血液中未见原粒细胞的情况下，成年患者 $2 \sim 5\mu g/kg$ 每日 1 次皮下或静脉注射给药；儿童患者 $2\mu g/kg$ 每日 1 次皮下或静脉注射给药。当中性粒细胞数回升至 $5000/mm^3$（白细胞计数 $10000/mm^3$）以上时，停止给药。

3.骨髓增生异常综合征伴中性粒细胞减少症，成年患者在其中性粒细胞不足 $1000/mm^3$ 时，$2 \sim 5\mu g/kg$ 每日 1 次皮下或静脉注射给药，中性粒细胞数回升至 $5000/mm^3$ 以上时，停止给药。

4.再生障碍性贫血所致中性粒细胞减少，成年患者在其中性粒细胞低于 $1000/mm^3$ 时，$2 \sim 5\mu g/kg$ 每日 1 次皮下或静脉注射给药。中性粒细胞数回升至 $5000/mm^3$ 以上时，酌情减量或停止给药。

5.周期性中性粒细胞减少症、自身免疫性中性粒细胞减少症和慢性中性粒细胞减少症，成年患者中性粒细胞低于 $1000/mm^3$ 时，$1\mu g/kg$ 每日 1 次皮下或静脉注射给药。儿童患者中性粒细胞低于 $1000/mm^3$ 时，$1\mu g/kg$ 每日 1 次皮下或静脉注射给药，中性粒细胞数回升至 $5000/mm^3$ 以上时，酌情减量或停止给药。

6.用于促进骨髓移植患者中性粒细胞增加，成人在骨髓移植的第 2d 至第 5d 开始用药，$2 \sim 5\mu g/kg$ 每日 1 次皮下或静脉注射给药，儿童在骨髓移植的第 2d 至第 5d 开始用药，$2\mu g/kg$

每日 1 次皮下或静脉注射给药。中性粒细胞回升至 5000/mm³（白细胞计数 10000/mm³）以上时，停止给药。

（四）注意事项

1. 本品应在化疗药物给药结束后 24～48h 开始使用。

2. 使用本品过程中应定期每周监测血象 2 次，特别是中性粒细胞数目变化情况。

3. 对髓性细胞系统的恶性增殖（急性粒细胞性白血病等）本品应慎重使用。

4. 长期使用本品的安全有效性尚未确定，曾有报道可见脾脏增大。虽然本品临床试验未发生变态反应病例，但国外同类制剂曾发生少数变态反应（发生率＜1/4000）可表现为皮疹、荨麻疹、颜面水肿、呼吸困难、心动过速及低血压，多在使用本品 30min 内发生，应立即停用，经抗组织胺、皮质激素、支气管解痉剂和肾上腺素等处理后症状能迅速消失。这些病例不应再次使用致敏药物。

5. 使用前避免振荡。

6. 本药不能同其他注射剂混合使用。

7. 慎用　有药物过敏史和过敏体质者；肝、肾、心、肺功能重度障碍者；急、慢性非淋巴细胞白血病化疗后的患者；MDS 难治性贫血伴原始细胞增多型患者；哺乳期妇女、儿童。

（五）不良反应

1. 肌肉骨骼系统　有时会有肌肉酸痛、骨痛、腰痛、胸痛的现象。

2. 消化系统　有时会出现食欲不振的现象，或肝脏谷丙转氨酶、谷草转氨酶升高。

3. 其他　有人会出现发热、头痛、乏力及皮疹、ALP、LDH 升高。

4. 极少数人会出现休克、间质性肺炎、成人型呼吸窘迫综合征、幼稚细胞增加。

（六）禁忌证

1. 对粒细胞集落刺激因子过敏者以及对大肠杆菌表达的其他制剂过敏者。

2. 严重肝、肾、心、肺功能障碍者。

3. 骨髓中幼稚粒细胞未显著减少的骨髓性白血病患者或外周血中检出幼稚粒细胞的骨髓性白血病患者。

（七）药物相互作用

化疗药能影响本药的疗效，因迅速分化的造血祖细胞对化疗敏感，对促进白细胞释放之药物应慎用。

（八）药物的过量

药物过量后的表现：当使用本品超过安全剂量时，会出现尿隐血，尿蛋白阳性，血清碱性磷酸酶活性明显提高，但在五周恢复期后各项指标均可恢复正常。当注射本品剂量严重超过安全剂量时，会出现食欲减退、体重偏低、活动减弱等现象，出现尿隐血、尿蛋白阳性，肝脏出现明显病变。这些变化可以在恢复期后消除或减轻。

二、注射用重组人白介素－11

（一）剂型规格

注射剂：8.0×10^6 AU；1.2×10^7 AU；2.4×10^7 AU。

（二）适应证

用于肿瘤，非髓性白血病化疗后Ⅲ、Ⅳ度血小板减少症的治疗；瘤及非髓性白血病患者，前一疗程化疗后发生Ⅲ/Ⅳ度血小板减少症（即血小板数不高于 5.0×10^9/L）者，下一疗程化疗前使用本品，以减少患者因血小板减少引起的出血和对血小板输注的依赖性。同时有白细胞减少症的患者必要时可合并使用重组人粒细胞集落刺激因子（重组人 GCSF）。

（三）用法用量

皮下注射。用量：根据本品临床研究结果，推荐本品应用剂量为 $25\sim50\mu g$/kg，于化疗结束后 $24\sim48$h 开始或发生血小板减少症后皮下注射，一日 1 次，疗程一般 $7\sim14$d，血小板计数恢复后应及时停药。

（四）注意事项

1. 本品应在化疗后 $24\sim48$h 开始使用，不宜在化疗前或化疗过程中使用。

2. 使用本品过程中应定期检查血象（一般隔日一次），注意血小板数值的变化，在血小板升至 100×10^9/L 时应及时停药。

3. 使用期间应注意毛细血管渗漏综合征的监测，如体重、水肿、胸腹腔积液等。

4. 对妊娠期妇女目前尚没有临床试验。因此，除非临床意义超过对胎儿的潜在危险，妊娠期一般不宜使用。

5. 慎用　器质性心脏病患者，尤其充血性心衰及房颤，房扑病史的患者慎用；尚不能确定重组人白介素－11 是否可以从母乳中分泌，因此哺乳期妇女应慎重使用；对血液制品、大肠杆菌表达的其他生物制剂有过敏史者慎用。

（五）不良反应

除了化疗本身的不良反应外，重组人 IL－11 的大部分不良反应均为轻至中度，且停药后均能迅速消退。不良反应包括乏力、疼痛、寒战、腹痛、感染、恶心、便秘、消化不良、瘀斑、肌痛、骨痛、神经紧张以及脱发等，其中大部分事件的发生率与安慰剂对照组相似。发生率高于安慰剂对照组的临床不良反应包括：全身性：水肿、头痛、发热及中性粒细胞减少性发热。心血管系统：心动过速、血管扩张、心悸、晕厥、房颤及房扑。消化系统：恶心、呕吐、黏膜炎、腹泻、口腔念珠菌感染。神经系统：眩晕、失眠。其他：皮疹、结膜充血、偶见用药后一过性视力模糊。此外，弱视、感觉异常、脱水、皮肤褪色、表皮剥落性皮炎及眼出血等不良反应，治疗组患者中的发生率也高于安慰剂对照组，但统计处理不能确定这些不良反应事件的发生与重组人 IL－11 的使用有关联性，除了弱视的发生治疗组（10 例 14%）显著高于对照组（2 例 3%）外，两组间其他一些严重的或危及生命的不良反应事件的发生率大致相当。

（六）禁忌证

对重组人 IL－11 及本品中其他成分过敏者。

（七）药物的过量

药物过量后的表现：可引起水钠潴留、房颤等毒副作用。防治措施：减量使用或停药，并严密观察。

（康小龙）

第四节　止血药

一、亚硫酸氢钠甲萘醌

（一）别名

维生素 K_3。

（二）作用与特点

维生素 K 为肝脏合成凝血酶原（因子Ⅱ）的必需物质，还参与因子Ⅶ、Ⅸ、Ⅹ的合成。缺乏维生素 K 可致上述凝血因子合成障碍，影响凝血过程而引起出血。此时给予维生素 K 可达到止血作用。本品尚具镇痛作用。本品为水溶性，其吸收不依赖于胆汁。口服可直接吸收，也可肌内注射。吸收后随脂蛋白转运，在肝内被利用。肌内注射后 8～24h 起效，但需数日才能使凝血酶原恢复至正常水平。

（三）适应证

止血。预防长期口服广谱抗生素类药物引起的维生素 K 缺乏症。胆石症、胆管蛔虫症引起的胆绞痛。大剂量用于解救杀鼠药"敌鼠钠"中毒。

（四）用法与用量

1. 止血　肌内注射，每次 2～4mg，每日 4～8mg。

2. 防止新生儿出血　可在产前一周给孕妇肌内注射，每日 2～4mg。

3. 口服　每次 2～4mg，每日 6～20mg。

4. 胆绞痛　肌内注射，每次 8～16mg。

（五）不良反应与注意事项

可致恶心、呕吐等胃肠道反应及肝损害。较大剂量可致新生儿、早产儿溶血性贫血、高胆红素血症及黄疸。在红细胞 6－磷酸脱氢酶缺乏症患者可诱发急性溶血性贫血。肝硬化或晚期肝病患者出血，使用本品无效。本品不宜长期大量应用。

（六）制剂与规格

1. 注射液　2mg:mL，4mg:2mL。

2. 片剂　2mg。

（七）医保类型及剂型

甲类：注射剂。

二、甲萘氢醌

（一）别名

维生素 K_4、乙酰甲萘醌。

（二）作用与特点

本品为化学合成的维生素，不论有无胆汁分泌，口服吸收均良好。主要参与肝脏凝血因子Ⅱ、Ⅶ、Ⅸ、Ⅹ的合成，催化这些凝血因子谷氨酸残基的 γ－羧化过程，使其具有生理活性产生止血作用。

（三）适应证

主要用于维生素 K 缺乏所致的出血；阻塞性黄疸、胆瘘、慢性腹泻等维生素 K 吸收或利用障碍者；长期口服广谱抗生素及新生儿出血；服用过量香豆素类抗凝剂和水杨酸类所致的出血。

（四）用法与用量

口服：每次 2～4mg，每日 6～12mg，每日 3 次。

（五）制剂与规格

片剂：2mg，4mg。

（六）医保类型及剂型

甲类：口服常释剂。

三、氨甲苯酸

（一）别名

止血芳酸、对羧基苄胺、抗血纤溶芳酸。

（二）作用与特点

本品具有抗纤维蛋白溶解作用，其作用机制与氨基己酸相同，但其作用较之强 4～5 倍。口服易吸收，生物利用度为 70%。服后 3h 血药浓度达峰值，静脉注射后，有效血浓度可维持 3～5h。经肾排泄，$t_{1/2}$ 为 60min。毒性较低，不易生成血栓。

（三）适应证

适用于纤维蛋白溶解过程亢进所致的出血，如肺、肝、胰、前列腺、甲状腺、肾上腺等手术时的异常出血，妇产科和产后出血以及肺结核咯血或痰中带血、血尿、前列腺肥大出血、上消化道出血等，对一般慢性渗血效果较显著，但对癌症出血以及创伤出血无止血作用。此外，尚可用于链激酶或尿激酶过量引起的出血。

（四）用法与用量

①静脉注射：每次 0.1～0.3g，用 5% 葡萄糖注射液或 0.9% 氯化钠注射液 10～20mL 稀释后缓慢注射，每日最大用量 0.6g；儿童每次 0.1g。②口服：每次 0.25～0.5g，每日 3 次，每日最大量为 2g。

（五）不良反应与注意事项

用量过大可促进血栓形成。对有血栓形成倾向或有血栓栓塞病史者禁用或慎用。一般不单独用于弥散性血管内凝血所继发的纤溶性出血，必要时，在肝素化的基础上应用以防止血栓的进一步形成。可致继发性肾盂和输尿管凝血，故血友病患者发生血尿时或肾功能不全者慎用。

（六）制剂与规格

1.注射液　0.05g：5mL，0.1g：10mL。

2.片剂　0.125g，0.25g。

（七）医保类型及剂型

甲类：口服常释剂。

四、酚磺乙胺

（一）别名

止血敏、止血定、羟苯磺乙胺。

（二）作用与特点

能增加血液中血小板数量，增强其聚集性和黏附性，促使血小板释放凝血活性物质，缩短凝血时间，加速血块收缩。尚可增强毛细血管抵抗力，降低毛细血管通透性，减少血液渗出。止血作用迅速，静脉注射后 1h 作用达峰值，作用维持 4～6h。口服也易吸收。

（三）适应证

适用于预防和治疗外科手术出血过多，血小板减少性紫癜或过敏性紫癜以及其他原因引起的出血，如脑出血、胃肠道出血、泌尿道出血、眼底出血、皮肤出血等。

（四）用法与用量

1. 预防手术出血　术前 15～30min 静脉注射或肌内注射，每次 0.25～0.5g，必要时 2h 后再注射 0.25g，每日 0.5～1.5g。

2. 治疗出血　成人口服，每次 0.5～1g，每日 3 次；儿童每次 10mg/kg，每日 3 次；肌内注射或静脉注射，也可与 5％葡萄糖溶液或生理盐水混合静脉滴注，每次 0.25～0.75g，每日 2～3 次。

（五）不良反应与注意事项

本品毒性低，但有报道静脉注射时可发生休克。

（六）制剂与规格

1. 注射液　0.25g:2mL，0.5g:5mL，1.0g:5mL。

2. 片剂　0.25g，0.5g。

（七）医保类型及剂型

乙类：注射剂。

五、抑肽酶

（一）别名

赫泰林。

（二）作用与特点

本品是一种广谱丝氨酸蛋白酶抑制剂，它不仅与人胰蛋白酶、纤溶酶、血浆、组织激肽释放酶等游离酶形成可逆的酶抑制剂复合物，而且可与已结合酶（如纤溶酶—链激酶复合物）相结合。抑肽酶轻微抑制人多形核细胞的中性溶酶体酶、弹性蛋白酶和组织蛋白酶 G，阻止胰腺在休克缺血时产生高毒性肽物质（心肌抑制因子）。本品静脉注射后，原形药物迅速分布于整个细胞外相，从而也使血药浓度速度降低（$t_{1/2}$ 为 23min）。本品在肾脏被溶酶体代谢成较短的肽或氨基酸，代谢物无生物活性。健康志愿者注射本品后 48h 内，尿中以代谢物形式排出 25％～40％。

（三）适应证

治疗和预防需要抑制蛋白水解酶（如胰蛋白酶、纤维蛋白溶酶及血浆和组织中的血管舒缓素）的疾病。创伤后和手术出现的高纤维蛋白溶解亢进性出血，如体外循环心脏直视手术以后及妇产科手术及手术后肠粘连的预防。

（四）用法与用量

1. 产科出血　开始给 100 万 U，然后 20 万 U/h，静脉输注，至出血停止。

2. 体外循环心内直视手术　成人每次 300 万 U，儿童每次 150 万～200 万 U，在体外循环前,全量加入预充液中。

（五）不良反应与注意事项

对过敏体质的患者,推荐提前静脉给予 H_1－受体和 H_2－受体拮抗药。高剂量本品的体外循环患者,推荐 ACT 保持在 750s 以上,或者用肝素精氨分析系统控制肝素水平。妊娠和哺乳妇女慎用。

（六）药物相互作用

本品对血栓溶解剂有剂量依赖性的抑制作用。勿与其他药物配伍,尤其应避免与 β－内酰胺类抗生素合用。

（七）制剂与规格

冻干粉剂:28U,56U,278U。

六、凝血酶

（一）作用与特点

本品是从猪血提取、精制而得的凝血酶无菌制剂。能直接作用于血液中的纤维蛋白原,促使转变为纤维蛋白,加速血液的凝固,达到止血目的。本品还有促进上皮细胞的有丝分裂而加速创伤愈合的作用。

（二）适应证

可用于通常结扎止血困难的小血管、毛细血管以及实质性脏器出血的止血。用于外伤、手术、口腔、耳鼻喉、泌尿、妇产科以及消化道等部位的止血。

（三）用法与用量

1. 局部止血　用灭菌生理盐水溶解成含凝血酶 $50\sim250U/mL$,喷雾或灌注于创面;或以明胶海绵、纱条黏附本品后贴敷于创面;也可直接撒布本品至创面。

2. 消化道止血　以溶液($10\sim100U/mL$)口服或灌注,每 $1\sim6h$ 1 次。根据出血部位和程度,可适当增减浓度及用药次数。

（四）不良反应与注意事项

本品严禁作血管内、肌肉或皮下注射,否则可导致血栓、局部坏死,而危及生命。如果出现变态反应时,应立即停药。使用时要避免加温、酸、碱或重金属盐类,否则可使本品活力下降而失效。

（五）制剂与规格

冻干粉剂:每瓶为 500U、1000U、4000U、8000U。

（六）医保类型及剂型甲类

外用冻干粉。

七、三甘氨酰基赖氨酸加压素

（一）别名

可利新。

（二）作用与特点

本品是激素原,到达血液中后,它的三甘氨酰基会被体内酶切除而缓慢地释出血管升压素。它是一个可随着血液循环,并能以稳定速率释放出血管升压素的贮藏库。适当剂量可降低门静脉血压,但不会像血管升压素那样,对动脉血压产生明显的影响,同时也不会增加纤维蛋白的溶解作用。

（三）适应证

食管静脉曲张出血。

（四）用法与用量

初始剂量为 2mg,缓慢静脉注射（超过 1min）,同时监测血压及心率。维持量 1～2mg,每 4h 静脉给药,延续 24～36h,直至出血得到控制。

（五）不良反应与注意事项

本品的增压与抗利尿作用虽然较赖氨酸加压素及精氨酸加压素低,但高血压、心脏功能紊乱或肾功能不全者仍应慎用。孕妇不宜使用。

（六）制剂与规格注射粉剂:1mg。

八、硫酸鱼精蛋白

（一）别名

鱼精蛋白。

（二）作用与特点

本品能与肝素结合,使之失去抗凝血能力。

（三）适应证

用于肝素过量引起的出血,也可用于发性出血,如咯血等。

（四）用法与用量

抗肝素过量:静脉注射,用量应与肝素相当,每次不超过 50mg。抗自发性出血:静脉滴注,每日 5～8mg/kg,分 2 次,间隔 6h。每次以生理盐水 300～500mL 稀释。连用不宜超过 3d。

（五）不良反应与注意事项

个别患者可发生变态反应,表现为荨麻疹、血管神经性水肿等,对鱼过敏者禁用。本品注射宜缓慢。使用不可过量,清洗和消毒注射用器时勿用浓碱性物质。

（六）制剂与规格

注射液:50mg:5mL,100mg:10mL。

（七）医保类型及剂型

甲类:注射剂。

（康小龙）

第五节 血浆和血容量扩充药

血容量扩充药是一类高分子化合物,能迅速提高血浆胶体渗透压而扩充血容量。临床主要用于大量失血或失血浆引起的血容量降低、休克等的抢救。临床常用药物为不同分子量的右旋糖酐、人血清蛋白等。

右旋糖酐系葡萄糖的聚合物,按相对分子量大小可分为中分子右旋糖酐（右旋糖酐 70,分子量约 70000）、低分子右旋糖酐（右旋糖酐 40,分子量约 40000）、小分子右旋糖酐（右旋糖酐

10,分子量约 10000)三种。

一、作用

(一)扩充血容量

右旋糖酐分子量较大,静脉滴注后不易渗出血管,提高血浆胶体渗透压,导致组织中水分大量进入血管内而产生扩充血容量作用。分子量越大扩容作用越强、维持时间越长。右旋糖酐 70 维持 12h,右旋糖酐 10 维持约 3h。

(二)阻止红细胞和血小板聚集

右旋糖酐还能抑制红细胞和血小板聚集,并使血浆稀释,从而产生抗凝血和改善微循环作用。分子量越小则该作用越强。

(三)渗透性利尿

右旋糖酐经肾排泄时提高肾小管内渗透压,水分重吸收减少,产生渗透性利尿作用。分子量越小作用越强。

二、临床应用

(一)防治低血容量性休克

临床主要应用右旋糖酐 70 和右旋糖酐 40 抢救急性失血、创伤和烧伤引起的低血容量休克。

(二)防治血栓性疾病

右旋糖酐 40 和右旋糖酐 10 可用于防治 DIC(弥散性血管内凝血)和血栓形成性疾病,如脑血栓形成、心肌梗死、血栓闭塞性脉管炎等。

(三)防治急性肾衰竭

应用其渗透性利尿作用,临床上用于防治急性肾衰竭。

三、不良反应和用药监护

(一)变态反应

少数患者用药后出现变态反应,严重者可导致过敏性休克。故首次用药应严密观察 5～10min,发现症状,立即停药,及时抢救。

(二)凝血障碍

连续应用时,制剂中的少量大分子右旋糖酐可致凝血障碍和出血。

(三)其他

血小板减少症、出血性疾病和充血性心力衰竭患者禁用,肝、肾功能不良者慎用。

四、制剂和用法

(一)右旋糖酐 70

注射剂溶液,100mL,250mL,500mL(有含 5% 葡萄糖或含 0.9% 氯化钠两种)。每次 500mL,静滴,每分钟 20～40mL,1d 最大量 1000～1500mL。

(二)右旋糖酐 40

注射剂:6% 溶液,100mL,250mL,500mL(有含 5% 葡萄糖或含 0.9% 氯化钠两种)。每次

250～500mL，静滴，1d 不超过 1000mL。

（三）右旋糖酐 10

注射剂：30g/500mL，50g/500mL（有含 5％葡萄糖或含 0.9％氯化钠两种）。每次 100～1000mL，静滴。

（康小龙）

第十四章 中药学

第一节 清热药

一、概述

1. 含义 凡以清解里热为主要作用,主治里热证的药物,称为清热药。

2. 功效与主治病证

(1)功效:清热药均有清除热邪或抑制亢盛阳气的功效。因清热的侧重点及作用部位不同,其功效有清热泻火、清热燥湿、清热解毒、清热凉血和清虚热之分。

(2)主治:该类药适宜于里热证,即由热邪深入导致机体阳胜或阴虚所表现的证候,常见身热、面红、口渴饮冷、尿赤、舌红、苔黄、脉数等临床表现。因邪盛正衰、病变部位及兼夹邪气不同,其病证较为复杂。常见的里热证有温病气分实热证及脏腑实热证、里湿热证、温病营血分证及其他血热证、热毒内蕴证及阴虚内热证等等。

(3)分类:依据主治及功效,将该类药分为清热泻火药、清热燥湿药、清热解毒药、清热凉血药和清虚热药五类。

3. 性能特点 味苦,性寒凉,有沉降趋向;因主治不同,五类药归经各异。

4. 配伍应用

(1)根据证型及兼有症状予以配伍:里热证较为复杂,应分清实热、虚热,区别热邪所在气分、血分不同阶段或不同脏腑部位,同时依据兼夹症状而作相应选药及配伍。

(2)注意配伍养阴生津药:因热邪易耗伤阴津,有的清热药又有苦燥伤阴之弊,且虚热证多为阴虚所致,故临床应用较为强调与养阴生津药同用。

(3)与健脾益胃药同用:本类药药性寒凉,易伤脾胃,可适当配伍健脾益胃之品。

5. 使用注意

(1)药物特性:清热药药性寒凉,部分偏于苦燥,应注意防止其伤阳、伐胃;少数甘寒滋腻,防止伤阴及助湿之弊。

(2)病证禁忌:原则上忌用于寒证,应分清寒热真假,以防误用。

二、清热泻火药

以清热泻火为主要作用,常用以治疗温热病气分实热证及各种脏腑实热证的药,称清热泻火药。温热病气分实热证以高热、汗出、烦渴、脉洪大为主要表现。脏腑实热证因部位不同而表现各异。

本类药性味偏甘寒,多兼有生津作用,属清热药中不易伤阴之品,但大量使用仍易伤阳败胃,脾胃虚寒、食少便溏者忌用。

(一)石膏

为硫酸盐类矿物硬石膏族石膏,主含含水硫酸钙($CaSO_4 \cdot 2H_2O$)。生用,或煅用。

1. 性味归经 甘、辛,大寒。归肺、胃经。

2.功效应用

(1)清热泻火,用于温热病气分实热证及肺胃实热证。本品性寒,善清气分实热而止烦渴,为清肺胃气分实热之要药。治疗温热病气分证见高热、汗出、烦渴、脉洪大者,常与知母相须为用。其有良好的清肺热功效,治疗肺热喘咳气急之证,常与宣肺平喘之麻黄、杏仁等配伍。其又能清胃热,治疗牙龈肿痛、口疮、口臭等胃热证,多与黄连、升麻等药同用。亦可配养阴生津之品治疗胃热津伤之消渴病。

(2)煅后外用收湿敛疮生肌,用于溃疡不敛、湿疹瘙痒、水火烫伤等。本品煅后研末外用,能收敛水湿,减少创面分泌物而促进创面愈合,多用于分泌物较多的疮疡、湿疹及水火烫伤等。单用或入复方使用。

3.用法用量　煎服,15~60g,宜打碎先煎。内服宜生用;外用多火煅研末。

4.参考资料

(1)本草精选:《神农本草经》:"主治中风寒热,心下逆气,惊喘,口干舌焦不能息,腹中坚痛,除邪鬼,产乳,金创。"《本草分经》:"体重气轻。胃经大寒之药。兼入肺、三焦气分。清热降火,发汗解肌,缓脾止渴,发斑疹。"

(2)化学成分:本品主要成分为含水硫酸钙,并常含黏土、有机物、硫化物及钛、铜等微量元素。

(3)药理作用:本品有解热、抑制神经应激能力、减轻骨骼肌兴奋性、降低毛细血管通透性、增强巨噬细胞吞噬能力、抗炎、抗病毒及加强骨缺损愈合等作用。

(二)知母

为百合科植物知母的干燥根茎。生用或盐水炙用。

1.性味归经　苦、甘,寒。归肺、胃、肾经。

2.功效应用

(1)清热泻火,用于温热病气分实热证及肺胃实热证。本品清热泻火功效与石膏相似,常与石膏相须以增效,用于温热病气分实热证及肺胃实热证。因其性较石膏更为甘润,长于滋阴,既能清肺热,又可滋肺阴而润肺燥,亦多用于阴虚燥咳,干咳少痰者,常与润肺止咳药配伍。

(2)滋阴润燥,用于阴虚之骨蒸潮热、内热消渴、肠燥便秘等。本品甘寒质润,长于滋阴而降火,入肾及肺胃经,能滋肾阴、泻相火、养肺胃阴、泻肺胃之火。治疗阴虚火旺所致骨蒸潮热、盗汗、心烦者,常与清虚热、养阴之黄柏、地黄等药配伍。治疗阴虚内热之消渴病,常与天花粉、葛根等生津止渴之品同用。其滋阴而润燥滑肠,亦治阴虚肠燥便秘证。

3.用法用量　煎服,6~12g。

4.参考资料

(1)本草精选:《神农本草经》:"主消渴,热中,除邪气,肢体浮肿,下水,补不足,益气。"《本草纲目》:"知母之辛苦寒凉,下则润肾燥而滋阴,上则清肺金而泻火,乃二经气分药也。"

(2)化学成分:本品化学成分为皂苷类、黄酮类、多糖类、生物碱类、有机酸类物质及微量元素等。

(3)药理作用:本品解热、抗炎、降血糖、调节甲状腺素及糖皮质激素等作用。

(三)栀子

为茜草科植物栀子的干燥成熟果实。生用或炒焦用。

1.性味归经　苦,寒。归心、肺、三焦经。

2.功效应用

(1)泻火除烦,用于热病心烦及多种脏腑实热证。本品苦寒清降,通泻三焦实火,尤其擅长泻心火而除烦,为治热病心烦之要药。治疗热病心烦,躁扰不宁,常与淡豆豉同用;治疗高热、烦躁、神昏谵语者等热病重症,多与清热解毒之黄芩、黄连、黄柏等配伍。亦常用于肝、胃等多种脏腑实热证。治疗肝热目赤肿痛、烦躁易怒或小儿肝热惊风等,常与龙胆、大黄等药同用;治疗胃火上炎之口疮、牙龈肿痛等,多与黄连、石膏、知母等配伍。

(2)清热利湿,用于湿热之黄疸、淋证等。本品有较强清热利湿功效,适宜于多种湿热病证,尤善治下焦湿热证。其尚可利胆退黄,治疗肝胆湿热之黄疸,并多与茵陈、大黄同用;其又兼能凉血止血,治疗膀胱湿热之热淋、血淋,多与利水渗湿药配伍。

(3)凉血止血,用于血热出血证。本品清热凉血以止血,适宜于血热妄行所致的多种出血证。治疗血热所致吐血、咯血、衄血、尿血,常与侧柏叶、茜草等凉血止血药同用。

(4)清热解毒,用于热毒炽盛及火毒疮疡等。本品清热解毒之力强,适宜于温病、脏腑热毒炽盛等多种热毒病证,常与清热解毒药配伍。治疗热毒疮痈之红肿热痛,内服,亦多外用。单用本品捣烂和水调敷或与其他解毒消痈药同用以增其效。

此外,本品外用有消肿止痛功效,治疗扭挫伤痛,常用生栀子粉和面粉或鸡蛋清等捣烂,调敷局部。

3.用法用量　煎服,6～10g。外用生品适量,研末调敷。焦栀子多用于止血。

4.参考资料

(1)本草精选:《神农本草经》:“味苦,寒。主治五内邪气,胃中热气,面赤酒齄鼻,白癞,赤癞,疮疡。”《药性解》:“主五内邪热、亡血津枯、面红目赤、痈肿疮疡、五肿黄病,开郁泻火,疗心中懊㦬颠倒而不眠,治脐下血滞小便而不利。”

(2)化学成分:本品化学成分为栀子苷等皂苷类、色素、有机酸类、挥发性化合物、多糖类、胆碱、熊果酸等。

(3)药理作用:本品有保肝利胆、降低血中胆红素、降低胰淀粉酶、促进胰腺分泌、抑制胃酸分泌及胃肠运动、抗菌、解热、抗炎、镇静、镇痛、降血压等作用。

(四)夏枯草

为唇形科植物夏枯草的干燥果穗。生用。

1.性味归经　辛、苦,寒。归肝、胆经。

2.功效应用

(1)清泻肝火,明目,用于肝火上炎之目赤肿痛、目珠夜痛、头痛眩晕。本品苦寒主入肝经,善泻肝火以明目,适宜于肝火上炎所致目赤肿痛、目珠夜痛、头痛眩晕者。治疗目赤肿痛,可与决明子、青葙子等清肝明目药配伍;治疗肝阴不足,目珠疼痛,宜与滋养肝阴血之地黄、白芍等药同用;治疗肝阳上亢之头痛眩晕,多与桑叶、菊花等清肝平肝药协同增效。

(2)散结消肿,用于瘰疬、瘿瘤、乳痈肿痛等。本品味辛能散结,苦寒能泄热,适宜于痰火郁结及疮痈等。治疗肝郁化火,痰火凝聚之瘰疬,常与清热泻火、消痈散结药配伍;治瘿瘤,多与昆布、玄参等同用;治疗乳痈肿痛,常与蒲公英、金银花等同用。

3.用法用量　煎服,9～15g。

4.参考资料

(1)本草精选:《神农本草经》:"主热瘰疬,鼠瘘,头疮,破癥,散瘿,结气,脚肿,湿痹,轻身。"《本草备要》:"补肝血,缓肝火,解内热,散结气。治瘿疬湿痹,目珠夜痛。"

(2)化学成分:本品含有三萜类、甾醇类、黄酮类、香豆素、有机酸、挥发油及糖类等。尚含有β—谷甾醇、豆甾醇、α—菠甾醇、咖啡酸等。

(3)药理作用:本品有降血压、抗炎、抗菌等作用。

(五)芦根

为禾本科植物芦苇的新鲜或干燥根茎。生用或鲜用。

1.性味归经 甘,寒。归肺、胃经。

2.功效应用

(1)清热泻火,生津止渴,用于热病烦渴及温病卫分证。本品能清气分热邪,清热而除烦,又能生津止渴,但作用缓和,多为治温病热盛烦渴的辅助品。治疗热入气分津伤烦渴,常与养阴生津药如麦冬等同用;治疗温病邪在卫分,或风热表证而见烦渴者,亦常与疏散风热之金银花、连翘等配伍。

(2)清胃止呕,用于胃热呕吐。本品能清胃热,并有较好的止呕作用,治疗胃热呕哕,可单用以标本兼顾,亦可与其他清热止呕药如竹茹等配伍。

(3)清肺排脓,用于肺热咳嗽、肺痈吐脓。本品清肺热而又兼能祛痰排脓。治疗肺热咳嗽之咯痰黄稠及肺痈咳吐脓痰,多与清化热痰药,或鱼腥草、薏苡仁等清肺排脓药配伍。

(4)利尿,用于热淋涩痛。本品兼有清热利尿之功。治疗湿热淋证,多与其他利尿通淋药同用。

3.用法用量 煎服,15~30g。鲜品用量加倍,或捣汁用。

4.参考资料

(1)本草精选:《名医别录》:"味甘,寒。主治消渴,客热,止小便利。"《本草求真》:"芦根专入肺、胃,兼入心。治无他奇,惟清肺降火,是其所能。"

(2)化学成分:本品化学成分为木聚糖等多聚糖类化合物,聚醇、甜菜碱、薏苡素、游离脯氨基酸、天门冬酰胺及黄酮类化合物苜蓿素等。

(3)药理作用:本品有解热、镇静、镇痛、降血压、降血糖、抗氧化、抑制β—溶血链球菌等作用。

(六)天花粉

为葫芦科植物栝楼或双边栝楼的干燥根。生用。

1.性味归经 甘、微苦,微寒。归肺、胃经。

2.功效应用

(1)清热泻火,生津止渴,用于热病烦渴、肺热燥咳、内热消渴。本品清泻气分实热之力不强,较长于生津止渴,适宜于热病烦渴及津伤口渴之症。治疗温热病气分热盛,伤津口渴者,常与石膏、知母等药同用。其清肺热,又生津以润肺燥,治疗肺热燥咳,可与其他清肺润燥之品同用;其善清肺胃热、生津止渴,治疗内热消渴,亦常与麦冬、芦根等养阴生津之品配伍。

(2)消肿排脓,用于疮疡肿毒。本品既能清热泻火,又可消肿排脓。治疗疮痈红肿热痛者或脓成难溃,内服与外敷均可,既可单用,亦常人复方,亦常与金银花、当归清热解毒、活血消痈肿之品等同用。

3.用法用量　煎服,10～15g。

4.使用注意　孕妇慎用。不宜与川乌、草乌及附子同用。

5.参考资料

(1)本草精选:《神农本草经》:"主消渴,身热,烦满大热,补虚,安中,续绝伤。"《本草分经》:"降火润燥,滑痰,生津,解渴,行水,治胃热、膀胱热,疗疮毒。虚热者宜之。"

(2)化学成分:本品主要含淀粉、皂苷、多糖类、氨基酸类、酶类和天花粉蛋白等。

(3)药理作用:本品有抗菌、抗病毒、降血糖、免疫调节等作用。天花粉蛋白皮下或肌内注射,有引产和中止妊娠的作用。

(七)淡竹叶

为禾本科多年生草本植物淡竹叶的干燥茎叶。生用。

1.性味归经　甘、淡,寒。归心、小肠、肺、胃经。

2.功效应用

(1)清热泻火,除烦,用于热病烦渴。本品能清泻气分实热、肺胃实热,且善泻心火以除烦,有一定解热作用,但其力缓和,故多入复方为辅助之品。治疗温病气分之高热、汗出、烦渴等,多作为石膏、知母等药的辅助品。治疗表热证而发热烦渴者,常与金银花、连翘等品同用;治疗阴虚烦渴,常与知母等养阴生津药配伍。

(2)利尿,用于热淋涩痛,口舌生疮。本品上清心火,下利小便。治疗心火亢盛致口舌生疮,移热于小肠而见热淋涩痛者,常与木通、地黄等清心热、利尿通淋药同用。

3.用法用量　煎服,6～10g。

4.参考资料

(1)本草精选:《本草纲目》:"去烦热,利小便,清心。"

(2)化学成分:本品含芦竹素、白茅素、蒲公英赛醇等三萜类及β-谷甾醇、菜油甾醇、酚类、有机酸、氨基酸、糖类等成分。

(3)药理作用:本品有解热、利尿、抗菌等作用。

(八)决明子

为豆科植物决明或小决明的干燥成熟种子。

1.性味归经　苦、甘,微寒。归肝、大肠经。

2.功效应用

(1)清肝明目,用于多种目疾。本品苦甘,微寒,既能清肝热,又可明目,为多种目疾之常用药物。治疗肝火上攻之目赤肿痛,常与石决明、青葙子等清肝明目药配伍。治疗风热目疾、羞明多泪或目生翳膜等,常配伍菊花、蔓荆子等疏风清热药。本品略兼益肝阴之功,治疗肝肾阴亏之视物昏花、目暗不明,常与枸杞子、菟丝子等滋补肝肾之药协同增效。

(2)润肠通便,用于肠燥便秘。本品为缓下通便之品,多用于内热肠燥便秘,常与火麻仁等润下药同用。

此外,现代研究显示本品有一定降血压、降血脂作用,常用作高血压、高脂血症等病的辅助治疗。

3.用法用量　煎服,9～15g。

4.参考资料

(1)本草精选:《神农本草经》:"主青盲,目淫肤赤白膜,眼赤痛,泪出,久服益精光。"《本草蒙筌》："除肝热尤和肝气,收目泪且止目疼。诚为明目仙丹,故得决明美誉。仍止鼻衄,水调末急贴脑心,治头风须筑枕卧,消肿肿亦调水敷。"

(2)化学成分:本品含蒽醌类化合物、决明苷、甾醇类及硬脂酸、棕榈酸、油酸、亚油酸和维生素 A 类物质等。

(3)药理作用:本品有致泻、降压、降脂、抗血小板聚集、促进胃液分泌、抑菌、收缩子宫、催产、利尿、保肝及免疫调节等作用。

三、清热燥湿药

以清热燥湿为主要作用,常用以治疗湿热病证的药,称清热燥湿药。湿热证临床表现较为复杂,除见热象外还兼有湿邪所致之重着、粘滞特点,如头身困重、口渴不欲饮、舌红苔黄腻等。常见湿热病证有湿温或暑湿见身热不扬、胸脘痞闷等;中焦湿热之腹胀纳呆、恶心呕吐等;大肠湿热见泄泻不爽、痢疾腹痛;肝胆湿热之黄疸;湿热下注之淋证、带下;湿热痹证;湿疹、湿疮等等。

本类药物多兼有清热泻火和清热解毒功效,又可主治脏腑和气分实热证,以及各种热毒内蕴证。

本类药物苦寒之性较甚,易伤阳败胃;其苦燥之性,又易伤阴,故脾胃虚寒及阴津不足者忌用。

(一)黄芩

为唇形科植物黄芩的干燥根。生用、炒用、酒炙或炒炭用。

1.性味归经 苦、寒。归肺、胃、胆、大肠、膀胱经。

2.功效应用

(1)清热燥湿,用于湿温、暑湿、黄疸、泻痢、痞满呕吐等多种湿热病证。本品苦寒而燥,清热燥湿力强,广泛用于多种湿热病证。因其善入肺、胃、胆经,能清气分及脏腑实热,有较好退热之效,尤宜于湿温、暑湿见身热不扬、胸脘痞闷、恶心呕吐、舌苔黄腻者,并常与化湿、行气药及清热、利水药配伍。治疗湿热泻痢,多与黄连、葛根同用;治疗湿热黄疸,常辅助茵陈、栀子等利湿退黄之品;治疗湿热阻中,痞满呕吐,常与半夏等药同用。

(2)泻火解毒,用于多种脏腑实热证及热毒内蕴证。本品能入肺、胃、胆、大肠、膀胱等诸经以清热泻火,可用治多种脏腑实热证。因其善清肺火,尤长于治疗肺热咳嗽痰黄之症,单用有效,更宜与清泻肺热药或止咳化痰药同用,以增强作用。入胆经,长于清少阳半表半里之热,善治伤寒邪入少阳之寒热往来,常与疏散之柴胡等配伍。因其有较好的退热作用,治疗温热病中,上焦气分热盛,壮热不退,常与其他清热泻火药同用。本品清热解毒之力亦强,治疗痈肿、咽痛等热毒证,多与解毒消痈或解毒利咽药同用。

(3)凉血止血,用于血热出血。本品既能清热泻火,又能凉血止血。治疗火热炽盛,血热妄行所致吐血、衄血、便血、尿血及崩漏等多种出血证,常与其他凉血止血药配伍。

(4)清热安胎,用于热盛之胎漏下血、胎动不安。本品能清热而奏安胎之效,适宜于妊娠期热盛伤胎致胎漏下血、胎动不安者,常与其他清热、安胎药同用。

3.用法用量 煎服,3～10g。生用清热燥湿力强,安胎多炒用,酒炙多用于上焦病证,止血多炒炭使用。

4.参考资料

(1)本草精选:《神农本草经》："主诸热黄疸,肠澼,泄痢,逐水,下血闭,恶疮,疽蚀,火疡。"

《名医别录》："疗痰热，胃中热，小腹绞痛，消谷，利小肠，女子血闭，淋露下血，小儿腹痛。"

（2）化学成分：本品主含黄芩素、汉黄芩素、汉黄芩苷等黄酮类化合物，并含黄芩酶、挥发油、微量元素等。

（3）药理作用：本品有抗病原微生物、解热、抗炎、镇静、抗过敏、保肝、利胆、降血压、抗氧化、利尿等作用。

（二）黄连

为毛茛科植物黄连三角叶黄连或云连的干燥根茎。生用、清炒、酒炙、姜汁炙或吴茱萸水炙用。

1. 性味归经　苦、寒。归心、脾、胃、肝、胆、大肠经。

2. 功效应用

（1）清热燥湿，用于湿热泻痢、湿热痞满等。本品苦燥寒降之性强，其清热燥湿之力胜于黄芩，适宜于多种湿热病证。尤善清泻中焦、大肠湿热，为治泻痢之要药，单用有效。治疗湿热泻痢、里急后重者，常与行气止痛之木香同用；治疗泻痢兼身热者，常与葛根、黄芩等药配伍；治疗痢疾、便下脓血黏液，多与白头翁等清热解毒之品同用。治疗湿热蕴结脾胃之脘腹痞闷、恶心呕吐，常与燥湿、化湿和行气药物配伍。

（2）泻火解毒，用于多种脏腑实热证及热毒内蕴证。本品清脏腑实热作用广泛，可用治多种脏腑实热证，而尤以清心、胃之热见长。治疗心经热盛之壮热、烦躁，甚至神昏谵语，常与清心泻火药或清热解毒药同用；治疗心火亢盛之心烦不眠，常与清心安神药同用；治疗胃热呕吐，可与石膏等清胃热药配伍；治疗胃热消渴，则多与养胃阴之品同用。本品兼清泻肝火，治疗肝火犯胃所致胁肋胀痛、呕吐吞酸，常与疏肝下气、散寒止痛之吴茱萸同用。

本品清热解毒之力强于黄芩，适宜于多种热毒内蕴之证，而尤善治痈疽疔疖等皮肤热毒证，可内服，亦多制为软膏局部外用；还可用于烧烫伤致红肿灼痛。

此外，本品清热燥湿、泻火，解毒，外用本品制成的多种剂型，用于湿疹、湿疮、耳道流脓及目赤肿痛等。

3. 用法用量　煎服，2～5g。生用清热燥湿力较强，炒用能降低其苦寒性，姜汁炙多用于清胃止呕，酒炙多用于上焦热证，萸黄连则善疏肝和胃止呕，多用于肝胃不和之呕吐吞酸。

4. 参考资料

（1）本草精选：《神农本草经》："主热气，目痛，眦伤，泣出，肠澼，腹痛，下利，妇人阴中肿痛。"《本草正义》："黄连大苦大寒，苦燥湿，寒胜热，能泄降一切有余之湿火，而心、脾、肝、肾之热，胆、胃、大小肠之火，无不治之。"

（2）化学成分：本品主含小檗碱（黄连素），并含多种生物碱、黄柏酮，黄柏内酯等。

（3）药理作用：本品有抗病原微生物、抗溃疡、解热、抗炎、镇静、降血糖、降血脂、抗氧化、抗肿瘤等作用。所含小檗碱还有抗心律不齐、增强心肌收缩力、增加冠脉血流量、抑制胃液分泌、抗腹泻等作用。

（三）黄柏

为芸香科植物黄皮树的干燥树皮。生用、炒炭或盐水炙用。

1. 性味归经　苦，寒。归肝、胆、大肠、肾、膀胱经。

2. 功效应用

（1）清热燥湿，用于湿热之淋证、带下、黄疸、泻痢、脚气、痿证等。本品苦寒而燥，与黄芩、黄连相似,能清热燥湿,适宜于多种湿热病证,且常相须为用。但本品主入膀胱、大肠、肝、胆,以清除下焦湿热见长,故较多用于淋证、带下、泻痢、黄疸等湿热病证;亦常用于湿疹、湿疮,以及湿热下注,足膝红肿热痛,下肢痿弱,或阴痒、阴肿等病证。治疗湿热淋证,常配利尿通淋药;治湿热带下,常与燥湿止带药同用;治湿热黄疸,多与清热、利湿、退黄之品配伍;治湿热痢疾,多与清热燥湿、解毒药同用;治疗湿热脚气、痿证,常与健脾燥湿的苍术同用,作为临床治疗多种湿热病证的基础方。

本品清热燥湿,还可治疗湿疹、湿疮瘙痒,单用或与苦参、白鲜皮、荆芥等配伍,内服外用均可。

(2)泻火解毒,用于脏腑实热证及热毒证。本品的泻火解毒之效与黄芩、黄连相似,亦可协同用于多种脏腑实热证及热毒证,而尤宜于肝、胆、胃实热证及疮痈疔疖,红肿疼痛者。其清解疮毒之力类似于黄连而功力稍逊,治疗疮痈肿毒,常与黄连同用,内服或外用均可。亦较常用于治疗烧烫伤。

(3)退虚热,用于阴虚火旺证。本品长于入肾经退虚热,降火以坚阴,退虚热、除骨蒸。治疗肾阴不足,虚火上炎之五心烦热、潮热盗汗、遗精等症,常与甘润滋阴之知母相须为用。

3.用法用量　煎服,3~12g。外用适量。生用清热燥湿,解毒,泻火力强,治湿热、热毒及脏腑实热证多生用;盐水炙可降低苦燥之性,且更易入肾经,治阴虚火旺证多盐水炙用。

4.参考资料

(1)本草精选:《神农本草经》:"主五藏,肠胃中结热,黄疸,肠痔,止泄利,女子漏下赤白,阴阳蚀疮。"《本草拾遗》:"主热疮疱起,虫疮,痢,下血,杀蛀虫;煎服,主消渴。"

(2)化学成分:本品含小檗碱、木兰花碱、黄柏碱等多种生物碱,还含有黄柏酮、黄柏内酯等成分。

(3)药理作用:本品有抗病原微生物、解热、抗炎、降血糖、降血压、利胆、利尿、抗溃疡、抗氧化、免疫抑制等作用。

(四)龙胆

为龙胆科植物条叶龙胆、龙胆、三花龙胆或滇龙胆的干燥根及根茎。生用。

1.性味归经　苦,寒。归肝、胆、膀胱经。

2.功效应用

(1)清热燥湿,用于多种湿热病证。本品亦有良好的清热燥湿之功,因长于清肝胆、膀胱湿热,故适宜于黄疸、带下、阴痒阴肿、淋证等肝胆或下焦湿热病证。治疗肝胆湿热之黄疸,多与茵陈蒿、栀子等清热利湿退黄药同用;治疗湿热下注之带下黄稠,阴囊湿痒及湿疹瘙痒,常与黄柏、苦参等清热燥湿药同用,还可煎汤外洗或撒敷。治疗湿热淋证,可与栀子、车前子等清热利尿通淋药同用。

(2)泻肝胆火,用于肝胆实火,惊风抽搐。本品长于清泻肝胆实火,尤宜于肝火上炎所致诸症。治疗肝火头痛眩晕、目赤、耳肿或肝火内盛的胁痛、口苦等,常与其他清泻肝火之品同用;治肝经热盛,热极生风所致小儿惊风抽搐,亦可与清泻肝火、息风止痉药同用。

此外,本品尚有一定的清热解毒功效,可与其他清热解毒药同用,用于热毒痈肿、咽喉肿痛等。

3.用法用量　煎服,3~6g。

4.参考资料

(1)本草精选:《神农本草经》:"主骨间寒热,惊痫邪气,续绝伤,定五脏,杀蛊毒。"《名医别录》："除胃中伏热，时气温热，热泄下利，去肠中小虫，益肝胆气，止惊惕。"

（2）化学成分：本品含龙胆苦苷、当药苦苷、当药苷、三叶苷、龙胆碱、龙胆黄碱、龙胆三糖等成分。

（3）药理作用：本品有抗病原微生物、抗炎、解热、镇静、镇痛、保肝、利胆、降血糖、降血压、增强免疫等作用。

（五）苦参

为豆科植物苦参的干燥根。生用。

1. 性味归经　苦，寒。归心、肝、胃、大肠、膀胱经。

2. 功效应用

（1）清热燥湿，用于多种湿热病证。本品苦寒之性较强，既能清热燥湿，又兼能利尿，使湿热之邪外出，适宜于湿热所致泻痢、黄疸、带下及湿疹湿疮等。治疗湿热泻痢，单用有效，但更常与黄连等清热燥湿、解毒药，或木香等行气药同用；治疗湿热黄疸，可与其他清泻湿热、利胆退黄药配伍；治疗湿热带下，湿疹湿疮，可与黄柏、地肤子等清热除湿药配伍，内服与外用。本品还可配伍用于湿热下注所致痔疮疼痛、大便下血、小便不利、阴囊湿肿等。

（2）杀虫止痒，用于皮肤瘙痒、疥癣、阴痒等症。本品外用有清热燥湿、杀虫止痒之功，治疗皮肤瘙痒，常与蛇床子、地肤子等解毒杀虫、祛风止痒药同用，以煎汤外洗。治疗滴虫性阴道炎，阴痒带下量多，煎汤灌洗，或作栓剂外用。本品杀虫，还可治疗滴虫性肠炎、蛲虫等肠道寄生虫病，单用或与百部等杀虫药配伍，经口服或用煎液保留灌肠。

3. 用法用量　煎服，4.5～9g。外用适量。煎汤洗患处。

4. 使用注意　不宜与藜芦同用。

5. 参考资料

（1）本草精选：《神农本草经》："主心腹结气，癥瘕积聚，黄疸，溺有余沥，逐水，除痈肿，补中，明目止泪。"《滇南本草》："凉血，解热毒，疥癞，脓窠疮毒。疗皮肤瘙痒，血风癣疮，顽皮白屑，肠风下血，便血。消风，消肿毒，痰毒。"

（2）化学成分：本品含苦参碱等多种生物碱，并含多种黄酮类化合物，苦参苯醌、皂苷、氨基酸、脂肪酸、挥发油、齐墩果烯糖苷等成分。

（3）药理作用：本品对多种细菌、滴虫均有一定的抑制作用。此外还有利尿、抗炎、抗过敏、免疫抑制、镇痛、镇静、催眠、祛痰、平喘、升白细胞、抗肿瘤、抗溃疡等作用，苦参碱有抗心律失常、减慢心率等作用。

（六）秦皮

为木犀科植物苦枥白蜡树、白蜡树、尖叶白蜡树或宿柱白蜡树的干燥枝皮或干皮。生用。

1. 性味归经　苦、涩、寒。归大肠、肝、胆经。

2. 功效应用

（1）清热燥湿，止痢，止带，用于湿热泻痢、湿热带下病。本品性味苦寒，主入大肠以清热燥湿，兼能清解热毒而止痢、止带。治疗湿热泻痢或热毒痢，多与黄连、黄柏等清热燥湿、解毒止痢之品配伍；治疗湿热带下，多与其他除湿止带药同用，内服或外用均可。

（2）清肝明目，用于肝热目疾。本品又能入肝而清肝明目，适宜于肝热目疾，目赤肿痛，可与菊花、决明子等配伍，内服外用均可。

此外，本品兼可祛风湿，现代用于湿热下注，关节红肿热痛等。

3. 用法用量　6~12g。外用适量,煎洗患处。

4. 参考资料

(1)本草精选:《神农本草经》:"主风寒湿痹,洗洗寒气,除热,目中青翳白膜。"《药性论》:"主明目,去肝中久热,两目赤肿疼痛,风泪不止;治小儿身热,作汤浴。"

(2)化学成分:苦枥白蜡树含七叶苷、七叶素、甘露醇、秦皮乙素、七叶灵、七叶亭等成分;白蜡树含七叶苷、梣皮苷、七叶亭、莨菪亭等成分。

(3)药理作用:本品有抑菌、抗炎、祛痰、止咳、平喘、镇痛、镇静、抗惊厥、保肝、利尿、解痉、抗肿瘤等作用,梣皮苷能促进尿酸排泄。

(七)白鲜皮

为芸香科植物白鲜的干燥根皮。生用。

1. 性味归经　苦,寒。归肝、胆、脾、胃、肺、膀胱经。

2. 功效应用

(1)清热燥湿,用于多种湿热病证。本品味苦性寒,有清热燥湿功效,广泛用于黄疸、淋证、痹证之关节红肿疼痛等多种湿热病证。治疗黄疸、淋证、痹证等,常与相应的清热除湿药配伍。本品还具祛风止痒之效,治疗湿疹瘙痒、阴痒阴肿等,多与其他清热除湿止痒药物配伍。

(2)祛风止痒,清热解毒,用于多种瘙痒、热毒疮痈。本品苦寒清热,祛风燥湿,且又止痒,适宜于多种皮肤瘙痒疾患。治疗风热、湿热之瘾疹、疥癣、湿疹等皮肤瘙痒者,常与苦参、地肤子等清热除湿止痒药物同用,既可内服,亦常煎汤外洗或研粉外敷。本品又能清热解毒,用于热毒疮痈肿痛,常与其他清热解毒药配伍。

3. 用法用量　煎服,5~10g。外用适量,煎汤洗或研粉敷。

4. 参考资料

(1)本草精选:《神农本草经》:"主头风,黄疸,咳逆,淋沥,女子阴中肿痛,湿痹死肌,不可屈伸、起止、行步。"《药性论》:"治一切热毒风、恶风、风疮、疥癣赤烂,眉发脱脆,皮肌急,壮热恶寒;主解热黄、酒黄、急黄、谷黄、劳黄等。"

(2)化学成分:本品含生物碱、内酯类、香豆素、黄酮类及苷类等成分。

(3)药理作用:本品有抑菌、抗炎、解热、保肝、抗肿瘤、收缩血管、增强心肌张力等作用。

四、清热凉血药

以清热凉血为主要作用,常用以治疗温病营血分热证及其他血热证的药,称清热凉血药。温热病热入营血以身热夜甚、心烦不寐,甚则神昏谵语、斑疹隐隐或窍道出血、舌红绛、脉细数等为主要表现。其他血热证多见血热出血、皮下紫癜等。本类药物多分别兼有养阴、活血、止血和清热解毒功效,又可兼治阴虚证、瘀血证、出血证和各种热毒内蕴证。

本类中部分药物较为滋腻,故湿盛便溏者慎用。其中兼能活血者,孕妇应慎用或忌用。

(一)地黄

为玄参科植物地黄的新鲜或干燥块根。鲜用者习称"生地黄"。生用习称"生地黄"或"干地黄"。

1. 性味归经　甘、苦,寒。归心、肝、肾经。

2. 功效应用

(1)清热凉血,止血,用于温病营血分热证、血热出血证。本品苦寒而甘润,主入心肝血分,为清热凉血要药。治疗温热病热入营分,身热夜甚,口干,舌红无苔,常与玄参、金银花等清营透热之品配伍。治疗温热病热入血分,神昏舌绛,吐衄便血,斑疹紫暗,常与水牛角、赤芍、牡丹皮等凉血、活血药配伍。本品又有良好的止血之效,治疗血热吐血衄血、便血崩漏,常与凉血止血药配伍。

(2)养阴生津,用于多种阴虚证。本品甘寒质润,有养阴清热、生津止渴之功,广泛用于肺、胃、肾及肠道阴虚津亏之证。治疗阴虚内热,骨蒸潮热,可与知母、地骨皮等同用;治疗温病后期,夜热早凉,可与青蒿、鳖甲等清虚热药、养阴药配伍;治疗热病津伤口渴,常与清热生津药配伍;治疗内热消渴,多与益气养阴生津之品同用;治疗热伤津液之肠燥便秘,常与滋阴增液、润肠通便药物配伍。

3.用法用量　煎服,10~15g。鲜品12~30g,可捣汁入药。

4.使用注意　性寒而滋腻,湿盛便溏者忌用。

5.参考资料

(1)本草精选:《神农本草经》:"主折跌绝筋,伤中,逐血痹,填骨髓,长肌肉,作汤,除寒热积聚,除痹,生者尤良。"《本草新编》:"凉头面之火,清肺肝之热,热血妄行,或吐血,或衄血,或下血,宜用之为主。"

(2)化学成分:本品主要含苷类、有机酸、糖类、甾醇、氨基酸等。

(3)药理作用:本品有抗炎、镇静、降血糖、降血压、缩短凝血时间、调节免疫及保肝等作用。

(二)玄参

为玄参科植物玄参的干燥根。生用。

1.性味归经　甘、苦、咸,寒。归心、肝、肺、胃、肾经。

2.功效应用

(1)清热凉血,用于温热病营血分热证。本品善清热凉血,并可清热解毒。治温热病热入营血,身热夜甚,心烦口渴,多与地黄、连翘等配伍;若治邪陷心包,神昏谵语,又常与连翘心、竹叶等清泻心火之品配伍;治疗温热病气血两燔,发斑出疹,常与清热泻火、凉血消斑药物同用。

(2)泻火解毒,用于热毒咽喉肿痛、白喉、瘰疬、疮痈。本品泻火解毒,利咽,散结消肿,又兼能滋阴润燥,为治热毒壅盛或虚火上炎所致咽喉肿痛常用药。治疗温毒热盛、咽喉肿痛、白喉,常与清热解毒利咽之品同用;治虚火上炎者,常与清热凉血、养阴生津药物同用。治疗瘰疬痰核,常与化痰软坚之品配伍;治疗疮痈肿毒,可与金银花、连翘、蒲公英等清热解毒药同用。本品泻火解毒,还可用于肝热目赤肿痛,常与清肝明目药配伍。

(3)滋阴,用于阴虚劳嗽、津伤便秘、内热消渴等。本品能滋阴降火,生津润燥。治疗阴虚劳嗽咳血,常与润肺止咳之品同治疗肾阴虚骨蒸潮热,多与知母、地骨皮等清虚热、退骨蒸药物配伍;治疗内热消渴,可配伍养阴生津之品;治热病津伤便秘,常与其他生津润肠之品同用。

3.用法用量　煎服,9~15g。

4.使用注意　脾虚便溏者忌用。不宜与藜芦同用。

5.参考资料

(1)本草精选:《神农本草经》:"主腹中寒热积聚,女子产乳余疾,补肾气,令人目明。"《本草纲目》:"滋阴降火,解斑毒,利咽喉,通小便血滞。"

(2)化学成分:本品主要含环烯萜类、苯丙苷类化合物、挥发油、植物甾醇、生物碱、天门冬素、脂肪酸、胡萝卜素等。

(3)药理作用:本品有抑菌、解热、抗炎、降血糖、降血压、增加冠状动脉血流量、抗氧化、调节免疫等作用。

(三)牡丹皮

为毛茛科植物牡丹的干燥根皮。生用。

1.性味归经　苦、辛,微寒。归心、肝、肾经。

2.功效应用

(1)清热凉血,用于温热病营血分热证。本品能清热凉血、又可活血,有凉血而不留瘀、活血而不妄行之特点。治疗温病热入血分之斑疹吐衄,多与水牛角、地黄、赤芍等清热凉血、泻火解毒之品同用。

(2)活血祛瘀,用于经闭、痛经、癥瘕腹痛、跌打损伤、痈肿疮毒。本品能活血祛瘀,适用于多种瘀血证,因性寒,尤宜于血瘀有热者。治疗瘀滞经闭、痛经、月经不调、癥瘕积聚、跌打损伤等,常与活血化瘀类药物同用。其能凉血祛瘀而消痈,又可治疗疮痈、肠痈等,常与泻热破瘀、散结消肿之大黄、芒硝、桃仁等配伍。

(3)退虚热,用于阴虚内热、无汗骨蒸。本品清中有透,能入阴分而退虚热。治疗温病伤阴或肝肾阴虚之骨蒸无汗或低热不退等,常与青蒿、鳖甲等滋阴清热药物配伍。

3.用法用量　煎服,6～12g。

4.使用注意　孕妇慎用。

5.参考资料

(1)本草精选:《神农本草经》:"主寒热,中风,瘛疭,痉,惊痫,邪气,除癥坚,瘀血留舍肠胃,安五脏,疗痈疮。"《本草纲目》:"和血,生血,凉血。治血中伏火,除烦热。"

(2)化学成分:本品主要含酚类、苷类、没食子酸、植物甾醇及挥发油等。

(3)药理作用:本品有抑菌、抗炎、镇痛、镇静、解热、抗血小板聚集、抗惊厥、抗过敏、降压、降低心输出量等作用。

(四)赤芍

为毛茛科植物芍药或川赤芍的干燥根。生用。

1.性味归经　苦,微寒。归肝经。

2.功效应用

(1)清热凉血,用于温热病营血分热证。本品清热凉血、活血化瘀之功与牡丹皮相似,常相须为用于温病热入血分证和气血两燔证。治疗温病热入营血,迫血妄行之发斑,可与地黄、栀子、黄芩等配伍;治疗血热吐血、衄血,可与其他凉血止血药同用。

(2)祛瘀止痛,用于经闭痛经、癥瘕腹痛、跌打损伤、痈肿疮毒。本品活血散瘀与牡丹皮相似,而较长于散瘀止痛,适用于多种瘀血证,尤宜于瘀滞疼痛者。治疗血滞经闭、痛经、癥瘕腹痛,可与当归、川芎、延胡索等活血调经药共用;治疗跌打损伤,瘀血肿痛,可与活血止痛药同用。其清热凉血、散瘀消肿之功,还可用于热毒壅盛所致痈肿疮疡,常与其他清热消痈药同用。

(3)清泻肝火,用于目赤肿痛。本品苦寒入肝经而清泻肝火。治疗肝热目赤肿痛,羞明多眵,常与清肝明目药如菊花、夏枯草等同用。

3.用法用量　煎服,6~12g。

4.使用注意　孕妇慎用。不宜与藜芦同用。

5.参考资料

(1)本草精选:《神农本草经》:"主邪气腹痛,除血痹,破坚积寒热,疝瘕,止痛,利小便,益气。"《本草汇言》:"泻肝火,消积血,散疮疡。目痛赤肿,血脉缠睛,痈疡肿溃,疮疹痛痒,或妇人癥瘕腹痛,月经阻滞,或痢疾瘀积,红紫不清。"

(2)化学成分:本品主要含芍药苷、芍药内酯苷、氧化芍药苷、芍药吉酮、苯甲酰芍药苷、芍药新苷等。尚含有没食子酸、鞣质、挥发油、糖类、β—谷甾醇等。

(3)药理作用:本品有扩张冠状动脉、增加冠状动脉血流量、抑制血小板聚集、保护心脑血管、抗病原微生物、抗炎、解热、镇痛、镇静、抗溃疡、解痉等作用。

(五)紫草

为紫草科植物新疆紫草或内蒙紫草的干燥根。生用。

1.性味归经　甘、咸,寒。归心、肝经。

2.功效应用

(1)清热凉血,活血,用于温热病血热毒盛之斑疹紫黑。本品既能凉血活血,又善解毒透疹。治疗温热病血热毒盛之斑疹紫黑者,常与牡丹皮、地黄、水牛角等药配伍。

(2)解毒透疹,用于麻疹不透、疮疡、湿疹、水火烫伤。本品既能解毒,又可透疹,为治麻疹之常用药。预防麻疹,多与甘草水煎服;治疗麻疹疹出不畅,疹色紫暗,咽喉肿痛,常与牛蒡子、连翘、山豆根等解毒透疹、利咽之品配伍。本品有凉血、解毒、活血之用,还适宜于疮疡、湿疹、水火烫伤等,多作外用。治疮痈久溃不收口,常与活血生肌敛疮之品配伍;治湿疹瘙痒,可与黄连、黄柏等清热燥湿药同用;治水火烫伤,常熬膏或用植物油浸泡后滤取油液外涂患处。

3.用法用量　煎服,5~10g。外用适量,熬膏或用植物油浸泡涂擦。

4.使用注意　本品有缓下通便作用,脾虚便溏者忌服。

5.参考资料

(1)本草精选:《神农本草经》:"主心腹邪气五疸,补中益气,利九窍,通水道。"《本草纲目》:"治斑疹痘毒,活血凉血,利大肠。"

(2)化学成分:本品主要含紫草素、乙酰紫草素、去氧紫草素、异丁酰紫草素、异戊酰紫草素、紫草烷、β—二甲基丙烯酰阿卡宁、β—羟基—异戊酰紫草素、α—甲基—正—异戊酰紫草素等。尚含生物碱、酯类、多糖类等成分。

(3)药理作用:本品有抑菌、抗病毒、抗炎、抗过敏、解热、镇痛、降血糖等作用。

(六)水牛角

为牛科动物水牛的角。镑片或锉成粗粉用。

1.性味归经　苦、寒。归心、肝经。

2.功效应用

(1)清热凉血,定惊,用于温病高热神昏、惊风抽搐、癫狂、血热出血证。本品入心肝血分,既善清营凉血,又长于退热定惊、泻火解毒,是治疗温病热入营血之证的常用药。治疗高热神昏,惊风抽搐,常与清心开窍、息风止痉之品配伍;治疗癫狂,常与化痰开窍、镇心安神药同用;治疗血热衄血、斑疹,又可与地黄、玄参、紫草等药配伍。

(2)泻火解毒,用于疮痈肿毒、咽喉肿痛。本品具有清热泻火解毒功效,适宜于热毒壅盛之疮痈、咽痛。治热毒疮痈红肿,多与清热消痈药连翘、蒲公英等配伍;治热毒喉痹咽痛,常与散结利咽之玄参、桔梗等同用。

3.用法用量　15～30g,宜先煎3d以上。

4.参考资料

(1)本草精选:《名医别录》:"疗时气寒热头痛。"《日华子本草》:"煎治热毒风并壮热。"《陆川本草》:"凉血解毒,止衄。治热病昏迷,麻痘斑疹,吐血,衄血,血热溺赤。"

(2)化学成分:本品含胆甾醇、强心成分、肽类、氨基酸、胍基衍生物及蛋白质等。

(3)药理作用:本品有镇静、抗惊厥、解热、抗炎、强心等作用。

五、清热解毒药

以清热解毒为主要作用,常用以治疗热毒内蕴证的药,称为清热解毒药或清解热毒药。热毒为火热壅盛之义,其所致病证较多,常见温热病、疮痈疔疖、咽喉肿痛、痢疾、丹毒、痄腮等,均为本类药物主治之证。有的药物还可用于水火烫伤、虫蛇咬伤及癌肿等。部分药物兼有泻火、凉血等功效,亦可用于相应热证。

本类药物苦寒之性较甚,易伤阳败胃,故阳虚寒凝、脾虚便溏者禁用。

(一)金银花

为忍冬科植物忍冬的干燥花蕾或带初开的花。生用或制成露剂使用。

1.性味归经　甘,寒。归肺、心、胃经。

2.功效应用

(1)清热解毒,用于多种热毒病证。本品具轻宣疏散之性,且清热解毒之力较强,又有利咽、凉血、止痢之效,适宜于咽喉肿痛、疮痈疔疖、热毒血痢等多种热毒病证。本品为治一切内痈外痈之要药,治疮痈初起,红肿热痛,常与清热解毒、活血散结之品配伍;治疗疮之坚硬根深,多与蒲公英、紫花地丁、野菊花等同用;治肠痈腹痛,常与败酱草、大黄、红藤等同用;治肺痈咳吐脓血,常与清泄肺热、消痈排脓之品同用。治咽喉肿痛,不论热毒内盛或风热外袭者均为选用,常与解毒、散风热、利咽喉药同用。治疗热毒痢疾,大便脓血者,可单用本品浓煎频服,或配伍其他清热解毒、燥湿和止痢药以增强作用。

(2)疏散风热,用于风热表证及温热病。本品气味芳香,既善疏风透热,又能清解热毒。既是治疗外感风热表证的常用药,又可入营血,通过配伍可用于温热病的各个阶段。治风热表证或温病初起,常与连翘相须为用,并与其他发散风热之品配伍;若治气分热盛,常配伍清热泻火之品;治热入营血,高热神昏,斑疹吐衄,常与清热凉血药同用。

(3)清解暑热,用于暑热证。本品有清解暑热之效,治疗暑热烦渴,常蒸馏制成金银花露使用,或与清暑热之品配伍。还可用于小儿热疖、痱子等。

3.用法用量　煎服,6～15g。

4.参考资料

(1)本草精选:《名医别录》:"主治寒热、身肿。"《本草拾遗》:"主热毒,血痢,水痢。浓煎服之。"《滇南本草》:"清热,解诸疮,痈疽发背、无名肿毒、丹瘤、瘰疬。"

(2)化学成分:本品含挥发油、木犀草素、环己六醇、黄酮类、肌醇、皂苷、鞣质等。其中分离出的氯原酸和异氯原酸是抗菌的主要成分。

(3)药理作用:本品有抗菌、抗病毒、解热、抗炎、抗内毒素、降血脂、抗肿瘤细胞等作用。

（二）连翘

为木犀科植物连翘的干燥果实。生用。

1.性味归经　苦、微寒。归心、肺、小肠经。

2.功效应用

（1）清热解毒，消痈散结，用于热毒疮痈、瘰疬痰核等热毒病证。本品苦寒，能清热解毒，适宜于多种热毒病证。其长于清心火、解热毒而消痈散结，有"疮家圣药"之称。治疗疮痈初起，红肿热痛，常与其他清热解毒药配伍；治疮疡红肿溃烂，脓出不畅，则与清热排脓之品同用；治热毒所致咽喉肿痛，可与其他清热解毒、利咽之品配伍。取其解毒散结之功，亦用于瘰疬痰核、瘿瘤，多与软坚散结之品同用。

（2）疏散风热，用于风热表证及温热病。本品与金银花相似，亦为外散风热、内解热毒之药，故常用于风热表证及温热病卫、气、营、血等不同阶段，且多与金银花相须为用。本品轻宣疏散之力虽稍逊于金银花，但苦寒清降之性较强，尤长于清泻心火，治疗热邪内陷心包、高热、烦躁、神昏等症，常与长于清心火之品配伍。

此外，本品苦寒通降，善清泻心与小肠之火，且兼能利尿，可用于热淋涩痛。

3.用法用量　煎服，6～15g。

4.参考资料

（1）本草精选：《神农本草经》："主寒热，鼠瘘，瘰疬，痈肿恶疮，瘿瘤，结热，蛊毒。"《珍珠囊》："连翘之用有三：泻心经客热，一也；去上焦诸热，二也；为疮疡须用，三也。"

（2）化学成分：本品含三萜皂苷、果皮含甾醇、连翘酚、生物碱、皂苷、齐墩果酸、香豆精类，尚含丰富的维生素 P 和少量挥发油（主要存在于种子中）。

（3）药理作用：本品有抗菌、抗病毒、解热、抗炎、抗内毒素、降血脂、抗肿瘤细胞等作用。所含的齐墩果酸有强心、利尿、降压等作用。

（三）大青叶

为十字花科植物菘蓝的干燥叶片。生用。

1.性味归经　苦，大寒。归心、肺、胃经。

2.功效应用

（1）清热解毒，凉血消斑，用于温热病、痄腮、丹毒等。本品功似板蓝根，然味苦大寒，解热毒与凉血之力均较板蓝根为强，且善解瘟疫时毒，常与板蓝根配伍用于温热病的各个阶段。治疗温病初起，邪在卫分之发热咽痛，宜与发散风热药配伍；治疗温病热入营血或气血两燔，高热、神昏、发斑发疹，常与清热凉血之品同用；治疗瘟毒上攻，发热头痛之痄腮，可与清热解毒之品配伍；治疗丹毒红肿，可用鲜品捣烂外敷，或与清热解毒药蒲公英、紫花地丁、野菊花等煎汤内服。

（2）利咽，用于咽喉肿痛。本品既能清肺胃心经实火，又能解毒利咽、凉血消肿。治疗心胃火盛、咽喉肿痛、口舌生疮，常与清热凉血、泻火解毒之品配伍；治疗热盛咽喉肿痛，亦可用鲜品捣汁内服。

3.用法用量　煎服，9～15g。

4.参考资料

（1）本草精选：《名医别录》："疗时气头痛，大热，口疮。"《本草正》："治天行瘟疫，热毒发狂，风热斑疹，痈疡肿痛，除烦渴，止鼻衄，吐血，杀疳蚀，金创箭毒。"

(2)化学成分：本品含靛蓝、菘蓝苷、靛玉红、靛红烷 B、葡萄糖芸苔素、铁、锰、铜、锌等无机元素及挥发性成分等。

(3)药理作用：本品有抗病毒、抗菌、解热、抗炎、抗内毒素、降血脂、保肝、增强免疫、抗肿瘤细胞等作用。

（四）蒲公英

为菊科植物蒲公英、碱地蒲公英或同属数种植物的干燥全草。生用或鲜用。

1.性味归经　苦、甘，寒。归肝、胃经。

2.功效应用

(1)清热解毒，消痈散结，用于热毒疮痈及内痈。本品苦甘性寒，功善清泄热毒、消散痈肿，适宜于热毒壅盛所致内痈外痈。其长于入肝、胃二经，兼能疏郁通乳，故为治乳痈要药。治疗乳痈疔毒肿痛，单用浓煎或鲜品捣汁内服，其渣可敷患处，也可配伍其他清热解毒、消痈散结之品；治疗肠痈腹痛，常与活血化瘀之大黄、牡丹皮、桃仁等同用；治肺痈吐脓，常与清热排脓之鱼腥草、芦根、冬瓜仁等同用；治其他外痈，常与金银花、紫花地丁、野菊花等配伍；若治咽喉肿痛，多与板蓝根、玄参等配伍。

(2)清利湿热，利水通淋，用于热淋、湿热黄疸等。本品有清利湿热、利水通淋之功。治疗热淋涩痛，常与利水通淋药同用；治疗湿热黄疸，常与利湿退黄药配伍。

此外，本品尚有清肝明目作用，可用于肝火上炎所致目赤肿痛。

3.用法用量　煎服，10～15g；鲜品加倍。外用鲜品适量捣敷或煎汤熏洗患处。

4.使用注意　用量过大可致缓泻。

5.参考资料

(1)本草精选：《新修本草》："主妇人乳痈肿。"《本草备要》："专治乳痈、疔毒，亦为通淋妙品。"《本草正义》："蒲公英，其性清凉，治一切疗疮、痈疡、红肿热毒诸证，可服可敷，颇有应验，而治乳痈乳疖，红肿坚块，尤为捷效。鲜者捣汁温服，干者煎服，一味亦可治之，而煎药方中必不可缺也。"

(2)化学成分：本品含蒲公英甾醇、蒲公英素、蒲公英苦素、胆碱、菊糖、果胶树脂等。

(3)药理作用：本品体外有较强的抑菌作用，还有利胆、保肝、提高免疫力、利尿、健胃及轻泻作用。

（五）鱼腥草

为三白草科植物蕺菜的新鲜全草或干燥地上部分。生用。

1.性味归经　辛，微寒。归肺经。

2.功效应用

(1)清热解毒，消痈排脓，用于肺痈、肺热咳嗽、热毒疮痈等。本品清热解毒尤善消痈排脓，其长于清泻肺热，为治肺痈吐脓、肺热咳嗽之要药。治疗肺痈咳吐脓血，常与清热排脓药桔梗、芦根、薏苡仁等同用；治疗肺热咳嗽，痰黄黏稠，多与清热化痰药桑白皮、黄芩、瓜蒌等同用。本品消痈散肿，亦为外痈常用之品。治热毒疮痈，红肿热痛或热盛脓成，可单用本品内服，或与清热解毒药蒲公英、野菊花、连翘等同用，亦可用鲜品捣烂外敷。

(2)利尿通淋，用于湿热淋证。本品有清热除湿、利尿通淋之功。治疗热淋小便涩痛，常与利尿通淋药车前子、海金沙、金钱草等配伍。本品还可经配伍用于湿热所致带下、泻痢、黄疸等多种湿热证。

3.用法用量　煎服,15~25g,不宜久煎;鲜品用量加倍,水煎或捣汁服。外用适量,捣敷或煎汤熏洗患处。

4.参考资料

(1)本草精选:《本草纲目》:"散热毒痈肿。"《本草经疏》:"治痰热壅肺,发为肺痈吐脓血之要药。"

(2)化学成分:本品主要含挥发油,其有效成分为癸酰乙醛、月桂醛、月桂烯、甲基正壬酮等。尚含蕺菜碱、槲皮素、槲皮苷、氯原酸、亚油酸、金丝桃苷、氯化钾等。

(3)药理作用:本品有抗病原微生物、抗炎、镇咳、平喘、增强机体免疫功能、利尿、抗肿瘤等作用。

(六)射干

为鸢尾科植物射干的干燥根茎。生用。

1.性味归经　苦,寒。归肺经。

2.功效应用

(1)清热解毒,利咽,用于咽喉肿痛。本品苦寒泄降,主入肺经,既善清热解毒,利咽消肿,又有清肺祛痰之功,为治疗咽喉肿痛的常用药,尤宜于热毒或肺热兼痰浊阻滞咽痛。治疗热毒壅盛之咽喉肿痛,可单用,亦可与升麻、马勃等解毒利咽之品配伍;治疗外感风热之咽痛音哑,常与发散风热药牛蒡子、蝉蜕等同用。

(2)祛痰,用于痰壅咳喘。本品有清肺火、降气祛痰之功,适宜于痰壅咳喘证。治疗肺热咳喘,痰稠色黄,常与清肺化痰之品配伍;若治寒痰咳喘,须与温肺祛痰、止咳平喘之品同用。

3.用法用量　煎服,3~10g。

4.使用注意　脾虚便溏者慎用。孕妇忌用。

5.参考资料

(1)本草精选:《神农本草经》:"主咳逆上气,喉痹咽痛,不得消息,散结气,腹中邪逆,食饮大热。"《本草纲目》:"射干能降火,故古方治喉痹咽痛为要药。"

(2)化学成分:本品含射干定、鸢尾苷、鸢尾黄酮、鸢尾黄酮苷、紫檀素、射干酮、草夹竹桃苷、多种二环三萜及其衍生物、苯酚类化合物等。

(3)药理作用:本品有抗病原微生物、抗炎、镇咳、平喘、增强机体免疫功能、利尿、抗肿瘤等作用。

(七)白头翁

为毛茛科植物白头翁的干燥根。生用。

1.性味归经　苦,寒。归大肠经。

2.功效应用　清热解毒,凉血止痢,用于热毒血痢、疮痈肿毒等。本品苦寒降泄,专入大肠经。功擅清热解毒、凉血止痢,尤善清大肠湿热及血分热毒,适宜于湿热痢疾和热毒血痢,故为治痢之良药。治疗热毒痢疾,常与清热燥湿止痢药如黄连、黄柏、秦皮等同用;治疗赤痢下血,日久不愈,腹中冷痛,可与温中散寒、收涩止痢之品配伍。治疗疮痈肿毒、痔疮肿痛等热毒证,内服或捣敷外用均可;也可与清热解毒、消痈散结药配伍。

3.用法用量　煎服,9~15g。外用适量。

4.使用注意　虚寒泻痢者忌服。

5.参考资料

(1)本草精选:《神农本草经》:"主温疟,狂易,寒热,癥瘕积聚,瘿气,逐血,止痛,疗金疮。"《药性论》:"止腹痛及赤毒痢,治齿痛,主项下瘰疬。"《伤寒蕴要》:"热毒下痢紫血鲜血者宜之。"

(2)化学成分:本品主要含三萜皂苷。尚含白头翁素、原白头翁素、胡萝卜苷等。

(3)药理作用:本品有抑制阿米巴原虫、抑菌、镇静、镇痛及抗惊厥等作用。

(八)板蓝根

为十字花科植物菘蓝的干燥根。生用。

1.性味归经　苦,寒。归肺、心、胃经。

2.功效应用

(1)清热解毒,凉血,用于温热发斑、大头瘟疫、丹毒、痄腮、痈肿疮毒等。本品能清热解毒,又入血分而凉血,可广泛用于温热病各个阶段。治疗温病气血两燔,或热入营血见高热、发斑者亦常用之,多与清热解毒、凉血消斑之品配伍。其解毒、凉血消肿,又可用于大头瘟疫、头面红肿、丹毒、痄腮、痈肿疮毒等热毒病证,常与其他解毒消肿之品配伍。

(2)利咽,用于咽喉肿痛。本品善清肺胃之热而利咽喉,又有较好退热及凉血利咽功效,尤宜于温病初起发热,咽痛较甚者,单用或与其他清热解毒、利咽之品配伍。

3.用法用量　煎服,9～15g。

4.参考资料

(1)本草精选:《本草纲目》:"治妇人败血。"《分类草药性》:"解诸毒恶疮,散毒去火,捣汁,或服或涂。"《本草便读》:"板蓝根即靛青根,其功用性味与靛青叶同,能入肝胃血分,不过清热、解毒、辟疫、杀虫四者而已。"

(2)化学成分:本品含靛蓝、靛玉红及板蓝根乙素、丙素、丁素等。尚含 β-谷甾醇、γ-谷甾醇、植物性蛋白、树脂状物、芥子苷、糖类、多种氨基酸等。

(3)药理作用:本品有抗病毒、抗菌、解热、抗炎、抗内毒素、降血脂、增强免疫、抗肿瘤细胞等作用。靛玉红有抗肿瘤、破坏白血病细胞等作用。

(九)青黛

为爵床科植物马蓝、蓼科植物蓼蓝或十字花科植物菘蓝的叶或茎叶经加工制得后的干燥粉末、团块或颗粒。研细用。

1.性味归经　苦、咸,寒。归肝、肺经。

2.功效应用

(1)清热解毒,凉血消斑,用于温毒发斑、咽痛疮肿、痄腮、血热出血证。本品苦能清泄,咸入血分,其清热解毒、凉血消斑之功与大青叶、板蓝根相似,但解热作用较逊。尤善治温热病温毒发斑,常与泻火、凉血之品配伍。其清热解毒散肿,又可治咽痛口疮,多与牛黄、冰片等同用,吹撒患处或与清热解毒之板蓝根、甘草同用。治疗热毒疮肿,多与解毒消疮之蒲公英、紫花地丁等药同用。治疗痄腮肿痛,可单用以醋调涂患处;或与寒水石等共研为末,外敷患处。

本品尚可凉血止血,治疗血热妄行之吐血衄血等,轻者单用,水调服;重者与凉血止血药配伍。

(2)清肝泻火,定惊,用于肝热惊痫、惊风抽搐、咳嗽胸痛等。本品主归肝经,长于泻肝火而定惊,适宜于肝热生风,惊痫抽搐。治疗小儿高热,惊风抽搐,多与钩藤、牛黄等息风止痉之品配伍。本品凉血又兼泻肺热,善治肝火犯肺,咳嗽胸痛,咯血或痰中带血等,轻者与化痰止咳之品配伍,重者与凉血清热化痰之牡丹皮、瓜蒌等同用。

3.用法用法　内服1~3g。本品难溶于水,不宜入汤剂。外用适量。

4.参考资料

(1)本草精选:《药性论》:"能解小儿疳热,消瘦,杀虫。"《开宝本草》:"主解诸药毒,小儿诸热,惊痫发热,天行头痛寒热,并水研服之,并摩傅热疮恶肿,金疮下血,蛇犬等毒。"《得配本草》:"除郁火,解热毒。杀小儿疳虫,散时疫赤斑,消膈痰,止血痢。"

(2)化学成分:本品主要含靛蓝、靛玉红。尚含靛棕、靛黄、鞣酸、β—谷甾醇、蛋白质及大量无机盐。

(3)药理作用:本品有抑菌、抗癌、保肝等作用。

(十)山豆根

为豆科植物越南槐的干燥根及根茎。生用。

1.性味归经　苦,寒;有毒。归肺、胃经。

2.功效应用

(1)清热解毒,利咽消肿,用于咽喉肿痛、牙龈肿痛。本品大苦大寒,功善清热解毒、利咽消肿,为治热毒蕴结、咽喉肿痛之要药。轻者可单味煎服或含漱,或磨醋含咽;重者可与解毒利咽之品配伍。治疗风热犯肺之咽痛,可与薄荷、牛蒡子等配伍;治乳蛾喉痹,可与清热利咽之射干、天花粉、麦冬等同用。

(2)清肺胃热,用于肺热咳嗽、牙龈肿痛。本品能清肺热、胃热,适宜于肺热咳嗽。因其又能解毒消肿,常用于胃火炽盛之牙龈肿痛,可单用煎汤漱口,或与善清胃泻火之黄连、生石膏、升麻等同用。

3.用法用量　煎服,3~6g。

4.使用注意　本品大苦大寒,且有毒,过量服用易致恶心、呕吐、腹泻、腹痛、心悸胸闷、乏力、头晕头痛等,甚至四肢厥冷、抽搐,故用量不宜过大。

5.参考资料

(1)本草精选:《本草图经》:"采根用,今人寸截含之,以解咽喉肿痛极妙。"《本草汇言》:"山豆根,苦寒清肃,得降下之令,善除肺胃郁热。凡一切暴感热疾,凉而解毒,表里上下,无不宜之。"《本草求真》:"山豆根,功专泻心保肺,及降阴经火逆,解咽喉肿痛第一要药。"

(2)化学成分:本品含多种生物碱、黄酮类衍生物等。

(3)药理作用:本品有抗病原微生物、抗炎、保肝、抑制胃酸分泌等作用。

(十一)穿心莲

为爵床科植物穿心莲的干燥地上部分。生用。

1.性味归经　苦,寒。归肺、胃、大肠、肝、胆、膀胱经。

2.功效应用

(1)清热解毒,凉血消肿,用于温热病、痈肿疮疡、咽喉肿痛。本品清热解毒,并有清热泻火之功,长于清泻肺胃气分之热,还能凉血消肿。治疗外感风热或温病初起,肺热内盛,咽痛咳嗽,可与金银花、连翘、薄荷等发散风热药协同增效;治热毒咽喉肿痛,可与山豆根、射干、牛蒡子等解毒利咽药同用。治温热病邪入气分,发热不退,可与石膏、知母等清热泻火药同用。治热毒疮疡,可用鲜品捣烂外敷,亦可单用穿心莲片内服,若与金银花、连翘、蒲公英等解毒消痈药配伍则疗效更佳。

（2）清热燥湿，用于湿热病证。本品性寒而味甚苦，入大肠、肝、胆、膀胱等经以清热燥湿，适宜于泻痢、黄疸、淋证、湿疹等多种湿热病证。治疗湿热泄泻、痢疾、淋证小便灼热疼痛、黄疸尿赤短少，可单用或用以本品干浸膏制成的穿心莲片。治湿疹瘙痒，可用本品研末，局部外用。

（3）清热泻火，用于肺热咳嗽、肝热目疾等。本品能清热泻火而解脏腑实热，尤善清泻肺热。治疗肺热咳嗽，或肺痈咳吐脓痰，可与黄芩、鱼腥草等清肺、排脓消痈药同用；治肝热目赤肿痛，可与菊花、夏枯草等清肝明目药同用。

3.用法用量　6～9g。因其味甚苦，入汤剂易致恶心呕吐，故多作丸、片剂服用。外用适量。

4.参考资料

（1）本草文献：《岭南采药录》："能解蛇毒，又能理内伤咳嗽。"《泉州本草》："清热解毒，消炎退肿，治咽喉炎症，痢疾，高热。"

（2）化学成分：本品含穿心莲内酯等多种二萜内酯化合物，多种黄酮类化合物，另含穿心莲烷、穿心莲甾醇、穿心莲酮、甾醇皂苷、酚类、糖类等。

（3）药理作用：本品有抗病原微生物、解热、抗炎、镇静、增强机体免疫功能、保肝、利胆、抗蛇毒、抗肿瘤、抗血栓形成、降血脂、降血压等作用。

（十二）贯众

为鳞毛蕨科植物粗茎鳞毛蕨的干燥根茎和叶柄残基。生用或炒炭用。

1.性味归经　苦，微寒；有小毒。归肝、脾经。

2.功效应用

（1）清热解毒，用于温毒发斑、痄腮、热毒疮痈、风热感冒。本品既能清气分之实热，又能解血分之热毒，适宜于温热毒邪所致诸证，并有一定预防作用。治疗温毒发斑、痄腮，可与板蓝根、大青叶、紫草等同用；治疗热毒疮疡，常配伍其他清热解毒药，亦可和油调涂外用；治疗风热感冒、温热病邪在卫分，宜与牛蒡子、金银花等发散风热药配伍。

（2）凉血止血，用于血热出血。本品苦寒，主归肝经，能凉血止血，适宜于血热出血证。治疗血热崩漏下血，可单味研末调服；或与其他止血药配伍；治血热吐衄、便血，常与侧柏叶、白茅根等凉血止血药同用。

（3）杀虫，用于绦虫、蛔虫等寄生虫病。本品有杀虫之功，适宜于绦虫、蛔虫等多种肠道寄生虫病，多与其他驱虫药配伍。

3.用法用量　煎服，5～10g。清热解毒、杀虫宜生用；止血宜炒炭用。

4.使用注意　本品有小毒，用量不宜过大。服用本品时忌油腻，孕妇慎用。

5.参考资料

（1）本草精选：《神农本草经》："主腹中邪，热气，诸毒，杀三虫。"《本草纲目》："治下血、崩中、带下，产后血气胀痛，斑疹毒，漆毒，骨哽。"

（2）化学成分：本品含间苯三酚衍生物，其主要成分为绵马酸类、黄绵马酸类。尚含微量白绵马素、绵马酚，以及挥发油、鞣质、树脂等。

（3）药理作用：本品对各型流感病毒有不同程度抑制作用，对乙脑病毒、腮腺炎病毒、脊髓灰质炎病毒亦有较强的抑制作用；能麻痹绦虫，抑制整体猪蛔虫的活动；对家兔在体或离体子宫均有明显收缩作用;还有抗早孕、抗肿瘤、止血、保肝等作用。

(十三)土茯苓

为百合科植物光叶菝葜的干燥根茎。生用。

1.性味归经　甘、淡,微寒。归肝、胃经。

2.功效应用

(1)清热解毒,用于痈肿疮毒、梅毒。本品有清热解毒之功,兼能消肿散结,适宜于疮痈疔毒、咽痛等症。治疗痈疮红肿溃烂,可内服,亦可以本品研末调醋外敷。本品甘淡渗利,又善解毒利湿,通利关节,解汞毒,尤宜于梅毒或因梅毒服汞剂中毒而致肢体拘挛,故为治梅毒要药。治疗梅毒,可单味大剂量水煎服,也可与清热解毒药配伍以增效;若治梅毒伴有肢体拘挛者,常与木瓜、薏苡仁等同用。

(2)清利湿热,用于热淋、带下、湿疹瘙痒。本品能清利湿热,适用于湿热下注所致淋证、带下等。治疗热淋,常与利水通淋药木通、车前子、海金沙等配伍;治湿热带下、湿疹瘙痒,常与清热燥湿药黄柏、苦参等同用。

3.用法用量　煎服,15~60g。

4.参考资料

(1)本草精选:《本草纲目》:"健脾胃,强筋骨,祛风湿,利关节,止泄泻。治拘挛骨痛,恶疮痈肿。解汞粉、银朱毒。"《本草正义》:"土茯苓,利湿去热,能入络,搜剔湿热之蕴毒。其解水银、轻粉毒者,彼以升提收毒上行,而此以渗利下导为务,故专治杨梅疮毒,深入百络,关节疼痛,甚至腐烂,又毒火上行,咽喉痛溃。一切恶症。"

(2)化学成分:本品含落新妇苷、异黄杞苷、胡萝卜苷、生物碱、挥发油、鞣质、树脂、淀粉、甾醇等。

(3)药理作用:本品有抑菌、利尿、镇痛、抗肿瘤、抗棉酚毒性等作用。

(十四)白花蛇舌草

为茜草科植物白花蛇舌草的干燥全草。生用。

1.性味归经　微苦、甘,寒。归胃、大肠、小肠经。

2.功效应用

(1)清热解毒消痈,用于疮痈肿毒、咽喉肿痛。本品功善清热解毒、消散痈肿,为治外痈、内痈之常用品。治疗热毒疮痈,可单用鲜品捣烂外敷,亦可与蒲公英、野菊花、紫花地丁等药配伍煎汤内服;治疗肠痈腹痛,常与大血藤、败酱草、牡丹皮等药同用;治疗咽喉肿痛,多与牛蒡子、玄参、射干等药配伍。本品尚能解蛇毒,治疗毒蛇咬伤,可单用鲜品捣烂绞汁内服或水煎服,渣敷伤口,亦可与半边莲、紫花地丁、重楼等同用。此外,本品亦用于癌肿而见热毒内盛者。

(2)利湿通淋,用于热淋。本品有清热除湿、利水通淋之效。治疗湿热淋证,小便淋沥涩痛,常与利水通淋药配伍。

3.用法用量　煎服,15~60g。外用适量。

4.参考资料

(1)本草精选:《广西中药志》:"治小儿疳积,毒蛇咬伤,癌肿,外治白泡疮、蛇癞疮。"《广西中草药》:"清热解毒,活血利尿。治扁桃体炎,咽喉炎,阑尾炎,肝炎,痢疾,尿路感染,小儿疳积。"《广东中药》:"消肿解毒,驱风,止痛,消炎。主治蛇伤、癌症及盲肠炎、痢疾等症。"

(2)化学成分：本品含齐墩果酸、乌索酸等有机酸，还含臭蚁苷、黄酮苷、蒽醌类、三十一烷、甾醇及白花蛇舌草素、对位香豆苷等。

(3)药理作用：本品对兔实验性阑尾炎有显著治疗效果。粗制剂在体外高浓度有抑菌、抗肿瘤作用；能增强白细胞的吞噬能力，有抗炎作用。尚有镇痛、镇静催眠、抑制生精、保肝、利胆等作用。

(十五)马勃

为灰包科真菌脱皮马勃、大马勃或紫色马勃的干燥子实体。生用。

1.性味归经　辛，平。归肺琴。

2.功效应用

(1)清热解毒，利咽，用于咽喉肿痛、咳嗽失音。本品味辛质轻，专入肺经，能清肺热，又长于解毒利咽消肿，为治咽喉肿痛的常用药。因其性平，不论热毒、风热或虚火上炎所致的咽痛均可选用，症轻者，可单味研末含咽；症重者随证配伍。治疗风热和肺火上攻引起的咽痛，可与板蓝根、黄芩、连翘等药同用。本品尚能清肺止咳、利咽开音，治疗肺热咳嗽失音，可与蝉蜕、桔梗等药配伍。

(2)止血，用于吐血衄血、外伤出血。本品又有凉血止血功效，适宜于血热妄行所致出血。治疗吐血、衄血，可单用研末吞服，或与凉血止血药同用；治疗外伤出血及手术伤口出血，可研末敷压伤口。

3.用法用量　煎服，2～6g。外用适量。

4.参考资料

(1)本草精选：《名医别录》："主恶疮、马疥。"《本草衍义》："治喉痹咽痛。"《本草纲目》："马勃轻虚，上焦肺经药也。故能清肺热咳嗽，喉痹，衄血，失音诸病。"

(2)化学成分：本品含马勃素、紫颓马勃酸、马勃素葡萄糖苷、麦角甾醇、亮氨酸、酪氨酸、尿素、磷酸钠、砷及 α－直链淀粉酶等。尚寒抗坏血酸成分。

(3).药理作用：本品有止血、抑菌、抗真菌等作用。

(十六)大血藤

为木通科植物大血藤的干燥藤茎。生用。

1.性味归经　苦、辛，平。归大肠、肝经。

2.功效应用

(1)清热解毒，用于肠痈、外痈。本品苦降辛开，主入大肠经，善解肠中热毒，行肠中瘀滞，亦为治肠痈之要药。其清热解毒之力虽不及败酱草，但活血作用过之，故尤以肠痈初起、热毒瘀滞、腹痛胀满者为宜。治肠痈腹痛，常与清热解毒、活血凉血之败酱草、桃仁、牡丹皮等配伍。治疗皮肤疮痈，多与清热解毒药蒲公英、野菊花等配伍。

(2)活血止痛，用于跌打损伤、经行腹痛、风湿痹痛。本品有活血祛瘀、消肿止痛之功，可广泛用于瘀血阻滞所致的多种疼痛。治跌打损伤，瘀肿疼痛，常与活血药赤芍、牛膝、续断等同用。治瘀滞痛经，常与活血调经、理气止痛之香附、当归、丹参等配伍。

本品兼有祛风通络之功，可用治风湿痹痛，关节不利，可配祛风湿药独活、络石藤、威灵仙等同用。

3.用法用量　煎服，9～15g。大剂量 15～30g。

4.参考资料

(1)本草文献:《本草图经》:"攻血,治血块。"《中药志》:"祛风通络,利尿杀虫。治肠痈,风湿痹痛,麻风,淋病,蛔虫腹痛。"

(2)化学成分:本品含大黄素、大黄素甲醚、大黄酚、β—谷甾醇、胡萝卜苷、硬脂酸、毛柳苷、右旋丁香酚二葡萄糖苷、右旋二氢愈创木脂酸、香草酸、鞣质等。

(3)药理作用:煎剂对金黄色葡萄球菌、大肠埃希菌、乙型链球菌、奈瑟卡他球菌、铜绿假单胞菌等有抑制作用;能抑制血小板聚集,抑制血栓形成;还能增加冠脉流量,扩张冠状动脉,缩小心肌梗死范围。

(十七)败酱草

为败酱科植物黄花败酱或白花败酱的干燥全草。生用或鲜用。

1.性味归经　苦、辛,微寒。归大肠、胃、肝经。

2.功效应用

(1)清热解毒,消痈排脓,用于肠痈、肺痈、外痈。本品苦泄辛散,性寒清热,主入大肠经,功善清热解毒、消痈排脓,为治肠痈要药,兼治肺痈或皮肤疮痈。尤善治肠痈脓已成者,常与清热排脓之品同用;治疗肠痈初起,常与凉血活血之品配伍;治疗肺痈吐脓,常与鱼腥草、桔梗等清肺排脓之品同用。治疗皮肤疮痈肿痛,既可单味煎汤顿服,也可配解毒消痈之紫花地丁、连翘等;或用鲜品捣烂外敷。

(2)祛瘀止痛,用于瘀阻腹痛。本品辛散行滞,有祛瘀通经止痛之功,适宜于瘀血阻滞所致妇科病证。治疗月经不调、痛经、产后腹痛等,可单用本品煎服,或与活血止痛药红花、川芎、当归等同用。

3.用法用量　煎服,6～15g。外用适量。

4.参考资料

(1)本草精选:《神农本草经》:"主暴热火疮,赤气,疥瘙,疽痔,马鞍,热气。"《药性论》:"治毒风顽痹,主破多年瘀血,能化脓为水及产后诸病。"《本草纲目》:"善排脓破血,故仲景治痈,及古方妇人科皆用之。"

(2)化学成分:黄花败酱根及根茎含挥发油,其主要成分为败酱烯、异败酱烯等。尚含多种皂苷、常春藤皂苷元、β—谷甾醇—β—D—葡萄糖苷、齐墩果酸等。白花败酱含挥发油,根及根茎含白花败酱苷、莫诺苷、马钱苷等。

(3)药理作用:本品有抑菌、抗病毒、保肝、利胆等作用。

(十八)野菊花

为菊科植物野菊的干燥头状花序。生用。

1.性味归经　苦、辛,微寒。归肝、肺经。

2.功效应用

(1)清热解毒,用于疮痈疔肿、咽喉肿痛。本品辛散苦泄,清热解毒之力强于菊花,为治热毒疮痈之良药。治疗热毒炽盛的疮痈疔肿,常与其他清热解毒之品配伍,也可与蒲公英、紫花地丁、金银花等同用。治疗热盛咽喉肿痛,多与板蓝根、山豆根、牛蒡子等药同用。

(2)清肝,平肝,用于目赤肿痛、肝阳上亢之头痛眩晕。本品既能清肝热,又兼可平肝阳。治疗风热上攻或肝火上炎之目赤肿痛,多与蝉蜕、密蒙花、决明子等配伍;治疗肝阳上亢之头痛眩晕,常与夏枯草、决明子、钩藤等同用。

3.用法用量　煎服,9~15g。外用适量,煎汤外洗或制膏外涂。

4.参考资料

(1)本草精选:《本草正》:"散火散气,消痈毒疗肿瘰疬,眼目热痛,亦破妇人瘀血。"《本草求真》:"凡痈毒疗肿,瘰疬,眼目赤痛,妇人瘀血等症,无不得此则治。"

(2)化学成分:本品含刺槐素-7-鼠李糖葡萄糖苷、野菊花内酯、矢车菊苷、苦味素、α-侧柏酮、挥发油,另含维生素 A 类物质和维生素 B₁等。

(3)药理作用:本品有抗病原微生物、降压、抗炎等药理作用。

(十九)熊胆

为脊椎动物熊科棕熊、黑熊的干燥胆汁。现多以活熊导管引流的熊胆汁干燥后入药,称为"熊胆粉"。

1.性味归经　苦,寒。归肝、胆、心经。

2.功效应用

(1)清热解毒,用于热毒疮痈、咽喉肿痛。本品苦寒,清热解毒之效颇佳,又能消散痈肿,适宜于热毒蕴结所致疮痈肿痛等。治疗疮疡痈疽、痔疮肿痛、咽喉肿痛等,可用水调化或加入少许冰片涂于患部,也可与其他清热解毒药配伍。

(2)息风止痉,用于热极生风、惊痫抽搐。本品苦寒清热,入肝、心经,又能清心凉肝,息风止痉。治疗肝火炽盛,热极生风所致高热惊风、手足抽搐,或痰蒙清窍之癫痫、子痫,可单用本品温开水化服。

(3)清肝明目,用于目赤翳障。本品主入肝经,有清肝明目退翳之功。治疗肝热目赤肿痛、羞明流泪及目生障翳等,可蒸水外洗,或以本品与冰片研细化水,外用点眼。

3.用法用量　内服,入丸、散,0.25~0.5g。由于本品有腥苦味,口服易引起呕吐,故宜用胶囊剂。外用适量,调涂患处。

4.参考资料

(1)本草精选:《本草蒙筌》:"治男妇时气热蒸,变为黄疸;疗小儿风痰壅塞,发出惊痫。驱五疳杀虫,敷恶疮散毒。痔病久发不愈,涂之立建奇功。"《本草纲目》:"退热,清心,平肝,明目去翳,杀蛔、蛲虫。"

(2)化学成分:本品主含熊去氧胆酸,次为鹅去氧胆酸、去氧胆酸、牛磺熊脱氧胆酸、牛磺鹅脱氧胆酸、牛磺胆酸、胆固醇、胆红素、无机盐、脂肪、磷质及 4~12 种氨基酸等。引流熊胆化学成分与天然熊胆基本一致。

(3)药理作用:本品有利胆、抑菌、抗炎、抗过敏、镇咳、祛痰、平喘、降血脂、降血压、抗心率失常等药理作用。

(二十)紫花地丁

为堇菜科植物紫花地丁的全草。生用。

1.性味归经　苦、辛,寒。归心、肝经。

2.功效应用　清热解毒,凉血消肿,用于热毒疮痈。本品苦泄辛散,寒能清热,入心肝血分能清热解毒、凉血消痈,为治热毒内盛兼血热壅滞所致疗疖疮痈、红肿热痛的常用药物,尤善治疗疮。治疗疗毒肿痛,可单用鲜品捣汁内服,以渣外敷;也可与金银花、蒲公英、野菊花等配伍;治疗乳痈,常与蒲公英同用,煎汤内服,并以渣外敷,或熬膏摊贴患处;治肠痈,常与大黄、大血藤等药同用。其清热解毒,还可配伍用于咽喉肿痛、痢疾等其他热毒证。本品兼能解蛇毒,治毒蛇咬伤,可用鲜品捣汁内服,亦可配雄黄少许,捣烂外敷。

3.用法用量　煎服,15～30g。外用鲜品适量,捣烂敷患处。

4.参考资料

(1)本草精选:《本草纲目》:"一切痈疽发背,疔肿瘰疬,无名肿毒恶疮。"《本草正义》:"地丁专为痈肿疔毒通用之药。"

(2)化学成分:本品含苷类、黄酮类。尚含棕榈酸、对羟基苯甲酸、反式对羟基桂皮酸、丁二醇、山柰酚-3-O-鼠李吡喃苷和蜡。

(3)药理作用:本品有抗菌、抗病毒、抗内毒素、解热、抗炎等作用。

(二十一)马齿苋

为马齿宽植物马齿览的干燥地上部分。生用或鲜用。

1.性味归经　酸,寒。归肝、大肠经。

2.功效应用

(1)清热解毒,止痢,用于热毒痢疾、疮痈肿毒。本品人大肠经,有清热解毒、凉血止痢之效,为治痢疾之常用药。治疗热毒痢疾,单味水煎服,可以鲜品捣汁加蜜调服,或与粳米煮粥服;治湿热泻痢,可与黄连、黄柏、白头翁等药配伍。本品清热解毒,凉血消肿,还常用于热盛疮痈肿痛,可单味煎汤内服或与其他的解毒消痈药同用,亦可取鲜品捣敷或捣汁外涂。

(2)凉血止血,用于崩漏、便血。本品入肝,有凉血止血之效,适用于血热妄行之出血证。治疗血热崩漏下血,可用鲜品捣汁内服或与茜草炭、苎麻根等止血药配伍;治疗大肠湿热便血痔血,可单用,亦常与地榆、槐花等同用。

3.用法用量　煎服,9～15g。鲜品用量加倍。外用适量,捣敷患处。

4.使用注意　脾胃虚寒者及孕妇慎用。

5.参考资料

(1)本草精选:《新修本草》:"治诸肿瘘疣目,捣揩之;饮汁主反胃,诸淋,金疮血流,破血癥瘕痕,小儿尤良。"《本草纲目》:"散血消肿,利肠滑胎,解毒通淋。治产后虚汗。"《生草药性备要》:"治红痢症,清热毒,洗痔疮疳疔。"

(2)化学成分:本品含三萜醇类、黄酮类、氨基酸类、糖类、有机酸及其盐,钙、磷、铁、硒、硝酸钾、硫酸钾等微量元素及无机盐;尚含大量的去甲基肾上腺素和钾盐。

(3)药理作用:本品有抑菌、兴奋子宫、利尿、升高血钾、降血脂、抗衰老、润肤美容等作用。

(二十二)鸦胆子

为苦木科植物鸦胆子的干燥成熟果实。生用。

1.性味归经　苦,寒。有小毒。归大肠、肝经。

2.功效应用

(1)清热解毒,止痢,用于热毒血痢、冷积久痢。本品苦寒,能清热解毒,尤善清大肠蕴热,凉血止痢,适宜于热毒血痢、便下脓血、里急后重等。其又能燥湿杀虫止痢,尤宜于冷积久痢,多采取口服与灌肠并用方法疗效较佳。治疗久痢久泻、迁延不愈者,可与涩肠止泻药同用。

(2)截疟,用于各型疟疾。本品既能清肝胆湿热,并有杀虫截疟之功,适宜于各型疟疾,尤宜于间日疟及三日疟,单用或配伍其他截疟药;亦可用于恶性疟疾。

(3)外用腐蚀赘疣,用于鸡眼赘疣。本品外用有腐蚀作用,适宜于鸡眼、寻常疣等,可取鸦胆子仁捣烂涂敷患处,或用鸦胆子油局部涂敷。

3.用法用量　内服,0.5～2g,以干龙眼肉包裹或装入胶囊包裹吞服,亦可压去油制成丸剂、片剂服,不宜入煎剂。外用适量。

4.使用注意　本品有毒,对胃肠道及肝肾功能均有损害,内服需严格控制剂量,不宜多用久服。外用注意用胶布保护好周围正常皮肤,以防止对正常皮肤的刺激。孕妇及小儿慎用。胃肠出血及肝肾病患者,应忌用或慎用。

5.参考资料

(1)本草精选:《本草纲目拾遗》:"治冷痢久泻……外无烦热燥扰,内无肚腹急痛,有赤白相兼,无里急后重,大便流利,小便清长。"《医学衷中参西录》:"味极苦,性凉,为凉血解毒之要药。善治热痢赤痢,二便因热下血,最能清血中之热及肠中之热,防腐生肌,诚有奇效","捣烂醋调敷疔毒。善治疣"。

(2)化学成分:本品主要含苦木苦味素类、生物碱(鸦胆子碱、鸦胆宁等)、苷类(鸦胆灵、鸦胆子苷等)、酚性成分、黄酮类成分、香草酸、鸦胆子甲素及鸦胆子油等。

(3)药理作用:本品有抗阿米巴原虫、驱杀肠道寄生虫(如鞭虫、蛔虫、绦虫)及阴道滴虫、抗疟、抗肿瘤、抗病毒等作用。

(二十三)山慈菇

为兰科植物杜鹃兰、独蒜兰或云南独蒜兰的干燥假鳞茎。生用。

1.性味归经　甘、微辛,凉。归肝、脾经。

2.功效应用　清热解毒,消痈散结,用于痈疽疔毒、瘰疬痰核、癥瘕痞块。本品味辛能散,寒能清热,故有清热解毒、消痈散结之效。治疗痈疽发背,疔疮肿毒,瘰疬痰核,蛇虫咬伤,常与雄黄、朱砂、麝香等解毒疗疮药同用,内服外用均可。治疗癥瘕痞块,常与软坚散结、破血消癥药配伍。

此外,本品尚能化痰作用,可与茶同研调服,治疗由风痰所致的癫痫等证。

3.用法用量　煎服,3～9g。外用适量。

4.使用注意　正虚体弱者慎用。

5.参考资料

(1)本草精选:《本草拾遗》:"主痈肿疮瘘,瘰疬结核等,醋磨敷之。"《本草纲目》:"主疔肿,攻毒破皮。解诸毒,蛇虫、狂犬伤。"

(2)化学成分:本品含黏液质、葡配甘露聚糖及甘露糖等。

(3)药理作用:本品对抗氧化、降血脂、抗动脉粥样硬化、增强免疫等作用。

(二十四)漏芦

为菊科植物祁州漏芦的干燥根。生用。

1.性味归经　苦,寒。归胃经。

2.功效应用

(1)清热解毒,消痈散结,用于乳痈肿痛、瘰疬疮毒。本品苦寒降泄,有清热解毒、消痈散结之效,适宜于多种热毒疮痈初起之红肿热痛。因其能通经下乳,尤宜于乳痈肿痛,可与蒲公英、连翘等药配伍;治疗痰火郁结之瘰疬,可与软坚散结药同用。

(2)通经下乳,用于乳汁不下。本品有良好的通经下乳之功,为治产后乳汁不通之常用药。治疗乳脉塞滞之乳汁不下、乳房胀痛,常与活血通经通乳之品配伍;若治气血亏虚所致乳少清稀者,多与黄芪、鹿角胶等补气血之品同用。

(3)舒筋通脉,用于湿痹拘挛。本品性善通利,又有舒筋通脉活络之功。治疗湿痹,筋脉拘挛,骨节疼痛,常与地龙等祛风湿、通络药物配伍。

3.用法用量　煎服,5～9g。外用,研末调敷或煎水洗。

4.使用注意　气虚、疮疡平塌者及孕妇忌服。

5.参考资料

(1)本草精选:《神农本草经》:"主皮肤热,恶疮疽痔,湿痹,下乳汁。"《本草正义》:"漏芦,滑利泄热,与王不留行功用最近,而寒苦直泄,尤其过之。"

(2)化学成分:本品含挥发油、牛蒡子醛、牛蒡子醇、棕榈酸,谷甾醇、硬脂酸乙酯、蜕皮留酮、土克留酮、漏芦留酮等。

(3)药理作用:本品对抗氧化、降血脂、抗动脉粥样硬化、增强免疫等作用。

六、清虚热药

以清虚热为主要作用,常用以治疗阴虚内热证的药,称清虚热药,又称退虚热药。阴虚内热证以骨蒸潮热、五心烦热、遗精盗汗、舌红少苔、脉细数等为主要表现。部分药物亦能清实热用于各种实热证。

(一)青蒿

为菊科植物黄花蒿的干燥地上部分。生用。

1.性味归经　苦、辛,寒。归肝、胆、肾经。

2.功效应用

(1)清虚热,凉血,用于阴虚发热证。本品有清虚热、退骨蒸之功,适宜于肝肾阴虚、虚火内扰之证。治疗骨蒸潮热、五心烦热、盗汗等,多与鳖甲、知母、地骨皮等药配伍。本品还长于清透阴、分伏热,并有凉血之功,又常用于热病后期,余热未清,邪伏阴分所致的夜热早凉、热退无汗或低热不退等症,常与养阴透热之品同用。

(2)清暑热,用于暑热外感。本品辛香透散,苦寒清热,能解暑热、透表热、清湿热。治疗暑季外感夹湿,症见发热口渴,头痛头晕,常与辛凉解表、清解暑热及化湿之品同用。

(3)截疟,用于疟疾寒热。本既有良好的截疟功效,又善解热退烧,为治疟疾之要药。治疗疟疾寒热,可单用,以大量鲜品绞汁服用。本品长于清解肝胆之热邪,亦可用于湿热郁遏少阳所致寒热如疟、胸痞作呕,多与黄芩、竹茹、陈皮等药同用。

3.用法用量　煎服,6～12g。不宜久煎。

4.参考资料

(1)本草精选:《神农本草经》:"主疥瘙,痂痒,恶疮,杀虫,留热在骨节间。明目。"《本草新编》:"专解骨蒸劳热,尤能泄暑热之火。"

(2)化学成分:本品含倍半萜类、黄酮类、香豆素类、东茛菪内酯及挥发油等成分。倍半萜类主要成分为青蒿素、青蒿酸、青蒿内酯、青蒿醇等。

(3)药理作用:本品有抗病原微生物、抗内毒素、解热、抗炎、镇痛、降血压、调节免疫等作用。抗疟成分是青蒿素,速效、低毒,对各型疟疾均疗效显著。

(二)地骨皮

为茄科植物枸杞或宁夏枸杞的干燥根皮。生用。

1.性味归经　甘,寒。归肺、肝、肾经。

2.功效应用

(1)清虚热,用于阴虚发热。本品甘寒清润,既能清肝肾之虚热,又可除有汗之骨蒸,为退虚热、疗骨蒸之佳品。治阴虚内热,盗汗骨蒸,肌瘦潮热,常与滋阴清热之品配伍。

(2)凉血止血,用于血热出血证。本品又能凉血止血。治血热妄行之吐血、衄血、尿血,可与其他凉血止血药配伍。

(3)清肺降火,用于肺热咳嗽。本品尚可清泄肺热,且又不伤肺阴。治肺火郁结之咳嗽气喘、皮肤蒸热等,常与桑白皮等药配伍。

(4)生津止渴,用于内热消渴。本品甘寒,还能生津止渴。治疗内热消渴,常与天花粉、芦根、地黄等药配伍。

3.用法用量　煎服,9～15g。

4.参考资料

(1)本草精选:《神农本草经》:“主五内邪气,热中,消渴,周痹。”《珍珠囊》:“解骨蒸肌热,消渴,风湿痹,坚筋骨,凉血。”

(2)化学成分:本品含生物碱类、桂皮酸、酚类物质、环肽类等成分。

(3)药理作用:本品有抗病原微生物、解热、镇痛、降血糖、降血压、降血脂、调节免疫及兴奋子宫等作用。

(三)胡黄连

为玄参科植物胡黄连的干燥根茎。生用。

1.性味归经　苦,寒。归肝、胃、大肠经。

2.功效应用

(1)清虚热,除疳热,用于阴虚发热、疳积发热。本品有退虚热、除骨蒸之效。治疗阴虚内热,骨蒸潮热,常与银柴胡、地骨皮等药配伍。其又除疳热,治疗小儿疳积,消瘦腹胀,低热不退,又常与健脾消食之品同用。

(2)清湿热,用于湿热泻痢。本品又能清除胃肠之湿热。治疗湿热泻痢,常与清热燥湿药配伍。

此外,本品又可泻火解毒,还可用于痔疮肿痛、热毒疮痈、目赤肿痛等。其清大肠湿火蕴结,可治痔疮肿痛,单用研末,以鹅胆汁调涂局部;或与活血止痛之品配伍内服。治疗热毒疮痈肿痛,肝热目赤肿痛,宜与其他清热解毒药同用。

3.用法用量　煎服,3～10g。

4.参考资料

(1)本草精选:《新修本草》:“主骨蒸劳热,补肝胆,明目,治冷热泄痢,益颜色,厚肠胃,治妇人胎蒸虚惊,三消五痔,大人五心烦热。”《药品化义》:“独入血分而清热,主治血虚骨蒸,五心烦热,日晡肌热,脏毒痔疮。”

（2）化学成分：含环烯醚萜苷，以及少量生物碱、酚酸、糖苷、甾醇等。

（3）药理作用：本品有利胆、抗皮肤真菌等药理作用。

（四）银柴胡

为石竹科植物银柴胡的干燥根。生用。

1.性味归经　甘、微寒。归肝、胃经。

2.功效应用

清虚热，除疳热，用于阴虚发热，疳积发热。本品甘寒而有退热、除疳热之效。治肝肾阴虚，骨蒸劳热，潮热盗汗，常与地骨皮、青蒿等清虚热药配伍。治小儿食滞或虫积所致疳积发热、腹大消瘦、毛发焦枯等，常与健胃消食药及驱虫药配伍。

3.用法用量　煎服，3～10g。

4.参考资料

（1）本草精选：《本草纲目拾遗》："治虚劳肌热，骨蒸劳疟，热从髓出，小儿五疳羸热。"《本草正义》："退热而不苦泄，理阴而不升腾，固虚热之良药。"

（2）化学成分：本品含黄酮类、甾体类、环肽类及挥发性成分等。

（3）药理作用：本品有解热、降血脂、抗动脉粥样硬化等作用。

（五）白薇

为萝摩科植物白薇或蔓生白薇的干燥根及根茎。生用。

1.性味归经　苦、咸，寒。归胃、肝经。

2.功效应用

（1）清虚热，用于阴虚发热，产后虚热。本品清虚热之力缓和，治阴虚发热，骨蒸潮热，多与其他清虚热养阴之品配伍；若治产后血虚，低热不退者，常与补气养血药同用。

（2）清热凉血，用于温病热入营血。本品能入血分，清退营血邪热，适宜于热入营血之证。治疗高热烦躁，舌绛红者，常与地黄、水牛角等药配伍。

（3）利尿通淋，用于热淋、血淋。本品既能利尿通淋，又可清热凉血。治疗膀胱湿热所致热淋、血淋，多与利水通淋药同用。

（4）解毒疗疮，用于疮痈肿毒、咽喉肿痛。本品有清热解毒疗疮之效。治热毒疮痈，可单味捣烂外敷，亦可与蒲公英、连翘等配伍内服。治热盛咽喉肿痛，多与清热利咽药配伍。

此外，本品常与玉竹、薄荷等药配伍，用于阴虚外感。

3.用量用法　煎服，5～10g。

4.参考资料

（1）本草精选：《神农本草经》："主暴中风，身热肢满，忽忽不知人，狂惑，邪气，寒热酸疼，温疟、洗洗发作有时。"《本草正义》："凡阴虚有热者，自汗、盗汗者，久疟伤津者，病后阴液未复，余热未清者，皆为必不可少之药。而妇女血热，又为恒用之品矣。"

（2）化学成分：本品含挥发油、强心苷等。其中强心苷中主要为甾体多糖苷，挥发油的主要成分为白薇素。

（3）药理作用：本品有抑菌、解热、利尿、增强心肌收缩力、减慢心率等作用。

本节知识拓展参考药

药名	性味归经	功效	主治	用法用量注意
竹叶	甘、辛、淡,寒。归心、肺、胃经	清热除烦,生津,利尿	热病心烦,口舌生疮,热淋,小便不利	煎汤:6～10g
青葙子	苦,微寒。归肝经	清肝泻火,明目退翳	肝火上炎,目赤肿痛,目生翳膜	煎汤:9～15g 有扩瞳作用,青光眼患者忌服
密蒙花	甘,微寒。归肝、胆经	清肝养肝,明目退翳	肝热目赤,羞明多泪,目生翳膜;肝虚目昏	煎汤:3～9g
谷精草	辛、甘、平。归肝、肺经	疏散风热,明目退翳	雀目赤,目生翳膜,风热头痛	煎汤:5～10g
重楼	苦,微寒。有小毒。归肝经	清热解毒,消肿止痛,凉肝定惊	痈肿疮毒,虫蛇咬伤,跌打损伤,外伤出血,小儿惊风抽搐	煎汤:3～9g
半边莲	辛,平。归心、小肠、肺经	清热解毒,利水消肿	痈肿疮毒,虫蛇咬伤,腹胀水肿,湿疹湿疮	煎汤:9～15g,鲜品30～60g
半枝莲	辛、苦,寒。归肺经、肝、肾经	清热解毒,散瘀止血,利水消肿	痈肿疮毒,虫蛇咬伤,血淋,吐血,衄血	煎汤:15～30g,鲜品30～60g
金荞麦	微辛、涩,凉。归肺经	清热解毒,祛痰排脓,散瘀止痛	肺痈,肺热喘咳,血瘀经闭或痛经,产后瘀滞腹痛,风湿痹痛	煎汤:15～45g
垂盆草	甘、淡,凉。归肝、胆、小肠经	清热解毒,利湿退黄	痈肿疮毒,蛇伤,烫伤,湿热黄疸,小便不利	煎汤:15～30g
木蝴蝶	苦、甘,凉。归肺、肝、胃经	清热利咽,疏肝和胃	咽痛音哑,肺热咳嗽,肝胃气滞疼痛	煎汤:1～3g

(段红福)

第二节　泻下药

一、概述

1.含义　凡是以泻下通便为主要作用,主治便秘及里实积滞证的药物,称为泻下药。

2.功效与主治病证

(1)功效　泻下药主要具有泻下通便,排除胃肠积滞;或引起剧烈腹泻,使水湿停饮随大便排除,而有逐水退肿之功。部分药物还兼有清热泻火、解毒、活血祛瘀等功效。

(2)主治　该类药适宜于大便秘结,胃肠积滞,实热内结及水肿停饮等里实积滞诸证。部分药还可用于脏腑火热证、疮痈肿毒及瘀血证。

(3)分类　根据作用强弱及主治特点,将该类药可分为攻下药、润下药及峻下逐水药三类。

3.性能特点　本类药主归大肠经,有沉降的作用趋向。其中兼能清热的药,其性味多苦寒;兼能滋养润肠的药,其性味多甘平。

4. 配伍应用　使用泻下药,应根据里实证的病机、病因及兼证,进行适当配伍。

(1)依据病机进行配伍:泻下药主治的里实积滞证,通常由各种实邪阻碍气机导致气滞腹胀腹痛,故常与行气药配伍,既可消除胀满之症,又可增强泻下通便之效。

(2)依据病因配伍:因宿食、湿热、瘀血、肠道寄生虫等原因引起的积滞诸证,可酌情配伍消食、清热燥湿、活血及驱虫药。

(3)因证配伍:热积便秘,应与清热药配伍;寒积便秘,与温里药配伍;里实积滞兼有表邪者,应与解表药配伍以表里双解;里实而正虚者,应与补虚药配伍,使攻邪而不伤正气。

5. 使用注意　本类药使用时,尤其当注意树立安全合理用药思想。

(1)药物特性:攻下、峻下逐水药作用峻猛,尤其峻下药均有毒性,应严格炮制,控制用量,掌握用法,避免中毒现象发生,确保用药安全。

(2)病证禁忌:作用峻猛或有毒性的泻下药,易损伤正气及脾胃功能,故年老、体弱、小儿及脾胃虚弱者慎用;妇女胎前产后及月经期当禁用。

二、攻下药

以泻下通便、攻下积滞为主要作用,常用以治疗便秘及胃肠积滞诸证的药物,称为攻下药。

本类药物多具有苦寒沉降之性,主归胃、大肠经,均能攻下通便、荡涤胃肠、排除积滞,主治便秘及宿食积滞、湿热泻痢、虫积腹痛、毒物等积滞于胃肠的里实积滞证。部分药物兼有较强的清热泻火作用,还可用治温病高热神昏、谵语发狂;火热上炎之头痛、目赤、咽痛、牙龈肿痛,以及火热炽盛,迫血妄行的吐血、衄血、咯血等上部出血证。针对上述诸症,不论有无便秘,均可起到"釜底抽薪"的作用。

本类药泻下之力较猛,故孕妇及体弱无积滞者禁用。

(一)大黄

为蓼科植物掌叶大黄、唐古特大黄或药用大黄的干燥根及根茎。生用,或酒炒、酒蒸、炒炭用。

1. 性味归经　苦,寒。归脾、胃、大肠、肝、心包经。

2. 功效应用

(1)泻下攻积,用于便秘及胃肠积滞证。本品泻下作用强,能荡涤肠胃,推陈致新,为治疗积滞便秘之要药。因其苦寒沉降,善能泄热,尤宜于热结便秘,常与芒硝相须为用。治热结便秘而气血不足者,常与益气补血药物配伍;治脾阳不足之寒积便秘,可与温里散寒类药物配伍;治热结便秘而津伤者,可与养阴生津、润肠通便药物配伍;治宿食积滞胃肠,配伍消食药;治大肠湿热泻痢,里急后重,可与清热燥湿药物配伍;治疗肠道寄生虫病,虫积腹痛,多与驱虫药同用,以促使虫体排出。

(2)清热泻火,凉血止血,用于目赤咽肿、血热吐衄。本品苦降,能泻上炎之实火,具有清热泻火、凉血止血之功。治疗热邪壅滞,火邪上炎所致目赤、咽喉肿痛、牙龈肿痛等症,常与石膏、知母、黄连等配伍。治疗血热妄行所致吐血、衄血、咯血等上部出血证,多与栀子、黄芩等清热泻火、凉血之品同用。

(3)清热解毒,用于热毒疮疡、烧伤烫伤、肠痈腹痛。本品能清热解毒,并借其泻下通便之功,使热毒下泄,适宜于热毒所致内痈外疡。治疗热毒疮疡,常与金银花、蒲公英、连翘等同用;治疗烧伤烫伤,可单用或与地榆配伍;治疗肠痈腹痛,可与牡丹皮、桃仁、芒硝等同用。

(4)逐瘀通经,用于瘀血经闭、产后腹痛、跌打损伤。本品入血分,能活血逐瘀通经,既下瘀血,又清瘀热,为治疗瘀血诸证的常用药物。治疗妇女瘀血经闭,可与桃仁、桂枝等配伍;治疗妇女产后瘀阻腹痛,恶露不尽,常与桃仁、土鳖虫等同用;治疗跌打损伤,瘀血肿痛,常与活血化瘀止痛药物配伍。

(5)利湿退黄,用于湿热泻痢、黄疸、淋证。本品能利湿退黄,且泻下通便又导湿热外出。治疗湿热泻痢,单用或与黄连、黄芩、白芍等配伍;治湿热黄疸,常与茵陈、栀子配伍;治湿热淋证,小便热痛,常与利尿通淋之品配伍。

3. 用法用量 3~15g;外用适量。大黄生用泻下力强,久煎则泻下力减弱,故泻下通便宜生用或开水泡服。酒炙大黄泻下力较弱,长于活血,宜用于瘀血证。大黄炭则长于止血,多用于出血证。

4. 使用注意 本品苦寒,易伤胃气,故脾胃虚弱者慎用。妇女妊娠期、月经期、哺乳期慎用或禁用。

5. 参考资料

(1)本草精选:《神农本草经》:"下瘀血,血闭,寒热,破癥瘕积聚,留饮宿食,荡涤肠胃,推陈致新,通利水谷,调中化食,安和五脏。"《本草纲目》:"下痢赤白,里急腹痛,小便淋沥,实热燥结,潮热谵语,黄疸,诸火疮。"

(2)化学成分:本品主含蒽醌衍生物,又含大黄鞣质、有机酸和雌激素样物质等。

(3)药理作用:本品有促进排便、抗菌、抗病毒、抗炎、解热、镇痛、降血压、降血脂、利尿、止血、抗血栓形成、保肝、利胆、抑制胃排空、抑制胃蛋白酶及胰蛋白酶活性、抗十二指肠溃疡等作用;尚能调节免疫、抗肿瘤等。所含鞣质有收敛作用,大量服用可导致继发性便秘。

(二)芒硝

为含硫酸盐类矿物芒硝族芒硝,经加工经精制而成的结晶体。主含含水硫酸钠($Na_2SO_4 \cdot 10H_2O$)。

1. 性味归经 咸、苦,寒。归胃、大肠经。

2. 功效应用

(1)泻下通便,润燥软坚,用于积滞便秘。本品苦寒清热,味咸润燥软坚泻下,尤宜于实热积滞,大便燥结,常与大黄相须为用,以增强泻下通便作用。近年来,常用于胆石症便秘腹痛。

(2)清热消肿,用于咽痛、口疮、目赤及痈疮肿痛。本品外用有良好的清热消肿作用,为五官科、外科常用之品。治疗咽喉肿痛,口舌生疮,可与硼砂、冰片同用;或以芒硝置西瓜中制成的西瓜霜外用。治疗目赤肿痛,可用玄明粉配制滴眼液,外用滴眼。治疗乳痈初起,红肿热痛,可用本品化水或用纱布包裹外敷;治疗痔疮肿痛,可单用本品煎汤外洗。

此外,本品清热消肿,而又有回乳之效。

3. 用法用量 6~12g,冲入药汁或沸水溶化后服用。外用适量。

4. 使用注意 孕妇及哺乳期妇女慎用。不宜与三棱同用。

5. 参考资料

(1)本草精选《名医别录》:"主五脏积聚,久热胃闭,除邪气,破留血,腹中痰实结搏,通经脉,利大小便及月水,破五淋,推陈致新。"《药品化义》:"味咸软坚,故能通燥结;性寒降下,故能去火烁。主治时行热狂,六腑邪热,或上焦膈热,或下部便坚。"

（2）化学成分：本品主含含水硫酸钠（$Na_2SO_4 \cdot 10H_2O$），尚含少量氯化钠、硫酸镁、硫酸钙等无机盐。

（3）药理作用：本品有泻下、抗炎、抗菌、利尿、利胆、改善微循环作用。

（三）芦荟

为百合科植物库拉索芦荟叶的汁液浓缩干燥物。

1.性味归经　苦，寒。归肝、胃、大肠经。

2.功效应用

（1）泻下通便，用于热结便秘。本品苦寒降泄，有泻热通便之功，适宜于热结便秘。因其有通便、清肝双重功效，尤宜于便秘兼有肝火内扰、烦躁失眠之证，常与其他通便、泻热之品同用。

（2）清肝泻火，用于肝经实火证。本品能清泻肝火，有较好的清肝定惊作用，尤宜于肝经实火兼大便秘结者，可起到"釜底抽薪"功效。治疗肝经火盛之便秘、尿赤、头晕头痛、烦燥易怒、惊风抽搐等，常与龙胆、栀子、青黛等同用。

（3）杀虫疗疳，用于小儿疳积。本品既能泻热通便，又能杀虫。治疗虫积腹痛、面色萎黄、形瘦体弱等小儿疳积，可与消食健脾、驱虫药配伍。此外，本品杀虫，外用可治疗癣疮。

3.用法用量　2～5g，宜入丸散。外用适量。

4.使用注意　脾胃虚弱、食少便溏者及孕妇慎用。

5.参考资料

（1）本草精选：《药性论》："杀小儿疳蛔。主吹鼻杀脑疳，除鼻痒。"《开宝本草》："主热风烦闷，胸膈间热气，明目镇心，小儿癫痫惊风，疗五疳，杀三虫及痔病疮瘘，解巴豆毒。"《本草经疏》："寒能除热，苦能泄热燥湿，苦能杀虫，至苦至寒，故为除热杀虫之要药。"

（2）化学成分：本品含芦荟大黄素苷、芦荟大黄素、芦荟多糖、芦荟大黄酚，还有多种氨基酸、有机酸、维生素和酶类，并含微量挥发油。

（3）药理作用：本品所含蒽醌衍生物具有刺激性泻下作用，并能抗菌、抗炎、镇痛、降血糖、降血脂、保肝、增强免疫、抗辐射、抗肿瘤。

（四）番泻叶

为显科植物狭叶番泻或尖叶番泻的干燥小叶。生用。

1.性味归经　甘、苦，寒。归大肠经。

2.功效应用　泻下通便，用于热结便秘，腹胀腹痛。本品苦寒降泄，既能泻下导滞，又能清导实热，适用于多种便秘。治疗热结便秘，腹满胀痛，可与枳实、厚朴配伍以增强泻下导滞之效。治疗习惯性便秘、老年便秘，单味开水泡服，小剂量缓泻，大剂量则可攻下。

此外，本品又能行水消胀，用于水肿胀满。

3.用法用量　2～6g，后下，或开水泡服。

4.使用注意　妇女孕期、月经期、哺乳期慎用。用量过大可致恶心、呕吐、腹痛等不良反应。

5.参考资料

（1）本草精选：《饮片新参》："泄热，利肠腑，通大便。"

（2）化学成分：本品含番泻苷、芦荟大黄素葡萄糖苷、大黄酸葡萄糖苷，以及芦荟大黄素、大黄酸、山柰酚、植物甾醇及其苷等。

(3)药理作用:本品有泻下、抑菌作用。

三、润下药

以润肠缓泻通便为主要功效,常用以治肠燥便秘的药,称润肠通便药。

本类药物多为植物种子或种仁,富含油脂,味甘质润,多入脾、大肠经,能润滑大肠,促使排便。适用于年老津枯、产后血虚、失血、热病伤津及病后津液未复等所致的肠燥津枯便秘。

(一)火麻仁

为桑科植物大麻的干燥成熟种子。生用。

1.性味归经　甘,平。归脾、胃、大肠经。

2.功效应用　润肠通便,用于津亏血虚,肠燥便秘。本品甘平质润多脂,能润肠通便,且又兼有滋养补虚作用,适用于老人、产妇及体弱等津血不足的肠燥便秘。治疗热邪伤阴或素体阴虚火旺之大便秘结、痔疮便秘、习惯性便秘等,常与瓜蒌仁、苏子、杏仁等润肠通便药同用;或与大黄、厚朴等配伍。

3.用法用量　10～15g。打碎入煎。

4.使用注意　用量不宜过大,超量服用可致中毒。

5.参考资料

(1)本草精选:《神农本草经》:"补中益气,久服肥健。"《药品化义》:"能润肠,体润能去燥,专利大肠气结便秘。凡年老血液枯燥,产后气血不顺,病后元气未复,或禀弱不能运行者皆治。"

(2)化学成分:本品含脂肪油约 30%,油中含有大麻酚、植物酸钙镁。

(3)药理作用:本品有促进排便、降血压、降胆固醇、镇痛、抗炎、抗溃疡、延缓衰老等作用。

(二)郁李仁

为蔷薇科植物欧李、郁李或长柄扁桃的干燥成熟种子。生用。

1.性味归经　辛、苦、甘,平。归脾、大肠、小肠经。

2.功效应用

(1)润肠通便,用于肠燥便秘。本品功似火麻仁,质润多脂,能润肠通便,且兼可行大肠之气滞,适宜于气滞肠燥便秘,常与火麻仁等润肠通便药同用。

(2)利水消肿,用于水肿胀满及脚气浮肿。本品能利水消肿,治疗小便不利、水肿腹胀、脚气浮肿等,常与利水消肿药同用。

3.用法用量　6～10g。

4.使用注意　孕妇慎用。

5.参考资料

(1)本草精选:《神农本草经》:"主大腹水肿,面目四肢浮肿,利小便水道。"《本草纲目》:"郁李甘苦而润,其性降,故能下气利水。"

(2)化学成分:本品含苦杏仁苷、脂肪油、挥发性有机酸、皂苷、植物甾醇等。

(3)药理作用:本品有促进肠蠕动、缩短排便时间、降血压、抗炎、镇痛、镇咳、祛痰、抗惊厥、扩张血管等作用。

(三)松子仁

为松科植物红松等的种仁。生用。

1.性味归经　甘,温。归肺、肝、大肠经。

2.功效应用

(1)润肠通便,用于肠燥便秘。本品质润气香,甘润入肠亦有润肠通便之功,适宜于津枯肠燥便秘之证。治疗老年虚秘,可与火麻仁、柏子仁等配伍。

(2)润肺止咳,用于肺燥干咳。本品又可入肺而润肺止咳。治疗肺燥咳嗽,可与核桃仁等配伍,或同米煮粥食用。

3.用法用量　煎服,5～10g。

4.使用注意　脾虚便溏,湿痰者慎用。

5.参考资料

(1)本草精选:《本草纲目》:“润肺,治燥结咳嗽。”《玉楸药解》:“松子仁与柏子仁相同,收涩不及而滋润过之,润肺止咳,滑肠通秘,开关逐痹,泽肤荣毛,亦佳善之品。”

(2)化学成分:本品含脂肪油 74%,主要为油酸脂、亚油酸脂。另尚含掌叶防己碱、蛋白质、挥发油等。

(3)药理作用:本品有抑制实验性主动脉粥样硬化的作用。

四、峻下逐水药

以泻水逐饮为主要作用,常用以治水肿胀满等水饮内停实证的药物,称为峻下逐水药。本类药物大多苦寒有毒,药力峻猛,服药后能引起剧烈腹泻,部分药兼能利尿,能使体内潴留的水饮通过二便排出体外。适用于全身水肿、胸胁停饮、大腹胀满等邪实而正气未衰之证。

本类药攻伐力强,驱邪力猛,易伤正气,临床应用当“中病即止”,不可久服。使用时可配伍补益药以保护正气。体虚及孕妇禁用。此外,使用本类药物应注意选择炮制品,控制剂量,注意用法使用注意,以确保用药安全。

(一)甘遂

为大戟科植物甘遂的干燥块根。生用或醋制用。

1.性味归经　苦,寒。有毒。归肺、肾、大肠经。

2.功效应用

(1)泻水逐饮、用于水肿、臌胀、胸胁停饮、风痰癫痫。本品苦寒性降,善行经隧之水湿,引起剧烈腹泻,使潴留水饮排出体外,泻下逐饮力峻,适宜于水饮内停之实证。治疗水肿、臌胀、胸胁停饮而正气未衰者,可单用研末服,或与京大戟、芫花等配伍。本品逐痰,可用于风痰癫痫病证。

(2)消肿散结,用于痈肿疮毒。本品外用能消肿散结。治疗疮痈肿毒,可单味研末,水调外敷。

3.用法用量　炮制后多入丸散用,每次 0.5～1.5g。外用适量,生用。内服宜醋制,以降低毒性。

4.使用注意　孕妇及体弱者禁用。不宜与甘草同用。

5.参考资料

(1)本草精选:《神农本草经》:“主大腹疝瘕,腹满,面目浮肿,留饮宿食,破癥积聚,利水谷道。”《本草纲目》:“泻肾经及隧道水湿,脚气,阴囊肿坠,痰迷癫痫,噎膈痞塞。”

(2)化学成分:本品含四环三萜类化合物 α－大戟醇和 γ－大戟醇、甘遂醇、大戟二烯醇。

此外,尚含棕榈酸、枸橼酸、鞣质、树脂等。

(3)药理作用:本品能引起剧烈腹泻,并有利尿、镇痛、抗早孕、引产、抑制免疫、抗肿瘤、抗氧化等作用。

(二)牵牛子

为旋花科植物裂叶牵牛或圆叶牵牛的干燥成熟种子。生用或炒用。

1.性味归经　苦,寒。有毒。归肺、肾、大肠经。

2.功效应用

(1)泻下逐水,用于水肿、臌胀、二便不通、痰饮喘咳。本品苦寒降泄,能通利二便以排泄水湿,其逐水作用虽不及甘遂、京大戟,但仍属峻下逐水之品,适宜于水湿壅滞,正气未衰者。治疗水肿臌胀,二便不利,可单用,或与甘遂、京大戟等同用;治疗肺气壅滞,痰饮喘咳,面目浮肿,常与葶苈子、杏仁、桑白皮等药配伍。

(2)杀虫去积,用于虫积腹痛。本品能杀虫攻积,并可借其泻下通便作用以排除虫体。治疗蛔虫、绦虫及虫积腹痛者,可与驱虫药同用。

3.用法用量　煎服,3～6g。入丸散服,每次1.5～3g。炒制毒性减缓。

4.使用注意　孕妇禁用。不宜与巴豆、巴豆霜同用。

5.参考资料

(1)本草精选:《名医别录》:"主下气,疗脚满水肿,除风毒,利小便。"《本草纲目》:"逐痰消饮,通大肠气秘风秘,杀虫。"《本草正》:"牵牛,古方多为散丸,若用救急,亦可佐群药煎服,然大泄元气,凡虚弱之人须忌之。"

(2)化学成分:本品含牵牛子苷、牵牛子酸甲、没食子酸及生物碱麦角醇、裸麦角碱、喷尼棒麦角碱、异喷尼棒麦角碱、野麦碱。

(3)药理作用:牵牛子素能刺激肠道引起腹泻;并能利尿、抗菌、驱杀蛔虫和绦虫、兴奋子宫。

(三)巴豆

为大戟科植物巴豆的干燥成熟果实。生用或制霜用。

1.性味归经　辛,热;有大毒。归胃、大肠经。

2.功效应用

(1)峻下冷积,用于寒积便秘。本品辛热,峻下冷积,开通肠道闭塞而有"斩关夺门"之功,适用于寒邪食积,阻滞肠道,大便不通,腹满胀痛,病起急骤,气血未衰者。治疗寒积便秘,可单用巴豆霜装入胶囊服,或与大黄、干姜合用制丸服。

(2)逐水退肿,用于腹水臌胀。本品有较强的逐水退肿作用。治疗腹水臌胀,二便不通,可配杏仁为丸服。

(3)祛痰利咽,用于喉痹痰阻。本品能祛痰利咽,以利呼吸。治疗喉痹痰涎壅塞气道,呼吸困难,甚则窒息欲死者,可将巴豆霜吹入喉部,催吐以排出痰涎,使梗阻症状得以缓解。现今少用。

(4)外用蚀疮,用于痈肿未溃、疥癣恶疮。本品外用有蚀腐肉、疗疮毒作用。治疗痈肿脓成未溃者,常与乳香、没药等熬膏外敷,以腐蚀皮肤,促进破溃排脓;治疥癣恶疮,可单用本品炸油,以油调雄黄、轻粉末,外涂疮面。

3.用法用量　入丸散服,每次0.1～0.3g。内服宜用巴豆霜,以减低毒性。外用适量。

4. 使用注意　孕妇及体虚者禁用。不宜与牵牛子同用。

5. 参考资料

(1) 本草精选:《神农本草经》:"破癥瘕结聚,坚积,留饮痰癖,大腹水胀,荡涤五脏六腑,开通闭塞,利水谷道,去恶肉。"《本草拾遗》:"主癥癖,疝气,痞满,腹内积聚,冷气血块,宿食不消,痰饮吐水。"

(2) 化学成分:本品含巴豆油为 $34\%\sim57\%$,其中含巴豆油酸和甘油脂。此外,还含巴豆毒素、巴豆苷、生物碱、β—谷甾醇等。

(3) 药理作用:本品能引起剧烈水泻,并有抗病原微生物、镇痛、促血小板聚集、抗肿瘤等作用。巴豆油、巴豆树脂和巴豆醇脂类有较弱致癌活性,对皮肤有强烈刺激作用。

(四) 京大戟

为大戟科植物大戟的干燥根。生用或醋制用。

1. 性味归经　苦,寒。有毒。归肺、脾、肾经。

2. 功效应用

(1) 泻水逐饮,用于水肿、臌胀、胸胁停饮。本品泻水逐饮之功类似甘遂而稍逊,偏行脏腑之水湿,适宜于水饮内停之实证。治疗水肿、臌胀、痰水停留积聚而正气未衰者,常与甘遂、芫花等逐水药同用。

(2) 消肿散结,用于瘰疬痰核、痈肿疮毒。本品亦能消肿散结,似甘遂。治疗痰火互结之瘰疬痰核,可与其他消肿散结药同用;治疗热毒痈肿疮毒,可用鲜品捣烂外敷。

3. 用法用量　煎服,1.5~3g。入丸散服,每次1g。外用适量,生用。内服宜醋制,以降低毒性。

4. 使用注意　孕妇及体虚者禁用。不宜与甘草同用。

5. 参考资料

(1) 本草精选:《神农本草经》:"主十二水,腹满急痛,积聚,中风皮肤疼痛,吐逆。"《药性论》:"下恶血癖块,腹内雷鸣,通月水,善治瘀血,能堕胎孕。"《本草正》:"性峻烈,善逐水邪痰涎,泻湿热胀满。"

(2) 化学成分:本品含大戟酮苷、生物碱、树胶、树脂等。

(3) 药理作用:本品能引起剧烈腹泻,并能利尿、镇痛、兴奋子宫、扩张血管。

(五) 芫花

为瑞香科植物芫花的干燥花蕾。生用或醋制用。

1. 性味归经　苦、辛,温;有毒。归肺、脾、肾经。

2. 功效应用

(1) 泻水逐饮,用于胸胁停饮、水肿、臌胀。本品泻水逐饮作用与甘遂、京大戟相似而力稍逊,但长于泻胸胁之水饮,适宜于胸胁停饮。治疗饮停胸胁之咳喘、胸胁引痛、心下痞等,常与甘遂、京大戟等峻下逐水药配伍。

(2) 祛痰止咳,用于咳喘痰多。本品兼能祛痰止咳,适宜于咳嗽、喘逆、痰多之症。现代有用醋制芫花的粉剂、胶囊或水泛丸,防治慢性支气管炎。

(3) 杀虫疗疮,用于头疮、白秃、顽癣。本品外用能杀虫疗疮,适宜于多种皮肤病。治头疮、白秃、顽癣等皮肤病,可单用研末,或配雄黄,以猪脂调敷。

3. 用法用量　煎服,1.5~3g。醋芫花研末吞服,每次0.6~0.9g,一日1次。外用适量。

4.使用注意　孕妇及体虚者禁用。不宜与甘草同用。

5.参考资料

(1)本草精选:《神农本草经》:"主咳逆上气,喉鸣喘,咽肿短气……疝瘕,痈肿,杀虫鱼。"《名医别录》:"消胸中痰水,喜唾,水肿,五水在五藏皮肤及腰痛,下寒毒、肉毒。"《本草纲目》:"治水饮痰辟,胁下痛。"

(2)化学成分:本品含芫花酯甲、乙、丙、丁、戊,芫花素,羟基芫花素,芹菜素及谷留醇;另含苯甲酸及刺激性油状物。

(3)药理作用:芫花素能刺激肠黏膜引起剧烈腹泻;并能利尿、抗菌、镇静、镇咳、祛痰、镇静、抗惊厥及收缩子宫的作用。

本节知识拓展参考药

药名	性味归经	功效	主治	用法用量注意
红大戟	苦,寒。有小毒。归肺、肾、大肠经	泻水逐饮 消肿散结	腹水,水肿 痈肿疮毒	煎汤:1.5～3g,入丸散服每次1g;内服醋制用。外用适量,生用。虚证及孕妇忌用。不与甘草同用
千金子	辛,温。有毒。归肺、肾、大肠经	泻水逐饮 破血消癥	腹水,水肿 癥瘕、经闭	煎汤:1～2g,多入丸散。严重溃疡及心脏病患者不可过量

(段红福)

第三节　祛风湿药

一、概述

1.含义　凡以祛除风湿为主要作用,主治风湿痹证的药物,称为祛风湿药。

2.功效与主治病证

(1)功效:祛风湿药均能通过祛除留滞于肌肉、经络、筋骨、关节的风湿之邪而具有祛风湿的功效。部分药物还兼有散寒、清热、止痛、舒筋、通络、补肝肾、强筋骨等功效。

(2)主治:该类药适宜于风湿痹证,以肢体肌肉或关节疼痛、酸楚、重着、麻木、关节屈伸不利、肿大甚至变形等为主要表现,又称风湿痹痛。根据感受病邪的不同而有行痹、痛痹、着痹、热痹之分。部分药还适用于肝肾不足之腰膝酸软、下肢痿弱等。

(3)分类:依据性能特点与主治,将该类药分为祛风寒湿药、祛风湿热药、祛风湿强筋骨药三类。

3.性能特点　大多味辛,性温,主入肝、肾经;有升浮趋向。其中兼能清热,主治湿热痹证的药,性偏寒凉。

4.配伍应用　使用祛风湿药时,应根据痹证的类型、邪犯的部位、病程的新久等,选择药物并作适当的配伍。

(1)根据病因配伍:风邪偏盛的行痹,选择善能祛风止痛的祛风湿药,佐以养血和营之品;湿邪偏盛的着痹,选用温燥性较强的祛风湿药,佐以健脾祛湿之品;寒邪偏盛的痛痹,当选用温热性较强的祛风湿药,佐以通阳温经之品;外邪入里,从热而化或郁久化热的热痹,当选用寒凉性的祛风湿药,并配伍清热通络之品。

(2)根据病程、病位配伍:感邪初期,病邪在表,当配伍散风胜湿的解表药;痹证日久,损及肝肾,久病体虚者,应选用强筋骨的祛风湿药,配伍补肝肾、益气血的药物,以扶正祛邪;痹痛每因血行不畅而为病,故须与活血化瘀、舒筋活络药同用,以增强疗效。

5.使用注意

(1)药性特征:本类药中药性温燥者,易伤阴耗血,故阴虚血亏者慎用;少数药有毒,不宜过量或久服,注意炮制,确保用药安全。

(2)使用剂型:风湿痹证多属慢性病,可作酒剂或丸散剂,现代还有片剂、胶囊及外用膏剂等,便于使用。

二、祛风寒湿药

以祛风除湿、散寒止痛为主要作用,常用以治疗风寒湿痹的药,称祛风寒湿药。风寒湿痹证以肢体关节疼痛、痛有定处,遇寒痛增,得热痛减等为特点。本类药物大多兼有止痛,经配伍亦可用于风湿热痹。

本类药性偏温燥,味多辛苦,个别药物有毒,故阴虚血亏,里热偏盛者慎用。

(一)独活

为伞形科植物重齿毛当归的干燥根。生用。

1.性味归经　辛、苦,微温。归肾、膀胱经。

2.功效应用

(1)祛风湿,止痛,用于风寒湿痹、腰膝疼痛。本品辛散苦燥,性温能通,功善祛风湿、止痛,为治风湿痹痛主药,适宜于风寒湿邪所致肌肉、腰背、手足疼痛之痹证,无论新久,均可配伍应用因其入肾经而性善下行,尤善祛除在下在里之风湿,故尤宜于风寒湿痹偏于下半身者。治疗腰膝、脚足关节酸重疼痛等,常与其他祛风湿止痛药同用;治痹证日久、腰膝酸软、关节屈伸不利者,常与桑寄生、杜仲等配伍。

(2)解表,用于外感风寒夹湿证。本品辛散温通苦燥,能散风寒湿而解表。治外感风寒夹湿所致的头痛头重,一身尽痛,多与羌活、防风、藁本等配伍。

此外,本品止痛,还可用于少阴头痛、齿痛及瘀血疼痛证等。

3.用法用量　煎服,3~10g。

4.使用注意　本品辛温苦燥,易伤阴液,故阴虚血燥者慎用。

5.参考资料

(1)本草精选:《神农本草经》:"主风寒所击,金疮止痛,奔豚,痫痉,女子疝瘕。"《本草正》:"专理下焦风湿,两足痛痹,湿痒拘挛。"

(2)化学成分:本品含二氢山芹醇、乙酸酯、欧芹酚甲醚、异欧前胡内酯、香柑内酯、花椒毒素、二氢山芹醇当归酸酯、二氢山芹醇葡萄糖苷、毛当归醇、当归醇D、当归醇G、当归醇B、γ-氨基丁酸及挥发油等。

(3)药理作用:本品有镇静、镇痛、抗炎、解痉、抗菌、抗心律失常、抗血栓形成、降血压、抗氧化等作用;所含香柑内酯、花椒毒素等有光敏及抗肿瘤作用。

(二)威灵仙

为毛茛科植物威灵仙、棉团铁线莲或东北铁线莲的干燥根及根茎。生用。

1.性味归经　辛、咸,温。归膀胱经。

2.功效应用

(1)祛风湿,通络止痛,用于风湿痹证。本品辛散温通,性猛善走,既能祛风湿,又能通络止痛,适宜于风湿痹证,尤宜于风邪偏盛、疼痛游走不定者。治疗风湿痹痛,肢体麻木,筋脉拘挛,屈伸不利,可单用或与独活、羌活、防风等配伍。本品通络止痛,还可治跌打伤痛、头痛、牙痛等。

(2)消骨鲠,用于骨鲠咽喉。本品味咸,能软化而消骨鲠。治疗骨鲠咽喉,可单用或与砂糖、醋煎后慢慢咽下。

此外,本品消痰逐饮,还可配伍用于痰饮、噎膈、痞积。

3.用法用量　煎服,6～10g。

4.使用注意　本品辛散走窜,久服易伤正气,气血虚弱者慎服。

5.参考资料

(1)本草精选:《新修本草》:"腰肾脚膝,积聚,肠内诸冷病,积年不瘥,服之无不立效。"《药品化义》:"性猛急,善走而不守,宣通十二经脉。主治风、湿、痰壅滞经络中,致成痛风走注,骨节疼痛,或肿,或麻木。"

(2)化学成分:本品含原白头翁素、白头翁内酯、甾醇、糖类、多种皂苷等成分。

(3)药理作用:本品有镇痛、抗炎、抗菌、抗肿瘤、利胆、免疫抑制、松弛咽及食管平滑肌等作用。

(三)蕲蛇

为蝰科动物五步蛇的干燥体。生用或酒制用。

1.性味归经　甘、咸,温。有毒。归肝经。

2.功效应用

(1)祛风,通络,用于风湿顽痹、中风半身不遂。本品性善走窜,内走脏腑,外达肌表,透骨搜风,为治风要药,广泛用于各型风湿痹证。治病深日久之风湿顽痹,关节不利、麻木拘挛及中风之口眼歪斜、半身不遂等,常与当归、防风、天麻等配伍。

(2)止痉,用于小儿惊风、破伤风。本品入肝经,既能祛外风,又能息内风而止痉。治小儿急慢惊风、破伤风之痉挛抽搐,多与其他息风止痉药同用。

(3)祛风止痒,用于麻风、疥癣。本品能祛风止痒,并可以毒攻毒。治麻风,可配伍大黄、蝉蜕、皂角刺等;治疥癣,可与祛风、止痒药同用。

3.用法用量　煎汤,3～9g;研末吞服,一次1～1.5g,一日2～3次。

4.使用注意　阴虚内热者忌服。

5.参考资料

(1)本草精选:《药性论》:"主治肺风鼻塞,身生白癜风,疬疡斑点及浮风瘾疹。"《开宝本草》:"主中风湿痹不仁,筋脉拘急,口面歪斜,半身不遂,骨节疼痛,大风疥癞及暴风瘙痒,脚弱不能久立。"《本草纲目》:"能透骨搜风,截惊定搐,为风痹、惊搐、癞癣、恶疮要药,取其内走脏腑,外彻皮肤,无处不到也。"

(2)化学成分:本品含多种毒蛋白,由18种氨基酸组成;并含透明质酸酶、出血毒素等。

(3)药理作用:本品有镇静、催眠、镇痛、降血压、抗炎、抗凝、增强巨噬细胞吞噬能力等作用。

(四)木瓜

为蔷薇科植物贴梗海棠的干燥近成熟果实。生用。

1. 性味归经　酸,温。归肝、脾经。

2. 功效应用

(1)舒筋活络,用于风湿痹证、筋脉拘挛。本品味酸入肝,善舒筋活络,且能祛湿除痹,为治湿痹筋脉拘挛之要药。治疗风寒湿痹,筋急项强,不可转侧,以及腰膝关节酸重疼痛,常与其他祛风湿止痛药同用。

(2)化湿和胃,用于吐泻转筋、脚气肿痛。本品入脾,能化湿和胃;味酸入肝,能舒筋活络而缓挛急。治疗湿阻中焦之腹痛、吐泻、转筋,偏寒者,常与温里散寒止痛药配伍;偏热者,多与薏苡仁、黄连等同用。治疗寒湿脚气肿痛,常与温中燥湿、利水之品配伍。

3. 用法用量　煎服,6～9g。

4. 使用注意　胃痛泛酸者慎用。

5. 参考资料

(1)本草精选:《名医别录》:"主湿痹邪气,霍乱大吐下,转筋不止。"《本草经疏》:"木瓜温能通肌肉之滞,酸能敛濡满之湿,则脚气湿痹自除也。霍乱大吐下、转筋不止者,脾胃病也,夏月暑湿饮食之邪,伤于脾胃则挥霍撩乱,上吐下泻,甚则肝木乘脾,而筋为之转也。酸温能和脾胃,固虚脱,兼入肝而养筋,所以能疗肝脾所生之病也。"

(2)化学成分:本品含齐墩果酸、苹果酸、枸橼酸、酒石酸及皂苷等成分。

(3)药理作用:本品有抗炎、抗菌、保肝、抗肿瘤、降血脂、降血糖等作用。

(五)川乌

为毛茛科植物乌头的干燥母根。生用或制后用。

1. 性味归经　辛、苦,热。有大毒。归心、肝、肾、脾经。

2. 功效应用

(1)祛风散寒除湿,用于风寒湿痹。本品辛热苦燥,既能祛风除湿,又可温经散寒,并有明显的止痛作用,为治风寒湿痹的要药,尤宜于寒邪偏盛之痛痹。治疗寒湿侵袭,骨节疼痛,不可屈伸,常与温经散寒止痛之品配伍。

(2)温经止痛,用于心腹冷痛、寒疝腹痛。本品辛散温通、散寒止痛之功显著,尤宜于阴寒内盛之心腹冷痛,治疗心痛彻背、背痛彻心者,常与温里散寒止痛药配伍;治疗寒疝腹痛、手足厥冷者,多与蜂蜜同用。

此外,本品有明显的止痛作用,还可用于跌打损伤、瘀肿疼痛等各种疼痛;古方中常作麻醉止痛药使用。

3. 用法用量　煎服,1.5～3g,宜先煎、久煎。外用适量。

4. 使用注意　生品有大毒,内服应炮制后用。孕妇禁用。不宜与半夏、瓜蒌、瓜蒌子、瓜蒌皮、天花粉、川贝母、浙贝母、平贝母、伊贝母、湖北贝母、白蔹、白及等同用。

5. 参考资料

(1)本草精选:《神农本草经》:"主中风恶风,洗洗出汗,除寒湿痹,咳逆上气,破积聚寒热。"《本草正义》:"乌头主治,温经散寒,虽与附子大略相近,而温中之力较为不如。且专为祛除外风外寒之响导者。"

(2)化学成分:本品主要含有多种生物碱(如乌头碱、次乌头碱、中乌头碱等),以及乌头多糖 A、B、C、D 等。

(3)药理作用:本品有明显的抗炎、局部麻醉、镇痛、强心等作用。大剂量可引起心律不齐、血压升高、心脏毒性等。

(六)乌梢蛇

为游蛇科动物乌梢蛇的干燥体。生用或酒制。

1.性味归经　甘,平。归肝经。

2.功效应用

(1)祛风通络,用于风湿顽痹、中风半身不遂。本品效用似蕲蛇而力弱,性亦善走窜,能搜风邪、通经络,适宜于风湿痹证,尤宜于风湿顽痹、日久不愈者,无论寒热均可应用。治疗风痹,手足麻木,挛急疼痛,不能伸举,常与其他祛风通络之品同用;治疗中风、口眼歪斜、半身不遂,多与活血化瘀、养血通络之品配伍。

(2)定惊止痉,用于小儿惊风、破伤风。本品善于祛风定惊止痉,为治惊风抽搐的要药。治小儿急慢惊风,可与息风止痉药同用;治疗破伤风之痉挛抽搐,多与祛风止痉药配伍。

(3)祛风止痒,用于麻风、疥癣。本品善能祛风止痒。治疗麻风,可与祛风燥湿止痒之品;治疗疥癣皮肤瘙痒,常与苦参、白鲜皮、地肤子等同用。

此外,本品又可通过配伍治疗瘰疬、恶疮。

3.用法用量　煎服,6～12g。

4.使用注意　血虚生风者慎服。

5.参考资料

(1)本草精选:《开宝本草》:"主诸风瘙瘾疹,疥癣,皮肤不仁,顽痹。"《本草纲目》:"功与白花蛇(即蕲蛇)同而性善无毒。"

(2)化学成分:本品含赖氨酸、亮氨酸、谷氨酸、丙氨酸、胱氨酸等 17 种氨基酸,并含果糖－1,6－二磷酸酶,原肌球蛋白等。

(3)药理作用:本品有抗炎、镇静、镇痛等作用。

(七)青风藤

为防己科植物青藤及毛青藤的干燥藤茎。生用。

1.性味归经　苦、辛,平。归肝、脾经。

2.功效应用

(1)祛风湿,通经络,用于风湿痹证。本品辛散苦燥,有较强的祛风湿、通经络功效。治疗风湿痹痛,关节肿胀,单用即效,也可与防己、桂枝、防风等配伍;治疗风湿肩臂疼痛,可与姜黄、桑枝、羌活等同用;治疗腰膝疼痛,可与独活、牛膝、桑寄生等配伍。

(2)利小便,用于水肿、脚气肿痛。本品又有利小便功效。治疗水肿,可与其他利水消肿之品配伍;治疗脚气湿肿,可与吴茱萸、木瓜等药同用。

3.用法用量　煎服,6～12g。外用适量。

4.参考资料

(1)本草精选:《本草纲目》:"治风湿流注,历节鹤膝,麻痹瘙痒,损伤疮肿。入药酒中用。"《本草汇言》:"青风藤,散风寒湿痹之药也,能舒筋活血,正骨利髓,故风病软弱无力,并劲强偏废之证,久服常服,大建奇功。"

（2）化学成分:本品含青风藤碱、青藤碱、尖防己碱、N-去甲尖防己碱、白兰花碱、光千金藤碱、木兰花碱、四氢表小檗碱、异青藤碱、土藤碱、豆甾醇、β-谷甾醇、消旋丁香树脂酚及十六烷酸甲酯等。

（3）药理作用:本品有抗炎、镇痛、镇静、镇咳、降压作用,有抗心肌缺血、保护再灌注损伤的作用,对心律失常有明显拮抗作用。

三、祛风湿热药

以祛风除湿、清热消肿为主要作用,常用于治疗风湿热痹的药物称为祛风湿热药,又称为祛风湿清热药。风湿热痹以肢体关节局部红肿热痛、筋脉拘挛、屈伸不利为特点。本类药物善清热消肿、通络止痛,经配伍亦可用于风寒湿痹。

本类药物味多辛苦,性偏寒凉,脾胃虚寒慎用。

（一）秦艽

为龙胆科植物秦艽、麻花秦艽、粗茎秦艽或小秦艽的干燥根。生用。

1.性味归经　辛、苦,平。归胃、肝、胆经。

2.功效应用

（1）祛风湿,通络止痛,用于风湿痹证、中风不遂。本品性平质润而不燥,为风药中之润剂,适宜于风湿痹痛、筋脉拘挛、骨节酸痛,不论寒热新久,均可配伍应用。因其性偏寒,兼有清热作用,尤宜于热痹之证,常与防己、知母、忍冬藤等配伍;治疗寒痹,常与羌活、独活、桂枝等同用。本品既祛风邪,又舒筋活络,亦可用于中风半身不遂、口眼歪斜等,可单用大剂量水煎服,或随证配伍相应药物。

（2）退虚热,用于骨蒸潮热、小儿疳积发热。本品退虚热,除骨蒸,为治虚热要药。治疗阴虚骨蒸潮热,常与青蒿、地骨皮等同用;治疗小儿疳积发热,多与地骨皮、银柴胡、胡黄连同用。

（3）清湿热,用于湿热黄疸。本品味苦降泄,能清肝胆湿热而退黄。治疗湿热黄疸,单用,或与茵陈蒿、栀子、大黄配伍。

3.用法用量　煎服,3～10g。

4.参考资料

（1）本草精选:《神农本草经》:"主寒热邪气,寒湿风痹,肢节痛,下水,利小便。"《冯氏锦囊秘录》:"秦艽风药中之润剂,散药中之补剂,故养血有功。中风多用之者,取祛风活络,养血舒筋。盖治风先治血,血行风自灭耳。"

（2）化学成分:本品含秦艽碱甲、乙、丙,以及龙胆苦苷、当药苦苷、褐煤酸、褐煤酸甲酯、栎瘿酸、α-香树脂醇、β-谷甾醇等成分。

（3）药理作用:本品有抗炎、抗菌、镇静、镇痛、解热、降血压、利尿、保肝、抗氧化、促进胃液分泌、抗过敏等作用。

（二）防己

为防己科植物粉防己的干燥根。习称汉防己。生用。

1.性味归经　苦、辛,寒。归膀胱、肺经。

2.功效应用

(1)祛风止痛,用于风湿痹证。本品辛能行散,苦寒清热利湿,适宜于风湿热痹。治疗痹证湿热偏盛,肢体酸重,关节红肿疼痛及湿热身痛,常与滑石、薏苡仁、栀子等配伍;治疗风寒湿痹,关节冷痛,则须与祛风散寒止痛药物同用。

(2)利水消肿,用于水肿、小便不利、脚气肿痛。本品苦寒降泄,能清热利水,善泄下焦膀胱湿热,适宜于水肿、脚气等。治疗下肢水肿、小便不利者,可与葶苈子、大黄等同用;治疗脾虚所致头面一身悉肿,小便短少者,常与补气利水之品配伍;治脚气肿痛,可与吴茱萸、槟榔、木瓜等同用。

(3)清利湿热,用于湿疹疮毒。本品苦以燥湿,寒以清热而有清利湿热功效。治湿疹疮毒,可与苦参、金银花等配伍。

3.用法用量　煎服,5～10g。

4.使用注意　本品苦寒,易伤胃气,胃纳不佳及阴虚体弱者慎服。

5.参考资料

(1)本草精选:《名医别录》:"疗水肿,风肿,去膀胱热,伤寒,寒热邪气,中风手足挛急……通腠理,利九窍。"《本草求真》:"防己,辛苦大寒,性险而健,善走下行,长于除湿、通窍、利道,能泻下焦血分湿热,及疗风水要药。"

(2)化学成分:本品含粉防己碱、防己诺灵碱、轮环藤酚碱、氧防己碱、防己斯任碱、小檗胺及粉防己碱A、B、C、D等。

(3)药理作用:本品有抗炎、解热、镇痛、抑制免疫、抗过敏、利尿、降血压、降血压、扩张冠状动脉、抗心律失常、抑制血小板聚集、抗阿米巴原虫等作用。

(三)豨莶草

为菊科植物豨莶、腺梗豨莶或毛梗豨莶的干燥地上部分。生用或黄酒蒸制用。

1.性味归经　辛、苦,寒。归肝、肾经。

2.功效应用

(1)祛风湿、利关节,用于风湿痹证、中风半身不遂。本品辛散苦燥,能祛筋骨间风湿。生用性寒,适宜于风湿热痹,常与臭梧桐合用。酒制长于祛风通络,治疗风湿痹痛,关节屈伸不利,四肢麻痹,可单用为丸服;治疗中风口眼歪斜,半身不遂,可配蕲蛇、黄芪、当归等。

(2)清热解毒,用于瘾疹、湿疮、痈肿疮毒。本品苦寒又能清热解毒。治疗瘾疹、湿疮,可单用内服或外洗,亦可与祛风利湿止痒之品配伍;治疗疮痈肿毒,红肿热痛,可与蒲公英、野菊花等清热解毒药配伍。

此外,本品尚能降血压,可辨证配伍用于高血压病之头痛眩晕。

3.用法用量　煎服,9～12g。外用适量。治风湿痹证、中风半身不遂宜制用,治疮疡、湿疹宜生用。

4.参考资料

(1)本草精选:《本草图经》:"治肝肾风气,四肢麻痹,骨间疼,腰膝无力者,亦能行大肠气……兼主风湿疮,肌肉顽痹。"《本草蒙筌》:"疗暴中风邪,口眼歪斜者立效;治久渗湿痹,腰脚酸痛者殊功。"《本草纲目》:"生捣汁服则令人吐,故云有小毒。九蒸九暴则补人去痹,故云无毒。生则性寒,熟则性温,云热者,非也。"

(2)化学成分:本品含生物碱、豨莶苷、豨莶苷元、氨基酸、有机酸及部分微量元素等。

(3)药理作用:本品有抗炎、镇痛、降血压、扩张血管、抗血栓形成、免疫抑制、抗风湿、抗病毒、抗菌、兴奋子宫、抗早孕作用。

(四)络石藤

为夹竹桃科植物络石的干燥带叶藤茎。生用。

1.性味归经　苦,微寒。归心、肝、肾经。

2.功效应用

(1)祛风通络,用于风湿热痹。本品苦能燥湿,微寒能清热,善祛风通络,尤宜于风湿热痹。治疗湿热痹证、筋脉拘挛、腰膝酸痛者,常与忍冬藤、秦艽、地龙等配伍。

(2)凉血消肿,用于喉痹、痈肿疮毒。本品又能清热凉血以消肿。治疗热毒壅盛之喉痹,可单用水煎,慢慢含咽,或配伍清热解毒利咽之品。治疗痈肿疮毒,可与清热解毒药同用。

此外,本品通络止痛、凉血消肿,还可用治跌打损伤,瘀滞肿痛,常与其他活血化瘀、消肿止痛药同用。

3.用法用量　煎服,6～12g。

4.参考资料

(1)本草精选:《本草纲目》:"络石,气味平和,其功主筋骨关节风热痈肿。"《要药分剂》:"络石之功,专于舒筋活络,凡患者筋脉拘挛不易伸屈者,服之无不获效。"

(2)化学成分:本品含络石苷、去甲络石苷、牛蒡苷、穗罗汉松树脂酚苷、橡胶肌醇等;叶含生物碱、黄酮类化合物。

(3)药理作用:本品有抗炎、抗菌、镇痛、抗痛风、强心、促进血液循环、降血压、抑制肠及子宫平滑肌痉挛等作用。

(五)桑枝

为桑科植物桑的干燥嫩枝。晒干,生用或炒用。

1.性味归经　微苦,平。归肝经。

2.功效应用　祛风湿、利关节,用于风湿痹证,肩臂酸痛。本品性平,祛风湿而善达四肢经络,通利关节,广泛用于多种风湿痹证,不论寒热新久均可应用,尤宜于上肢肩臂关节酸痛麻木,单用或随证配伍。治风湿痹证偏寒者,与祛风湿散寒止痛药配伍;偏热者,与络石藤、忍冬藤等同用;若兼气血虚者,多与补气补血、舒筋活血药配伍。

此外,本品尚能利水消肿,可用于水肿,脚气浮肿。

3.用法用量　煎服,9～15g。

4.参考资料

(1)本草精选:《本草图经》:"《近效方》云:疗遍体风痒干燥,脚气风气,四肢拘挛,上气,眼晕,肺气嗽,消食,利小便,久服轻身,聪明耳目,令人光泽,兼疗口干。"《本草备要》:"利关节,养津液,行水祛风。"

(2)化学成分:本品含鞣质、蔗糖、果糖、水苏糖、葡萄糖、麦芽糖、棉子糖、阿拉伯糖、木糖等。近来从桑枝水提物中分得 4 个多羟基生物碱及 2 个氨基酸(γ-氨基丁酸和 L-天门冬氨酸)。

(3)药理作用:本品有抗炎、增强免疫的作用。

四、祛风湿强筋骨药

以祛风湿、补肝肾、强筋骨为主要作用,常用以治疗痹证日久,肝肾虚损,腰膝酸软的药,称祛风湿强筋骨药。风湿痹证日久,易损肝肾;肝肾虚损,风寒湿邪又易犯腰膝部位;故常见腰膝、筋骨酸软疼痛,脚弱无力等。本类药主入肝肾经,既能祛风湿,又能补肝肾、强筋骨,有扶正祛邪、标本兼顾之功。亦可用于肾虚腰痛、骨痿、软弱无力等。

(一)桑寄生

为桑寄生科植物桑寄生的干燥带叶茎枝。晒干,切片,生用。

1. 性味归经　苦、甘,平。归肝、肾经。

2. 功效应用

(1)祛风湿、补肝肾、强筋骨,用于风湿痹证。本品既能祛风湿,又长于补肝肾、强筋骨,尤宜于风湿久痹及肝肾不足筋骨不健者。治疗痹证日久,损及肝肾,腰膝酸软,筋骨无力者,常与独活、杜仲、牛膝同用。

(2)安胎,用于胎漏下血、胎动不安、崩漏经多。本品能补肝肾,固冲任,养血安胎,适宜于肝肾不足所致病证。治疗肝肾亏虚,胎漏下血,胎动不安,月经量多,崩漏,常与其他补肝肾、养血安胎之品配伍。

此外,本品尚能降血压,可配伍用于高血压病之头痛、眩晕。

3. 用法用量　煎服,9～15g。

4. 参考资料

(1)本草精选:《神农本草经》:"主腰痛,小儿背强,痈肿,安胎,充肌肤,坚发齿,长须眉。"《名医别录》:"主金疮,去痹,女子崩中,内伤不足,产后余疾,下乳汁。"

(2)化学成分:本品含槲皮素、槲皮苷、萹蓄苷及少量的右旋儿茶酚等成分。

(3)药理作用:本品有抗炎、降血压、降血脂、利尿、镇静、扩张冠脉动脉、抗心律失常、抗氧化、抗过敏、抗血栓、抗菌等作用。

(二)五加皮

为五加科植物细柱五加的干燥根皮。生用。

1. 性味归经　辛、苦,温。归肝、肾经。

2. 功效应用

(1)祛风除湿,用于风湿痹证。本品功似桑寄生,既能祛风除湿,又能补肝肾、强筋骨,为扶正除痹的要药,适宜于年老体弱或痹证日久。治疗风湿久痹,损及肝肾,筋骨痿软,腰膝无力者。可单用或与祛风湿、补肝肾、强筋骨之品配伍。

(2)补益肝肾,强筋骨,用于肝肾不足、筋骨痿软、小儿行迟、体虚乏力。本品善能补肝肾、强筋骨。治疗肝肾不足,筋骨痿软,常与补肝肾、强筋骨药配伍;治小儿骨软行迟,则与龟甲、牛膝、木瓜等同用。单用或配伍还可治疗体虚乏力。

(3)利水消肿,用于水肿,脚气肿痛。本品具有较强的利水消肿功效。治疗水肿、小便不利,多与茯苓皮、大腹皮、生姜皮等配伍;治疗寒湿脚气肿痛,可与其他利水消肿药同用。

3.用法用量　煎服,5~10g。

4.参考资料

(1)本草精选:《神农本草经》:"主心腹疝气腹痛,益气,疗躄,小儿不能行,疽疮阴蚀。"《名医别录》:"主男子阴痿,囊下湿,小便余沥,女人阴痒及腰脊痛,两脚疼痹风弱,五缓,虚羸,补中益精,坚筋骨,强志意,久服轻身耐老。"

(2)化学成分:本品含丁香苷、刺五加苷 B_1、右旋芝麻素、16α—羟基—(一)—贝壳松—19—酸、左旋对映贝壳松烯酸、β—谷甾醇、β—谷甾醇葡萄糖苷、硬脂酸、棕榈酸、亚麻酸、维生素 A、维生素 B_1 及挥发油等。

(3)药理作用:本品有抗炎、抗菌、镇痛、镇静、调节免疫、抗排斥、抗应激、抗溃疡、抗疲劳、保肝、降血脂、降血糖及抗肿瘤等作用。

(三)狗脊

为蚌壳蕨科植物金毛狗脊的干燥根茎。生用或砂烫用。

1.性味归经　苦、甘,温。归肝、肾经。

2.功效应用

(1)祛风湿,用于风湿痹证。本品入肝肾经,既能祛风散寒除湿,又能补肝肾、强腰脊,尤宜于肝肾不足兼有风寒湿邪之腰痛脊强。治疗腰痛脊强,不能俯仰者,常与杜仲、续断等配伍。

(2)补肝肾,强腰膝,用于腰膝酸软、下肢无力。本品既能补肝肾,又善强腰膝。治疗肝肾虚损,腰膝酸软,下肢无力,可与补肝肾、强筋骨之品配伍。

本品补肝肾,还可用于肾虚不固之尿频、遗尿、带下清稀,常与补肾固涩之品同用。

3.用法用量　煎服,6~12g。

4.使用注意　肾虚有热,小便不利,或短涩黄赤者慎服。

5.参考资料

(1)本草精选:《神农本草经》:"主腰背强,关机缓急,周痹,寒湿膝痛。颇利老人。"《本草纲目》:"强肝肾,健骨,治风虚。"《本草正义》:"能温养肝肾,通调百脉,强腰膝,坚脊骨,利关节,而驱痹着,起痿废;又能固摄冲带,坚强督任,疗治女子经带淋露,功效甚宏,诚虚弱衰老恒用之品;且温中而不燥,走而不泄,尤为有利无弊,颇有温和中正气象。"

(2)化学成分:本品含蕨素、金粉蕨素、金粉蕨素—2'—O—葡萄糖苷、金粉蕨素—2'—O—阿洛糖苷、欧蕨伊鲁苷、原儿茶酸、5—甲糠醛、β—谷甾醇、胡萝卜素等。

(3)药理作用:本品有止血、抗炎、降血脂、改善心肌供血、抗菌、抗病毒、抗肿瘤等作用。

本节知识拓展参考药

药名	性味归经	功效	主治	用法用量注意
徐长卿	辛,温。归肝、胃经	祛风湿止痛 活血通络 止痒 解蛇毒	风湿痹痛,多种疼痛证 跌打损伤 风疹,湿疹 毒蛇咬伤	煎汤:3～12g,不宜久煎
海风藤	辛、苦,微温。归肝经	祛风湿通经络	风湿痹痛,跌打损伤,瘀肿疼痛	煎汤:6～12g
雷公藤	苦、辛,寒。有大毒。归肝、肾经	祛风除湿 活血通络 消肿止痛 杀虫解毒	风湿顽痹 疔疮肿毒 湿疹、顽癣、疥疮等	煎汤:10～25g 孕妇禁用;内脏器质性病变及白细胞减少者慎用;外敷不超过半小时
臭梧桐	辛、苦,凉。归肝经	祛风湿 通经络 降血压	风湿痹证 热毒疮痈	煎汤:5～15g
丝瓜络	甘,平。归肺、胃、肝经	祛风通络 化痰解毒	风湿痹证 胸胁胀痛 乳汁不通,乳痈	煎汤:6～10g;大剂量可用至60g
伸筋草	微苦、辛,温。归肝、脾、肾经	祛风湿 舒筋活络	风寒湿痹 跌打损伤	煎汤:3～12g
路路通	苦,平。归肝、肾经	祛风活络 利水 通经下乳 止痒	风湿痹证 水肿、小便不利 经闭,乳汁不通 风疹瘙痒	煎汤:5～10g;孕妇及月经过多者慎用
千年健	苦、辛,温。归肝、肾经	祛风湿 强筋骨	风寒湿痹	煎汤:5～10g
穿山龙	甘、苦,温。归肝、肾、肺经	祛风除湿 活血通络 化痰止咳	风湿痹证 热痰喘咳	煎汤:9～15g
鹿衔草	甘、苦,温。归肝、肾经	祛风湿 强筋骨 调经止血 补肺止咳	风寒湿痹 风湿久痹,筋骨不健 出血证 久咳劳嗽	煎汤:9～15g

(段红福)

第四节　理气药

一、概述

1.含义　凡以疏理或调畅气机为主要作用,主治气滞或气逆证的药物,称为理气药,又称行气药。

2.功效与主治病证

（1）功效：理气药均能通过调理或舒畅气机而理气、行气；作用较强者，称破气。因其作用部位及兼有功效不同，又有理气调中、疏肝理气、行气宽胸、行气消胀、行气止痛、破气散结表述。部分药物兼能降逆气，有止呕、止呃、平喘之功。

（2）主治：该类药适宜于气滞证，以胀、闷、痞满、疼痛为主要表现；气逆证，以恶心、呕吐、呃逆、喘息为主要特征。气机不畅主要与脾、胃、肝、肺等脏腑功能失调有关，可由外感、内伤等多种因素引起。气机阻滞在不同的脏腑，症状表现各异。脾胃气滞、气逆证，多见脘腹胀闷疼痛、嗳气吞酸、恶心呕吐、不思饮食、大便秘结或泻痢不爽等症；肝郁气滞证，多见胁肋胀痛、情志不舒、乳房胀痛、疝气疼痛、月经不调、痛经或经闭等症；肺气壅滞或上逆者，症见胸闷不畅、咳嗽气喘、胸痹心痛等。

3.性能　特点味辛性多温，大多有升浮趋向；主归脾、胃（或胃、大肠）、肝、肺经。

4.配伍应用　针对病证、病因及兼证合理选药，并予以相应的配伍。

（1）脾胃气滞证，应选用理气调中的药物。若因饮食积滞所致者，宜配伍消食药；湿热阻滞所致者，可配伍清热燥湿药；寒湿困脾所致者，当与苦温燥湿药同用。若兼脾气虚者，又须配伍补气健脾药。

（2）肝气郁滞证，应选用疏肝解郁的药物。若肝血不足者，需配伍养血柔肝药；肝经受寒者，当配伍暖肝散寒药；兼有瘀血阻滞者，宜配伍活血祛瘀药。

（3）肺气壅滞证，应选用理气宽胸的药物。若外邪客肺所致者，宜配伍宣肺解表药；痰饮阻肺所致者，需配伍祛痰化饮药。

5.使用注意

（1）药物特性：理气药多气味芳香，含挥发性成分，易于散失，故入汤剂不宜久煎，以免降低药效。

（2）病证禁忌：理气药多辛温香燥，易耗气伤阴，故气阴不足者慎用。此外，妊娠妇女慎用破气药。

二、陈皮

为芸香科植物橘及其栽培变种茶枝柑的干燥成熟果皮。生用。

（一）性味归经

辛、苦，温。归脾、肺经。

（二）功效应用

1.理气健脾，用于脾胃气滞证。本品辛香入脾经，长于调畅中焦脾胃之气机而健脾和中，适宜于多种原因所致脾胃气滞之证，尤其适宜于寒湿中阻之证。治疗中焦寒湿，脾胃气滞，脘腹胀满，嗳气、恶心呕吐者，常与苍术、厚朴等同用；治疗脾虚气滞，脘腹胀满，腹痛喜按，饮食减少，或食后腹胀，大便溏泄，可与补气健脾药同用；治疗食积气滞，脘腹胀痛，常与山楂、神曲等消食药同用。

本品有苦降之性，理气调中以和胃止呕，亦为治呕吐、呃逆之佳品。治胃寒呕吐，常与生姜同用；治胃热呕吐，可与黄连等清胃止呕药配伍；治外感风寒、内伤湿滞的呕吐，可与紫苏、广藿香等同用。

2.燥湿化痰，用于湿痰、寒痰咳嗽。本品苦温性燥，又善燥湿化痰，为治湿痰、寒痰之要药。治疗湿痰咳嗽,常与半夏、茯苓等同用;治寒痰咳嗽,多与干姜、细辛等同用;治疗痰阻胸中,胸闷气短之胸痹,可与枳实、生姜等品配伍。

（三）用法用量

煎服,3～10g。

（四）使用注意

本品性偏温燥,故气虚证,阴虚燥咳、吐血及舌赤少津、内有实热者慎服。

（五）参考资料

1.本草精选　《神农本草经》:"主胸中瘕热,逆气,利水谷,久服去臭,下气。"《药性论》:"能利胸膈间气,开胃,主气痢,消痰涎,治上气咳嗽。"《本草纲目》:"陈皮,苦能泄能燥,辛能散,温能和,其治百病,总是取其理气燥湿之功。同补药则补,同泻药则泻,同升药则升,同降药则降。"

2.化学成分　本品含黄酮类、挥发油、生物碱、肌醇等成分。黄酮类主含橙皮苷、川陈皮素、新橙皮苷、橙皮素等。挥发油主含柠檬烯、β—月桂烯、γ—松油烯等。

3.药理作用　本品有促进胃液分泌和胃肠蠕动、抗胃溃疡、解痉、保肝、利胆、祛痰、平喘、镇咳、抗菌、抗病毒、抗炎、抗过敏、降血脂、升高血压等作用。

三、枳实

本品为芸香科植物酸橙及其栽培变种或甜橙的干燥幼果。生用或麸炒用。

（一）性味归经

苦、辛、酸,微寒。归脾、胃、大肠经。

（二）功效应用

1.破气消积,用于胃肠气滞证。本品辛散苦降,行气力强,善行中焦之气,功能破气散结、消积除痞,为破气消痞之要药,广泛用于热结便秘,食积腹胀,湿热泻痢等胃肠积滞诸证。治食积气滞,脘腹痞满胀痛、嗳腐气臭,可与消食药同用;治热结便秘,脘腹痞满胀痛,常与大黄、芒硝、厚朴等同用;治湿热泻痢,里急后重,可与黄连、黄芩等清热燥湿药配伍;若治脾胃虚弱,运化无力,食后脘腹痞满作胀者,需与补气健脾之品同用。

2.化痰散痞,用于痰滞胸脘痞满、胸痹、结胸等。本品能化痰消痞,破气散结。治痰浊闭阻、胸阳不振之胸痹,胸中满闷、疼痛,每与薤白、桂枝等同用;治热痰结胸,可与黄连、瓜蒌、半夏等同用;治心下痞满,食欲不振,可与半夏曲、厚朴等同用。若治气滞胸胁疼痛,常与活血行气止痛药配伍。

此外,本品还可用于胃下垂、子宫脱垂、脱肛等脏器下垂者,常与补气升阳药配伍以增效。

（三）用法用量

煎服,3～10g。炒用性较平和。

（四）使用注意

孕妇慎用。

（五）参考资料

1.本草精选　《名医别录》:"除胸胁痰癖,逐停水,破结实,消胀满,心下急痞痛,逆气,胁风痛,安胃气,止溏泄,明目。"《本草再新》:"破气,化痰,消食宽肠,杀虫,败毒。"

2.化学成分　本品含橙皮苷、新橙皮苷、柚皮苷、野漆树苷、忍冬苷等黄酮苷;辛弗林、N

一甲基酪胺、乙酰去甲辛弗林等生物碱；α—水茴香萜、α—蒎稀、柠檬烯、芳樟醇等挥发油。此外，尚含蛋白质、脂肪、胡萝卜素、核黄素、钙、磷、铁等。

3. **药理作用**　本品具有调节胃肠运动、抗胃溃疡、抗炎、保肝、利胆、镇痛、镇静、抗血栓、抗过敏、降血糖、降血脂、升高血压、强心、增加心脑肾血流量、降低血管阻力、利尿及调节子宫等作用。

四、木香

本品为菊科植物木香的干燥根。生用或煨用。

(一)性味归经

辛、苦，温。归脾、胃、大肠、胆、三焦经。

(二)功效应用

行气止痛，用于脾胃气滞证，泻痢里急后重，胸胁腹痛等。本品辛散苦降温通，芳香气烈，主入脾、胃经，善行脾胃气滞，并可止痛，故为行气调中止痛之佳品。治疗脾胃气滞，脘腹胀痛，可与砂仁、厚朴等同用；治疗脾虚气滞，脘腹胀满，食少便溏，可与补气健脾药同用。本品还能疏利肝胆而止痛，治疗湿热郁蒸，肝失疏泄，气机阻滞之胸胁胀痛、黄疸，可与柴胡、茵陈、栀子等配伍；若治寒凝气滞，胸痹心痛，可与活血行气止痛药配伍。

本品又入大肠经，善行大肠之气滞，为治湿热泻痢之常用药。治疗湿热壅滞大肠，泻痢腹痛，里急后重，常与黄连配伍；治疗饮食积滞，脘腹胀满，大便秘结或泻而不爽，可与枳实、大黄等同用。

(三)用法用量

煎服，3～6g。生用行气力强，煨用行气力缓而多用于止泻。

(四)参考资料

1. **本草精选**　《神农本草绎》："主邪气，辟毒疫温鬼，强志，主淋露。"《日化子本草》："治心腹一切气，止泻，霍乱，痢疾，安胎，健脾消食，辽羸劣，膀胱冷痛，呕逆反胃。"《本草正义》："以气用事，故专治气滞诸痛，于寒冷结痛尤其所宜。"

2. **化学成分**　本品含挥发油，油中主要成分为紫杉烯、α—紫罗兰酮、木香烯内酯、木香酸、α—木香烃、β—木香烃、β—芹子烯、木香内酯、脱氢木香内酯、木香醇、水芹烯等。尚含有有机酸，如棕榈酸、天台乌药酸等。

3. **药理作用**　本品有抗溃疡、抑制肠痉挛、抗腹泻、保肝、降血压、抗菌、抗炎、镇痛、抗肿瘤等作用。

五、香附

为莎草科植物莎草的干燥根痉。生用或醋炙用。

(一)性味归经

辛、微苦、微甘，平。归肝、脾、三焦经。

(二)功效应用

1. **疏肝解郁**，用于肝郁气滞证。本品辛香行散，入肝经，具有良好的疏肝理气作用，并可止痛，为疏肝解郁之要药。治疗肝郁气滞之胁肋胀痛，常与柴胡、枳壳等同用；治疗寒凝气滞，肝气犯胃之胃脘疼痛，每与高良姜配伍；治寒疝腹痛，多与小茴香、乌药等同用。

2. **调经止痛**，用于月经不调、痛经、乳房胀痛。本品既善疏肝理气，又善调经止痛，为妇科调经止痛之要药。治疗月经不调、痛经，常与理气活血调经药同用；治疗乳房胀痛或有结块，可与柴胡、青皮等同用。

3. 理气调中，用于脾胃气滞证。本品味辛入脾经，又有理气调中之功。治疗脾胃气滞，脘腹胀痛，呕吐吞酸，纳呆食少，可与砂仁、陈皮等同用。

（三）用法用量

煎服，6～10g。醋制增强疏肝止痛作用。

（四）参考资料

1. 本草精选 《本草正义》："香附，味辛甚烈，香气颇浓，皆以气用事，故专治气结为病。"《本草纲目》："利三焦，解六郁，消饮食积聚，痰饮痞满，跗肿腹胀，脚气，止心腹、肢体、头目、齿耳诸痛……妇人崩漏带下，月候不调，胎前产后百病。"

2. 化学成分 本品含挥发油，油中主要成分为香附烯、β－芹子烯、α－香附酮、β－香附酮、广藿香酮、α－莎香醇、莎草醇酮、香附奥酮、异香附醇、柠檬烯、樟烯等。此外，还有糖类、苷类、黄酮类、三萜类、酚类、生物碱等。

3. 药理作用 本品有抑制子宫、胃肠及平滑肌收缩、促进胆汁分泌、镇痛、保肝、解热、抗菌、抗炎、减慢心率及降血压等作用。

六、沉香

为瑞香科植物白木香和含有树脂的木材。生用。

（一）性味归经

辛、苦，微温。归脾、胃、肾经。

（二）功效应用

1. 行气止痛，用于胸腹胀痛。本品辛香行散，有行气、散寒、止痛之功。治疗寒凝气滞之胸腹胀痛，常与乌药、木香等同用；治疗脾胃虚寒之脘腹冷痛，可与附子、干姜等同用。

2. 温中止呕，用于胃寒呕吐。本品能温中降逆以止呕。治疗寒邪犯胃，呕吐清水，可与陈皮、生姜等同用；治疗脾胃虚寒，呕吐呃逆，经久不愈者，可与健脾温中、降逆止呕药同用。

3. 纳气平喘，用于虚喘证。本品又能温肾纳气以平喘。治疗下元虚冷、肾不纳气之虚喘证，常与肉桂、附子等同用；治疗上盛下虚之痰饮喘咳，可与化痰止咳、降气平喘药配伍。

本品调畅气机，集理气、降气、纳气于一身，广泛用于多种气滞气逆证。

（三）用法用量

煎服，1～5g，后下。或入丸散剂，每次0.5～1g。

（四）参考资料

1. 本草精选 《名医别录》："疗风水毒肿，去恶气。"《本草通玄》："沉香温而不燥，行而不滞，扶脾而运行不倦，达肾而导火归元，有降气之功，无破气之害，洵为良品。"

2. 化学成分 本品含挥发油、树脂和酚性成分等。主要成分有白木香酸、白木香醛、沉香螺旋醇、白木香醇、苄基丙酮、呋喃白木香醛、呋喃白木香醇等。

3. 药理作用 本品有抑制胃肠道平滑肌运动、促进消化液与胆汁分泌、镇静、麻醉、镇痛、平喘、抗菌等作用。

七、乌药

为樟科植物乌药的干燥块根。生用或麸炒用。

（一）性味归经

辛，温。归肺、脾、肾、膀胱经。

（二）功效应用

1.行气止痛，用于寒凝气滞之胸腹诸痛。本品辛散温通，入肺、脾经，能行气散寒止痛，适宜于寒凝气滞诸痛证。治疗胸胁闷痛，可与散寒止痛、宽胸利气药同用；治疗脘腹胀痛，可与木香、青皮等药配伍；治疗寒疝腹痛，多与小茴香、高良姜等同用；治疗寒凝气滞的痛经，可与散寒行气、活血调经药同用。

2.温肾散寒，用于尿频、遗尿。本品又入肾和膀胱，能温肾散寒、缩尿止遗。治疗肾阳不足，膀胱虚冷之小便频数、遗尿，常与补肾助阳缩尿药同用。

（三）用法用量

煎服，6～10g。

（四）参考资料

1.本草精选　《日华子本草》："治一切气，除一切冷，霍乱及反胃吐食泻痢、痈疖疥癞，并解冷热，其功不可悉。"《本草纲目》："治中气，脚气，疝气，气厥头痛，肿胀喘急，止小便频数及白浊。"

2.化学成分　本品含挥发油和生物碱。油中主要成分为乌药烷、乌药烃、乌药醇、乌药酸、乌药醇酯等。

3.药理作用　本品对胃肠道平滑肌有兴奋和抑制的双向调节作用，能促进消化液的分泌。其挥发油具有兴奋大脑皮质、兴奋呼吸、兴奋心肌、促进血液循环、升高血压及发汗等作用。

八、薤白

为百合科植物小根蒜或薤的干燥鳞茎。生用。

（一）性味归经

辛、苦，温。归心、肺、胃、大肠经。

（二）功效应用

1.通阳散结，用于胸痹证。本品辛散温通，上入心、肺经，既能通利胸中气机，又能温通胸中阳气，散阴寒之凝结，为治胸痹之要药。治疗寒痰闭阻胸中，胸阳不振之胸痹心痛，常与瓜蒌、桂枝、枳实等配伍；治疗痰浊、瘀血互结之胸闷刺痛，可与化痰宽胸、活血祛瘀止痛药同用。

2.行气导滞，用于胃肠气滞证。本品入胃、大肠经，能行胃肠气机、消胀止痛。治疗湿热积滞胃肠，泻痢后重，常与木香、枳实等同用；若治胃寒气滞，脘腹痞满胀痛，可与温中散寒、行气止痛药同用。

（三）用法用量

煎服，5～10g。

（四）参考资料

1.本草精选　《名医别录》："除寒热，去水气，温中，散结，利患者。"《本草纲目》："治少阴病厥逆泄痢，及胸痹刺痛，下气散血，安胎。温补助阳道。"

2.化学成分　本品含挥发油、皂苷、含氮化合物、前列腺素 PGA_1 和 PGB_1 等。挥发油主要为含硫化合物，如甲基烯丙基三硫、二甲基三硫、甲基正丙基三硫等。

3.药理作用　本品有抗心肌缺血缺氧、抗血小板聚集、降血脂、抗动脉粥样硬化、抗氧化、抑菌、抗炎和镇痛等作用。

九、青皮

为芸香科植物橘及其栽培变种的幼果或未成熟果实的干燥果皮。生用或醋炙用。

（一）性味归经

苦、辛，温。归肝、胆、胃经。

（二）功效应用

1. 疏肝破气，用于肝郁气滞证。本品善入肝、胆经，行气作用较陈皮强，长于疏肝破气散结。治疗肝郁气滞，胸胁胀痛，常与柴胡、香附等同用；治疗乳房胀痛或结块，可与疏肝行气、散结消肿药同用；治疗乳痈肿痛，常与蒲公英、牛蒡子等药配伍；治疗寒疝疼痛，可与乌药、小茴香等同用。

2. 消积化滞，用于食积气滞腹痛。本品入胃经，既能消积化滞，又能行气止痛。治疗食积气滞，脘腹胀痛，可与消食药同用；治气滞脘腹疼痛，可与行气止痛药配伍；若气滞较甚，便秘腹痛者，可与大黄、枳实等同用。

此外，本品破气散结，还可用于气滞血瘀之癥瘕积聚、久疟痞块等，可与活血消癥、软坚散结药同用。

（三）用法用量

煎服，3～10g。醋炙用疏肝止痛之力增强。

（四）使用注意

本品性烈耗气，气虚者慎用。

（五）参考资料

1. 本草精选　《本草图经》："主气滞，下食，破积结及膈气。"《本草纲目》："治胸膈气逆，胁痛，小腹疼痛，消乳肿，舒肝胆，泻肺气。"

2. 化学成分　本品所含主要成分与陈皮相似，但所含成分的量有所不同，如对羟福林含量青皮比较高。另外还含有多种氨基酸，如天冬氨酸、谷氨酸、脯氨酸等。

3. 药理作用　本品有解痉、利胆等作用。所含挥发油能促进消化液的分泌、促进胃肠道运动。其注射液静脉注射有升压、兴奋心肌作用。挥发油中的柠檬烯有祛痰、扩张支气管、平喘作用。

十、川楝子

为楝科植物川楝树的干燥成熟果实。生用或炒用。

（一）性味归经

苦，寒。有小毒。归肝、小肠、膀胱经。

（二）功效应用

1. 行气止痛，疏肝泄热，用于肝郁化火诸痛。本品苦寒清泄，入肝经，既能清泄肝火，又有疏肝行气止痛之功，为治肝郁气滞疼痛之佳品。善治肝郁化火之胸腹诸痛证，并常与延胡索同用；治肝胃不和之胸胁脘腹作痛，常与柴胡、枳壳等同用；治疗寒疝腹痛，多与暖肝散寒的小茴香、吴茱萸等同用。

2. 杀虫，用于虫积腹痛。本品既能杀虫，又能止痛。治疗蛔虫等肠道寄生虫引起的虫积腹痛，可与驱虫药同用。

此外,本品外用尚有疗癣止痒之功,治头癣,可单用本品焙黄研末,油调外涂。

(三)用法用量

煎服,5～10g。外用适量,研末调涂。炒用寒性减弱。

(四)使用注意

本品有毒,不宜过量或持续服用,以免中毒。脾胃虚寒者慎用。

(五)参考资料

1.本草精选　《神农本草经》:"主温疾伤寒,大热烦狂,杀三虫,疥疡,利小便水道。"《本草纲目》:"楝实,导小肠膀胱之热,因引心包相火下行,故心腹痛及疝气为要药。"

2.化学成分　本品含川楝素、异川楝素、串联紫罗兰酮苷甲和乙、脂川楝醇、苦楝子萜酮、苦楝子内酯、苦楝子萜醇、印苦楝子素等。

3.药理作用　本品有利胆、兴奋肠道平滑肌、镇痛、抗菌、抗炎、抗肿瘤和杀灭猪蛔虫、蚯蚓、水蛭等作用。

十一、佛手

为芸香科植物佛手的干燥果实。生用。

(一)性味归经

辛、苦、酸,温。归肝、脾、胃、肺经。

(二)功效应用

1.疏肝理气,用于肝郁气滞证。本品辛香行散主入肝经,具有疏肝行气解郁之功。治疗肝郁气滞,胸胁胀痛,常与柴胡、香附等同用。

2.行气和中,用于脾胃气滞证。本品入脾、胃经,又可理气和中。治疗脾胃气滞,脘腹胀痛,呕恶食少等,多与木香、砂仁等同用。

3.燥湿化痰,用于湿痰咳嗽。本品辛散苦燥,既燥湿化痰,又行气宽胸。治疗湿痰咳嗽,痰多胸闷,可与燥湿化痰药同用。

(三)用法用量

煎服,3～10g。

(四)参考资料

1.本草精选　《本草纲目》:"煮酒饮,治痰气咳嗽。煎汤,治心下气痛。"《本草便读》:"佛手,理气快膈,惟肝脾气滞者宜之,阴血不足者,亦嫌其燥耳。"

2.化学成分　本品含柠檬油素、柠檬烯、萜品油烯、β—月桂烯、β—蒎烯、邻—散花烃等挥发油,以及佛手内酯、柠檬内酯等香豆精类化合物。尚含黄酮、氨基酸等化合物。

3.药理作用　本品有抑制肠道平滑肌收缩、扩张冠状动脉、增加冠状动脉血流量、抑制心肌收缩力、减缓心率、降血压、抗心肌缺血、平喘、祛痰、调节免疫功能、抗肿瘤等作用。

十二、荔枝核

为无患子科植物荔枝的干燥成熟种子。生用或盐水炙用。

(一)性味归经

辛、微苦,温。归肝、肾经。

(二)功效应用

1.行气散结,用于寒疝气痛、睾丸肿痛。本品辛散苦泄,性温祛寒,有疏肝理气、散结消肿、散寒止痛之功。治疗寒凝气滞之疝痛、睾丸肿痛,可与小茴香、吴茱萸等同用;若属肝经实火、湿热下注之睾丸肿痛,又当与清肝泻火、清热燥湿药同用。

2.祛寒止痛,用于胃痛、痛经、产后腹痛。本品有疏肝和胃、祛寒止痛功效。治疗肝气郁结、肝胃不和之胃脘久痛,可与疏肝和胃、行气止痛药同用;治疗肝郁气滞血瘀之痛经、产后腹痛,可与疏肝理气,活血调经药同用。

(三)用法用量

煎服,5~10g。

(四)参考资料

1.本草精选 《本草衍义》:"治心痛及小肠气。"《本草纲目》:"行散滞气,治颓疝气痛,妇人血气痛。"《本草备要》:"入肝肾,散滞气,辟寒邪,治胃脘痛,妇人血气痛。"

2.化学成分 本品含3—羟基丁酮等挥发油,尚含多糖、皂苷和黄酮类化合物等。

3.药理作用 本品能降血糖、调血脂、抗氧化、抗肿瘤、保肝、提高免疫功能,并对乙型肝炎病毒表面抗原有抑制作用。

十三、檀香

为檀香科植物檀香树干的干燥心材。生用。

(一)性味归经

辛,温。归脾、胃、心、肺经。

(二)功效应用

行气止痛,散寒调中,用于寒凝气滞;胸腹疼痛。本品芳香辛散温通,有行气止痛、利膈宽胸、散寒调中之功。治疗寒凝气滞,胸腹冷痛,可与行气散寒止痛药同用;治疗寒凝气滞之胸痹胸痛,可与温里散寒、行气活血药配伍;治疗胃脘寒痛,呕吐食少,可与温中散寒、降逆止呕药同用。

(三)用法用量

煎服,2~5g,宜后下;入丸散,1~3g。

(四)参考资料

1.本草精选 《日华子本草》:"治心痛,霍乱,背气腰痛。"《本草纲目》:"治噎膈吐食。"《本草备要》:"调脾肺,利胸膈,去邪恶,能引胃气上升,进饮食,为理气要药。"

2.化学成分 本品含挥发油,油中主要成分为倍半萜类化合物,其中 α—檀香醇、β—檀香醇占90%以上。此外还含有 α—檀香烯、β—檀香烯、檀萜、檀萜醇、檀香酮、檀香酸、檀油酸、异戊醛、檀油醇、反式 α—香柠檬烯,以及没药烯醇 A、B、C、D、E 等。

3.药理作用 本品具有抑制肠蠕动、镇静、利尿、抗菌等作用。

十四、大腹皮

为棕榈科植物槟榔的干燥果皮。生用。

(一)性味归经

辛,微温。归脾、胃、大肠、小肠经。

(二)功效应用

1.行气宽中,用于胃肠气滞证。本品主入脾、胃、大肠经,善于调畅中焦气机,有行气宽中、消除胀满之功。治疗湿阻气滞,脘腹胀满,可与燥湿行气药同用。治疗食积气滞,脘腹痞胀,大便秘结或泻而不爽,可与消食行气药同用。

2.利水消肿,用于水肿、脚气。本品能行气利水消肿。治疗水肿、小便不利,可与利水消肿药配伍;治疗脚气肿满、小便不利者,可与利水渗湿之品同用。

（三）用法用量

煎服,5～10g。

（四）参考资料

1.本草精选　《开宝本草》:"主冷热气攻心腹,大肠壅毒,痰膈,醋心,并以姜、盐同煎。入疏气药良。"《本草纲目》:"降逆气,消肌肤中水气浮肿,脚气壅逆,瘴疟痞满。"

2.化学成分　本品含槟榔碱、槟榔次碱、去甲基槟榔碱、去甲基槟榔次碱、槟榔副碱、高槟榔碱、α一儿茶素等。

3.药理作用　本品具有兴奋胃肠道平滑肌、促胃肠动力的作用。此外,还能促进纤维蛋白溶解、杀绦虫等。

本节知识拓展参考药

药名	性味归经	功效	主治	用法用量注意
化橘红	辛、苦,温。归肺、脾、胃经	理气宽中 燥湿化痰 消食	湿痰、寒痰咳嗽痰多 食积气滞	煎汤:3～6g
甘松	辛、甘,温。归脾、胃经	行气止痛 开郁醒脾	脾胃气滞疼痛证 不思饮食 寒湿脚气	煎汤:3～6g
枳壳	苦、酸,微寒。归脾、胃、大肠经	理气宽胸 消胀除痞	胃肠气滞证 痰湿阻滞之胸脘痞满	孕妇慎用。 煎汤:3～10g
青木香	辛、苦,寒。有小毒。归肝、胃经	行气止痛 解毒消肿	肝胃气滞证 泻痢腹痛 痈肿疮毒,虫蛇咬伤	煎汤:3～10g
柿蒂	苦、涩,平。归胃经	降气止呃	呃逆证	煎汤:5～10g
橘红	辛、苦,温。归肺、脾经	理气宽中 燥湿化痰 发表散寒	湿痰、寒痰咳嗽痰多 食积气滞 风寒咳嗽	煎汤:3～10g
香橼	辛、苦、酸,温。归肝、脾、肺经	疏肝理气 和中化痰	肝气郁滞证 脾胃气滞证 痰饮咳嗽	煎汤:3～10g
玫瑰花	甘、微苦,温。归肝、脾经	行气解郁 活血止痛	肝郁气滞证 月经不调、痛经 跌打损伤	煎汤:3～6g
绿萼梅	微苦、微酸、涩,平。归肝、胃、肺经	疏肝解郁 和中化痰	肝胃气滞证 梅核气	煎汤:3～5g

（段红福）

第五节　消食药

一、概述

1. 含义　凡能消食化积，主治饮食积滞证为主的药物，称为消食药。

2. 功效与主治病证

(1)功效消食药具有消食化积、开胃和中的功效。

(2)主治该类药适宜于饮食积滞证，以脘腹胀满、嗳腐吞酸、恶心呕吐、不思饮食、大便失常为主要表现。

3. 性能特点　味甘，性平，主归脾、胃经。味甘能和，即消食和中。

4. 配伍应用

(1)依据病机配伍：饮食积滞，最易阻碍气机，引起气滞腹胀，常与行气药配伍；脾虚食积者，当与益气健脾之品配伍；若食积化热，当配苦寒清热或轻下之品。

(2)依据兼证配伍：若兼寒湿困脾或胃有湿浊，宜与化湿药配伍；若中焦虚寒，宜配温中健脾之品。

5. 使用注意　本类药物虽多数效缓，仍不乏耗气之弊，故气虚而无积滞者慎用。

二、山楂

为蔷薇科植物山里红或山楂的干燥成熟果实。生用或炒黄、炒焦用。

(一)性味归经

酸、甘，微温。归脾、胃、肝经。

(二)功效应用

1. 消食化积，用于饮食积滞。本品酸甘，有良好的消食化积作用，善消肉食油腻积滞，适宜于多种饮食积滞证。治疗饮食积滞之脘腹胀满、嗳气吞酸、腹痛便溏者，可单用山楂煎服，也可与莱菔子、神曲等配伍，以增强消食化积之功。

2. 活血化瘀，用于瘀血经闭、产后腹痛、胸痹心痛等。本品性温入肝经血分，能行血中瘀滞，有活血化瘀之功。治疗产后瘀阻腹痛，恶露不尽或痛经，经闭不通，可与当归、红花等药物同用；治疗胸痹心痛，常与川芎、丹参、薤白等药物同用。本品还能化浊降脂，治疗高脂血症、高血压病、冠心病，可与丹参、三七等药物配伍。

此外，本品还可配伍用于泻痢腹痛或疝气疼痛。治疗泻痢腹痛，单用焦山楂水煎内服，或与黄连、木香等解毒、行气导滞之品同用。治疗疝气疼痛，常配伍橘核、荔枝核等药物。

(三)用法用量

煎服，9～12g。焦山楂消食导滞作用增强，用于肉食积滞、泻痢腹痛。

(四)使用注意

脾胃虚弱而无积滞者或胃酸分泌过多者均当慎用。

(五)参考资料

1. 本草精选　《日用本草》："化食积，行结气，健胃宽膈，消血痞气块。"《本草纲目》："化饮食，消肉积，癥瘕，痰饮痞满吞酸，滞血痛胀。"

2.化学成分　本品含黄酮类、三萜皂苷类(熊果酸、齐墩果酸、山楂酸等)、皂苷类鞣质、脂肪酸、绿原酸、咖啡酸、维生素C、无机盐等。

3.药理作用　本品所含脂肪酸能增加胃消化酶的分泌,解脂酶可促进脂肪分解;山楂提取物能扩张冠状动脉、增加冠状动脉血流量、强心、降血压、抗心律失常、降血脂、抗动脉粥样硬化。此外,还能抗血小板聚集、抗氧化、增强免疫、收缩子宫、抑菌等。

三、麦芽

为禾本科植物大麦的成熟果实经发芽干燥的炮制加工品。生用或炒黄、炒焦用。

(一)性味归经

甘,平。归脾、胃、肝经。

(二)功效应用

1.消食健胃,用于饮食积滞。本品甘平,能消食健脾开胃,尤善于促进淀粉类食物的消化。治疗米面薯芋类饮食积滞,常与山楂、神曲、鸡内金等药同用。治疗小儿乳食停滞,单用本品煎服或研末服均有效。治脾虚食少,常与白术、陈皮等药同用。

2.回乳消胀,用于乳汁郁积、乳房胀痛、妇女断乳。本品有回乳消胀之功,可减少乳汁分泌,单味煎服用于妇女断乳或乳汁郁积所致乳房胀痛。

3.疏肝解郁,用于肝郁气滞。本品入肝亦能疏肝理气以解郁。治疗肝气郁滞或肝胃不和,胁肋及脘腹胀痛,常与柴胡、香附等药配伍。

(三)用法用量

煎服,10～15g,回乳可用至60g。生麦芽长于消食和胃;炒麦芽长于回乳消胀。

(四)使用注意

授乳期妇女不宜使用。

(五)参考资料

1.本草精选　《名医别录》:"消食和中。"《本草纲目》:"消化一切米面诸果食积。"

2.化学成分　本品含α－淀粉酶及β－淀粉酶、催化酶、麦芽糖、大麦芽碱、腺嘌呤、胆碱、蛋白质、氨基酸,以及维生素B、D、E和细胞色素C等。

3.药理作用　本品有促进消化液分泌,调节肠道菌群,抑制泌乳素分泌、降血糖等作用。

四、鸡内金

为雉科动物家鸡的干燥沙囊内壁。生用、炒用或醋炙用。

(一)性味归经

甘,平。归脾、胃、小肠、膀胱经。

(二)功效应用

1.消食健胃,用于饮食积滞。本品消食化积作用较强,既直接促进食积消化,又健运脾胃以防食积,广泛用于多种食积之证。治食积较轻者,单用研末服即有效;治食积较重者,常与山楂、麦芽等药物同用,以增强消食化积之力。治小儿脾虚疳积,常与白术、山药等药同用。

2.涩精止遗,用于肾虚遗精、遗尿。本品有固精、缩尿止遗功效。治疗遗精,可单用本品炒焦研末,温酒送服,或与补肾固精之品同用;治疗遗尿,常与菟丝子、桑螵蛸等药配伍。

3.化坚消石,用于石淋、胆结石。本品入膀胱经,有化坚消石之功。治疗石淋、胆结石,常与金钱草、虎杖等药配伍。

（三）用法用量

煎服，3～10g。研末服，每次1.5～3g。研末服效果优于煎剂。

（四）使用注意

脾虚无积滞者慎用。

（五）参考资料

1.本草精选 《神农本草经》："主泄利。"《日华子本草》："止泄精，并尿血、崩中、带下，肠风泻痢。"《滇南本草》："宽中健脾，消食磨胃。治小儿乳食结滞，肚大筋青，痞积疳积。"

2.化学成分 本品含胃激素、角蛋白、微量胃蛋白酶、淀粉酶、多种维生素与微量元素，以及多种氨基酸等。

3.药理作用 本品有调节促进胃液分泌、胃肠动力、抗凝血、降血脂、降血糖、抑制乳腺增生等作用。鸡内金酸提取物可加速放射性锶的排泄。

五、莱菔子

为十字花科植物萝卜的干燥成熟种子。生用或炒用，用时捣碎。

（一）性味归经

辛、甘，平。归肺、脾、胃经。

（二）功效应用

1.消食除胀，用于食积气滞。本品味辛行散，又善行气消胀。治疗食积气滞所致的脘腹胀满或疼痛、嗳气吞酸，常与山楂、神曲、陈皮等配伍。治疗食积气滞兼脾虚者，常与白术同用，攻补兼施。

2.降气化痰，用于咳喘痰多、胸闷食少。本品既能消食化积，又能降气消痰。尤宜于咳喘痰壅，胸闷兼食积者，常与芥子、苏子等药物配伍。

（三）用法用量

煎服，5～12g。炒后性缓，有香气，可避免生品服后恶心的副作用，长于消食。

（四）使用注意

辛散耗气，气虚无食积、痰滞者慎用。不宜与人参同用。

（五）参考资料

1.本草精选 《本草纲目》："下气定喘，治痰，消食，除胀，利大小便，止气痛，下痢后重，发疮疹。"《医学衷中参西录》："莱菔子无论或生或炒，皆能顺气开郁，消胀除满。"

2.化学成分 本品含莱菔素、芥子碱、脂肪油、β—谷甾醇、糖类及多种氨基酸、维生素等。

3.药理作用 本品能促进消化、祛痰、镇咳、平喘、降血压、降低胆固醇、防止动脉硬化、抗菌等作用。

六、神曲

为面粉或麸皮和药物混合后经发酵而成的加工品。生用或炒用。

（一）性味归经

甘、辛，温。归脾、胃经。

（二）功效应用

消食化积，用于饮食积滞。本品味辛以行散消食，甘能健胃和中。治疗食积停滞、脘腹胀满、食少纳呆、肠鸣腹泻者，常与山楂、麦芽、木香等药物同用。因本品又含解表之品，味辛行散，尤宜食滞兼外感表证者。炒焦后具有止泻之功，治疗食积腹泻，可发挥消食和止泻双重作用，并常与焦山楂、焦麦芽同用，习称"焦三仙"。

此外，丸剂中含有金石、贝壳类药物，难以消化吸收者，常用本品糊丸以助消化，如磁朱丸。

（三）用法用量

煎服，6～15g。消食止泻宜炒焦用。

（四）参考资料

1.本草精选　《药性论》："化水谷宿食，癥结积滞，健脾暖胃。"《本草纲目》："消食下气，除痰逆霍乱，泄痢胀满。"

2.化学成分　本品含酵母菌、淀粉酶、维生素 B 复合体、麦角留醇、蛋白质及脂肪、挥发油等。

3.药理作用　本品有增进食欲、改善肠道菌群失调、抗肠易激综合征（IBS）等作用。

七、稻芽

为禾本科植物稻的成熟果实经发芽干燥的炮制加工品。生用或炒用。

（一）性味归经

甘，平。归脾、胃经。

（二）功效应用

食和中，健脾开胃，用于食积不消、脾虚食少。本品消食和中，健脾开胃，作用和缓，助消化而不伤胃气。治疗米面薯芋类食积不化和脾虚食滞证，常与麦芽相须为用；治疗脾胃虚弱，食少不饥，常与白术、砂仁等药物同用。

（三）用法用量

煎服，9～15g。炒稻芽偏于消食，用于食少不饥；焦稻芽善化积滞，用于积滞不化。

（四）参考资料

1.本草精选　《名医别录》："主寒中，下气，除热。"《本草纲目》："消导米面诸果食积。"

2.化学成分　本品含淀粉酶，含量较麦芽低。尚含蛋白质、脂肪油、淀粉、麦芽糖、腺嘌呤、胆碱及多种氨基酸等。

3.药理作用　所含淀粉酶能帮助消化，但本品所含的 α－淀粉酶和 β－淀粉酶量较少，其消化淀粉的功能不及麦芽。

（段红福）

第六节　止血药

一、概述

1.含义　以制止体内外出血为主要功效，主治各种出血病证的药物，称为止血药。

2.功效与主治病证

(1)功效:止血即指能制止出血,改善各种出血病证的治疗功效。止血药均有直接制止出血的功效,有的还能消除导致出血的原因,分别兼有凉血、化瘀、收涩、温经等功效。

(2)主治:该类药适宜于多种原因所致的出血病证。根据出血的部位与原因不同而治疗不同出血病证,常见咳血、衄血、吐血、便血、尿血、崩漏及外伤出血等体内外出血;又依据病因分为血热出血、瘀滞出血、虚寒性出血等等。

(3)分类:根据止血药的药性和主治病证不同,分为凉血止血药、化瘀止血药、收敛止血药与温经止血药四类。

3.性能特点 主归心、肝经;有沉降趋向。凉血止血药大多性寒味苦,温经止血药与化瘀止血药大多辛温,收敛止血药大多平涩。

4.配伍应用

(1)依据病因配伍:由于导致出血的病因不同,病情各异,故须根据出血的原因,选择相应的止血药并予以配伍,以标本兼顾。如血热妄行之出血,宜选用凉血止血药,并配伍清热泻火、清热凉血药;瘀血内阻,血不循经之出血,宜选用化瘀止血药,并配伍行气活血药;虚寒性出血,宜选用温经止血药或收敛止血药,并配伍益气健脾、温阳药。

(2)依据出血部位配伍:前贤有"下血必升举,吐衄必降气"的用药经验,故对于便血、崩漏等下部出血病证,应适当配伍升举之品;而对于衄血、吐血等上部出血病证,可适当配伍降气之品。

5.使用注意

(1)药物特性:凉血止血药和收敛止血药,易凉遏恋邪,有止血留瘀之弊,故出血兼有瘀滞者不宜单独使用。在大剂量使用凉血止血药和收敛止血药时,可适当加入活血之品,以防止血而留瘀。

(2)病机变化:出血过多,气随血脱者,若单用止血药则缓不济急,当急投大补元气之品,益气固脱以救其急。

(3)止血炒炭:通常多数药物炒炭后其性变苦、涩,可产生或增强止血之效。如寒凉性质的止血药炒炭,其寒凉之性减弱或消失,使其变为收敛止血药,可扩大适应范围;但也有以鲜用为佳者。因此,止血药是否炒炭用,应视具体药物而定。

二、凉血止血药

既能制止出血,又能清热凉血,主治血热出血证的药物,称为凉血止血药。药性大多寒凉而味苦。适用于血热妄行所致多部位出血病证,症见血色鲜红、黏稠、口干、脉数等热象。

本类药性寒凉,原则上不宜用于虚寒性出血。又因其寒凉易于凉遏留瘀,故不宜过量久服。

(一)小蓟

为菊科植物刺儿菜的干燥地上部分。生用或炒炭用。

1.性味归经 苦,凉。归心、肝经。

2.功效应用

(1)凉血止血,用于血热出血证。本品苦泄凉清,入心肝血分,长于清血分热邪而凉血止血,适宜于血热所致的吐血、咯血、衄血、尿血、血淋等多种出血。治疗血热出血,可单用本品捣汁服,或与大蓟、侧柏叶、茜草等凉血止血药配伍;又因其兼能利尿通淋,尤宜于尿血、血淋,常与栀子、滑石、淡竹叶等清热泻火、利尿通淋之品同用。若治金疮出血,可以鲜品捣烂外敷。

(2)散瘀解毒消痈,用于热毒疮疡。本品性凉又能清热解毒、散瘀消痈,适用于热毒疮疡初期,红肿热痛,可单用鲜品捣敷患处,亦可与其他清热解毒药同用。

3.用法用量　煎服,5～12g,鲜品可用30～60g;外用适量,捣敷患处。

4.使用注意　本品寒凉,易伤脾胃之阳气,故脾胃虚寒者慎用。

5.参考资料

(1)本草精选:《本草拾遗》:"破宿血,止新血、暴下血、血痢、金疮出血、呕血等"。《医学衷中参西录》:"鲜小蓟根……性凉濡润,故善入血分,最清血分之热,凡咳血、吐血、衄血、二便下血之因热者,服者莫不立愈……并治一切疮疡肿疼、花柳毒淋、下血涩疼,盖其性不但能凉血止血,兼能活血解毒,是以有以上种种诸效也。"

(2)化学成分:本品含芦丁等黄酮、蒲公英甾醇等三萜及生物碱、绿原酸等有机酸、甾醇、氯化钾等。

(3)药理作用:本品有止血、抗菌、降脂、利胆、利尿、强心、镇静、升压等作用。

(二)地榆

为蔷薇科植物地榆或长叶地榆的干燥根。生用或炒炭用。

1.性味归经　苦、酸、涩,微寒。归肝、大肠经。

2.功效应用

(1)凉血止血,用于血热出血证。本品苦寒降泄,味酸涩收敛,长于凉血收敛止血,适宜于多种血热出血证。因其沉降之性偏作用于下焦,为治便血、痔血、血痢及崩漏的要药。治疗痔疮出血、血色鲜红者,常与槐花、栀子等清热凉血止血药同用;治疗下痢脓血、里急后重,可与黄连、木香等配伍;治血热崩漏,常与地黄、黄芩等同用。

(2)解毒敛疮,用于烫伤、湿疹、疮疡痈肿。本品既能泻火解毒,又可敛疮,为治水火烫伤之要药。治疗水火烫伤,可单味研末麻油调敷,或与大黄粉同用,或与黄连、冰片配伍研末调敷;治疗湿疹及皮肤溃烂,可以本品浓煎外洗,或用纱布浸药外敷,亦可配煅石膏、枯矾研末外掺患处。治疗疮疡痈肿,不论成脓与否均可配伍使用。若疮痈初起未成脓者,可单用地榆煎汁浸洗,或湿敷患处;若已成脓者,可用单味鲜地榆,或与鱼腥草、蒲公英、败酱草等配伍捣烂外敷局部。

3.用法用量　煎服,9～15g,大剂量可用至30g;或入丸、散。外用适量,研末涂敷患处。止血多炒炭用,解毒敛疮多生用。

4.使用注意　本品性寒苦涩,虚寒性出血或有瘀者慎用。大面积烧烫伤患者,不宜大面积外涂地榆制剂,以防其含鞣质被大量吸收而引起中毒性肝炎。

5.参考资料

(1)本草精选:《本草纲目》:"地榆除下焦热,治大小便血证。"《本草求真》:"其性主收敛,既能清降,又能收涩,则清不虑其过泄,涩亦不虑其或滞,实为解热止血药也。但血热者当用,虚寒者不宜用。久病者宜用,初起者不宜用。"

(2)化学成分:本品含三萜皂苷、黄酮类化合物、鞣质及地榆酸双内酯等。

(3)药理作用:本品有止血、抗炎、抗菌、促进烧烫伤伤口愈合、增强免疫等作用。

（三）大蓟

为菊科植物大蓟的干燥地上部分。生用或炒炭用。

1. 性味归经　苦，凉。归心、肝经。

2. 功效应用　本品功效与主治同小蓟。治疗血热出血证及热毒疮疡，二者常配伍同用。一般认为，大蓟凉血止血，解毒消痈之功优于小蓟；而小蓟因兼能利尿通淋，故以治尿血、血淋为佳。

3. 用法用量　生用煎服，9～15g；炒炭，多入丸散服，5～10g。

4. 使用注意　同小蓟。

5. 参考资料

（1）本草精选：《本草图经》："止吐血、衄血、下血皆验。大蓟根……破血之外亦疗痈肿，小蓟专主血疾。"《本草经疏》："大蓟根最能凉血，血热解则诸证自愈矣。"

（2）化学成分：本品含挥发油、三萜、甾体、黄酮及其多糖。

（3）药理作用：本品有止血、降血压、抑制人型结核杆菌、抑制单纯疱疹病毒等作用。

（四）槐花

为豆科植物槐的干燥花及花蕾。生用或炒用、炒炭用。

1. 性味归经　苦，微寒。归肝、大肠经。

2. 功效应用

（1）凉血止血，用于血热出血证。本品功善凉血止血，适宜于血热妄行所致各种出血。因其主入大肠经，善清大肠之火热而止血，尤宜于痔血、便血等下部出血。治疗肠风下血，常与侧柏叶、荆芥、枳壳等凉血止血、祛风、行气药配伍。

（2）清肝泻火，用于肝火上炎之目赤头痛。本品入肝经而又长于清泻肝火，适宜于肝火上炎所致病证。治疗肝火上炎之目赤肿痛、头痛眩晕等，可单用本品煎汤代茶饮，或与夏枯草、菊花等清泻肝火药配伍。

3. 用法用量　煎服，5～10g，外用适量。止血多炒炭用，清热泻火宜生用。

4. 使用注意　脾胃虚寒及无实火者慎用。

5. 参考资料

（1）本草精选《日华子本草》："治五痔，心痛，眼赤，杀腹藏虫及热，治皮肤风，并肠风泻血，赤白痢。"《本草备要》："入肝、大肠血分而凉血，治风热目赤、赤白泻痢、五痔肠风、吐崩诸血。"

（2）化学成分：本品含芦丁、槲皮素等黄酮类成分。尚含槐花皂苷Ⅰ等多种皂苷，以及白桦脂醇、植物凝集素等。

（3）药理作用：本品有止血、抗炎、降血压、降血脂、防治动脉粥样硬化、扩张冠状血管、改善心肌血液循环、抗菌、抗病毒等作用。

（五）侧柏叶

为柏科植物侧柏的干燥枝梢及叶。生用或炒炭用。

1. 性味归经　苦、涩，寒。归肺、肝、脾经。

2. 功效应用

（1）凉血止血，用于血热出血证。本品味苦性寒，有凉血止血之功，尤宜于血热妄行所致多部位出血。治疗血热吐血、衄血，常与地黄、鲜荷叶等凉血止血药同用；治疗肠风下血、痔血或血痢，可与槐花、地榆等配伍；若治虚寒性出血，可与艾叶、炮姜等温经止血药同用。

（2）化痰止咳，用于肺热咳嗽痰多。本品苦寒入肺经，又能清肺化痰止咳。治疗肺热咳嗽痰多，可单用，或与清热化痰药同用。

（3）生发乌发，用于脱发、须发早白。本品有生发、乌发功效。治疗血热脱发及须发早白，可制成酊剂外涂。

3.用法用量　煎服，6～12g。外用适量。止血多炒炭用，化痰止咳生用。

4.使用注意　不宜久服、多服，否则易致胃脘不适及食欲不振。

5.参考资料

（1）本草精选：《名医别录》："主吐血，衄血，痢血，崩中赤白。轻身益气，令人耐寒暑，去湿痹，生肌。"《本草正》："善清血凉血，止吐血衄血，痢血尿血，崩中赤白，去湿热湿痹，骨节疼痛。捣烂可傅火丹，散疬腮肿痛热毒及汤火伤，止痛灭瘢。炙捣可敷冻疮。烧汁涂发，可润而使黑。"

（2）化学成分：本品含挥发油，其主要成分为 α－侧柏酮、侧柏烯、小茴香酮等。尚含侧柏双黄酮类、鞣质、脂肪类成分及钾、钠、氮、磷、钙、镁、锰和锌等微量元素。

（3）药理作用：本品有止血、镇咳、祛痰、平喘、抗菌、镇静等作用。

（六）白茅根

为禾本科植物白茅的干燥根茎。生用。

1.性味归经　甘，寒。归肺、胃、膀胱经。

2.功效应用

（1）凉血止血，用于血热出血证。本品甘寒清利，长于清热凉血止血，适用于血热妄行之多部位出血。因其能清肺、胃热，又兼能利尿，故尤宜于血热所致肺、胃出血及尿血。治疗尿血，可单用大剂量煎服，或与大蓟、小蓟、茜草等药同用。

（2）清热利尿，用于热淋、水肿、黄疸。本品又能清热利尿通淋，适宜于热淋、血淋、水肿及湿热黄疸等水湿病证。治疗热淋、血淋，常与小蓟、瞿麦、蒲黄等利尿通淋药配伍；治疗水肿、小便不利，可与车前子、赤小豆等药同用；治疗湿热黄疸，多与茵陈、栀子等同用。

（3）清肺胃热，用于胃热呕吐、肺热咳喘。本品既能清肺热而止咳，又能清胃热而止呕。治疗肺热咳喘，可与清肺化痰、止咳平喘药配伍；治胃热呕吐，常与芦根、竹茹等清胃止呕药同用。

3.用法用量　煎服，9～30g，鲜品加倍。多生用，止血亦可炒炭用。

4.参考资料

（1）本草精选：《本草纲目》："白茅根甘，能除伏热，利小便，故能止诸血、哕逆、喘急、消渴，治黄疸水肿，及良物也。"《本草正义》："白茅根，寒凉而味甚甘，能清血分之热而不伤于燥，又不黏腻，故凉血而不虑其积瘀，以主吐衄呕血。泄降火逆，其效甚捷。"

（2）化学成分：本品含淀粉及葡萄糖、蔗糖等糖类成分。尚含枸橼酸等有机酸、白茅素等三萜及白头翁素等。

（3）药理作用：本品有止血、利尿、镇痛、抗炎、抑菌、抗病毒等作用。

（七）苎麻根

为荨麻科植物苎麻的干燥根和根茎。生用。

1.性味归经　甘，寒。归心、肝经。

2.功效应用

（1）凉血止血，用于血热出血证。本品甘寒，入心肝血分，有凉血止血之功，为治血热出血证之常品。治疗血热妄行所致咯血、咳血、衄血、吐血、尿血、崩漏等多部位出血,可单用煎服或与其他止血药配伍。治疗出血不止,有气随血脱之象者,常与人参同用以益气固脱。

(2)清热安胎,用于胎动不安、胎漏下血。本品性寒,又有清热止血安胎之效。治疗胎热之胎漏下血、胎动不安,可单用,或与当归、阿胶等养血安胎止血之品同用。

(3)清热解毒,用于热毒疮疡。本品还能清热解毒,治疗热毒疮疡,多外用,常以鲜品捣敷患处或煮浓汁外洗患处。

(4)清热利尿,用于湿热淋证。本品甘寒滑利,还能清热利尿。治疗湿热淋证、血淋等,常与利尿通淋类药物同用。

3. 用法用量　煎服,10~15g;鲜品 30~60g,捣汁服。外用适量,煎汤外洗,或鲜品捣敷。

4. 参考资料

(1)本草精选:《名医别录》:"主小儿赤丹,其渍苎汁治渴。安胎,贴热丹毒肿有效。"《本草纲目拾遗》:"治诸毒,活血,止血。功能发散,止渴,安胎,涂小儿丹毒,通蛊胀,崩淋,哮喘,白池,滑精,牙痛,喉闭骨鲠,疝气……跌扑损伤。"

(2)化学成分:本品含酚类、三萜(或甾醇)、绿原酸、咖啡酸等。

(3)药理作用:本品有明显的止血作用;对金黄色葡萄球菌有抑制作用;尚有安胎、抗辐射作用。

三、化瘀止血药

既能制止出血,又能活血化瘀,主治瘀滞出血证的药物,称为化瘀止血药。其适宜于瘀血内阻而血不循经之各种出血,常伴见刺痛、出血夹血块、舌紫暗或有瘀斑等瘀血特征。

本类药物具有止血而不留瘀的特点,通过配伍还可用于其他类型出血证。部分药物尚能消肿、止痛,还可用于跌打损伤、瘀滞心腹疼痛、经闭、痛经等症。

该类药物具行散之性,出血而无瘀者及孕妇应慎用。

(一)三七

为五加科植物三七的干燥根和根茎。生用或研细粉用。

1. 性味归经　甘、微苦,温。归肝、胃经。

2. 功效应用

(1)化瘀止血,用于体内外各种出血证。本品味甘性温而入肝、胃经,长于止血,又善化瘀,有止血不留瘀、化瘀不伤正之特点,为治出血证的良药,广泛用于体内外各种出血,不论有无瘀滞均可应用,而尤宜于瘀滞所致者。治疗上、下各部位出血,可单用本品内服,或配入复方使用;治疗外伤出血,可研末外掺,若配入凉血止血、收敛止血等方中,既可助其止血之效,又可防其留瘀之弊。

(2)消肿定痛,用于跌打肿痛等多种瘀血证。本品又有良好的活血消肿定痛之效,为伤科要药,金疮杖疮之圣药。治疗跌打损伤、瘀血肿痛或筋骨折伤等,可单味为末,黄酒或白开水送服;或与其他活血消肿之品配伍以增效。因本品活血化瘀定痛效佳,现代广泛用于胸痹心痛、癥瘕、血瘀经闭、痛经及产后瘀阻腹痛等瘀血诸证。治疗胸痹心痛,常与丹参、川芎等活血化瘀药配伍;治疗血瘀经闭、痛经,可与当归、益母草等活血调经药配伍。

此外,本品尚有补虚强壮作用,用于虚损劳伤,民间常以之与母鸡或猪肉炖服。

3. 用法用量　煎服,3~9g,研末吞服,一次 1~3g。外用适量,研末外掺或调敷。

4.参考资料

(1)本草精选:《本草纲目》:"止血,散血,定痛。金刃箭伤,跌打杖疮,血出不止者,嚼烂涂,或为末掺之,其血即止。亦主吐血、衄血、下血、血痢、崩中、经水不止、产后恶血不下、血运、血痛、赤目、痈肿、虎咬、蛇伤诸病。"《本草新编》:"三七根,止血之神药也,无论上中下之血,凡有外越者,一味独用亦效,加入于补血补气药之中则更神。盖此药得补而无沸腾之患,补药得此而有安静之休也。"

(2)化学成分:本品含四环三萜皂苷活性成分,其主要成分为三七皂苷。尚含黄酮苷、氨基酸等。

(3)药理作用:本品有显著止血、抗凝作用;三七总皂苷有增加冠状动脉流量与心输出量、降低心肌耗氧量、促进冠心病冠状动脉梗死区侧枝循环的形成、抗心律失常、抗动脉粥样硬化作用;能扩张脑血管,增加脑血管流量。尚有促进肾上腺皮质功能、镇静、镇痛、抗炎、调节糖代谢、保肝、抗衰老、抗肿瘤、耐缺氧、抗休克等作用。

(二)茜草

为茜草科植物茜草的干燥根及根茎。生用或炒炭用。

1.性味归经　苦,寒。归肝经。

2.功效应用

(1)凉血化瘀止血,用于血热夹瘀之出血证。本品苦寒降泄,专入肝经血分,既善凉血止血,又善活血化瘀,适用于血热或血瘀所致出血证,尤宜于血热夹瘀的各种出血。治疗血热咳血、吐血、衄血、尿血等,轻者可单用煎服,重者常与小蓟、白茅根等凉血止血之品配伍;治疗大肠蕴热之肠风便血,多与黄芩、槐角等同用;治疗血热崩漏,可与地黄、生蒲黄等同用。

(2)活血通经,用于血瘀经闭、跌打损伤、风湿痹痛。本品有活血通经作用,适用于血瘀所致经闭、跌打损伤、风湿痹痛等症,尤宜于妇科血瘀证。治疗血瘀经闭,可单用本品酒煎服,或与桃仁、红花、当归等活血通经之品配伍;治跌打损伤,瘀肿疼痛,可单味泡酒服,或与三七、乳香、没药等同用;治疗痹证,也可单用浸酒服,或与独活、海风藤等药配伍。

3.用法用量　煎服,6～10g;亦入丸散。止血炒炭用,活血通经生用或酒炒用。

4.参考资料

(1)本草精选:《神农本草经》:"主寒湿风痹,黄疸,补中。"《本草纲目》:"通经脉,治骨节风痛,活血行血。"

(2)化学成分:本品含蒽醌类及其糖苷类、萘醌及其苷类,以及环己肽类等。

(3)药理作用:本品有明显的促凝血作用;水提取物有升高白细胞作用;煎剂有明显的镇咳和祛痰作用;水提液有抑菌作用。

(三)蒲黄

为香蒲科植物水烛香蒲、东方香蒲或同属植物的干燥花粉。生用或炒炭用。

1.性味归经　甘,平。归肝、心包经。

2.功效应用

(1)止血,用于体内外各种出血证。本品甘缓不峻,性平无寒热之偏,既能止血,又善活血,广泛用于多种出血证,不论寒热及有无瘀血,皆可选用,而尤宜于实证夹瘀者。治疗血热出血,可单味冲服,或与白茅根、大蓟、小蓟等药配伍;治疗虚寒性出血,可与炮姜、艾叶等温经止血药同用。若治创伤出血,可以本品外敷。

(2)化瘀,用于瘀滞痛证。本品既能活血通经,又可化瘀止痛。治疗瘀血所致痛经、产后瘀痛、跌打损伤、心腹疼痛等多种瘀痛证,尤宜于妇科瘀痛病证,常与五灵脂相须为用,也可于其他活血化瘀药配伍。

(3)利尿,用于血淋尿血。本既能化瘀止血,又可利尿通淋。治疗热结膀胱,血淋涩痛,可与地黄、冬葵子等同用。

3. 用法用量　煎服,5～10g;本品为花粉类药材,质地轻浮,入汤剂宜包煎。外用适量,敷患处。止血多炒用,化瘀、利尿多生用。

4. 使用注意　孕妇慎服。

5. 参考资料

(1)本草精选:《神农本草经》:"主心腹膀胱寒热,利小便,止血,消瘀血。"《本草汇言》:"蒲黄,血分行止之药也,主诸家失血。至于治血之方,血之上者可清,血之下者可利,血之滞者可行,血之行者可止。凡生用则性凉,行血而兼消;炒用则味涩,调血而兼止也。"

(2)化学成分:本品含黄酮类,其主要成分为香蒲新苷、异鼠李素、柚皮素、槲皮素等。尚含琥珀酸等有机酸、棕榈酸、脂肪酸酯、蛋白质、氨基酸及多糖等。

(3)药理作用:本品有显著而持久的促凝血作用;能降血压、降血脂,减轻心脏负荷,增加冠状动脉血流量,改善微循环,提高机体耐缺氧能力,减轻心肌缺血性病变,抗动脉粥样硬化;还有兴奋子宫、抗炎、利胆、利尿、镇痛及抗缺血再灌注损伤等作用。

(四)降香

为豆科植物降香檀树干和根的干燥心材。生用。

1. 性味归经　辛,温。归肝、脾经。

2. 功效应用

(1)化瘀止血,用于瘀滞性出血证。本品辛温行散,入肝、脾经,善能化瘀止血,适用于瘀滞出血证,尤宜于跌打损伤所致内外伤出血,为伤科常用之品。治疗刀伤出血,可单味研末外敷,亦可与其他化瘀止血药同用。本品降气化瘀止血,还适宜于内伤吐血、咯血属血瘀或气火上逆所致者,并常与牡丹皮、郁金等凉血泻火药同用。

(2)理气止痛,用于瘀滞痛证。本品既能活血化瘀,又能行气止痛,适用于血瘀气滞之胸胁心腹诸痛。治疗胸胁疼痛,常与郁金、姜黄等行气活血之品;治疗胸痹卒痛,多与丹参、川芎、赤芍等同用;治疗瘀滞之胃脘痛,可与蒲黄、五灵脂等同用;治疗、跌打损伤肿痛,可与活血消肿止痛药配伍。

此外,本品芳香降气辟秽,可用治夏季秽浊之气内阻脾胃,吐泻腹痛,常与广藿香、木香等同用。

3. 用法用量　煎服,9～15g,宜后下;研末吞服,每次1～2g。外用适量,研细末敷患处。

4. 参考资料

(1)本草精选:《本草纲目》:"疗折伤金疮,止血定痛,消肿生肌。"《本经逢原》:"降真香色赤,入血分而下降,故内服能行血破滞,外涂可止血定痛。"

(2)化学成分:本品含挥发油和异黄酮,油中主要成分为苦橙油醇等;异黄酮中主要成分为刺芝柄花素、降香黄酮等。尚含黄酮、异黄酮双聚体衍生物、苯并呋喃衍生物等。

(3)药理作用:本品有降低全血黏度与血浆黏度、抑制血小板聚集、改善微循环障碍,有促进微动脉收缩后的恢复及局部微循环的恢复作用。尚有镇静、抗惊厥、镇痛及抑制胆囊收缩作用。

四、收敛止血药

具有敛涩之性,有制止出血作用,主治多种出血的药物,称为收敛止血药。本类药物大多性平或凉;味多涩,或质黏,或为炭类,故能收敛止血,尤宜于出血日久不止,无明显邪气和瘀血的出血证。

因本类药物性收涩,有留瘀恋邪之弊,故出血有瘀或出血初期邪实者,不宜单纯使用。

（一）白及

为兰科植物白及的干燥块茎。生用。

1.性味归经　苦、甘、涩,寒。归肺、胃、肝经。

2.功效应用

（1）收敛止血,用于各种出血证。本品味涩质黏,为收敛止血要药,适用于体内外诸种出血证。因其主归肺、胃经,故尤善治肺、胃出血。治疗肺痨咳血,常与三七等化瘀止血药合用,不仅增强止血之功,还可避免留瘀之弊;治胃出血之吐血、便血,常与白及（即海螵蛸）等收敛止血、制酸止痛药同用。现代用于消化性溃疡所致胃出血及肺结核空洞出血,不仅有良好的止血作用,且能促进病灶的愈合。治疗诸内出血,还可单味研末,糯米汤调服;治外伤或金刃创伤出血,可单味研末外掺或水调外敷。

（2）消肿生肌,用于痈肿疮疡、水火烫伤、手足皲裂、肛裂。本品既能消散痈肿,又能敛疮生肌,故为消肿生肌常用药,内服与外用皆宜。治疗痈肿疮疡,初起可与清热解毒消痈之品配伍;若疮痈已溃,久不收口者,可单用本品研末外撒,或与消肿生肌敛疮之品配伍外用。治疗水火烫伤、手足皲裂、肛裂,可单用研末,麻油调涂;或以之研末,配伍煅石膏粉,凡士林调膏外用。

3.用法用量　煎服,6～15g;研末吞服 3～6g。外用适量。

4.使用注意　不宜与川乌、草乌、附子同用。

5.参考资料

（1）本草精选:《神农本草经》:"主痈肿恶疮败疽,伤阴死肌,胃中邪气,贼风鬼击,痱缓不收。"《本草汇言》:"白及,敛气、渗痰、止血、消痈之药也。此药质极黏腻,性极收涩,味苦气寒,善入肺经。凡肺叶破损,因热壅血瘀而成疾者,以此研末日服,能坚敛肺藏,封填破损,痈肿可消,溃破可托,死肌可去,脓血可洁,有托旧生新之妙用也。"

（2）化学成分:本品含黏液质,其主要成分为白及甘露聚糖。尚含挥发油、淀粉、蒽醌类等。

（3）药理作用:本品有止血、抗溃疡、预防肠粘连、抗结核杆菌、抗肿瘤、抗失血性休克及血管栓塞等作用。

（二）仙鹤草

为蔷薇科植物龙牙草的干燥地上部分。生用或炒炭用。

1.性味归经　苦、涩、平。归心、肝经。

2.功效应用

（1）收敛止血,用于各种出血证。本品味涩性平,功善收敛止血,不论寒热虚实多种原因所致上下各部位出血,皆可配伍应用。治疗血热妄行所致咯血、吐血、衄血、尿血、便血、崩漏等,常与地黄、牡丹皮等凉血止血药配伍;若属虚寒出血者,多与补气摄血、温经止血之品同用。

(2)止痢,用于泻痢。本品具涩敛之性,能涩肠止泻止痢,因又能止血,适宜于血痢及久病泻痢,可单用本品水煎服,或与其祂凉血止痢药同用。

(3)补虚,用于脱力劳伤。本品有一定补虚作用。治疗劳力过度所致脱力劳伤,神疲乏力,可与大枣同用。

此外,本品还有截疟、解毒、杀虫作用,可用于疟疾、疮痈肿毒、阴痒带下等症。

3.用法用量 煎服,6~12g。外用适量。

4.参考资料

(1)本草精选:《滇南本草》:"调治妇人月经或前或后,红崩白带,面寒背寒,腰痛,发热气胀,赤白痢疾。"《本草纲目拾遗》:"葛祖方:消宿食,散中满,下气,疗吐血各病,翻胃噎膈,疟疾,喉痹,闪挫,肠风下血,崩痢,食积,黄白疸,疔肿痈疽,肺痈,乳痈,痔肿。"

(2)化学成分:本品含仙鹤草素等止血成分,其主要成分为鹤草甲素、乙素等6种。尚含鞣质、甾醇、皂苷和挥发油。

(3)药理作用:本品有止血、抑制胃肠运动、加强心肌收缩、减慢心率、降血压、降血糖、抗肿瘤、抗菌、抗消炎、镇痛等作用;并能抑制和杀灭多种绦虫、疟原虫和阴道滴虫。

(三)棕榈炭

为棕榈科植物棕榈的干燥叶柄制成的炭化物。研末用。

1.性味归经 苦、涩,平。归肝、肺、大肠经。

2.功效应用 收敛止血,用于出血证。本品药性平和,味苦而涩,能收敛止血,适宜于吐血、衄血、崩漏、便血、尿血等多种出血证。其善治崩漏,单用或随证配伍应用;治疗血热妄行之吐血、衄血、咳血,常与小蓟、栀子等凉血止血药配伍;治疗脾不统血、冲任不固之崩漏下血,常与益气固涩之品配伍。

此外,本品苦涩收敛,尚能止泻、止带,可用于久泻久痢、妇女带下等症。

3.用法用量 煎服,3~9g;研末服1~1.5g。

4.使用注意 出血兼有瘀滞、湿热下痢初起及带下有邪热者慎用。

5.参考资料

(1)本草精选:《日华子本草》:"止鼻洪、吐血,破癥,治崩中带下,肠风,赤白痢。入药烧灰用,不可绝过。"《本草纲目》:"棕灰性涩,若失血去多,瘀滞已尽者,用之切当,所谓涩可去脱也。与乱发同用更良,年久败棕入药尤妙。"

(2)化学成分:本品含大量纤维素及鞣质,并含有较丰富的金属元素锌、铁、铜、锰等。

(3)药理作用:棕榈水煎剂、棕榈炭水煎液及混悬液均有缩短出、凝血时间作用。棕榈子粉醇提物能收缩小鼠子宫,并有凝血作用。

(四)血余炭

为人头发闷煅而制成的炭化物。研末用。

1.性味归经

苦、涩,平。归肝、胃经。

2.功效应用

(1)收敛止血,用于出血证。本品有类似棕榈炭之收敛止血功效,但兼能化瘀,而有止血不留瘀的特点,适宜于各种出血证。治疗吐血、衄血,常配藕汁服之;治崩漏下血,每与棕榈炭相须为用;治便血、血痢及痔疮出血,多与槐花、侧柏叶等凉血止血药同用。

(2)化瘀、利尿,用于小便不利、血淋、瘀阻黄疸。本品有化瘀利尿作用,略兼有益阴之功。治疗小便不利或点滴不通,可与滑石、冬葵子等利尿通淋药配伍;治疗血淋尿赤涩痛,可与清热利尿止血药同用;治疗瘀阻黄疸,可与大黄、虎杖等药配伍。

3.用法用量　煎服,5~10g;研末服1.5~3g;外用适量。

4.使用注意　因本品煅后有焦发气味,易致恶心呕吐,故胃弱者慎用。

5.参考资料

(1)本草精选:《神农本草经》:"主五癃,关格不通,利小便水道,疗小儿痫,大人痉。"《日华子本草》:"止血闷血运,金疮伤风,血痢。入药烧灰,勿令绝过。煎膏长肉,消瘀血也。"

(2)化学成分:本品含炭素、胱氨酸及脂类。

(3)药理作用:本品有明显缩短出、凝血时间及血浆复钙时间作用;尚有抗菌作用。

五、温经止血药

既能制止出血,又能温通经脉,主治虚寒性出血证的药物,称为温经止血药。本类药物性温热,能温内脏、益脾阳、固冲脉而统摄血液,适用于脾不统血、冲脉失固之虚寒性出血病证,如便血、崩漏、衄血、紫癜等,出血日久,血色暗淡者。此外,部分药物尚有温经散寒之功,还可用于脾胃虚寒之脘腹冷痛、呕吐、泄泻,下焦虚寒之痛经、月经不调等症。

应用本类药物时,若属脾不统血所致者,当配伍益气健脾温阳药;若属肾虚冲脉失固者,宜配益肾暖宫补摄之品。

本类药物性温热,热盛火旺之出血禁用。

(一)艾叶

为菊科植物艾的干燥叶。生用、捣绒或制炭用。

1.性味归经　辛、苦,温;有小毒。归肝、脾、肾经。

2.功效应用

(1)温经止血,用于虚寒性出血证。本品辛香性温,入肝、肾经,能温散经脉寒邪而温经止血,适宜于虚寒性出血证。治疗崩漏下血,可单用本品水煎服,或与温经散寒、养血止血之品同用。若配入多数凉血止血药中,也可用于血热出血,且多用鲜品,既可防寒凉太过而留瘀,又可增强止血之效。

(2)散寒止痛,用于虚寒性腹痛。本品有温经散寒止痛之功。治脾胃虚寒之腹中冷痛,可与干姜、陈皮等散寒调中药配伍。另外,用艾叶装入布袋兜于脐部,或将艾绒制成艾条、艾炷,点燃烧灸,能温煦气血、透达经络、散寒止痛,治疗虚寒腹痛及痛经。

(3)调经安胎,用于虚寒性月经不调、胎动不安。本品既能温经散寒,又可调经止痛,止血安胎,为治妇科下焦虚寒或寒客胞宫之要药。治疗妇女宫寒腹痛、痛经、月经不调,可与散寒调经止痛药配伍;治下焦虚寒之胎漏下血、胎动不安,多与阿胶、桑寄生等养血安胎药同用。

此外,本品苦温燥湿,能祛湿止痒。治疗寒湿下注之泻痢、带下,单用即效,或与干姜、陈皮、苍术等同用；治疗皮肤湿疹、疥癣，可单用，或与黄柏、花椒、防风等煎水外洗，或配枯矾研末外敷。

3.用法用量　煎服，3～9g；外用适量，供灸治或熏洗用。温经止血宜炒炭用，余则生用。

4.使用注意　本品所含挥发油可引起皮肤黏膜灼热潮红。口服对胃肠可产生刺激，可引发中毒性黄疸性肝炎；可使中枢神经过度兴奋，导致惊厥。一般一次服用艾叶20～30g，即可引起中毒。故用量不宜过大。

5.参考资料

(1)本草精选：《名医别录》："主灸百病，可作煎，止下痢，吐血，下部匿疮，妇人漏血，利阴气，生肌肉，辟风寒，使人有子。"《药性论》："止崩血，安胎，止腹痛。"

(2)化学成分：本品含挥发油，油中主要成分为柠檬烯、香叶烯、β－蒎烯、龙脑等。尚含α－香树脂醇等三萜、倍半萜、黄酮醇、甾醇等。

(3)药理作用：本品有止血、抗炎、利胆、促进免疫功能、保护胃黏膜等作用。艾叶油有明显的平喘、镇咳、祛痰作用；体外实验对多种致病细菌及真菌有抑制作用，对子宫平滑肌有兴奋作用。

(二)炮姜

为干姜的炮制加工品。

1.性味归经　苦、辛、微涩，温。归脾、胃、肝经。

2.功效应用

(1)温经止血，用于虚寒性出血证。本品苦涩性温，主归脾经，既能直接止血，又能温脾而助统血，尤宜于脾胃虚寒，脾不统血之吐血、便血等多种出血证。治疗虚寒性吐血、便血，可以本品为末，米饮下，或与附子、人参、黄芪等温阳益气药配伍；治冲任虚寒，崩漏下血，可与艾叶等温经止药同用。

(2)温中止痛，用于腹痛、腹泻。本品性温，善暖脾胃，有温中止痛止泻之功，适用于中焦受寒或脾胃虚寒所致的腹痛、腹泻。治中焦有寒的腹痛，常与温中散寒止痛之高良姜配伍；治虚寒性腹泻，可与温中止泻之品同用。还可用于产后血虚寒凝、小腹疼痛，多与当归、川芎等活血止痛药配伍。

3.用法用量　煎服，3～9g；或入丸散。外用适量。

4.参考资料

(1)本草精选：《医学入门》："温脾胃，治里寒水泄，下痢肠澼，久疟，霍乱，心腹冷痛胀满，止鼻衄、唾血，血痢，崩漏"。《得配本草》："炮姜守而不走，燥脾胃之寒湿，除脐腹之寒痞，暖心气，温肝经，能去恶生新，使阳生阴长，故吐衄下血有阴无阳者宜之。"

(2)化学成分：本品含挥发油，油中主要成分为姜烯、姜烯酮、姜辣素、姜酮、龙脑、姜醇等；尚含树脂、淀粉等。

(3)药理作用：本品有显著缩短出血和凝血时间作用；煎剂对应激性及幽门结扎型胃溃疡、醋酸诱发的胃溃疡均有抑制作用，能够使溃疡面缩小，减少疮面出血，加速溃疡愈合。

本节知识拓展参考药

药名	性味归经	功效	主治	用法用量注意
景天三七	甘、微酸,平。归心、肝经	化瘀止血 宁心安神 解毒	出血证 心神不宁证 虫蛇咬伤	煎汤:10～15g,鲜品50～100g,捣汁内服
鸡冠花	甘、涩、凉。归肝、大肠经	收敛止血,凉血 止带 止痢	出血证 带下 久泻久痢	煎汤:6～12g
紫珠叶	苦、涩、凉。归肝、肺、胃经	收敛凉血止血 散瘀解毒消肿	出血证 热毒疮痈,水火烫伤	煎汤:3～15g
藕节	甘、涩、平。归肝、心、胃经	收敛止血	出血证	煎汤:10～15g

（段红福）

第七节　活血化瘀药

一、概述

1.含义　凡以促进血行、消散瘀血为主要作用,主治瘀血证的药物,称活血化瘀药。

2.功效与主治病证

(1)功效:本类药均有活血化瘀功效,其中活血作用强者,称破血。部分药物分别兼有止痛、调经、消肿、疗伤、消癥等功效。

(2)主治:该类药适宜于瘀血证,以痛、肿、紫、出血等为特点。瘀血证涉及内、妇、外、伤各科。主要包括内科的胸、腹、头痛,痛如针刺,痛有定处,体内的癥瘕积聚,中风不遂,肢体麻木及关节痹痛日久;妇科的月经不调、经闭、痛经、产后腹痛;伤科的跌仆损伤、瘀肿疼痛;外科的疮疡肿痛等等。

(3)分类:依据主治病证及兼有功效,将本类药分为活血止痛、活血调经、活血疗伤、破血消癥四类。

3.性能特点　本类药物多具辛味,部分动物、昆虫类药物多味咸,主归心、肝两经为主。

4.配伍应用　应用本类药物,除根据各类药物的不同效用特点而随证选用外,还需注意以下配伍。

(1)根据病机与行气药配伍:因"气滞则血瘀","气行则血行",故活血化瘀药常与理气药同用,以增强活血祛瘀之效。

(2)根据病因予以配伍:如瘀血因寒凝、瘀热互结、痰湿阻滞或体虚致瘀者或久瘀致虚者,当分别配温通经脉、清热、化痰除湿、补虚药。

(3)依据病证予以配伍:如风湿痹阻,络脉不通或癥瘕积聚者,应分别配伍祛风除湿通络、软坚散结药。

5.使用注意

(1)药物特性:活血化瘀药行散走窜,活血动血,应注意防其破泄太过,做到化瘀而不伤正。

(2)病证禁忌：有出血倾向，月经过多及孕妇均当慎用或禁用；不宜多用久用。

二、活血止痛药

既能活血化瘀，又有良好的止痛作用，常用以治瘀血所致各种疼痛证的药物，称为活血止痛药。本类药物味辛而大多性温，具有行、散之性，既能活血，又可止痛，适宜于瘀血阻滞所致头痛、胸胁痛、心腹痛、痛经、产后腹痛、痹痛及跌打损伤瘀肿疼痛等；亦可配伍用于其他瘀血证。因多数药物兼能行气，故尤宜于血瘀气滞所致诸痛。

本类药物中行散力强者，孕妇、月经过多者及瘀滞不明显者不宜使用。

（一）川芎

为伞形科植物川芎的干燥根茎。生用或酒炙。

1. 性味归经　辛，温。归肝、胆、心包经。

2. 功效应用

(1)活血行气，用于血瘀气滞诸痛证。本品辛散温通，既能活血，又能行气，为"血中气药"，适宜于血瘀气滞所致胸胁、心腹诸痛证。治疗心脉瘀阻之胸痹心痛，常与丹参、桂枝、檀香等配伍；治疗肝郁气滞之胁痛，常与柴胡、白芍、香附等同用；治疗癥瘕积聚、胸胁刺痛，常与桃仁、红花等配伍；治疗跌打损伤、瘀肿疼痛，常与活血止痛、散瘀消肿之品同用。因其又能下行血海，长于下调经水，又为妇科活血调经之要药，适宜于多种妇科病证。治疗血瘀经闭、痛经、产后恶露不尽、瘀阻腹痛等，多与当归、白芍、熟地等药同用。

现代将其主要成分川芎嗪制成注射剂，临床用于多种疾病，尤其多用于心脑血管性疾病。

(2)祛风止痛，用于头痛、风湿痹痛。本品味辛升散，能上行头目而祛风止痛，为治头痛要药，不论风寒、风湿、风热、血虚、血瘀所致头痛皆可配伍应用，故有"头痛必用川芎"之说。治疗风寒头痛，常与羌活、白芷、细辛配伍；治疗风热头痛，可与清利头目之品同用；治风湿头痛，可与羌活、独活、防风同用；治疗血虚头痛，常与当归、白芍等配伍；治疗瘀血头痛，可与活血通窍药同用。

3. 用法用量　煎服，3～10g。

4. 使用注意　本品辛温升散，凡阴虚火旺，舌红口干，多汗，月经过多及出血性疾病，忌用。

5. 参考资料

(1)本草精选：《神农本草经》："主中风入脑，头痛，寒痹，筋挛，缓急，金疮，妇人血闭，无子。"《得配本草》："入手足厥阴经气分，血中气药。上行头目，下行血海。散风寒，疗头痛。破瘀蓄，调经脉。治寒痹筋挛，目泪多涕，痘疮不发，血痢滞痛，心胁诸痛。"

(2)化学成分：本品主要含川芎嗪等多种生物碱，阿魏酸等酚性物质，藁本内酯、川芎内酯等多种挥发油。尚含香草醛、甾醇类及维生素等。

(3)药理作用：本品有扩张冠状动脉、增加冠状动脉血流量、降低心肌耗氧量、改善微循环、抑制血小板聚集、预防血栓形成、镇静、镇痛、降压、调节免疫、利胆等作用。

（二）延胡索

为罂粟科多年生植物延胡索的干燥块茎。生用或醋炙用。

1. 性味归经　辛、苦，温。归肝、脾经。

2. 功效应用　活血，行气，止痛，用于气血瘀滞诸痛。本品味辛性温，既能活血，又能行气,有良好的止痛功效,"专治上下一身诸痛",广泛用于气滞血瘀所致各部位疼痛,尤宜于肝、胃、胸腹等内脏诸痛,单用或随证配伍。治疗心脉瘀阻之胸痹心痛,常与丹参、桂枝、薤白等同用。本品善治胃痛,若属胃热所致者,常与川楝子配伍(金铃子散);治胃寒所致者,与温中散寒止痛药配伍;中虚胃痛,与补气健脾之品配伍。治疗肝郁气滞之胁肋胀痛,可与柴胡、郁金等同用;寒疝腹痛,可与小茴香、吴茱萸等同用。治妇科气滞瘀血之痛经、月经不调、产后瘀滞腹痛,常与当归、红花、香附等活血调经之品同用。治疗跌打损伤,瘀肿疼痛,常与其他活血消肿止痛药同用。

本品为临床常用止痛药,现已制成各种剂型,广泛用于多种病证,尤其以疼痛为主症的病证。

3.用法用量　煎服,3～10g;研末服,每次 1.5～3g。醋炙可增强止痛之功。

4.参考资料

(1)本草精选:《雷公炮炙论》:"心痛欲死,速觅延胡。"《本草纲目》:"延胡索,能行血中气滞,气中血滞,故专治一身上下诸痛。"

(2)化学成分:本品主要含生物碱,其主要成分为胡索甲素、延胡索乙素、延胡索丙素(原阿片碱)、延胡索丁素等。尚含淀粉、挥发树脂等。

(3)药理作用:本品有镇痛、催眠、镇静作用,并能扩张冠状动脉、增加冠状动脉血流量、抗心肌缺血、提高耐缺氧能力、抗心律失常、扩张外周血管、降低血压。

(三)郁金

为姜科植物温郁金、姜黄、广西莪术或蓬莪术的干燥块根。生用,或矾水炙用。

1.性味归经　辛、苦,寒;归肝、胆、心经。

2.功效应用

(1)活血止痛,行气解郁,用于血瘀气滞诸痛证。本品既能活血祛瘀止痛,又能行气解郁,适宜于气滞血瘀所致的胸、腹、胁肋诸痛证。治疗肝郁气滞之胸胁刺痛,常与柴胡、香附、白芍等同用;治疗心脉瘀阻之胸痹心痛,多与瓜蒌、薤白、丹参等配伍;治疗妇科痛经、乳房胀痛,常与柴胡、香附、当归等配伍;治疗癥瘕痞块,可与破血消癥、软坚散结药同用。

(2)清心开窍,用于热病神昏、癫痫病。本品性寒而入心、肝经,能清心热、解郁以开窍。治疗痰浊蒙蔽心窍,热陷心包之神昏,常与石菖蒲、竹沥、栀子等开窍、清心、化痰之品配伍;治疗痰火蒙心之癫痫,与明矾配伍。

(3)凉血止血,用于血热出血证。本品既能清肝经血分之热而凉血,又能顺气降火而达止血之效,适宜于肝郁化火、气火上逆之多部位出血。治疗吐血、衄血及妇女倒经等上部出血,常与地黄、牡丹皮、栀子等同用;治疗尿血、血淋等下焦出血,可与小蓟、白茅根等凉血止血药配伍。

(4)利胆退黄,用于肝胆湿热黄疸、胆石症。本品入肝胆经,又能清利肝胆湿热而退黄排石,适宜于湿热黄疸,湿热煎熬成石的胆石症。治湿热黄疸,常与茵陈、栀子配伍;治胆道结石,多与金钱草、大黄等同用。

3.用法用量　煎服,3～10g。

4.使用注意　不宜与丁香、母丁香同用。

5.参考资料

(1)本草精选:《药性论》:"治女人宿血气心痛,冷气结聚。"《得配本草》:"凉心,散郁,破血下气。治血气心腹诸痛,妇人经脉逆行,吐血衄血,产后败血冲心,失心癫狂,痰迷心窍,痘毒入心,挑生蛊毒。"

(2)化学成分:含莰烯、樟脑、倍半萜烯等挥发油,姜黄素、姜黄酮、脱甲氧基姜黄素、双脱甲氧基姜黄素、姜黄酮、芳基姜黄酮等。

(3)药理作用:本品有保肝、促进胆汁分泌和排泄、刺激胃酸及十二指肠液分泌、降低全血黏度、抑制血小板聚集、抗炎、镇痛等作用。

(四)姜黄

为姜科植物姜黄的干燥根及茎。生用。

1.性味归经 辛、苦,温。归肝、脾经。

2.功效应用

(1)活血行气,用于血瘀气滞诸痛证。本品功似川芎,既入气分能行气,又入血分能活血祛瘀,可广泛用于血瘀气滞诸痛证。治疗胸胁腹痛、经闭、痛经、跌打损伤、癥瘕积聚等,分别与活血行气、活血调经、活血止痛、破血消癥药物同用。

(2)通经止痛,用于风湿痹证。本品能温通经脉,外散风寒,内行气血,长于通经止痛,尤善行肩臂而除痹痛,为治风湿肩臂疼痛之良药。治疗风湿痹痛,常与羌活、防风等祛风湿止痛药同用。

本品止痛,还可配伍用于牙痛、疮痈肿痛、皮癣痛痒等。

3.用法用量 煎服,3~10g,外用适量。

4.使用注意 血虚无气滞血瘀者慎用;孕妇忌用。

5.参考资料

(1)本草精选:《新修本草》:"主心腹结积,疰忤,下气,破血,除风热,消痈肿,功力烈于郁金。"《本草纲目》:"治风痹臂痛。"《本草备要》:"理血中之气,下气破血,除风消肿,功力烈于郁金。治气胀血积,产后败血攻心,通月经,疗扑损。"

(2)化学成分:本品含姜黄酮、莪术酮、莪术醇、丁香烯龙脑、樟脑等挥发油及姜黄素等。

(3)药理作用:本品能抑制血小板聚集、降低血浆黏度和全血黏度、抗炎、抗氧化、降血脂、降压、保护胃黏膜、保肝、利胆等作用。

(五)乳香

为橄榄科植物乳香树及其同属植物树皮渗出的树脂。生用或清炒或醋炙。

1.性味归经 辛、苦,温。归心、肝、脾经。

2.功效应用

(1)活血行气止痛,用于血瘀气滞诸痛证。本品既能活血化瘀,又能行气止痛,能"定诸经之痛",适宜于血瘀气滞诸痛证,常与没药相须为用。治疗血瘀气滞之胃脘疼痛,可与延胡索、木香等同用;治疗瘀阻心脉之胸痹心痛,多与丹参、三七等同用;治疗痛经、经闭、产后瘀阻腹痛,常与当归、川芎、丹参等活血通经止痛之品同用;治疗风湿痹痛,多与祛风湿、止痛药同用。

(2)消肿生肌,用于跌打损伤、疮疡痈肿。本品既能活血散瘀,消肿止痛,又能祛腐生肌,为外伤科要药。治疗跌打损伤之瘀血肿痛,疮疡初起之红肿热痛,以及疮疡溃久不敛,可分别与活血消肿止痛、清热解毒、生肌敛疮之品同用。

3.用法用量 煎汤或入丸散,3~5g;外用适量,研末调敷。

4.使用注意 孕妇及胃弱者慎用。

5.参考资料

(1)本草精选:《名医别录》:"疗风水毒肿,去恶气。疗风瘾疹痒毒。"《本草蒙筌》:"疗诸般恶疮及风水肿毒,定诸经卒痛并心腹急疼。亦入敷膏,止痛长肉。更催生产,且理风邪。"《本草纲目》:"消痈疽诸毒,托里护心,活血定痛,伸筋,治妇人难产,折伤。"

(2)化学成分:本品主要含树脂、树胶、挥发油及苦味质。

(3)药理作用:本品有镇痛、抗炎、促进伤口愈合、保护胃黏膜、抗溃疡等作用。

(六)没药

为橄榄科植物地丁树或哈地丁树的干燥树脂。生用或清炒或醋炙。

1.性味归经　辛、苦,平。归心、肝、脾经。

2.功效应用

活血止痛,消肿生肌,用于跌打损伤瘀滞疼痛、痈疽肿痛、疮疡溃后难敛及多种瘀滞痛证。本品功用与乳香相似,二者常相须为用,治疗伤科、外科等瘀血病证。没药偏于活血化瘀,多用于血瘀气滞较重之胃痛;乳香偏于行气、伸筋,多用于血瘀气滞证及痹证。

3.用法用量　煎服,3～5g,炮制去油,多入丸散用。

4.使用注意　孕妇及胃弱者慎用。

5.参考资料

(1)本草精选:《药性论》:"主打磕损,心腹血瘀,伤折蹉跌,筋骨瘀痛,金刃所损,痛不可忍。"《本草纲目》:"散血消肿,定痛生肌。"

(2)化学成分:本品含树脂、树胶、挥发油等。

(3)药理作用:本品有改善微循环、降低血黏度、抗炎、抗血栓、降血脂、抗肿瘤、保肝、促进肠蠕动等作用。

(七)五灵脂

为鼯鼠科动物复齿鼯鼠的干燥粪便。生用或醋炙、酒炙用。

1.性味归经　苦、咸、甘,温。归肝经。

2.功效应用

(1)活血止痛,用于瘀滞痛证。本品专入肝经血分,性温而善温通活血又止痛,为治疗瘀滞疼痛之常用药,常与蒲黄相须为用。治疗胸痹心痛、脘腹胁痛、痛经、经闭、产后瘀滞腹痛、骨折肿痛等多种瘀痛之症,可与其他活血化瘀、调经、疗伤、止痛之品同用。

(2)化瘀止血,瘀滞出血证。本品炒用,既能活血又能止血,适宜于瘀血内阻、血不归经之出血。治疗妇女崩漏经多,色紫多块,少腹刺痛,既可单味炒研末,温酒送服,也常与蒲黄、三七等化瘀止血药同用。

此外,本品能解毒消肿止痛,尚可用于蛇、蝎、蜈蚣咬伤,可内服,也可配雄黄外敷。

3.用法用量　煎服,5～10g,包煎。

4.使用注意　血虚无瘀及孕妇慎用。不宜与人参同用。

5.参考资料

(1)本草精选:《开宝本草》:"主疗心腹冷气,小儿五疳,辟疫,治肠风,通利气脉,女子月闭。"《本草新编》:"功专生血止血,通经闭,又治经行不止,去心疼,并疗血气刺痛,祛血痢肠风,逐心腹冷气,定产妇血晕,除小儿疳蛔,善杀虫,又止虫牙之痛,药笼中亦不可缺也。"

(2)化学成分:含尿嘧啶、尿素、尿酸等含氮物质,维生素A及多量树脂。

（3）药理作用：本品可抑制血小板聚集、降低血黏度、改善脑缺血、降低心肌细胞耗氧量、增强机体免疫功能、抗炎、缓解平滑肌痉挛等作用。

三、活血调经药

既能活血祛瘀，又能畅利经脉，通调月经，常用以治疗瘀血所致的月经不调、痛经、经闭及产后瘀滞腹痛等经产病证的药物，称为活血调经药。其活血化瘀，亦常用于其他瘀血病证，如瘀滞疼痛、癥瘕积聚、跌打损伤、疮痈肿毒等。

妇女经产之证，多与肝之疏泄失常有关，故使用本类药物时，常与疏肝理气之品同用。妇女多瘀多虚，若兼气血亏虚者，常配伍补气、补血之品。孕妇慎用或忌用。

（一）丹参

为唇形科植物丹参的干燥根及根茎。生用或酒炙用。

1. 性味归经　苦，微寒。归心、肝经。

2. 功效应用

（1）活血调经，用于瘀血阻滞之月经不调、经闭、痛经、产后瘀滞腹痛。本品功善活血化瘀，调经止痛，祛瘀生新而不伤正，善"调妇人经脉不匀"，故为妇科调经要药，有"一味丹参散，功同四物汤"之说。治疗月经不调，经期错乱，经量稀少，经行腹痛，经色紫暗或伴血块，产后恶露不下，少腹作痛，可单味研末，酒调服；或与当归、川芎、香附等药同用。本品活血祛瘀，还可广泛用于瘀血诸证，因其性微寒，尤宜于血热瘀滞所致者。

（2）祛瘀止痛，用于瘀滞心痛、脘腹疼痛、癥瘕积聚、跌打损伤、风湿痹痛。本品善能通行血脉，祛瘀止痛，为治疗瘀血病证的要药。治疗瘀血阻滞心脉，胸痹心痛，脘腹疼痛，常与檀香、砂仁等配伍；治疗癥瘕积聚，常与三棱、莪术等同用；治疗跌打损伤，常与乳香、没药等配伍；治疗风湿痹痛，常与牛膝、杜仲、续断等同用。

现代单用或与三七、冰片等同用制成多种剂型，如注射剂、滴丸、片剂等，用于心脑血管疾病。

（3）凉血消痈，用于热毒疮痈。本品凉血活血以散瘀消痈，适宜于热壅血瘀所致者。治疗疮痈肿毒、红肿热痛及乳痈，常与金银花、连翘等清热解毒药同用。

（4）除烦安神，用于热病烦躁神昏、心悸失眠。本品性寒入心经，有清心凉血、除烦安神之功。治疗热入营血，高热神昏，烦躁不寐，常与地黄、玄参等药配伍；治疗心血不足之心悸失眠，取其养血安神，常与养心安神药如酸枣仁、柏子仁、五味子等同用。

3. 用法用量　煎服，10～15g。活血化瘀宜酒炙用。

4. 使用注意　不宜和藜芦同用。

5. 参考资料

（1）本草精选：《神农本草经》："主心腹邪气，肠鸣幽幽如走水，寒热积聚，破癥除瘕，止烦满，益气。"《得配本草》："养血活血，生新血，去宿血。治风邪留热，除产后烦热，开心腹结气，调女人经脉。有孕能安，死胎可落。愈冷热痨，止骨节痛。"

（2）化学成分：本品含丹参酮、丹参新酮、丹参醇、丹参酚、丹参醛等脂溶性成分，以及水溶丹参素、丹参酸原儿茶酸、原儿茶醛等水溶性成分。

（3）药理作用：本品能扩张冠状动脉、增加冠状动脉血流量、调节血脂、抗动脉粥样硬化、改善微循环、抗血栓形成、提高耐缺氧能力、保护心肌；还可扩张血管、降血压、保护肝细胞、抗肝纤维化,以及有一定的镇静、镇痛、抗炎等作用。

（二）红花

为菊科植物红花的干燥花。生用。

1.性味归经　辛,温。归心、肝经。

2.功效应用

活血祛瘀,通经止痛,用于多种瘀血证。本品专入血分,辛散温通之力较强,为活血祛瘀、通经止痛之要药,适宜于多种妇产科瘀血病证。治疗痛经、经闭、产后瘀滞腹痛,单用与酒煎服,或与桃仁相须为用,亦可与川芎、当归、白芍等同用。本品还常用于癥瘕积聚、胸痹心痛、血瘀腹痛、胁肋刺痛及跌打损伤瘀肿疼痛等各种瘀血病证,常与其他活血祛瘀、消肿止痛药配伍。

此外,本品能活血通脉以化瘀消斑,可用于瘀热郁滞之斑疹色暗,常与紫草、大青叶等活血透疹消斑之品同用。

3.用法用量　煎服,3～10g。

4.使用注意　孕妇慎用。

5.参考资料

(1)本草精选:《开宝本草》:"主产后血晕,口噤,腹内恶血不尽,绞痛,胎死腹中,并酒煮服。"《本草纲目》:"活血润燥,止痛散肿,通经。"

(2)化学成分:本品含红花黄色素、黄色素、红花醌苷、新红花苷、红花苷和红花油。

(3)药理作用:本品有扩张冠状动脉、改善心肌缺血、扩张血管、降低血压、抑制血小板聚集、降低血黏度、兴奋子宫和肠道平滑肌、镇痛、镇静、抗炎、抗惊厥等作用。

（三）桃仁

为蔷薇科植物桃或山桃的干燥成熟种子。生用或炒用。

1.性味归经　苦、甘,平;有小毒。归心、肝、大肠经。

2.功效应用

(1)活血祛瘀,用于多种瘀血病证。本品入心肝血分,活血祛瘀之力强,适宜于妇科、内科、外伤等多种瘀血病证。治疗瘀血所致经闭、痛经、产后瘀滞腹痛,常与红花相须为用,或与当归、川芎、白芍等同用;治疗癥瘕积聚,常与桂枝、茯苓、牡丹皮等配伍;治疗跌打损伤,常与其他活血消肿止痛之品同用。

本品活血祛瘀以消痈,治疗肺痈、肠痈,常与清热解毒药配伍。

(2)润肠通便,用于肠燥便秘。本品富含油脂,能润滑肠道而通便,治疗肠燥便秘,常与当归、火麻仁等药同用。

(3)止咳平喘,用于咳嗽气喘。本品味苦降泄,能降泄肺气,以止咳平喘。治疗咳嗽气喘,既可单用煮粥食用,又常与杏仁同用。

3.用法用量　煎服,5～10g。

4.使用注意　孕妇慎用。

5.参考资料

(1)本草精选:《神农本草经》:"主瘀血,血闭瘕邪气,杀小虫。"《药性解》:"逐腹中恶血而补血虚,除产后败血而止血晕,疗跌扑损伤,疮毒肿胀,老人血少便结,女子经闭不行,催生下胎衣及死胎。"

（2）化学成分：本品含苦杏仁苷、苦杏仁酶、挥发油、脂肪油等成分。

（3）药理作用：本品有增加脑血流量、降低血管阻力、抑制血小板聚集、抗血栓形成、镇痛、抗炎、抗菌、抗过敏、镇咳平喘、抗肺纤维化等作用。

（四）益母草

为唇形科植物益母草的新鲜或干燥地上部分。生用或熬膏用。

1.性味归经　辛、苦，微寒。归心包、肝、膀胱经。

2.功效应用

（1）活血调经，用于妇科经产瘀滞诸证。本品功善活血调经，祛瘀通经，为妇科经产要药，故有益母之名。治疗瘀阻经闭、痛经、经行不畅、产后腹痛、恶露不尽等妇产科病证，可单味本品煎汤或熬膏服用，或用益母草制剂，亦可与当归、川芎、乳香等药同用。治疗跌打损伤，瘀肿疼痛，可与活血止痛药配伍。

（2）利尿消肿，用于水肿、小便不利、尿血。本品既能利水消肿，又能活血化瘀，尤宜于水瘀互结之水肿，血热及瘀滞之出血。治疗水肿，常与利水消肿药配伍；治疗血淋、尿血，常与白茅根、车前子、石韦等利尿通淋药同用。

（3）清热解毒，用于疮痈肿毒、皮肤瘾疹。本品性寒清热解毒以消肿。治疗疮痈肿毒，皮肤瘾疹，可单用外洗或外敷，亦可与黄柏、蒲公英、苦参等同用。

3.用法用量　煎服，9～30g；鲜品12～40g。或熬膏，入丸剂。外用适量捣敷或煎汤外洗。

4.使用注意　孕妇慎用。

5.参考资料

（1）本草精选：《神农本草经》："茎主瘾疹痒，可作浴汤。"《本草正》："性滑而利，善调女人胎产诸证，故有益母之号。"《得配本草》："行血而新血不伤，养血而瘀血不滞。利二便，治产后血胀，疗血逆大热，消乳痈，解蛇毒。"

（2）化学成分：本品含益母草碱、水苏碱、益母草啶等生物碱。尚含苯甲酸、月桂酸等脂肪酸及二萜类等。

（3）药理作用：本品有兴奋子宫、增加冠状动脉流量、减慢心率、改善微循环障碍、抗血栓、改善肾功能、抑制皮肤真菌等作用。

（五）牛膝

为苋科植物牛膝（怀牛膝）的干燥根。生用或酒炙用。

1.性味归经　苦、甘、酸，平。归肝、肾经。

2.功效应用

（1）活血通经，用于多种瘀血证。本品活血祛瘀力强，且性善下行，长于活血通经，适宜于妇科、外科等多种瘀血病证。治疗瘀血经闭、痛经、经行腹痛、胞衣不下等妇科瘀血证，常与当归、桃仁、红花等配伍；治疗跌打损伤，瘀肿疼痛，可与乳香、续断、当归等舒筋活血止痛药同用。

（2）补益肝肾，强筋健骨，用于腰膝酸痛、下肢痿软。本品既能活血祛瘀，又能补益肝肾，强筋健骨，为治肝肾不足腰膝酸软之常用药。治疗肝肾不足，肾虚腰痛，常与其他补肝肾、强筋骨药配伍；治疗痹痛日久，腰膝酸痛，筋骨无力，常与五加皮、桑寄生、独活等同用。若治湿热成痿、足膝痿软者，常与黄柏、苍术同用。

（3）利水通淋，用于淋证、水肿。本品性善下行，能利水通淋，为治下焦多种水湿病证常用药。治疗热淋、血淋、砂淋,常与车前子、冬葵子、瞿麦等药配伍;治疗水肿、小便不利,常与利水消肿药同用。

(4)引火(血)下行,用于头痛眩晕、吐衄出血、齿痛口疮。本品味苦泄降,能引血下行,以降上炎之火,适宜于肝阳上亢及火热上冲诸证。治疗肝阳上亢之头痛眩晕,与平肝潜阳药配伍;治疗火热上冲之吐血、衄血,常与凉血止血药同用;治疗胃火上炎之齿痛、口舌生疮,常与石膏、知母等清泄胃热之品同用。

3.用法用量　煎服,5~12g。活血祛瘀、利尿通淋、引血(火)下行宜生用;补肝肾、强筋骨宜酒炙用。

4.使用注意　孕妇慎用。

5.参考资料

(1)本草精选:《神农本草经》:"主寒湿痿痹,四肢拘挛,膝痛不可屈伸,逐血气,伤热,火烂,堕胎。"《得配本草》:"益肝肾之精气,破瘀血之癥结。治筋骨痿痹,久疟,下痢,淋痛尿血,并心腹诸痛。又能引火下行,并疗喉痹齿痛。"

(2)化学成分:本品主要含三萜皂苷、甾酮类(蜕皮甾酮、牛膝甾酮等)、牛膝多糖和甜菜碱等成分。

(3)药理作用:本品有兴奋子宫、抗生育、抗着床、抗早孕、降血压、利尿、降低血黏度、降血脂、降血糖、抗炎、镇痛、提高免疫等作用。

(六)鸡血藤

为豆科植物密花豆的干燥藤茎。生用。

1.性味归经　苦、甘,温。归肝、肾经。

2.功效应用

(1)活血补血,用于月经不调、痛经、经闭。本品既能活血化瘀,又可通经,兼可补血,适宜于妇科血虚血瘀诸证。治疗月经不调、痛经、经闭等,常与当归、白芍、川芎等补血活血、调经止痛之品同用。

(2)舒筋活络,用于风湿痹痛、肢体麻木、半身不遂。本品活血养血,又能舒筋活络,宜于血虚血瘀之风湿痹证。治疗血虚身痛,可与首乌藤、当归等同用;治疗风湿痹痛,肢体麻木,可与祛风湿药同用;治疗痹证日久,肝肾不足者,多与五加皮、桑寄生等补肝肾、强筋骨药配伍;治疗中风手足麻木,肢体瘫痪,常与益气活血通络之品同用。

3.用法用量　煎服,9~15g。或熬膏服。

4.参考资料

(1)本草精选:《本草纲目拾遗》:"壮筋骨,已酸痛,和酒服与老人最宜;治老人血气虚弱、手足麻木、瘫痪等症;男子虚损,不能生育及遗精白浊;男妇胃寒痛;妇人经水不调,赤白带下,妇女干血劳及子宫虚冷不受胎。"《饮片新参》:"去瘀血,生新血,流利经脉。治暑痧,风血痹证。"

(2)化学成分:本品主要含异黄酮类、三萜类、甾体类等成分。

(3)药理作用:本品有兴奋子宫平滑肌、增加动脉血流量、降低血管阻力、抑制血小板聚集、抗炎、镇静、调节免疫系统功能、促进骨髓造血功能等作用。

(七)王不留行

为石竹科植物麦蓝菜的干燥成熟种子。生用或炒用。

1.性味归经 苦、平。归肝、胃经。

2.功效应用

(1)活血通经,用于血瘀经闭、痛经、难产。本品善于通利血脉,活血通经,走而不守,可用于妇科瘀滞经产病证。治瘀血阻滞之经行不畅、痛经及经闭,常与当归、川芎、香附等药同用。

(2)下乳消痈,用于产后乳汁不下。本品善行血脉,通乳汁,消痈肿,为治疗产后乳汁不下的常用之品。治疗气血不足,乳汁量少者,常与补气血之品同用;治乳汁郁积而致乳痈肿痛者,可与清热解毒消痈、通经下乳之品配伍。

(3)利尿通淋,用于热淋、血淋、石淋。本品性善下行,功善活血利尿通淋。治多种淋证,常与石韦、瞿麦、冬葵子等利尿通淋药同用。

3.用法用量 煎服,5~10g。

4.使用注意 孕妇慎用。

5.参考资料

(1)本草精选:《神农本草经》:"主金疮,止血逐痛,出刺,除风痹内寒。"《名医别录》:"止心烦鼻衄,痈疽恶疮,瘘乳,妇人难产。"《本草纲目》:"利小便";"王不留行能走血分,乃阳明冲任之药,俗有'穿心甲、王不留,妇人服了乳长流'之语,可见其性行而不住也"。

(2)化学成分:本品主要含三萜皂苷、黄酮苷、环肽、类脂、脂肪酸、单糖等。

(3)药理作用:本品有抗着床、抗早孕、兴奋子宫、促进乳汁分泌等作用。

(八)泽兰

为唇形科植物毛叶地瓜儿苗的干燥地上部分。生用。

1.性味归经 苦、辛,微温。归肝、脾经。

2.功效应用

(1)活血调经,用于妇科、伤科瘀血病证。本品功善活血调经,尤宜于妇科经产瘀血病证。治疗血瘀经闭、痛经、产后瘀滞腹痛等妇科病证,常与其他活血调经或通经药物配伍。治疗跌打损伤、瘀肿疼痛证及疮痈肿痛,可单用捣碎,或与活血祛瘀、清热解毒等药同用。

(2)利水消肿,用于水肿、小便不利。本品利水消肿而又活血,适宜于瘀血阻滞及,水瘀互结之证。治疗水肿、小便不利,常与其他利水消肿药配伍。

3.用法用量 煎服,6~12g。

4.使用注意 血虚及无瘀滞者慎用。

5.参考资料

(1)本草精选:《神农本草经》:"主乳妇内衄,中风余疾,大腹水肿,身面四肢浮肿,骨节中水,金疮痈肿疮毒脓毒。"《本草新编》:"理胎产,消身面、四肢浮肿,破宿血,去癥瘕,行瘀血,疗扑损,散头风目痛,逐痈肿疮脓,长肉生肌,利关开窍。此系女科佳品,然亦佐使之药也。"

(2)化学成分:本品主要含挥发油,尚含黄酮苷、鞣质、皂苷、树脂等。

(3)药理作用:本品有降低血黏度、抗凝血、抗血栓形成、改善微循环、调节脂代谢、强心、利胆、保肝等作用。

四、活血疗伤药

既能活血化瘀,又可消肿止痛、续筋接骨、生肌敛疮,常用以治跌打损伤之瘀肿疼痛,骨折筋损,金疮出血等骨伤疾患的药物,称活血疗伤药。也可用于其他血瘀病证。

骨折筋伤者,多与肝肾有关,故本类药物常与补肝肾、强筋骨药同用。用于瘀肿疼痛者或金创出血者,常与活血止痛药、化瘀止血药同用。

（一）土鳖虫

为鳖蠊科昆虫地鳖或冀地鳖的雌虫干燥体。生用。

1. 性味归经　咸,寒;有小毒。归肝经。

2. 功效应用

（1）破血逐瘀,用于血瘀经闭、产后腹痛、癥积痞块。本品活血祛瘀之力强,长于破血逐瘀以通经消癥,为治瘀血重症常用药。治疗血瘀经闭,产后瘀滞腹痛,常与桃仁、红花等活血调经药配伍;治疗癥积痞块,常与大黄、水蛭等同用。

（2）续筋接骨,用于跌打损伤、筋伤骨折、瘀肿疼痛。本品性善走窜,既能破血逐瘀,消肿止痛,又可续筋接骨,为伤科疗伤常用药。治疗骨折筋伤,局部瘀肿疼痛,可单用本品研末调敷,或研末黄酒冲服;治疗骨折筋伤后期,筋骨软弱无力者,常与续断、骨碎补等补肝肾、强筋骨药同用。

3. 用法用量　煎服,3～10g。

4. 使用注意　孕妇忌服。

5. 参考资料

（1）本草精选:《神农本草经》:"主心腹寒热洗洗,血积癥瘕,破坚,下血闭。"《本草纲目》:"行产后血,折伤瘀血,治重舌木舌口疮,小儿腹痛夜啼。"《本草求真》:"凉血破积,软坚接骨。"

（2）化学成分:本品主要含多种活性蛋白酶、多氨基酸、不饱和脂肪酸、微量元素、生物碱和脂溶性维生素等活性成分。

（3）药理作用:本品有抗凝血、改善血液流变学、促进骨折愈合、调节血脂、抗肿瘤等作用。

（二）苏木

为豆科植物苏木的干燥心材。生用。

1. 性味归经　甘、咸,平。归心、肝、脾经。

2. 功效应用

（1）活血疗伤,用于跌打损伤、骨折筋伤、瘀滞肿痛。本品也有活血散瘀、消肿止痛功效,亦是伤科常用药。治疗跌打损伤,骨折筋伤,常与乳香、没药、自然铜等药同用。

（2）祛瘀通经,用于血滞经闭痛经、产后瘀阻、胸腹刺痛、痈肿疮毒。本品具有活血祛瘀、通经止痛功效,适宜于多种瘀血病证。治疗经闭、痛经等妇科瘀滞经产诸疾,常与活血调经或通经药配伍;治疗胸腹刺痛,可与活血止痛药配伍;治疗痈肿疮毒,多与清热解毒药配伍。

3. 用法用量　煎服,3～9g。

4. 使用注意　孕妇慎用。

5. 参考资料

（1）本草精选:《新修本草》:"主破血,产后血胀闷欲死者。"《本草蒙筌》:"入药惟取中心,煎酒专行积血。女科资通月水,产后败血立除。外科仗散肿痛,跌扑死血即逐。"

（2）化学成分:主含巴西苏木素类、查耳酮类、原苏木素类、原苏木素苷元及高异黄酮类衍生物。

（3）药理作用:本品有增强心肌收缩力、增加冠状动脉流量、促进微循环、抑制血小板聚集、镇静、催眠、抑菌、消炎、抑制免疫、抗肿瘤等作用。

（三）血竭

为棕榈科植物麒麟竭的果实渗出的树脂经加工制成。生用。

1.性味归经　甘、咸，平。归肝、心经。

2.功效应用

（1）活血定痛，用于跌打损伤、瘀滞心腹疼痛。本品能活血散瘀，疗伤止痛，也为伤科常用治疗，尤宜于跌打损伤、瘀肿疼痛。因其祛瘀止痛力强，还可配伍其他活血化瘀药，用于产后瘀滞腹痛、痛经、经闭及瘀血阻滞的心腹刺痛。

（2）化瘀止血，用于外伤出血。本品既能化瘀，又能止血，有止血不留瘀的特点，适用于瘀血阻滞、血不循经的出血病证。治疗外伤出血，既可单用研末外敷患处，亦可与儿茶、乳香、没药等同用。

（3）敛疮生肌，用于疮疡久溃不敛。本品外用能活血祛瘀消肿、敛疮生肌，治疗疮疡溃久不敛，单用本品研末外敷，亦可与乳香、没药等配伍。

3.用法用量　研末，1～2g，或入丸剂。外用研末或撒入膏药用。

4.参考资料

（1）本草精选：《新修本草》："主五脏邪气，带下，心痛，破积血，金疮生肉。"《本草备要》："补心包肝血不足，专除血痛，散瘀生新，为和血之圣药。治内伤血聚，金疮折跌，疮口不合，止痛生肌。"

（2）化学成分：含血竭素、血竭红素、去甲基血竭素、去甲基血竭红素及黄烷醇、查耳酮、树脂酸等成分。

（3）药理作用：本品有抗血栓形成、改善血液流变性、抗炎、镇痛、抗菌、止血、降血糖等作用。

（四）自然铜

为硫化物类矿物黄铁矿族黄铁矿。生用或水飞用。

1.性味归经　辛，平。归肝经。

2.功效应用　散瘀止痛，接骨疗伤，用于跌打损伤，骨折筋伤，瘀肿疼痛。本品主入肝经血分，功能活血散瘀，续筋接骨，通经止痛，长于促进骨折愈合，为伤科要药。治疗跌打损伤，筋骨折伤，常与其他活血疗伤药配伍，外敷内服均可。

3.用法用量　煎服，3～9g。多入丸散服，若入煎剂宜先煎，外用适量。

4.参考资料

（1）本草精选：《日华子本草》："排脓，消瘀血，续筋骨，治产后血邪，安心，止惊悸。"《开宝本草》："疗折伤，散血止痛，破积聚。"《本草新编》："治跌损，接骨续筋，疗折伤，散血止痛，热酒调服，立建奇功。"

（2）化学成分：主含二硫化铁，并混有铜、砷、锑等20余种物质。

（3）药理作用：本品能促进骨折愈合、对多种病原性真菌有不同程度的拮抗作用。

（五）骨碎补

为水龙骨科植物槲蕨的干燥根茎。生用或砂烫用。

1.性味归经　苦，温。归肝、肾经。

2.功效应用

（1）破血续伤，用于跌打损伤或创伤、筋骨损伤、瘀滞肿痛。本品入肾而既能破血通经，又可散瘀消肿,续筋接骨,亦为伤科要药。治疗跌打损伤、筋骨折伤所致瘀肿疼痛,可单用本品浸酒服,并外敷,亦可水煎服;或与没药、自然铜等药同用。

(2)补肾强骨,用于肾虚诸证。本品性温入肾,又能补肾阳,强筋骨。治疗肾阳虚损之腰膝酸痛、筋骨痿软、或耳鸣耳聋、牙齿松动、久泻不止等肾虚诸证,常与桑寄生、五加皮、杜仲等补肝肾、强筋骨药同用。

3. 用法用量　煎服,3~9g。

4. 参考资料

(1)本草精选:《药性论》:"主骨中毒气,风血疼痛,五老六极,口手不收,上热下冷。"《本草逢原》:"骨伤碎者能疗之,故名。主骨中毒气风气,耳鸣牙疼骨痛,破血止血,折伤接骨。又治肾虚久泻。"

(2)化学成分:含有柚皮苷、甲基丁香酚、骨碎补双氢黄酮苷、骨碎补酸、谷甾醇、原儿茶酸等成分。

(3)药理作用:本品有促进骨钙吸收、提高血钙水平、改善软骨细胞、推迟骨细胞的退行性病变、降血脂、抗动脉硬化、镇静、镇痛等作用。

五、破血消癥药

以破血逐瘀、消癥散积为主要作用,常用以治癥瘕积聚等瘀血重症的药物,称破血消癥药。亦可用于经闭、瘀肿疼痛、偏瘫等症状偏重的瘀血病证。

使用本类药物,常与行气药配伍以增效,或与攻下药同用以增攻逐瘀血之力。本类药物作用峻猛,大多有毒,易耗血、动血、耗气、伤阴,故凡出血病证、阴血亏虚、气虚体弱者及孕妇当禁用或慎用。

(一)莪术

为姜科植物蓬莪术、广西莪术或温郁金的干燥根茎。生用或醋制用。

1. 性味归经　辛、苦,温。归肝、脾经。

2. 功效应用

(1)破血行气,用于血瘀气滞之癥瘕积聚、经闭及心腹痛。本品既入血分,又入气分,有破血行气、散瘀消癥、化积止痛之功,适用于血瘀气滞日久所致癥瘕积聚重症。治疗气滞、血瘀、食停、寒凝所致诸种痛证,常与三棱相须为用。治疗体虚而久瘀不消,常与黄芪、党参等补气血药物同用,以攻补兼施。

(2)消积止痛,用于食积气滞、脘腹胀痛。本品具有消食化积、行气止痛之功,适宜于食积重症。治疗食积日久,脘腹胀痛之气滞胀痛甚者,可与其他消食化积之品同用。

此外,本品既破血祛瘀,又消肿止痛,还可用于跌打损伤,瘀肿疼痛,常与其他祛瘀疗伤药同用。

3. 用法用量　煎服,6~9g。醋制后可加强祛瘀止痛作用。外用适量。

4. 使用注意　孕妇忌用。

5. 参考资料

(1)本草精选:《药性论》:"治女子血气心痛,破痃癖冷气,以酒醋摩服。"《日华子本草》:"治一切气,开胃消食,通月经,消瘀血,止扑损痛,下血及内损恶血等。"《本草图经》:"治积聚诸气,为最要之药。"

(2)化学成分：主含挥发油，另含莪术醇、莪术双酮等。

(3)药理作用：本品有抗血小板聚集、抗凝血、改善血液流变学、抗肿瘤、保护白细胞、抗组织纤维化、抑菌、抗炎、镇痛、保肝和抗早孕等作用。

（二）水蛭

为水蛭科动物蚂蟥、水蛭及柳叶蚂蟥的干燥全体。生用，或用滑石粉烫后用。

1. 性味归经　咸、苦，平；有小毒。归肝经。

2. 功效应用　破血通经，逐瘀消癥，用于癥瘕积聚、血瘀经闭、跌打损伤、心腹疼痛。本品力强峻猛，长于破血逐瘀，而有消癥、通经、疗伤之效，亦适宜于瘀滞重症，多与虻虫相须为用。治疗癥瘕积聚、血瘀经闭及跌打损伤瘀肿疼痛之重症，常与三棱、莪术、桃仁等药配伍；若瘀血重症兼体虚者，可与人参、当归等补益气血药同用。

现代用水蛭粉或提取的水蛭素注射液，治疗瘀血所致心脑血管疾病。

3. 用法用量　煎服，1～3g。以入丸散或研末服为宜。

4. 使用注意　孕妇禁用。

5. 参考资料

(1)本草精选：《神农本草经》："主逐恶血，瘀血，月闭，破血瘕、积聚，无子，利水道。"《神农本草经百种录》："主逐恶血，瘀血月闭，破血瘕积聚，诸败血结滞之疾皆能除之。"

(2)化学成分：本品含水蛭素、蛋白质、肝素、抗血栓素及组胺样物质。

(3)药理作用：本品有抗凝血、抑制血小板聚集、抑制血栓形成、降血脂、抗动脉粥样硬化、增加心肌血流量、保护脑组织、抗肾缺血、降低血清尿素氮及肌酐水平等作用。

（三）三棱

为黑三棱科植物黑三棱的干燥块茎。生用或醋炙用。

1. 性味归经　辛、苦，平。归肝、脾经。

2. 功效应用　破血行气，消积止痛。本品的功效和主治与莪术相同，且二者常相须为用，适宜于血瘀气滞及食积胀痛之重症，亦可随证配伍。然三棱辛平，偏于破血；莪术辛温，偏于破气。

3. 用法用量　煎服，5～10g。醋制后可加强祛瘀止痛作用。

4. 使用注意　孕妇禁用。不宜与芒硝、玄明粉同用。

5. 参考资料

(1)本草精选：《日华子本草》："治妇人血脉不通，心腹痛，落胎，消恶血，补老，通月经，治气胀，消扑损瘀血，产后血痛，血晕，并宿血不下。"《得配本草》："破血中之气。散一切血积气结，癥癖坚硬作痛，消肿，通乳堕胎。"

(2)化学成分：主含挥发油，尚含脂肪酸、甾醇类、黄酮类等。

(3)药理作用：本品有抑制血小板聚集、降低全血黏度、抗血栓形成、增加心肌耗氧量、抗肿瘤、镇痛、抗纤维化、抗动脉粥样硬化等作用。

（四）穿山甲

为鲮鲤科动物穿山甲的鳞甲。生用或砂烫或炒后再以醋淬用。

1. 性味归经　咸，微寒。归肝、胃经。

2. 功效应用

(1)活血消癥，用于癥瘕、血滞经闭、风湿痹痛、中风瘫痪。本品性善走窜，功专行散，内达脏腑，外通经络，既能活血祛瘀，又能消癥通经，还能通利经络，透达关节，适宜于多种瘀血病证。治疗癥瘕积聚、血滞经闭,常与其他破血消癥、活血通经药配伍;治疗风湿痹痛、关节不利、麻木拘挛及中风瘫痪、手足不举等,多与养血活血、祛风通络之品同用。

(2)通经下乳,用于产后乳汁不下。本品能通畅经脉而有通经下乳之功,为治产后乳汁不下之要药。治疗产后乳脉不通,乳汁不下,可单用研末,以酒冲服;或与王不留行、麦门冬、龙骨等同用。若治气血不足而乳汁少者,常与黄芪、党参、当归等补气血药同用;若治肝气郁滞之乳汁不下、乳房胀痛,常与当归、柴胡、川芎等药同用。

(3)消肿排脓,用于痈肿疮毒、瘰疬。本品既能活血通经,又可消肿排脓,使脓未成者消散,已成脓者速溃,故为治疮疡肿痛之要药。治疗疮痈初起红肿热痛,多与清热解毒、消肿散结之品配伍;治疗痈脓成未溃者,多与蒲公英、鱼腥草等清热排脓药同用。

3.用法用量　煎服,5～10g。一般炮制后用。

4.使用注意　孕妇慎用。

5.参考资料

(1)本草精选:《名医别录》:"主五邪惊啼,悲伤,烧之作灰,以酒或水和方寸匕,疗蚁瘘。"《本草分经》:"功专行散,能出入阴阳,贯穿经络。入营分以破结邪,直达病所。通经下乳,消肿溃痈,止痛排脓,和伤发痘,为风疟疮科要药。"

(2)化学成分:本品主含氨基酸、角蛋白、挥发油、水溶性生物碱、硬脂酸、胆固醇及多种微量元素。

(3)药理作用:本品有延长凝血时间、降低血黏度、扩张血管、促进乳汁分泌、消炎、抗菌、抗心肌缺氧、升高白细胞等作用。

本节知识拓展参考药

药名	性味归经	功效	主治	用法用量注意
川牛膝	甘、微苦,平。归肝、肾经	逐瘀通经 通利关节 利尿通淋 引血下行	经产瘀滞证 风湿痹证 淋证,尿血 上部出血证	煎汤:5～10g
西红花	甘,经微寒。归心、胆经	活血化瘀 凉血解毒 解郁安神	经产瘀滞证 瘀热之斑疹紫暗 忧郁之烦闷不安	煎汤:1～3g;孕妇慎服
月季花	甘,温。归肝经	活血调经 疏肝解郁	经产瘀滞证 肝郁气滞证	煎汤:3～6g
刘寄奴	苦,温。归心、肝、脾经	破血通经 散寒止痛 消食化积	伤科瘀滞证 经产瘀滞证 食积腹痛	煎汤:3～10g;孕妇慎服
北刘寄奴	苦,寒。归脾、胃、肝、胆经	活血祛瘀 通经止痛 凉血止血 清热利湿	伤科瘀滞证 经产瘀滞证 湿热黄疸、水肿、带下	煎汤:6～9g;孕妇禁用
干漆	辛,温。有毒。归肝、脾经	破血祛瘀 杀虫	血瘀经闭、癥瘕虫积腹痛	煎汤:2～5g;入丸散:0.06～0.1g。孕妇及对漆过敏者禁用

(李国英)

第八节　化痰药

一、概述

1.含义　凡以祛痰或消痰为主要作用,主治痰证的药物,称为化痰药。

2.功效与主治病证

(1)功效:化痰药均能通过祛除或消散痰浊,改善痰证而有化痰功效。痰分为有形之痰和无形之痰,通常将祛除阻于肺窍之痰,以缓解或消除痰咳、痰喘等症的作用称为祛痰;将消散郁滞于肌肤、经络、关节之痰浊以缓解或消除瘰疬、瘿瘤、阴疽、流注等痰证的作用称为消痰。

(2)主治:该类药适宜于痰证。痰既是人体水液代谢障碍的病理产物,又是致病因素,可随气升降无处不到,或在脏腑,或在经络,所以痰之为病甚广。因痰停滞部位不同而病证各异。痰阻于肺则咳喘痰多;痰蒙心窍则神昏、癫狂痫;痰蒙清窍可致眩晕;肝风夹痰可致中风、惊厥;痰阻经络可致肢体麻木、半身不遂、口眼歪斜;痰火互结于经络、肌肤,郁结成块可致瘰疬、痰核、瘿瘤;痰凝肌肉、骨节可致阴疽、流注等。根据痰证的寒热性质不同,又有寒痰证与热痰证之分,皆可以用化痰药治之。

(3)分类:依据性能特点与主治不同,将该类药分为温化寒痰药和清化热痰药两类。

3.性能特点　味多辛、苦,主归肺、脾经;主治寒痰证的药物,大多偏温;主治热痰证的药,多偏寒凉。

4.配伍应用

(1)依据病因病机配伍:痰易阻滞气机,"气滞则痰凝,气行则痰消",故亦常与理气药同用;"脾为生痰之源",脾不健运,津液不化,易聚湿成痰,故常配伍健脾之品;痰咳喘互为因果,常与止咳平喘药配伍。

(2)根据痰证性质予以配伍:寒痰证宜配伍温里药;热痰证宜配伍清热药;湿痰证宜配伍燥湿药;燥痰者宜配伍润燥药。

(3)依据兼证予以配伍:兼神昏、惊厥者,常与平肝息风药、开窍药配伍;痰火互结之瘿瘤、瘰疬者,常与软坚散结药配伍;阴疽、流注者,可与温阳通络药配伍。

5.使用注意

(1)因证选药:应根据痰证的寒热不同,选择适宜的化痰药。如寒痰证宜主要选用温化寒痰药,热痰证宜主要选用清化热痰药等。

(2)病证禁忌:温化寒痰药多为温燥之品、刺激性强,阴亏气虚、有出血倾向者及孕妇均应慎用或忌用。此外,部分药物有毒,内服宜炮制。

二、温化寒痰药

以温肺祛寒、燥湿化痰为主要作用,常用以治疗寒痰证、湿痰证的药物,称为温化寒痰药。寒痰、湿痰之证,以咳嗽气喘、痰多色白、苔腻等为主要表现;也可见眩晕、肢体麻木、中风、口眼歪斜、阴疽流注等。部分药物兼有解毒散结、消肿止痛等功效,兼治疮痈肿毒,毒蛇咬伤等。

本类药中部分性温燥、刺激性较强的药物,不宜于痰中带血、阴虚内热者。部分有毒药,内服多用炮制品,并应注意剂量,且孕妇慎用或禁用。

（一）半夏

为天南星科植物半夏的干燥块茎。一般用姜汁、明矾制过入药。

1. 性味归经　辛，温；有毒。归肺、脾、胃经。

2. 功效应用

（1）燥湿化痰，用于湿痰、寒痰证。本品辛温而燥，入肺、脾经，长于燥脾湿而化痰浊，温脏腑而化寒痰，善治脏腑湿痰，为治湿痰证、寒痰证的要药。治疗湿痰阻肺，肺气壅滞，咳嗽气逆，痰多色白，常与陈皮、茯苓配伍；治疗寒饮咳喘，痰多清稀，夹有泡沫者，多与干姜、细辛等温肺化饮之品同用；治疗湿痰上扰清窍之眩晕、头痛，常与天麻、白术等之品同用；治疗湿痰内盛，胃气失和之夜寐不安，可与秫米同用以和胃安神。本品与清热化痰药配伍，还可用于热痰犯肺，咳嗽痰黄质稠者。

（2）降逆止呕，用于呕吐。本品归胃经，长于降逆和胃，为止呕要药，适宜于多种原因所致呕吐。因其性温燥，长于化痰，尤宜于痰饮或胃寒所致的呕吐，常与生姜相须为用。治疗胃热呕吐，宜与黄连、竹茹等清胃止呕之品同用；治胃虚气逆，当与补益脾胃之品配伍；治疗胃阴虚呕吐，又当配伍养胃阴药。

（3）消痞散结，用于心下痞、结胸、梅核气、胸痹。本品有辛散消痞、化痰散结作用。治疗寒热互结之心下痞满，常与干姜、黄连、黄芩等药配伍；治疗热痰结胸，则与瓜蒌、黄连同用，以清化热痰、消痞散结；治疗气郁痰凝之梅核气，常配紫苏、厚朴等以行气解郁、化痰散结；治疗痰浊阻滞，胸阳不振，心痛彻背之胸痹、真心痛，多与瓜蒌、薤白等化痰、宽胸之品同用。

（4）消肿止痛，用于瘿瘤、痰核、痈疽、毒蛇咬伤。本品内服能消痰散结，外用能消肿散结止痛。治疗痰湿凝结之瘿瘤、痰核，常与海藻、浙贝母等化痰软坚药配伍；治疗痈疽发背，无名肿毒，毒蛇咬伤，可用生品研末调敷或鲜品捣敷。

3. 用法用量　内服选择炮制品，3～9g。炮制品有清半夏、姜半夏、法半夏、半夏曲、竹沥半夏等。清半夏长于化痰；姜半夏长于降逆止呕；法半夏长于燥湿且温性较弱；半夏曲功能消食化痰；竹沥半夏性寒凉，善清热化痰息风。生品多外用，外用适量，磨汁涂或研末以酒调敷患处。

4. 使用注意　不宜与川乌、制川乌、草乌、制草乌、附子同用。孕妇慎用。本品有毒，用量不宜过大。

5. 参考资料

（1）本草精选：《名医别录》："消心腹胸膈痰热满结，咳嗽上气，心下急痛坚痞，时气呕逆，消痈肿，堕胎。"《药性论》："消痰涎，开胃健脾，止呕吐，去胸中痰满，下肺气，主咳。新生者摩涂痈肿不消，能除瘤瘿气。"

（2）化学成分：本品含挥发油、β-谷甾醇及其葡萄糖苷谷甾醇、植物甾醇、皂苷、生物碱、辛辣性醇类、氨基酸、脂肪、淀粉、胆碱、黏液质等成分。

（3）药理作用：本品有镇咳、祛痰作用；有镇吐和催吐作用；可抑制唾液腺、胃腺的分泌，抑制应激性胃溃疡的发生；有抗心律失常、镇静、催眠、抗惊厥、抗肿瘤作用；半夏蛋白有抗早孕与致畸作用。

（二）天南星

为天南星科植物天南星、异叶天南星或东北天南星的干燥块茎。用姜汁、明矾制过用。

1. 性味归经　辛，温；有毒。归肺、脾、胃经。

2.功效应用

(1)燥湿化痰,用于湿痰、寒痰证。本品燥湿化痰之功似半夏,但温燥毒烈之性更甚,故治湿痰、寒痰证不如半夏常用。治疗顽痰阻肺,咳喘痰多,胸闷,苔腻,常与半夏、陈皮等燥湿化痰药配伍;治寒痰咳嗽,可与干姜、细辛等温肺散寒药配伍。若治肺热咳嗽,痰多色黄,宜选胆南星,或与黄芩、瓜蒌等清热化痰药同用。

(2)祛风止痉,用于风痰诸证。本品入肝经,走经络,善祛经络中的风痰而止痉挛,为祛风痰之要药,尤宜于风痰所致眩晕、中风、癫痫及破伤风等病证。治疗风痰留滞经络,半身不遂,手足顽麻,口眼歪斜等,常与半夏、白附子等燥湿化痰,通经活络之品配伍;治疗破伤风角弓反张,牙关紧闭,痰涎壅盛,常与白附子、天麻、防风等药同用;治疗痰浊上蒙清窍之癫痫,则宜与全蝎、僵蚕、麝香等化痰开窍,息风定痫之品配伍;亦可配伍用于风痰眩晕。

(3)散结消肿,用于痈疽肿痛、蛇虫咬伤。本品生品外用有消肿散结止痛之功。治疗痈疽肿痛、瘰疬痰核,可研末以醋调敷;治疗毒蛇咬伤,可配雄黄为末外敷。

3.用法用量　煎服,3～9g。内服宜炮制后用。生品外用适量,研末以醋或酒调敷患处。

4.使用注意　阴虚燥痰者及孕妇慎用。

5.参考资料

(1)本草精选《本草纲目》:"治惊痫,口眼歪斜,喉痹,口舌疮糜,结核,解颅。"《本经逢原》:"南星、半夏皆治痰药也。然南星专走经络,故中风麻痹以之为向导;半夏专走肠胃,故呕逆、泄泻以之为向导。"

(2)化学成分:本品含三萜皂苷、安息香酸、氨基酸、D-甘露醇、二酮哌嗪类生物碱等。尚含有机酸、糖类、植物凝集素、微量元素等。其毒性成分为苛辣性毒素。

(3)药理作用:本品水煎剂有抗惊厥、镇静、镇痛、祛痰作用;水提液经醇处理的制剂有抗肿瘤作用;尚有抗脂质过氧化、抗心律失常作用。

(三)旋覆花

为菊科植物旋覆花或欧亚旋覆花的干燥头状花序。生用或蜜炙用。

1.性味归经　苦、辛,微温。归肺、胃经。

2.功效应用

(1)降气化痰,用于寒痰咳喘、痰饮结胸、胸膈痞满。本品辛开苦降温通,归肺经,功善降气化痰而平喘,消痰行水而除痞满,适宜于寒痰咳喘、胸膈痞满之症。治疗痰饮壅肺,肺气上逆之咳喘痰多,常与苏子、半夏等化痰降气之品配伍;治疗痰饮蓄结之结胸、胸膈痞满,常与化痰散结药同用。本品配伍清热化痰药,还可用于热痰咳喘。

(2)降逆止呕,用于呕吐、嗳气。本品主归胃经。善消痰行水,降胃气而止呕嗳。治痰浊阻中,胃气上逆之呕吐、嗳气,常与赭石、半夏、生姜等药配伍。

3.用法用量　煎服,3～9g。生用或蜜炙用。本品有绒毛,易刺激咽喉作痒而致呛咳、呕吐,故须包煎。

4.使用注意　阴虚劳嗽,津伤燥咳者忌用。

5.参考资料

(1)本草精选:《汤液本草》:"发汗吐下后,心下痞,噫气不除者宜此。"《本草汇言》:"旋覆花,消痰逐水,利气下行之药也。主心肺结气,胁下虚满,胸中结痰,呕吐,痞坚嗳气,或心脾伏饮,膀胱留饮,宿水等证。"

（2）化学成分：本品含大花旋覆花内酯、单乙酰基大花旋覆花内酯、二乙酰基大花旋覆花内酯，以及阿魏酸等9种酯酸、槲皮素等多种黄酮苷和多种脂肪酸酯等。

（3）药理作用：本品有镇咳、平喘作用；花中的绿原酸和咖啡酸，可增加胃中盐酸的分泌量，提高平滑肌张力，促进胆汁分泌；尚有抗菌、杀虫、保肝等作用。

（四）芥子

为十字花植物白芥或芥的干燥成熟种子。生用或炒用。

1.性味归经　辛，温。归肺经。

2.功效应用

（1）温肺化痰，利气散结，用于寒痰咳喘、悬饮。本品辛温，专入肺经，既善温肺祛寒痰，又能利气而逐水饮，适用于寒痰咳喘、悬饮胸胁胀痛。治疗寒痰壅肺之咳喘胸闷、痰多清稀，常与苏子、莱菔子等降气化痰药配伍；治疗胸胁停饮之悬饮咳喘、胸胁胀痛，多与甘遂、大戟等泻水逐饮药同用。

（2）通络止痛，用于阴疽流注、肢体麻木、关节肿痛。本品辛温气锐，性善走窜，既能温通经络，又能消肿散结止痛。治疗痰滞经络，肩臂肢体疼痛麻木，或筋骨腰背冷痛，常与活血通经、散寒利气之品配伍；治疗湿痰阻滞经络所致阴疽流注，可与鹿角胶、肉桂、炮姜等药同用。

3.用法用量　煎服，3～9g。生用或炒用。外用适量。

4.使用注意　本品外敷对皮肤刺激性较强，皮肤过敏者忌用；内服对胃黏膜亦有刺激作用，消化道溃疡、出血者忌用。用量不宜过大。

5.参考资料

（1）本草精选：《本草纲目》："利气豁痰，除寒暖中，散肿止痛。治喘嗽反胃，痹木脚气，筋骨腰节诸痛。"《本草经疏》："白芥子味极辛，气温。能搜剔内外痰结，及胸膈寒痰，冷涎壅塞者殊效。"

（2）化学成分：本品含芥子苷、芥子碱、芥子酶，尚含脂肪、蛋白质、黏液质及4－羟基苯甲酰胆碱、4－羟基苯甲胺等。

（3）药理作用：本品小剂量有恶心性祛痰作用。芥子苷的水解产物芥子油有较强的刺激作用，可致皮肤充血、发泡。芥子粉能使唾液分泌，淀粉酶活性增加，小量可刺激胃黏膜，增加胃液胰液的分泌，大量能催吐。水浸剂对堇色毛癣菌、许兰黄癣菌等皮肤真菌有抑制作用。

（五）白前

为萝摩科植物柳叶白前或芫花叶白前的干燥根茎和根。生用或蜜炙用。

1.性味归经　辛、苦，微温。归肺经。

2.功效应用　降气化痰，止咳平喘，用于咳嗽痰多、气喘。本品辛开苦降，温而不燥，专入肺经，长于降气祛痰，又能止咳平喘，为治咳喘的常用药。不论属寒属热、外感内伤、新久病证均可用之，而尤宜于痰湿或寒痰阻肺，肺气失降者。治疗寒痰咳喘，常与紫苏子、半夏等温化寒痰药配伍；治疗风寒咳嗽，咯痰不爽，宜与宣肺解表之品同用；治疗肺热咳喘，多与清泻肺热之品同用。若治久咳伤，肺气阴两虚者，可与益气、养阴润肺之配伍。

3.用法用量　煎服，3～10g；或入丸、散。

4.参考资料

（1）本草精选：《名医别录》："主胸胁逆气，咳嗽上气。"《本草纲目》："手太阴药也。长于降气，肺气壅实而有痰者宜之。"《本草汇言》："白前泄肺气，定喘嗽之药也，疗喉间喘呼，为治咳之首剂;宽膈之满闷,为降气之上品。"

(2)化学成分:柳叶白前根茎含β—谷甾醇、高级脂肪酸及华北白前醇。芫花叶白前根含有白前皂苷。

(3)药理作用:本品水、醇提取物有明显的镇咳、祛痰、平喘、抗炎作用。

三、清化热痰药

以清泻肺热、清化热痰为主要作用,常用以治疗热痰证的药物,称为清化热痰药。部分药物性润,兼能润燥化痰,可用于燥痰证。热痰证,以咳嗽气喘、痰黄质稠、舌红苔黄腻为主要表现;燥痰证,以干咳少痰、咯痰不爽、舌红少苔为主要表现。也可用于癫痫、惊厥、瘿瘤、瘰疬等属痰热、痰火所致者。

本类药性寒凉,不宜于寒痰、湿痰证及脾胃虚寒者。

(一)川贝母

为百合科植物川贝母、暗紫贝母、甘肃贝母、梭砂贝母、太白贝母或瓦布贝母的干燥鳞茎。生用。

1.性味归经　苦、甘,微寒。归肺、心经。

2.功效应用

(1)清热化痰,润肺止咳,用于肺热燥咳,阴虚劳嗽。本品甘寒质润,为清润之品,主归肺经,既能清肺化痰,又能润肺止咳,尤宜于内伤久咳、燥痰、热痰之症。治疗肺阴虚劳嗽,咯痰带血,常与百部、阿胶、沙参等药同用;治疗肺肾阴虚之久咳痰少,多与养阴润肺滋阴之品配伍;治疗肺热、肺燥咳嗽,常与知母相须为用;或与麦门冬、紫菀等药配伍。

(2)散结消肿,用于瘰疬、乳痈、肺痈。本品苦寒清泄,能清热化痰,开郁散结而消肿。治疗痰火郁结之瘰疬,常与玄参、牡蛎等解毒消痈、软坚散结之品配伍;治热毒壅结之乳痈、肺痈,常与蒲公英、鱼腥草等清热消痈排脓之品同用。

3.用法用量　煎服,3～10g;研末服,每次1～2g。

4.使用注意　寒痰、湿痰不宜用。不宜与川乌、制川乌、草乌、制草乌、附子同用。

5.参考资料

(1)本草精选:《神农本草经》:"主伤寒烦热,淋沥邪气,疝瘕,喉痹,乳难,金疮,风痉。"《本草会编》:"治虚劳咳嗽,吐血咯血,肺痿肺痈,妇人乳痈,痈疽及诸郁之证。"《本草汇言》:"贝母,开郁,下气,化痰之药也,润肺消痰,止咳定喘,则虚劳火结之证,贝母专司首剂。"

(2)化学成分:本品含多种生物碱,其主要成分为川贝碱、西贝素、青贝碱、松贝碱甲及松贝碱乙等。还含有锌、锰、钾、钠、镁等多种金属元素。

(3)药理作用:本品总生物碱及非生物碱部分,均有镇咳作用;川贝流浸膏、川贝母碱均有不同程度的祛痰作用。川贝母醇提物可抑制大肠埃希菌及金黄色葡萄球菌的生长繁殖,川贝碱水浸剂体外对星形奴卡菌有抑制作用。

(二)浙贝母

为百合科植物浙贝母的干燥鳞茎。生用。

1.性味归经　苦、寒。归肺、心经。

2.功效应用

(1)清热化痰,用于风热、热痰咳嗽。本品功似川贝母,但纯苦无甘,寒性较著,清泄力强,善清化热痰,降泄肺气,适宜于风热咳嗽及热痰郁肺之咳嗽。治疗外感风热咳嗽,多与疏散风热、清肺止咳之品同用;治疗肺热痰壅之咳嗽,常与瓜蒌、知母等清热化痰药配伍。

(2)散结消痈,用于瘰疬、瘿瘤、乳痈疮毒、肺痈。本品清热散结之力胜于川贝母,故较川贝母更常用于瘰疬、瘿瘤、乳痈疮毒及肺痈。治疗痰火瘰疬结核,多与玄参、牡蛎等配伍;治疗瘿瘤,常与海藻、昆布等消瘿散瘤同用;治疗乳痈疮毒,多与连翘、蒲公英等药配伍,内服或外用;治疗肺痈咳吐脓血,多与鱼腥草、芦根、桃仁等清肺排脓消痈之品同用。

3.用法用量 煎服,3～10g。

4.使用注意 同川贝母。

5.参考资料

(1)本草精选《本草正》:"治肺痈、肺痿、咳喘、吐血、衄血,最降痰气,善开郁结,解热毒及疗喉痹,瘰疬,乳病发背,一切痈疡肿毒……较之川贝母,清降之功,不啻数倍。"《本草纲目拾遗》:"解毒利痰,开宣肺气,凡肺家夹风火有痰者宜此。"

(2)化学成分:本品含生物碱,其主要成分为浙贝碱、去氢浙贝母碱。尚含贝母丁碱、贝母辛碱、贝母替啶碱及甾类化合物贝母醇等。

(3)药理作用:浙贝母碱及去氢浙贝母碱有明显镇咳作用。浙贝母碱低浓度时有明显扩张支气管平滑肌、镇静、镇痛作用。本品尚有较强的抗急性渗出性炎症及抗腹泻作用。

(三)瓜蒌

为葫芦科植物栝楼或双边栝楼的干燥成熟果实。生用,或以仁制霜用。

1.性味归经 甘、微苦,寒。归肺、胃、大肠经。

2.功效应用

(1)清化热痰,用于热痰、燥痰咳嗽。本品甘寒滑润,主归肺经,能清肺热、润肺燥而化痰,适宜于肺热、热痰、肺燥之咳喘。治疗痰热内结,咳痰黄稠,胸闷,常与清肺化痰之品配伍;治疗燥热伤肺,咯痰不爽,咽喉干痛,多与川贝母、天花粉、桔梗等药同用。

(2)宽胸散结,用于胸痹、结胸。本品既能清肺化痰,又能利气开郁以宽胸散结。治疗痰气互结,胸阳不通之胸痹,常与薤白、半夏等通阳散结之品配伍;治疗痰热互结之结胸,多与黄连、半夏等同用。

(3)散结消痈,用于肺痈、肠痈、乳痈。本品还能清热散结以消痈,适宜于热毒结聚所致内、外痈。治疗肺痈咳吐脓血,常与清肺排脓之品配伍;治疗肠痈,多与败酱草、薏苡仁、大血藤等同用;治疗乳痈初起,红肿热痛,则多与蒲公英、金银花、牛蒡子等药配伍。

(4)润肠通便,用于肠燥便秘。本品瓜蒌仁富含油脂,能润燥滑肠而通便,适宜于肠燥便秘,常与火麻仁、郁李仁等润肠通便之品同用。

3.用法用量 煎服,全瓜蒌 9～15g。瓜蒌皮 6～10g,瓜蒌仁 9～15g,打碎入煎。

4.使用注意 本品甘寒而滑,脾虚便溏者忌用。不宜与川乌、制川乌、草乌、制草乌、附子同用。

5.参考资料

(1)本草精选:《本草纲目》:"润肺燥,降火,治咳嗽,涤痰结,利咽喉,止消渴,利大肠消痈肿疮毒。"《本草述》:"栝楼实,阴厚而脂润,故于热燥之痰为对待的剂。若用之于寒痰、湿痰、气虚所结之痰,饮食积聚之痰,皆无益而有害者也。"

(2)化学成分:本品果实含皂苷、有机酸、盐类、树脂、脂肪油、色素、糖类、多种氨基酸和无机元素。瓜蒌皮,含挥发成分和非挥发性成分。瓜蒌子富含油脂、甾醇、萜类及其苷类等。

(3)药理作用:本品所含皂苷及皮中总氨基酸有祛痰作用;瓜蒌皮、瓜蒌子水煎醇沉浓缩剂及瓜蒌注射液有扩张冠状动脉作用;对急性心肌缺血有明显保护作用;并有降血脂、抑制血小板聚集、抗癌、抑菌、泻下等作用。

(四)桔梗

为桔梗科植物桔梗的干燥根。生用或炒用。

1.性味归经　苦、辛,平。归肺经。

2.功效应用

(1)宣肺,祛痰,用于咳嗽痰多、胸闷不畅。本品辛散苦泄而性平,专归肺经,善开宣肺气,长于祛痰,并能止咳,为治咳嗽痰多之要药,不论外感内伤、属寒属热均可使用。治疗风寒咳嗽,常与发散风寒、宣肺化痰之品同用;治疗风热咳嗽,多与桑叶、菊花、杏仁等药配伍;治疗痰壅气滞之胸闷不舒,常与枳壳、瓜蒌皮等药同用。

(2)利咽,用于咽喉肿痛、失音。本品长于宣肺以利咽开音,为治咽痛音哑常用药,广泛用于外感、热毒、阴虚所致咽痛,并常与甘草同用。治疗风热犯肺之咽痛失音,多与薄荷、牛蒡子等药配伍;治疗热毒壅盛之咽喉肿痛,可与射干、马勃、板蓝根等清解热毒、利咽消肿之品同用;治疗阴虚咽痛,可与生地、玄参等养阴生津药配伍。

(3)排脓,用于肺痈吐脓。本品宣肺利气,祛痰以排脓,适宜于热毒壅肺之肺痈。治疗肺痈咳嗽痰多、咳吐脓血、痰黄腥臭、胸痛,常与甘草同用以增化痰解毒之功;或与鱼腥草、冬瓜仁等以增强清肺排脓之效。

此外,本品又可宣开肺气而通二便,用于癃闭、便秘。取其性主上行,载药上行之功,在清泄肺热的方药中,加入桔梗,以引药上行。

3.用法用量　煎服,3～10g;或入丸、散。

4.使用注意　本品用量过大易致恶心呕吐,胃及十二指肠溃疡者慎服。

5.参考资料

(1)本草精选《神农本草经》:“主胸胁痛如刀刺,腹满肠鸣幽幽,惊恐悸气。”《珍珠囊药性赋》:“其用有四:止咽痛,兼除鼻塞;利膈气,仍治肺痈;一为诸药之舟楫;一为肺部之引经。”《本草蒙筌》:“开胸膈,除上气壅,清头目,散表寒邪,驱胁下刺痛,通鼻中窒塞,咽喉肿痛急觅……逐肺热,住咳,下痰,治肺痈排脓,养血,仍消恚怒,尤却怔忡。”

(2)化学成分:本品含多种皂苷,主要为桔梗皂苷;另外含葡萄糖、甾醇、菊糖、桔梗聚糖及桔梗酸A、B、C等三萜烯类物质。

(3)药理作用:本品有祛痰、镇咳、抗炎、免疫增强作用;粗桔梗皂苷有降低血压、减慢心率、抑制呼吸、镇静、镇痛和解热作用;尚有降低胆固醇、抑制肠管收缩、利尿消肿、抗过敏、抗肿瘤等作用。

(五)竹茹

为禾本科植物青杆竹、大头典竹或淡竹的茎秆的干燥中间层。生用、炒用或姜汁炙用。

1.性味归经　甘,微寒。归肺、心、胃、胆经。

2.功效应用

(1)清化热痰,除烦,用于肺热咳嗽、热痰心烦不寐。本品性寒,善清化热痰,兼可除烦。治肺热咳嗽,咯痰黄稠,常与瓜蒌、桑白皮等清热化痰止咳药同用。治痰火内扰,胸闷痰多,心烦不寐,多与其他清热化痰药配伍。

(2)清胃止呕,用于胃热呕吐。本品能清胃热而止呕。治疗胃热或热痰停胃,胃失和降之呕吐,常与黄连、半夏、陈皮等药配伍;治疗胃虚有热之呕吐,可与橘皮、生姜、人参等同用;治疗胎热之妊娠恶阻,呕逆不食,常与黄芩、枇杷叶、陈皮等药同用;若治痰饮恶阻,呕吐不食,可与燥湿化痰,降逆止呕之品同用。

3.用法用量　煎服,5～10g。生用清化热痰,姜汁炙用止呕。

4.参考资料

(1)本草精选《医学入门》:"治虚烦不眠,伤寒劳复,阴筋肿缩腹痛,妊娠因惊心痛,小儿痫口噤,体热。"《本草汇言》:"竹茹,清热化痰,下气止呃之药也。如前古治肺热热甚,咳逆上气,呕哕寒热及血溢崩中诸证。此药甘寒而降,善除阳明一切火热痰气为疾,用之立安,如诸病非因胃热者勿用。"

(2)化学成分:本品含酚性成分、氨基酸、有机酸、糖类,尚含涩味质等。

(3)药理作用:本品有止咳、祛痰、止吐作用。竹茹粉对白色葡萄球菌、枯草杆菌、大肠埃希菌及伤寒杆菌等有较强的抗菌作用。

(六)竹沥

来源同竹茹。系新鲜的淡竹和青秆竹等竹秆经火烤灼而流出的淡黄色澄清液汁。生用。

1.性味归经　甘,寒。归心、肺、胃、肝经。

2.功效应用

(1)清热化痰,用于热痰咳喘。本品性寒滑利,清热化痰力强,能通达内外,利窍豁痰,尤宜于热痰咳喘、痰稠难咯、顽痰胶结者。治疗热痰咳喘,胶结难出,单用即效,或与黄芩、半夏等药配伍。

(2)定惊利窍,用于中风痰迷、惊风、癫狂。本品入心、肝经,有清心化痰、开窍定惊之功,适宜于热痰闭阻清窍所致中风、惊风、癫狂。治疗中风神昏,可单用本品饮服;治小儿热痰惊风,可单用,或与清化热痰、息风止痉药同用。也可配伍化痰开窍之品,用于癫狂。

3.用法用量　内服,30～60g,冲服。本品不能久藏,但可熬膏瓶贮,称竹沥膏;近年用安瓿瓶密封装置,可以久藏。

4.使用注意　本品性寒而滑,脾虚便溏、寒痰者忌用。

5.参考资料

(1)本草精选《名医别录》:"治暴中风风痹,胸中大热。止烦闷。"《本草述》:"除胃烦不眠,清阳气,解虚热,疗妊娠。"《本草纲目》:"竹沥性寒而滑,大抵因风火燥热而有痰者宜之;若寒湿胃虚肠滑之人服之,则反伤肠胃。"

(2)化学成分:本品含愈创木酚等酚性成分、甲酸等酸性成分、谷氨酸等13种氨基酸及葡萄糖、果糖、蔗糖等糖类成分。

(3)药理作用:本品有明显的镇咳、祛痰作用。

(七)前胡

为伞形科植物白花前胡的干燥根。生用或蜜炙用。

1.性味归经　苦、辛,微寒。归肺经。

2.功效应用

(1)降气化痰,用于热痰咳喘。本品辛散苦降,善祛痰而降肺气,性寒清热,适宜于热痰壅肺、肺失宣降之证。治疗咳喘胸满,咯痰黄稠量多,常与清热化痰、宣肺下气之品同用。因本品微寒,也可用于湿痰、寒痰证,常与温化寒痰药同用。

(2)疏散风热,用于风热咳嗽。本品能疏散风热,又兼能化痰止咳,尤宜于外感风热所致咳嗽。治疗风热咳嗽痰多,常与薄荷、牛蒡子等疏散风热之品配伍;若治风寒咳嗽,须与发散风寒,宣肺止咳之品同用。

3.用法用量　煎服,3～10g;或入丸、散。生用发散作用明显,多用于外感咳嗽;蜜炙用寒性减,略呈润肺之功,多用于久咳肺虚或燥咳痰少之证。

4.参考资料

(1)本草精选:《名医别录》:"主疗痰满,胸胁中痞,心腹结气,风头痛,去痰实,下气。治伤寒寒热,推陈致新,明目益精。"《本草纲目》:"清肺热,化痰热,散风邪。"

(2)化学成分:本品含挥发油及香豆素类化合物、白花前胡戊素、D-甘露醇等。

(3)药理作用:本品煎剂有祛痰作用,且作用时间长;尚有抗炎、抗溃疡、抗过敏、抗血小板聚集、抗癌、解痉、扩张血管、增加冠状动脉血流量、抑制流感病毒的增殖、降低黑色素生成等作用。

(八)海藻

为马尾藻科植物海蒿子或羊栖菜的干燥藻体。生用。

1.性味归经　咸,寒。归肝、胃、肾经。

2.功效应用

(1)消痰软坚,用于瘿瘤、瘰疬、睾丸肿痛。本品味咸能软坚散结,性寒清热,有清热消痰、软坚散结之功,为治瘿瘤、瘰疬的常用药。治疗瘿瘤,常与昆布、浙贝母等同用;治疗痰火互结之瘰疬,多与夏枯草、玄参、连翘等配伍。本品与橘核、昆布、川楝子等行气散结药同用,也可用于睾丸肿痛。

(2)利水消肿,用于痰饮水肿、脚气。本品又有利水消肿之功。治疗痰饮水肿、脚气浮肿等,多与茯苓、猪苓、泽泻等利水渗湿药同用。

3.用法用量　煎服,6～12g;或浸酒、入丸散。

4.使用注意　不宜与甘草同用。

5.参考资料

(1)本草精选:《神农本草经》:"主瘿瘤气,颈下核,破散结气,痈肿癥瘕坚气,腹中上下鸣,下十二水肿。"《本草蒙筌》:"治项间瘰疬,消颈下瘿囊;利水道,通癃闭成淋,泻水气,除胀满作肿。"

(2)化学成分:羊栖菜和海蒿子均含褐藻酸、甘露醇、钾、碘、灰分等。海蒿子还含马尾藻多糖、岩藻留醇等。羊栖菜还含羊栖菜多糖A、B、C及褐藻淀粉。

(3)药理作用:本品对缺碘引起的地方性甲状腺肿大有治疗作用,对甲状腺功能亢进,基础代谢率增高有暂时抑制作用;褐藻酸硫酸酯有抗高脂血症、降胆固醇及减轻动脉粥样硬化作用;水浸剂有降压作用;褐藻酸有抗凝血、抗血栓、降血黏度及改善微循环作用;海藻硫酸多糖对淋巴细胞增殖反应有明显促进作用。羊栖菜有抑制枯草杆菌、抗肿瘤作用;海藻多糖有抑制病毒作用。

(九)昆布

为海带科植物海带或翅藻科植物昆布的干燥叶状体。生用。

1.性味归经　咸,寒。归肝、胃、肾经。

2.功效应用

消痰软坚,利水消肿,功效同海藻。治疗瘿瘤、瘰疬、水肿、脚气等病证,常与海藻相须为用。

3.用法用量　煎服,6～12g;或入丸、散。

4.参考资料

(1)本草精选:《名医别录》:"主十二种水肿,瘿瘤聚结气,瘘疮。"《本草经疏》:"昆布咸能软坚,其性润下,寒能除热散结,故主十二种水肿,瘿瘤聚结气,瘘疮。东垣云:瘿坚如石者,非此不除。正咸能软坚之功也。详其气味、性能、治疗,与海藻大略相同。"

(2)化学成分:本品富含藻胶酸、昆布素,半乳聚糖等多糖类成分,尚含海带氨酸、谷氨酸、天门冬氨酸,脯氨酸等氨基酸,维生素 B_1、B_2、C、P 及胡萝卜素,碘、钾、钙等无机盐。

(3)药理作用:本品有防治缺碘性甲状腺肿作用;海带氨酸及钾盐有降压作用;藻胶酸和海带氨酸有降胆固醇的作用;所含核酸类物质有良好的抗肿瘤作用;尚有明显的促进免疫功能、降血糖、降血压、镇咳等作用。

(十)蛤壳

为帘蛤科动物文蛤或青蛤的贝壳。生用或煅用,捣末或水飞用。

1.性味归经　咸,寒。归肺、胃经。

2.功效应用

(1)清肺化痰,用于热痰咳喘。本品咸寒入肺,善清肺热、化稠痰,适宜于痰火郁结、热痰胶结之喘咳。治疗热痰壅肺,咳嗽喘满,痰黄黏稠,常与清肺化痰、止咳平喘药配伍;治疗肝火犯肺,灼伤肺络,胸胁疼痛,咳吐痰血,常与青黛同用。

(2)软坚散结,用于瘿瘤、瘰疬。本品既能清热化痰,又能软坚散结。治疗痰火郁结所致瘿瘤、瘰疬、痰核,常与海藻、昆布、夏枯草等药配伍。

(3)利水消肿,用于水肿胀满。本品又有利尿消肿之功。治疗水湿停滞,身肿胀满,咳喘气急者,常与泽泻、防己等利水消肿之品配伍。

此外,本品煅后有制酸止痛作用,可用于胃痛泛酸;外用又可收湿敛疮,可用于烫火伤、湿疹等。

3.用法用量　煎服,6～15g;先煎,蛤粉宜包煎。外用适量,研极细粉撒布或油调后敷患处。清热化痰,软坚散结宜生用;制酸止痛宜煅用。

4.使用注意　脾胃虚寒及气虚寒咳者不宜用。

5.参考资料

(1)本草精选:《神农本草经》:"主咳逆上气,喘息,烦满,胸痛寒热。"《药性论》:"治水气浮肿,下小便,治嗽逆上气,主治项下瘤瘿。"《本草纲目》:"清热利湿,化痰饮,消积聚,除血痢,妇人血结胸。"

(2)化学成分:本品含碳酸钙、壳角质,尚含多种微量元素等。

(3)药理作用:本品有消炎、利尿、止血等作用。

(十一)天竺黄

为禾本科植物青皮竹或华思劳竹等秆内的分泌液干燥后的块状物。生用。

1.性味归经　甘,寒。归心、肝经。

2.功效应用

(1)清化热痰,用于热痰咳喘。本品甘寒,有清化热痰之功,适宜于热痰证。治疗热痰所致咳喘痰黄,宜与瓜蒌、贝母、桑白皮等清热化痰、止咳平喘药同用。

(2)清心定惊,用于中风痰壅、热痰癫痫、热病神昏、小儿惊风。本品功用似竹沥而力稍逊。治疗热痰癫痫,中风痰壅,神昏抽搐,气急痰多,多与清热化痰开窍、息风止痉之品配伍;治疗热病神昏谵语,多与牛黄、连翘、竹叶心等清心热、开窍醒神之品同用;治疗小儿热痰惊风,高热抽搐,常与清热、化痰、息风止痉药配伍。

3.用法用量　煎服,3～9g;研粉冲服,每次0.6～1g。

4.使用注意　本品性寒而滑,脾虚便溏、寒痰者忌用。

5.参考资料

(1)本草精选:《本草汇言》:"竹黄性缓,清空解热,而更有定惊安神之妙,故前古治小儿惊风天吊,夜啼不眠,客忤痫疟及伤风痰闭,发热气促,入抱龙丸,治婴科惊痰要剂。如大人中风,失音不语,入风痰药中,亦屡奏效。"《本草正》:"善开风痰,降热痰。治中风失音,痰滞胸膈,烦闷,癫痫。清心火,镇心气,醒脾疏肝。明眼目,安惊悸。疗小儿风痰急惊客忤……亦治金疮,并内热药毒。"

(2)化学成分:本品含甘露醇、硬脂酸、竹红菌甲素、竹红茵乙素及氧化钾,硅质等。

(3)药理作用:本品有抗炎、镇痛、抗凝血等作用。

本节知识拓展参考药

药名	性味归经		功效	主治	用法用量注意
白附子	辛,温。有毒。归胃、肝经		燥湿化痰	风痰证	煎汤:3～6g;
			祛风止痉	风中经络,口眼歪斜	孕妇慎用
			解毒散结	瘰疬痰核,痈疽肿毒	
黄药子	苦,寒。有毒。归肺、		化痰软坚散结	瘿瘤	煎汤:5～15g
		肝经	清热解毒	热毒证	
			凉血止血	血热出血证	
瓦楞子	咸,平。归肺、		消痰化瘀	瘿瘤,瘰疬	煎汤:9～15g
		肝、胃	软坚散结	癥瘕痞块	
			制酸止痛	胃痛泛酸	
海浮石	咸,寒。归肺、肾经		清热化痰	热痰咳喘	煎汤:6～9g
			软坚散结	瘿瘤,瘰疬	
			利尿通淋	淋证	
礞石	咸,平。归肺、肝经		消痰下气	气逆喘咳	煎汤:6～9g;
			平肝镇惊	癫狂,惊痫	孕妇忌服

(李国英)

第九节　止咳平喘药

一、概述

1.含义　凡以制止和平息咳嗽和喘息为主要作用,主治咳嗽、喘促为主症的药物,称止咳平喘药。

2.功效与主治病证

(1)功效:止咳平喘药有制止咳嗽或平息喘促的基本作用,有的长于止咳,有的长于平喘,有的兼而有之。部分药兼有清肺、化痰、润肺等功效。

(2)主治:该类药主治以咳嗽、喘促为主要表现的病证。咳、喘既是相互独立的症状,又可同时并见,常伴见相应邪气及病机变化致病特征。由外邪犯肺所致咳喘,则以恶寒发热、咳嗽或气喘、苔薄、脉浮为主要表现;肺阴不足所致咳喘,以潮热盗汗、口舌干燥、干咳、喘促、痰少难咳、舌红苔少、脉细数为主要表现;肺肾两虚,摄纳无权所咳喘,多以气短乏力、咳喘不得平卧、痰多清稀、舌淡苔白、脉沉细为主要表现。

3.性能特点　大多味苦,主归肺经,有沉降的作用趋向;少数药有毒。

4.配伍应用

(1)依据病因配伍:外感风寒所致咳喘者,宜与发散风寒、宣肺平喘药配伍;风热咳喘,与疏散风热药配伍;肺寒停饮者,宜与温肺化饮药配伍;肺热咳喘者,宜与清泻肺热药配伍。

(2)依据病机配伍:因咳喘每多夹痰,痰多引发咳喘,故常与化痰药配伍;肺肾气虚之虚喘,宜与补益肺肾、敛肺固肾纳气药配伍;阴虚劳嗽久咳,宜与养肺阴止咳药配伍。

(3)根据兼证配伍:咳嗽咯血者,配伍止血药;咳喘而胸闷气急者,宜与宣肺降气药配伍。

5.使用注意

(1)病证禁忌:咳嗽兼咯血或痰中带血等有出血倾向,或胃肠有出血者,不宜使用刺激性强的止咳平喘药。

(2)药物特性:有毒之品,内服宜控制用量,注意用法,孕妇、婴幼儿宜慎用。

二、苦杏仁

为蔷薇科植物山杏、西伯利亚杏、东北杏或杏的干燥成熟种子。生用或炒用。

(一)性味归经

苦,微温。有小毒。归肺、大肠经。

(二)功效应用

1.止咳平喘,用于咳嗽气喘。本品入肺经,味苦降泄,既能开宣肺气散邪,又能降肺气止咳平喘,为治咳喘之要药,随证配伍用于多种咳喘病证。治疗风寒咳喘,常与麻黄、甘草配伍;治疗风热咳嗽,常与桑叶、菊花等疏风清热之品;治疗肺热咳喘,常与麻黄、石膏、甘草配伍以清热宣肺平喘;治疗燥热咳嗽,常与清肺润燥止咳之品配伍。

2.润肠通便,用于肠燥便秘。本品质润多脂,具有润滑肠道、缓泻通便之效,尤宜于咳喘兼便秘者。治疗肠燥便秘,常与柏子仁、郁李仁等配伍。

此外,本品外用,可用于蛲虫病,外阴瘙痒等。

（三）用法用量

煎服,5～10g,宜打碎入煎,后下;或入丸、散。

（四）使用注意

阴虚咳喘及大便溏泻者忌用。本品有小毒,内服不宜过量;婴儿慎用。

（五）参考资料

1. 本草精选 《神农本草经》:"主咳逆上气,雷鸣,喉痹下气,产乳,金疮,寒心,贲豚。"《本草便读》:"功专降气,气降则痰消嗽止。能润大肠,故大肠气闭者可用之。"

2. 化学成分 本品含苦杏仁苷及脂肪油、蛋白质、各种游离氨基酸。

3. 药理作用 所含苦杏仁苷能抑制中枢而镇咳、平喘;还有抗突变、促进免疫、抗炎及镇痛等作用。苦杏仁油对蛔虫、钩虫及伤寒杆菌、副伤寒杆菌有抑制作用,且有润滑性通便作用。

三、紫苏子

为唇形科植物紫苏的干燥成熟果实。生用或微炒,捣碎。

（一）性味归经

辛,温。归肺,大肠经。

（二）功效应用

1. 止咳平喘,降气化痰,用于咳喘痰多。本品既能止咳平喘,又能降气化痰,适宜于痰咳喘之证。治疗痰壅气逆,咳嗽气喘,痰多胸痞,甚则不能平卧证,常与芥子、莱菔子配伍;治疗上盛下虚之久咳痰喘,可与温肾纳气平喘、化痰之品配伍。

2. 润肠通便,用于肠燥便秘。本品富含油脂,功似苦杏仁有润燥滑肠通便功效。治疗肠燥便秘,常与杏仁、瓜蒌仁、火麻仁等同用。

（三）用法用量

煎服,3～10g。

（四）使用注意

阴虚喘咳及脾虚便溏者慎用。

（五）参考资料

1. 本草精选 《药性论》:"主上气咳逆,治冷气及腰脚中湿风结气。"《本经逢原》:"性能下气,故胸膈不利者宜之……为除喘定嗽、消痰顺气之良剂。但性主疏泄,气虚久嗽,阴虚喘逆,脾虚便溏者皆不可用。"

2. 化学成分 本品含脂肪油及蛋白质、维生素 B_1、氨基酸类等。

3. 药理作用 本品有降血脂、提高学习记忆能力、抗肿瘤、抗应激等作用。

四、百部

为百部科植物直立百部、蔓生百部或对叶百部的干燥块根。生用或蜜炙用。

（一）性味归经

甘、苦,微温。归肺经。

（二）功效应用

1. 润肺止咳,用于新久咳嗽、百日咳、肺痨咳嗽。本品甘润苦降,微温不燥,长于润肺止咳,广泛用于多种原因所致咳嗽,不论外感、内伤、暴咳、久嗽,可单用或配伍应用。治疗风寒咳嗽,可与荆芥、桔梗、紫菀等配伍;治疗气阴两虚,久咳不止,多与补气养阴之品同用;治疗肺阴虚痨咳,常与沙参、麦冬、川贝母配伍。

2. 杀虫灭虱,用于蛲虫、阴道滴虫、头虱及疥癣。本品有杀虫、灭虱功效。治疗蛲虫病,以本品浓煎,睡前保留灌肠;治疗阴道滴虫,可单用或与蛇床子、苦参等共煎汤坐浴外洗;治疗头虱、体虱及疥癣,可制成20%醇浸液或50%水煎剂外搽。

(三)用法用量

煎服,3~9g。外用适量。久咳虚嗽宜蜜炙用。

(四)参考资料

1. 本草精选 《名医别录》:"主咳嗽上气。"《药性论》:"治肺家热、上气咳逆,主润益肺。"《日华子本草》:"治疳蛔及传尸骨蒸,杀蛔虫,寸白、蛲虫。"

2. 化学成分 本品含多种生物碱:如百部碱、百部定碱、原百部碱、次百部碱、直立百部碱、对叶百部碱、蔓生百部碱等,还含糖、脂类、蛋白质、琥珀酸等。

3. 药理作用 本品有平喘、中枢性镇咳、抗菌、抗病毒等作用;此外对体虱、阴虱有杀灭作用。

五、桑白皮

为桑科植物桑的干燥根皮。生用或蜜炙用。

(一)性味归经

甘,寒。归肺经。

(二)功效应用

1. 泻肺平喘,用于肺热咳喘。本品性寒主入肺经,能清泻肺热兼泻肺中水气而平喘。治疗肺热咳喘,常与地骨皮配伍;治疗水饮停肺,胸胁胀满,喘促气急,常与麻黄、杏仁、葶苈子等同用;若治肺虚有热而咳喘气短,潮热盗汗,常与益气、补肺养阴之品同用。

2. 利水消肿,用于水肿。本品降泻肺气,又通调水道而利水消肿,尤宜于面目肌肤水肿。治疗全身水肿,面目肌肤浮肿,胀满喘急,小便不利,多与茯苓皮、大腹皮、陈皮等药配伍。

此外,本品还可清肝降血压、止血,可用于肝阳肝火偏旺之高血压及衄血、咯血等血热出血证。

(三)用法用量

煎服,6~12g。泻肺利水,宜生用;肺虚咳嗽宜蜜炙用。

(四)参考资料

1. 本草精选 《名医别录》:"去肺中水气,唾血,热渴,水肿腹胪胀,利水道。"《药性论》:"治肺气喘满,水气浮肿,主伤绝,利水道,消水气,虚劳客热,头痛,内补不足。"

2. 化学成分 本品含多种黄酮类衍生物(如桑根皮素、桑皮色烯素等)、伞形花内酯、东莨菪素,还含有作用类似乙酰胆碱的降压成分;近来有研究又提得桑皮呋喃A。

3. 药理作用 本品止咳、利尿、降血压、镇静、镇痛、抗惊厥、降温、兴奋肠道和子宫平滑肌、抗菌及抗肿瘤等作用。

(五)葶苈子

为十字花科植物播娘蒿或独行菜的干燥成熟种子。生用或炒用。

1.性味归经　苦、辛,大寒。归肺、膀胱经。

2.功效应用

(1)泻肺平喘,用于痰盛喘息。本品苦降肺气,性寒清热,长于泻肺中水饮及痰火以平喘。治疗痰涎壅盛,喘息不得平卧,常与紫苏子、桑白皮、苦杏仁配伍,并佐以大枣缓其性。

(2)利水消肿,用于水肿、悬饮、胸腹积水、小便不利。本品又能通调水道,利水消肿,尤宜于水肿胀满实证。治疗湿热内盛之腹水肿满,多与防己、椒目、大黄等配伍;治疗痰热结胸之胸胁结水,常与杏仁、大黄、芒硝等同用。

3.用法用量　煎服,3~10g。

4.参考资料

(1)本草精选:《神农本草经》:"主癥瘕积聚,结气,饮食,寒热,破坚,逐邪,通利水道。"《开宝本草》:"疗肺痈上气咳嗽,定喘促,除胸中痰饮。"

(2)化学成分:播娘蒿种子含有强心苷类,如毒毛旋花子苷配基、伊夫单苷、葶苈子苷、伊夫双苷;异硫氰酸类有葡萄糖异硫氰酸盐的降解产物、异硫氰酸苄酯、异硫氰酸烯丙酯、异硫氰酸丁烯酯;脂肪油类中主要含亚麻酸、亚油酸、油酸、芥酸、棕榈酸、硬脂酸;独行菜的种子含芥子苷、脂肪油、蛋白质、糖类。

(3)药理作用:本品有强心、利尿、抗病原微生物、抗肿瘤等作用。

六、紫菀

为菊科植物紫菀的干燥根及根茎。生用或蜜炙用。

(一)性味归经

苦、辛、甘,微温。归肺经。

(二)功效应用

润肺下气,化痰止咳,用于咳嗽有痰。本品甘润苦泄,性温而不热,质润而不燥,长于润肺止咳,不论外感、内伤、病程长短,寒热虚实之咳嗽,皆可配伍应用。治疗风寒犯肺,咳嗽咽痒,咯痰不爽,常与发散风寒、止咳利咽之品配伍;治疗阴虚劳嗽,痰中带血,多与养阴润肺止咳药同用。

此外,本品有开宣肺气之功,还可用于肺痈、胸痹及小便不通等症。

(三)用法用量

煎服,5~10g。外感暴咳生用,肺虚久咳蜜炙用。

(四)参考资料

1.本草精选　《神农本草经》:"主咳逆上气,胸中寒热结气,去蛊毒痿蹶,安五藏。"《本草从新》:"专治血痰,为血劳圣药,又能通利小肠。"

2.化学成分　本品含紫菀皂苷 A~G、紫菀苷、紫菀酮、紫菀五肽、紫菀氯环五肽、丁基-D-核酮糖苷、槲皮素、无羁萜、表无羁萜醇、挥发油等。

3.药理作用　本品有祛痰、止咳、抑制病原微生物、利尿等作用。所含的表无羁萜醇对小鼠艾氏腹水癌有抗癌作用。

七、款冬花

为菊科植物款冬的干燥花蕾。生用或蜜炙用。

（一）性味归经

辛、微苦，温。归肺经。

（二）功效应用

润肺下气，止咳化痰，用于咳喘。本品辛温而润，功似紫菀，有润肺下气、止咳化痰功效，亦广泛用于寒热虚实等多种原因所致咳嗽有痰者。治疗寒痰咳嗽，常与紫菀相须为用；治疗热痰咳嗽，常与知母、桑白皮、贝母等清热化痰药配伍；治疗肺气虚弱，咳嗽不已，常与人参、黄芪等补养脾肺药配伍；治疗阴虚燥咳，常与沙参、麦冬等养阴润肺之品同用；治疗喘咳日久，痰中带血，常与百合同用；治疗肺痈咳吐脓痰，常与芦根、薏苡仁等清热化痰排脓之品配伍。

（三）用法用量

煎服，5～10g。外感暴咳宜生用，内伤久咳宜炙用。

（四）参考资料

1.本草精选　《神农本草经》："主咳逆上气，善喘，喉痹，诸惊痫，寒热邪气。"《本经逢原》："润肺消痰，止嗽定喘。"

2.化学成分　本品含生物碱款冬花碱、克氏千里光碱；倍半萜成分款冬花素、甲基丁酸款冬花素酯、去乙酰基款冬花素；三萜成分款冬二醇、山金车二醇；芸香苷、金丝桃苷、精油、氨基酸及鞣质等。

3.药理作用　本品有祛痰、平喘、兴奋呼吸、升血压等作用。醚提取物能抑制胃肠道平滑肌，有解痉作用；提取物及款冬花素有抗血小板激活因子作用。

八、枇杷叶

为蔷薇科植物枇杷的干燥叶。生用或蜜炙用。

（一）性味归经

苦，微寒。归肺、胃经。

（二）功效应用

1.止咳平喘，清肺化痰，用于肺热咳嗽、气逆喘急。本品长于降肺气而止咳平喘，兼能清肺化痰。治疗肺热咳喘，咯痰黄稠，单用制膏服用，或与黄芩、桑白皮、栀子等清肺化痰药配伍；治疗燥热咳喘，咯痰不爽，口干舌红，常与桑叶、麦冬、阿胶等润肺之品同用。

2.降逆止呕，用于胃热呕哕。本品味苦把微寒而入胃经，能清胃而降逆止呕。治疗胃热呕吐、哕逆，可与竹茹、陈皮等配伍。

（三）用法用量

煎服，6～10g，止咳宜炙用，止呕宜生用。

（四）参考资料

1.本草精选　《名医别录》："主卒踠不止，下气。"《本草纲目》："和胃降气，清热解暑毒；疗脚气。"《本草再新》："清肺气，降肺火，止咳化痰，止吐血呛血，治痈痿热毒。"

2.化学成分　本品含挥发油（主要为橙花椒醇和金合欢醇），以及酒石酸、熊果酸、齐墩果酸、苦杏仁苷、鞣质，维生素 B、C，山梨醇等。

3.药理作用　本品镇咳、平喘、抗菌、抗炎、祛痰等作用。

九、白果

为银杏科植物银杏的干燥成熟种子。生用或炒用。

（一）性味归经

甘、苦、涩,平。有毒。归肺经。

（二）功效应用

1. 敛肺化痰定喘,用于哮喘痰嗽。本品味涩而敛肺,且兼可化痰,适宜于虚喘及喘咳痰多之证。治疗风寒引发寒喘者,常与辛散宣肺之麻黄配伍;治疗肺肾两虚之虚喘,常与五味子、胡桃肉等补肾纳气,敛肺平喘之品同用;治疗外感风寒热喘,多与宣肺散邪、清热定喘之品配伍;治疗燥咳无痰,多与天冬、麦冬、款冬花等药同用。

2. 止带缩尿,用于带下、白浊、尿频、遗尿。本品长于收涩止带缩尿而固下焦,并可除湿。治疗妇女脾肾亏虚,带下量多清稀,常与山药、莲子等健脾益肾药同用;治疗湿热带下,色黄腥臭者,常与黄柏、车前子等药配伍;治疗小便白浊,可单用或与萆薢、益智仁等配伍;治疗遗精、尿频、遗尿,常与补肾固涩之品同用。

（三）用法用量

煎服,5~10g,捣碎。

（四）使用注意

本品有毒,不可多用,小儿尤当注意。过食白果可致中毒,出现腹痛、吐泻、发热、紫绀以及昏迷、抽搐,严重者可呼吸麻痹而死亡。

（五）参考资料

1. 本草精选 《医学入门》:"清肺胃浊气,化痰定喘,止咳。"《本草纲目》:"熟食温肺益气,定喘嗽,缩小便,止白浊;生食降痰,消毒杀虫;(捣)涂鼻面手足,去皶泡,奸黯,皱皱及疥癣疳、阴虱。"《本草便读》:"上敛肺金除咳逆,下行湿浊化痰涎。"

2. 化学成分 种子含蛋白质、脂肪、淀粉、氰苷、维生素 B_2 及多种氨基酸;外种皮含有毒成分白果酸、氢化白果酸、白果酚、白果醇等。肉质外种皮含白果酸、氢化白果酸、氢化白果亚酸、银杏二酚、白果醇和黄酮类化合物。

3. 药理作用 本品有祛痰、平喘、抗病原微生物、抗氧化、延缓衰老、抗实验性脑缺血等作用。

本节知识拓展参考药

药名	性味归经	功效	主治	用法用量注意
马兜铃	苦、微寒。归肺、大肠经	清热化痰 止咳平喘 清肠疗痔	肺热喘咳 痔疮肿痛	煎汤:3~9g
胖大海	甘,寒。归肺、大肠经	清宣肺气 清肠通便	肺热、热痰咳嗽,音哑 燥热便秘,肠热便血	煎汤:2 水泡服~3 枚;或沸水泡
洋金花	辛,温。有毒。归肺、肝经	平喘止咳 解痉 止痛	喘咳证 多种疼痛证 癫痫,惊风抽搐	入丸散:0.3~0.6g;一日总量小于1.5g

（李国英）

参考文献

[1]杨宝峰,药理学,第八版,北京:人民卫生出版社,2013.

[2]姜远英,临床药物治疗学,第三版,北京:人民卫生出版社,2011.

[3]冯起校,专科医师培训指南－呼吸与危重症医学科必读,北京:人民卫生出版社,2012.

[4]郭代红,朱曼,药学监护典型案例分析,北京:人民卫生出版社,2014.

[5]郝伟,于欣主编,精神病学,第7版,北京:人民卫生出版社,2013.

[6]中华医学会儿科学分会呼吸学组慢性咳嗽协作组,《中华儿科杂志》编辑委员会,中国儿童慢性咳嗽诊断与治疗指南(2013年修订),中华儿科杂志,2014.52(3):184－188.

[7]邵志高,治疗药物监测与给药方案设计,南京:东南大学出版社,2010.

[8]李幼平,循证医学,北京:高等教育出版社,2013.

[9]丁秋兰,王学锋,王鸿利,等,血友病诊断和治疗的专家共识,临床血液学杂志,2010,23(1):53～49.

[10]潘贤仪,临床实用抗菌药物治疗学,合肥:合肥工业大学出版社,2011.

[11]宋立刚,药品不良反应与药源性疾病,北京:人民卫生出版社,2012.

[12]王怀良,陈凤荣,临床药理学,北京:人民卫生出版社,2013.

[13]中国医师协会呼吸医师分会,中国医师协会急诊医师分会,普通感冒规范诊治的专家共识,中华内科杂志,2012,51(4):330－333.

[14]张建中,糖皮质激素皮肤科规范应用手册,上海:上海科学技术出版社,2011.

[15]陈灏珠,实用内科学,第十四版,北京:人民卫生出版社,2013.

[16]程德云,陈文彬,临床药物治疗学,第四版,北京:人民卫生出版社,2012.

[17]葛均波,徐永健,主编,内科学,北京:人民卫生出版社,2013.

[18]中华医,学会呼吸病学分会哮喘学组,支气管哮喘控制的中国专家共识,中华内科杂志,2013,52(5):440－443.

[19]李静,王艳辉,田月洁,药物联合应用手册,北京:军事医学科学出版社,2012.

[20]慢性阻塞性肺疾病急性加重(AECOPD)诊治专家组,慢性阻塞性肺疾病急性加重(AECOPD)诊治中国专家共识(2014年修订版),国际呼吸杂志,2014,34(1):1－10.

[21]李家泰,临床药理学,第三版,北京:人民卫生出版社,2011.

[22]张石革,代谢综合征药物治疗学,北京:北京科学技术出版社,2014.